抱朴子内篇 肘后备急方 今译

晋·葛洪 著

葛 洪 研 究 会 编译
梅全喜 郝近大 冉懋雄 胡晓峰

全国百佳图书出版单位
中国中医药出版社
·北京·

图书在版编目（CIP）数据

抱朴子内篇　肘后备急方／（晋）葛洪著；梅全喜
等编译 .—北京：中国中医药出版社，2015.10（2024.9重印）
ISBN 978 - 7 - 5132 - 2791 - 9

Ⅰ. ①抱…　Ⅱ. ①葛… ②梅…　Ⅲ. ①古典哲学-中
国-东晋时代 ②方书-中国-晋代　Ⅳ. ①B235.71
②R289.337

中国版本图书馆 CIP 数据核字（2015）第 238364 号

中国中医药出版社出版

北京经济技术开发区科创十三街 31 号院二区 8 号楼
邮政编码　100176
传真　010 - 64405721
保定市西城胶印有限公司印刷
各地新华书店经销

开本 787×1092　1/16　印张 29　字数 737千字
2015 年 10 月第 2 版　2024 年 9 月第 6 次印刷
书号　ISBN 978 - 7 - 5132 - 2791 - 9

定价　89.00 元
网址　www. cptcm. com

服 务 热 线　010 - 64405510
购 书 热 线　010 - 89535836
维 权 打 假　010 - 64405753

微信服务号　zgzyycbs
微商城网址　https://kdt. im/LIdUGr
官 方 微 博　http://e. weibo. com/cptcm
天猫旗舰店网址　https://zgzyycbs. tmall. com

前　言

　　葛洪，字稚川，号抱朴子，丹阳句容（今江苏句容县）人，大约生于西晋太康四年（公元 283 年），卒于东晋哀帝兴宁元年（公元 363 年），终年 81 岁，是我国东晋时期著名的医药学家、炼丹术家和道教理论家。

　　葛洪出生于一个官宦之家，其祖父葛系曾在三国时代做过高官，历任吏部侍郎、御史中丞、吴大鸿胪，父亲葛悌在吴平后入晋，任邵陵太守。葛洪 13 岁时丧父，家道中落，以至"贫无僮仆，篱落顿缺，披榛出门，排草入室"（见《抱朴子外篇·自叙》），但葛洪十分好学，白天除操持农活外，还砍柴卖薪，以换纸笔，夜晚抄书诵读。到了 16 岁时，就读过《孝经》、《论语》、《诗经》、《易经》等儒家经典，并初从其叔祖葛玄弟子郑隐学道。西晋惠帝太安二年（公元 303 年），20 岁的葛洪参加了镇压张昌、石冰起义的战争，因破冰有功而升为伏波将军。但后来朝廷并未"论功行赏"，葛洪只好赴洛阳搜求异书以求广学，正如他在《外篇·自叙》中所说："事平，洪投戈释甲，径诣洛阳，欲广寻异书，了不论战功。"至东晋政权建立时，念其旧功，赐爵为关内侯，咸和初迁咨议参军，后选为散骑常侍，葛洪固辞不就。

　　晋咸康年间，葛洪年过 50，已淡泊名利，一心想栖山养性，修道炼丹，遂先后到江西萍乡武功山、樟树阁皂山、临安（今杭州）宝石山西岭修道炼丹。晚年，闻交趾产丹砂，求为勾漏（今广西北流）令，在任三年，常在勾漏洞内修道炼丹。随后辞官携家人到广东惠州罗浮山专心修道炼丹，并从事著述及医药研究工作，直至逝世。

　　葛洪虽生活在动荡年代，但他勤奋好学，刻苦钻研，积极著述。他的著作甚多，包括诗赋、杂谈、兵事、方技等，达 600 多卷，正如《晋书·葛洪传》中所载："博闻深洽，江左绝伦，著述篇章，富于班马。"葛洪著述虽多，但大多已亡佚，现存且与医药有关系的当数《肘后备急方》和《抱朴子内篇》。

　　《肘后备急方》全书列有 70 余篇名，所论述疾病多以急性病为主，包括各种传染性热病及由物理、化学、生物等因素引起的急症，对于常见而多发的慢性病也未忽视，还有疗牛马疯症等兽医的内容。在临床治疗学方面的成就尤为突出，特别是在传染病和寄生虫病的认识和治疗方面，如沙虱病（羌虫病）的传染途径和治疗方法；用狂犬的脑（狂犬毒素）来治疗狂犬病的免疫接种疗法；对疟疾的治疗，尤其是最早提出用青蒿治疗疟疾；对天花的描述是世界最早的记载；对脚气病的记述以及各种药物、毒物中毒的急救方法等，都是十分科学合理的。

　　又因其编写的目的是作"手册"使用，所以对于每一病症均略记病因、症状，直接简述各种治法，以应急需。并且所用的药物"率多易得之药"，"所在皆有"，切合实用，后世医家对其评价为"简、验、便、廉"是很恰当的。总之，《肘后备急方》在一定程度上反映出我国两晋南北朝时期的医药水平和治疗技术，为我们今天研究医药学发展史提供了可贵的资料。

　　《抱朴子内篇》全书 20 卷，首次全面论述了道教宗旨、哲理、仪式、方法，对宇宙本体、人的本质及生活哲学、神仙的存在、俗人成仙的可能性、养生健身、金丹的炼制及斋醮的方法也都进行了阐述说明，正如葛洪在《抱朴子外篇·自叙》中所说："其《内篇》言神仙、方药、鬼怪、变化、养生延年、禳邪却祸之事，属道家；其《外篇》言人间得失、世事臧否，属儒家。"反映出作者以神仙养生为内，儒术应世为外，内外兼用、仕隐变通的人生哲学。

《抱朴子内篇》继承了早期的炼丹、医疗、养生等理论与实践，在科学史上留下了可贵的一页。他在《金丹》、《仙药》、《黄白》等卷中较集中地讨论了炼制金银及丹药，书中载有不少炼丹炼金的实验、炼丹的设备及丹方等化学及制药知识。如方中载有硫化汞加热分解出汞，而汞和硫黄又能生成硫化汞（"丹砂烧之成水银，积变又还成丹砂"）；铅能变成红色的四氧化三铅，而四氧化三铅又能分解出铅（"铅，性白也，而赤之以为丹，丹性赤也，而白之以为铅"）的可逆性化学反应；金属铁可以从铜盐中置换出铜（"曾青涂铁，铁赤色如铜"）的置换反应；雌黄、雄黄的升华反应等。此外还载有大量矿物药的应用。介绍了养生理论、方法、养生药物的应用以及部分医学理论的阐述及医学实践。总之，《抱朴子内篇》对推动炼丹术、化学、制药化学、养生学、医药学、性医学等方面的发展是有一定贡献的。

葛洪在道教的发展和炼丹术的传播方面曾发挥过重要作用，这些已得到后世的肯定。他死后，人们在不少著名的山岭上都保留和修建了纪念他的建筑物或传说中他的炼丹遗址，如广东惠州罗浮山、江苏句容大茅山、广西北流勾漏洞、江西樟树阁皂山、杭州西湖葛仙岭等。葛洪在炼丹术上的成就也得到了世界各国的肯定，中国炼丹术经印度、波斯、阿拉伯及西班牙传入欧洲，在葛洪之后数世纪，他的炼丹理论和方法，有时甚至他的术语都被这些国家的炼丹家所采用。

如前所述，葛洪在医药学上的成就和贡献也是巨大的，但后世人们对这方面的认识却是不足的，医药界对葛洪的科学贡献及宝贵医药经验的挖掘、研究、整理、继承工作做得甚少，为了弥补这方面的不足，我们于1995年11月26～29日在广东惠州市组织召开了由中国药学会主办、中国药学会药学史专业委员会和中国药学会惠州分会承办的"纪念葛洪及其药剂学成就学术研讨会"。会议收到来自全国各地的论文120多篇，经评审录用94篇，编辑出版了论文集，与会代表就葛洪在医学、养生、食疗、美容、针灸、性医学、药剂学、制药化学、炼丹术等学科上的成就与贡献，葛洪医药经验的开发研究利用，葛洪在广东罗浮山、江西樟树等地的活动及影响等方面进行了广泛的学术交流和研讨。与会代表一致认为葛洪在医药学、药剂学及制药化学方面的成就与贡献是巨大的，葛洪作为我国古代伟大的医药学家是当之无愧的，葛洪的医药经验是值得挖掘整理、深入研究、推广应用的。代表们建议尽快成立葛洪研究会，统筹安排规划今后葛洪医药学术研究工作的开展。会上成立了葛洪研究会筹委会，并对今后的葛洪医药学术研究工作进行了规划。学术会后，有关部门积极进行了葛洪研究会的申请报批工作，并很快得到了批准。1996年4月11日，"葛洪研究会成立暨挂牌仪式"在广东省惠州市召开，来自北京、成都、广州等地的领导、专家及代表近40人参加了会议，中国药学会药学史专业委员会以及全国著名的医药史专家程之范、马继兴、李经纬、谢宗万、蔡景峰等为葛洪研究会题词。会议成立葛洪研究会理事会，确定了葛洪研究会今后的工作任务和目标。至此，葛洪医药学术研究工作已基本上步入正轨。

这次由葛洪研究会组织，由研究会的主要成员梅全喜、郝近大、冉懋雄、胡晓峰等同志完成的《抱朴子内篇·肘后备急方今译》亦是葛洪研究会的近期工作任务。这本书的问世将有利于总结整理葛洪在医药学上的成就与贡献，有利于挖掘继承推广应用葛洪宝贵医药经验，对于推动葛洪医药学术研究工作的广泛深入开展也将具有重要的现实意义。

本次出版《肘后备急方》以明代万历年间岳州刘自化奉檄校刊本为底本、《抱朴子内篇》

以清代孙星衍平津馆校刊本为底本整理而成。

我们相信，在不久的将来，将会有更多的医药工作者积极广泛地开展葛洪医药学术研究，挖掘出更丰富的医疗经验，开发出更好的医药产品。葛洪研究将取得更大的成绩，葛洪的宝贵医药经验将会为防病治病，保障人民身体健康发挥出更大、更重要的作用。

葛洪研究会　　主　任　委　员　　张景硕

副主任委员　　梅全喜

1996 年 6 月 16 日于广东省惠州西湖

目　　录

抱朴子内篇　今译

原著　晋·葛　洪

梅全喜　冉懋雄　译

抱朴子内篇序

【原文】

洪体乏超逸之才，偶好无为之业。假令奋翅则能凌厉玄霄，骋足则能追风蹑景，犹故欲戢劲翮于鹪鹩之群，藏逸迹于跛驴之伍，岂况大块禀我以寻常之短羽，造化假我于至驽之蹇足，以自卜者审，不能者止。岂敢力苍蝇而慕冲天之举，策跛鳖而追飞兔之轨，饰嫫母之陋丑，求媒扬之美谈，推沙砾之贱质，索千金于和肆哉！

夫以焦侥之步，而企及夸父之踪，近才所以踬阂也。以要离之赢，而强赴扛鼎之契，秦人所以断筋也。是以望绝于荣华之途，而志安乎穷否之域。藜藿有八珍之甘，而蓬荜有藻棁之乐也。故权贵之家，虽咫尺弗从也。知道之士，虽艰远必造也。

考览奇书，既不少矣，率多隐语，难可卒解。自非至精，不能寻究，自非笃勤，不能悉见也。道士渊博洽闻者寡，而意断妄说者众。至于时有好事者，欲有所修为，仓卒不知所从，而意之所疑，又无可谘问。今为此书，粗举长生之理，其至妙者，不得宣之于翰墨。盖粗言较略，以示一隅。冀悱愤之徒省之，可以思过半矣，岂为暗塞必能穷微畅远乎！聊论其所先举耳。

世儒徒知服膺周孔，桎梏皆死，莫信神仙之事，谓为妖妄之说，见余此书，不特大笑之。又将谤毁真正，故不以合于余所著子书之数，而别为此一部，名曰内篇，凡二十卷，与外篇各起次第也。虽不足以藏名山石室，且欲缄之金匮，以系识者。其不可与言者，不令见也。贵使来世好长生者，有以释其惑，岂求信于不信者乎！谨序。

【译文】

葛洪本缺乏超众的才华，又偶然爱好没有作为的事情。如果振翅则能勇往直前地飞入高空，奋力奔走则能追赶上疾风和日影，犹如让有强劲羽翼的鸟栖息在鹪鹩群中，让能快速飞奔的马隐藏在跛驴的队伍里，何况大自然禀赋给我的是极为平常而短弱的羽翼，天地造化予我成为跛足而能力极端低下的马。自己选择的事应慎重，不能做到的则应停止。怎么敢以苍蝇之力欲做出冲天的举动，鞭打跛脚的龟鳖去追赶奔跑如飞的兔子；掩饰嫫母的丑陋面貌，追求媒扬的美丽谈吐；拿着不值钱的河沙和碎石，到出售玉器的地方索要千金售价呢？

迈着三尺矮人的步伐，而企图追赶上能追赶太阳的夸父的踪迹，是因才能浅近才导致失败而进退无据。以要离失去右手的虚弱，而勉强去完成扛举重鼎的约定，秦朝的人因此而折断筋骨。所以，对荣华富贵的仕途应断绝欲望，而志向应安于贫穷至极的地方，穷人吃的野菜有山珍海味般的甘美，穷人住的房屋也有陋室生辉的乐趣。所以，权势显贵的家庭，虽近在咫尺也不去追随。懂得道术的人，虽然知道修炼道术之路艰难险远，也一定去修炼。

参考阅读的各种奇异书籍不少，但一般书中多用隐语，很难一下子理解。自己并不十分精通，不能探索研究；自己并不专心勤奋，不能全部看到。道士之中见多识广、知识渊博的极少，而凭主观判断事情，狂妄乱说的却众多。以致于经常有喜欢神仙道术的人想要有所修炼作为，仓卒间又不知道所应追随学习的对象，而心中有所疑虑，又没有什么可以询问的。我现在编写了这本书，粗略地列举有关长生的理论，那些最奥妙的东西是难以用笔墨来表述的。用粗略的语言讲述大致的情况，以向人们介绍一个方面。希望忧思郁结的人能反省自己，可以反省自己大部分过失，怎么能因为黑暗阻隔而必定能够穷尽微妙、畅达深远呢？姑且评论那些有所先知先觉的人罢了。

世上信奉儒学的人只知道衷心信服周公、孔子，受其伦理束缚而死亡，不相信神仙道教的事情，认为是怪诞、狂惑、不真实的说法，看到我的这本书，不但大声讥笑之，还将诽谤诋毁真实的事情，故不将此书合于我所著的子书之中，而是另外编为一部，取名为《抱朴子内篇》，一共二十卷，与《抱朴子外篇》各自排列次序。此书虽不能够像经典秘籍那样当作宝物收藏在名山的石室中，而只是想让它能封藏于贵重的书匮中，以此告知认识懂得的人。那些不能与之交谈的人，不能给他阅读。重要的是使后来喜好长生之术的人，有可以解释其疑惑的书。怎么能要求不相信的人来相信这些呢？

谨序。

卷一　畅　玄

【原文】

抱朴子曰：玄者[1]，自然之始祖，而万殊之大宗也。眇昧乎其深也，故称微焉[2]。绵邈乎其远也，故称妙焉[3]。其高则冠盖乎九霄，其旷则笼罩乎八隅。光乎日月，迅乎电驰。或倏烁而景逝，或飘湴而星流，或混漾于渊澄，或雾霏而云浮。因兆类而为有，托潜寂而为无[4]。沦大幽[5]而下沉，凌辰极[6]而上游。金石不能比其刚，湛露不能等其柔。方而不矩，圆而不规。来焉莫见，往焉莫追。乾以之高，坤以之卑，云以之行，雨以之施。胞胎元一[7]，范铸两仪[8]，吐纳大始，鼓冶亿类[9]，回旋四七[10]，匠成草昧[11]，辔策灵机，吹嘘四气，幽括冲默，舒阐粲尉，抑浊扬清，斟酌河、渭，增之不溢，挹之不匮，与之不荣，夺之不瘁。故玄之所在，其乐无穷；玄之所去，器弊神逝[12]。夫五声八音[13]，清商流徵，损聪者也；鲜华艳采，或丽炳烂，伤明者也；宴安逸豫，清醪芳醴，乱性者也；冶容媚姿，铅华素质，伐命者也。其唯玄道，可与为永。不知玄道者，虽顾眄为生杀神器，唇吻为兴亡之关键，绮榭俯临乎云雨，藻室华绿以参差。组帐雾合，罗帱云离。西、毛[14]陈于闲房，金觞华以交驰；清弦嘈囋以齐唱，郑舞[15]纷绫以逶迤；哀箫鸣以凌霞，羽盖浮于涟漪，掇芳华于兰林[16]之囿，弄红葩于积珠[17]之池；登峻则望远以忘百忧，临深则俯擘以遗朝饥；入宴千门之煜熠，出驱朱轮之华仪。然乐极而哀集，至盈必有亏。故曲终则叹发，燕罢则心悲。寔理势之攸召，犹影响之相归也。彼假借而非，故物往若有遗也。

夫玄道者，得之乎内，守之者外，用之者神，忘之者器，此思玄道之要言也。得之

者贵，不待黄钺[18]之威；体之者富，不须难得之货。高不可登，深不可测。乘流光，策飞景，凌六虚[19]，贯涵溶。出乎无上，入乎无下；经乎汗漫之门，游乎窈眇之野[20]。逍遥恍惚[21]之中，倘佯仿佛之表。咽九华于云端，咀六气于丹霞[22]。徘徊茫昧，翱翔希微，履略蜿虹，践跚旋玑[23]，此得之者也。

其次则真知足。知足者则能肥遁勿用[24]，颐光山林。纡鸾龙之翼于细介之伍，养浩然之气于蓬荜之中[25]。褴缕带索，不以贸龙章之晔晔也，负步杖策，不以易结驷之骆驿也，藏夜光[26]于嵩岫，不受他山之攻[27]。沉灵甲于玄渊，以违钻灼之灾。动息知止，无往不足。弃赫奕之朝华，避僨车之险路。吟啸苍崖之间，而万物化为尘氛；怡颜丰柯之下，而朱户变为绳枢；握来甫田，而麾节忽若执鞭，啜菽漱泉，而太牢同乎藜藿。泰尔有余欢于无为之场，忻然齐贵贱于不争之地。含醇守朴，无欲无忧，全真虚器，居平味淡。恢恢荡荡，与浑成等其自然；浩浩茫茫，与造化钧其符契。如阐如明，如浊如清，似迟似疾，似亏似盈。岂肯委尸祝之坐，释大匠之位，越樽俎以代无知之疱，舍绳墨而助伤手之工[28]。不以臭鼠之细琐，而为庸夫之忧乐。藐然不喜流俗之誉，坦尔不惧雷同之毁。不以外物汨其至精，不以利害污其纯粹也。故穷富极贵，不足以诱之焉，其余何足以悦之乎？直刀沸镬，不足以劫之焉，谤谗何足以威之乎！常无心于众烦，而未始与物杂也。

若夫操隋珠[29]以弹雀，舐秦痔以属车[30]，登析縛以探巢，泳吕梁以求鱼[31]，旦为称孤之客[32]，夕为狐鸟之余。栋桡梁覆，倾溺不振，盖世人之所为载驰企及，而达者

之所为寒心而凄怆者也。故至人嘿《韶》、《夏》[33]而韬藻棁，奋其六羽于五城之墟，而不烦衔芦之卫[34]；黯其鳞角乎勿用之地[35]，而不持曲穴之备。俯无偭骛之呼，仰无亢极之悔[35]。人莫之识，貌矣，辽哉！

【注释】

[1] 此所谓的"玄"，原出自西汉杨雄的《太玄·玄图》："夫玄也者，天道也，地道也，人道也。"而非魏晋时期玄学之玄。葛洪为建构道教理论体系，将"玄"拟定为宇宙本原万物实体，无所不在，无所不有，无所不为，无所不能。他在本书第一章《畅玄》则开宗明义地先寻出天地万物的本原实体之"玄"（他亦将原本同义的"玄"、"道"连称为"玄道"）来为建构道教理论体系立本建基。

[2] 《老子》："博之不得，名曰'微'。"

[3] 《老子》："微妙玄通，深不可识。"

[4] 《老子》："天下万物生于有，有生于无。"

[5] 《山海经·海内经》："北海之内，有大幽之国。"

[6] 《尔雅·释天》："北极谓之北辰"。

[7] 元一：葛洪将"一"称为"元"，是玄道生化万物的第一步。"元"指元气。刘歆《三统历》："经元一经统治，《易》太极之首也。"又云："太极元气，涵三为一"。即天、地、人混合于一元。《老子》尚说："道生一，一生二，二生来，三生万物"。

[8] 两仪指天，《易·系辞上》："易有太极，是生两仪。"

[9] 大始：《易·系辞上》："乾知大始，坤作成物。"

[10] 四七：指二十八宿。

[11] 草昧：指天地初开时的混沌状态。

[12] 器：指有形体的具体事物；神：指无形体的抽象精神。《易·系辞上》："形而上者谓之道，形而下者谓之器。"

[13] 五声：指"宫、商、角、徵、羽"五类古代音阶的分类；八音：指"金、石、土、革、丝、木、匏、竹"八类上古乐器之音。见《周礼·春官》。八音的"金"指钟镈，"石"指磬，"土"指埙（xūn熏），"革"指鼗［táo讨］，"丝"指琴瑟，"木"指祝敔［zhù yǔ 祝雨］，"匏"指笙竽，"竹"指管箫。

[14] 西施：春秋时越国美女；毛嫱，越王美姬。这里泛指美女。

[15] 郑舞：指郑国的舞蹈，含有淫靡义。

[16] 兰林：系古代宫苑名。

[17] 积珠：系古代殿阁名。

[18] 黄钺：为以黄金饰的斧，最早为古代帝王所专用，后代用作帝王的仪仗，或特赐给专主征伐的重臣出征时以黄绒显示威风。

[19] 六虚：则指上下四方。《易·系辞下》："变动不拘，周流六虚"。

[20] 汗漫：乃无边无际。《淮南子·俶真》："徙倚于汗漫之宇。""窈眇"指幽暗玄妙。《淮南子·览冥》："得失之度，深微窈冥，难以知论。"

[21] 《老子》："道之为物，唯恍唯惚。"

[22] 九华：指日月之精华。《云笈七签》："上清真人呼月日为大宝九华。"六气：指大地四时气息。但对"六气"说法不一。如《楚辞·远游》："飡六气而饮沆瀣兮。"王逸注引《陵阳子明经》："春时朝霞，朝露者，月始欲出赤黄气也；秋食沦阴，阴沦者，日没以后，赤黄气也；冬饮沆瀣（hàng xiè，露水），沆瀣者，北方夜半气也；夏食正阳，正阳者，南方日中气也，并天地玄黄之气，是为六气。"

[23] 旋玑：系北斗星名。北斗七星分别名"枢"、"旋"、"玑"、"权"、"衡"、"开阳"、"摇光"；此泛指北斗。旋，同"璇"。

[24] 《易·遁》："肥遁无不利"。"肥遁"即"飞遁"或"隐遁"。"勿用"意同"无为"或近"无为"，《易·乾》："初九，潜龙勿用"，即遁而不用于世。

[25] 细介：指小甲虫。蓬荜：指蓬户荜门之陋室。《礼记·儒行篇》："荜门圭窬（yú，俞），蓬户翁牖（yóu有）。"

[26] 夜光：系璧玉名，《战国策·楚策》："楚王献夜光之壁玉于秦王。"

[27] 《诗经·小雅·鹤鸣》："它山之石，可以攻玉。"

[28] 尸、祝：分别指古代负责主祭和赞礼的人。绳墨：指木匠划直线的工具，即俗称"墨斗"。"《庄子·逍遥游》："庖人虽不治庖，尸祝不越樽俎而代之矣。"《老子》："夫代大匠斫者，希有不伤手矣。"

[29] 隋珠：即"隋侯之珠"，《淮南子·览冥》："譬如随侯之珠"。原注作"随侯，汉东之国，姬姓诸侯也。隋侯见大蛇伤断，以药傅（敷）之。后蛇于江中衔大珠以报之。因曰隋侯之珠，盖明月珠也。"《庄子·让王篇》"以隋侯之珠弹千仞之雀，世必笑之。"

[30] 《庄子·列御寇》："秦王有病召医，破痈溃痤

者得车一乘，舐痔者得车五乘，所治愈下，得车愈多。"

[31]《庄子·达生》："孔子观于吕梁，县水三十仞，流沫四十里，鼋鼍鱼鳖之所不能游也。"

[32]《老子》："贵以贱为本，高以下为基。是以侯王自称'孤'、'寡'、'不谷'。"

[33] 嘿：同"默"，"使……沉默"。《韶》：古代著名乐章。《论语·述而》："子在齐闻《韶》，三月不知肉味。"《夏》：古代大乐章。郑玄注《诗经·时迈》："乐歌大者称《夏》。"

[34]《淮南子·修务》："夫雁顺以爱气力，衔芦而翔以备矰（zèng 真：一种用丝绳系住以便于弋射飞鸟的短箭）弋。"原注："所以令缴不得截其翼也"。其自卫作用恐与人行军"衔枚"一样。

[35] 王嘉《拾遗记》："员峤山有冰蚕长七寸，黑色，有角有鳞，以霜雪覆之。"

[36] 亢极之悔：《易·乾》："亢龙有悔"，其全句义为处于极高点的龙必有所悔。

【译文】

抱朴子说：玄道，是自然的始祖，万象的大宗，也就是天地万物的本原实体。玄道深邃而渺茫，所以称之为"微"；悠远而绵邈，所以称之为"妙"。玄道之崇高，像那峨冠覆盖于九天之上，玄道之空旷，像那巨笼环罩在八方之外。其光辉耀于日月，其飞驰迅于闪电；时而闪现，好似那光影浮动，时而飘移，又似那流星疾行；时而幽邃，真比深渊清澄，时而纷飞，又胜游云悠浮。玄道，可因其附着于万事万物之上而呈现为"有"，又可因寄寓于幽深清寂之中而转化为"无"。其沦落到大幽国则往下沉潜；凌越过北极星则向上游移。那坚硬的金石不比玄道刚劲，那浓盛的露珠又无玄道轻柔。说其方，却不能用矩尺衡量；说其圆，又不能以圆规测度；来时看不见，去时又追不上。上天因其而高上，大地因其而低下；白云因其而浮行，霖雨因其而施降。玄道孕育出"元一"，又铸造出"两仪"；化育出原始，又冶炼出万物；回转着星宿，培育出混沌；驾驭着神妙机关，吹动着四时天气；囊括了淡泊宁怡之态，抒发

出鲜明浓盛之情。玄道能遏制污浊，扬发清明；增减黄河，损益渭水。增加之，不会显得盈溢，耗损之，不会显得匮乏；给予之，不会显得旺盛，夺剥之，不会显得憔悴。所以，玄道所在之处，则情趣盎然，其乐无穷；玄道不在之所，则形体破弊，神髓消亡。大凡各类音乐，五声八音，那清新的商曲，流畅的徵调，却好比损伤听力的罪魁；那艳丽的色彩，夺目的光华，却犹如损害视力的祸首。豪华的宴乐，香烈的酒浆，如同扰乱天性的毒药；妖冶的姿容，美肤的脂粉，好像砍伐生命的利斧。而唯有玄道，可与得道的人永存。而不懂玄道的人，虽回首注目顾盼，但也会冲撞杀身的机关；虽唇舌言语传媒，但也将触动败亡的键钮。在那绮丽的高台楼榭俯视流云烟雨，那粉妆华饰的殿堂屋宇却差参排列不齐。华美的帷帐像那轻雾合聚，锦罗的绣幕像那彩云罩笼。西施毛嫱，却自守空房；金杯交错，徒流彩飞花。清雅的丝竹却喧闹而声齐响，淫靡的舞步又杂沓而极纷乱。哀婉的箫声飞凌于红霞之中，翠羽的帷盖飘荡于碧波之上。在那兰林宫的花园里去采摘芳香馥郁的鲜花，在那积珠殿的湖池中去玩赏绿肥红透的奇葩。登高望远，则忘却诸般忧患；俯拾枝蔓，则充实早间饥肠。入室欢宴集会，成千雕门上流光溢彩；出门飞马驰骋，朱轮华车前仪仗威严。然而，欢乐到极限，悲哀则汇集而至；盈满至顶点，亏损必接踵而来。所以，欢歌曲终时将哀叹顿发，华宴散结处必心绪悲怆。这本是自然法则的趋势，好比那影子与身形、回声与呼叫的永相追随，永不离分。那种种欢愉原本就属虚假的幻像，绝非真正的实体，所以必然情随景迁，终将怅然若失。

对于玄道，只能在心中去领悟，而在心外来持守。善于运用玄道的人则可畅达其精神，而忘却玄道者则只会拘泥于形体；这就是思索如何真正掌握玄道的主要秘诀。凡真正掌握玄道者则显贵，不必借用帝胄黄钺以

显威风；体会到玄道者富有，也不必凭藉难得的资财以示贵重。真正得到玄道的人是高不可攀，深不可测的。其能乘驭流动光线，鞭策飞驰虚影，凌驾上下四方，贯穿浩瀚宇宙，出自于无限高之处，深入于无比深之地，经历过无边无际的门楣，游荡在幽暗玄妙的四野。在那迷茫不清、唯恍唯惚之中逍遥，在那迷迷朦朦、仿仿佛佛之中倘佯；在那云端之上吞食日月精华，在那红霞之中咀嚼天地气息。将徘徊于无形无迹之中，翱翔在不见不闻之际。脚踏虹霓，足登北斗。这便是真正掌握玄道者所达到的境界。

其次一等的是所谓真知足者。这类人能飞遁隐没而不为世用，韬光养晦于山光林泉之中。其处于卑小地位而甘愿收敛起那鸾凤蛟龙般的翅膀，蜗居在那蓬草为门、莘草为户的破敝茅舍颐养着耿耿浩气。其宁肯身穿褴缕衣衫以草索系腰，也不交易换取文彩鲜明的龙纹绣饰之华服；宁愿背负重物以竹竿为手杖徒步而行，也不去设法换取往来不绝的高车驷马。在那高山崖穴将名贵的璧玉夜光收藏，也不接受其他山石的攻磨；在那幽深渊潭将灵异的乌龟甲片沉匿，以免于遭到钻孔灼烧的灾祸。动静知足，无往不利。宁抛弃仅早晨片刻盛开而光彩照人的鲜花，愿避开曾累累倾覆车辆而无比艰险的山路。在那青苍悬崖之上引吭歌吟，静观万事万物化作尘土飞烟；避入嘉木秀林之下修身养性，冷眼朱门大户变成破败贫民。在那大田之中，握犁耕耘，而将持旌旗符节指挥战斗的将帅蔑视为执鞭随镫的奴仆；在那甘泉之旁，细品芳茗，而把那牛羊大肉诸多的佳肴看成为藜藿一般的蔬食。泰然自若，在顺乎自然、应乎规律的"无为"场合里享尽欢乐；怡然自得，在顺应发展、静待时变的"不争"心境中无视贵贱。涵蕴醇厚，持守素朴，不存欲念，不存忧愁，保全真率，漠视外物，居处平庸，体味淡泊。坦坦荡荡，

与浑沌一体的宇宙一样天然；渺渺茫茫，和创造自然的化育达到默契。似乎昏暗，又似乎明朗；好像混浊，又好像清澈；看似迟缓，但又似迅疾；看似亏损，但又似盈溢。哪里肯放弃清闲的主祭身份而超越职守，越俎代庖；岂能够撇下高明的木匠地位而舍去"墨斗"，而手指受伤。不能像腐臭老鼠般地去追求细琐的功名利禄，以免于造成凡夫俗子那样的喜怒哀乐。要傲然，不喜欢世俗的种种称誉，要坦然，不畏怯小人的般般诋毁。不因为身外之物而扰乱其崇高精神，不由于利害之争而玷污其纯洁胸襟。所以，不管怎么的富甲天下，不管怎么的贵不可言，都无法足以引诱他，其他任何名利地位又何能足使他有所喜悦呢？锋利的刀刃，沸腾的鼎镬，不足以胁迫于他，任何诽谤与谗言又何足以引起他丝毫忧惧不安呢？他从来没将任何烦恼之事放在心头，从来未曾与外界之物有一丝一毫的相混相杂。

至于那手持隋侯之珠去弹击野雀，舐舐秦王的痔疮以图获取车乘，攀登那枯朽的树枝去掏鸟窝，在那湍急得鱼鳖都无法游淌的吕梁河里去抓捞鱼虾，早上还在称孤道寡的人，晚上却就成为狐狸、山雀之类末流之辈。栋梁折断，鼎翻食撒，沉溺倾覆，一蹶不振。大致说来，庸俗之辈所干的趋炎附势的勾当，正是通达的得道者最感到寒心和可悲的地方！所以，修养极高的真知玄道的人能使如《韶》、《夏》之类著名音乐沉默，而且还将天子的神圣庙饰、画有文彩的柱子予以遮掩暗藏。他们像鸿雁振动其雄健的翅膀奋飞于昆仑五城的废墟上，而不必口衔芦苇加以自卫；又像蛰龙隐翳其坚锐的鳞角以达潜龙"无为"之境，而无须依仗曲折的洞穴去加以防备。他们对下，没有倨傲鸱鹰那般咋呼；他们对上，也无身居极限亢龙那般有悔。但是，没有人能真正认识与达到这种境界，因为玄道实在是既渺邈而又空旷啊！

卷二　论　仙

【原文】

或问曰：神仙[1]不死，信可得乎？抱朴子答曰：虽有至明，而有形者不可毕见焉。虽禀极聪，而有声者不可尽闻焉。虽有大章、竖亥之足，而所常履者，未若所不履之多；虽有禹、益、齐谐之智，而所尝识者，未若所不识之众也。万物云云，何所不有？况列仙之人，盈乎竹素矣。不死之道，曷为无之？

于是问者大笑曰：夫有始者必有卒，有存者必有亡。故三、五、丘、旦之圣，弃、疾、良、平[2]之智，端、婴、随、郦[3]之辩，贲、育、五丁[4]之勇，而咸死者，人理之常然，必至之大端也。徒闻有先霜而枯瘁，当夏而凋青，含穗而不秀，未实而萎零，未闻有享于万年之寿，久视不已之期者矣。故古人学不求仙，言不语怪，杜彼异端，守此自然，推龟鹤于别类，以死生为朝暮也。夫苦心约己，以行无益之事，镂冰雕朽，终无必成之功。未若揽匡世之高策，招当年之隆祉，使紫青重纡，玄牡龙跱，华毂易步趣，鼎悚代来耜，不亦美哉？每思诗人《甫田》[5]之刺，深惟仲尼"皆死"之证[6]，无为握无形之风，捕难执之影，索不可得之物，行必不到之路，弃荣华而涉苦困，释甚易而攻至难，有似丧[7]者之逐游女，必有两失之悔，单、张[8]之信偏见，将速内外之祸也。夫班[9]、狄[10]不能削瓦石为芒针，欧冶不将铸铅锡为干将[11]，故不可为者，虽鬼神不能为也；不可成者，虽天地不能成也。世间亦安得奇方，能使当老者复少，而应死者反生哉！而吾子乃欲延蟪蛄之命，令有历纪之寿[12]；养朝菌之荣，使累晦朔之积[13]，不亦谬乎？愿加九思，不远迷复焉。

抱朴子答曰：夫聪之所去，则震雷不能使之闻；明之所弃，则三光不能使之见。岂翰礚之音细，而丽天景微哉？而聋夫谓之无声焉，瞽者谓之无物焉。又况管弦之和音，山龙之绮粲，安能赏克谐之雅韵，昡晔之鳞藻哉？故聋瞽在乎形器，则不信丰隆之与玄像矣[14]。而况物有微此者乎？暗昧滞乎心神，则不信有周、孔于在昔矣。况告之以神仙之道乎？夫存亡终始，诚是大体。其异同参差，或然或否，变化万品，奇怪无方，物是事非，本钧末乖，未可一也。夫言始者必有终者多矣，混而齐之，非通理矣。谓夏必长，而荠麦枯焉；谓冬必凋，而竹柏茂焉；谓始必终，而天地无穷焉；谓生必死，而龟鹤长存焉。盛阳宜暑，而夏天未必无凉日也；极阴宜寒，而严冬未必无暂温也。百川东注，而有北流之活活[15]；坤道至静，而或震动而崩弛；水性纯冷，而有温谷之汤泉；火体宜炽，而有萧丘[16]之寒焰；重类应沉，而南海有浮石之山[17]；轻物当浮，而牂柯有沉羽之流[18]。万殊之类，不可一概断之，正如此也久矣。

有生最灵，莫过乎人。贵性之物，宜必钧一。而其贤愚邪正，好丑修短，清浊贞淫，缓急迟速，趋舍所尚，耳目所欲，其为不同，已有天壤之觉，冰炭之乖矣。何独怪仙者之异，不与凡人皆死乎？

若谓受气[19]皆有一定，则雉之为蜃[20]，雀之为蛤[21]，壤虫假翼[22]，川蛙翻飞[23]，水蛋为蛉，蒩苓为蛆[24]，田鼠为駕[25]，腐草为萤[26]，鼍之为虎[27]，蛇之为龙[28]，皆不然乎？

若谓人禀正性，不同凡物，皇天赋命，无有彼此，则牛哀成虎[29]，楚妪为鼋[30]，枝离[31]为柳，秦女为石[32]，死而更生[33]，男女易形[34]，老彭之寿[35]，殇子之夭，其何故哉？苟有不同，则其异有何限乎？

若夫仙人，以药物养身，以术数延命，使内疾不生，外患不入，虽久视不死，而旧身不改，苟有其道，无以为难也。而浅识之徒，拘俗守常，咸曰世间不见仙人，便云天下必无此事。夫目之所曾见，当何足言哉？天地之间，无外之大，其中殊奇，岂遽有限，诣老戴天，而无知其上，终身履地，而莫识其下。形骸，己所自有也，而莫知其心志之所以然焉；寿命，在我者也，而莫知其修短之能至焉。况乎神仙之远理，道德之幽玄[36]，伏其短浅之耳目，以断微妙之有无，岂不悲哉？

设有哲人大才[37]，嘉遁勿用，翳景掩藻，废伪去欲，执太璞于至醇之中，遗末务于流俗之外，世人犹鲜能甄别，或莫造志行于无名之表，得精神于陋形之里，岂况仙人殊趣异路；以富贵为不幸，以荣华为秽污，以厚玩为尘壤，以声誉为朝露，蹈炎飙而不灼，蹑玄波而轻步，鼓翮清尘，风驷云轩，仰凌紫极[38]，俯栖昆仑，行尸之人，安得见之？假令游戏，或经人间，匿真隐异，外同凡庸，比肩接武，孰有能觉乎？若使皆如郊间两瞳之正方[39]，邛疏之双耳，出乎头巅；马皇乘龙而行[40]，子晋躬御白鹤[41]；或鳞身蛇躯[42]，或金车羽服；乃可得知耳。自不若斯，则非洞视者安能睹其形，非彻听者安能闻其声哉！世人既不信，又多疵毁，真人疾之，遂益潜遁。且常人之所爱，乃上士之所憎，庸俗所贵，乃至人之所贱也。英儒伟器，养其浩然者，犹不乐见浅薄之人、风尘之徒。况彼神仙，何为汲汲使乌狗[43]之伦，知有之何所索乎，而怪于未尝知也？目察百步，不能了了，而欲以所见为有，所不见为无，则天下之所无者，亦必多矣。所谓以指测海，指极而云水尽者也。蜉蝣校巨鳌，日及料大椿，岂所能及哉！魏文帝穷览洽闻，自呼于物无所不经，谓天下无切玉之刀，火浣之布[44]，及著《典论》，尝据言此事。其间未期，二物毕至，帝乃叹息，遽毁斯论。事无固必，殆为

此也。陈思王著《释疑论》，云：初谓道术，直呼愚民诈伪空言定矣。及见武皇帝试闭左慈等，令断谷近一月[45]，而颜色不减，气力自若，常云可五十年不食。正尔，复何疑哉？又云，令甘始以药含生鱼，而煮之于沸脂中。其无药者，熟而可食；其衔药者，游戏终日，如在水中也[46]。又以药粉柔以饲蚕，蚕乃到十月不老。又以往年药食鸡雏及新生犬子，皆止不复长。以还白药食白犬，百日毛尽黑。乃知天下之事，不可尽知，而以臆断之，不可任也。但恨不能绝声色，专心以学长生之道耳。彼二曹学则无书不览，才则一代之英，然初皆谓无，而晚年乃有穷理尽性，其叹息如此。不逮若人者，不信神仙，不足怪也。刘向[47]博学则究微极妙，经深涉远，思理则澄清真伪，研核有无，其所撰《列仙传》，仙人七十有余，诚无其事，妄造何为乎？邃古之事，何可亲见？皆赖记籍传闻于往耳。《列仙传》炳然，其必有矣。然书不出周公之门，事不经仲尼之手，世人终于不信。然则古史所记，一切皆无，何但一事哉？俗人贪荣好利，汲汲名利，以己之心，远忖昔人，乃复不信古者有逃帝王之禅授，薄卿相之贵任，巢、许之辈，老莱、庄周之徒[48]，以为不然也。况于神仙，又难知于斯，亦何可求今世皆信之哉？多谓刘向非圣人，其所撰录，不可孤据，尤所以使人叹息者也。夫鲁史不能与天地合德，而仲尼因之以著经[49]。子长不能与日月并明，而扬雄称之为实录[50]。刘向为汉世之名儒贤人，其所记述，庸可弃哉？凡世人所以不信仙之可学，不许命之可延者，正以秦皇、汉武求之不获，以少君、栾太为之无验故也。然不可以黔娄、原宪[51]之贫，而谓古者无陶朱、猗顿[52]之富。不可以无盐、宿瘤[53]之丑，而谓在昔无南威、西施[54]之美。进趋犹有不达者焉，稼穑犹有不收者焉，商贩或有不利者焉，用兵或有无功者焉。况乎求仙，事之难者，为之者何必皆成哉？彼二君两臣，自可求而不得，或始勤而卒怠，或不遭乎明

师，又何足以定天下之无仙乎？

夫求长生，修至道，诀在于志，不在于富贵也。苟非其人，则高位厚货，乃所以为重累耳。何者？学仙之法，欲得恬愉淡泊，涤除嗜欲，内视反听，尸居无心[55]。而帝王任天下之重责，治鞅掌[56]之政务，思劳于万几，神驰于宇宙，一介失所，则王道为亏，百姓有过，则谓之在予。醇醪汩其和气，艳容伐其根荄，所以翦精损虑，削乎平粹者，不可曲尽而备论也。蚊噆肤则坐不得安，虱群攻则卧不得宁。四海之事，何只若是！安得掩翳聪明，历藏数息，长斋久洁，躬亲炉火，夙兴夜寐，以飞八石[57]哉？汉武享国，最为寿考，已得养性之小益矣。但以升合[58]之助，不供钟石[59]之费，跂涔之输，不给尾闾之泄耳[60]。

仙洁欲静寂无为，忘其形骸，而人君撞千石之钟，伐雷霆之鼓，砰磕嘈囋，惊魂荡心，百技万变，丧精塞耳，飞轻走迅，钓潜弋高。仙法欲令爱逮蚑蠕，不害含气，而人君有赫斯之怒，艾夷之诛，黄钺一挥，齐斧暂授，则伏尸千里，流血滂沱，斩断之刑，不绝于市。仙法欲止绝臭腥，休粮清肠，而人君烹肥宰腯，屠割群生，八珍百和，方丈于前，煎熬勺药[61]，旨嘉餍饫。仙法欲溥爱八荒，视人如己，而人君兼弱攻昧，取乱推亡[62]，辟地拓疆，泯人社稷，驱合生人，投之死地，孤魂绝域，暴骸腐野，五岭[63]有血刃之师，北阙悬大宛之首[64]，坑生煞伏，动数十万，京观[65]封尸，仰干云霄，暴骸如莽，弥山填谷。秦皇使十室之中，思乱者九。汉武使天下嗷然，户口减半。祝其有益，诅亦有损。结草[66]知德，则虚祭必怨[67]。众烦攻其膏肓[68]，人鬼齐其毒恨。彼二主徒有好仙之名，而无修道之实，所知浅事，不能悉行。要妙深秘，又不得闻。又不得有道之士为合成仙药以与之，不得长生，无所怪也。

吾徒匹夫，加之罄困，家有长卿壁立[69]之贫，腹怀翳桑绝粮之馁，冬抱戎夷后门之寒[70]，夏有儒仲环堵之暎[71]。欲经远而乏舟车之用，俗有营而无代劳之役。入无绮纨之娱，出无游观之欢，甘旨不经乎口，玄黄不过乎目，芬芳不历乎鼻，八者不关乎耳，百忧攻其心曲，众难萃其门庭，居世如此，可无恋也。

或得要道之诀，或值不群之师，而犹恨恨于老妻弱子，眷眷于狐兔之丘[72]，迟迟以臻殂落[73]，日月不觉衰老，知长生之可得而不能修，患流俗之臭鼠而不能委。何者？爱习之情卒难遣，而绝俗之志未果也。况彼二帝，四海之主，其所耽玩者，非一条也，其所亲幸者，至不少矣。正使之为旬月之斋，数日闲居，犹将不能，况乎内弃婉娈之宠，外捐赫奕之尊，口断甘肴，心绝所欲，背荣华而独往，求神仙而幽漠，岂所堪哉？是以历览在昔，得仙道者，多贫贱之士，非势位之人。又栾太所知，实自浅薄，饥渴荣贵，冒干货贿，炫虚妄于苟且，忘祸患于无为，区区小子之奸伪，岂足以证天下之无仙哉？昔勾践式怒蛙[74]，戎卒争蹈火；楚灵爱细腰，国人多饿死[75]；齐桓嗜异味，易牙蒸其子[76]；宋君赏瘠孝，毁殁者比屋[77]。人主所欲，莫有不至。汉武招求方士，宠待过厚，致令斯辈，敢为虚诞耳。栾太若审有道者，安可得煞乎？夫有道者，视爵位如汤镬[78]，见印绶如缞绖，视金玉如土粪，睹华堂如牢狱，岂当扼腕空言，以徼幸荣华，居丹楹之室，受不訾之赐，带五利[79]之印，尚公主之贵，耽沦势利，不知止足，实不得道，断可知矣。按董仲舒所撰《李少君家录》云：少君有不死之方，而家贫无以市其药物，故出于汉，以假涂求其财，道成而去。又按《汉禁中起居注》云：少君之将去也，武帝梦与之共登嵩高山，半道，有使者乘龙持节，从云中下。云太乙请少君。帝觉，以语左右曰：如我之梦，少君将舍我去矣？数日而少君称病死。久之，帝令人发其棺，无尸，唯衣冠在焉。按《仙经》云：上士举形升虚，谓之天仙；中士游于名山，谓之地仙；下士先死后蜕，谓之尸解仙。今少君必尸解者也。近世壶公将费长房去，及道士李意期将两弟子去，皆托卒死，家殡埋之。积数年，而长房来归。又，相识见李意期将两弟子皆在郫县。其家各发棺视之，三棺遂有竹杖一枚，以丹书符于杖，此皆尸解者也。

昔王莽引《典》、《坟》[80]以饰其邪，不可谓儒者皆为篡盗也；相如因鼓琴而窃文君，不可谓雅乐主于淫佚也。噎死者不可讥神农之播谷；烧死者不可怒燧人之钻火；覆溺者不可怨帝轩之造舟；酗詈者不可非杜仪之为酒。岂可以栾太之邪伪，谓仙道之果无乎？是犹见赵高、董卓，便谓古无伊、周、霍光；见商臣、冒顿，而云古无伯奇、孝己也。又《神仙集》中有召神劾鬼之法，又有使人见鬼之术。俗人闻之，皆谓虚文。或云天下无鬼神，或云有之，亦不可劾召。或云见鬼者，在男为觋[81]，在女为巫[82]，当须自然，非可学而得。按《汉书》及《太史公记》皆云齐人少翁，武帝以为文成将军。武帝所幸李夫人死，少翁能令武帝见之如生人状。又令武帝见灶神，此史籍之明文也。夫方术既令鬼见其形，又令本不见鬼者见鬼，推此而言，其余亦何所不有也？鬼神数为人间作光怪变异，又经典所载，多鬼神之据，俗人尚不信天下之有鬼神，况乎仙人居高处远，清浊异流，登遐遂往，不返于世，非得道者，安能见闻？而儒、墨之家知此不可以训，故终不言其有焉。俗人之不信，不亦宜乎？惟有识真者，校练众方，得其征验，审其必有，可独知之耳，不可强也。故不见鬼神，不见仙人，不可谓世间无仙人也。人无贤愚，皆知己身之有魂魄，魂魄分去则人病，尽去则人死。故分去则术家有拘录之法，尽去则礼典有招呼之义，此之为物至近者也。然与人俱生，至乎终身，莫或有自闻见之者也。岂可遂以不闻见之，又云无之乎？若夫辅氏报施之鬼，成汤怒齐之灵，申生交言于狐子，杜伯报恨于周宣，彭生托形于玄豕，如意假貌于苍狗，灌失守田蚡，子义掊燕简，蓐收之降于莘，栾侯之止民家，素姜之说谶纬，孝孙之著文章，神君言于上林，罗阳仕于吴朝，鬼神之事，著于竹帛，昭昭如此，不可胜数，然而蔽者犹谓无之，况长生之事，世所希闻乎？望使必信，是令蚊虻负山，与井蟆论海也。俗子未尝见龙鳞鸾凤，乃谓天下无有此物，以为古人虚设瑞应，欲令人主自勉不息，冀致斯珍也。况于令人之信有仙人乎？

世人以刘向作金不成，便谓索隐行怪，好传虚无，所撰《列仙》，皆复妄作。悲夫！此所谓以分寸之瑕，弃盈尺之夜光；以蚁鼻之缺，捐无价之淳钧。非荆和之远识，风胡之赏真也。斯朱公所以郁悒，薛烛所以永叹矣。夫作金皆在《神仙集》中，淮南王抄出，以作《鸿宝枕中书》。虽有其文，然皆秘其要文，必须口诀，临文指解，然后可为耳。其所用药，复多改其本名，不可按之便用也。刘向父德治淮南王狱中所得此书，非为师授也。向本不解道术，偶偏见此书，便谓其意尽在纸上，是以作金不成耳。至于撰《神仙传》，自删秦大夫阮仓书中出之，或所亲见，然后记之，非妄言也。狂夫童谣，圣人所择；荛荛之言，或不可遗。采葑采菲，无以下体。岂可以百虑之一失，而谓经典之不可用，以日月曾蚀之故，而谓悬象非大明哉？外国作水精碗，实是合五种灰[83]以作之。今交、广多有得其法而铸作之者。今以此语俗人，俗人殊不肯信。乃云水精本自然之物，玉石之类，况于世间，幸有自然之金，俗人当何其有可作之理哉？愚人乃不信黄丹及胡粉是化铅所作，又不信骡及驉[84]是驴马所生。云：物各自有种，况乎难知之事哉！夫所见少，则所怪多，世之常也。信哉此言！其事虽天之明，而人处覆甑之下，焉识至言哉？

【注释】

〔1〕神仙：是道教徒理想中修炼得道，神通广大，

变化无穷、长生不老的人。神、仙二者若严加区分则略有不同，神是指生命得到弘扬的人；仙是指生命长度趋于无限的人。《庄子·逍遥游》："至人无己，神人无功，圣人无名。"又："藐姑射之山，有神人居焉。肌肤若冰雪，淖约若处子，不食五谷，吸风饮露，乘云气，御飞龙，而游乎四海之外；其神凝，使物不疵疠而年谷熟"。这"神人"则是古代道家所谓得道而神妙莫测的人，其精神世界完全能超脱于物外。心目中没有功名利禄的人。

〔2〕后稷，名弃，周人祖先，倡导农耕，见《史记·周本纪》；樗里子名疾，秦惠王弟，滑稽多智，见《史记·苗侯世家·陈平世家》。

〔3〕端木赐，字子贡，孔子弟子，利口巧辞；晏婴谥平仲，齐国政治家，善于辞令；随何，秦汉辩士；郦食其亦秦汉谋士，分别见《史记·仲尼弟子列传·管晏列传·黥布列传·郦生陆贾列传》。

〔4〕孟贲、夏育，均为周代时卫人或齐人，皆大勇士，见《史记·范雎列传》五丁为秦惠王时蜀地的五位勇士，见《华阳国志·蜀志》。

〔5〕甫田：系《诗经·齐风》的诗篇。《诗·序》："大夫刺襄公也。无礼义而求大功。……志大心劳，所以求者非其道也。"以戒时人厌小务大，忽近图远，徒劳无功。

〔6〕《论语·颜渊》："（子）曰：'自古皆有死，民无信不立'"。

〔7〕丧：通"桑"。《列子·说符》："晋文公出，会欲伐卫。公子锄仰天而笑。公问何笑。曰：'臣笑邻之子有送其妻适私家者，道见桑妇，悦而与言。然顾视其妻，亦有招之者矣。臣窃笑此也'"。

〔8〕《庄子·达生》："鲁有单豹者，岩居而水饮，不与民共利，行年七十，而犹有婴儿之色，不幸遇饿虎。饿虎杀而食之。有张毅者，高门悬薄（义同帘），无不走也。行年四十，而有内热之病以死。豹养其内，而虎食其外；毅养其外，而病攻其内。"

〔9〕公输班，鲁国人，又称鲁班。

〔10〕狄：即墨翟，亦鲁大巧者。

〔11〕欧冶子，越人，与干将同师，均善铸剑，见《吴越春秋》卷四。

〔12〕纪：一"纪"：三百天。《抱朴子·微旨》："纪者，三百日也。"

〔13〕《庄子·逍遥游》："朝菌不知晦朔，蟪蛄不知春秋。"

〔14〕丰隆：指雷神。《淮南子·天文》："季春三月，丰隆乃出，以将其雨。"高诱注："丰隆，雷也。"

这里指雷声。"玄象"系指日月星辰形成的天象。《晋书·庾冰传》："玄象岂非我所测，正当勤尽人事耳"。

〔15〕活活：指水流声，《诗经·卫风·硕人》："北流活活"。

〔16〕萧丘：是一山峦名，传说此处火焰不热。刘昼《新论·从化》："火性宜热，而有萧丘寒炎。"

〔17〕《太平御览》四十九引《交州记》："海中有浮石山"。

〔18〕牂柯：古地名，在今贵州境内。《汉书·地理志》颜师古注引应劭："临牂柯江也，沉羽之流，似弱水，不胜鸿毛。"

〔19〕受气：乃指"承受"、"禀性"。《论衡·气寿》："非天有长短之命，而人各有禀受气。"

〔20〕《礼记·月令》："孟冬雉人大水为蜃。""蜃"即"大蛤"。见《周礼·天宫·鳖人》："以时簎鱼鳖龟蜃。"注："蜃，大蛤"。

〔21〕《礼记·月令》："季秋雀人大水为蛤。"

〔22〕《淮南子·道应》："吾比夫子，犹黄鹄与壤虫也。""壤虫"原注："虫之幼也"。

〔23〕《淮南子·齐俗》："夫虾蟆为鹑。"

〔24〕《淮南子·齐俗》："水蛋为螟蛄（mao 毛 wáng 忘）。"螟蛄，王念孙认为是："螅（cōng 匆）"之误，螅即蜻蜓。《说林》："水蛋为螅。"高诱注曰："水蛋化为螅，青蜓也。"蜻蜓等昆虫的幼虫，生活在水中，浮游在水面，一般脱皮十多次后化为成虫。"荇"指一种多年水生草本，即荇菜。"苓"即苓耳，植物名。"马陆"，一种小虫，又名马蚿，即蛆。"荇苓"疑指腐草而化为蛆《吕氏春秋·季夏纪》："腐草化为蚈。"高诱注："蚈，马蚿也。"

〔25〕《礼记·月令》："季春之月，桐始华，田鼠化为鴽。"

〔26〕《礼记·月令》："季夏之月，腐草为萤。"

〔27〕鼍：一种鳄鱼。《渊鉴类函》引《本草纲目》："（鼍）老者多能变化为邪魅。"

〔28〕《史记·外戚世家》："蛇化为龙，不变其文。"

〔29〕公牛哀：古代传说的人名。《淮南子·俶真》："昔公牛哀转病也，七日化为虎"。原注作"江淮之间公牛氏为易病，化为虎，若中国（中原地区）有狂疾者，发作有时也。"这是古代传说。"转病"为"借尸还魂"之说。"转病"又叫"注病。""转"和"注"同义。

〔30〕《后汉书·五行志》："灵帝时，江夏黄氏之母，浴而化为鼋。"

〔31〕枝离：指庄子寓托的人名。《庄子·至乐》："支离叔与滑介叔观于冥伯之丘，昆仑之虚，黄帝之所休。俄而抑生其左肘，……。"

〔32〕宋吴淑《事类赋》引《蜀记》："梓潼县有五妇山。昔秦遗蜀五美人，蜀遣五丁迎之。至此，五丁踏地大呼，五女皆化为石。"

〔33〕《后汉书·五行志》载：建安四年，武陵充县女子李娥，死后十四日重新复活。"

〔34〕如《后汉书·五行志》载：《史记》魏襄王十三年，魏有女子化为丈夫；汉哀帝建平中，豫章有男子化为女子。

〔35〕老彭：指传说中的殷代大夫篯铿，其为帝颛顼之孙，历夏至殷末，活八百余岁，常食桂芝，善导引行气。见《神仙传》。

〔36〕道德：郑玄注《礼记·曲礼上》"道者，通物之名；德者，得理之称。"幽玄：幽微玄妙。

〔37〕哲人：指才能识见超越寻常的人。《诗·小雅·鸿雁》："维此哲人，谓我劬劳。""大才"：指才能很高明智通达的人。《后汉书·马援传》："汝大才当晚成。"

〔38〕紫极：星座名，又名"紫宫"。《晋书·天女志》："北极五星，钩除六星，皆在紫宫中。"

〔39〕郊间：古仙人名。《抱朴子内篇·祛惑篇》："仙人目瞳皆方。"

〔40〕《列仙传》："马师皇者，黄帝时马医也。有龙下，向之垂耳张口。皇曰：此龙有病，乃针其唇下口中，以甘草汤饮之而愈。后一旦复皇而去。"

〔41〕《列仙传》："王子乔，周灵王太子晋也，好吹笙作凤凰鸣，后乘白鹤而去。"

〔42〕后汉王延寿《鲁灵光殿赋》："伏羲鳞身，女娲蛇躯。"

〔43〕刍狗：古代结草为狗，供祭祀用。《老子》："天地不仁，以万物为刍狗。"这里比喻傀偏般无用的人。

〔44〕切玉之刀，火浣之布：《博物志·异产》引《周书》曰："西戎献火浣布，昆吾氏献切玉刀。火浣布污则烧之则洁，刀切如䐑〔là，蜡〕。"《列子·汤问》："周穆王征西戎，西戎献锟铻之剑，火浣之布，其剑用之切玉，如切泥焉；火浣之布，浣之必投于火，出火而振之，皓然疑乎雪。"火浣布即石棉布旧称。昆吾氏指昆吾山上的部族。《山海经·中山经》："又西二百里，曰昆吾之山，其上多赤铜。"郭璞注："此山出名铜，包赤如火，以之作刃，切玉如割泥也；周穆王时西戎献之，《尸子》所谓昆吾之剑也"。

〔45〕断谷近一月："断谷"指断粮；"一月"：月字依敦煌石室本《抱朴子》应作"朞"，即"期"，周年。《神仙传》："魏太祖召左慈，闭一石室中，断谷期年，乃出之，颜色如故。"

〔46〕曹植《辩道论》："甘始取鲤鱼一双，令取一著药，俱投沸膏中，有药者奋尾鼓鳃，游行沉浮，有若处渊；其一者已熟可啖。"

〔47〕刘向：汉代学者。

〔48〕巢父、许由：为传说中的清高孤傲，不愿为官的隐士。皇甫谧《高士传》：尧曾以天下让巢父，不受；又让许由，仍不受。《史记正义》引《列仙传》：老莱子曾避乱躬耕蒙山，楚王迎而不往。《庄子·秋水》：楚王请庄周出仕，庄周不屑一顾。

〔49〕《史记·孔子世家》载：孔子承袭鲁国史官写《春秋》，儒者尊称为"经"。

〔50〕《法言·重黎》："或问太史迁，曰：实录"。言司马迁《史记》，不虚美，不隐恶。

〔51〕黔娄、原宪：古代著名贫士。刘向《列女传·鲁黔娄妻》载：黔娄生时，食不充虚，衣不盖形，死后覆以布被，首足不尽敛。《庄子·让王》载：孔子弟子原宪居鲁，环堵之室，茨以生草，蓬户不完，桑以为枢，而瓮牖二室，褐以为塞，上漏下湿，匡坐而弦。

〔52〕陶朱、猗顿：古代著名富豪。《列女传》载：范蠡助越王灭吴后乘舟适齐，旋至陶，"名朱公"，善治产业巨万，故言富者皆称陶朱公。又猗顿，原为鲁之穷士，闻朱公富，往而问术。朱公告之曰：子欲速富，当畜五牸（zì字，本指牛，也泛指雌性牲畜）。于是乃适西河，贩买牛羊而致富，因其富兴于猗氏，故曰猗顿。

〔53〕《列女传》载：钟离春为齐国无盐邑女子，外貌奇丑："臼头，深目，长肚，大节，昂鼻，结喉，肥项，少发，折腰，出胸，皮肤若漆。"又宿瘤者，齐东都采桑之女。项有大瘤，故号宿瘤。

〔54〕南威、西施：古代著名美女。《战国策·魏策》载：晋文公得南威，三日不听朝，遂推南威而远之，曰："后世必有以色亡国者。"西施，见前《畅玄篇》注释[14]。

〔55〕《史记·商君传》："赵良曰：'反听之谓聪，内视之谓明。'"这里的"内视反听"是指控制意念，修炼身体以求长生的方法。《脉望·卷二》："诚能内视返听，此气自充，精神自固"。尸居：像受祭的活人一样呆着，比喻沉默无为。《庄子·在宥》："尸居而龙见"。虽安然不动，但精神腾飞。

〔56〕鞅掌：事务多而烦劳。《诗经·小雅·北山》："或王者鞅掌"。

〔57〕八石，指道人炼丹的八种石类原料：丹砂、雄黄、雌黄、石留黄、曾青、矾石、磁石、戎盐。

〔58〕升合（gě葛）：古代计量单位，一升等于十合，十升为一斗。这里"升合"引申含义为极言量小。

〔59〕钟石：古代计量单位，一钟等于六石四斗，一石等于十斗。这里"钟石"引申含义为极言量大。

〔60〕畎浍：田间排水的沟渠。尾闾：尾指百川之下，闾指水聚之处。尾闾为传说中海底泄漏海水的地方。《庄子·秋水》"天下之水，莫大于海，万川归之，不知何时止而不盈；尾闾泄之，不知何时已而不虚。"

〔61〕八珍：指古代的八种烹饪法。百和：指各种烹饪调和法。勺药即芍药，可作调味品，古人因此作为五味调料的总称。《史记·司马相如传》："勺药之和具"。《集解》引郭璞注："勺药，五味也。"

〔62〕《左传》："宣公十二年：兼弱攻昧，武之善经也。仲虺有言曰：取乱侮亡，兼弱也。"又襄公十四年载："仲虺有言曰：亡者侮之，乱者取之，推亡存固，国之道也。"这里所述即此事。

〔63〕五岭：山名。《史记·张耳陈余列传》："北有长城之役，南有五岭之戍。"裴骃《集解》：岭有五，因以为名。但五岭所指其说不一，如《广州记》以大痩、始安、临贺、桂阳、揭阳名五岭。

〔64〕北阙：古代宫殿北面的门楼。《汉书·武帝纪》："太初四年春，贰师将军李广利斩大宛王首。"

〔65〕京观：即指古代战争后将战败死者尸体堆积封土所成的"高冢"。

〔66〕《左传》载：宣公十五年晋大夫魏武子临死命子魏颗以妾殉葬，魏颗不从命而嫁妾。后来魏颗与秦将杜回交战，见一老人以草打结绊倒杜回而胜。夜梦老人说自己是魏颗所嫁之妾的亡父。后人则以"结草"表示鬼魂报恩。

〔67〕《汉书·贾捐之传》："当此之时，寇贼并起，军旅数发，父战死于前，子斗伤于后，女子乘车障，孤儿号于道，老母寡妇，饮泣巷哭，遥设虚祭，想魂乎万里之外。"

〔68〕膏肓（huāng荒）：中医称心脏下都为肓，隔膜为膏。《左传》："成公十五年，医至，曰：'疾不可为也，在肓之上，膏之下，攻之不可，达之不及，药不至焉，不可为也'"。

〔69〕《史记·司马相如传》："相如乃与驰归成都。家居徒四壁立。"

〔70〕《吕氏春秋·长利篇》："戎夷去齐如鲁，天大寒而后门，与弟子宿于郭外，寒愈甚。不得已解衣与弟子，夜半而死，弟子遂活。""后门"，高诱注："日夕门已闭也。"

〔71〕《后汉书·逸民传》："王霸字仲儒，隐居守志，茅居蓬户。"暎：日照。

〔72〕《淮南子·说林》："鸟飞反乡，兔走归窟，狐死首丘，寒将翔水，各哀其所生。"这里以"狐兔之丘"用来比喻对故乡的留恋。

〔73〕殂落：死亡。《尚书·舜典》："二十有八载，帝乃殂落。"

〔74〕式：通"轼"，古代车厢前用作扶手的横木叫"轼"。低头伏在"轼"上表示敬意也称"轼"。《吴越春秋》载：越王道见鼓着腮帮张腹而怒的青蛙，为之轼，曰："吾思士卒元怒久矣，未有称吾意者，今蛙虫无知之物见敌而有怒气，故为之式。"

〔75〕《韩非子·二柄》："楚灵王好细腰，而国中多饿人。"

〔76〕《韩非子·二柄》："齐桓公好味，易牙蒸其子首而进之。"

〔77〕《韩非子·内储说上》："宋崇门之巷人，服丧而毁，甚瘠。上以为慈爱于亲，举以为官师，明年，人之所以毁死者岁十余人。"

〔78〕汤镬：滚烫的水和锅鼎，古代的一种酷刑。

〔79〕五利：汉代将军名号，汉武帝封栾太为五利将军。

〔80〕《典》、《坟》：传说中我国最古老的书。此泛指古代文献。

〔81〕觋：即男巫。

〔82〕巫：即女巫。

〔83〕五种灰：《太平御览》八百七十一卷引此名为"五百种灰"，今脱"百"字。

〔84〕駏驉：形似骡的一种野兽。

【译文】

有人问道：神仙不会死亡，这真有可能的、可信确吗？抱朴子回答道：人们虽然有最好的视力，但也不可能将所有的有形物体都一一看清；纵有最好的听力，也不可能把所有的声音都完全听闻；虽然有极善行走而跋涉极远的大章、竖亥的双足，但其曾走过的地方，总不及没走过的地方广；纵有见多识广的禹、益、齐谐的智慧，但其已知道的事物，总不如没认识的事物多。万物繁杂，无所不有，何况已成超出人世、长生不死的仙人，并已有充满众多典籍的记载。超出人世、长生不死的道术，怎么会没有呢？

于是，问话的人对此却不以为然地大声笑道：呃，凡是世事有始必有终，有生必有死。所以不管他是三皇五帝、孔子周公之类的圣人，还是那稷弃、樗里子、张良、陈平之类俊智之士；端木赐、晏婴、随何、郦食其之类雄辩之才；孟贲、夏育、五丁之类勇武之将，都难免终有一死。由此可见死亡是人生之旅的必然归路，是不可抗拒的总归宿。我还没听说过植物会先霜冻而枯萎，正当夏令而落叶，含苞待放的花蕾不盛开，没有结实的果实就凋零，更未听说有谁能享万年的寿命，能享永久不老的期颐呵！所以古人治学不妄求成仙之道，言论不妄谈玄怪之事，而杜塞种种异端邪说，坚信自然法则，将那些龟灵仙鹤所谓长生不老之类，斥为与人类不同的类别，将人类的生存与死亡，视为如同每日出现的晨昏，与其苦苦追求约束自己去做无益之事，犹如刻镂冰块，雕琢朽木，终究毫无成功，倒不如去施展纠正世道风气的高明策略，以求获得当代则能得到的盛大福泽，使佩挂高官金印的紫绶青绶沉甸甸地下垂，使祭祀用的黑色公畜像龙一般地妥善安置，让华美的高车驷马代替步行，以鼎中的美食替代农耕，这岂不非常美妙吗？每每想到诗人在《甫田》中对那些"志大心劳"者的讽刺，深深思考孔子在《论语》里有关"人皆有死"的论断，则感到确实不应去把握不具形态的疾风，捕捉无法捉摸的影子，追求不可得到的事物，走上不可达到目的的歧路；抛弃荣华富贵的生活而涉入困苦，放弃容易达到的成功而转攻难关。这好似桑道逐戏游女的人，结果落得两面有失的悔恨；又好似单豹修身，张毅附势，结果也招来身内身外的祸害。鲁班、墨翟再巧也不能将瓦片石块削磨成细针；欧冶子善铸也不能将铅锡锻铸为宝剑。所以凡不可能办到的

事，虽是鬼神也无能为力；凡不可能做成的事，虽为天地亦不能作成。人世间哪有什么奇妙的方药，能使本应衰老的人复变年少，本该死的人死而复生呢？而您却欲延续蟪蛄生命，想让它的寿命超过三百天，还想朝生暮死的菌类，也能茂盛地度过一天的晨昏，这岂不是十分荒谬的吗？愿您能加以再三思考，在迷途尚未走得太远的时候正好返回呵！

抱朴子答道：倘若人的听力丧失去后，则震天的雷鸣也不能使其听到；倘若人的视力丧失去后，则日月星辰的光辉亦不能使其看到。这哪里是隆隆的雷鸣声细弱，或者是日月星辰的光芒微弱呢？然而，聋子认为没有雷声，瞎子认为没有光明。又何况对管弦乐曲的和奏音响，山图龙纹的绮丽璀灿，他们怎么能很好地欣赏到这和谐的雅乐和鲜明的图案呢？所以，聋子只注重可以见到的具体事物，瞎子只留意可触摸到的有形东西，但不相信有雷霆霹雳和日月星辰，更何况有些事物还要比这些更细微呢！愚笨蒙昧可以滞塞理智，从而就不会相信昔日曾有过周公和孔子，何况是以神仙的道术相告呢！诚然，事物是有生必有死，有始必有终，这确是大的趋向。但是，这当中的差异处与共同点是参差不齐的，有的这样，有的不是这样，真是变化万端，奇怪无比，物类相似而又表现不同，根本相同而又枝末相背，真不能一概而论呵！对于常说的有始必有所终，确实多是如此，但混淆一切事物，将它们均看成同一模样，那就不是通达之理了。人们都总说夏日万物必定生长繁茂，但荞麦却在此时枯萎；都总说冬日万物必定凋谢，但竹柏却在此时丰茂；都总说有始必有终，但天地却永是无穷无尽；都总说有生必有死，但灵龟、仙鹤却总能长生久存。盛夏应是炎热的，但夏天未必无一凉爽之日；严冬应是寒冷的，但冬天未必无一温暖之时。千条江河都在齐向东流，但仍有向北流的潺潺水声；

大地之道本属十分安静，但仍有地震而崩塌落陷。水的特性本应寒冷，但却有"温谷"的热泉；火的性质本应炽热，但却有"萧丘"的冷焰；重的物类本应沉没，但南海却有能浮飘的石山；轻的物体本应浮起，但牂柯却有能沉下羽毛的河流。由此可见，不同种类的万物，不可以一个标准来论断，事物的复杂久已如此。

拥有生命而又最灵秀的，没有什么动物能超过于人。拥有可贵生性的人类，应该完全相同。然而，人的贤达、愚钝，邪恶：正直，漂亮、丑陋，修长、矮小，清正、污浊，贞节、淫荡，慢缓、急躁，迟钝、敏捷，归附、舍弃等所崇尚的，耳朵、眼睛等所欲求的，其间差异之大，有如天壤之别，冰、炭之异呵！那么，为何唯独疑怪仙人之特异、不与凡人一样都会死亡呢？

如果说承受自然的禀性都有一定规矩，那么野鸡变为大蛤，鸟雀变为蛤蜊，幼虫凭借翅膀翱翔，河里青蛙变为鹌鹑飞腾，水蛋化为蜻蜓，荇苓化为马陆，田鼠化为鹌鹑，腐草化为萤火虫，鼍龙变成老虎，长蛇变成蛟龙，莫非都不是事实吗？

如果说人禀受纯正天性，而与一般动物不同；且皇天既赋予人以生命，则不会厚此薄彼。那么公牛哀变成老虎，楚地老妇变成大鼋，枝离叔左肘上生出柳树，秦国女子化为石人，死人复活，男女改变性貌，殷朝的大夫彭祖（陆终子）更有八百多岁的长寿，但也有未成年就早逝者的夭折，这又是什么原故呢？既然人间有这些差别不同，那么种种差异又有何限制可言呢？

至于那些仙人，他们善以药物补养身体，或以法术祈寿延年，使身体内的疾病不致发生，身外的祸患也不致侵入，从而长生不老，体貌不改，只要善养生之道，那就没有什么为难了。然而，一些见识浅薄的人，却拘泥世俗，墨守常规，认为世上未见什么仙人，便断然说天下没有神仙之事。对于人

们眼睛所曾看到的事物，哪能就作为论断的足证呢？天地宇宙之间，浩翰宏大无边，这当中奇特怪异之事，哪有限度呢？人生到老，头顶苍天，但不知苍天何以在上，人生一世，脚踏厚土，但不晓大地何以在下。人的身形体骸本是自我拥有的，而不知自己的心理志向为何会如此；人的天年寿命本是自我所有的，而不知自己的生命所能达到的限度。更何况求神成仙的玄远之道、通物得理的幽微玄妙，仅仅依仗着自己浅短的眼见耳闻，去论断幽微玄妙之道的有无，岂不是甚为可悲吗？

假若有才能出众，明智通达，识见卓越的人，合乎正道地退隐而不为世用，隐匿光芒，掩盖文饰，废除虚伪，远离欲望，抛却私心杂念，在最为醇厚的环境之中执着于最朴质的品质，遗弃那枝微末节的事务于世俗之外；对此世人都很少能认识鉴别，没有人宁愿在无名无声之处去培养超世的志向，在鄙陋形容里得到脱俗的精神；更何况仙人与世人意趣迥然不同，道路大相径庭呢！哲人隐者们将财富与显达视为不幸，把荣耀与华贵视为污秽；将贵重的玩物视同低贱的尘土，把名美的声誉视同早晨的露珠。脚踏炎热的暴风，却不被灼伤；足履幽深的波涛，似闲庭信步；鼓动双翅，翱翔于清静虚无。长风为马，云霓当车，仰上，凌越星座紫宫；俯下，栖身大岳昆仑。而那行尸走肉般的俗人，怎能看得见他们呢？他们偶尔遨游或经历世间，但也藏匿真容，隐翳奇异，外表视同俗人，即使与人们比肩接踵地在一起，可谁又能察觉识别他们呢？如若他们都像古代仙人郊间那样，两眼瞳子是正方形的，或像古代仙人邛疏那样，两耳直接从头顶长出；或像马师皇那样，乘驾着蛟龙飞行，或像太子晋那样，亲驭着白鹤升天；或者身体长鳞甲，躯干如长蛇；或者乘坐金车，身着羽服，这样才可能让世俗凡人一见便知吧！如若不是这样的话，则非深透的观

察者怎能看出他们的外形，非透彻的耳聪者怎能听出他们的声音呢？而世俗凡人既不相信又生出多种挑剔与诋毁，那存真得道的仙人们则厌恶这种情况，并更加潜藏隐遁。同时世俗凡人所喜爱的正是品质高雅的人所憎恨的，世俗庸人所看重的正是道德高尚的人所鄙弃的。杰出的儒生、能干伟业的人才及培养浩然正气的人，尚且不乐意看见浅识薄见之人或坠迷红尘之辈，何况那些上仙神人，为何要急切地使傀偶般无用的人去认识神仙，去知道如何求索，去懂得自己的无知疑怪正在于自己没有彻悟仙道呢？人的视力能看到百步之物，但还不能看得非常明了，而想所看见的为有，以所未见的为无，那么普天下所没有的事物就必定太多太多了呵！这正如所谓的用手指测量大海，以指头到极限就说海水已到了底一样，以蜉蝣去比较大鳌，日及去估量大椿，岂能比得上呢!? 魏文帝曹丕观览尽致，见闻广博，自称对天下事物无所不晓。他认为天下没有切玉的刀，也无火中洗涤的布。在他所著的《典论》中，也曾据其博学论及此事。谁知其后不到一年，此二物均献了上来，魏文帝方才叹服并毁弃了他从前的结论。陈思王曹植所著的《释疑论》说：起初谈到神仙方术，都认为是愚昧下民谎诈假话，并定信不疑。但等见到魏武帝曹操试将术士左慈关闭，不给谷物吃食近一年，结果他仍容颜不改，气力自若，还说可以五十年不吃粮食。这才使人真正意识到事实本是如此，又有何值得怀疑呢？又说：让甘始给一活鱼含药物后放到沸腾的油中煎煮，那另一不含药物的鱼则煮熟可食，而含药物的鱼却整天都在沸油中游戏，如同在水中一般。又用药物粉末涂抹桑叶后去养蚕，其蚕竟能活到十月不会变老；又以驻颜不老的药物喂养雏鸡和新生小狗，皆能使它们停止发育而不再生长；用能使白发返黑的药物喂养白狗，其一百天后白毛尽皆转黑。真是天下的事情不可皆知，若凭主观臆测去论断它，那是极不可信的呵！但遗憾的是，世俗凡人不能断绝音乐美女，而一心一意去学习长生不老之道。至于那曹丕曹植兄弟，论学问可说无书不读；论才华可算一代精英。然而他们当初皆认为神仙之事不存在，直至晚年方才穷尽事理，彻悟物性，这岂不令人可叹！而远不及这些精英的人，他们不相信神仙之事那便更为不足为奇了呵！汉代学者刘向博学多才，研究尽微，探索精深，涉及面广，思路清晰，判明真假，深研有无。他所撰写的《神仙传》，载有仙人七十多位，假若确无其事，他何必去妄行编造呢？远古的事，何能亲见？这都全依赖于古籍记载的往昔传说闻见呵！《神仙传》写得十分清楚明白，神仙这事必定存在无疑。然而，此书不出自周公门下，此事未经过孔子审定，故世人对此始终不予相信。若果如此，那古籍史书所记载的，不都是虚假皆无的吗？又何止一事两事呢？世俗凡人贪名图利，急切地追逐着名位利禄，以自己的心胸去忖度久远的古人，更不相信古代有逃避帝王禅让，有鄙薄卿相重任的巢父、许由、老莱子、庄周之辈，认为没有这样的隐士高人；更何况那些神仙，比这些隐士还难理解知晓，又何能要求今世的人均相信神仙呢？世人多说刘向并非圣贤，他的撰写录著，不能独自作为凭证，这是尤为令人叹息的事呵！鲁国史官虽然不能与天地的德业相匹，但孔子却继承他们编撰了《春秋》经典。司马迁虽然不能同日月的光明相等，但杨雄却称赞他的记叙实事求是。刘向为汉代著名的儒士贤人，他所记述的《神仙传》，难道可以弃置不信吗？但凡世人之所以不相信仙道是可以学成的，不赞同寿命是可以延长的，其原因是由于秦始皇、汉武帝祈长寿求成仙均未获得成功，李少君、栾太作法皆没有应验的缘故。但是不能因为黔娄、原宪的贫困，就认为古代没有陶宋、猗顿之类的豪富；也不可因为无盐、宿瘤的丑陋就认为昔日没有南威、西施之类的美女。奋进奔跑尚且有达不到目标的，播种收割难免亦有收不到成果的；商贩或许有不得利润时，打仗亦可能有不获胜利时，何况追求仙道是艰难的事，修炼的人又何必都望成功呢？那秦皇、汉武、少君、栾太之辈，本来可能追求而又不可得，或许是因其开始勤求而后来怠惰，或许是因其未遇到高明老师，又怎能以此而定论天下没有神仙呢？

追求长生不老，修行最高仙道，其要决在于立志，不在于是否富贵。倘若不是有志之士，那高官厚禄、荣华富贵，可反而是增加累赘的根缘。为什么呢？因为学仙成道的方法，必须恬愉淡泊，涤净欲念，对内能省察自我，对外善听取他见，像泥塑木雕一样沉默无为，淡薄名利。然而帝王承担着天下重任，治理着烦杂政务，思维在冗杂公务中劳倦，精神在四方古今里飞驰，一点儿失误，就会使仁义治理天下的"王道"受到亏损，老百姓有错，就得说'错误的责任在我'。佳酿可扰乱身体中和之气，美色将砍伐生命基础之根。所以那些剪除精气、损伤思虑、破坏平衡、剥夺精粹的因素，不可能探索到底而完全说清论明呵！蚊虫叮咬皮肤则令人坐立不安，虱子群起攻之更令人睡卧不宁。而普天下四海内的万事万物，又何只仅有这些呢？又怎能掩着耳杂，闭着眼睛，默视脏象，暗数呼吸，长吃斋饭，洁身清心，亲自炼丹，起早睡迟，勤奋不懈，以炼制八石精华呢？那汉武帝享有国政，最为长寿，已经初获养生效益。但是，以'升合'这样少量的积累，不能满足"钟石"这样大量的消费；田间排水沟渠的流量，不能供给大海归藏处的泄流。

神仙的法术要求清静安寂，无所作为，甚至忘却自己形体，而君主却撞击千石重的巨钟，敲响雷霆般的大鼓，犹如隆隆雷声喧呼，使得幽幽魂魄受惊而心灵激荡。百般伎俩，万种变化，丧失精蕴，震聋耳朵，轻捷

苍鹰腾飞，迅疾猎犬奔走，钓起深潜游鱼，射下高翔飞鸟。神仙的法术应使仁爱施及虫豸，决不侵害含有灵气的生物，而君主却有勃然大发的盛怒，割除扫平的诛灭，君主用以杀伐的金斧一旦挥动，利斧瞬间授予的话，则会尸横遍野，血流成河，斩首腰斩的行刑于市曹不断。神仙的法术要求禁止臭肉腥血，断绝粮食，清空肠胃，而君主却烹杀肥壮牲畜，屠宰芸芸众生，以八种烹饪方法和各种调和方法制成的食品，摆了一丈见方，丰盛无比，用五味调料宴食以饱餐那美味佳肴。

神仙的法术要求将博爱广布四面八方，看待他人如看自己，而君主却兼并弱国及攻打愚昧落后者，取代乱敌以刺人致死，开辟地盘，展拓疆土，泯灭他国，驱杀生民，将他们逼入死亡境地，造成孤魂野鬼徘徊于遍野，暴露尸骸腐烂于荒地。五岭曾有鲜血涂染兵刃的军队；北阙宫门悬挂过大宛国君的头颅。活埋生者，妄杀降卒，动辄就是几十万之多呵！甚至为了炫耀胜者武功，还将杀灭的敌人尸首堆积起来，封土成为高耸入云的"高冢"；那暴露于荒野的尸体如同丛生的草木，填满了山谷。秦始皇曾造成十家人中就有九家想造反；汉武帝曾使得天下怨声载道而户口减少一半。祈祷本有益处，诅咒亦会有害。结草报恩，鬼神也懂感恩戴德；但无尸虚祭，百姓就会刻骨仇恨。种种烦恼仇怨攻击着君主的脏腑内体，活人死鬼都一齐兴起痛恨。那秦皇汉武两位君主徒有喜好仙道名声，却无修行悟道实际，所知浅薄事理，尚不一一施行，深奥妙秘又不得知晓，更未得到懂道的高士为其敬献合成仙药，所以他们不得长生不老则何足为奇。

我本仅是一普通常人，加上贫穷困乏，家中有似司马相如四壁空空的贫寒，腹里怀有如黢桑饿人断绝食粮的饥馁；冬天，像戎夷赤露地被关在城门外的严寒之下；夏日，似仲儒暴晒在四壁破漏下的日光之中。本欲

出行远去却无车船使用，想要经营产业又无代劳役夫；进家来没有绫罗绸缎享用，出门去又无游览观光观悦；美味佳肴不得亲口一尝，五彩缤纷不能亲眼一观；芳馨馥郁不得用鼻一嗅，笙箫鼓乐不能用耳一听。只有千愁百忧攻入我的心灵深处，万苦千难闯到我的门内庭中，这样生活在人世间，真可说无何眷恋呵！

或者有人得到道术要诀，或者有人幸遇超群师长，但仍对离别老妻弱子憾悔不舍，真好像狐狸和兔子一般，对故巢丘墟无比眷恋。而年华如流，渐渐地趋近死亡；日月如梭，慢慢地走向衰老。明知长生不老是可能的，却不能去修炼；明知世俗功利是可厌的，却不能去委弃。这为什么呢？吝惜与习惯的欲情始终难以断然排遣，而与世俗人欲一刀两断的志向不易见效之故呵！何况那秦皇汉武二帝，乃是天下的主宰者，他们所沉溺玩赏的，非只一种；他们所亲近宠幸的，更是不少。只要求他们履行十天半月的斋戒仪式，短短数日的清居闲处尚难做到，何况要他对内抛舍年青貌美的宠幸女子，对外放弃威武显赫的尊贵地位，口不得甘美佳肴，心断绝世俗欲望，背弃荣华而独处，修行成仙于荒漠，这他们怎能受得了呢？所以，一一回览往昔的结果，凡能求得仙道者多是贫贱士人，而不是手握大权身居高位者。至于那栾太所知道的，实在浅薄，他只知如饥似渴地贪图荣华富贵，一味追求金银财宝，在苟且马虎中眩耀虚妄，于毫无作为时忘却祸患，这种卑贱小人的奸诈，岂能足以证实天下没有神仙呢？在往昔，越王勾践曾为鼓着腮帮子似含怒气的青蛙低头伏"轼"表示敬意，以激励士卒们争着赴汤蹈火；楚灵王爱好细腰美女，楚国中人多为腰细而饿死；齐桓公喜吃奇异美味，易牙竟将自己儿子蒸死而进献；宋国君主赞赏为守孝而瘦弱的孝子，因此毁形而亡的人排满了屋。从上可见凡国王所喜爱的事，臣下没有办不到的。汉

武帝招募懂得方术士人，宠幸的待遇过于丰厚，才致使不学无术之辈敢于弄虚作假呵！栾太如若真是明了并具备道术的人，哪里又会被杀呢？至于真有道术的高士，将高官厚爵视同至死人命的汤镬酷刑；将金印紫绶视同丧服麻带；看待黄金白玉视同世间不值一顾的泥土大粪；将华丽殿堂视同监牢死狱。岂可紧握手腕去说谎放空，去侥幸求取恩荣华富，去居住朱梁画栋宫室，去接受无法计量赏赐，去携带五利将军大印去与比已位高的公主攀亲？反而沉沦于权势利益之中，不知满足而中止，这样当然不能求得仙道，当是断然可知的事呵！按照董仲舒撰写的《李少君家录》一书所说，李少君有长生不死的方剂，但因家境贫寒而没法买来必需的药物，所以在汉朝时出山为官，假借仕途而求得买药钱财，当修道成功就毅然离去。又按照《汉禁中起居注》所说，李少君将离去的时候，汉武帝梦见与李少君同上嵩高山，走到半道时，有一个使者乘着飞龙，手持符节，从云端飘然而降，并说：天皇太乙请李少君。汉武帝梦醒后将此告诉左右：照我所梦，李少君将要离我而去呵。不几日后，有人告诉李少君已病死离世。再过很久之后，汉武帝命人掘开李少君的棺材，其棺内却未见尸体，仅有衣服和帽子尚在。按照《仙经》的说法：上等道士飞升凌空而去，称之为"天仙"；中等道士于名山大川遨游，称之为"地仙"；下等道士先假死后蜕变，称之为"尸解仙"。而今看来，李少君必为"尸解仙"这一等了。近世以来，有壶公带费长房离去，有道士李意期带两个弟子离去，均假托猝然而死，家人如期出殡埋葬。但过了几年后，费长房却又回了家；熟识李意期的人又见他带着两个弟子仍活在四川郫县。他们的家人各自打开棺材一看，三个棺内都有竹杖一根，并用丹漆书写着符箓于竹杖上，他们都是尸解仙呵！

昔年王莽曾引用《三坟》、《五典》粉饰

伪装他的奸邪，但不能说读书人都是篡夺政权者；司马相如以弹琴传情与卓文君而私奔，也不能说高雅音乐主要是嗜欲放纵。被饭噎死者不能指责神农氏教民栽种五谷；被火烧死者不能怒斥燧人氏发明钻木取火；因翻船溺死者不能埋怨轩辕制造船舸；因酗酒发疯者不能非议杜康、狄仪酿制酒浆。岂能因有栾太奸邪作假，就说仙道根本没有吗？若是如此，就犹如见了赵高、董卓之类奸雄，便说古代没有伊尹、周公、霍光之类贤臣；见了商臣、冒顿之类逆子，便说古代没有伯奇、孝己之类孝子。再者，《神仙传》还记载有召唤神仙驱逐鬼魅方法，又记载有使人看到鬼怪方术。凡俗人们听说这些记载后都说是虚假文字；或者说天下断无鬼神；或者说即使有鬼神也不能随意驱逐召唤；或者说能看到鬼怪的人，是男人者称为"觋"是女人者称为"巫"，他们都是天生本能，并非后学所得。《汉书》、《史记》均记述了有一齐国人少翁，汉武帝封其为文成将军。武帝宠幸的李夫人死后，少翁能使武帝重新见到如同在世活人一般的李夫人，又能使武帝见到灶神。这均为史书典籍里的明确记载呵！方术既能使鬼神显身现形，又能使本来不能见到鬼魂的人看到鬼魂，照此推理而言，其他法术又有何不能做到呢？鬼神无数次降临人间，显现多种光怪陆离的变异，又有经传典籍所载种种鬼神证据，而世俗凡人仍不相信天下有神仙鬼怪，何况仙人幽居高远，清高脱俗，羽化飞升而去，不再返于人世之间，若非真正得道的人，又怎能看见听到他们呢？而儒家墨家们知道神鬼不可作为规范，所以他们始终不明说神鬼存在。于是世俗凡人不信有鬼神，不是亦有道理吗？只有辨识真相的人，才能考核和熟习各种方术，获得方术效验，确信方术存在，但只能独自领悟知晓，却不能强迫他人呵！故此，不见神鬼，不见仙人，就不能说世间没有仙人呵！人，不论贤愚，都知道自己身有魂魄，魂魄部分离去则使人生病，完全离去则死亡。所以，当魂魄部分离去，就有术士捕捉游魂的法术"拘录法"；完全离去，就有《仪礼》的招回亡灵的"招魂术"。这本是万物中最贴近于人的，但因魂魄一直与人相依，从生到死，终身一世，没有谁自己听到或见到自己魂魄的。不过，岂能仅因未听未见到自己魂魄，就说没有魂魄存在吗？至于那辅氏之地结草报恩的鬼魂；成汤、伊尹鬼魂对齐国入侵的发怒；申生鬼魂与狐突面会交谈；杜伯幽灵向周宣王追杀复仇；公子彭生将冤魂寄附黑猪；赵王如意把冤魂托生青狗；灌夫亡魂仍守着害死他的仇人田蚡；子义亡魂用木杖打死枉杀他的燕简公；天帝主刑之神蓐收曾降临莘地；汉中之神栾侯曾止息民家；三国素姜阐述预言吉凶得失一类的谶纬；魏晋孝孙著述鬼怪神仙小说一类的文章；神君在上林苑与汉武帝言谈；罗阳神到东吴国上任作官等鬼怪神仙的事迹，都记载于竹帛典籍，且昭然明白，不可胜数。然而，蒙昧世人仍说无神无鬼，何况那长生不老之事之理，世人则更少听到了呵！若希望世人都相信这些事理，那真是像要蚊子、牛虻背负起山冈和井底之蛙谈论大海一样难呵！世俗凡人从未见过蛟龙、麒麟、鸾鸟、凤凰，便说天下断无这些灵物，以为是古人虚假地编造天降祥瑞以应人君之德，是想使人君自强不息，希望能得到这些珍异灵物，更想使人们相信世间有神仙呵！

世俗凡人以刘向炼金失败为由，便说他喜欢探索隐秘，施行怪谲，喜欢虚幻缥缈，传述虚无，他撰写的《神仙传》便是虚妄不实之作。这实在可悲呵！但这正是以分寸微细疵瑕而摒弃盈尺夜光璧玉；以蚂蚁鼻子般极小缺口而抛弃无价淳钧宝剑。哪有楚人卞和的远见卓识？哪有春秋时善于鉴赏宝剑的风胡那样鉴赏真功？因此善于鉴赏璧玉的陶朱公范蠡郁抑不乐，善于鉴赏宝剑的薛烛浩然叹息！至于那炼金术本是记在《神仙集》

的，淮南王刘安将其抄录并著成《鸿宝枕中书》。此书虽有洋洋表象文字，但却将重要关键内容隐匿不载，必须口授诀窍，面对文章亲自指点解释，然后方能炼制成功。其炼金所用药物，书中又多改去它的本来名字，决不可按书中所述药物应用。刘向的父亲刘德是因牵涉淮南王刘安谋反案入狱后，在狱中得到《鸿宝枕中书》的，并不是由老师口传亲授。刘向本人又不懂道家方术，而是偶然地不全面地见到此书的，便以为其炼金要术意旨均已尽在书中纸上，于是仅按此书炼金而必失败。至于刘向所撰的《神仙传》，原系从秦国大夫阮仓所述古代神仙的书中摘录而成的；阮仓书中所载或许有他亲眼见到的，然后再记述下来，这应当不是胡乱妄为的虚假慌言吧。那狂放男人和乳臭幼童的歌谣，尚且是圣人所择选的；那割草打柴平民的言论，有的也是不可遗弃不听的。这就如同采集蔓青和诸葛菜时应挖取根茎部一样，看问题不能只看支流，不顾本源。岂能因千百次思虑中的一次失误，就说经典是不实用的；岂能因太阳月亮曾有蚀缺之故，就说日月并不是异常光明的。外国制作的水精碗（玻璃碗），实际上是汇合五百种灰末精心制作的；现今交州、广州许多人也得到制作方法而可炼铸制作水精。如若将此话告诉世俗凡人，他们也会绝不相信，仍说水精本是自然物质，就和玉石之类物质一样决非人工制造。何况世间幸有自然形成的黄金，世俗凡人又怎能相信有人工制作黄金之理呢？愚笨的人不相信黄丹（即铅丹）及胡粉（即铅粉）可经铅熔化法制得，还不相信骡子和驲骡是由驴与马交配后所生育。他们总是说世间万物各有所种，不会转化；更何况他们难以知晓明了的事物呢？真是少见则多怪，此本是世间常理呵！的确，这话是多么令人信服呀，此类事理虽然好似明朗的天，但是世人却这般见识狭窄，如处在倒覆的釜甄之下，又怎能去识辨那高妙的至理名言呢？

卷三 对 俗

【原文】

或人难曰：人中之有老、彭，犹木中之有松柏，禀之自然，何可学得乎？抱朴子曰：夫陶冶造化，莫灵于人。故达其浅者，则能役用万物，得其深者，则能长生久视。知上药之延年，故服其药以求仙。知龟鹤之遐寿，故效其道引以增年。且夫松柏枝叶，与众木则别；龟鹤体貌，与众虫则殊。至于彭、老犹是人耳，非异类而寿独长者，由于得道，非自然也。众木不能法松柏，诸虫不能学龟鹤，是以短折耳。人有明哲，能修彭、老之道，则可与之同功矣。若谓世无仙人乎，然前哲所记，近将千人，皆有姓字，及有施为本末，非虚言也。若谓彼皆特禀异气，然其相传皆有师奉服食，非生知也。若道术不可学得，则变易形貌，吞刀吐火，坐在立亡，兴云起雾，召致虫蛇，合聚鱼鳖，三十六石立化为水，消玉为饴，溃金为浆，入渊不沾，蹴刃不伤，幻化之事，九百有余，按而行之，无不皆效，何为独不肯信仙之可得乎！仙道迟成，多所禁忌。自无超世之志，强力之才，不能守之。其或颇好心疑，中道而废，便谓仙道长生，果不可得耳。《仙经》曰：服丹守一，与天相毕；还精胎息[1]，延寿无极。此皆至道要言也。民间君子，犹内不负心，外不愧影，上不欺天，下不食言，岂况古之真人，宁当虚造空文，以必不可得之事，诳误将来，何所索乎！苟无其命，终不肯信，亦安可强令信哉！

或难曰：龟鹤长寿，盖世间之空言耳，谁与二物终始相随而得知之也？抱朴子曰：苟得其要，则八极之外，如在指掌，百代之远，有若同时，不必在乎庭宇之左右，俟乎瞻视之所及，然后知之也。《玉策记》曰：千岁之龟，五色具焉，其额上两骨起似角，解人之言，浮于莲叶之上，或在丛蓍之下，其上时有白云蟠蛇。千岁之鹤，随时而鸣，能登于木，其未千载者，终不集于树上也，色纯白而脑尽成丹。如此则见，便可知也。然物之老者多智，率皆深藏邃处，故人少有见之耳。按《玉策记》及《昌宇经》，不但此二物之寿也。云千岁松树，四边披越，上杪不长，望而视之，有如偃盖，其中有物，或如青牛，或如青羊，或如青大，或如青人，皆寿万岁。又云：蛇有无穷之寿，猕猴寿八百变为猨，猨寿五百变为玃[2]，玃寿千岁。蟾蜍寿三千岁，骐驎寿二千岁。腾黄之马，吉光之兽，皆寿三千岁。千岁之鸟，万岁之禽，皆人面而鸟身，寿亦如其名。虎及鹿兔，皆寿千岁，寿满五百岁者，其毛色白。然寿五百岁者，则能变化。狐狸豺狼，皆寿八百岁。满五百岁，则善变为人形。鼠寿三百岁，满百岁则色白，善凭人而卜，名曰"仲"，能知一年中吉凶及千里外事。如此比例，不可具载，但博识者触物能名，洽闻者理无所惑耳。何必常与龟鹤周旋，乃可知乎？苟不识物，则园中草木，田池禽兽，犹多不知，况乎巨异者哉？《史记·龟策传》云：江淮间居人为儿时，以龟枝床，至后老死，家人移床，而龟故生。此亦不减五六十岁也。不饮不食，如此之久而不死，其与凡物不同亦远矣，亦复何疑于千岁哉？仙经像龟之息，岂不有以乎？故太丘长颍川陈仲弓，笃论士也，撰《异闻记》云：其郡人张广定者，遭乱常避地，有一女年四岁，不能步涉，又不可担负，计弃之固当饿死，不欲令其骸骨之露，村口有古大冢，上巅先有穿穴，乃以器盛缒之，下此女于冢中，以数月许干饭及水浆与之而舍去。候世平定，其间三年，广定乃得还乡里，欲收冢中所弃女骨，更殡埋之。广定往视，女故坐冢中，见其父母犹识之，甚喜。而父母犹初恐其鬼也。父下入就之，乃知其不死。问之从何得食，女言粮初尽时甚饥，见冢角有一物，伸颈吞气，试效之，转不复饥。日月为之，以至于今。父母去时所留衣被，自在冢中，不行往来，衣服不败，故不寒冻。广定乃索女所言物，乃是一大龟耳。女出食谷，初小腹痛呕逆，久许乃习。此又足以知龟有不死之法，及为道者效之，可与龟同年之验也。史迁与仲弓，皆非妄说者也。天下之虫鸟多矣，而古人独举斯二物者，明其有异于众故也，睹一隅则可以悟之矣。

或难曰：龟能土蛰，鹤能天飞，使人为须臾之蛰，有顷刻之飞，犹尚不能，其寿安可学乎？抱朴子答曰：虫之能蛰者多矣，鸟之能飞者饶矣，而独举龟鹤有长生之寿者，其所不死者，不由蛰与飞也。是以真人但令学其道引以延年，法其食气以绝谷，不学其土蛰与天飞也。夫得道者，上能竦身于云霄，下能潜泳于川海。是以萧史偕翔凤以凌虚，琴高乘朱鲤于深渊，斯其验也。何但须臾之蛰，顷刻之飞而已乎！龙蛇蛟螭，狙猨鼍鼋，皆能竟冬不食。不食之时，乃肥于食时也。莫得其法。且夫一致之善者，物多胜于人，不独龟鹤也。故太昊师蜘蛛而结网，金天据九扈[3]以正时，帝轩俟凤鸣以调律，唐尧观蓂荚以知月。归终[4]知往，乾鹊知来，鱼伯[5]识水旱之气，蜉蝣晓潜泉之地，白狼知殷家之兴，鸑鷟[6]见周家之盛，龟鹤偏解导养，不足怪也。且仙经长生之道，有数百事，但有迟速烦要耳，不必皆法龟鹤也。上士用思遐邈，自然玄畅，难以愚俗之近情，而推神仙之远旨。

或曰：我等不知今人长生之理，古人何独知之？此盖愚暗之局谈，非达者之用怀也。夫占天文之玄道，步七政之盈缩，论凌犯于既往，审崇替于将来，仰望云物之征祥，俯定卦兆之休咎，运三棋以定行军之兴亡，推九符而得祸福之分野。乘除一算，以究鬼神之情状；错综六情，而处无端之善否。其根元可考也，形理可求也，而庸才延器，犹不能开学之奥治，至于朴素，徒锐思于糟粕，不能穷测其精微也。夫凿枘之粗伎，而轮扁有不传之妙；掇蜩之薄术，而伛偻有入神之巧。在乎其人，由于至精也。况于神仙之道，旨意深远，求其根荃，良未易也。松、乔[7]之徒，虽得其效，未必测其所以然也，况凡人哉！其事可学，故古人记而垂之，以传识者耳。若心解意得，则可信而修之，其猜疑在胸，皆自其命，不当诘古人何以独晓此，而我何以独不知之意耶？吾今知仙之可得也，吾能休粮不食也，吾保流珠[8]之可飞也，黄白之可求也。若责吾求其本理，则亦实复不知矣。世人若以思所能得谓之有，所不能及则谓之无，则天下之事亦鲜矣。故老子有言，以狸头之治鼠漏[9]，以啄木之护龋齿，此亦可以类求者也。若蟹之化漆，麻之坏酒，此不可以理推者也。万殊纷然，何可以意极哉？设令抱危笃之疾，须良药之救，而不肯即服，须知神农、歧伯所以用此草治此病本意之所由，未免于愚也。

或曰：生死有命，修短素定，非彼药物，所能损益。夫指既斩而连之，不可续也；血既洒而吞之，无所益也。岂况服彼异类之松柏，以延短促之年命，甚不然也。抱朴子曰：若夫此论，必须同类，乃能为益，然则既斩之指，已洒之血，本自一体，非为殊族，何以既斩之而不可续，已洒之而不中服乎？余数见人以蛇衔膏[10]连已断之指，桑豆[11]易鸡鸭之足，异物之益，不可诬也。若子言不恃他物，则宜捣肉治骨，以为金疮之药；煎皮熬发，以治秃鬓之疾耶？夫水土不与百卉同体，而百卉仰之以植焉；五谷非生人之类，而生人须以为命焉。脂非火种，水非鱼属，然脂竭则火灭，水竭则鱼死，伐木而寄生枯[12]，艾草而菟丝[13]萎，川蟹不归而蛣[14]

败，桑树见断而蠹[15]殄，触类而长之，斯可悟矣。金玉在九窍，则死人为之不朽。盐卤沾于肌髓，则脯腊为之不烂，况于以宜身益命之物，纳之于己，何怪其令人长生乎？

或难曰：神仙方书，似是而非，将必好事者妄所造作，未必出黄、老之手，经松、乔之目也。抱朴子曰：若如雅论，宜不验也。今试其小者，莫不效焉。余数见人以方诸[16]求水于夕月，阳燧[17]引火于朝日，隐形以沦于无象，易貌以成于异物，结巾投地而兔走，针缀丹带而蛇行，瓜果结实于须臾，龙鱼浃㳽于盘盂，皆如说焉。按《汉书》栾太初见武帝，试令斗棋，棋自相触。而《后汉书》又载魏尚能坐在立亡，张楷能兴云起雾，皆良史所记，信而有征。而此术事，皆在神仙之部，其非妄作可知矣。小既有验，则长生之道，何独不然乎？

或曰：审其鬼神可以学，政[18]翻然凌霄，背俗弃世，烝尝[19]之礼，莫之修奉，先鬼有知，其不饿乎！抱朴子曰：盖闻身体不伤，谓之终孝，况得仙道，长生久视，天地相毕，过于受全归完，不亦远乎？果能登虚蹑景，云举霓盖[20]，餐朝霞之沆瀣[21]，吸玄黄[22]之醇精，饮则玉醴金浆，食则翠芝朱英，居则瑶堂瑰室，行则逍遥太清[23]。先鬼有知，将蒙我荣，或可以翼亮五帝，或可以监御百灵，位可以不求而自致，膳可以咀茹华琼，势可以总摄罗丰[24]，威可以叱咤梁成，诚如其道，罔识其妙，亦无饿之者。得道之高，莫过伯阳。伯阳有子名宗，仕魏为将军，有功封于段干[25]。然则今之学仙者，自可皆有子弟，以承祭祀，祭祀之事，何缘便绝？

或曰：得道之士，呼吸之术既备，服食之要又该，掩耳而闻千里，闭目而见将来，或委华驷而辔蛟龙，或弃神州而宅蓬、瀛，或迟回于流俗，逍遥于人间，不便绝迹以造玄虚，其所尚则同，其逝止或异，何也？抱朴子答曰：闻之先师云：仙人或升天，或住

地，要于俱长生，去留各从其所好耳。又服还丹金液[26]之法，若且欲留在世间者，但服半剂而录其半。若后求升天，便尽服之。不死之事已定，无复奄忽之虑。正复且游地上，或入名山，亦何所复忧乎？彭祖言：天上多尊官大神，新仙者位卑，所奉事者非一，但更劳苦，故不足役役于登天，而止人间八百余年也。又云：古之得仙者，或身生羽翼，变化飞行，失人之本，更受异形，有似雀之为蛤，雉之为蜃，非人道也。人道当食甘旨，服轻暖，通阴阳[27]，处官秩，耳目聪明，骨节坚强，颜色悦泽，老而不衰，延年久视，出处任意，寒温风湿不能伤，鬼神众精不能犯，五兵百毒不能中，忧喜毁誉不为累，乃为贵耳。若委弃妻子，独处山泽，邈然断绝人理，块然与木石为邻，不足多也。昔安期先生、龙眉宁公、修羊公、阴长生[28]，皆服金液半剂者也。其止世间，或近千年，然后去耳。笃而论之，求长生者，正惜今日之所欲耳，本不汲汲于升虚，以飞腾为胜于地上也。若幸可止家而不死者，亦何必求于速登天乎？若得仙无复往理者，复一事耳。彭祖之言，为附人情者也。

或问曰：为道者当先立功德，审然否？抱朴子答曰：有之。按《玉钤经中篇》云：立功为上，除过次之。为道者以救人危使免祸，护人疾病，令不枉死，为上功也。欲求仙者，要当以忠孝和顺仁信为本。若德行不修，而但务方术，皆不得长生也。行恶事大者，司命夺纪，小过夺算[29]，随所犯轻重，故所夺有多少也。凡人之受命得寿，自有本数。数本多者，则纪算难尽而迟死；若所禀本少，而所犯者多，则纪算速尽而早死。又云：人欲地仙，当立三百善；欲天仙，立千二百善。若有千一百九十九善，而忽复中行一恶，则尽失前善，乃当复更起善数耳。故善不在大，恶不在小也。虽不作恶事，而口及所行之事，及责求布施之报[30]，便复失此一事之善，但不尽失耳。又云：积善事未满，

虽服仙药，亦无益也。若不服仙药，并行好事，虽未便得仙，亦可无卒死之祸矣。吾更疑彭祖之辈，善功未足，故不能升天耳。

【注释】

〔1〕胎息：指道教徒修炼的一种方术，可经炼养行气、服气、存思、炼气等法达到。

〔2〕玃：大猴。

〔3〕鸸（hù）：鸟名，即鸪，又写作"鹱"。

〔4〕归终：传说的一种神兽。

〔5〕鱼伯：即"青蚨"、"蚨蝉"等。

〔6〕鹥鷟（yuèzhuo 乐浊）：凤凰之类瑞鸟。《国语·周语上》："周之兴也，鹥鷟鸣于歧山。"

〔7〕松，赤松子；乔，王子乔。均为传说中的古代神仙。

〔8〕流珠：内丹术术语，指灵汞。即大脑调节功能。《性命圭旨》："……曰流珠，曰姹女，皆指灵汞而言。"

〔9〕鼠漏：即鼠瘘，淋巴腺结核之类疾病。

〔10〕蛇衔膏：指蛇衔草，一种草药名。

〔11〕桑豆：指桑蠹虫。

〔12〕寄生：又叫"茑"，一种寄生植物。

〔13〕菟丝：又叫"女萝"，一种寄生植物。

〔14〕蜎（jié 洁）：即寄居蟹，又称璅蜎。

〔15〕蠹：即蛀蚀器物的虫子。

〔16〕方诸：即大蛤，一种蚌类动物。

〔17〕阳燧：凹面铜镜。

〔18〕政：通"正"，只不过。

〔19〕烝尝：冬祭曰"烝"，秋祭曰"尝"。"烝尝"泛指祭祀。《诗经·小雅·楚茨》："絜尔牛羊，以往烝尝"。

〔20〕轝（yú 鱼）：车。

〔21〕沆瀣（hàngxè 桁谢）：《楚辞·远游》："餐六气而饮沆瀣兮"。王逸注引《陵阳子》："冬饮沆瀣者，北方夜半气也。"这里的"沆瀣"泛指气息。

〔22〕玄黄：《易经·坤卦》："天玄而地黄。"故以"玄黄"代指天地。

〔23〕太清：指道教所向往的最高神仙世界之一。《抱朴子·杂应》："太清之中，其气甚刚。"

〔24〕罗丰：指道教所认为的鬼王都城所在地。在北方癸地，有山高二千六百里，周回三万里。下有洞天，周回一万五千里。山上洞中各有穴宫，为六天鬼神的宫室。宋代以后的道士把它附会到四川丰都。方象瑛《使蜀日记》："丰都县城倚平都山，道书七十二

福地之一……"。

〔25〕段干：古地名。

〔26〕还丹：道家炼丹时以九转丹再炼即化为"还丹"；金液：黄金溶液。

〔27〕阴阳：这里指男女交媾之道。

〔28〕"安期先生"等：均为古代仙人名。

〔29〕一算：三天。尚有一百天之说。《酉阳杂俎·诺皋记》："大者夺纪，纪三百日；小者夺算，算一百日。"

〔30〕责求布施：以财物施舍于人。《国语·周语上》："享祀时至，而布施优裕也。"这里泛指做好事。

【译文】

有人诘难说：人中有老子、彭祖，犹如树木中有松柏，他们秉承天地厚爱，又何须再人为地去学习而得到长寿呢？抱朴子答道：大自然创造化育的万物之中，最机灵者莫过于人。所以，凡达低境界道术的人则能役使万事万物，得高深道术的人则能长生不死。他们知道最好的药物能延年益寿，所以服用此类药物以求登入仙境；他们也知灵龟、仙鹤遐龄高寿，所以仿效它们"导引"以求延寿增年。同时，松柏的枝叶与其他各种树木有着差别，龟鹤的形体与其他鸟兽也迥然不同。至于老子、彭祖仍是个人，并不是寿高命长的异类，而是由于他们懂得道术方才获长寿的，更不是命中注定。而众多树木没能效法松柏，各类禽兽没能学习龟鹤，从而短命夭折。然而人却有聪明睿智，只要能修得彭祖、老子道术，则可与他们一样获得成功。如若世间没有仙人，但前代哲人所记载的仙人就将近一千个，都有姓氏名号，都有施行方术的起始本末，都并非假言虚语呵！如若说他们都秉持特奇灵气，但传说他们都有老师供奉和服食仙药，且不是生而知之。倘若道术不可学习得到，那改形变貌、吞刀吐火、坐在立亡、兴云起雾、召唤蛇虫、聚集鱼鳖，以及将三十六种石头化为水，将玉石销溶为糖饴，使金属溃熔成液浆，潜入深渊而不沾湿，踏蹑刀刃却不受伤

等奇变幻化的事共达九百多种，一一依法施行，无不有效；为何唯独不肯相信神仙是追求学得呢！求仙学道，修成迟缓，所要求的禁忌也很多。自然那些没有超越世人志向、没有坚强毅力与才能的人，就不能坚守信念持之以恒的。从而，就有人容易产生怀疑，半途而废，便说求仙学道，长生不死，实是不可学得。《仙经》说：服用丹药，守持专一，可和上天相老相终；补偿精蕴，炼养胎息，可延寿命无际无边。这些都是学以致道的首要格言呵！民间有德行的人，犹能做到对内不负良心，对外不愧形体，对上不欺老天，对下不食诺言，何况古时得道高人，他们岂能凭空捏造假话虚文，以不可能办到的事来诳骗贻误后来者呢？那又是追求什么呢！如若没有这种命运，始终不肯相信，又何必勉强他人相信呵！

还有人诘难说：乌龟仙鹤长寿，都是世人的空话吧！谁能与此二物从始至终在一起确认它们长寿呢？抱朴子说：倘若得到其中旨要，那么，在八方外极远之处，也如同在自己指头手掌之中；在一百代前遥远之事，也好像在自己同一时代之内；不必在于庭院屋宇左右，不等到达眼力观瞻之处，然后才能知道。《玉策记》说：活了一千年的乌龟，各种颜色具备，它额头上的双骨突起而似兽角，它懂得人的语言，飘浮于莲叶之上，或伏隐于蓍草之中，上空时时有着朵朵白云盘旋飘浮。活了一千年的仙鹤，随着时令而鸣唱，并能随时攀登树木；而未活千年的则始终不能聚集于树上。长寿的白鹤周身颜色纯白，只头脑完全丹红，如此就一看可知呵！但年老的富于理智，它们一般都在深邃之处隐藏，所以人们少于见到它们。按照《玉策记》及《昌宇经》所载，不但龟鹤二物长寿，尚说有千年松树，它向四边散开扩展，而在上面不长树枝，远远望去，好似偃伏的车盖，在这当中有不少动物，有的如像青牛，有的如像青羊，有的如像青狗，有的如

像青人，均寿万年。又说：蛇有无穷寿命，猕猴寿满八百岁的变为猿猴，猿猴活五百岁的变为玃，玃可活一千岁。蟾蜍寿命可达三千岁，骐骥寿命可达二千岁。名为"腾黄"的神马和名为"吉光"的神兽，寿命均可达到三千岁。千岁鸟，万岁禽，都是人面鸟身，其寿命正如它们的名字一样长寿。老虎、鹿、兔，它们的寿命都可活到一千岁；它们活满五百岁后皮毛则为白色。熊寿命达五百岁的就能变化；狐狸、豺狼寿命均能达八百岁，当它们活满五百岁后就能善变为人形；老鼠寿命能达三百岁，活满一百岁就变成白色，还善于依顺人意而称作为"仲"的预卜，以测知一年中的吉凶和千里外的事情。诸如此类的实例，不可一一具体记载。但只能依靠博闻强识的人，接触到事物就能指出名姓，广收泛览的人依据事理而不被迷惑罢了。何必常以龟鹤来反复举例，才能知晓呢？如若不识万物，果园菜圃的草木，田野河池的禽兽，很多都不能辨知，更何况那众多的有着很大差异的事物呢？《史记·龟策记》说：长江淮河之间的居民，有的从孩提时起就用乌龟来支撑床榻，直至后来衰老死亡；家里人移开该床榻时发现，乌龟却竟然仍活着。按此计算，此龟也不少于五六十岁了，如此不吃不喝，如此久而不死，则可见它与一般动物差异之大呵！这还有什么可怀疑它寿能千岁呢？像《仙经》所说的仿效乌龟呼吸，岂不是很有道理吗？东汉时的太丘长颖川陈仲弓，是一个评论确切的有名士子，他撰写的《异闻记》说：同郡人有一名叫张广定的，遭遇动乱而避难离家，但他有一四岁的小女儿，不能长途跋涉，又不能背负着或担挑着她一起去逃难。他想到将她抛弃必然会饿死，又不忍心让她尸骸暴露。村口恰有一大古墓，其顶上有一掘穿的洞穴，于是，张广定就用一容器装着小女儿把她放下置于墓中，并给了数月干粮和饮水，才与她不得不舍而去。待动乱平定后，其间已过

三年，张广定方能回转故乡。他回乡后去古墓，本想收拾女儿尸骨重新殡葬。谁想他去一看，小女儿仍旧安然坐在墓中。小女儿看到她的父母，还能认识并甚为高兴。而父母开初还恐怕她是鬼魅。后来张广定下到墓中就近仔细观察，才相信她确实没有死。问她从哪里得到饮食而活，女儿说当粮食刚吃完时很是饥饿，后见墓穴角落有一动物，伸长着颈脖吞咽空气，便试着仿效它而不再感到饥饿。就这样成日整月地吞咽空气，一直到了今天。父母逃难离去时留下的衣服被褥仍在墓中，由于未行走往来，衣服也就没有破蔽，所以不感到寒冷。张广定便四下寻找女儿所说的动物，找到一看却是一只大乌龟。女儿出墓归家食用谷粮，起初觉得小腹疼痛，并有呕吐，经很久适应方才习惯。此事，又足以说明乌龟有长生不死的法术，追求道术的人仿效它，可以获得与乌龟同样延年长寿的效验。太史公司马迁和陈仲弓，都不是不实无知的人，所说绝非妄言妄语。天下虫鱼鸟兽很多很多，但古人却只举龟鹤两种动物，其原因就是知道它们与众不同；这样仅举龟鹤，就如同看见一个角落则可悟知其他角落一样，推知其他动物也可长寿。

又有人诘难道：乌龟能在土中蛰伏，白鹤能在天上飞翔，但对于人哪怕仅有片刻蛰伏或瞬间飞翔，都是不可能的，那人们的长寿又怎能学得到呢？抱朴子答道：兽虫中能蛰伏的多着呢，禽鸟中能飞翔的也多着呢！而我们却唯独仅举龟鹤有延年长生的寿命，就是因为它们之所以长生不死，并不在于它们能蛰伏和飞翔。因此，得道者只让人学习他们的导引来益寿延年，效法它们吞食空气以断绝谷物食粮，而不是要去学习它们土中蛰伏和天上飞翔。学得道术的人，向上能飞身于云霄，向下能潜泳于江海。所以，秦人萧史偕弄玉驭着翱翔的凤凰凌越虚空，赵人琴高辞人世乘着红色的鲤鱼遨游深渊，这就是得道者的最好证验呵！何止片刻蛰伏，顷

刻飞翔而已！那苍龙、老蛇、蛟龙、螭龙，以及猿猴、刺猬、鳄鱼、螺蛳，都能在整个冬天里不食不饮，而且尚在不进食的时候比进食时还长得更肥壮。但对于人来说，谁也未能学到上述方法；且有一技之长的动物确有胜过于人之处，并不仅只是乌龟与白鹤呵！所以，伏羲氏太昊以蜘蛛为师结绳而作网罟；古帝王少皞据九扈而校正春夏秋冬不同季节；轩辕黄帝造笙时等候凤凰的鸣唱而谐调音律；古帝唐尧观察随月生死的蓂荚而知晓月历。归终知道离去；喜鹊知道归来；鱼伯能辨识预知水旱气息；蚍蜉能知晓勘测地下泉水地方；白狼能知道殷商王朝兴旺；鸑鷟能预见周代王室盛隆，等等。因而唯有龟鹤深解导引养生之术，便不足为奇了。同时，《仙经》记载长生不死的道术，计有数百种之多，并仅仅只有迟缓、迅速、繁复、简要的不同而已，不必都去效法乌龟与白鹤。上乘的道士用心高远宏大，自然幽玄畅达，那当然难以用愚笨世俗的浅近情志，去推测神仙的宏远意旨。

有人说：我们现在都不知道今天人们长生不死的道理，为何唯独古人反而知晓呢？抱朴子答道：这也许是愚昧不明的人拘泥局狭之谈，而不是通达者所具有的明智胸怀。占卜天象那般玄妙的道理，推算日月星辰的长短，论评往日冲犯的征兆，审测将来兴亡的迹象，仰望云气的吉祥兆头，俯视卦象的吉凶祸福，运筹三棋以定夺行军成败，推演九宫而得出分野祸福。乘除法一运算，则可深究鬼魅神仙的情况；分析综合"喜怒哀乐爱恶"六情，便能处理无绪事端的善后。这一切的根本起始是可稽考的，外形道理也是可以探求的。然而，平庸的才能，浅近的本领，那就不能开启学业的奥妙和掌握治学的方法，以达返朴归真；而只能在糟粕中锐意所求，不能透彻地探测学问的精深微妙。那怕是凿出孔洞，放入榫头这一类粗拙的技艺，古代擅长斫轮的名匠扁，都有着不可言

传的妙技；捕捉蜩蝉这一类浅薄的小术，伛偻老人也有着出神入化的巧法。由此可见，学得道术的深浅完全取决于学习的人，完全在于他们是否达到高度的精通。何况是学成神仙的道术，其旨趣深邃而渺远，欲寻求到根本，那实在不是易事呵！赤松子、王子乔的门徒，虽然得到仙道的效用，但他们并不一定测度到之所以会有此效的原因，更何况那些平凡世人呢！仙道是可学成的，所以古人前贤将其记载并流传下来，以传授给所有的有识者。如若心领神会，深得意旨，那就可相信并可修炼。但猜疑在胸的人，都本源于命运，他们不应当诘责古人凭什么独自懂得仙道，而应问问我自己为何不能懂得仙道旨意呢？我现今已知晓仙道是可求得的，我能停止进食，我能确保灵汞在体内飞升，我也认定黄金白银是可炼制求得的；但若要诘责我并说出根本道理，那我也实在不太明白知晓呢！世俗凡人倘若认为，只有自己思索所能得到的道理才能算是有，所不能思索到的则算是无，那么天下的事理也就太少太少了呵！所以，老子有句名言：如果用狸猫头治疗鼠瘘，以啄木鸟保护龋齿，这些还可算是依据事类来推求的；那螃蟹能腐化生漆、麻类能败坏酒浆等，则不可能用事理来推求了。世上万物杂乱纷繁，哪能用主观意志去推测至极呢？假设令一患有危重疾病的人，本应急需良药去抢救，但不肯及时服药，却一定要去弄明白当年神农、伊尹之所以要用此草药治疗此病的本来意图的来由，那就未免太愚蠢了呵！

有人还说：人的生死有一定命运，寿命的长短本来也早定好，决非某些药物能决定年寿减增的。这好比手指既已斩断，想接上也不可能再续上了；鲜血既已抛洒，再吞咽也没有什么补益了。更何况服食的都是那些与人相异的松柏，以期延长短促的生命，这太不合符情理了！抱朴子说：若照此论，必须要以同类的事物，才能带来益处。既是这样，那已经斩断的手指，已经抛洒的鲜血，本属来自同一躯体，并非不同种类，为什么斩断后的手指就不可接续，抛洒的鲜血就不宜服用呢？我曾多次亲眼看到过：人们用蛇衔草来治疗连接已断离的手指，用桑虫治疗鸡鸭脚上的疮伤。从此可证，不同物类能够互相补益，这决不是凭空捏造出来的。倘若按照您的说法，不能依恃其他物类，那只宜将肉捣碎、将骨炼冶后以作为治疗金疮的药物；将皮肤煎煮、将头发熬制以治疗秃头的疾病吗？那水和土并不与百花同属一类物体，但百花却仰赖水土而培植；五谷食粮与我们活人也不同属一类，但我们活人都必须赖于五谷而维持生命；油脂并不属于火一类，水也不属于鱼一类，然而，当油脂干竭则火会熄灭，水若干竭则游鱼死去。砍伐树木，寄生就会干枯；割断青草，菟丝也会颓萎。小蟹不回来，璅蛣就会毁败；桑树被砍断，蛄虫也会灭绝。凡此种种，触类旁通，便可领悟其道理了吧！黄金玉石如果放入人的九窍，那么人死尸体就因此而不会腐朽；盐巴咸卤如果浸入渍透骨肉，那么脯腊干肉就为此而不会溃烂。何况是适宜养生、增益寿命的药物，并被自己接纳，又何必怪疑它们令人长生不老呢？

有人还责难道：神仙方术书籍，似是而非，一定是爱多事的人胡编乱造的，不一定出自"黄老学说"的始祖黄帝和老子的手笔，最多只是经过赤松子、王子乔的一阅吧！抱朴子答道：倘若真像您的高论所说，那这些书应该毫无效验。今暂且试验它的一些小方术，结果无不奏效呵！我曾多次看见：人们用"方诸"在月夜里求取出水；用"阳燧"在朝阳下聚光引火；隐匿身体使自己沉潜为无形，并改变容貌而成为其他物类；将佩巾打结后掷于地上而化成兔子奔走；用针线连缀红带子而变成老蛇爬行；瓜菜水果在顷刻之间结果；蛟龙游鱼在盘盆之中游动，等等。上述事实均如书中所述一样呵！按照《汉书》所载，栾太最初谒见汉武帝时，武帝曾试着令他使两颗棋子相斗，结果两棋就相互撞击。而且，《后汉书》又记载了魏尚能坐时存形而立时无影；张楷能兴云起雾，等等。这些更是著名优秀史官所记述的事，既可靠也有证据，而且这类方术事例都是收录在神仙分部里的，它们决不是胡编乱造的，也是明晓无疑的。小方术既可验证，那长生不死道术，为什么唯独不可验证呢？

还有人说：我现知神仙是可学成了，只不过都翻飞凌越霄汉，背俗弃世而去，那祭祀礼仪就没有谁来修习尊奉了，于是，死去的祖先鬼魂知晓，岂不饥饿吗？抱朴子说：我听说，身体不受损伤就称为最好的孝道。更何况得到神仙道术，长生不老，与天地相始相毕，超过那从上天接受并终结的普通人的完整一生，不是很遥远的事吧？如果我能够身登虚空，脚踏日光，以云彩作车，以霓虹为盖，咀嚼朝霞气息，吮吸天地精华；饮用的是玉石溶液与黄金琼浆，食用的是绿透灵芝与红艳鲜花；居住的是瑰奇的瑶台华堂，行走的是逍遥的太清境界。祖先的鬼魂地下知晓，必将为我感到万分荣耀。有的得道后还可以辅佐光大三皇五帝，有的可以监临驾御各种神灵。讲地位，可以不去追求而自会得到；谈吃喝，可以尽情品尝华贵宴席；论权势，可以全权统管鬼王都城；说威风，可以任意呼喝鬼圣梁成。如果真正达到仙道，尽管难于尽识其中奥妙，但也不会让祖先挨饿。得道者的境界之高，没有谁高于老聃；老聃有个儿子名叫宗，出仕魏国当上将军，又因有功而策封他在段干。既然是这样，今学仙道的人，自然都可有子弟来继承祭祀；那祭祀的事务，怎么又会断绝呢？

有人说：学得仙道的士人，呼吸吐纳的法术既已学习完备，服食丹药的要诀又已掌握齐全，捂着耳朵能听到千里之外，闭上眼睛可预见未见一切；有的抛弃华美高车驷马，去驾驭蛟龙以作舆銮；有的别离富饶神州大地，去居住蓬莱、瀛州仙山。但也有的是暂且徘徊于世俗，逍遥在凡间，不马上断绝足迹而登临玄远虚空。他们崇尚的目标都相同，但他们为什么有的离开人寰，有的又留在世间呢？抱朴子回答说道：我听老师说过：仙人中虽然有的飞升天庭，有的留居大地，但他们仍有主要共同点，即都是长生不死；而对离去或留止人间就任随他们各自的喜好了。再者，关于服用"还丹金液"的方法，如若想暂且留居人间，就只服用它的一半剂量，留下另一半量；如若以后想求升天，就将原留下来的另一半剂量完全服下。长生不死的事业已经奠定，不会再有什么迅速死亡的忧虑，正好暂且在人间大地游历，或者潜入名山大川，又有何忧虑呢？彭祖说：天上有很多很多的尊贵官员和神仙，而新得道的仙人们地位卑下，要供奉服役的事何止一项二项，更是劳碌辛苦，所以不值得忙忙碌碌地去升登天界，从而留居人间八百多年。他又说：古代学得仙道的人，有的身上长出羽毛翅膀，变化飞行，失去人的本质。有的变化得更为不同人形，有如雀子变为大蛤，野鸡变为蛤蜊，完全不是人的正道。人的正道应当是饮用甘浆美食，穿戴轻衣暖裘，男女正常交媾，身处官爵禄位；耳聪目明，骨骼健壮，容颜悦泽，老而不衰，益寿延年；无论出仕为官或退隐归林，均任随自己意愿；不管寒冷、温暖、燥风或潮湿诸气均不会伤害他；无论什么鬼怪、神灵或种种妖精也都不能侵犯他；不管哪种兵器或各种毒药均不会危害他；无论多少忧愁、喜悦、诋毁或称誉也都不会累赘他。这才是真正可贵呵！倘若遗弃妻儿子女，独自幽居深山湖畔，远远地与人间事理隔绝，孤独地和草木顽石相邻，这样也不值得称道呵！昔日的安期先生、龙眉宁公、修羊公、阴长生等仙人，都是服用黄金溶液只一半剂量的人，他们都留居人间，有的将近一千年，然后方离世而去。确切地说：凡求长生不死的人，正是珍惜今日现实欲望罢了，他们本来也不会急急忙忙地追求早日飞升虚空，也不会认为飞腾天庭强于在人间大地呵！倘若有幸可留居家中又长生不死的话，那又何必急切地追求飞升虚空呢？至于如若得到仙道后，却没法留住人间条件的，那又是另外一回事了。彭祖上述所说的一切，都是为了迎合人们情理之言呵！

有人还问道：追求仙道的人，首先应当树立道德功业，不知道对不对？抱朴子答道：有此说法。按照《玉钤经·中篇》所说，建立德业功勋最好，免除曾犯过错的就要次一等了。学习修炼道术的人，应将救人于危难，使人避免灾祸，保护人们免遭疾病折磨，使人们不冤枉白死，当作为最上功德。凡想追求仙道的人，首先要应以忠、孝、和、顺、仁、信作为根本。倘若品德行为不加以认真修养，而只是努力学习方术，那也都不能长生不老。凡干邪恶坏事干得大的，司命神会扣夺他"一纪"三百天寿命；干得小的，会扣夺"一算"三天寿命，随着所犯过错轻重，所扣去的寿命也就各有多少。凡间的人，所接受的命运及得享的寿延，本来就注定了一定的数量。数量本来就多的，"纪"、"算"就不易扣尽而晚死；如若所禀受数量本来就少的，而所犯过错又多，"纪"、"算"就很快扣尽而早死。又说：人若想修成地仙，那就应当做好三百件好事；若想修成天仙，就应当做好一千二百件好事。如果已做有一千一百九十九件好事，却突然在其间干了一件坏事，那么就会完全丧失以前所做的好事，又应当重新开始并积累所做好事的数量。因此，做好事不在其大，做坏事不在其小。虽然不做坏事，但是若亲口谈及所做的好事，以及索求所做好事要给予回报的话，那么就丧失了做这次好事的善果；不过，幸而还不会完全丧失以前所做的好事。又说：积累善事若不满一定数量，尽管服用的是成仙灵药，结果也没有益处。如若不服成仙灵药，只是注重于不断地做好事，虽然不会获得成仙飞升的结果，但也不会招致暴死之祸。我因而不禁便怀疑到彭祖这些人，他们就是由于应做的好事善果还没做圆满，所以不能飞升天庭了吧？

卷四　金　丹

【原文】

抱朴子曰：余考览养性之书，鸠集久视之方，曾所披涉篇卷，已千计矣，莫不皆以还丹金液为大要者焉。然则此二事，盖仙道之极也。服此而不仙，则古来无仙矣。往者上国丧乱，莫不奔播四出。余周旋徐、豫、荆、襄、江、广数州之间，阅见流移俗道士数百人矣。或有素闻其名，乃在云日之表者，然率相似如一。其所知见，深浅有无，不足以相倾也。虽各有数十卷书，亦未能悉解之也，为写蓄之耳。时有知行气及断谷服诸草木药法，所有方书，略为同文，无一人不有《道机经》，唯以此为至秘，乃云是尹喜所撰。余告之曰：此是魏世军督王图所撰耳，非古人也。图了不知大药，正欲以行气入室求仙，作此《道机》，谓道毕于此，此复是误人之甚者也。余问诸道士以神丹金液之事，及《三皇内文》召天神地祇之法，了无一人知之者。其夸诞自誉及欺人，云已久寿。及言曾与仙人共游者将太半矣，足以与尽微者甚鲜矣。或有颇闻金丹，而不谓今世复有得之者，皆言唯上古已度仙人，乃当晓之。或有得方外说，不得其真经。或得杂碎丹方，便谓丹法尽于此也。昔左元放于天柱山中精思，而神人授之金丹仙经。会汉末乱，不遑合作，而避地来渡江东，志欲投名山以修斯道。余从祖仙公，又从元放受之。凡受《太清丹经》三卷及《九鼎丹经》一卷、《金液丹经》一卷。余师郑君者，则余从祖仙公之弟子也，又于从祖受之，而家贫无用买药。余亲事之，洒扫积久，乃于马迹山中立坛盟受之，并诸口诀诀之不书者。江东先无此书，书出于左元放，元放以授余从祖，从祖以授郑君，郑君以授余，故他道士了无知者也。然余受之已二十

余年矣，资无担石，无以为之，但有长叹耳。有积金盈柜，聚钱如山者，复不知有此不死之法。就令闻之，亦万无一信，如何？

夫饮玉饴则知浆荇之薄味，睹昆仑则觉丘垤（dié 蝶）之至卑。既览金丹之道，则使人不欲复视小小方书。然大药难卒得办，当须且将御小者以自支持耳。然服他药万斛，为能有小益，而终不能使人遂长生也。故老子之诀言云：子不得还丹金液，虚自苦耳。夫五谷犹能活人，人得之则生，绝之则死，又况于上品之神药，其益人岂不万倍于五谷耶？夫金丹之为物，烧之愈久，变化愈妙。黄金入火，百炼不消，埋之，毕天不朽。服此二物，炼人身体，故能令人不老不死。此盖假求于外物以自坚固，有如脂之养火而不可灭，铜青涂脚，入水不腐，此是借铜之劲以捍其肉也。金丹入身中，沾洽荣卫，非但铜青之外傅矣。世间多不信至道者，则悠悠者皆是耳。然万一时偶有好事者，而复不见此法，不值明师，无由闻天下之有斯妙事也。余今略抄金丹之都较，以示后之同志好之者。其勤求之，求之不可守浅近之方，而谓之足以度世也。遂不遇之者，直当息意于无穷之冀耳。想见其说，必自知出潢污而浮沧海，背萤烛而向日月，闻雷霆而觉布鼓之陋，见巨鲸而知寸介之细也。如其喽喽，无所先入，欲以弊药必规升腾者，何异策蹇驴而追迅风，棹蓝舟而济大川乎？又诸小饵丹方甚多，然作之有浅深，故力势不同，虽有优劣，转不相及。犹一酘（dòu 斗）之酒，不可以方醲之醇耳。然小丹之下者，犹自远胜草木之上者也。凡草木烧之即烬，而丹砂[1]烧之成水银[2]，积变又还成丹砂[3]，其去凡草木亦远矣。故能令人长生，神仙独见此理矣，其去

俗人，亦何缅邈之无限乎？世人少所识，多所怪，或不知水银出于丹砂，告之终不肯信，云丹砂本赤物，从何得成此白物？又云丹砂是石耳，今烧诸石皆成灰，而丹砂何独得尔？此近易之事，犹不可喻，其闻仙道，大而笑之，不亦宜乎？上古真人悯念将来之可教者，为作方法，委曲欲使其脱死亡之祸耳，可谓至言矣。然而俗人终不肯信，谓为虚文。若是虚文者，安得九转九变，日数所成，皆如方耶？真人所以知此者，诚不可以庸近思求也。

余少好方术，负步请问，不惮险远，每有异闻，则以为喜。虽见毁笑，不以为戚。焉知来者之不如今？是以著此以示识者。岂苟尚奇怪，而崇饰空言，欲令书行于世，信结流俗哉？盛阳不能荣枯朽，上智不能移下愚，书为晓者传，事为识者贵。农夫得彤弓以驱鸟，南夷得衮衣以负薪，夫不知者，何可强哉？世人饱食终日，复未必勤儒墨之业，治进德之务，但共逍遥遨游，以尽年月。其所营也，非荣则利。或飞苍走黄于中原，或留连杯觞以羹沸，或以美女荒沉丝竹，或耽沦绮纨，或控弦以弊筋骨，或博奕以弃功夫。闻至道之言而如醉，睹道论而昼睡。有身不修，动之死地，不肯求问养生之法，自欲割削之。煎熬之，憔悴之，漉汔之。而有道者自宝秘其所知，无求于人，亦安肯强行语之乎？世人之常言，咸以长生若可得者，古人之富贵者，已当得之，而无得之者，是无此道也。而不知古之富贵者，亦如今之富贵者耳。俱不信不求之，而皆以目前之所欲者为急，亦安能得之耶？假令不能决意，信命之可延，仙之可得，亦何惜于试之？试之小效，但使得二三百岁，不犹愈于凡人之少夭乎？天下之事万端，而道术尤难明于他事者也。何可以中才之心，而断世间必无长生之道哉！若正以世人皆不信之，便谓为无，则世人之智者，又何太多乎？今若有识道意而犹修求之者，讵必便是至愚，而皆不及世人耶？又或虑于求长生，倘其不得，恐人笑之，以为暗惑。若心所断，万有一失，而天下果自有此不死之道者，不亦当复为得之者所笑乎？日月所不能周照，人心安足孤信哉？

抱朴子曰：按《黄帝九鼎神丹经》曰：黄帝服之，遂以升仙。又云：虽呼吸道引，及服草木之药，可得延年，不免于死也；服神丹令人寿无穷已，与天地相毕，乘云驾龙，上下太清。黄帝以传玄子[4]，戒之曰：此道至重，必以授贤，苟非其人，虽积玉如山，勿以此道告之也。受之者以金人金鱼投于东流水中以为约，唼血为盟，无神仙之骨，亦不可得见此道也。合丹当于名山之中，无人之地，结伴不过三人，先斋百日，沐浴五香，致加精洁，勿近秽污及与俗人往来，又不令不信道者知之，谤毁神药，药不成矣。成则可以举家皆仙，不但一身耳。世人不合神丹，反信草木之药。草木之药，埋之即腐，煮之即烂，烧之即焦，不能自生，何能生人乎？

九丹者，长生之要，非凡人所当见闻也，万兆蠢蠢，唯知贪富贵而已，岂非行尸者乎？合时又当祭，祭自有图法一卷也。

第一之丹名曰“丹华”。当先作玄黄，用雄黄水、矾石水、戎盐、卤盐、矾石、牡蛎、赤石脂、滑石、胡粉各数十斤，以为六一泥[5]，火之三十六日成。服之七日仙。又以玄膏丸[6]此丹，置猛火上，须臾成黄金。又以二百四十铢[7]合水银百斤火之，亦成黄金。金成者药成也。金不成，更封药而火之，日数如前，无不成也。

第二之丹名曰“神丹”，亦曰“神符”。服之百日仙也。行度水火，以此丹涂足下，步行水上。服之三刀圭[8]，三尸[9]九虫皆即消坏，百病皆愈也。

第三之丹名曰“神丹”。服一刀圭，百日仙也。以与六畜吞之，亦终不死。又能辟五兵。服百日，仙人玉女，山川鬼神，皆来侍之，见如人形。

第四之丹名曰“还丹”。服一刀圭，百日仙也。朱鸟凤凰，翔覆其上，玉女至傍。以一刀圭合水银一斤火之，立成黄金。以此丹涂钱物用之，即日皆还。以此丹书凡人目上，百鬼走避。

第五之丹名"饵丹"。服之三十日，仙也。鬼神来侍，玉女至前。

第六之丹名"炼丹"。服之十日，仙也。又以汞合火之，亦成黄金。

第七之丹名"柔丹"。服一刀圭，百日仙也。以缺盆汁和服之，九十老翁，亦能有子，与金公[10]合火之，即成黄金。

第八之丹名"伏丹"。服之，即日仙也。以此丹如枣核许持之，百鬼避之。以丹书门户上，万邪众精不敢前，又辟盗贼虎狼也。

第九之丹名"寒丹"。服一刀圭，百日仙也。仙童仙女来侍，飞行轻举，不用羽翼。

凡此九丹，但得一丹便仙，不在悉作之。作之在人所好者耳。凡服九丹，欲升天则去，欲且止人间亦任意，皆能出入无间，不可得之害矣。

抱朴子曰：复有太清神丹，其法出于元君。元君者，老子之师也。《太清观天经》有九篇：云其上三篇，不可教授；其中三篇，世无足传，常沉之三泉[11]之下；下三篇者，正是丹经上中下，凡三卷也。元君者，大神仙之人也，能调和阴阳，役使鬼神风雨，骖驾九龙十二白虎，天下众仙皆隶焉，犹自言亦本学道服丹之所致也，非自然也。况凡入乎？其经曰：上士得道，升为天官；中士得道，栖集昆仑；下士得道，长生世间。愚民不信，谓为虚言，从朝至暮，但作求死之事，了不求生，而天岂能强生之乎？凡人唯知美食好衣，声色富贵而已，恣心尽欲，奄忽终殁之徒，慎无以神丹告之，令其笑道谤真。传丹经不得其人，身必不吉。若有笃信者，可将合药成以分之，莫轻以其方传之也。知此道者，何用王侯？为神丹既成，不但长生，又可以作黄金。金成，取百斤先设大祭。祭自有别法一卷，不与九鼎祭同也。祭当别称金，各检署之。

礼天二十斤，日月五斤，北斗八斤，太乙八斤，井五斤，灶五斤，河伯十二斤，社五斤，门、户、闾鬼神、清君各五斤，凡八十八斤。余一十二斤，以好韦囊盛之，良日于都市中市盛之时，默声放弃之于多人处，径去无复顾。凡用百斤外，乃得自恣用之耳。不先以金祀神，必被殃咎。又曰：长生之道，不在祭祀事鬼神也，不在道引与屈伸也，升仙之要，在神丹也。知之不易，为之实难也。子能作之，可长存也。近代汉末新野阴君，合此太清丹得仙。其人本儒生，有才思，善著诗及丹经赞并序，述初学道随师本末，列己所知识之得仙者四十余人，甚分明也。作此太清丹，小为难合于九鼎，然是白日升天之上法也。合之当先作华池[12]、赤盐[13]、艮雪[14]、玄白飞符，三五神水，乃可起火耳。

一转[15]之丹，服之三年得仙。二转之丹，服之二年得仙。三转之丹，服之一年得仙。四转之丹，服之半年得仙。五转之丹，服之百日得仙。六转之丹，服之四十日得仙。七转之丹，服之三十日得仙。八转之丹，服之十日得仙。九转之丹，服之三日得仙。若取九转之丹，内神鼎中，夏至之后，爆之鼎热，内朱儿[16]一斤于盖下。伏伺之，候日精照之。须臾翕然俱起，煌煌辉辉，神光五色，即化为还丹。取而服之一刀圭，即白日升天。又九转之丹者，封涂之于土釜中，糠火，先文后武，其一转至九转，迟速各有日数多少，以此知之耳。其转数少，其药力不足，故服之用日多，得仙迟也。其转数多，药力盛，故服之用日少，而得仙速也。

又有九光丹，与九转异法，大都相似耳。作之法，当以诸药合火之，以转五石。五石者，丹砂、雄黄、白矾、曾青、慈石[17]也。一石辄五转而各成五色，五石而二十五色，色各一两而异器盛之。欲起死人，未满三日者，取青丹一刀圭和水，以浴死人，又以一刀圭发其口内之，死人立生也。欲致行厨[18]，取黑丹和水，以涂左手，其所求如口所道皆自至，可致天下万物也。欲隐形及先知未然方来之事，及住年不老，服黄丹一刀圭，即便长生不老矣。及坐见千里之外，吉凶皆知，如在目前也。人生宿命，盛衰寿夭，富贵贫贱，皆知之也。其法俱在《太清经》中卷耳。

抱朴子曰：其次有《五灵丹经》一卷，有五法也。用丹砂、雄黄、雌黄、石硫黄、曾青、矾石、慈石、戎盐、太乙余粮[19]，亦用六一泥，及神室祭醮[20]合之，三十六日成。又用五帝符，以五色书之，亦令人不死，但不及太清及九鼎丹药耳。

又有"岷山丹法"：道士张盖蹹精思于岷山石室中，得此方也。其法鼓冶黄铜，以作方诸，以承取月中水，以水银覆之，致日精火其中，长服之不死。又取此丹置雄黄铜燧中，覆以汞，曝之，二十日发而治之，以井华水[21]服如小豆，百日，盲目皆能视之，百病自愈，发白还黑，齿落更生。

又，"务成子丹法"：用巴沙汞[22]置八寸铜盘中，以土炉盛炭，倚三隅垫以枝盘，以硫黄水灌之，常令如泥，百日服之，不死。

又，"羡门子丹法"：以酒和丹一斤，用酒三升和，曝之四十日，服之一日，则三虫百病立下；服之三年，仙道乃成，必有玉女二人来侍之，可役使致行厨，此丹可以厌百鬼，及四方死人殃注害人宅，及起土功妨人者，悬以向之，则无患矣。

又有"立成丹"：亦有九首，似九鼎而不及也。其要一本更云：取雌黄、雄黄烧下其中铜，铸以为器，覆之三岁淳苦酒[23]上，百日，此器皆生赤乳，长数分，或有五色琅玕[24]，取理而服之，亦令人长生。又可以和菟丝，菟丝是初生之根，其形似菟，掘取克其血，以和此丹，服之立变化，任意所作也。又和以朱草，一服之，能乘虚而行云。朱草状似小枣，栽长三四尺，枝叶皆赤，茎如珊瑚，喜生名山岩石之下，刻之汁流如血，以玉及八石[25]、金银投其中，立便可丸如泥，

久则成水，以金投之，名为"金浆"，以玉投之，名为"玉醴"，服之皆长生。

又有"取伏丹法"云：天下诸水，有名"丹"者，有南阳之丹水之属也，其中皆有丹鱼。当先夏至十日夜伺之，丹鱼必浮于水侧，赤光上照，赫然如火也。网而取之，可得之。得之虽多，勿尽取也。割其血涂足下，则可步行水上，长居渊中矣。

又，"赤松子丹法"：取千岁蔂[26]汁及矾桃汁淹丹，著不津器[27]中，练蜜盖其口，埋之入地三尺，百日，绞柠木赤实，取汁和而服之，令人面目鬓发皆赤，长生也。昔中黄仙人有赤须子者，岂非服此乎？

又，"石先生丹法"：取乌毂之未生毛羽者[28]，以真丹和牛肉以吞之，至长，其毛羽皆赤，乃煞之，阴干百日，并毛羽捣服一刀圭，百日，得寿五百岁。

又，"康风子丹法"：用羊乌、鹤卵、雀血，合少室天雄汁和丹，内鹄卵中，漆之，内云母水中，百日化为赤水。服一合，辄益寿百岁，服一升，千岁也。

又，"崔文子丹法"：纳丹鹜腹中蒸之，服，令人延年，长服不死。

又，"刘元丹法"：以丹砂内玄水液[29]中百日，紫色，握之不污手，又和以云母水，内管中漆之，投井中，百日化为赤水。服一合，得百岁，久服长生也。

又，"乐子长丹法"：以曾青、铅丹合汞及丹砂，著铜筒中，干瓦[30]白滑石封之，于白砂中蒸之八十日，服如小豆，三年仙矣。

又，"李文丹法"：以白素裹丹，以竹汁煮之，名"红泉"，乃浮汤上蒸之，合以玄水。服之一合，一年仙矣。

又，"尹子丹法"：以云母水和丹，密封，致金华池中，一年出，服一刀圭，尽一斤，得五百岁。

又，"太乙招魂魄丹法"：所用五石，及封之以六一泥，皆似九丹也，长于起卒死三日以还者，折齿内一丸，与硫黄丸，俱以水

送之，令入喉，即活，皆言见使者持节召之。

又，"采女丹法"：以兔血和丹与蜜蒸之百日，服之如梧桐子大者一丸，日三，至百日，有神女二人来侍之，可役使。

又，"稷丘子丹法"：以清酒、麻油、百华醴、龙膏和，封以六一泥，以糠火煴之十日，成。服如小豆一丸，尽剂，得寿五百岁。

又，"墨子丹法"：用汞及五石液于铜器中，火熬之，以铁匕挠之，十日，还为丹。服之一刀圭，万病去身，长服不死。

又，"张子和丹法"：用铅、汞、曾青水合封之，蒸之于赤黍米中，八十日成，以枣膏和丸之，服如大豆，百日，寿五百岁。

又，"绮里丹法"：先飞[31]取五石玉尘，合以丹砂汞，内大铜器中煮之，百日，五色，服之不死。以铅百斤，以药百刀圭，合火之成白银，以雄黄水和而火之，百日成黄金。金或太刚者，以猪膏煮之，或太柔者，以白梅煮之。

又，"玉柱丹法"：以华池和丹，以曾青、硫黄末覆之荐之，内筒中沙中，蒸之五十日，服之百日，玉女、六甲、六丁[32]、神女来侍之，可役使，知天下之事也。

又，"肘后丹法"：以金华和丹，干瓦封之，蒸八十日，取如小豆置盘中，向日和之，其光上与日连，服如小豆，长生矣。以投丹阳铜中，火之成金。

又，"李公丹法"：用真丹及五石之水各一升，和令如泥，釜中火之，三十六日出，和以石硫黄液，服之十年，与天地相毕。

又，"刘生丹法"：用白菊花汁、地楮汁、樗汁和丹蒸之，三十日，研合服之，一年，得五百岁，老翁服更少，不可识，少年服亦不老。

又，"王君丹法"：巴沙及汞内鸡子中，漆合之，令鸡伏之三枚，以王相[33]日服之，住年不老，小儿不可服，不复长矣。与新生鸡犬服之，皆不复大，鸟兽亦皆如此验。

又，"陈生丹法"：用白蜜和丹，内铜器中封之，沉之井中，一期，服之经年，不饥，尽一斤，寿百岁。

又，"韩终丹法"：漆、蜜和丹煎之，服可延年久视，立日中无影。过此以往，尚数十法，不可具论。

抱朴子曰：金液，太乙所服而仙者也，不减九丹矣。合之用古秤黄金一斤，并用玄明龙膏[34]、太乙旬首中石[35]、冰石[36]、紫游女[37]、玄水液、金化石[38]、丹砂，封之成水。其经云：金液入口，则其身皆金色。老子受之于元君。元君曰：此道至重，百世一出，藏之石室，合之，皆斋戒百日，不得与俗人相往来。于名山之侧，东流水上，别立精舍，百日成。服一两，便仙。若未欲去世，且作地水仙之士者，但斋戒百日矣。若求升天，皆先断谷一年，乃服之也。若服半两，则长生不死。万害百毒，不能伤之。可以畜妻子，居官秩，任意所欲，无所禁也。若复欲升天者，乃可斋戒，更服一两，便飞仙矣。

"以金液为威喜[39]、巨胜[40]之法"：取金液及水银一味合煮之，三十日，出，以黄土瓯盛，以六一泥封，置猛火炊之，六十时，皆化为丹，服如小豆大，便仙；以此丹一刀圭粉水银一斤，即成银。又取此丹一斤置火上扇之，化为赤金而流，名曰"丹金"。以涂刀剑，辟兵万里。以此丹金为盘碗，饮食其中，令人长生。以承日月得液，如方诸之得水也，饮之不死。以金液和黄土，内六一泥瓯中，猛火炊之，尽成黄金，中用也，复以火炊之，皆化为丹，服之如小豆，可以入名山大川为地仙。以此丹一刀圭粉水银，立成银，以银一两和铅一斤，皆成银。《金液经》云：投金人八两于东流水中，饮血为誓，乃告口诀，不如本法，盗其方而作之，终不成也。凡人有至信者，可以药与之，不可轻传其书，必两受其殃，天神鉴人甚近，人不知耳。

抱朴子曰：九丹诚为仙药之上法，然合作之，所用杂药甚多。若四方清通者，市之可具。若九域分隔，则物不可得也。又当起火昼夜数十日，伺候火力，不可令失其适，勤苦至难，故不及合金液之易也。合金液唯金为难得耳。古秤金一斤于今为二斤，率不过直三十许万，其所用杂药差易具。又不起火，但以置华池中，日数足便成矣，都合可用四十万而得一剂，可足八人仙也。然其稍少合者，其气力不足以相化成，如酿数升米酒，必无成也。

抱朴子曰：其次有"饵黄金法"，虽不及金液，亦远不比他药也。或以豕负草肪[41]及酒炼之，或以樗皮治之，或以荆酒、磁石消之，或有可引为巾，或立令成水服之。或有禁忌，不及金液也。或以雄黄、雌黄合饵之，可引之张之如皮，皆地仙法耳。银及蚌中大珠，皆可化为水服之，然须长服不可缺，故皆不及金液也。

抱朴子曰：合此金液九丹，既当用钱，又宜入名山，绝人事，故能为之者少，且亦千万人中，时当有一人得其经者。故凡作道书者，略无说金丹者也。第一禁，勿令俗人之不信道者，谤讪评毁之，必不成也。郑君言所以尔者，合此大药皆当祭，祭则太乙、元君、老君、玄女皆来鉴省。作药者若不绝迹幽僻之地，令俗间愚人得经过闻见之，则诸神便责作药者之不遵承经戒，致令恶人有谤毁之言，则不复佑助人，而邪气得进，药不成也。必入名山之中，斋戒百日，不食五辛生鱼，不与俗人相见，尔乃可作大药。作药须成乃解斋，不但初作时斋也。郑君云：左君告之，言诸小小山，皆不可于其中作金液神丹也。凡小山皆无正神为主，多是木石之精、千岁老物、血食之鬼。此辈皆邪气，不念为人作福，但能作祸，善试道士。道士须当以术辟身，及将从弟子，然或能坏人药也。今之医家，每合好药好膏，皆不欲令鸡、犬、小儿、妇人见之。若被诸物犯之，用便无验。又染彩者恶恶目者见之，皆失美色。况神仙大药乎？是以古之道士，合作神药，

必入名山，不止凡山之中，正为此也。又按仙经，可以精思合作仙药者，有华山、泰山、霍山、恒山、嵩山、少室山、长山、太白山、终南山、女几山、地肺山、王屋山、抱犊山、安丘山、潜山、青城山、娥眉山、绥山、云台山、罗浮山、阳驾山、黄金山、鳖祖山、大小天台山、四望山、盖竹山、括苍山，此皆是正神在其山中，其中或有地仙之人。上皆生芝草，可以避大兵大难，不但于中以合药也。若有道者登之，则此山神必助之为福，药必成。若不得登此诸山者，海中大岛屿，亦可合药。若会稽之东翁州、亶州、纻屿，及徐州之莘莒洲、泰光洲、郁洲，皆其次也。今中国名山不可得至，江东名山之可得住者，有霍山，在晋安；长山、太白，在东阳；四望山、大小天台山、盖竹山、括苍山，并在会稽。

抱朴子曰[42]：予忝大臣之子孙，虽才不足以经国理物，然畴类之好，进趋之业，而所知不能远余者，多挥翮云汉，耀景辰霄者矣。余所以绝庆吊于乡党，弃当世之荣华者，必欲远登名山，成所著子书[43]，次则合神药，规长生故也。俗人莫不怪予之委桑梓，背清涂，而躬耕林薮，手足胼胝，谓予有狂惑之疾也。然道与世事不并兴，若不废人间之务，何得修如此之志乎？见之诚了，执之必定者，亦何惮于毁誉，岂移于劝沮哉？聊书其心，示将来之同志尚者云。后有断金之徒[44]，所捐弃者，亦与余之不异也。

"小神丹方"：用真丹三斤，白蜜六斤搅合，日暴煎之，令可丸，旦服如麻子许十丸，未一年，发白者黑，齿落者生，身体润泽，长服之，老翁成少年，长生不死也。

"小丹法"：丹一斤，捣筛，下淳苦酒三升，漆二升，凡三物合，令相得，微火上煎令可丸，服如麻子三丸，日再服，三十日，腹中百病愈，三尸去；服之百日，肌骨坚强；千日，司命削去死籍，与天地相毕，日月相望，改形易容，变化无常，日中无影，乃别有光也。

"小饵黄金法"：炼金内清酒中，约二百过出入即沸矣，握之出指间令如泥，若不沸，及握之不出指间，即削之，内清酒中无数也。成，服之如弹丸一枚。亦可一丸分为小丸，服之三十日，无寒温，神人玉女侍之，银亦可饵之，与金同法。服此二物，能居名山石室中者，一年即轻举矣。止人间，服亦地仙，勿妄传也。

"两仪子饵黄金法"：猪负革肪三斤，淳苦酒一升，取黄金五两，置器中，煎之土炉，以金置脂中，百入百出，苦酒亦尔。食一斤，寿薮天地；食半斤，寿二千岁；五两，寿千二百岁。无多少，便可饵之。当以王相日作，服之神良。勿传非人，传示非人，令药不成不神，欲食去尸药，当服丹砂也。

【注释】

〔1〕丹砂：指硫化汞。

〔2〕丹砂烧之成水银：即游离出汞。

〔3〕积变又还原成丹砂：再用水银和硫磺化合便化合成硫化汞，放在闭器中调节温度，便可升华为呈赤红色的晶体硫化汞。

〔4〕玄子：传说中的神仙，又名"元君"。

〔5〕六一泥：六合一为七。这种泥由戎盐、卤盐、矾石、牡蛎、赤石脂、滑石、胡粉七种原料制成。其他丹书所载"六泥一"配方各有不同。《本草纲目》卷七称"蚯蚓泥"为"六一泥"。

〔6〕玄膏丸：当依《云笈七签》作"玄黄膏"。丸：作动词，抟成药丸。

〔7〕铢：古代衡制重量单位，汉代以一百黍的重量为一铢。《汉书·历律志》"二十四铢为两，十六两为斤。"

〔8〕刀圭：古代量取药物的用具。《名医别录》："凡散有云'刀圭'者，十分方寸匕之一，准如梧桐子大也"

〔9〕三尸：道教认为人身内有三种作祟的神，分别居于上、中、下三丹田内，称上尸、中尸、下尸，故名"三尸"。学仙的人必须除去"三尸神"才能成仙。

〔10〕金公：即铅。《本草纲目》卷八："神仙家拆其字为'金公'"。

〔11〕三泉：指最深层的地下泉水。

〔12〕华池：指溶解硝石等药物的醋液。

〔13〕赤盐：指红色的戎盐。

〔14〕艮云：疑为"艮雪"，指升汞。

〔15〕转：指循环变化。炼丹时，由丹砂烧成水银，又将水银炼成丹砂，叫"一转"。烧炼时间愈久，转数愈多，功效愈大。

〔16〕朱儿：即丹砂。《云笈七签》卷六十八："绛陵朱儿七两"，注："口诀是丹砂。"

〔17〕慈石：即磁石。《本草纲目》卷十："伏丹砂，养汞，去铜晕。

〔18〕行厨：是道教法术之一。施法时，只要说出想要的食物，其物便会由仙女送到跟前。

〔19〕太乙余粮：即一种石质药物，亦名禹余粮、禹粮石。《本草纲目》卷十："久服耐寒暑，不饥，轻身，飞行千里，神仙。"

〔20〕神室祭醮："神室"指供神祇的或斋戒的场所。"醮"（jiào 叫），本来指祭祀，后来也指道士设坛祈祷。

〔21〕井华水：指清晨第一汲井水。《本草纲目》卷五："井水新汲，疗病利人，平旦第一汲为井华水。"又云："新汲井华水，……炼丹煮茗，性味同于雪水也。"

〔22〕巴沙汞：指巴蜀出产的丹砂。《本草纲目》卷九引陶弘景："出武陵、西川诸蛮夷中，皆通巴地，故谓之"巴砂，"

〔23〕淳苦酒：指三年以上的醋。《黄帝九鼎神丹经诀》卷十七："醋过百日谓之淳醯；三年以上谓之苦酒。

〔24〕琅玕（lángān 郎干）：指次于玉的美石。

〔25〕八石：指丹砂、雄黄、雌黄、石留黄、曾青、矾石、戎盐、磁石。

〔26〕千岁虆：即葛蔂，一种植物药。

〔27〕不津器：不详，疑为砂陶器皿。

〔28〕㲉（kòu 扣）：指还不能飞而待哺的雏鸟。

〔29〕玄水液：指磁石水。《黄帝九鼎丹经诀》卷十二：磁石水，"一名玄水液"。

〔30〕干瓦：干，干燥。瓦，瓦粉，即铅粉，亦名胡粉、官粉、粉锡、铅华、铅霜。《本草纲目》卷八："伏尸毒螫，杀三虫。"

〔31〕飞：即水飞法，一种制药方法，即先研细药物为粉，再置水中研取精粉。

〔32〕六甲、六丁：道教神名。其名称来自干支。六甲为甲子、甲戌、甲申、甲午、甲辰、甲寅，

属阳，为男神；六丁是丁卯、丁巳、丁未、丁酉、丁亥、丁丑，属阴，为女神。道教称"六甲六丁"都属真武大帝的部下，能行风雷，制鬼神，道士斋醮作法时，常用符篆召请他们。

〔33〕王相：古术数家以"王"（旺）、"相"（强壮）、"胎"（孕育）、"没"（没落）、"死"（死亡）、"囚"（禁锢）、"废"（废弃）、"休"（退弃）八字与五行、四时、八卦等递相搭配，以表示事物的消长更迭。王相，则表示物得其时。

〔34〕玄明龙膏：即水银。

〔35〕太乙旬首中石：即雄黄。

〔36〕冰石：即寒水石。

〔37〕紫游女：即赤色戎盐。

〔38〕金化石：即消石。

〔39〕威喜：即木芝别名。

〔40〕巨胜：即胡麻别名。

〔41〕负革肪：猪颈下脂膏一名负革肪。见《重修政和经史证类备用本草》卷第十八。

〔42〕忝（tiǎn 舔）：辱没。谦词。

〔43〕子书：古书分"经"（儒家经典）、"史"（历史书籍）、"子"（诸子百家）、"集"（文学艺术）四部。这里的"子书"当指《抱朴子》一书。

〔44〕断金：心心相印，坚韧不拔。《易经·系辞上》："二人同心，其利断金。"

【译文】

抱朴子说：我考证广览养生的书籍，多方收集长寿的方术，曾经有所翻阅、涉猎、通读的篇章卷目已数以千计，这些著作没有不将服食还丹和金液作为最主要养生之道的。既是如此，那服食还丹和金液这两种方法，就可说是仙术的最好方法了，服食它们不能成仙，那自古以来就没有神仙了。过去，在西晋丧亡动乱时，没有谁不四处奔逃流亡。我曾辗转流徙在徐、豫、荆、襄、江、广等州的各地之间，曾结识观察流落于各地的道士多达数百人。在这些人中，有的早就久闻大名，其大名恰似在云彩红日之上那般声名显赫，然而互相如同一个人一样。他们的所见所闻，所知所识，各有深有浅，不足以相互超越。他们各自拥有几十卷道书，但都不能

悉心研读并完全理解，只是为了抄录蓄藏罢了。那时已有人懂得运行真气，断绝谷粮，服食草木药物，所有的方书，大多是相同的内容。他们没有一人不拥有《道机经》，并将它作为最高深秘妙的典籍，还说是周代尹喜所撰写的。我告诉他们说：这书是三国曹魏时代军督王图撰写的，并不是古人尹喜所撰。王图一点也不知晓还丹金液之药物，只想通过行气升堂入室求索仙道，获取道教真髓，他所写的这本《道机经》，还自称所有仙道在此书俱已说尽，这是一本十分误人的书。我向那些寻求仙道的道士问及神丹金液之类事理，以及《三皇内文》召唤天仙地神之类方法，他们都全然不知，没有一个人懂得。可是，他们却大肆胡夸，自吹自擂，自欺欺人，甚至说自己养生有术，已很长寿了。他们当中，与我谈及自己曾与仙人共游者将近有一大半之多，但足以和我曲尽道术微妙者却很少很少。其中有的人虽对金丹颇有所闻，但谁也不相信今天还有能制作能得到金丹的，都说只有上古时已经超度的仙人，他们才应当知晓金丹之类神药。有的虽然多少得到神仙的学说，但谁也没有得到真正的经典。有的得到一些杂乱零碎的金丹方剂，便自以为是所有的炼丹方法都在于此了。昔年，左慈（字元放）在安徽天柱山中学道，曾对仙术精深专一地思考，因此，神仙就将金丹仙经传授于他；而此时正值汉末动乱，他没有闲暇认真调合制作，又逃出本地渡到江东，其志向仍是投身名山去修炼这种仙道。我父亲的堂伯葛仙公葛玄，曾以左慈为师，并从老师处接受了这种道术。他一共继承了《太清丹经》三卷、《九鼎丹经》一卷及《金液丹经》一卷。而我的老师郑隐（字思远），又是我从祖葛仙公的弟子，还在从祖处继承了《太清丹经》等仙经道术，但因家境贫寒没有钱财买药而无用。我曾亲自侍奉过他，做些洒水扫地的事，而且这样过了很久日子，后来才在马迹山中筑立坛台，

盟誓后接受了那些金丹仙经道术，以及一些不能记录的口头秘诀。江东以前没有这些书，此书出自于左元放；左又将它传授给了我的从祖葛仙公；从祖再传授给我师郑先生；先生才将它传授给我。所以其他求道的人就完全不知此书此事了。但是，我虽承受他们已经二十多年多了，若论资产家财，没有担石之粮的价值，从而无力来制作实践，只能徒自长叹罢了。那些积蓄金银满柜、聚财如山的富人们，却不知晓有此长生不死的仙道法术。即令他们闻知此法，恐怕一万人中还没有一人相信，这又有什么办法呢？

是呵，只有饮用琼玉饴蜜的才知道米浆荐菜的滋味淡薄；看到巍巍昆仑才觉察小土丘的极其卑下；阅读翻览了金丹仙经道术，才令人不再看读那小术碎方的书籍。然而，金丹金液之类仙药是难以于仓卒之间备办齐全的，应当先暂且备齐一些小的药物，得以自我支持实践。但服食其他药物一万斛，只能有极小的补益，因此就始终不能使人得遂长生不老的愿望了。所以，老子有一口诀说：您不能得到还丹金液，就会徒然自寻苦劳。五谷食粮尚还能使人存活，人得到它后就能活着，断绝它后就会死去，又何况还丹金液之类上品神仙灵药，它们使人所得益处，岂不比五谷食粮强上一万倍吗？黄金、丹砂作为两种物质，烧得越久，变化就越妙。黄金投入火中，千百次熔炼也不销溶；将它埋在地下，那怕直到老天完结也不腐朽。服食此两种物质，就能使人身体得到锻炼，所以能令人不衰老也不死亡。这大概是借助于外物之力来促使自我坚固，好比那油脂养育着火而不会熄灭；用铜青涂抹了脚，再浸入水中就不会腐烂，这是借助于铜的坚劲功力来护卫人的肉体呵！那黄金丹砂之类仙药进入我们人体之中，就会润泽肌体的荣气和卫气，即增强肌体营养机能和人体捍卫保护功能，这完全不同于铜青仅仅敷抹人体外表的作用呵！人世凡间，很多人不相信高

妙的道术，真是比比皆是。但是，在万分之一的机遇中，也偶然有一心追求仙道的人，他们却又找不到正确有效方法，也找不到高明的老师指教，更没有听说过天下竟有如此精妙绝伦的神药仙术。我现在且微略抄录金丹的大致总况，以此示与后来的志同道合及爱好道术的人。凡勤求此道者，在追求仙道过程中，不能拘泥于浅薄近易的方术，并认为它们足以安度人世。凡仅仅使用小方术又始终没有机缘遇仙者，那他们只能息止欲求高妙仙道的无穷冀望了。若想知悉真正的仙道学说事理，必须自己意识到：应当跨越跳出低洼积水浅处，勇敢地扑到沧茫大海中去浮游；背弃萤火一般微弱烛光，去面对太阳月亮的灿烂光辉；只有听到雷霆滚动才会觉得布面鼓声的鄙陋；只有看见庞然大鲸才会知道尺寸小鱼的纤细。至于那些纷乱繁杂的世俗凡人，又不得其门而入，却欲用有所弊病的药后，自信地模仿飞升腾空的仙人，这何异于鞭策着跛脚驴去追赶迅疾轻风？何异于划着木兰小舟去横渡浩浩大河？同时，各种小饵丹方很多，其制作水平有深有浅，所以功力势头仍不相同。不过，尽管它们各有优劣，但其结果依然不及金丹大方。这正好比第二次酿造出来的酒浆，不论如何也比不上多次反复酿造的纯酒香醇。然而，我们也应该看到，即使是下等的小小丹药，仍然能远远胜过草木中的上等药物。凡是草木，燃烧后即化为灰烬，而丹砂燃烧后却变成水银，积聚变化又化合成为丹砂。从此可见，它与平凡的草木相差多么遥远呵！所以金丹能够令人长生不老，神仙独自洞彻此种道理，这也可见神仙与世俗凡人有着多么渺茫无限的差距呵！而世俗凡人却少见多怪，有的不知道水银出自于丹砂，告诉他们后仍然始终不肯相信，还说丹砂原本是红色的物质，怎会变化得到白色的液体物质呢？还说丹砂是石质的，而现在烧炼各种石质类的物质，结果都变成了灰烬，那丹砂为什么能独

自变化成为液体呢？像这样原本是浅近易懂的事情，尚且不能晓喻明了，那么，倘若当他们听到神仙学说道术，必然认为这是夸大且进而讥笑，这岂不是很自然的事吗？上古时期得道的人，怜悯顾念后世可以教诲的人们，为他们想方设法，详尽曲折地想使他们脱离死亡的祸患，这可算是最高妙绝伦的教喻了。可是世俗凡人却始终不肯相信，还说纯系虚假空文。如若是虚假空文，怎么可能那样多次转化又多次变易，而且依照计日数天地达到成功并均符合方剂要求呢？得道高人之所以知晓这些事理的妙悟，实在不能仅凭平庸而浅近的思考去追求呵！

我少年时爱好仙道方术，曾身背行装，徒步跋涉，虚心拜谒求教，不畏艰难险阻。如若每当获有奇见异闻，就非常高兴地作为喜事。我虽然常被人诋毁讥笑，但从不为此感到丧气忧戚。怎么见得后来者不如现今的人呢？于是，我特地著述本书来展示给所有识道者阅读观看，岂是在随便崇尚倡行稀奇古怪的学说，或是在崇奉播散无中生有的空话？若要使自己的著作世代流传，难道是用所谓的信用来结纳网罗世俗之流吗？要知道，阳气盛极的夏季不能使枯木朽株重新荣茂；上等高能的智慧不能使下等无知愚笨改变。著作，为知音者流传；事业，为相通者看重。否则，岂不是农夫得到珍贵的彤弓，却用来驱逐雀鸟；南蛮得到华美的衮衣，却穿来背负柴薪。对于那些愚昧无知的人，何必勉强他们都来知晓呢？世俗凡人饱食终日，又未必会勤修苦学那儒学及墨学，研治如何加强品德修养事务；而只是共同逍遥游乐，无所用心，混完岁月。他们所致力营造的，如果不是名誉地位，那一定是金钱利禄。他们当中，有的在射猎原野里让苍鹰腾飞，黄犬奔走；有的在沸腾羹汤前对酒杯留连，难舍难分；有的恋美色在丝竹细乐中荒废；有的贪游乐在纨绔子弟中沉沦；有的拉开那强弓硬弩，以至伤筋害骨；有的沉溺于

博戏棋弈，从而放弃事业。像这一班人呵，当他们听到至高妙极道术的宣讲，必然会酒醉般地昏昏然；当他们看到深奥玄秘道术的理论，必然会白日里大打瞌睡。那拥有自身者却不去修炼，就在必死的境地里使身体劳顿，不肯去追求去寻问养生方术，自己却想去割裂削弱它，煎煮烧熬它，并使它憔悴，使它枯竭；而掌握养生之道者却自我珍视，秘藏养生知识，对世人无所企求，又怎肯强制他人行为并告知他人呢？世俗凡人时常都说不相信神仙的话，他们都以为若能长生不老，那么古代的富贵者就应当早已求得长生；而实际上并没有学习得到者，那就说明没有什么仙道方术存在了。但说这些的人尚不明白：古代富贵者不过就像今天的富贵者而已，他们既不相信仙道方术，也不去苦苦追求仙道方术，而且都以眼前欲得的东西看作当务之急，于是谁又肯去企求索得仙道方术呢？假如还不能下定决心，坚信寿命确可延长，仙道方术确可求得，又何必吝惜余力而不去试试呢？暂且先试一试仙道获得的小效应，哪怕只能延长二三百岁，这不是比世俗凡人年纪小小的就夭折要强得多吗？天下的事千头万绪，而仙道方术更比其他事情难于明了，怎能以中才之心去断言人世间一定没有长生不老的道术呢？如若只因世俗凡人不相信，便说仙道是没有的，那么世人中聪明人岂不是太多了吗？现今如果有明辨仙道意义又还能修炼追求的人，难道就一定是最愚蠢的人，甚至连世间的一般人都不及吗？还有人担心顾虑，追求长生不老倘若不能求得，恐怕世人讥笑自己，认为自己是愚昧昏惑者。如若自己心里的决断万一有所失误，而天下的确本来有此不死之道，不也应当被得道者所讥笑吗？要知道，日月都有不能普照的地方，人心又哪能单独凭信呢？

抱朴子说：按照《黄帝九鼎神丹经》的说法，由于黄帝服用了九鼎神丹，所以才得以飞升成仙。又说：虽然呼吸导引及服用草

木之类药物也可得到延年效果，但却不能免于死亡；而服食神丹就能使人寿命无穷无尽，并可与天地相终相结，可乘御流云，驾驭蛟龙，任意飞升或降落于茫茫太空。黄帝将《九鼎神丹经》传授给玄子并告诫他说：这种道术极其重要，必须传授给贤德的人；如若不是这样的人，哪怕他家财积玉如山那般富有，也不得将道术告诉于他。接受道术的人，要拿金人、金鱼投入向东流去的河水以结誓约，用牲畜的血涂抹嘴唇以表诚信。倘若被授者没有神仙的风骨，也就看不到此种道术。制作调合丹药应当在名山之中的无人地方，若结朋伴友也不得超过三人。制作前要斋戒一百天，用各种香料洗头洗澡，必须做到洁净，绝不能接近污秽和与世俗凡人往来；还不能让不相信道术的人知道，如若他们诽谤诋毁仙药，仙药的制作就不会成功了。仙药一旦成功，就可全家都变成仙人，不只一个人而已。世俗凡人不制作调合神仙丹药，反而听信草木之类药物。草木之类药物，埋葬地下会马上腐败，将它煎煮会立即溃烂，把它焚烧会即成焦炭，它们连自身都不能存在，又怎能使别人存活长生呢？

九丹，是长生不老的要药，它不是世俗凡人所应当看见和听见的。亿万世人，纷繁杂乱，他们只知贪富裕图显贵而已，难道不是一些会行走的僵尸吗？制作调合丹药时还应当祭祀，有关祭祀法，有其图像及说明一卷。

第一种丹药名叫"丹华"。应当先制作"玄黄"，即水银与铅精的混合液，由水银九斤、铅一斤炼成，如黄金，故名"玄黄"，再用雄黄水、矾石水、戎盐、卤盐、矾石、牡蛎、赤石脂、滑石、胡粉各几十斤，将它们制作成"六一泥"，封固"玄黄"，再用火烧炼三十六天则制成。服食"丹华"七天后即成仙。又用"玄黄膏"可将"丹华"制成丸子，放置在猛火上烧炼，顷刻即制成黄金。又用二百四十铢"丹华"与水银一百斤

调合，再用火烧炼亦成黄金。一旦黄金制成，丹药也就制成了。若黄金没炼制成功，可再次用"六一泥"封药后炼制，炼制天数如前面所述，那就没有不成功的了。

第二种丹药名叫"神丹"，又名叫"神符"。服食它一百天后即成仙。行走时能安然无恙地出入于水火之中；用这种丹药涂抹于脚底，能步行于水面之上；服食这种丹药三刀圭，"三尸神"和种种害虫均能马上消溶坏死，各种疾病亦均能治愈。

第三种丹药名叫"神丹"。服食一刀圭，一百天后成仙。将这种丹药给牛、马、羊、猪、鸡、犬等六畜吞服，六畜也会始终不死。它还能避免各种兵刃利器的伤害。服食一百天后，仙人神女、山川鬼神都会来侍奉，还可见如人的形貌。

第四种丹药名叫"还丹"。服食一刀圭，百日后即成仙。朱鸟、凤凰之类神鸟在他的上空飞翔覆盖，神女也来到他的身旁侍奉。用一刀圭"还丹"渗合水银一斤，以火烧烤，立刻变成黄金。用这种丹药涂抹在钱财物品上后，再用于市上去交换，这些钱物当天又能返还原主。用这种丹药书写在世俗凡人眼睛上，各种鬼怪一见便会纷纷逃避。

第五种丹药名叫"饵丹"。服食三十天后即成仙。鬼怪神仙均会来侍奉，神女也会来到面前。

第六种丹药名叫"炼丹"。服食十天后即成仙。又用汞渗合烧烤，也能成为黄金。

第七种丹药名叫"柔丹"。服食一刀圭，一百天后即成仙。用覆盆子的液汁溶合后服食，九十岁的老人，也能生育孩子。如果与铅渗合，用火烧烤，立即变成黄金。

第八种丹药名叫"伏丹"。服食后当天即能成仙。将此丹药制作成枣核一样大小并拿在手上，各种鬼怪都要远远回避。用这种丹药书写在门户上，万般邪毒及各种精怪也不敢上前冒犯，还能让盗贼虎狼悄悄避开。

第九种丹药名叫"寒丹"。服食一刀圭，

一百天后成仙。仙童神女都来侍奉，飞翔着行走，轻悠地升举，也不用羽毛翅膀。

这九种丹药，只要得到其中之一种就能成仙，不必都去一一制作。至于制作哪一种丹药，在于人们的喜好而已。凡是服食以上九种丹药，想升天的就能飞升而去，愿停留在人间的也任凭意愿，无论在何处，都能任意出入，不受限制，不受伤害。

抱朴子说：还有一种丹药名为"太清神丹"，它的制作方法出自于元君所传。元君是老子的老师。《太清观天经》共有九篇：据说它前面有三篇，不能传授给世俗凡人；中间三篇，世间也不足以流传，永久地沉匿在最深层的地下泉水底下；后面三篇，正是《丹经》的上、中、下卷，一共只有三卷。元君，是一位得到法力无比的大神仙之道的人，他能促使阴阳协调，能差遣鬼神风雨，还能驾驭九条苍龙和十二只白虎，普天之下的仙人均隶属于他。他还说：自己原本也是学习道术、服食仙丹才达到而今境界的，决不是天然成仙的。元君尚且如此修炼，更何况平庸世人呢？这本《丹经》说：上等士人学得道术，就飞升成为天上仙官；中等士人学得道术，就栖身聚集昆仑山麓；下等士人学得道术，就长期生活在人世间。愚笨的世俗凡人不相信，说这是虚假谎言，从早到晚，只追求做些速死的事情，全然不去追求长生，那么上天岂能强迫他长生呢？世俗凡人是一些只知道甘美食物、华美衣服、声色犬马、荣华富贵的无所作为之辈而已，他们是放纵心意，享尽欲望，而后突然死亡之徒。对于这一些人，决不能将神仙丹药的事告诉他们，让他们反而讥笑诽谤仙道真人。如若传授《丹经》给那不适当的人，自身必然也不吉利。如若有确实可靠相信的人，可将调制合成的仙药分点给他，仍不能轻易地把药方传授给他。知晓仙道方术的人，何须还去追求王侯将相？将仙丹制作成功以后，不但长生不老，而且还可制黄金。将黄金炼

成后，要先取一百斤黄金来备办对天地的祭祀；有关祭祀法，另外有方法一卷，与前述的九鼎神丹祭祀法不尽相同。祭祀时，应当另外称出黄金，各自封制题签。

祭祀时，祭天用黄金二十斤，祭日月用五斤，祭北斗用八斤，祭太乙用八斤，祭井用五斤，祭灶用五斤，祭河伯用十二斤，祭土地神用五斤，祭门、户、里巷的鬼神和清君备用五斤，一共八十八斤。剩下的十二斤，要用好的皮制口袋盛着，等待到吉日良辰在都市中市场热闹的时候，悄悄地沉默着将皮袋放置人多的地方，然后径自而去，不可回头看顾。一共使用一百斤黄金后，才能由自己恣意使用。如若不预先用一百斤黄金祭祀天地鬼神，就必然会遭受灾祸。又说：长生不老的道术，不在于祭祀和侍奉鬼神，也不在于导引和屈伸活动，而飞升成仙的要点在于仙丹。因为知晓懂得仙丹的道理不容易，而且制作起来又实在困难的缘故。倘若您能制作仙丹，那您就能长寿生存了。近代汉末新野的阴君长生，就是制作这种"太清丹"而得仙道的。阴长生本来是一个儒生，有才气，有思想，善于作诗著文，在《丹经赞》及其序言里，记述了他初学道术、追随老师等事情的本末，罗列了他所认识知道的得到仙术者四十多人，并写得非常清楚分明。制作这种"太清丹"，比制作"九鼎神丹"困难，然而这是白日飞升成仙的最好方法。但在制作前，应当先制作炼丹配料如华池、赤盐、艮云，以及玄白飞符、三五神水等，然后才可点火炼丹。

经过炼丹，一次转化的丹药，服食三年后能成仙；经过两次转化的丹药，服食两年后能成仙；经过三次转化的丹药，服食一年后能成仙；经过四次转化的丹药，服食半年后能成仙；经过五次转化的丹药，服食一百天后能成仙；经过六次转化的丹药，服食四十天后能成仙；经过七次转化的丹药，服食三十天后能成仙；经过八次转化的丹药，服

食十天后能成仙；经过九次转化的丹药，服食三天后能成仙。如若取得九次转化的丹药，放在丹鼎内，到夏至之后，曝晒丹鼎至发热，再放入丹砂一斤于鼎盖下。然后恭敬地伺候着，等待着太阳的精华来照耀。一会儿，聚集起来，融化为一，升腾起伏，灿烂辉煌，透出了五色神奇的光芒，于是即刻转化为"还丹"。取出服食一刀圭，当即就白日飞升天境成仙。另外，将九次转化的丹药，密封于土制的锅釜中，再点燃以糠皮为燃料的火，先文火后武火地烧炼。丹药从一转丹到九转丹，效验迟速反映在各自服药成仙的天数多少，从以上所述就知道明白这个道理了。即转化次数少的，它们的药力不足，所以服食丹药的天数就多，得到仙道就迟缓；转化次数多的，药力强盛，所以服食丹药的天数就少，从而得到仙道就迅速。

还有一种"九光丹"，制法与"九转神丹"不相同，但大体上仍然相似。它的制作法是：应当先将各种药物渗合后用火烘烤，再用它们来与五种石药变转化合。五种石药是丹砂、雄黄、白矾、曾青、磁石；每一种石药经过五种转化就各自形成五种颜色，五种石药就一共有二十五种颜色。各色的药物用一两，并以不同器皿盛着。欲使死人复活，指死后没满三天的死者，就取青色丹药一刀圭，与水渗合后用来给死者洗浴；再用一刀圭拨开死者的嘴灌下，死者便可立即复生。欲使"行厨"法术，就取黑色丹药与水渗合后用来涂抹左手，于是，此人所想求得的食物，就如他口头所说的那样都自行送到，并且可使天下所有万物均能到来。欲使形体隐匿或预测未来世事或长生不老不死，就取黄色丹药一刀圭服食，服药者便能长生不老不死了，而且坐在家中则能看见千里之外的事情，能知晓吉凶祸福，且如同在他的眼前一般。人生命运，荣盛衰败，长寿夭折，富贵贫贱，都能知晓。所有法术均记载在《太清经》中卷里。

抱朴子说：其次还有《五灵丹经》一卷，其中有五种法术。有用丹砂、雄黄、石硫黄、曾青、矾石、磁石、戎盐、太乙余粮，还用六一泥，到神室里祭祀祈祷后再配合制作，三十天后便成功。还有一种用五帝符图，以五种颜色书写，也能令人长生不死，但不及太清九光丹和九鼎丹药的效用。

又有"岷山丹法"：这是得道的士人张盖蹈，在岷山石室里精心修炼才得到的丹方。其方法是：冶炼黄铜作成承露的器皿，用它来承接月亮下面的露水，再用水银倾倒在上面，再以太阳的精华在其间烘烤。长年服食能长生不死。另外，取此丹药放置在有雄黄的取火铜镜中，再用水银覆盖，在太阳光下曝晒，二十天后打开并研制。用"井华水"吞服如小豆粒大，服用一百天后，盲人均能重新复明视物，各种疾病可自然而愈，白发转变为黑发，脱落牙齿也能重新生长。

又有"务成子丹法"：将巴沙汞放置在八寸的铜盘中，以土炉子盛着炭，再倚靠三边沟壑来支撑铜盘；再用硫黄水浇灌它，并经常令它如同稀泥一般。服食一百天后，能长生不死。

又有"羡门子丹法"：用酒调和丹药一斤，用酒三斤配和，曝晒四十天。服食一日后，人体内的寄生虫立即被打下，各种疾病也完全治愈。服食三年，求仙道术成功，必定有两名仙女来侍奉，并可使唤她们来作"行厨"，此种丹药可以镇除各种鬼怪，以及四方使人暴死、打击和伤害人们的凶宅。另外，在施工时妨害人的工地上，将此丹药悬挂起来并朝向它们，于是就无祸患了。

又有"立成丹"：也有九篇，效验与九鼎神丹相似但又不及它。其中主要的一篇还说：取雌黄、雄黄烧炼后流下的铜液，铸造成为一种器皿，再覆盖在已存放三年的陈醋上，一百天后，这器皿上均生满了红色的乳花，其长度有好几分。有的长有五彩的琅玕，将它取下研制后服食，也能使人长生不老。还可以与菟丝调和，菟丝是一种初生的根，它的形状好似兔子；将它挖取后，刻削它便流出像血一样的液汁，取汁调和这种丹药，服食后立即产生变化，可任意做自己想做的事。还可以与朱草调和，一次服食，就能乘风凌虚而在云间行走。朱草的形状似小枣，仅长三四尺，枝叶均为红色，茎干如同珊瑚，喜欢生于名山的岩石之下。刻削后流出似血的液汁，将玉石及八种石料、金、银投入其中，立即成泥一样，便可制成丸药；若时间一久就变成为水液，再用黄金放在水液中就制成"金浆"，用玉石放在水液中就制成"玉醴"，服食后均能长生不老。

又有"取伏丹法"：据说天下的各种河流，有命名为"丹"的，如南阳"丹水"之类，其中均有一种红色的鱼。应当在夏至前十天的夜里守候着它们，红色的鱼就一定会浮现于水边，红光映照在水上，鲜耀如同火焰，撒网捕取就可获得。捕捞所得虽然可能很多，但切不可完全捕尽。再将它们身体剖开，取出血液，涂抹脚底，就可在水面上自如步行，并可长久地潜居在深水之中。

又有"赤松子丹法"：收集并取干岁蘽藤的汁液和蟠桃的汁液淹制丹药，再放入"不津器"中，用石蜜封严器皿的口盖后，埋入地下三尺，一百天后，绞取柠木的红色果实，取汁调和丹药而服食，能令人颜面，眼睛、鬓发均变为红色，并长生不老。昔年，中黄国有位名叫赤须子的仙人，恐怕就是服用了此丹的缘故吧？

又有"石先生丹法"：将尚未长羽毛不能飞而待哺的乌鸦雏鸟，用上等真丹渗和牛肉让它吞食，等到长大后，它的羽毛均变成红色，然后杀了它阴干一百天，再连羽毛一起捣碎，取粉末服食一刀圭，服药一百天可得到五百岁寿延。

又有"康风子丹法"：用阳鸟、仙鹤蛋、雀子血调合生长于少室山的天雄药汁，再揉合成丹丸，并放入天鹅蛋中，再用生漆严封后放入云母水中，一百天后化为红色水液。服食一合就能增长寿命一百岁，服食一升则增长一千岁。

又有"雀文子丹法"：将丹药放入红色野鸭的肚子中蒸食，服食后令人延年益寿，长久服食则长生不死。

又有"刘元丹法"：将丹砂放入"玄水液"中，一百天后变为紫色，用手握它不污染手，再与云母水渗和，放入竹管中并用漆封涂严密后，再投入水井中，一百天后化成红色水液。服食一合，得到一百岁寿命，长久服食则长生不老。

又有"乐子长丹法"：用曾青、铅丹配合水银、丹砂，放入铜筒中，再用干铅粉和白滑石严封，再放进白砂中蒸，八十天后，服食如同小豆大小的丸粒，三年后就能成仙。

又有"李文丹法"：用白色生绢包裹丹药，再用竹子液汁煎煮．叫做"红泉"，再置于沸水上蒸，再用"玄水"渗合。服食一合，一年后即可成仙。

又有"尹子丹法"：用云母水渗和丹药，密封后放入溶有黄金的醋液中，一年后取出。服食一刀圭，服完一斤后得五百岁寿延。

又有"太乙招魂魄丹法"：所用的五种石料药物和密封用的六一泥，都和九转神丹相似。本品的长处是对已猝死三天以内的人有复苏还生的特效，其用法是：将死者门齿折断后，于口内放入本品一丸，并配合硫黄丸一起用水送服，让药物进入喉咙后死者即复活，并都说看见仙界使者手持符节来召唤他。

又有"采女丹法"：用兔血渗和丹药与蜜，蒸一百天。服食如同梧桐子大小丹丸一粒，一日三次，到一百天后有神女二人来待奉，可供差用。

又有"稷丘子丹法"：将清酒、麻油、百花醴、龙膏和合，用六一泥严封，再以糠火烧烤，十天后制成。服食如同小豆大小一丸，服完剂量后，可得五百岁寿延。

又有"墨子丹法"：将水银和五种石药的浸液放于铜器中，用火煎熬，再用铁匙子搅动，十天后，回复为丹丸。服食一刀圭，各种疾病均离开身体，长期服则长生不死。

又有"张子和丹法"：将铅、汞、曾青水渗合，严密封后在红色黍米中蒸制，八十天后制成，再用枣子膏混合制丸，服食如大豆粒大小，一百天后，得到五百岁寿延。

又有"绮里丹法"：先采用水飞法制取五种石药的精粉，再用丹砂调合并放入大铜器中煎煮，一百天后，出现多种色彩，服食后长生不死。用一百斤铅，一百刀圭丹药，混合后用火烧炼成白银，再用雄黄水调和后又烧炼，一百天后变成黄金。黄金如若太刚劲了，就用猪脂煮制；如若太柔软了，就用白梅煮制。

又有"玉柱丹法"：用溶解了硝石等的醋液来调和丹药，再用曾青、硫黄粉末覆盖，铺垫，放入筒中于沙里蒸五十日。服食一百天后，玉女、六甲神、六丁神、神女都来侍奉，可供役使，而且可知天下事情。

又有"肘后丹法"：用溶有黄金的醋液调和丹药，再用干的铅粉密封，蒸制八十天，取出如小豆粒大小的丸药，放入盘中，对着太阳调和，它的光芒射上去，与日光相连接。服食如小豆大丸药，就能长生不老了。用丹药投入丹阳产的铜器中，以火烧炼后即成黄金。

又有"李公丹法"：将真丹和五种石药的水液各一升，混合后使它们如同稀泥，再放入锅釜中烧炼，三十六天后取出，再用石硫黄溶液调和。服食十年后，寿命可与天地相始相终。

又有"刘生丹法"：用白菊花液汁、紫草液汁和楮实液汁以及樗树汁与丹药调和后，再蒸制三十天后，研制调合供服用，一年后可获五百岁寿延。如果是老翁服用则更

年轻而不敢相认，年青人服用后则不会衰老。

又有"王君丹法"：将巴蜀出产的丹砂和汞放入鸡蛋中，用生漆粘合封严，再让母鸡孵着这种鸡蛋三枚，在物得其时的"王相"好日子里服食，就能使人青春永驻，长生不老。但小儿不可服用，否则，服后就不会再生长发育了。倘若给刚出生的鸡、狗服食，那它们均不再长大，鸟兽服用也均有如此相同的效验。

又有"陈生丹法"：将白蜜与丹药调和，放在铜质器皿内严封，再把它沉入井中，待一周年后供服食，服满一年，就不感到饥饿；服完一斤，可获寿命一百岁。

又有"韩终丹法"：用生漆、蜜与丹药调合并煎制，服食后可以延年益寿，立于太阳光下无形无影。除此之外，还有几十种丹法，不在此一一具体论及。

抱朴子说："金液"，是太乙神所服食而登升仙界的药物，其效能不亚于九转神丹。制作调合的方法是：用古秤秤出黄金一斤，并用水银、雄黄、寒水石、赤色戎盐、玄水液、消石、丹砂渗合，密封后化成水。其经文说：金液入口服后，服食者周身上下就变为金色。老子李耳从其师元君先生处获得此法。元君说：这种道术至为重要，一百代方出现一次，应当藏在石头密室之中，在炼制调和的过程，都必须斋戒一百天，不得与世俗凡人相交往来；应于名山旁边，东向水流河上，特别建立修道精舍，待一百天炼成后，服食一两便能成仙。倘若不想离去人间，暂且作地仙人士，只需斋戒百日即可。倘若想飞升天境，那就先断绝谷粮饮食一年，再服食金液。若服食半两，就长生不死，各种毒害均不能损伤，并可以养畜妻子儿女，身居要职，为所欲为，没有什么禁忌。若又想飞升天境，仍可在斋戒后服食金液一两，便能飞升成仙去了。

至于用金液配制威喜巨胜的方法，那

是：取金液和水银各一味，混合后煮制，三十天后取出，用黄土盆装盛，再用六一泥严封，放置在猛火中烧炼，六十个时辰后，全部都化为丹药。服食如小豆粒大，便可成仙。用此丹药一刀圭粉剂，加上水银一斤，即可成为白银。还可取此丹药一斤放置火上，再用扇子扇风烧炼，即能化为赤色金子流出来，称之为"丹金"。用此丹金涂抹刀剑，能使敌兵退避万里。用此丹金制作盘子和碗，将饮食盛放后供食用，能使食者长生不老；用此盘子和碗承接日月的圣露，如同"方诸取露于月"所获神水一样，饮用此圣露能长生不死。用金液与黄土调和，放在以六一泥制成的盆盂内，再用猛火烧炼，即完全变成很有用处的黄金；再用火烧制，则完全化成丹药，服食如小豆大小丹丸，就可进入名山大川，成为地仙。用这种丹药一刀圭粉剂涂上水银，立即就可变成白银，或者用银一两渗和铅一斤，结果均能成为白银。《金液经》说：将黄金八两投到往东流的水里，饮下鲜血并立下誓言后，才能将口诀秘术告诉学习炼制丹者。倘若不严格按照这种方法，而只是盗用方剂来妄自配合制作，终是不会成功的。对凡人中有最好信用的人，可以将丹药给与他，但绝不能轻易地将方书原本传述给他，否则，必定会使双方均要蒙受祸殃。天神鉴察人们是很紧很近的，只是人们不知觉罢了。

抱朴子说：九丹制作法确实是仙药中的最高最妙的方法，然而调合制作九丹所需用的原料杂药甚多。倘若是处于四方交通畅达的地方，通过市场交换可购买齐备；倘若是处于九州交通阻隔的地方，那各类原料药物就难以求得。同时，还必须在点火起炉后坚持昼夜守护几十天，仔细伺候着火力大小，不可让它失去适宜的温度，真是极其劳苦，甚为困难，所以不像溶制调合金液那么容易；溶制调合金液仅是黄金难得而已。按照古秤古制与今制折算，古秤黄金一斤等于今

制两斤，其价值大约不超过三十来万，它所需用的杂碎药物也较易俱备；同时又不需点火起炉，只要将黄金等物置于华池中，天数足够就成功了，所需总数大约要用四十万而可得一剂，这足以可使八个人成仙。然而，一般道士中较少有溶制调合金液的，因为他们的功力不足以将金液化合制成；若认为溶制调合金液就如同酿造制作几升米酒那般容易，那就必定不能成功。

抱朴子说：其次尚有"饵黄金法"，它虽然不及金液，但也不同于其他药物。有的用猪脖子肥肉和酒炼制黄金；有的用樗皮泡治黄金；有的用荆酒（即牡荆、蔓荆、紫荆等类植物泡制的酒）、磁石销溶黄金。还有的可将黄金展引得薄如巾帛一般；有的立刻让黄金变成水液服食。但也有人有着种种禁忌，总不及金液好。再还有人用雄黄、雌黄渗合着黄金服食，可将黄金展引扩张如同皮革一样。这些均是追求成为地仙的方法。此外，白银和蚌中的大珍珠，都可以化成水服食，但需要长期服用，不可断缺，所以也不及金液。

抱朴子说：制作调合此金液和九鼎神丹，既应当花用钱财，也应当深藏名山，断绝人事，所以能这样修炼的人是很少的。而且，在千万人中，也只偶尔碰上一人得到真经，所以著作道书的人，几乎没有论及金丹者。炼金丹的第一禁忌是，不要让不相信道的世俗凡人诽谤、讥讽、品评、诋毁道术，否则，必定不会成功。我的先师郑君说过之所以如此的原因：制作调合这种大药都应当祭祀，祭祀的时候太乙、元君、老君、玄女都要来监督鉴察。制药者若不与世俗断绝而到幽静僻远的地方，一旦让世俗闲散的愚笨人得以经过而听见看到，那么诸位神仙就要责备制药者不遵循经典戒律，致使恶人有诽谤诋毁的言论，就不会再保佑帮助，从而邪气得以乘虚而入，于是仙药就不会制作成功。因此，一定要进入名山之中，再斋戒一

百天，不吃葱、薤、韭、蒜、兴蕖等"五辛"和活鱼之类，切不可与世俗凡人相见，这样才能从事制作金丹大药。制作大药的过程中都要斋戒，且必须在制药成功后才能解除斋戒，决不只是在开始制药时才斋戒一下。郑老师还说，他的老师左慈曾告诉过他，说在那些小小的山里，均不能在其中制作金液和九鼎神丹。因为凡是小山都无正神为主，而多是树木、山石的精怪，以及千年的老妖、吸血的鬼怪，这些均只有妖邪之气，不想为人造福，而只能带来灾祸。那些精怪鬼魅还喜欢考察试验学道炼丹的人，学道之士必须用道术防护自己身体以及随从弟子之人等。然而有的道术却会破坏人们的仙药。现今的医药家，每当制作配合好药膏，都不想让鸡、狗、小孩、妇女看见，因被各种外物冲犯，使用时便没有效验。另外，染彩色丝织物品的人，都忌讳面目凶恶的人看见，否则均会丧失美好的颜色，何况是神仙大药呢？所以，古代学道炼丹之士，制作配合仙丹神药，一定要深入名山之中，不留止于平凡的山里，就正是为了这些原因。按照仙经，可以依凭来精诚思索和配合制作仙药的山有：华山、泰山、霍山、恒山、嵩山、少室山、长山、太白山、终南山、女儿山、地肺山、王屋山、抱犊山、安丘山、潜山、青城山、峨眉山、绥山、云台山、罗浮山、阳驾山、黄金山、鳖祖山、大小天台山、四望山、盖竹山、括苍山，这些均是正神居住的山，山中不时还有修得地仙的人。这些山中都生长着灵芝草，可以躲避大战乱和大灾难，不只是在山中配合制作仙药而已。如若有道术的人攀登这些山，那此山的山神必定要帮助他，为他造福，仙药也必能制作成功。倘若不登临这些山的人，那到海中大岛屿去也可配合制作仙药。如像会稽郡的东翁洲、亶洲、纻屿，以及徐州的莘莒洲、泰光洲、郁洲，均是那次一等的。现在，中原的名山不能登临，但江东的名山仍是可以居住

的，有霍山，在晋安；长山、太白山，在东阳；四望山、大小天台山、盖竹山、括苍山等，俱在会稽郡。

抱朴子说：我辱没了大臣子孙名誉。虽才能不足以经略国政，董理万事，但同类的好友所追求的功业及所知晓的事理，都远远不及于我的人，却也有很多是在天河里展翅高翔，在云天中闪耀光芒的了。我之所以断绝在乡里与贺喜吊丧的人事交往，抛弃当世的富贵荣华，而一定要远远地去登临名山，是为了完成所著的子书《抱朴子》，以及想配制作成仙神药，以长生不死作为自己的追求目标。世俗中人莫不责怪我离开故乡，背弃高远的仕途，而去到山林水泽亲自农耕，手脚都磨满了茧子。世俗中人都说我生有疯狂迷惑的疾病。但是，仙道与世俗的事业是不会共兴共荣的，倘若不废弃人间俗务，何能修炼出像这样的志向呢？如果预见前景确实明了，把握未来必定实现，又何惧世俗之人的诋毁或美誉，又岂能因为世俗之人的勉励或阻止而改变态度呢？我不过是直书胸臆，以示将来志同道合的崇道者。如若后世有与我心心相印，坚韧不拔的人，他所抛弃的，也一定会和我所捐弃的一切是没有差异的。

"小神丹方"：用上等真优丹药三斤，加入白蜜六斤搅合，用太阳曝晒煎煮，再令它可制成丸。早上服食如麻的种子般大十粒，不到一年，白发者变黑，落齿者重生，身体润泽；长久地服食它，能使老翁变得年轻，长生不死。

"小丹法"：用丹药一斤，捣碎过筛，将细粉渗入三升陈年醋液中，再加入二斤漆，一共三种原料药物配合，让它们互相适应而相生相得，再在微火上煎制并使它抟成丸。服食如麻的种子般大三粒，每天服两次，三十天后，腹中各种疾病痊愈，三尸虫除去；服食一百天后，肌肉骨骼强壮；一千天后，司命神取消其死籍，寿命与天地相终结，与日月相常望，改变容貌，变化无常，

在日光下无影无形，但另有光彩。

　　"小饵黄金法"：将熔炼黄金放入清酒中，约二百次出入即沸腾了，用手紧握，让它从手指缝间挤出，且如同稀泥；如若不沸腾，就手握时不能从手指缝间挤出，即须重新溶炼，放入清酒中，如此往复，不计其数。制成后，服食如弹丸般大一粒，也可将一丸分为更小丸粒，服食三十天，就没有寒冷温暖的感觉，并有神人玉女来侍奉。白银也可服食，和服食黄金方法相同。服食这两种药物，对能居住在名山石室之中的人，只要一年就能轻身飞入天境。对留止人间的，服食后也能成为地仙。但这种方法不得轻易

传授出去。

　　"两仪子饵黄金法"：用猪脖颈下的脂膏三斤，陈年老醋一升，再取黄金五两放入器皿中，在土炉子上煎煮，再取出黄金放入脂膏中，如此放入取出备一百次。放入陈醋也像这样。制成后，服食黄金一斤，寿命可与天地相始终；服食半斤，寿命达二千岁；服食五两，寿命达一千二百岁。无论多少，都可以服食。但应当在王相的吉日里制作，服食后精神良好。只是这种方法不能传授给不恰当的人，如若传示给不恰当者，就会使仙药不成功，无神效。如果想服食驱除三尸虫的药物，就应当服食丹砂。

卷五　至　理

【原文】

抱朴子曰：微妙难识，疑惑者众。吾聪明岂能过人哉？适偶有所偏解，犹鹤知夜半，燕知戊巳，而未必达于他事也。亦有以校验，知长生之可得，仙人之无种耳。夫道之妙者，不可尽书，而其近者，又不足说。昔庚桑胼胝，文子厘颜，勤苦弥久，乃受大诀，谅有以也。夫圆首含气，孰不乐生而畏死哉？然荣华势利诱其意，素颜玉肤惑其目，清商流徵乱其耳，爱恶利害搅其神，功名声誉束其体，此皆不召而自来，不学而已成。自非受命应仙，穷理独见，识变通于常事之外，运清鉴于玄漠之域，窜身名之亲疏，悼过隙之电速者，岂能弃交修赊，仰遗嗜好，割目下之近欲，修难成之远功哉？夫有因无而生焉，形须神而立焉[1]。有者，无之宫也；形者，神之宅也。故譬之于堤，堤坏则水不留矣。方之于烛，烛糜则火不居矣。身劳则神散，气竭则命终。根竭枝繁，则青青去木矣。气疲欲胜，则精灵离身矣。夫逝者无反期，既朽无生理，达道之士，良所悲矣！轻璧重阴，岂不有以哉？故山林养性之家，遗俗得意之徒，比崇高于赘疣，方万物乎蝉翼，岂苟为大言，而强薄世事哉！诚其所见者了，故弃之如忘耳。是以退栖幽道，韬鳞掩藻，遏欲视之目，遣损明之色，杜思者之耳，远乱听之声，涤除玄览[2]，守雌抱一[3]，专气致柔[4]，镇以恬素，遣欢戚之邪情，外得失之荣辱，割厚生之腊毒[5]，谧多言于枢机[6]，反听而后所闻彻，内视而后见无朕[7]，养灵根于冥钧[8]，除诱慕于接物，削斥浅务，御以愉慎[9]，为乎无为，以全天理尔。乃咀[10]吸宝华[11]，浴神太清，外除五曜[12]，内守九精[13]。坚玉钥于命门[14]，结北极于黄庭[15]。

引三景于明堂[16]，飞元始[17]以炼形。采灵液于金梁[18]，长驱白而留青。凝澄泉于丹田[19]，引沉珠于五城[20]。瑶鼎俯爨[21]，藻禽[22]仰鸣。瑰华擢颖[23]，天鹿[24]吐琼。怀重规于绛宫[25]，潜九光于洞冥[26]。云苍郁而连天[27]，长谷湛而交经[28]。履蹑乾兑[29]，召呼六丁。坐卧紫房[30]，咀吸金英[31]。晔晔秋芝，朱华翠茎。晶晶珍膏，溶溢霄零。治饥止渴，百疴不萌。逍遥戊巳[32]，燕和饮平。拘魂制魄，骨填体轻。故能策风云以腾虚，并混舆而永生也。然梁尘之盈尺，非可求之漏刻；山雷洞彻[33]，非可致之于造次也。患于闻之者不信，信之者不为，为之者不终耳。夫得之者甚希而隐，不成者至多而显。世人不能知其隐者，而但见其显者，故谓天下果无仙道也。

抱朴子曰：防坚则水无漉弃之费，脂多则火无寝曜之患，龙泉以不割常利，斤斧以日用速弊，隐雪以违暖经夏，藏冰以居深过暑，单帛以慢镜不灼，凡卉以偏覆越冬。泥壤易消者也，而陶之为瓦，则与二仪齐其久焉；柞楢速朽者也，而燔之为炭，则可亿载而不败焉。辕豚以优畜晚卒，良马以陟峻早毙，寒虫以适己倍寿，南林以处温长茂。接煞气则雕瘁于凝霜，值阳和则郁蔼而条秀，物类一也，而荣枯异功，岂有秋收之常限，冬藏之定例哉？而人之受命，死生之期，未若草木之于寒天也，而延养之理，补救之方，非徒温暖之为浅益也，久视之效，何为不然？而世人守近习隘，以仙道为虚诞，谓黄、老为妄言，不亦惜哉？夫愚夫乃不肯信汤药针艾，况深于此者乎！皆曰：俞跗、扁鹊、和、缓、仓公之流[34]，必能治病，何不勿死？又曰：富贵之家，岂乏医术？而更不寿，是命有自然也。乃责如此之人，令信神仙，是使牛缘木，马逐鸟也。

抱朴子曰：召魂小丹，三使之丸，及五英八石[35]小小之药，或立消坚冰，或入水自浮，能断绝鬼神，禳却虎豹，破积聚于脏腑，追二竖于膏肓[36]，起猝死于委尸，返惊魂于既逝。夫此皆凡药也，犹能令已死者复生，则彼上药也，何为不能令生者不死乎？越人救虢太子于既殒，胡医活绝气之苏武，淳于能解颅以理脑，元化能刳腹以浣胃，文挚愆期以瘳危困，仲景穿胸以纳赤饼。此医家之薄技，犹能若是，岂况神仙之道，何所不为？夫人所以死者，诸欲所损也，老也，百病所害也，毒恶所中也，邪气所伤也，风冷所犯也。今道引行气，还精补脑，食饮有度，兴居有节，将服药物，神思守一，柱天禁戒，带佩符印，伤生之徒，一切远之，如此则通，可以免此六害[37]。今医家通明肾气之丸，内补五络之散[38]，骨填苟杞之煎，黄芪建中之汤，将服之者，皆致肥丁。漆叶青蓁[39]，凡弊之草，樊阿服之[40]，得寿二百岁，而耳目聪明，犹能持针以治病，此近代之实事，良史所注者也。

又云：有吴普[41]者，从华佗受五禽之戏，以代导引，犹得百余岁。此皆药术之至浅，尚能如此，况于用其妙者耶？今语俗人云，理中、四顺，可以救霍乱；款冬、紫菀，可以治咳逆；崔芦、贯众之煞九虫；当归、芍药之止绞痛；秦胶、独活之除八风；菖蒲、干姜之止痹湿；菟丝、苁蓉之补虚乏；甘遂、葶苈之逐痰癖；瓜蒌、黄连之愈消渴[42]；荠尼、甘草之解百毒；芦如、益热之护众创；麻黄、大青之主伤寒。俗人犹谓不然也，宁煞生请福，分著问崇[43]，不肯信良医之攻病，反用巫史之纷若[44]，况乎告之以金丹可以度世，芝英可以延年哉！昔留侯张良，吐出奇策，一代无有，智虑所及，非浅近人也，而犹谓不死可得者也，其聪明智用，非皆不逮世人，而曰："吾将弃人间之事，以从赤松游耳"。遂修道引，绝谷一年，规轻举之道，坐吕后逼蹴，从求安太子之计。良不得已，为画致四皓[45]之策。果如其言，吕后德之，而逼令强食之，故令其道不成耳。按孔安国《秘记》云：良得黄石公不死之法，不但兵法而已。又云：良本师四皓。角里先生、绮里季之徒，皆仙人也。良悉从受其神方，虽为吕后所强饮食，寻复修行仙道，密自度世，但世人不知，故云其死耳。如孔安国之言，则良为得仙也。又，汉丞相张苍，偶得小术，吮妇人乳汁，得一百八十岁，此盖道之薄者，而苍为之，犹得中寿[46]之三倍，况于备术，行诸秘妙，何为不得长生乎？此事见于《汉书》，非空言也。

抱朴子曰：服药虽为长生之本，若能兼行气者，其益甚速。若不能得药，但行气而尽其理者，亦得数百岁。然又宜知房中之术[47]，所以尔者，不知阴阳之术，屡为劳损，则行气难得力也。夫人在气中，气在人中，自天地至于万物，无不须气以生者也。善行气者，内以养身，外以却恶，然百姓日用而不知焉。吴越有禁咒之法[48]，甚有明验，多气耳。知之者可以入大疫之中，与病人同床而已不染。又以群从行数十人，皆使无所畏，此是气可以禳天灾也。或有邪魅山精，侵犯人家，以瓦石掷人，以火烧人屋舍；或形见往来，或但闻其声音言语，而善禁者以气禁之，皆即绝，此是气可以禁鬼神也。入山林多溪毒蝮蛇之地，凡人暂经过，无不中伤，而善禁者以气禁之，能辟方数十里上，伴侣皆使无为害者；又能禁虎豹及蛇蜂，皆悉令伏不能起。以气禁金疮，血即登止；又能续骨连筋。以气禁白刃，则可蹈之不伤，刺之不入。若人为蛇虺所中，以气禁之则立愈。近世左慈、赵明等[49]，以气禁水，水为之逆流一二丈。又于茅屋上燃火，煮食食之，而茅屋不焦。又以大钉钉柱，入七八寸，以气吹之，钉即涌射而出。又以气禁沸汤，以百许钱投中，令一人手探摝取钱，而手不灼烂。又禁水著中庭露之，大寒不冰。又能禁一里中炊者尽不得蒸熟。又禁犬，令不得吠。昔吴遣贺将军讨山贼，贼中有善禁者，每当交战，官军刀剑皆不得拔，弓弩射矢皆还向，辄致不利。贺将军长智有才思，乃曰："吾闻金有刃可禁，虫有毒者可禁，其无刃之物，无毒之虫，则不可禁，彼能禁吾兵者，必不能禁无刃物矣。"乃多作劲木白棒，选异力精卒五千人为先登，尽捉棓[50]彼山贼。贼持其善禁者，了不能备，于是官军以白棒击之，大破彼贼。禁者果不复行，所打杀者，乃有万计。夫气出于形，用之其效至此，何疑不可绝谷治病，延年养性乎？仲长公理者[51]，才达之士也。著《昌言》，亦论"行气可以不饥不病"，云："吾始者未之信也，至于为之者，尽乃然矣。养性之方，若此至约，而吾未之能也，岂不以心驰以世务，思锐于人事哉！他人之不能者，又必与吾同此疾也。昔有明师，知不死之道者，燕君使人学之，不捷而师死。燕君怒其使者，将加诛焉。谏者曰：'夫所忧者，莫过乎死，所重者，莫急乎生。彼自丧其生，亦安能令吾君不死也？'君乃不诛。其谏辞则此为良说矣。使彼有不死之方，若吾所闻行气之法，则彼说师之死者，未必不知道也，直不能弃世事而为之，故虽知之而无益耳，非无不死之法者也"。又云："河南密县有卜成者[52]，学道经久，乃与家人辞去，其始步稍高，遂入云中不复见。此所谓举形轻飞，白日升天，仙之上者也。"陈元方、韩元长[53]，皆颍川[54]之高士也，与密相近。二君所以信天下之有仙者，盖各以其父祖及见卜成者成仙升天故耳，此则又有仙之一证也。

【注释】

〔1〕有因无而生，形须神而立："有"、"无"是老子提出的一对概念，《老子》："有之以为利，无之以为用。""形"、"神"是庄子的常用的概念，这里"形"指形体，"神"指灵魂。

〔2〕涤除玄览：《老子》第十章："涤除玄览，能无疵乎！"玄览：深邃地观察。

〔3〕守雌抱一：守雌指柔道自守，不与人争。雌，指雌伏，喻退让。"抱一"，道家认为道生于一，所以称精思固守为"抱一"，《老子》二十八章："知其雄，守其雌，为天下溪。"二十二章："曲则全，枉则正，窪则盈，敝则新，少则得，夫则惑，是以圣人抱一，为天下式。"

〔4〕专气致柔：《老子》第三十六章："柔弱胜刚强。"老子认为柔弱的事物比刚强更具有生命力。

〔5〕厚生之腊毒：疑当作"厚味之腊毒"。《国语·周语下》："厚味实腊毒。"厚味，喻重禄，腊，亟也。腊毒，极毒。

〔6〕枢机：枢，门枢；机，门阃。前者主开，后者主闭，两者连言，比喻事物的关键。

〔7〕无朕：《庄子·应帝王》："体尽无穷，而游无朕。"无朕，无踪迹可寻。这里指潜心学道。

〔8〕灵根：内丹术语，所指不一，或指舌根，或指肚脐等。这里指"元神"，即经过修炼后的精神活动。《黄庭外景经·下》："通利天道藏灵根"。冥钧：深远空阔的造化。

〔9〕慔（mù暮）：通"漠"，寂静，恬淡。

〔10〕咬（fǔ府）：咀嚼。

〔11〕宝华：指自然之气。《黄庭内景经》："灌溉五华植灵根"。务成子注："五华者，五方之英华，即气也。"华，指气，宝，为修饰语。

〔12〕五曜：指金、木、水、火、土五星。

〔13〕九精：指人体眼、耳、口、鼻等九窍。

〔14〕坚玉钥于命门：玉钥，钥匙的美称。《黄庭内景经·黄庭》："七蕤玉钥闭两扉"。道教内丹术语，指七窍的孔道。命门，内丹术语，指脾，或指鼻，这里指脐下丹田穴。《黄庭内景经·命门·脾部》："方圆一寸命门中"。务成子注："即黄庭之中，丹田之所也。"《道枢·七神》："命门者，诸神精之所舍，元气之系也。"

〔15〕结北极于黄庭：北极，内丹术语，或指丹田穴，这里指心思。黄庭，内丹术语，指脾，或指脑中，心中，脾中，或指目。这里指上丹田，即人两眉间却入三寸处，古人认为上丹田为藏神之府。《黄庭外景经》："上有黄庭下关元"。梁丘子注："黄庭者，在头上，明堂、洞房、丹田，此三处是也。"

〔16〕三景于明堂：三景，指日、月、星三光。《黄庭内景经》："四气所合列宿兮"。梁丘子注："列留，三景也，谓……兼思日、月、斗星，兮明焕照"。明堂，内丹术语，或谓喉、肺、脾，其说不一，这

里指两眉间深入一寸处。

〔17〕元始：疑即"元息"，亦即"胎息"，指练气功高度入静时的呼吸。

〔18〕采灵液于金梁：灵液，内丹术语，指口中津液。《太上养生胎息气经·上清气秘法》："服食明石，饮以灵液"。原注："灵液者，唇里津"。金梁，内丹术语，指牙齿，《五脏六腑图·心脏修养法》："常以四月五月弦朔清旦，面南端坐，叩金梁丸"。

〔19〕凝澄泉于丹田：澄泉，比喻人的精蕴。《管子·内业》："精存自生，其外安乐，内藏以为泉原。……泉之不竭，九窍遂通"。丹田，内丹术语，分上、中、下丹田：上丹田在头部，中丹田在胸部，下丹田在脐部。其中，以下丹田倍受重视。

〔20〕引沉珠于五城：沉珠，内丹术语，又称元珠、火珠、灵珠、宝珠、悬珠等，即内丹家所追求的内丹。五城，脐下丹田异名。

〔21〕瑶鼎俯爨：瑶鼎，当为"汞鼎"，即指上丹田。《金丹四百字·序》："行真水于铅炉，运真火于汞鼎"。爨（cuàn窜），烧火煮饭。《孟子·滕文公上》："许子以釜甑爨，以铁耕乎？"

〔22〕藻禽：原指凤凰，这里当指脾脏。《黄庭遁甲缘身经》："脾主意，其神如凤。"

〔23〕瑰华擢颖：瑰丽的花朵抽出骨朵。这里比喻所炼的内丹初成。

〔24〕天鹿：当指肾脏。《黄庭遁甲缘身经》："肾者，阴之精。……其神如白鹿两头"。

〔25〕怀重规于绛宫：重规，重大的规范。晋成公绥《天地赋》："星辰焕列，日月重规"。绛宫，内丹术语，这里指心。《黄庭内景经》："重堂焕焕明八威"。务成子注："绛宫，心也。"

〔26〕潜九光于洞冥：九光，绚烂的光芒。《开元占经》卷五引《尚书纬·考灵曜》："日照四极九光"。洞冥，幽深之处，这里指洞房，即上丹田。《黄庭外景经》梁丘子注："两眉间却入……二寸为洞房"。

〔27〕云：指内丹术之人呼吸的气息。徐徐送出气息叫"云行"。《道枢·金丹泥金篇》："徐出其息，使之绵绵，其名曰'云行'"。

〔28〕长谷：内丹术语，所指不一，这里指鼻腔。《黄庭内景经》："长谷玄乡绕郊邑"。务成子注："长谷，鼻也"。

〔29〕乾兑：八卦中的两个卦名，所象征物甚多，这里似乎是双关语。一重意思是以"乾"指天，"兑"指泽，"履蹑乾兑"指跋涉高天大泽；另一重意思是"乾"指首，《易传·说卦》："乾为首"。"兑"指肾，

而内丹家称肾间气为"兑虎"，"履蹑乾兑"指将意念引过头顶肾间。

〔30〕紫房：又称"玉房"，上丹田的异名。《黄庭内景经》："共入太室璇玑门"。务成子注："玉房一名紫房，一名绛宫"。《云笈七签》："精念玉房，内视中丹田，内气致于下丹田"。

〔31〕金英：当即"金华"。义指内丹家修炼成功的境界。

〔32〕戊巳：内丹术语，或指脾，或指丹田，这里指内丹真趣。《悟道录》："戊巳即意中真信也"。

〔33〕山霤（liù留）：屋檐下接水的山形器物。

〔34〕俞跗、扁鹊、和、缓、仓公：古代良医名。俞跗，传说中黄帝的良医，见《史记·扁鹊列传》；扁鹊，战国时名医，见《史记》本传；医和、医缓，春秋时医生，见《左传》；仓公，汉代良医，《史记》有传。

〔35〕召魂小丹、三使之丸：当为药效较小的丹药和丸药之类；五英八石：疑为五类灵芝及八种石药（如戎盐等），这里泛指各类植物药和石类药。

〔36〕二竖：指病魔。《左传·成公十五年》载：晋侯到秦国求医，秦君派医缓治疗，医缓还未到，晋侯梦见疾病化为两个小人。一个说：医缓是个良医，其怕被伤害则逃走了；一个说：其居住在肓之下，膏之上，看他医缓如之奈何？！医缓来后，果然认为无药可治。膏肓：见卷二《论仙篇》注释〔68〕。

〔37〕六害：指上文所说的欲损、衰老、病害、中毒、邪气、风冷等六种危害。

〔38〕五络：络，指经络，即指人体气血运行经过联络的通路。中医学有十二经脉、十五别络等名称。《黄帝内经·灵枢》："夫十二经脉者，内属于五脏，外络于肢节"。五络，或指内属五脏的经络。

〔39〕漆叶：漆树之叶，可入药。见《本草纲目》卷三十五。青蘘：当依《后汉书·华佗传》作青粘，又名地节、黄芝，主理五脏，益精气。

〔40〕樊阿：人名，东汉华佗的学生。《后汉书·华陀（同佗）传》："彭城樊阿，少师事陀。陀授以漆叶青粘散方，云：服之去三虫，利五脏，轻身益气，使人头不白。阿从其言，年五百余岁"。

〔41〕吴普：人名，东汉华佗的学生。从华佗学习中国最早的成套健身体操之一"五禽戏"，模仿虎、鹿、熊、猿、鸟五种动物的动作进行健身运动。

〔42〕消渴：今称糖尿病。

〔43〕分蓍问祟：蓍，一种多年生草本植物，古人常用以占卜。分蓍，占卜的代用语。祟，鬼神带给人

的灾祸。

〔44〕纷若：形容盛多的样子。《易经·巽卦》："巽在床下，用史巫纷若"。

〔45〕四皓：皓，白，这里指白发。四皓，汉代商山四个须眉皆白的隐居老人，名叫东园公、绮里季、夏黄公、角（lù 路）里先生。汉高祖召，不应。后高祖欲废太子，吕后求助于张良。张良用计，使"四皓"辅佐太子，高祖因此不废太子。史称之"商山四皓"。

〔46〕中寿：指六十岁。《吕氏春秋·安死》："人之寿，久不过百，中寿不过六十"。

〔47〕房中之术：简称"房中术"，又称"阴阳之术"、"男女合气术"等，古代道教关于男女交媾以养身的方术。其根据为：人不能不交阴阳，否则可致疾病；但若纵情恣欲，没有节制，也会致命。所以要从房事中节欲宝精，房事禁忌，性交卫生与合理方法，并讲究房事与气功的结合等。

〔48〕禁咒之法：禁咒指气禁和咒语，气禁是一种气功巫术，咒语是一种用以祈福和诅咒驱逐鬼魔的语句。咒语的格式一般是先念诸神尊号及姓名，然后再陈述请求，最后加上"急急如律令"之类等语。气禁需念咒，咒语要运气，两者有所联系。

〔49〕赵明：东汉术士。《后汉书·方术传·陈登传》作"赵炳"。云："赵炳，字公阿，东阳人，能为越方。……禁枯树，树即生荑"等。

〔50〕棓（bàng 棒）：同棒、棍子。《明史·孙傅庭传》："手白棓遮击，中者首兜鍪俱碎"。这里作动词，指打击。

〔51〕仲长公理：仲长统，字公理，东汉人。著有《昌言》三十四篇，已佚。

〔52〕卜成：当依孙星衍校作"上成"。《后汉书·方术传·上成公传》："上成公者，密县人也"。这与正文"河南密县有卜成者"同。其所载履云升天事也与本文相同，故应为"上成"，"卜成"误。

〔53〕陈元方、韩元长：《博物志·方士》："颍川陈元方、韩元长，时之通才者。所以并信有仙者，其父时所传闻：河南密县有上成公。其人出行，不知所至，复来还，语其家云：'我得仙'。因与家人辞诀而去。其步渐高，良久，乃没而不见。至今密县传其仙去。二君以信有仙，盖由此也。"陈元方，名纪，东汉人。韩元长，名融，东汉人。二人皆博学多识，才能出众。

〔54〕颍川：郡名，今河南禹县。

【译文】

抱朴子说：幽策玄妙的仙道深不可测，难以认识，所以对仙道疑惑的人就很多。我的聪明才智哪能超过世人呢？只不过偶尔有一些片面理解，正好比仙鹤知道半夜鸣唱、燕子知道戊巳这天不衔泥筑巢一样，却未必通达其他事理了。又有验证，学习知晓长生不死是可能的，而且仙人并没有仙种。说到那仙道的幽微玄妙，的确不可能完全用笔墨书出写尽，而那些浅显近薄的道理，也不值得详细阐述。昔日，老子的弟子庚桑楚手足都磨满了老茧，老子另一弟子文子颜面也呈现出黝黑，经过很久很久的辛勤劳苦，才接受到高妙的口诀，的确是有所原由的呵！凡是长着圆形脑袋，吞吐元气的人，谁不喜欢生而畏惧死呢？然而，荣华富贵、权势利益诱惑他们意志；白晰容貌、玉洁肌肤迷住他们眼睛；清丽商调、流畅徵音侵扰他们耳朵；喜爱憎恶、利益危害搅乱他们精神；功勋业绩、名声荣誉约束他们身体；等等，这些都是不须招致就会自己追求，毋需学习就会养成这种追名逐利的本能。如果不是接受天命，修炼仙道，穷究事理，独有见地，在平凡的事物外，明白变通的规律，在玄渺的区域里，运用鉴赏的能力，体悟自身和虚名的孰亲孰疏，哀悼流逝的时间犹如闪电般迅速的人，岂能放弃平时交往，修养远大目标，压制遗弃爱好，割舍眼下近前的欲望，修炼难以成功的勋业呢？"有"是靠"无"而生存，"形"是赖"神"而成立，"有"是"无"的宫舍，"形"是"神"的住宅。所以，如以堤岸为例，一当堤岸崩坏，水就不会留住了；以蜡烛为例，一当蜡烛燃尽，火就不会存在了。身体疲劳，神志就会飞散；元气衰竭，生命就会终结；根柢枯萎，但枝干还繁茂的话，那青绿就会辞别树木；元气丧尽，但欲望还旺盛的话，那精灵就会离开身体。凡是逝去的再也不会返回，既已枯朽的再也不会复生，通达明白道术的人，的确为此感到十分悲哀！他们轻视璧玉，看重光阴，岂不是有此原因吗？所以身居山林修养真性的大师，放弃俗务得到真旨的徒众，将高贵比作多余的疣瘤；把万物看成秋蝉的翅膀。这哪里是信口胡言，强讨贬薄世间事务呢？的确是他们观察入微而再清楚不过的了，所以，他们才抛弃了富贵荣华，犹如忘却一切那样坦然。于是，他们栖身高远，隐遁幽深，深藏龙鳞，掩盖文藻；遏止欲求妄视的目力，遣弃损伤视力的颜色；杜塞思寻妄听的耳力，远离扰乱听力的声音。洗涤排除玄远的流览，以雌自守而不与人争，固持精思而抱守一道，专一元气而达到柔弱。以恬静清素来镇住一切欲念，排遣那欢愉悲戚的邪僻情怀，将那得失荣辱完全置于身外，割舍浓美厚味的毒害，缄默多嘴多舌的枢纽。做到返回来听闻后，对所听到的才理会透彻；往内部察视后，对所见到的才无迹可寻。在深远空阔的造化中培养元神；在各式各样的接人待物里除去诱惑。要削减排斥浅薄事务，用恬愉淡泊驾驭一切，真正做到清心寡欲，内视反听，在无为的境界中任意驰骋，如此以保全天然理性。至于咀嚼吮吸宝贵的自然之气，须在高妙的太清境界里沐浴情怀。在身外珍惜"五星"的精蕴；在身内，守持"九窍"的精华。关闭穴窍，将意念坚守于"命门"；把持心思，让思想集中在"黄庭"。引导日月星"三景"到明堂穴，练气功高度入静地去修炼形体；集津液，端然正坐地去不断叩齿。如此坚持下去，就会驱走白发而黑发永驻。凝结人的精蕴（"澄泉"）于丹田，引导内丹（"沉珠"）到脐下。……琼瑶般的"汞鼎"（上丹心）向下燃起，美艳无比的"凤凰"（脾脏）向上鸣呼；瑰丽的内丹之花抽出骨朵，神奇的"天鹿"（肾脏）吐出琼玉。怀着重大的规范到赤红"绛宫"（心房）里，潜藏着绚丽的光芒到幽暗"洞房"（上丹心）中。……气息茫茫，连接天宇，鼻腔深深，交错徐行。将意念引过头顶肾间，召唤来六甲六丁神灵。坐卧在"紫房"穴里，咀嚼着"金英"成果。内丹似秋日的灵芝烨烨生辉，朱红花朵，翠绿茎干；元气像皎洁珍奇的脂膏，晶莹充溢，凌霄而降。这能治疗饥饿，中止口渴，可使百病再不萌生，内丹真趣，格外逍遥，饱享中和，畅饮太平，抱持三魂，控制六魄，骨骼充实，肉体轻盈。所以，才能鞭策风云，飞腾虚空，和那莽莽混沌的天地一起永生。然而，那梁柱上的尘土已积满一尺，并不能在顷刻之间有所求得；那山形承接屋檐水的器物已经穿洞，并不能在极短时内达到目的。更令人担心的是，那些听说的人不相信，而相信的人又不施行，即使施行的人又不善始善终呵！是呵，求得仙道的人既很少又隐秘，而求不成仙道的人却很多且显明；世俗凡人不能知晓隐秘难识者，而只看见明显易识者，所以就说天下本来就没有什么仙道。

抱朴子说：堤防坚固就不会造成水渗漏的浪费；油脂充裕就不会带来火熄灭的隐忧。龙泉宝剑因为不常切割而常锋利；开山板斧由于经常砍用而很快钝拙。隐藏深处的积雪因为背对温暖而能经历夏天；储藏深处的冰凌由于埋处深邃而能度过酷暑。单幅绢帛因为缠绕铜镜而燃烧不着；平凡花卉由于偏斜覆盖而越过隆冬。那泥土本是极易消解的，但烧炼成为陶器后，就与天地齐享久长；那柞栖本是很快腐朽的，但灼烧成为木炭后，就可亿年不易破败。辕下小猪因为良好喂养而很晚才死；优良骏马由于不停登涉而过早死亡。耐寒虫豸因为适应自己的生存而加倍长寿；南方林木由于身处温湿的环境而长时繁茂。碰到萧杀的寒气，就会在凝结的冰霜中凋零；遇见阳春的和暖，就会抽枝茂叶，郁郁葱葱。世界同有万物百类但其繁茂与枯朽的功效各不相同，岂有秋季收割的常规、冬日收藏的定例呢？人们秉受的生命，死生的周期，不像草木在寒冷冬季死亡那样明显，而且延寿怡养的道理，补体救命的方术，也不像温暖春天对于草木一般的收益浅近；但长生久视的功效，为何不是如此呢？然而世俗凡人保守着眼前，习惯于狭隘，总认为求仙道术是虚幻荒诞的，还认为黄帝、老子的学说是狂辞妄言，这不是很为可惜吗？愚笨的人尚不相信汤药针艾，何况比这更深奥的道理呢？他们还说：俞跗、扁鹊、医和、医缓、仓公这些人，假如真能治病，为何不能都免于死亡呢？又说：富贵人家，岂缺乏医术，但他们比常人还不长寿，这说明命运有其自然规律呵！倘若我们要去强求这些人，令他们相信神仙，这就好像要使老牛攀援树木、老马追赶飞鸟那样了。

抱朴子说：召魂小丹、三使之丸及五英八石之类小小药物，有的能使坚冰立刻消融，有的投入水中能自身飘浮，有的能绝断鬼神干扰，除去虎豹侵袭，破除脏腑积聚食物，在膏肓里追逐排遣病魔，使猝然死亡的委弃尸体立起，让已经逝去的离魂惊魄重返。这些都是平凡小药，它们既然能使已死去的人重新复生，那么，那些上等好药为何不能使活着的人长生不死呢？秦越人（扁鹊）曾救活已殒灭状态下的虢太子；胡地医师曾使已经断气的苏武复活；淳于（仓公）能剖开头颅去清理大脑；元化（华佗）能刳开腹腔去洗涤肠胃；文挚故意误约才治愈齐王怪症；张仲景穿透胸膛去放置红色药饼。这些医家的细薄技巧，尚且能够如此起死回生，更何况追求成仙的道术，又有何所不能做到的呢？人，为什么会死亡呢，是因为：各种各样欲望造成的衰损，衰老；各种各样疾病的侵害；毒药所中伤；邪气所干伤；风冷所袭犯。倘若导引肢体，运行气息，收回精蕴，弥补大脑，饮食有法度，起居有节制，合理服用药物，神思守住一点，依天理，守禁忌，随身佩戴符节玉玺，远离伤生害理小人，如此便可通达，并可以免除上述六种危及性命之害。当今，医师们应用的通明肾气丸、内补五络散、骨填枸杞汁、黄芪建中汤，都是服用后令人肥健强壮的。漆叶、青蘘本是平凡草木，但华佗弟子樊阿得服此方，得延寿命二百岁，而且耳聪目明，还能拿起银针来为人治病。这是近代的史事，而且是直书青史的史官所著述及注释的。

史书又说：三国时有个名叫吴普的人，他跟随华佗学习健身操"五禽戏"，并以此来代替导引，还活到一百多岁的长寿。这些均是医药道术中最为浅显的事例，其结果尚能如此，更何况采用更为高妙的仙术呢？假如现在对世俗人讲：理中、四顺，可以救治霍乱；款冬、紫菀，可以治疗咳嗽；萑芦、贯众、能够杀死九虫；当归、芍药，能够止解绞痛；秦椒、独活，可以消除八风；菖蒲、干姜，可以终止痹湿；菟丝子、肉苁蓉，能够滋补体虚乏力；甘遂、葶苈，能够驱遂痰饮癖症；瓜蒌、黄连，可以治愈消渴；茅尼、甘草，可以解除各种毒物；芦如、益热，能够护养各种创伤；麻黄、大青，能够主治伤寒；等等。但世俗凡人还说不是如此，他们宁愿杀死活物去求神乞福，用蓍草占卦来询问鬼神，却不肯相信良医能够战胜疾病，反而聘用信任众多巫师。何况告诉他们金丹可以超度世人，灵芝可以延年益寿呢！昔年，留侯张良献出不少奇妙良策，一代人中独一无偶，谁也没有像他一样。他的深谋远虑所达到的程度，并非见识浅近的人所可能及，尚且认为长生不死是可得到的；他的聪明睿智水平，并非赶不上世间的俗人，却说："我将要放弃人间的一切事务，跟着赤松子云游而去！"于是，他就修炼导引，断绝食粮一年，学习轻身飞举方术。后因被吕后一再催逼，追着他求教太子平安良策，张良实在不得已，才为吕后策划了招致商山四皓辅助太子的计谋。结果正如张良所策划的那样，太子没被汉高祖废去。吕后为此十分感激张良，又逼使他勉强进食，所以才使张良仙道没有成功。按照孔安国《秘记》所说：张良原来得有黄石公长生不死法术，不仅只有兵法而已。又说：张良本来就拜"商山四皓"为师，角里先生和绮里季均是神仙。张良追随四位老师并承受了他们的仙方，他虽被吕后强进饮食，但他仍然又重修仙道，并自行秘密度过余生，只是世人不知其故，所以才说他死了。如若真像孔安国所说，那么张良也得道成仙了。还有，汉朝丞相张苍，曾偶然得到小道术，吮吸妇女奶汁，得到一百八十岁的长寿。这不过是道术中很微薄的小术，但经张苍认真实践施行，结果就获得"中寿"的三倍寿命，何况完备的仙道法术呢，施行又有诸多奥妙玄秘的手段，为何不能长生不老呢？这些事都见于《汉书》，决不是空言谎语呵！

抱朴子说：服食药物虽然是长生不老的根本，但若能兼而运行真气的话，那么其所获得的效益就更迅速。倘若不能获得药物，只是运行真气且尽到其原理者，也能获得几百岁的寿延。然而，还应该懂得房中术。为什么呢？因为倘若不懂得阴阳交媾的方术，就会常常受劳遭损，那么运行真气就难以获得理想效力。凡是人，都总是生活在气中；而气息，又在人的身体内。从天地直至万物，没有不需要气以生存的。善于运行真气者，在身内，可以休养身体．在身外，可以除却邪恶。然而，老百姓虽每天都在运用气，却不明了这一点。吴、越一带流传有禁咒的法术，很有明显效验，这是因为真气充溢的缘故。凡懂得运行真气这个道理的人，可以深入病疫大流行的环境中，即使与病人同床而眠，自身也不会被感染。又可以与众人同行，那怕多至几十人，运气后均使他们无所畏惧，这说明气可以禳除天灾。有时，有一些邪恶鬼魅，山野精怪去侵犯人，如用瓦块石头之类投掷击人，用火焚烧人居住的房屋宿舍；有时它们显形行来往去，有时它们却只有声音言语，而善于禁气的人就可用气来制服它们，结果都能随禁气而立即绝迹

而去，这说明气可以禁制鬼神。进入山林，多是山溪瘴毒及蝮蛇出没之地，若人们偶尔经过，没有不被其毒害所伤的，而善于禁气者用气后就可以制止它们，能使它避到数十里外的地方去，同时随行伴侣也都不会受到它们的损害。用禁咒还能制服虎豹、老蛇和毒蜂，使它们均伏地而不能起立。用气还可治刀枪创伤，可使鲜血即止，又能续筋接骨。用气还可禁制利刃，可使踩在利刃上脚也不受伤，刺杀不入。倘若有人为蛇虫咬伤，用气则可立即治愈。近代有左慈、赵明等人用气来禁水，水在气的作用下可逆向流去一两丈。又在茅草屋上燃火烧煮食物吃，结果茅屋竟然一点也没被烧焦。还用大钉子钉木柱深达七八寸后，用气吹那钉子时，那钉子竟然自动弹射而出。还用气来禁制沸腾的水，将一百来个铜钱投入沸水中后，令一人伸手入水捞取铜钱，结果那人的手竟然一点也没烫伤。还用气来禁水，将水放在庭院中暴露放置，那怕在严寒的天气下也不结冰。又能够禁一里地内烧饭的人，使那饭怎么也煮烧不熟。又能够禁狗，使那狗怎么也叫不出声。昔年，三国时东吴国王派遣一位名叫贺齐将军讨伐山野叛贼，叛贼中有一善于禁咒的人，在每次交锋作战的时候，竟使官军的刀剑均无法拔出，弓弩射出的箭反而返回射向自己，以致败阵失利。贺将军长于智谋而有才思，他说："我听说凡是金属有刀刃的可以气禁，虫豸有毒的也可气禁，而无刀刃的兵器及无毒的虫豸则不能禁。那些叛逆山贼虽能将我有刀刃的兵器禁住，但一定不能禁没有刀刃的兵器。"于是，便大量制作了坚硬的无金属刀刃的纯木棍棒，选择力气异常出众的精壮兵卒五千人先行登山，杀人贼巢去捉拿并棒击那些山贼。叛贼仗恃他们有善禁咒者而毫无防备，于是官军用纯木棍棒击杀，结果大破贼兵，那善禁者法术果然不能再施行奏效，官军打杀的山贼竟然数以万计。气出自于人的形体，使用后的效

验达到这样好的程度，怎么能怀疑不可断绝食谷以治疗疾病，延年益寿和修身养性呢？东汉的仲长统（字公理）是一位通达有才的士人，他曾著有《昌言》一书，也论及"运行真气可以不饥不病"。他说："我最初也不相信禁咒，直到施行禁咒的人表演完尽后，才赞服了。修身养性的方术，像这样做则极其简约可行，但我还是没有做到，岂不是因为我的心思仍驰骋于世务，思虑仍在人世间磨损的缘故？其他的人之所以不能学成仙道，必定是和我一样，犯了同一种毛病吧。昔日，有一位贤明的法师，知晓不死道术。燕君派人去向他学习道术，结果在学习者还没赶到的时候，那法师便身死了。燕君对这个使者大为恼怒，打算将使者诛杀。这时有一进谏的人说道：'凡是人所忧虑的，没有什么过之于死亡；所看重的，没有什么比生存更为急切的。而那法师自己丧失了生命，又怎能保证让我的国君又长生不死呢？'国君这才没有诛杀使者。那进谏者的言辞真是很得当的说法了。假若那法师果有长生不死法术，就像我听说的运行真气的方法，那他的死未必是不懂得养生之道，只是不能抛弃世间俗事去修炼，所以虽知道术但无收益罢了，而绝不是没有长生不死的方术呵！"又说："河南密县有一个名叫上成的人，学习道术已经很久很久了，便与家里的人辞别而去。他开始步履稍高，后便逐渐步入云彩中而不再复见。这就是所说的升举形体，轻身飞腾，白日升天，仙道中最上等的高妙者了"。陈元方、韩元长，都是颖川的高远通才士人，他们与密县又很近，他们之所以相信天下有仙人，或许是因为他们各自的父辈祖上，以及见到上成的人亲眼见他白日飞升的缘故吧。这又是有神仙存在的一个证据。

卷六 微 旨

【原文】

抱朴子曰：余闻归同契合者，则不言而信著；途殊别务者，虽忠告而见疑。夫寻常咫尺之近理，人间取舍之细事，沉浮过于金羽，皂白分于粉墨，而抱惑之士，犹多不辨焉，岂况说之以世道之外，示之以至微之旨，大而笑之，其来久矣，岂独今哉？夫明之所及，虽玄阴幽夜之地，豪厘芒发之物，不以为难见。苟所不逮者，虽日月丽天之炤（zhāo召）灼，嵩、岱干云之峻峭，犹不能察焉。黄、老玄圣，深识独见，开秘文于名山，受仙经于神人，蹶埃尘以遗累，凌大遐以高跻。金石不能与齐坚，龟鹤不足与之等寿，念有志于将来，悯信者之无文，垂以方法，炳然著明，小修则小得，大为则大验。然而浅见之徒，区区所守，甘于荼蓼而不识饴蜜，酣于醨（lí离）酪而不赏醇醪。知好生而不知有养生之道，知畏死而不信有不死之法，知饮食过度之畜疾病，而不能节肥甘于其口也。知极情恣欲之致枯损，而不知割怀于所欲也。余虽言神仙之可得，安能令其信乎？

或人难曰：子体无参午达理，奇毛通骨，年非安期、彭祖多历之寿，目不接见神仙，耳不独闻异说，何以知长生之可获，养性之有征哉？若觉玄妙于心得，运逸鉴于独见，所未敢许也。夫衣无蔽肤之具，资无谋夕之储，而高谈陶朱之术，自同猗顿之策，取讥论者，其理必也。抱痼疾而言精和、鹊之技，屡奔北而称究孙、吴之算。人不信者，以无效也。

余答曰：夫寸鲂泛迹滥水之中，则谓天下无四海之广也。芒蝎宛转果核之内，则谓八极之界尽于兹也。虽告之以无涯之浩汗，语之以宇宙之恢阔，以为空言，必不肯信也。若令吾眼有方瞳，耳长出顶，亦将控飞龙而驾庆云，凌流电而造倒景[1]，子又将安得而诘我。设令见我，又将呼为天神地祇异类之人，岂谓我为学之所致哉？姑聊以先觉挽引同志，岂强令吾子之徒皆信之哉？若令家户有仙人，属目比肩，吾子虽蔽，亦将不疑。但彼人之道成，则蹈青霄而游紫极，自非通灵，莫之见闻，吾子必为无耳。世人信其臆断，仗其短见，自谓所度，事无差错，习乎所致，怪乎所希，提耳指掌，终于不悟，其来尚矣，岂独今哉？

或曰：屡承嘉谈，足以不疑于有仙矣，但更自嫌于不能为耳。敢问更有要道，可得单行者否？抱朴子曰：凡学道当阶浅以涉深，由易以及难，志诚坚果，无所不济，疑则无功，非一事也。夫根荄不洞地，而求柯条干去，渊源不泓窈，而求汤流万里者，未之有也。是故非积善阴德，不足以感神明；非诚心款契，不足以结师友；非功劳不足以论大试；又未遇明师而求要道，未可得也。九丹金液，最是仙主。然事大费重，不可卒办也。宝精爱气，最其急也，并将服小药以延年命，学近术以辟邪恶，乃可渐阶精微矣。

或曰：方术繁多，诚难精备，除置金丹，其余可修，何者为善？抱朴子曰：若未得其至要之大者，则其小者不可不广知也，盖藉众术之共成长生也。大而谕之，犹世主之治国焉。文、武、礼、律，无一不可也。小而谕之，犹工匠之为车焉，辕、辋、轴、辖，莫或应亏也。所为术者，内修形神，使延年愈疾，外攘邪恶，使祸害不干，比之琴瑟，不可以子弦求五音也；方之甲胄，不可以一札待锋刃也。何者？五音合用不可阙，而锋刃所集不可少也。凡养生者，欲令多闻而体要，博见而善择，偏修一事，不足必赖也。又患好事之徒，各仗其所长，知玄、素之术者，则曰：唯房中之术，可以度世矣；明吐纳之道者，则曰：唯行气可以延年矣；知屈伸之法者，则曰：唯导引可以难老矣；知草木之方者，则曰：唯药饵可以无穷矣；学道之不成就，由乎偏枯之若此也。浅见之家，偶知一事，便言已足，而不识真者，虽得善方，犹更求无已，以消工弃日，而所施用，意无一定，此皆两有所失者也。或本性戆钝，所知殊尚浅近，便强入名山，履冒毒螫，屡被中伤，耻复求还。或为虎狼所食，或为魍魉所杀，或饿而无绝谷之方，寒而无自温之法，死于崖谷，不亦愚哉？夫务学不如择师，师所闻素狭，又不尽情以教之，因告云：为道不在多也。夫为道不在多，自为已有金丹至要，可不用余耳。然此事知之者甚希，宁可虚待不必之大事，而不修交益之小术乎？譬犹作家，云不事用他物者，盖谓有金银珠玉，在乎掌握怀抱之中，足以供累世之费者耳。苟其无此，何可不广播百谷，多储果疏乎？是以断谷辟兵，厌劾鬼魅，禁御百毒，治救众疾，入山则使猛兽不犯，涉水则令蛟龙不害，经瘟疫则不畏，遇急难则隐形，此皆小事，而不可不知，况过此者，何可不闻乎？

或曰：敢问欲修长生之道，何所禁忌？抱朴子曰：禁忌之至急，在不伤不损而已。按《易内戒》及《赤松子经》及《河图记命符》皆云：天地有司过之神，随人所犯轻重，以夺其算，算减则人贫耗疾病，屡逢忧患，算尽则人死。诸应夺算者有数百事，不可具论。又言：身中有三尸。三尸之为物，虽无形而实魂灵鬼神之属也。欲使人早死，此尸当得作鬼，自放纵游行，享人祭酹。是以每到庚申之日，辄上天白司命，道人所为过失。又月晦之夜，灶神亦上天白人罪状。大者夺纪。纪者，三百日也。小者夺算。算者，三日也。吾亦未能审此事之有无也。然天道邈远，鬼神难明。赵简子、秦穆公皆亲受金策于上帝，有土地之明征。山川草木，井灶污池，犹皆有精气；人身之中，亦有魂魄；况天地为物之至大者，于理当有精神，有精神则宜赏善而罚恶，但其体大而网疏，不必机发而响应耳。然览诸道戒，无不云欲求长生者，必欲积善立功，慈心于物，恕己及人，仁逮昆虫，乐人之吉，悯人之苦，赒人之急，救人之穷，手不伤生，口不劝祸，见人之得如己之得，见人之失如己之失，不自贵，不自誉，不忌妒胜己，不佞谄阴贼，如此乃为有德，受福于天，所作必成，求仙可冀也。若乃憎善好杀，口是心非，背向异辞，反戾直正，虐害其下，欺罔其上，叛其所事，受恩不感，弄法受赂，纵曲枉直，废公为私，刑加无辜，破人之家，收人之宝，害人之身，取人之位，侵克贤者，诛戮降伏，谤讪仙圣，伤残道士，弹射飞鸟，刳胎破卵，春夏燎猎，骂詈神灵，教人为恶，蔽人之善，危人自安，佻人自功，坏人佳事，夺人所爱，离人骨肉，辱人求胜，取人长钱，还人短陌，决放水火，以术害人，近胁尪弱，以恶易好，强取强求，掳掠致富，不公不平，淫佚倾邪，凌孤暴寡，拾遗取施，欺给（dài 怠）诳诈，好说人私，持人短长，牵天援地，咒诅求直，假借不还，换贷不偿，求欲无已，憎拒忠信，不顺上命，不敬所师，笑人作善，败人苗稼，损人物器，以穷人用，以不清洁饮饲他人，轻秤小斗，狭幅短度，以伪杂真，采取奸利，诱人取物，越井跨灶，晦歌朔哭。凡有一事，辄是一罪，随事轻重，司命夺其算、纪，算尽则死。但有恶心而恶迹者夺算，若恶事而损于人者夺纪，若算、纪未尽而自死者，皆殃及子孙也。诸横夺人财物者，或计其妻子家口以当填之，以致死丧，但不即至耳。其恶行若不足以煞其家人者，久久终遭水火劫盗，及遗失器物，或遇县官疾病，自营医药，烹牲祭祀所用之费，要当令足以尽其所取之直也。故道家言枉煞人者，是以兵刃而更相杀。其取非义之财，不避怨恨，譬如以漏脯救饥，鸩酒解渴，非不暂饱而死亦及之矣。其有曾行诸恶事，后自改悔者，若曾枉煞人，则当思救济应死之人以解之。若妄取人财物，则当思施与贫困以解之。若以罪加人，则当思荐达贤人以解之。皆一倍于所为，则可便受吉利，转祸为福之道也。能尽不犯之，则必延年益寿，学道速成也。夫天高而听卑，物无不鉴，行善不息，必得吉报。羊公积德布施，诣乎皓首，乃受天坠之金。蔡顺至孝，感神应之。郭巨煞子为亲，而获铁卷[2]之重赐。然善事难为，恶事易作，而愚人复以项托、伯牛辈，谓天地之不能辨臧否，而不知彼有外名者，未必有内行，有阳誉者，不能解阴罪。若以荠麦之生死，而疑阴阳之大气，亦不足以致远也。盖上士所以密勿而仅免，凡庸所以不得其欲矣。

或曰：道德未成，又未得绝迹名山，而世不同古，盗贼甚多，将何以却朝夕之患，防无妄之灾乎？抱朴子曰：常以执日，取六癸上土，以和百叶薰草，以泥门户，方一尺，则盗贼不来；亦可取市南门土，及岁破土，月建土，合和为人，以著朱鸟地，亦压盗也。有急则入生地而止，无患也。天下有生地，一州有生地，一郡有生地，一县有生地，一乡有生地，一里有生地，一宅有生地，一房有生地。

或曰：一房有生地，不亦逼乎？抱朴子曰：经云：大急之极，隐于车轼。如此，一车之中，亦有生地，况一房乎？

或曰：窃闻求生之道，当知二山。不审此山，为何所在？愿垂告悟，以袪其惑。抱朴子曰：有之。非华、霍也，非嵩、岱也。夫太元之山[3]，难知易求，不天不地，不沉不浮，绝险绵邈，靠嵬崎岖，和气氤氲，神意并游，玉井[4]泓邃，灌溉匪休，百二十官[5]曹府相由，离、坎列位，玄芝万株，绛树特生，其宝皆殊，金玉嵯峨，醴泉出隅，还年之士，挹其清流，子能修之，乔、松可俦，此一山也。长谷[6]之山，杳杳巍巍，玄气飘飘，玉液[7]霏霏，金池紫房[8]，在乎其隈，愚人妄往，至皆死归，有道之士，登之不衰，采服黄精[9]，以

致天飞，此二山也。皆古贤之所秘，子精思之。

或曰：愿闻真人守身炼形之术。抱朴子曰：深哉问也！夫"始青之下月与日，两半同升合成一。出彼玉池入金室，大如弹丸黄如橘，中有嘉味甘如蜜，子能得之谨勿失。既往不追身将灭，纯白之气至微密，升于幽关三曲折，中丹煌煌独无匹，立之命门形不卒，渊乎妙矣难致诘"。此先师之口诀，知之者不畏万鬼五兵也。

或曰：闻房中之事，能尽其道者，可单行致神仙，并可以移灾解罪，转祸为福，居官高迁，商贾倍利，信乎？抱朴子曰：此皆巫书妖妄过差之言，由于好事增加润色，至令失实。或亦奸伪造作虚妄，以欺诳世人，隐藏端绪，以求奉事，招集弟子，以规世利耳。夫阴阳之术，高可以治小疾，次可以免虚耗而已。其理自有极，安能致神仙而却祸致福乎？人不可以阴阳不交，坐致疾患，若欲纵情恣欲，不能节宣，则伐年命。善其术者，则能却走马以补脑，还阴丹以朱肠，采玉液于金池，引三五于华梁，令人老有美色，终其所禀之天年。而俗人闻黄帝以千二百女升天，便谓黄帝单以此事致长生，而不知黄帝于荆山之下，鼎湖之上，飞九丹成，乃乘龙登天也。黄帝自可有千二百女耳，而非单行之所由也。凡服药千种、三牲之养，而不知房中之术，亦无所益也。是以古人恐人轻恣情性，故美为之说，亦不可尽信也。玄、素谕之水火，水火煞人，而又生人，在于能用与不能耳。大都知其要法，御女多多益善；如不知其道而用之，一两人足以速死耳。彭祖之法，最其要者，其他经多烦劳难行，而其为益不必如其书。人少有能为之者，口诀亦有数千言耳。不知之者，虽服百药，犹不能得长生也。

【注释】

〔1〕倒景：系道教指天上最高之处。《汉书·效祀

志》："登遐倒景"。注："如淳曰：在日月之上，反从下照，故其倒。"

〔2〕铁卷：系帝王颁赐功臣，授以世代享受物权的信物。

〔3〕太元之山：内丹术术语，即指人的头颅。

〔4〕玉井：古内丹家称口中津液为"玉液"、"玉浆"等，故这里的"玉井"当指口。

〔5〕百二十官：即指人体百节仙官。

〔6〕长谷：指鼻子，暗喻男阴。

〔7〕玉液：指精液。

〔8〕金池、紫房：均指女阴，似为房中术隐语。

〔9〕黄精：内丹术术语，指元气或丹田之精。

【译文】

抱朴子说：我听说凡目标一致、志同道合的人，就是不明言，信义也是非常显著的；而道路不同、追求各异的人，虽然忠心禀告，也会受到怀疑。那寻常浅近得近在咫尺之间的道理，人世间何从取舍的小事，沉浮分明得超过黄金和羽毛，黑白分明得有如白粉和黑墨，但抱着疑惑的士人们，尚且已有很多无能分辨，何况对他解说的世道之外的理论，对他们出示极其细微的宗旨呢！那种认为这是夸大失实的，并采取讥讽嘲笑态度的，由来已久，哪里只有今天才这样呢？心明眼亮的人所到之处，虽是玄远幽深，阴暗如夜的地方，对于一毫一厘如同麦芒发丝那般细小事物，也是不难见到的。而那些看不见又不明白的人，虽是日月天空的瑰丽辉煌，嵩山岱岳的峻峭挺拔，但他也不能察看明白。黄帝、老子都是玄远的圣哲，他们卓识深远独到，在名山里开发出神秘文章，接受了仙人传给的成仙经典，急行离去尘途，排遣放弃拖累，凌步幽远，跨越太空，飞升高天。金属和石头不能与他们比坚硬，神龟与仙鹤不足与他们比长寿。他们念及有志于仙道会寻索而来，怜悯信道的人没有文字可依，所以才流传下方法，是那般灿烂，那般鲜明。依法小修小炼就有小的收获，大修大养就有大的效验。但是，那些见识短浅的

人，却持守狭促少小，以苦而辣的野菜荼蓼为甘甜，而不知道品味蜜糖；醉倒在那薄酒醋浆之中，而不能够鉴赏醇醪。他们虽知爱惜生命，但不懂得养生之道；虽知畏惧死亡，但不相信有长生不死之法；明明知道饮食过度会加快造成疾病，但不能在口中节制肥美甘食；明明知道淫欲过度会招致诸虚百损，但不能对所欲望的加以割舍。我虽然说神仙可以求得修成，可是又怎能使他们相信呢？

有人责难地说道：您的身体没有什么特殊错杂纵横的体纹，旁达的肌理，奇异的毛发，通彻的骨相，年岁又不像安期生、彭祖经历多年的长寿，眼不能看到神仙，耳不能独自听到奇闻异说，凭什么知道长生不死是可以获得的，养性修道成仙是有证据的呢？倘若您真从心底悟觉玄妙道理，独自发现高逸见解，我可不敢赞许。因为您衣著没有遮蔽肌肤的服装，资财也无第二天谋生的蓄积，但您却高谈陶朱公的方术，自己还认为与猗顿的策谋相同，从而招致讥讽，受到论评，那是必然的了。这好比身体已患积久难治之症，却自夸精通医和、扁鹊医术；本是屡屡败北的败军之将，却自称深究孙武、吴起谋算。我们不相信，是因为没有见到实效呵！我回答道：是呵，井中小虫在脚窝遗留的水中游泛着，就会认为天下没有四海宽广；麦芒般蝎虫在水果核里屈伸着，就会认为八方界限尽在于此则止了。虽然将无边无涯的浩瀚告诉于它们，把恢宏广渺的宇宙述描于它们，它们都以为全是空话，必定不肯相信。倘若让我的眼睛也有方形瞳仁，耳朵也长出头顶，也能控制腾飞的蛟龙，驾驭五色的祥云，凌越飞驰闪电，登临最高境界，那末，您又将凭什么来责难于我呢？假设见到我，又将认为我是天神地祇般的非凡人物了，岂能说我是通过学习修炼而得呢？我姑且聊为凭着自己的先知先觉，提携志同道合的人，哪里是勉强你们或者是命令你们成为我的徒弟，都相信仙道呢？倘若令每家每户

都有神仙，眼睛连着眼睛，肩膀挨着肩膀，这样，我的世人们虽然再如何无知，也必将不会再产生怀疑。但是，凡是一旦修炼成仙的人，就会高蹈青色云霄而漫游紫微星座，倘若不是沟通神灵，那谁也不会听见看见，世人们也必定认为没有此事了。世人们相信的是自己主观臆断，凭仗自己短浅的识见，认为凡是自己经历的事就不会有差错，习惯于自己所知的事理，奇怪于自己不知的稀罕事物，即使用手提着他们耳朵讲解，用手指着他们手掌指点，他们仍是始终不觉不悟，此类人从来就是有的，哪里只是今天才有呢？

有人说：多次承蒙听您美谈赐教，足以令我不再怀疑神仙成道了，但只觉得自嫌无能修炼。请问是否还有简要的途径，可否得到单一求仙捷径吗？抱朴子说：凡学道修仙的人，都应当由浅入深，循序渐进，由易到难。凡意志坚定，虔诚果敢者，就无所不能达到；而疑惑迟虑，就没有成功希望。这个道理并非只适用于此一件事。若根柢不穿入大地，却又要求枝干直入云霄，渊源不深邃洪大，却又要求急流穿越万里，那都是不可能的。所以若不是积累善事，暗中施德于人，就不足以感动神灵；若不诚心诚意，恳挚亲切，就不足以结交师友；若没有功劳实绩，就不足以委任大用；若未遇上贤明老师，却又想求得重要道术，那也是不可能的。九转神丹、黄金溶液，是最重要的成仙途径。但是，此事重大，费用昂贵，不能在仓猝之间便筹备办齐。因此，珍视精蕴，爱惜元气，是最为急切的途径，同时服用一些药物以求延年益寿，又学习一些浅近法术驱邪避恶，这样才能渐渐地深入到精深微妙的道术中去。

有人说：求仙方术繁多，确实难以精通完备，除置办炼制金丹之外，其他道术方法都是可以学习修炼的，那么又以哪一种为最好呢？抱朴子说：倘若还没有得到最重要的大道术，那么小道术便不可不广为知晓学习了。因为需要借助于各种方术来共同促成长生不死。若就大的方面来比喻，就犹如一国君主治理军国大政，文、武、礼仪、律令，缺一不可；若就小的方面来比喻，就犹如一个工匠在制造车辆，辕、辋、车轴、辖钉，也是无一应缺的。所修炼的方术，在身体内，炼其形体精神，使之却病延年；在身体外，攘除邪恶，使一切祸害不得侵犯。若比喻为琴瑟，不可能用单独一弦追求奏鸣五音；若比喻成甲胄，不可能以单独一甲承受猛利刀锋。为什么呢？因为五音必须联合运用，不可缺少；刀锋所砍的铠甲，也不可缺少。凡是养生的人，都想多有知闻，体会要旨，增广博识，善于抉择，但只是单独修炼一事，那是不足以完全依赖的。然而，仍又担心多事的人，各人仗恃自己有一所长之处，懂得玄女、素女道术的，就说只有房中术，才可能凭此安度人世；明白吐故纳新道术的，就说只有运行真气，才可以凭此延缓衰老；精通草木方剂的，就说只有服食药物，才可能凭此长命无穷。学习仙道不成功的，就是由于这样固执偏狭之故。识见浅短的人，偶然懂得一件事情，就认为自己已经足够；而不识真道的人，虽然学得了好的方法，还追求不已，从而耗费工夫，抛弃时日，但所用的方法、主意又不一定。这些都是走极端的人，结果两皆有失。有的人本性愚钝，所懂得的也很浅薄，就勉强地进入名山，去践踏和冒犯毒虫，结果屡屡受到伤害，又耻于回返。于是有的被虎狼所吃，有的被鬼魅杀害，有的饥饿却又无断谷方术，寒冷又无自求温暖方法而死于深山峡谷，这岂不是很愚笨吗？致力于学习仙道的人，不如选择老师。但有些老师所知道也很狭窄，还不尽心尽力教导学生。因而告诉学生说："学习道术不在于学得多"。而学习道术不必在多者，是指自己认为已拥有最重要的金丹术后，可以不用其他方法了的。但是，懂得此事的人很少，怎能白白等待不可能必得的大事，而不去修炼能带益处的小道术呢？譬如治理家庭，若说不必从事其他事务，是因为拥有金银珠宝，而且已掌握在自己手中和拥在自己怀抱里，并足以提供几代人的消费了。倘若没有这些金银珠宝，怎么能不广种百谷，多多储备果类及菜蔬呢？所以要断绝谷物，躲避兵灾，抵制鬼魅，防御百毒，救病治人。进入深山，能使猛兽不侵犯；渡过江河，能使蛟龙不伤害；经历瘟疫，就无所畏惧；遇到急难，就隐形藏体。此类都是小事，但不可不知道，何况胜过这些小事的大道术，怎能不去学习呢？

有人还说：请问欲修炼长生不死之道，有何禁忌呢？抱朴子回答说：对于禁忌，最关紧要的，就在于不伤害和不破损而已。按照《易内戒》、《赤松子经》及《河图记命符》，都说天地有掌管记录过错的神仙，他们根据人们所犯错误过失的轻重，来处罚夺去人的"算"，"算"减少了人就贫困染病，就屡屡碰到种种忧患；"算"尽了人就死了。各种应当处罚夺去"算"的理由有数百种之多，不能一一论述。又说：人的身体中有"三尸"。这"三尸"作为一种事物，虽无形体，但其实为魂灵鬼神之类。这些魂灵鬼神希望人们早死，"三尸"才能成为鬼怪，于是可自己放纵游荡，享受人们的祭品。所以在每到庚申这天，它们就上天报告司命神，诉说人们所犯的过失。又在月晦夜里，灶神也要上天禀告人的罪状。所犯过错大的，被夺去一"纪"，一"纪"就是三百天；小的过错，被夺去一"算"，一"算"就是三天。我也不能审知上述的事到底是有或无。然而，天道是邈远的，鬼神也是难测的。昔年赵简子、秦穆公都亲受上帝赐与的黄金简策，作为拥有土地的明确证据。山川草木，井灶污池，尚且均有精灵异气，人们身上，也有魂魄；何况万物中最大的天地，按理也应当会有精灵神怪。有精灵神怪，就应奖赏善良而惩罚邪恶。但是，天地形体庞大而法网疏漏，不必如同触动机关那般发射，而像

回音那样共鸣而已。然而，浏览各类道术的戒律，没有不说想要求得长生不死的人，必须积善随缘，建功立德，慈心待物，推己及人，爱及昆虫，以他人吉祥为乐，以他人苦痛为忧，赈济他人急难，解救他人穷厄，手不伤害生灵，嘴不劝勉祸事，见他人成功如同自己成功，见他人失败如同自己失败，不以自己为尊贵，不以自己吹自己，不忌妒胜己强人，不讨好阴险贼子，这样的人才算有德行的人，才会受领上天的赐福，所作的事必定成功，求仙成道才有希望。倘若憎恶善良，好杀生灵，口是心非，当面是人，背后是鬼，反对正直的人，虐待残害比自己地位低下者，欺哄蒙骗比自己地位高贵的人，背叛职守，知恩不报，玩弄法律，收受贿赂，放纵理曲之辈，冤枉理直的人，废除公事，一心为私，将刑律强加无辜者，使他人家庭遭破裂，收受别人珠宝，伤害他人身体，夺取别人地位，侵犯克制贤能，诛杀投诚降者，诽谤仙人圣哲，伤害道士，弹射飞鸟，剖取畜牲胎儿，击破禽鸟蛋卵，在春天或夏天焚烧、原野、打猎，咒骂神灵，教人作恶，隐蔽他人优点善行，危害他人而求自安，窃取他人成绩作为自己功劳，破坏别人好事，夺取别人爱物，间离别人骨肉，侮辱别人而压倒制胜，借取别人大量钱财而归还短少数量，决水放火，想方设法害人，胁迫瘦小虚弱，以坏换好，强取强夺，掳掠他人以达自己富足，不讲公平合理，骄奢淫逸邪辟，凌犯施暴孤寡，拾取他人遗失财物，收取他人给予施舍，欺骗诳诈，喜好说人私事，死抓他人短处，扯天指地，以横蛮诅咒求得道正理直，借物不归还，借贷不偿债，求取私欲没有止休，憎恶拒绝忠义信礼，不依顺上者命令，不尊敬师老长辈，讥笑他人善作好事，损坏他人禾苗庄稼，破坏他人器物，造成他人穷尽，拿不清洁的食物给他人吃喝，卖东西用轻秤衡，小斗量，窄幅面，短尺寸，以假乱真，牟取暴利，骗人钱财，

凌越井栏，跨过灶头，早晨引吭高歌，夜间号淘大哭……。上述这些事中，有一件就是一罪，并随事情性质轻重，司命神将夺削他们之"算"、"纪"，"算"尽就会死去无疑。但是，若是只有邪恶念头而无邪恶行为者，就夺去其"算"；若是既有邪恶行事又损害他人者，就夺去其"纪"；若是被罚的还未受尽而自早死者，就会祸害殃及其儿孙。所有那些横蛮豪夺他人财物者，老天有时还要算计他的妻室儿女，或者其他家人来补足其应受的祸殃而直至死亡，只是死期不会立即到来而已。倘若他的邪恶行为，还不足以祸及到家中人致死的，在长久时间后总会遭到水火之灾，或者遭到强贼劫盗，或者遗失钱财器物，或者碰到县官惹上官司，或遇到疾病，自己去准备医药，烹杀畜牲祭祀所耗资用，总要使他足以赔偿其所获取的钱财为止。故此，道家人常说：凡无理枉杀人的，终会被兵刃反过来而将他自己杀死。那些凡获取不义之财，不避忌他人怨恨者，就好比用腐臭干肉充饥，以有毒酒浆解渴，并非暂时不饱，死亡亦将随之而来呵！倘若那些曾经干过种种邪恶坏事，而后自行悔改的，倘若那些曾经无理冤枉杀人的，就应当想方设法去救济应死的人以解脱自己；倘若无理妄取他人财物的，就应当想方设法去施舍给贫困的人以解脱自己；倘若以罪强加于人的，就应当想方设法去推荐贤达的人以解脱自己。而且都必须加倍补偿于自己的所作所为，方有可能承受吉祥福佑，这才是转祸为福的方法。倘若您能完全不触犯上述一切罪孽，那就必定延年益寿，学得道术，迅速成功。老天虽然高高在上，但他听闻却很低卑，凡是人世间的一切事物，他是无不明白鉴察的；凡是喜行善事而永不懈怠者，终究必定会得到好报。例如晋代羊祜公积德施恩不懈，直到白发皓首，还接受了上天坠下的黄金。东汉蔡顺最守孝道，感动神灵而相救应。孝子郭巨准备为父母活埋儿子，因而在掘地时获得铁卷赏赐。然而，好事难做，坏事易行，从而世上愚夫俗人们，又以早夭的项托、伯牛这类人事，来说明天地不能明辨褒贬，但不知那些徒有外表名声之流，未必就有好的内在德行；那些表面赞誉之辈，不能解脱其阴私的罪孽祸恶。倘若以荠麦冬生夏枯的反常生死，来怀疑天地阴阳大气的客观规律，那也不足以用到远大宏伟的事业上呵！这大概正是上等士人们之所以勤勉努力而免于祸灾，凡人庸夫之所以不能事事如愿的缘故吧！

有人又说：仙道德行修炼不成，又不能深居名山绝迹人世，而且现在世道又不同于古代，强盗贼寇很多，那又将如何来躲避免却旦夕祸患，预防消除必然到来灾祸呢？抱朴子说：按照古术数家所定应在"执日"这天，取来"六癸"亦称"甲寅"这天的土，与柏叶、薰草掺和后，用以抹涂门户，方圆一尺，就使盗贼不敢到来；也可取来市南门的土，以及"岁破"这天所取的土和"月建"那天所取的土，混合后制作成人形，再将这泥人放在南方之地，也就能镇制盗贼。倘若有急难发生，就可进入能安全地保护生命的地方，这样便没有祸患了。天下有保全生命的地方，一州有保全生命的地方，一郡有保全生命的地方，一县有保全生命的地方，一乡有保全生命的地方，一里有保全生命的地方，一个住宅也有保全生命的地方，一间房屋也都有保全生命的地方。

有人会问：每一个房间都有保全生命的地方，不是太密集了吗？抱朴子答道：仙经说：在最为紧急的时候，还可隐藏于车轼后面。依照此说，一个车子之中，也有保全生命的地方，何况是一个房子呢？

有人又问：我私下还听说：追求成仙长生不死的道术，应当知晓懂得两座名山，但不知这山所在何处？望您赐教，以解除我的愚昧惑虑。抱朴子说：有您说的这种山，但并非是华山、霍山，也不是嵩山、岱山。那是太元山，它虽然难以知晓，但却容易寻求，它不顶天不垂地，不下沉也不上浮，绝险奇幽，高峻崎岖，中和元气，弥漫充盈，精神意愿，共同悠游，玉砌井口，又大又深，灌溉清液，无止无休。又有一百二十个仙官，官署一一相连，上丹田和下丹田各自排列，内中尚有黑色灵芝一万株，鲜红奇树独生特立。这些宝物奇异无比，金石碧玉高耸，纯醴甘泉涌出，返老还童士人，酌饮清澈流水。您若修炼，王子乔、赤松子般长寿亦可达到并相同俦。此为第一座山。另外一座山是长谷山，迷茫崔嵬，云气飘渺，玉液纷飞；那金色水池，紫色房宇，均在它的旁边。而愚昧的人却胡行乱闯，结果都是死亡而归；但懂仙道的士人却常登此山，结果都不老不衰，因为他们善于采食"黄精"，以致达到飞升天庭成仙目的。此为第二座山。这些均是古圣贤哲所秘而不宣的诀窍，您应当精思细索。

又有人说：我很愿意听到得道人士持守自身，修炼形体的方术。抱朴子说：您提出的这个问题很深入呵！口诀是：愿始青天之下，有月亮和太阳，两半共同升起，二者合体为一，从那玉池运出，然后再入金房，如同大小弹丸，金黄有如橘子，中有美妙滋味，甜如蜜糖一般；您若能够得到，千万勿要失去，一失就追不回，自身也将灭亡；纯白颜色精气，最是精微细密，升在丹田幽关，幽关不少曲折，炼成中丹境界，灿烂辉煌无比，定立生命门户，形体就不灭亡，个中深邃高妙，实难寻根究底。此是我的先师传授口诀，知晓这个中道理者，就不再畏惧万种鬼怪，千般兵器了。

又有人问：我还听说，能够完全尽懂房中术者，可以单项行使此术而达神仙境界，并可转移祸灾，解除罪孽，扭转祸殃，变为福佑，当官者步步高升，经商者加倍赢利。请问，这话可信吗？抱朴子答道：此类言辞，都是那些巫书中装神弄鬼的胡说八道！

再由一些好事者添油加醋地润色一番，从而以至失去真实。有的也可能是奸诈之徒胡编伪造虚妄假说，用以欺骗世人，藏头去尾，以寻求追随盲从的人，再招集弟子，以坑蒙世人的钱财利益罢了。至于阴阳交接的方术，高等者可以治疗小病，次等者只可免于体虚耗损而已。房中术的效能本是有其极限的，怎么可能带来求得神仙且可避祸获福的效果呢？人不能不进行阴阳相交，否则，也会因阴阳不交而致疾病祸患。但是，倘若想放纵性欲，恣意取乐，不能有所节制，有所宣通，就必然会造成损减性命。擅长房中术的人，就能节制泄精，补益脑髓，追回精蕴，以使肠脏血液充盈，到金池中采回玉液，赴丹田穴引来神、气、意，从而可使人虽衰老，但有美好颜色，并保持他所禀持的天年直至善终。而世俗凡人却听说，黄帝凭借与一千二百名女子行房中术而飞升天庭，于是就认为黄帝仅单靠此术而致获长生不老。他们却不知黄帝曾在荆山下和鼎湖上，飞炼九丹获得成功后，方能乘着蛟龙升登天庭。黄帝自然可拥有一千二百个女子，但决非单靠施行房中术而所得飞升。诚然，凡是服药千种，有着牛羊猪肉供养，但不懂房中术的人，也不会有所增益的。因此，古人恐怕人们轻薄地放纵情欲，所以便将这种法术的效果说得很美，那也是不可完全相信的。对于玄女和素女的方术，如若用水火来比喻，那水火既可使人死亡，也可令人生存，其关键在于能否正确运用而已。大体说来，人们都知道只要能掌握主要方法，男女交合则越多越好；如若不懂得此种道术而胡乱施用，那只要与一两人交合就足以招致加速死亡。彭祖的方法，是最为首要的，其他经典大多纷烦而难以施行，但它们带来的益处，不一定必如其书所写那样完美。人们很少有能具体施行房中术者，其口诀也有好几千字。但不知晓这些的人，虽然服用上百种药物，仍是不能求得长生不死的。

卷七 塞 难

【原文】

或曰：皇穹至神，赋命宜均，何为使乔、松凡人受不死之寿，而周、孔大圣无久视之祚哉？抱朴子曰：命之脩短，实由所值，受气结胎，各有星宿。天道无为，任物自然，无亲无疏，无彼无此也。命属生星，则其人必好仙道。好仙道者，求之亦必得也。命属死星，则其人亦不信仙道。不信仙道，则亦不自修其事也。所乐善否，判于所禀，移易予夺，非天所能。譬犹金石之消于炉冶，瓦器之甄于陶灶，虽由之以成形，而铜铁之利钝，瓷罂之邪正，适遇所遭，非复炉灶之事也。

或人难曰：良工所作，皆由其手，天之神明，何所不为？而云人生各有所值。非彼昊苍所能匠成，愚甚惑焉，未之敢许也。抱朴子答曰：浑茫剖判，清浊以陈，或升而动，或降而静，彼天地犹不知所以然也。万物感气，并亦自然，与彼天地，各为一物，但成有先后，体有巨细耳。有天地之大，故觉万物之小。有万物之小，故觉天地之大。且夫腹背虽包围五脏，而五脏非腹背之所作也；肌肤虽缠裹血气，而血气非肌肤之所造也。天地虽含囊万物，而万物非天地之所为也。譬犹草木之因山林以萌秀，而山林非有事焉；鱼鳖之托水泽以产育，而水泽非有为焉。俗人见天地之大也，以万物之小也，因曰天地为万物之父母，万物为天地之子孙。夫虱生于我，岂我之所作？故虱非我不生，而我非虱之父母，虱非我之子孙。蟓蠓之育于醯（xi西）醋，芝栭（nòu 褥）之产于木石蛞蝓[1]之滋于污淤，翠萝之秀于松枝，非彼四物所创匠也，万物盈乎天地之间，岂有异乎斯哉？天有日月寒暑，人有瞻视呼吸，况近况远，以此推彼，人不能自知其体老少痛痒之何故，则

彼天亦不能自知其体盈缩灾祥之所以；人不能使耳目常聪明，荣卫不辍阕，则天亦不能使日月不薄蚀，四时不失序。由兹论之，夭寿之事，果不在天地，仙与不仙，决在所值也。夫生我者，父也；娠我者，母也，犹不能令我形器必中适，姿容必妖丽，性理必平和，智慧必高远，多致我气力，延我年命；而或矬陋尪弱，或且黑且丑，或聋盲顽嚚[2]，或枝离劬蹇[3]，所得非所欲也，所欲非所得也，况乎天地辽阔者哉！父母犹复其远者也。我自有身，不能使之永壮而不老，常健而不疾，喜怒不失宜，谋虑无悔吝。故授气流形者，父母也，受而有之者，我身也，其余则莫有亲密乎此者也，莫有制御乎此者也。二者已不能有损益于我矣，天地亦安得与知之乎？必若人物皆天地所作，则宜皆好而无恶，悉成而无败，众生无不遂之类，而项、杨[4]无春雕之悲矣！子以天不能使孔、孟有度世之祚，益知所禀之有自然，非天地所剖分也，圣之为德，德之至也。天若能以至德与之，而使之所知不全，功业不建，位不霸王，寿不盈百，此非天有为之验也。圣人之死，非天所杀，则圣人之生，非天所挺也。贤不必寿，愚不必夭，善无近福，恶无近祸，生无定年，死无常分，盛德哲人，秀而不实；窦公庸夫，年几二百。伯牛废疾，子夏丧明，盗跖穷凶而白首，庄蹻极恶而黄发，天之无为，于此明矣。

或曰：仲尼称自古皆有死，老子曰神仙之可学。夫圣人之言，信而有征，道家所说，诞而难用。抱朴子曰：仲尼，儒者之圣也；老子，得道之圣也。儒教近而易见，故宗之者众焉。道意远而难识，故达之者寡焉。道者，万殊之源也；儒者，大淳之流也。三皇以往，

道治也；帝王以来，儒教也。谈者咸知高世之敦朴，而薄季俗之浇散，何独重仲尼而轻老氏乎？是玩华藻于木末，而不识所生之有本也。何异乎贵明珠而贱渊潭，爱和璧而恶荆山，不知渊潭者，明珠之所自出，荆山者，和璧之所由生也。且夫养性者，道之余也；礼乐者，儒之末也。所以贵儒者，以其移风易俗，不唯揖让与盘旋也；所以尊道者，以其不言而化行，匪独养生之一事也。若儒道果有先后，则仲尼未可专信，而老氏未可孤用。仲尼既敬问伯阳，愿比老、彭。又自以知鱼鸟而不识龙，喻老氏于龙。盖其心服之辞，非空言也。与颜回所言，瞻之在前，忽然在后，钻之弥坚，仰之弥高，无以异也。

或曰：仲尼亲见老氏而不从学道，何也？抱朴子曰：以此观之，益明所禀有自然之命，所尚有不易之性也。仲尼知老氏玄妙贵异，而不能挹酌清虚，本源大宗，出乎无形之外，入乎至道之内，其所容受，止于民间之事而已，安能请求仙法耶？忖其用心汲汲，专于教化，不存乎方术也。仲尼虽圣于世事，而非能沉静玄默，自守无为者也。故老子戒之曰：良贾深藏若虚，君子盛德若愚，去子之骄气与多欲，态色与淫志，是无益于子之身。此足以知仲尼不免于俗情，非学仙之人也。夫栖栖遑遑，务在匡时，仰悲凤鸣，俯叹匏瓜，沽之恐不售，慷慨思执鞭，亦何肯舍经世之功业，而修养生之迂阔哉？

或曰：儒、道之业，孰为难易？抱朴子答曰：儒者，易中之难也。道者，难中之易也。夫弃交游，委妻子，谢荣名，损利禄，割粲烂于其目，抑铿锵于其耳，恬愉静退，独善守己，谤来不戚，誉至不喜，睹贵不欲，居贱不耻，此道家之难也。出无庆吊之望，入无瞻视之责，不劳神于七经[5]，不运思于律历，意不为推步之苦，心不为艺文之役，众烦既损，和气自益，无为无虑，不怵不惕，此道家之易也，所谓难中之易矣。夫儒者所修，皆宪章成事，出处有则，语默随时，师

则循比屋而可求，书则因解注以释疑，此儒者之易也。钩深致远，错综《典》、《坟》，该《河》、《洛》之籍籍，博百氏之云云，德行积于衡巷[6]，忠贞尽于事君，仰驰神于垂象，俯运思于风云，一事不知，则所为不通；片言不正，则褒贬不分，举趾为世人之所则，动唇为天下之所传，此儒家之难也，所谓易中之难矣。笃论二者，儒业多难，道家约易，吾以患其难矣，将舍而从其易焉。世之讥吾者，则比肩皆是也。可与得意者，则未见其人也。若同志之人，必存乎将来，则吾亦未谓之为希矣。

或曰：余阅见知名之高人，洽闻之硕儒，果以穷理尽性，研核有无者多矣，未有言年之可延，仙之可得者也。先生明不能并日月，思不能出万夫，而据长生之道，未之敢信也。抱朴子曰：吾庸夫近才，见浅闻寡，岂敢自许以拔群独识，皆胜世人乎？顾曾以显而求诸乎隐，以易而得之乎难，校其小验，则知其大效，睹其已然，则明其未试耳。且夫世之不信天地之有仙者，又未肯规也。率有经俗之才，当途之伎，涉览篇籍助教之书，以料人理之近易，辨凡猥之所惑，则谓众之所疑，我能独断；机兆之未朕，我能先觉之。是我与万物之情，无不尽矣；幽翳冥昧，无不得也。我谓无仙，仙必无矣。自来如此其坚固也。吾每见俗儒碌碌，守株之不信至事者，皆病于颇有聪明，而偏枯拘系，以小黠自累，不肯为纯，在乎极暗，而了不别菽麦者也。夫以管窥之狭见，而孤塞其聪明之所不及，是何异以一寻之绠，汲百仞之深，不觉所用之短，而云井之无水也。俗有闻猛风烈火之声，而谓天之冬雷；见游云西行，而谓月之东驰。人或告之，而终不悟信，此信己之多者也。夫听声者，莫不信我之耳焉；视形者，莫不信我之目焉。而或者所闻见，言是而非，然则我之耳目，果不足信也，况乎心之所度，无形无声，其难察尤甚于视听，而以己心之所得，必固世间至远之事，谓神

仙为虚言，不亦蔽哉！

抱朴子曰：妍媸[7]有定矣，而憎爱异情，故两目不相为视焉；雅、郑有素矣，而好恶不同，故两耳不相为听焉；真伪有质矣，而趋舍舛忤，故两心不相为谋焉。以丑为美者有矣，以浊为清者有矣，以失为得者有矣。此三者乖殊，炳然可知，如此其易也，而彼此终不可得而一焉，又况乎神仙之事，事之妙者，而欲令人皆信之，未有可得之理也。凡人悉使之知，又何贵乎达者哉？若待俗人之息妄言，则俟河之清，未为久也。吾所以不能默者，冀夫可上可下者，可引致耳。其不移者，古人已末如之何矣。抱朴子曰：至理之未易明，神仙之不见信，其来久矣，岂独今哉？太上自然知之，其次告而后悟，若夫闻而大笑者，则悠悠皆是矣。吾之论此也，将有多败之悔，失言之咎乎！夫物莫之与，则伤之者至焉。盖盛阳不能荣枯朽之木，神明不能变沉溺之性，子贡不能悦录马之野人[8]，古公不能释欲地之戎狄[9]，实理有所不通，善言有所不行。章甫不售于蛮越[10]，赤舄不用于跣夷[11]，何可强哉？夫见玉而指之曰石，非玉之不真也，待和氏而后识焉；见龙而命之曰蛇，非龙之不神也，须蔡墨而后辨焉[12]。所以贵道者，以其加之不可益，而损之不可减也。所以贵德者，以其闻毁而不惨，见誉而不悦也。彼诚以天下之必无仙，而我独以实有而与之诤。诤之弥久，而彼执之弥固，是虚长此纷纭，而无救于不解，果当从连环之义乎？

【注释】

〔1〕蛣蜣（jié qū 杰屈）：本指木中蠹虫。这里当指子孓，蚊子的幼虫。

〔2〕顽嚚（yín 银）：嚚指愚蠢，顽嚚指愚昧而顽固。

〔3〕枝离尪塞：枝离又作"支离"，指形体不全；尪塞指佝偻跛行。《庄子·人间世》："夫支离其形者，犹足以养其身，终其天年。"

〔4〕项、杨：指项托和杨乌。项托为孔子师，十

岁早夭。杨乌为早夭之人。《抱朴子外篇·自序》："杨乌有凤折之哀。"

〔5〕七经：指儒家的经典：《诗经》、《易经》、《仪礼》、《左传》、《公羊传》及《论语》。

〔6〕衡巷：指平民居住的里巷，这里泛指民间。

〔7〕妍媸（yán chì 言蚩）：指美丑。

〔8〕子贡不能悦录马之野人：子贡不能够取悦扣马的村民。《吕氏春秋·必己》："孔丘行道而息，马逸，食人之稼。野人取其马。子贡请往说之，野人不听。有鄙人始事孔丘者请往说之。其野人大悦，解马而与之。"

〔9〕古公不能释欲地之戎狄：古公指周先祖古公亶父。古公亶父不能解劝想要地盘的西方戎狄民族。《孟子·梁惠王下》："昔者，太王（古公）居邠，狄人侵之。去之，歧山之下居焉。"

〔10〕章甫不售于蛮越：章甫帽不能在蛮越一带卖出。章甫：指古代的一种礼帽。《庄子·逍遥游》："宋人资章甫适诸越，越人断发文身，无所用之"。

〔11〕赤舄（xì 细）不用于跣夷：鞋子不被赤脚的东夷民族所用。赤舄，本为君王的鞋子，这里泛指好鞋。

〔12〕须蔡墨而后辨：蔡墨，春秋时人，善于辩识龙。《左传·昭公二十九年》："龙见于绛郊。魏献子问于蔡墨，……对曰：……古者畜龙，故国有豢龙氏"。

【译文】

有人说：皇天最为神明，赋予人们的生命应是平均的，为何让那王子乔、赤松子之类平凡的人能禀受不死长寿，而周公、孔子等大圣人却无长生久视的福气呢？抱朴子说：寿命的长与短，其实都是由他们自身的逢遇所至所定的；当禀受生气，结为胚胎时，就各自有星宿。上天之道是无所强求，一任事物自然发生发展的，没有什么亲近或疏远之分，也没有什么彼此之别。寿命属于长生的星宿，那此人就必定爱好神仙道术。爱好神仙道术者，追求仙道也必定能修得。寿命属于死亡的星宿，那此人也就不会相信神仙道术，不相信神仙道术，也应不会自去修炼仙道了。至于人所喜爱的好与不好，区别在其所禀受持领的天性，祸福的转移、变易，给予或弃夺，并不是上天所能决定的。

这好比金属石头销溶于冶炼的炉中，瓦制器皿成器于炼制的陶灶，它们虽皆因有火才能成形，但铜铁器物的锋利与否，缸碗的正圆歪邪，都是由于所逢遭遇的好坏决定的，并非是由于炼制炉灶的原因。

有人非难说：良工巧匠所制作的器物，均是经过他们的双手而成。上天有神明，有何所不能做到的事呢？您却说人的生命各自有所逢遇，不是上天所能制作而成的。对此，愚笨的我感到甚为困惑，也不敢苟同您这看法。抱朴子答道：天地之初，浑沌茫茫，剖而为二，清气浊气相互陈列，有的上升运动，有的下降安静，那天地对此也不知道为什么会如此。万物所感受的元气也是很自然的，与天地一样各自作为一种事物而存在，只是成形有先有后，形体有大有小不同而已。由于有天地的巨大，所以才觉得万物渺小；也由于有万物的渺小，所以才觉得天地巨大。而且，人的腹腔和背部虽然包围了五脏六腑，但五脏六腑却不是由腹腔和背部所制作的；肌肤虽然缠绕包裹着血气，但血气也不是肌肤所创造的。天地虽囊括了万物，但万物却不是天地所制作的。譬如草木是因有山林而萌发繁茂，但山林并没有什么作为；鱼鳖是因有水泽依托而产出繁育，但水泽却没什么努力。世俗人看见天地的巨大，万物的渺小，因而就说天地是万物的父母，万物是天地的子孙。那虱子生在我的身上，岂能说虱子是我所创造的？虱子可能没有我就不能生长，但我决不是虱子的父母，虱子也并非是我的子孙。蠛蠓产育于醋酸里，芝檽生长于山石木头之间，孑孓滋生于污泥浊水中，翠萝秀茂于松枝之上，但它们都不是这四种事物所创造的。万物在天地之间充盈生长，难道与此理有什么不同吗？上天有太阳、月亮、严寒与酷暑，人们有瞻望、平视、呼出与吸进。以浅近道理比喻宏远道理，以这种道理推导那种结论，人们自己尚不能知晓自己身体衰老、幼小及痛痒的

缘故，那上天也不能知晓自己为何盈满、亏损、祸灾及吉祥的道理；人们不能使自己的耳朵和眼睛经常保持敏锐清亮，荣气和卫气也不会被阻断，那上天也不能使日月不相互掩食，四季不偶而失却有序。由此而论，长寿与夭折的事，结果实不在于天地；成仙与不成仙，也确实取决于人们所逢遇的星宿。生我的是父亲，怀我的是母亲，他们尚不能使我身体形态必定适中，姿容颜色必定妖艳，性格必定平和，智慧必定高远，多给我力气，延长我寿命；从而有的矮小瘦弱，有的又黑又丑，有的又聋又瞎而愚昧顽固，有的形体不全而佝偻跛行。所得到的并不是所希望的，所希望并不是所得到的，何况天地是那么辽阔呵！以父母的比方还是远的，以我们自己身体来看，我们自己尚且不能使自身永远壮实而不衰老，经常健康而不生病，喜怒不失宜当，谋略不会后悔。所以传授生气并形成形体的是父母，领受这一切而拥有它们的是我们自己的身体，其余的就没有比这更亲近密切的了；可是，没有谁能很好控制驾驭自己身体。父母已经不再能对我们有所损益了，那天地又何能知晓我们自己的命运呢？倘若人都是天地所制作的，那人人都应是美好的而没有邪恶的，都应成功而无失败，众多生物也都应没有不遂心的事发生，项托和杨乌也就不会短命，像草木在春日凋零的悲剧了！您认为上天不能使孔子和孟子有长享人世的福份，更应知道人所禀持是有自然规律的，并不是天地所分解决定的。圣明作为道德，是道德的最高境界，上天如若能够拿最好的品德给他们，却又使他们了解得不全面，功业不能建立，地位不能作霸王，寿命不能超过一百岁，这并非是上天有所作为的验证吧！圣人的死亡，不是上天所杀；那圣人的生存，也不是上天所关照的。圣贤不必长寿，愚者也不必夭折；善行没有眼前的福佑，恶德也没有眼前的祸灾；生存没有一定年寿，死亡也没有一定常规。有盛

大德行的哲人，却像是只开花而不结实；但像窦公那般凡夫俗子，年寿却几达二百。伯牛患上了痼疾，子夏丧失了视力；而盗跖极为凶险却活到白头，庄𫏋极其邪恶也长寿而终。上天的无所施为，由此也可看明白了。

有人说：孔子曾说过自古以来人皆有死；老子讲过神仙是可以学成的。可见圣贤的言论，是真实而有证据的；但道家的说教就显得既荒诞又难于应用。抱朴子说：孔子，是儒家的圣人；老子，则是得道的圣人。儒家的说教浅近而易于看清，所以学习的人就多；道家的意旨宏远难以辨识，所以通达的人就少。道家，是万象成类的源头；儒家，是淳厚时代的支流。三皇五帝以前，是以道家学说来治世的；自有帝王以来，才以儒家学说来教化。凡论谈世事的人都知道远古时代的敦厚淳朴，而看不起末世风俗的浮浅离散。那又为何唯独看重孔子而轻视老子呢？这真是赏玩大树末梢枝尖的华美，而不知晓树梢枝叶还赖于它所生的根本。这与那些看重明珠而轻视深渊，酷爱和氏璧玉而厌恶荆山的人又有何区别呢？他们不知道深渊就是明珠生长的环境，荆山就是和氏玉璞出产的地方。况且养性修身，还仅是道家的小技，礼乐制度，也只是儒家的末节。人们之所以看重儒家，是因为它能改变风俗，不仅是打恭作揖，回转周旋；人们之所以尊重道家，是因为它能不在多说而在实干，默默地同化与施行，不只是修身养性这一件事。如若儒道两家真有先进或后进的区分的话，那孔子未必可一味相信，老子也未必可单独任用。孔子既然尊敬问询老子，愿意将自己与老子、彭祖相比，自己又说知道鱼和鸟，但不能辨识龙，将老子比喻为龙，这正是他心里佩服老子的言辞，而不是虚情假意的敷衍。这正与颜回佩服孔子所说，老师之道，看似在前，又忽在后，越钻研它越觉深奥，越抬头看它越觉更高，并没有什么差别呵！

有人说：昔年孔子亲自见过老子，但没有跟从他学习道术，这是什么原因呢？抱朴子说：以这一点来看，更加看清明了人们所禀持自然的命运，所崇尚所反映出的不可改易的天性。孔子知道老子玄虚微妙，高贵奇特，但不能吸取他的清静无为，以大道为本源，以超脱到无形物体之外，以深入到最高道术之内；而他所咨询所接受的，只不过是民间的小事而已，又怎能请到求得神仙法术呢？想来他那急急忙忙的良苦用心，只能专用于教育感化民众，而不能用于方技法术了。孔子虽在民间世务上是一圣人，但却不能静谧玄思，沉默幽冥，无所施为，自我持守。所以老子曾告诫他说：精明商贾深藏不露，貌似虚空，谦虚君子德行盛隆，大智若愚，您应当去却除尽高傲骄气与众多欲念，自满情态与过份志向，因为这些对您身体都是没有益处的。从此可足以知道孔子不能免除世俗情态，并不是学仙成道的人。而是成天碌碌忙忙，力争匡正时事，对上为凤凰鸣叫而悲哀；对下为瓠瓜无用而感叹，想卖又怕卖不出去，无限感慨地想去驾驭车马，但又怎肯舍弃经时营世的功业，而去修身养性，祈求长生之道的迂远空阔呢？

有人又说：儒道两家的事业，哪家困难哪家容易呢？抱朴予回答道：儒家，看似容易却很困难；道家，则看似困难却很容易。抛弃交往，委离妻儿，谢绝荣耀功名，损减利益官禄。眼睛要能割舍辉煌灿烂色彩；耳朵要能抑制铿锵有力声响。安于恬静淡泊，善于独自恃守；若谤毁横来而不致悲戚，荣誉顿至而不会狂喜；目睹显贵不生欲念，身居低贱不以为耻，这一切都是道家的困难之处。而另一方面是，家门外没有什么庆贺哀吊的期望，家门内没有什么瞻养探视的责任。不必在儒家"七经"中使神思辛劳，不须在乐律历法上让思虑不宁；意念不涉及推测天文历法的艰苦，心思不牵挂文章经典的使役；众多烦务既已损减，中和元气自然增益，无所施为，无所忧虑，不必惊恐，不必戒备，这一切又都是道家的容易之处。这也正是所谓的"难中有易"呵！而儒家所修所炼的，皆系遵章循法陈规旧习的事情，出仕隐退均有法则，言语沉默须随时宜；要寻师长，只要依循一间间屋子走去就可寻到，要读诗书，只要遵照一个个解注读去就可释疑，这一切又是儒家的容易之处。要钩取深奥道理，促使远方事理来到近前，灵活引证《三坟》、《五典》，完全精通《河图》、《洛书》纷繁典籍，博采众多百家学说。德行，在平民居住里巷有口皆碑；忠贞，在侍奉国君朝堂尽情展现。抬头仰望就会神思飞驰在天空万象中，俯身环视就会思维运转在人间风云里。而一件事不明了，那也会所干的事都不通顺；一句话不精当，那也会褒贬的话都不分明。举手投足，都成为世人法则；开口动唇，便将为天下流传，这一切又是儒家的困难之处。这也正是所谓的"易中有难"呵！若实实在在地对儒道二家加以评论，儒家功业繁多而艰难，道家思想简约而容易。我由于害怕儒家的艰难，所以将舍弃儒家而追随容易的道家。现世上讥讽我的人，比比皆是；而可理解我的人，却还没有见到。倘若有志同道合的人，哪怕是存在于将来，那我也不会认为是稀少的呵！

又有人说：我见过知名的高士，博闻的大儒，以及足以穷尽事理物性、研究考核有无的人实在够多的了，但都没有谈到寿命可以延长，求仙可以成功的。先生，您的光明不能与日月相匹，思虑也不能超过一万人，而您却大讲长生不死之道。对此我确实不敢相信您呢！抱朴子说：我是一个凡夫俗子，才疏学浅，见识浅薄，孤陋寡闻，怎敢自吹出类拔萃，见解独到，各个方面都超过了世人呢？只不过我曾从显露事物追求到隐密事理，从容易现象获得了困难结论。在小试验中验证过，才知道它大有效用，看清了已发生的问题，就推知了还没试验过的情况罢了。而世上不相信天地间有神仙的人，又不肯去探求。一般说来，人们凡有了经纪俗务的才能，独当一面的技能，旁及观览了古籍和帮助教化的书，以此来判断人间浅近和容易事理，辨析凡俗世人的疑惑，就以为众人所疑惑的，他自己都能独自论断，征兆还没有显现的，他自己也能预先发现。这说明自己对于万事万物的情理，没有不穷尽的了，幽深昏暗的道理，没有不了解的了，自认为没有神仙，神仙就一定没有了。他们从来就是这样自信顽固。我每每发现俗气的儒生，忙忙碌碌，拒不相信神仙学说，都犯有共同的毛病：略有聪明，但偏颇拘束，并以小聪明而自我拖累，不肯去探索自身就处在极其昏暗无知境地，乃至全然不能区分大豆与小麦。凭着以小管窥探事物的狭隘见解，而独自堵塞住自己聪明才智尚未达到的境界。这与用七尺的汲绳去提取一百仞的深井，不察觉自己的绳子太短，反而说井中无水者有什么区别呢？世俗人中有听到狂风烈火的声音，就说上天冬季也会打雷；看见游动彩云向西浮行，就说月亮在向东飞驰。人们有时告诉他们真相，他们却始终不觉悟也不相信。这种人，太过分相信他自己了呵！凡是听到声音的人，没有不相信自己耳朵的；看见形体的人，没有不相信自己眼睛的。但是，有时所闻所见也会似是而非的，既然如此，那就连自己的耳朵眼睛，也的确还不能完全相信。何况心思的运行轨迹既没有形体，又没有声音，它难于明察，比视、听还要更厉害；这样，用自己心中所感受到的，去判定世间很深远的事理，就认为神仙是假话，难道不是很不全面的吗？

抱朴子说：美与丑有一定区别，但因人的爱憎就会有感情差异，所以，两个人的眼睛感受也会出现不同；雅乐、郑乐有不同的性质，但喜好厌恶的标准有别，所以，两个人的耳朵听觉也会出现不同；真实、虚假是不同的品质，但吸取和舍弃也可因道德不同而各不一致，所以，两个人的心也不会心心相映。将丑陋的看为美丽的人是有的，将混浊的当成清澈的人也是有的，将失误的视作成功的人也是有的。这三者的区别截然不同，昭然可辨。然而，像这般简单的差异，彼此之间尚且始终没可能得到统一，又何况神仙的事情乃是事物中最为奇妙的，要想让人人都相信，按道理讲确是没有可能的。倘若要让所有凡人都知道这一切的话，那么通达之士又有何可贵之处呢？倘若要等到所有俗人都平息那一切狂妄言论的话，就是等到黄河都变清澈了也不算长久。我之所以不能沉默的原因，是希望对那些拉一拉可上来，推一推可下去的人加以引导；至于那些不可变易改移的人，古人早已拿他们已没办法了呵！抱朴子又说：最好的道理不容易明了，神仙的学说不被人们相信，这由来已久，哪里只是今天呢？最上等的人自然知晓它；对稍次一等的人，告诉他们后可醒悟；对那一听道理就哈哈大笑的人，就比比皆是了。我谈到此，大概将会引起很多失败的后悔，会招致一些失言的错误吧！是呵，凡是事物没有被人赞同的话，就必然会有中伤的人到

来。那盛明的阳气不能使枯朽的树木再度繁茂起来，神奇的明智不能改变堕落的天性，子贡不能取悦于扣下马匹的乡民，古公不能说服那欲夺地盘的戎狄民族；实在的道理有说不通的地方，美好的言论有行不通的时候。庄重的章甫冠不能在披头散发的越地出售，高贵的鞋子不能被赤着脚板的东夷民族穿用，这怎么能够强求呢？看到玉却指着它说是石头，这并非玉不是真的，只有等到和氏来后才会辨识；看到龙却命名它说是老蛇，这并非龙不神奇，只有等到蔡墨来后才会区分。之所以道是可贵的，是因为得道者被表扬不会使他有所增益，受诋毁不会使他有所减损；之所以德也是可贵的，是因为有德者听到诋毁不会悲哀，见到荣誉不会喜悦。别人真从心底认为天下必定没有神仙存在，但唯独我却认为神仙确实有而与他争辩，争辩得越久，而别人坚持得越固执，于是便白白地助长了矛盾与分歧，但对于他的不了解也没有什么补救，如此看来，我是否真的应当遵从昔年齐王后以砸破玉石连环的办法，来解决那些难以辩解的意见呢？

卷八　释　　滞

【原文】

或问曰：人道多端，求仙至难，非有废也，则事不兼济。艺文之业，忧乐之务，君臣之道，胡可替乎？抱朴子答曰：要道不烦，为所鲜耳。但患志之不立，信之不笃，何忧于人理之废乎？长才者兼而修之，何难之有？内宝养生之道，外则和光于世，治身而身长修，治国而国太平。以《六经》训俗士，以方术授知音，欲少留则且止而佐时，欲升腾则凌霄而轻举者，上士也。自恃才力，不能并成，则弃置人间，专修道德者，亦其次也。昔黄帝荷四海之任，不妨鼎湖之举；彭祖为大夫八百年，然后西适流沙。伯阳为柱史，宁封为陶正，方回为闾士，吕望为太师，仇生仕于殷，马丹官于晋，范公霸越而泛海，琴高执笏于宋康，常生降志于执鞭，庄公[1]藏器于小吏……。古人多得道而匡世，修之于朝隐，盖有余力故也。何必修于山林，尽废生民之事，然后乃成乎？亦有心安静默，性恶喧哗，以纵逸为欢，以荣任为戚者。带索蓝缕，茹草操耜，玩其三乐，守常待终，不营苟生，不惮速死，辞千金之聘，忽卿相之贵者。无所修为，犹常如此，况又加之以知神仙之道，其亦必不肯役身于世矣，各从其志，不可一概而言也。抱朴子曰：世之谓一言之善，贵于千金，然盖亦军国之得失，行己之臧否耳。至于告人以长生之诀，授以不死之方，非特若彼常人之善言也，则奚徒千金而已乎？设使有困病垂死，而有能救之得愈者，莫不谓之为宏恩重施矣。今若按仙经，飞九丹，水金玉，则天下皆可令不死，其惠非但活一人之功也。黄、老之德，固无量矣，而莫之克识，谓为妄诞之言，可叹者也。

抱朴子曰：欲求神仙，唯当得其至要。至要者，在于宝精、行气，服一大药便足，亦不用多也。然此三事，复有浅深，不值明师，不经勤苦，亦不可仓卒而尽知也。虽云行气，而行气有数法焉；虽曰房中，而房中之术，近有百余事焉；虽言服药，而服药之方，略有千条焉。初以授人，皆从浅始，有志不息，勤劳可知，方乃告其要耳。故行气或可以治百病，或可以入瘟疫，或可以禁蛇虎，或可以止疮血，或可以居水中，或可以行水上，或可以辟饥渴，或可以延年命。其大要者，胎息[2]而已。得胎息者，能不以鼻口嘘吸，如在胞胎之中，则道成矣。初学行气，鼻中引气而闭之，阴以心数至一百二十，乃以口微吐之，及引之，皆不欲令己耳闻其气出入之声，常令入多出少，以鸿毛著鼻口之上，吐气而鸿毛不动为候也。渐习转增其心数，久久可以至千。至千则老者更少，日还一日矣。夫行气当以生气之时，勿以死气之时也。故曰仙人服六气[3]，此之谓也。一日一夜有十二时，其从半夜以至日中六时为生气；从日中至夜半六时为死气。死气之时，行气无益也。善用气者，嘘水，水为之逆流数步；嘘火，火为之灭；嘘虎狼，虎狼伏而不得动起；嘘蛇虺，蛇虺蟠而不能去。若他人为兵刀所伤，嘘之血即止；闻有毒虫所中，虽不见其人，遥为嘘祝我之手；男嘘我左，女嘘我右，而彼人虽在百里之外，即时皆愈矣。又中恶急疾，但吞三九之气[4]，亦登时差也。但人性多躁，少能安静以修其道耳。又行气大要，不欲多食，及食生菜肥鲜之物，令人气强难闭。又禁恚怒，多恚怒则气乱，既不得溢，或令人发咳，故鲜有能为者也。予从祖仙公，每大醉，及夏天盛热，辄入深渊之底，一日许乃出者，正以能闭气胎息故耳。房中之法十余家，或以补救伤损，或以攻治众病，或以采阴益阳，或以增年延寿，其大要在于还精补脑之一事耳。此法乃真人口口相传，本不书也。虽服名药，而复不知此要，亦不得长生也。人复不可都绝阴阳，阴阳不交，则坐致壅阏之病，故幽闭怨旷，多病而不寿也。任情肆意，又损年命。唯有得其节宣之和，可以不损。若不得口诀之术，万无一人为之而不以此自伤煞者也。玄、素、子都、容成公、彭祖之属[5]，盖载其粗事，终不以至要者著于纸上者也。志求不死者，宜勤行求之。余承师郑君之言，故记以示将来之信道者，非臆断之谈也。余实复未尽其诀矣。一涂之道士，或欲专守交接之术，以规神仙，而不作金丹之大药，此愚之甚矣。

抱朴子曰：道书之出于黄、老者，盖少许耳，率多后世之好事者，各以所知见而滋长，遂令篇卷至于山积。古人质朴，又多无才，其所论物理，既不周悉，其所证按，又不著明，皆阙所要而难解，解之又不深远，不足以演畅微言，开示愤悱[6]，劝进有志，教戒始学，令知玄妙之涂径，祸福之源流也。徒诵之万遍，殊无可得也。虽欲博涉，然宜详择其善者，而后留意，至于不要之道书，不足寻绎也。末学者或不别作者之浅深，其于名为道家之言，便写取累箱盈筐，尽心思索其中。是探燕巢而求凤卵，搜井底而捕鳣鱼，虽加至勤，非其所有也，不得必可施用，无故消弃日月，空有疲困之劳，于无锱铢之益也。进失当世之务，退无长生之效，则莫不指点之，曰：彼修道如此之勤，而不得度世，是天下果无不死之法也；而不知彼之求仙，犹临河羡鱼，而无网罟，非河中之无鱼也。又五千文虽出老子，然皆泛论较略耳。其中了不肯首尾全举其事，有可承按者也。但暗诵此经，而不得要道，直为徒劳耳，又况不及者乎？至于文子、庄子、关令、尹喜之徒[7]，其属文笔，虽祖述黄、老，宪章玄虚，但演其大旨，永无至言。或复齐死生，

谓无异以存活为徭役，以殂殁为休息，其去神仙，已千亿里矣，岂足耽玩哉？其寓言譬喻，犹有可采、以供给碎用，充御卒乏，至使末世利口之奸佞。无行之弊子，得以老、庄为窟薮[8]，不亦惜乎？

或曰：圣明御世，唯贤是宝，而学仙之士，不肯进宦，人皆修道，谁复佐政事哉？抱朴子曰：背圣主而山栖者，巢、许所以称高也；遭有道而遁世者，庄伯所以为贵也；轩辕之临天下，可谓至理也，而广成不与焉；唐尧之有四海，可谓太平也，而偓佺不佐焉；而德化不以之损也，才子不以之乏也。天乙革命，而务光负石以投河；姬武翦商，而夷、齐不食于西山；齐桓之兴，而少稷高枕于陋巷；魏文之隆，而干木散发于西河。四老凤戢于商洛，而不妨大汉之多士也；周党鳞蹻于林薮，而无损光武之刑厝也。夫宠贵不能动其心，极富不能移其好，濯缨沧浪，不降不辱，以芳林为台榭，峻岫为大厦，翠兰为细床，绿叶为纬幕，被褐代衮衣，薇蕨当嘉膳，非躬耕不以充饥，非妻织不以蔽身，千载之中，时或有之，况又加之以委六亲于邦族，捐室家而不顾，背荣华而弃迹，绝可欲于胸心，凌嵩峻以独往，侣影响[9]于名山，内视于无形之域，反听乎至寂之中，八极之内，将遽几人？而吾子乃恐君之无臣，不亦多忧乎？

或曰：学仙之士，独洁其身而忘大伦之乱，背世主而有不臣之慢，余恐长生无成功，而罪罟将见及也。"抱朴子答曰："夫北人、石户、善卷、子州[10]，皆大才也，而沉遁放逸，养其浩然，升降不为之亏，大化不为之缺也[11]。况学仙之士，未必有经国之才，立朝之用，得之不加尘露之益，弃之不觉毫厘之损者乎？方今九有[12]同宅，而幽荒来仕，元凯委积，无所用之。士有待次之滞，官无暂旷之职，勤久者有迟叙之叹，勋高者有循资之屈；济济之盛，莫此之美，一介之徒，非所乏也。昔子晋舍视膳之役，弃储贰之重，

而灵王不责之以不孝；尹生委衿带之职，违式遏〔13〕之任，而有周不罪之以不忠。何者？彼诚亮其非轻世薄主，直以所好者异，匹夫之志，有不可移故也。夫有道之主，含垢善恕，知人心之不可同，出处之各有性，不逼不禁，以崇光大，上无嫌恨之偏心，下有得意之至欢，故能晖声并扬于罔极，贪夫闻风而怃怅也。吾闻景风起则裘炉息，世道夷则奇士退，今丧乱既平，休牛放马，烽燧灭影，干戈载戢，繁弱既韬，卢、鹊将烹，子房出玄帷而反闾巷，信、越释甲胄而修鱼钓，况乎学仙之士，万未有一，国家咎此以何为哉？然其事在于少思寡欲，其业在于全身久寿，非争竞之丑，无伤欲之负，亦何罪乎？且华、霍之极大，沧海之混漭〔14〕其高不俟翔埃之来，其深不仰行潦之注，撮壤土不足以减其峻，挹勺水不足以削其广，一世不过有数仙人，何能有损人物之鞅掌乎？

或曰：果其仙道可求得者，五经何以不载，周、孔何以不言，圣人何以不度世，上智何以不长存？若周、孔不知，则不可为圣。若知而不学，则是无仙道也。"抱朴子答曰："人生星宿，各有所值，既详之于别篇矣。子可谓戴盆以仰望，不睹七曜之炳粲；暂引领于大川，不知重渊之奇怪。夫五经所不载者无限矣，周、孔所不言者不少矣。特为吾子略说其万一焉。虽大笑不可止，局情难卒开，且令子闻其较略焉。夫天地，为物之大者也。九圣共成《易经》〔15〕，足以弥纶阴阳，不可复加也。今问善《易》者，周天之度数，四海之广狭，宇宙之相去，凡为几里〔15〕？上何所极，下何所据，及其转动，谁所推引，日月迟疾，九道所乘〔17〕，昏明脩短，七星迭正〔18〕，五纬盈缩〔19〕，冠珥薄蚀，四七凌犯〔20〕，慧孛所出，气矢之异，景老之祥，辰极不动，镇星独东，羲和外景而热，望舒内鉴而寒〔21〕。天汉仰见，为润下之性；涛潮往来，有大小之变；五音六属，占喜怒之情；云动气起，含吉凶之候。棒、枪、尤、矢、

旬始绛婰〔22〕，四镇五残，天狗归邪〔23〕，或以示成，或以正败。明《易》之生，不能论此也。以次问《春秋》四部，《诗》、《书》、三《礼》之家，皆复无以对矣。皆曰：悉正经所不载，唯有巫咸、甘公、石申、《海中》、《郤萌》、《七曜》〔24〕记之悉矣。余将问之曰：此六家之书，是为经典之教乎？彼将曰：非也。余又将问曰：甘、石之徒，是为圣人乎？彼亦曰：非也。然则人生而戴天，诣老履地，而求之于五经之上则无之，索之于周、孔之书则不得，今宁可尽以为虚妄乎？天地至大，举目所见，犹不能了，况于玄之又玄，妙之极妙者乎？

复问俗人曰：夫乘云茧产之国，肝心不朽之民，巢居穴处，独目三首，马间狗蹄，脩臂交股，黄池无男，穿胸旁口，廪居起石而泛土船，沙壹触木而生群龙，女娲地出，杜宇天堕，鼍飞犬言，山徒社移，三军之众，一朝尽化，君子为鹤，小人成沙，女丑倚枯，貳负抱桎，寄居之虫，委甲步肉，二首之蛇，弦之为弓，不灰之木，不热之火，昌蜀之禽，无目之兽，无身之头，无首之体，精卫填海，交让递生，火浣之布，切玉之刀，炎昧吐烈，磨泥漉水，枯灌化形，山蘷前跟，石脩九首，毕方人面，少千之劾伯率，圣卿之役肃霜，西羌以虎景兴，鲜卑以乘鳌强〔25〕，林邑以神录王，庸、蜀以流尸帝，盐神婴来而虫飞，纵目世变于荆岫，五丁引蛇以倾峻，肉甚振翅于三海〔26〕。金简玉字，发于禹井之侧。《正机》、《平衡》，割乎文石之中。凡此奇事，盖以千计，五经所不载，周、孔所不说，可皆复云无是物乎？至于南人能入柱以出耳，御寇停肘水而控弦，伯昏蹑亿仞而企踵，吕梁能行歌以凭渊，宋公克象叶以乱真，公输飞木鸿之翩翻，离朱睹毫芒于百步、贲、获效脊力于万钧，越人揣针以苏死，竖亥超迹于累千，郢人奋斧于鼻垩，促都袒身于寒天，此皆周、孔所不能为也，复可以为无有乎？若圣人诚有所不能，则无怪于不得仙，不得

仙亦无妨于为圣人，为圣人偶所不闲，何足以为攻难之主哉？圣人或可同去留，任自然，有身而不私，有生而不营，存亡任天，长短委命，故不学仙，亦何怪也？

【注释】

〔1〕庄公：疑指庄周。

〔2〕胎息：是古代道士行气方法，炼功进入高深境界则呼吸异常微弱，生命仅靠丹田内的微弱呼吸维持，有如胎儿在母体呼吸一般，故称"胎息"。

〔3〕六气：指天地四时之气。《庄子·逍遥游》："若夫乘天地之正，而御六气之辨"。

〔4〕三九之气：当即"九三"，指肾间动气。张伯端《西江月》："二八谁家姹女，九三何处郎君"。《脉望》卷一："换骨炼形，使九三之阳长"。而肾间动气为元气之先，来自先天。

〔5〕玄女等：均是传说中的房中术研究专家，据传有《玄女经》、《素女经》、《子都经》、《容成经》、《彭祖经》各一卷。

〔6〕愤悱（fēi 匪）：心中冥思憋懑而难以表达。《论语·述而》："不愤不启，不悱不发"。

〔7〕文子：老子的学生，曾著《文子》九篇。关令尹喜：关令，官名，管理关卡。传说老子过函谷关，被关令尹喜的强索所著书两篇。尹喜自己也写书一卷，名《关尹子》。

〔8〕窟薮（sǒu 叟）：隐藏匿逃的山洞水泽。这里指隐身之所。

〔9〕影响：这里指自己的影子和回声。

〔10〕北人、石户、善卷、子州：古代高士。《庄子·让王》："舜以天下让北人无择、石户之农、善卷、子州支伯，皆不受"。

〔11〕升降：指盛衰。《尚书·毕命》："道有升降，政由俗革"。大化：指自然变化。《荀子·天论》："四时代御，阴阳大化"。

〔12〕九有：九州，指全国。

〔13〕式遏：《诗经·大雅·民劳》"式遏寇虐"。本指使恶人不得作恶，后来引申为作官建功。

〔14〕滉瀁（huang yang 晃样）：深广的样子。

〔15〕九圣共成《易经》：传统认为《易经》经伏羲、文王、孔丘修成。这里可能再加上神农、黄帝、尧、舜、禹、汤六人，共"九圣"修成。

〔16〕凡为几里：慎懋官《抱朴子》校本、《宝颜堂秘笈》本《抱朴子》作"凡几万里"。

〔17〕九道：月所行之道。《汉书·天文志》："月

有九行者，黑道二，出黄道北；赤道二，出黄道南；白道二，出黄道西；青道二，出黄道东"。王先谦补注："月行青朱白黑道，各兼黄道而言，故又谓之九道"。

〔18〕七星：星宿名，属南方朱雀宫。《史记·天官书》："南富朱鸟有七星"。《吕氏春秋·十二纪》："季春之月，昏，七星中；孟冬之月，旦，七星中"。高诱注："七星，南方宿，是月昏旦时皆于南方"。

〔19〕五纬盈缩："五纬"指金木水火土五颗行星。《周易参同契》："五纬错顺"。《汉书·天文志》："凡五星早出为赢，晚出为缩"。赢通盈。

〔20〕四七：指二十八宿。古代天文学家将黄道的恒星分为二十八个星座，称为二十八宿。

〔21〕景老：星名。《史记·天官书》："景星者，德星也"。辰极：即北极星。《尔雅·释天》："北极谓之北辰"。羲和：日御，指日。望舒：古神话中月亮的御者，这里代指月亮。

〔22〕欃（chán 镵）、枪、尤、矢、旬始、绛绎：皆星名。《史记·天官书》："岁星之精，生天欃天枪；又蚩尤之旗，类彗而后曲；枉矢，类大流星；旬始，出北斗旁，状如雄鸡"。绛绎：绛，赤红色；绎，格绎。星名，其状如火。

〔23〕四镇：星名。《史记·天官书》："四镇星，所出四隅，去地可四丈；五残星，状如辰星，去地可六丈；天狗，状如大流星，星尾有光类狗；如星非星，如云非云，名曰归邪"。

〔24〕巫咸、甘公、石申：都是古代星占者。巫咸为殷代人，甘公、石申为春秋人。《史记·天官书》："殷商，巫咸"，"在齐，甘公"，"魏，石申"。《海中》、《郗萌》、《七曜》：均为占书名。《汉书·天文志》引有甘氏、申氏《星经》；《汉书·艺文志》天文著录《海中》等多卷；郗萌为后汉天文学家，主宣夜说，见《晋书·天文志》。

〔25〕鲜卑以乘鳖强：《后汉书·东夷传》："夫余国，西与鲜卑接，北有弱水，地方二千里，本濊地也。……"并载有一东明者"长而善射，王忌其猛，复欲杀之。东明奔走，南至掩㴲水，以弓击水，鱼鳖皆聚浮水上，东明乘之得度，因至夫余而王之焉"。这里所说的"鲜卑"，大概为"夫余"之误。

〔26〕肉甚振翅于三海：肉甚，宋浙本《抱朴子》作"内甚"。《博物志外国》："羽民国民，有翼，飞不远"。故疑"内甚振翅于三海"系指"羽民国"之人。

【译文】

有人问道：为人之道，可有多方面的选择。而求仙成道却非常困难，若不是有所放弃，那就不能都做得好。文章经典的研习，忧愁欢乐的事务，君王与臣子间的道义，怎么可能替代呢？抱朴子回答说：主要的道术并不繁琐复杂，所要操作的事也很少。但只担心的是志向不能确立，信心还不深厚，何必去忧患于废弃人的义务呢？能力强的人既修人道，又习仙道，兼修并炼，并没有什么难处？对自己，珍惜养生之道；在外面，内蕴而不自显于世。修身养性，就使自身得到涵养；治理国政，就使国家太太平平。用'六经'来教育凡俗世人，用道术来传授给知音。若想要稍微滞留人世之间，就停留下来辅佐时政；若想要飞升天庭，就踏着云霄轻身而去，这就是上等的得道之士。自己仗恃才华能力而不能全面成功者，便决意抛弃仙道而停留人间，去专门做道德修养单修儒学的人，这是次一等的。昔年，黄帝肩负着天下重任，却并没妨碍他在鼎湖得道飞升；彭祖当了大夫，八百岁还西行到流沙国。老子李伯阳作过周朝柱下史；宁封子任过黄帝时掌握制造陶器的官吏陶正；方回作过尧时掌管乡里的小官闾士；姜太公吕望在周时曾官居太师；仇生在殷汤时出任五行之官木正；马丹在晋文侯时官至大夫；陶朱公范蠡辅助越国称霸后乘舟泛海而去；琴高在宋康公时执笏为官；阴长生降格去为老师马鸣生当奴仆执掌马鞭；庄周先生深藏才华而尝为蒙漆园吏……古代的人很多既学得道术又匡正世事，在朝廷中修身隐居，这大概是因有剩余才力的缘故吧。何须非要在山林里去修炼，完全废弃人生的责任之后才能成功呢？也有不少人内心恬静安祥，生性厌恶喧嚣热闹，将逍遥愉逸作为快乐，把恩荣委任当作悲哀。他们用绳索作衣带，衣衫褴褛，吃野草，握锄锹，玩赏人生三种乐趣，保持清贫一世，等待人生终结，不经营苟且生存，不害怕早到死亡，谢绝千金重聘，忽视卿相高位，无所修炼，无所施为，凡人尚且常常如此，何况又加上明白了神仙道术，那他们一定不肯在人世间使自身受到劳役了。人生各有所术，各有所志，不可一概而论。抱朴子又说：世人常说，一句话的可贵，比千金还珍奇。然而，这话大概也不过是指军国大事的成败、自身立命的得失罢了。至于将长生的诀窍告诉别人，将不死的方术传授他人，有仅像世俗凡人说的那些好话，又岂只价值千金而已呢？假若有人因困顿病痛得将要死去，而又有能救活并使他痊愈的人，没有谁不说这是宏大的恩德、厚重的施与呵！今若能按照神仙经典，飞炼九转神丹，将黄金玉石炼成水，那就能使天下的人都免于死亡，这种恩惠就不止是使某一个人存活的功德了。黄帝、老子的恩德确实无法估量，然而对此没有谁能真正辩识，还认为这是荒诞的言论，这实实令人可叹呵！

抱朴子说：想追求神仙之道，应当真正学到它的最主要旨趣。这旨趣就在于宝藏精蕴，行气和服食仙丹大药便足够了，也不用更多的要求。但这三件事又有了解掌握深浅的差别，若没有得到好的老师指导，不经过辛勤艰苦修炼，也不可能在仓猝之间便能尽皆知晓。即以行气来说，便有好几种行气方法；若谈房中之术，那房中术就有一百多种；再说服食药物，它的服食方法粗略统计也有上千来条。若起初以这些方术来传授他人，都可从浅显的来开始传授，接受的人若有志向，对勤劳努力就可知晓的，那方可告诉其要旨。至于行气，有的可以用来治疗百病，有的可以用来防御瘟疫，有的可以用来禁制毒蛇猛虎，有的可以用来止住疮口流血，有的可以用来深居水中，有的可以用来行走水上，有的可以用来避免饥渴，有的可以用来益寿延年。那其中最主要的，乃是"胎息"而已。学得胎息的人，能够不用鼻子和嘴来嘘气吸气，如同在胞胎之中，这样，胎息术就算学成了。

开初学习行气时，以鼻腔吸引元气，然后再闭气，并暗地里用心数到一百二十下后，才用嘴微微吐气。在吐气和吸气时，都不能让自己耳朵听到吐气或吸气出入的声音，并应经常使进气多而出气少，可用鸿雁的羽毛放在鼻腔嘴唇上，再观察吐气时羽毛不动作为标准。逐渐练习，闭气用心数的数也应逐渐增加，时间长后可以增加到一千下。到了一千次的时候，就能使老人返回少年，一天比一天年青。行气时，还应当在"生气"的时候，而不能在"死气"的时候。所以说仙人服食天地四时元气，说的就是这个意思。一天一夜有十二个时辰，从半夜到正午的六个时辰叫做'生气'，从正午到半夜的六个时辰名叫'死气'。在死气的时候，行气是没有益处的。善于行气的人，用气嘘水，水可因此而倒流几步；嘘火，火可因此而熄灭；嘘虎狼，虎狼会仆伏而不能行动跃起；嘘毒蛇，毒蛇会蟠曲而不能逃去。倘若有人被兵器所刺伤，嘘气后流血则可立即中止；听说有人被毒虫咬伤，虽然没有见到这个受伤的人，远远地嘘气并禁咒自己的手，若受伤者是男性就嘘自己的左手，女性就嘘自己的右手，这样，那受伤害的人虽在百里之外，顿时也可痊愈。若有患厉害急症的，只要吞食肾间动气，也立即痊愈。但是，现在很多人性情浮躁，很少有人能安静地修炼这种道术罢了。再就是，运行元气最主要的，是不应当吃得太多，和吃生蔬菜和肥厚新鲜的食物。因为这些食物可使元气强烈而难以闭守。还应禁忌发怒，怒气若多，元气就会紊乱，既不能使元气泄溢，有时还会使人咳嗽，所以很少有人能修炼成功。我的先祖葛仙公，每当大醉和夏天甚热时，就潜入深渊底部，一天多方才出来；这正是因为他能闭塞元气，进行胎息的缘故。房中术有十多个专类，有的用来补救损伤，有的用来治疗百病，有的用来采集阴精，有的用来增益阳气，有的用来增年延寿，它的关键在于归还

精蕴、补养脑髓这一件事而已。这种道术乃是得道的真人用口耳相传授，本不应该写出来。虽然服食著名药物，却不懂得其要点，那也不能长生不老。人们不能完全断绝阴阳交接，阴阳不交接，就会引起闭塞不通的毛病。所以，男女不接触，妻子无丈夫，丈夫无妻子，都会造成多病而不长寿。但若放纵情欲，又会减损寿命。只有得到节制宣导的中和方式，才可能不损伤身体。如若没有获得口头妙传的方术，那施行的人中不伤害自身者，一万个人里也不会有一个。玄女、素女、子都、容成公、彭祖之类，大致都在他们的著作里粗略地记载了房中术．但他们始终不会将其最重要的内容写在书上。立志于追求长生不死法术的人，应当勤奋不懈地施行追求。我禀承师尊郑君先生的教诲，所以记下这些，用来出示给以后的信道者阅读，决不是主观的胡言乱语。但我实在还没有学好，没有透彻理解这些口诀，只是学习一种道术的求道者。如若只想持守男女交媾的法术去追求神仙之道，而不去制作金丹之类大药，那实在是太愚笨呵！

抱朴子说：道教的书籍出自于黄帝、老子的，大概只是极少数而已，一般的多为后世的好事之徒，各自用其所了解的、所听见的东西来滋生编造并依附伪托于黄帝、老子名下，以至于形成此类书籍多到堆积如山。古人质朴，大多没有虚浮才华，他们所谈论的事物情理，既不周详完备，有所证据，又不显著明确，都缺乏要旨而难以索解；就是索解也不深入，不能够充分宣播畅达其微言大意，以启发人们心中冥思憋懑、想说又难以说出的话，鼓励激发有志的人，教育劝戒初学者，使他们了解知晓玄妙的途径，祸福的源流。因此，倘若只是背诵它一万遍，那也是毫无收获的。有人虽是想广博涉猎，但仍应该周详地选择其中好的，然后加以专心深入学习；至于有些不重要的道教书籍，就不值得去寻觅探索研究了。有的肤浅学道

者，不能很好区别作者程度的深浅，对那些只要是名为道家的言辞，便不加区分地抄录并收藏得满箱满筐，一心一意地在书中思索。这好比是在那燕子巢穴里去寻求凤凰蛋，搜求井底去捕捞鲤鱼一样，虽然倍加勤奋，但所得非所求，所求又非所用，结果是无缘无故地消磨浪费了岁月，白白地疲乏困顿辛劳，没有一丝一毫效益。往前看，没有经营世事的能力；往后看，又没有长生不死的成效。这样就没有谁不指指点点地说道：他修炼道术如此勤奋，结果还是不能超世脱尘，这说明天下果然没有什么长生不死的仙法。然而，他却不知这人所谓的求仙，犹如俯着身子看着沟水，只是羡慕游鱼，却没有鱼网，并不是河里没有鱼儿一样。还有那虽出自于老子的五千言《道德经》，但都是些泛泛的议论和较为简约的方略而已，其中完全不肯自始至终地合盘托出事理，提出可供遵循的做法。若只是暗暗背诵死读此类经书，却不得主要道术，结果也是徒劳无益罢了，又何况那些不及老子的书呢？至于文子、庄子、关令尹喜之流，他们的文笔虽然遵循黄帝、老子笔法，取法玄妙虚无，但只是演示其主要意旨，完全没有至理名言。还有一些人将死亡和生存等同为一，声称生存与服劳役没有什么差别，而将死亡看成休息，它们与神仙之术相距已有千万里，哪里值得去深入玩赏呢？至于它的那些寓言比喻，还有可供借鉴之处，以备零碎之用，充当仓猝间的缺乏。但可使世道衰落的时候，让那些伶牙利齿的小人，没有品行的坏蛋，得以老子、庄子为口实，岂不可惜吗？

有人说：圣明的君主治理国家，只珍视贤才为宝，但学习仙道的士人，都不肯进身做官，若人人均去修炼道术，那又有谁来辅佐国政呢？抱朴子说：背弃圣明君主而到山林隐居的人，是巢父、许由都称道的；适逢清明盛世但却躲避遁世的人，是庄伯所看重的；轩辕黄帝君临天下的时候，可说是天下

大治，但广成子却不参与治理政事；唐尧拥有四海的时候，也可谓天下太平，但偓佺却不辅佐而避世修道。这时德泽教化不因此而遭到减损；有才华的贤人不因此而造成匮乏。殷成汤推翻夏代，但务光却背着石头自沉于黄河；周武王翦灭商朝，但伯夷、叔齐却绝食在西山；齐桓公兴盛称霸，但小臣稷高卧于穷街陋巷而拒不相见；魏文侯国运兴隆，但段干木却散发云游于西沟而不肯为相。商山四皓像凤凰一般隐匿在商山洛水，也不会妨碍大汉朝的士人众多；逸民周常似麒麟一般傲世独立于山林水泽，也无损害于汉光武帝的刑律法制。那宠幸显贵不能打动他们的心，极其富有也不能改变他们的爱好，在沧浪之水中洗涤帽缨，不降低他们身份，不辱没他们大志；以荡林野草为歌台舞榭，崇山峻岭为高楼大厦，青翠兰草为褥垫床铺，碧绿树叶作天然帷幕，披着褐衣代替华贵龙袍，野菜豆叶当成美味佳肴；若不是亲自耕作就不能填充饥肠，如不是妻子织布便不能遮蔽身体的人，在千年之中，不时则有一些的。何况又加上在家族中抛弃亲人，有损于家庭而不顾及，背弃荣华富贵如同丢弃自己脚印，在心胸内断绝各种私欲，登上高峰而独来独往，在名山中以自己的身影和回声为伴侣者。对内看到没有形迹的领域；反转来听见最寂静的境界。这种人在宇宙之中，又有几个人呢？而您竟然恐怕君主会没有大臣，不是太多虑了吗？

有人说：学习神仙的士人，只顾独善其身。自身高洁而忘却了根本伦常已被扰乱，背叛国君而有了不称臣下的轻慢，我担心长生不死还没有学习成功，而罪网便即将来到。抱朴子回答说：北人、石户、善卷、子州等古代高士，都是才能很高的人。他们却沉匿隐遁，随心所欲，修养自己的浩然之气，世道衰盛不因此而亏损，自然变化不因此而缺失。何况学习仙道的士人，未必都具有经营管理国政的才华，身居朝贵的价值。

得到他们，不会增加灰尘露珠那样小的益处；放弃他们，也不会觉得有一丝一毫的损失呢？当今，九州如同一家，缨远八芒的人都来争相为官，英才堆积，无处使用。士人有排队等候为官的阻滞，官吏却没有暂时空缺的职位；劳勤的人有进职太慢的感叹，功高的人有论资排辈的委屈；人才济济的盛况，没有哪个时代能与此刻相媲美，一两个匹夫不出仕为官，决不会造成什么人才缺乏。昔年，周灵王太子子晋舍弃侍养君父的职事，丢掉法定继承人的重任，但周灵王却不责怪他不孝；关令尹喜追随老子离开镇守险要关卡的要职，违背作官建功的委任，但周王也不责怪他不忠。为什么呢？因为他们诚实正直，并不是看不起国君，只是所爱好所追求的不同，普通人的志向，也不可改变的缘故。凡有道有识的君主，能忍受侮辱，善于宽恕，他们懂得人心不可强求一致，出仕和退隐各有天性，所以不逼迫不禁止，以便将各自的才智发扬光大，使在上者没有猜忌的偏心，在下者随心所欲地欢乐，所以能将光明和声誉宣扬到无边遥远之处，使那些贪婪的小人听到高尚风范而无比羞惭。我听说南风起时，皮袍就可收藏而火炉息灭，世道太平时，出献奇策的士人就应退隐。而今动乱既已平息，马放南山，烽火无影，刀枪已入库，良弓也收藏，猎犬将烹杀，张良已走出帷幄而返归平民里巷，韩信、彭越也脱下铠甲而去修治钓鱼器具，何况学习仙道的人，一万人中没有一个，国家又吝惜这些人干什么呢？而且他们的事业在于减少思虑，清心寡欲；他们的目标在于保全身体，增年益寿，没有争名夺利的丑行，也没有伤风败俗的错失，又有什么罪过呢？而且，像华山、霍山那么极其高大，茫茫沧海那般极其深广，山之高不必等候飞灰的到来，海之深不必仰仗雨水的倾注，抓一撮土不足以减损山的高度，挹一勺水不足以削弱海的宽广，一代人中不过只有仙人几个，哪里能减损繁多的人才呢？

有人说：如果神仙道术可以求得，那"五经"为什么不记载呢？周公、孔子为什么没有谈到呢？圣人为何不能超度尘世？最聪明的人为何不能长生不死？如若连周公、孔子都不知晓，那他们也不能算是圣人；如若他们知晓仙道却不去学习修炼，那就说明这世间上根本没有什么神仙之道吧？抱朴子回答说：人的星宿，均各有所逢所遇，其道理已在其他篇章论述过了。您可以算是头顶着盆子去仰望天空，看不见日月五星的辉煌；片刻间伸长了脖子去望大河，不懂得幽深渊潭的奇特。"五经"所没有记载的还有很多很多，周公、孔子没有论及的道理也很不少。这里我仅仅为您略略说一下那万分之一的情况吧。虽然您会认为是夸大其辞而大笑不已，但我局促情绪而难以在片刻间开怀畅谈，姑且让您听一听大致概况吧。天地，是万事万物中最伟大的，伏羲、文王、孔丘、神农、黄帝、尧、舜、禹、汤等九位圣哲共同撰写了《易经》，可说足以涵盖阴阳之道，无以复加了！但是，倘若问询那擅长《易经》的人：周天的度数是多少？四海的宽窄又如何？宇宙相距共有多少里？天空的极限又在何处？大地的依托是哪里？天地的运转又是谁在拉引推动？太阳月亮运行的迟缓疾速？月亮运行的九种轨道？黄昏黎明的孰长孰短？南方朱雀宫七星的更替邪正？金、木、水、火、土五星的早出晚现？太阳的冠气珥气与日月的亏毁薄蚀？二十八宿的凌犯和慧星孛星的出现？似箭之气的变异和景星老人星的吉祥？北极星如何不运动？土星为何独在东方？太阳外表光芒为何火热而炽烈？月亮内向为何光柔而寒冷？银河上仰是上天潮湿的征兆？潮水来往有大小变化的规律？五音六律能占卜喜怒的情感？风起云涌可含吉凶的征兆？慧星、蚩尤之旗星、枉矢星、旬始星、绛绎星、四镇星、五残星、天狗星、归邪星等有的可表示成功，有的可暗示失败等问题，即使明了《易经》的书生，却不能评论上述这些天象。再以上述问题依次请教研究周《春秋》、燕《春秋》、宋《春秋》、齐《春秋》、《诗经》、《尚书》，以及"三礼"的学者们，都一样无可对答。他们都会理直气壮地说：这些问题都是正规经典不予记载的，只有巫咸、甘公、石申等星占者，以及《海中》、《郗萌》、《七曜》等占星书才记述详尽。我问他们：甘公、石申等六种人和书可算是经典的教化吗？他们必将回答说：不是的。我又将问问他们：甘公、石申之流可算圣人吗？他们也将回答说：不是。既然如此，人们出生后便顶戴着天，到老后还脚踏着地，这些知识到"五经"中去寻找不到，到周公、孔子的书中也检索不得。那么，这难道可以完全认为是虚无的吗？天地是最大的，举目望去，所看见的尚且不能了然，何况那些玄而又玄，妙中最妙的道理呢？

　　抱朴子又追问俗人说：那乘驾彩云，吐丝作茧的国家，心脏不败肝脏不朽的百姓，有的在巢穴居住，有的只有一只眼睛，有的却长有三个脑袋；有的人之身躯却长着鸟的脚爪，有的人之身体又生出狗的蹄子；有的臂膀很长，有的脚股交叉；黄池一带没有男人，女子入浴后即怀孕；有的胸前有孔可以贯穿，有的嘴长在脸的旁边；南蛮廪君能使石头变轻而飞起，使土船变轻而浮行；哀牢夷沙壹在水中捕鱼时，触摸沉木怀孕而生下一群小龙；女娲从地下生出，杜宇从天空堕下；甓瓦飞走，狗能说话；高山会迁徙，神社能转移；众多的三军在一个早晨就完全变化，君子变成仙鹤，小人变成沙粒；女丑倚靠着被太阳晒死，贰负在疏属山被桎梏；还有那寄居的虫豸能够委弃甲壳，肉身出走；有两个头的蛇，能够蜕变为蛇弓；有不能烧成灰的树木；有不会发出热的火焰；以及可使蜀地昌盛的蜀王杜宇变成杜鹃鸟；没有眼睛的野兽；没有身体的头颅，没有头颅的身体；精卫鸟誓填沧海，交让树交互生长；能在火中浣洗的布料，能切割玉石的刀剑，能吞下和吐出烈火；磨制泥块过滤清水，灌溉枯木改变萎形；山臊的脚跟向前，石惰长出九个脑袋，毕方鸟长着人的脸面；少干能威镇伯率之鬼，圣卿能役使肃霜之神；西羌因有老虎影象蔽火不死而兴盛，鲜卑因有大鳖乘骑得渡而强大，林邑国范文因有神符破石嶂而称王，庸蜀国用鳖令流亡的尸体为相并禅而称帝，盐神化虫用青缕缠绕而俱生；蜀王杜宇长着竖目，被荆人鳖令受禅为帝；五个大力士引蛇出洞而使山崩倒；羽民国人振动翅膀而飞越三海；金简策、玉文字，在禹井边被发现；《正机》、《平衡》等仙书，于剖开的文石中取出。……凡此种种奇闻怪事，大约数以千计，五经都没有记载，周公、孔子也没有说过，那就可以说都没有这些事物吗？至于南人能走入柱子内并可将耳朵露出来；列子能将一杯水放在肘上而射箭；伯昏登高山履危石还能踮着脚尖；有人能在吕梁面对深渊急浪而高歌畅游；宋人有能雕刻象牙成叶片而足以乱真；公输般能制作木鸟而翱翔天空；离朱能看清毛发麦芒大小物体于百步之外；孟贲、乌获能凭万钧臂力而献技自如；越人扁鹊怀揣银针砭石就能起死回生；竖亥健步如飞能日行千里；匠石能奋起斧头砍掉郢人鼻尖的小小垩土；王仲都能在寒冬里赤身裸体。……这些都是周公、孔子所不能做到的，难道对此就可认为这些事情都是没有的吗？如若意识到圣人的确有不能做到的，就不要奇怪他学不到神仙；就是不能当神仙，也无妨碍于他们成为圣人。身为圣人，偶有所不能做到的事，哪里能将此作为攻击发难的理由呢？有的圣人，可以将离地为神仙和留世作圣人等同看待，全凭自然，拥有着自身却不存有私心，拥有着生命却不经营私利，生生死死全由着上天决定，寿命长短全都交给了命运，所以他们不学习仙道，又有什么可奇怪的呢？"

卷九　道　意

【原文】

抱朴子曰：道者，涵乾括坤，其本无名。论其无，则影响犹为有焉；论其有，则万物尚为无焉。隶首不能计其多少[1]，离朱不能察其仿佛。吴札、晋野竭聪[2]，不能寻其音声乎窈冥之内；猵狖狌猯疾走[3]，不能迹其兆朕乎宇宙之外。以言乎迩，则周流秋毫而有余焉；以言乎远，则弥纶太虚而不足焉。为声之声，为响之响，为形之形，为影之影。方者得之而静，员者得之而动，降者得之而俯，升者得之以仰。强名为'道'，已失其真，况复乃千割百判，亿分万析，使其姓号至于无垠，去道辽辽，不亦远哉！

俗人不能识其太初之本，而修其流淫之末。人能淡默恬愉，不染不移，养其心以无欲，颐其神以粹素，扫涤诱慕，收之以正，除难求之思，遣害真之累，薄喜怒之邪，灭爱恶之端，则不请福而福来，不禳祸而祸去矣。何者？命在其中，不系于外，道存乎此，无俟于彼也。患乎凡夫不能守真，无杜遏之检括[4]，爱嗜好之摇夺，驰骋流遁，有迷无反，情感物而外起，智接物而旁溢，诱于可欲，而天理灭矣，惑乎见闻，而纯一迁矣。心受制于奢玩，情浊乱于波荡[5]，于是有倾越之灾，有不振之祸，而徒烹宰肥腯，沃酹醪醴，撞金伐革，讴歌踊跃，拜伏稽颡[6]，守请虚坐[7]，求乞福愿，冀其必得，至死不悟，不亦哀哉！若乃精灵困于烦扰，荣卫消于役用。煎熬形气，刻削天和。劳逸过度，而碎首以请命；变起膏肓，而祭祷以求痊；当风卧湿，而谢罪于灵祇；饮食失节，而委祸于鬼魅。蕞尔之体[8]，自胎兹患，天地神明，曷能济焉？其烹牲罄群，何以补焉？夫福非足恭所请也，祸非禋祀所禳也。若命可

以重祷延，疾可以丰祀除，则富姓可以必长生，而贵人可以无疾病也。夫神不歆非族，鬼不享淫祀；皂隶之巷，不能纡金根之轩；布衣之门，不能动六辔之驾。同为人类，而尊卑两绝，况于天神，缅邈清高，其伦异矣，贵亦极矣。盖非臭鼠之酒肴，庸民之曲躬，所能感降，亦已明矣。夫不忠不孝，罪之大恶，积千金之赂，太牢之馔，求令名于明主，释愆责于邦家，以人释人，犹不可得，况年寿难获于令名，笃疾难除于愆责，鬼神异伦，正直是与，冀其曲祐，未之有也。夫惭德之主，忍诟之臣，犹能赏善不须贷财，罚恶不任私情，必将修绳履墨，不偏不党，岂况鬼神，过此之远，不可以巧言动，不可以饰赂求，断可识矣。

楚之灵王，躬自为巫，靡爱斯牲，而不能却吴师之讨也。汉之广陵，敬奉李须，倾竭府库，而不能救叛逆之诛也；孝武尤信鬼神，咸秩无文，而不能免五柞之殂；孙主贵待华向，封以王爵，而不能延命尽之期。非牺牲之不博硕，非玉帛之不丰酸，信之非不款，敬之非不重，有丘山之损，无毫厘之益，岂非失之于近，而营之于远乎？

第五公诛除妖道[9]，而既寿且贵；宋庐江罢绝山祭，而福禄永终；文翁破水灵之庙，而身吉民安；魏武禁淫祀之俗，而洪庆来假。前事不忘，将来之鉴也。明德惟馨[10]，无忧者寿，啬宝不夭，多惨用老，自然之理，外物何为！若养之失和，伐之不解，百病缘隙而结，荣卫竭而不悟，太牢三牲，曷能济焉？俗所谓道率皆妖伪，转相诳惑，久而弥甚，既不能修疗病之术，又不能返其大迷，不务药石之救，惟专祝祭之谬，祈祷无已，问卜不倦，巫祝小人，妄说祸祟，疾病危急，唯

所不闻，闻辄修为，损费不訾[11]，富室竭其财储，贫人假举倍息，田宅割裂以讫尽，箧柜倒装而无余。或偶有自差，便谓受神之赐；如其死亡，便谓鬼不见赦。幸而误活，财产穷罄，遂复饥寒冻饿而死，或起为劫剽，或穿窬斯滥[12]，丧身于锋镝之端，自陷于丑恶之刑，皆此之由也。或什物尽于祭祀之费耗，穀[13]帛沦于贪浊之师巫，既没之日，无复凶器之直，衣衾之周，使尸朽虫流，良可悼也！愚民之蔽，乃至于此哉！淫祀妖邪，礼律所禁。然而凡夫终不可悟。唯宜王者更峻其法制，犯无轻重，致之大辟，购募巫祝不肯止者，刑之无赦，肆之市路，不过少时，必当绝息，所以令百姓杜冻饥之源，塞盗贼之萌，非小惠也。

曩者有张角、柳根、王歆、李申之徒，或称千岁，假托小术，坐在立亡，变形易貌，诳眩黎庶，纠合群愚，进不以延年益寿为务，退不以消灾治病为业，遂以招集奸党，称合逆乱，不纯[14]自伏其辜，或至残灭良人，或欺诱百姓，以规财利，锦帛山积，富逾王公，纵肆奢淫，侈服玉食[15]，妓妾盈室，管弦成列，刺客死士，为其致用，威倾邦君，势凌有司，亡命逋逃，因为窟薮。皆由官不纠治，以臻斯患，原其所由，可为叹息！吾徒匹夫，虽见此理，不在其位，末如之何！临民官长，疑其有神，虑恐禁之，或致祸祟，假令颇有其怀，而见之不了，又非在职之要务，殿最[16]之急事，而复是其愚妻顽子之所笃信，左右小人，并云不可，阻之者众，本无至心而谏，怖者异口同声，于是疑惑，竟于莫敢，令人扼腕发愤者也。余亲见所识者数人，了不奉神明，一生不祈祭，身享遐年，名位巍巍，子孙蕃昌，且富且贵。唯余亦无事于斯，唯四时祀先人而已。曾所游历水陆万里，道侧房庙，固以百许，而往返径游，一无所过，而车马无颠覆之变，涉水无风波之异，屡值疫疠，当得药物之力，频冒矢石，幸无伤剌之患，益知鬼神之无能为也。又诸妖道

百余种，皆煞生血食，独有李家道无为为小差。然虽不屠宰，每供福食，无有限剂，市买所具，务于丰泰，精鲜之物，不得不买，或数十人厨，费亦多矣，复未纯为清省也，亦皆宜在禁绝之列。

或问：李氏之道起于何时？余答曰：吴大帝[17]时，蜀中有李阿者，穴居不食，传世见之，号为“八百岁公”。人往往问事，阿无所言，但占阿颜色：若颜色欣然，则事皆吉；若颜容惨戚，则事皆凶；若阿含笑者，则有大庆；若微叹者，即有深忧。如此之候，未曾一失也。后一旦忽去，不知所在。后有一人姓李名宽，到吴而蜀语，能祝水治病颇愈，于是远近翕然，谓宽为李阿，因共呼之为“李八百”，而实非也。自公卿以下，莫不云集其门，后转骄贵，不复得常见，宾客但拜其外门而退，其怪异如此。于是避役之吏民，依宽为弟子者恒近千人，而升堂入室高业先进者，不过得祝水及三部符、导引、日月行气[18]而已，了无治身之要，服食神药，延年驻命、不死之法也。吞气断谷，可得百日以还，亦不堪久，此是其术至浅可知也。余亲识多有及见宽者，皆云宽衰老羸悴，起止咳噫，目瞑耳聋，齿堕发白，渐又昏耗，或忘其子孙，与凡人无异也。然民复谓宽故作无异以欺人，岂其然乎？吴曾有大疫，死者过半。宽所奉道室，名之为“庐”，宽亦得温病，托言入庐斋戒，遂死于庐中。而事宽者犹复谓之化形尸解之仙，非为真死也。夫神仙之法，所以与俗人不同者，正以不老不死为贵耳。今宽老则老矣，死则死矣，此其不得道，居然可知矣，又何疑乎？若谓于仙法应尸解者，何不且止人间一二百岁，住年不老，然后去乎？天下非无仙道也，宽但非其人耳。余所以委曲论之者，宽弟子转相教授，布满江表，动有千许，不觉宽法之薄，不足遵承而守之，冀得度世，故欲令人觉此而悟其滞迷耳。

天下有似是而非者，实为无限，将复略

说故事，以示后人之不解者。昔汝南有人于田中设绳罥[19]以捕獐而得者，其主未觉，有行人见之，因窃取獐而去，犹念取之不事。其上有鲍鱼者，乃以一头置罥中而去。本主来，于罥中得鲍鱼，怪之，以为神，不敢持归。于是村里闻之，因共为起屋立庙，号为‘鲍君’。后转多奉之者，丹楹藻棁，钟鼓不绝。病或有偶愈者，则谓有神，行道经过，莫不致祀焉。积七八年，鲍鱼主后行过庙下，问其故，人具为之说。其鲍鱼主乃曰：此是我鲍鱼耳，何神之有？于是乃息。

又，南顿人张助者，耕白田[20]，有一李栽，应杜耕次。助惜之，欲持归，乃掘取之，未得即去，以湿土封其根，以置空桑中，遂忘取之。助后作远职不在。后其里中人，见桑中忽生李，谓之神。有病目痛者，荫息于此桑下，因祝之，言：李君能令我目愈者，谢以一豚。其目偶愈，便杀豚祭之。传者过差，便言此树能令盲者得见。远近翕然，同来请福，常车马填溢，酒肉滂沲，如此数年。张助罢职来还，见之，乃曰：此是我昔所置李栽耳，何有神乎？乃斫去，便止也。

又，汝南彭氏墓近大道，墓口有一石人，田家老母到市买数片饼以归。天热，过荫彭氏墓口树下，以所买之饼暂著石人头上，忽然便去，而忘取之。行路人见石人头上有饼，怪而问之。或人云：此石人有神，能治病，愈者以饼来谢。如此转以相语，云头痛者摩石人头，腹痛者摩石人腹，亦还以自摩，无不愈者。遂千里来就石人治病，初但鸡豚，后用牛羊，为立帷帐，管弦不绝，如此数年。忽日前忘饼母闻之，乃为人说，始无复往者。

又，洛西有古大墓，穿坏多水，墓中多石灰。石灰汁主治疮。夏月，行人有病疮者烦热，见此墓中水清好，因自洗浴，疮偶便愈。于是诸病者闻之，悉往自洗，转有饮之以治腹内疾者。近墓居人，便于墓所立庙舍而卖此水。而往买者又常祭庙中，酒肉不绝。而来买者转多，此水尽。于是卖水者常夜窃他水以益之。其远道人不能往者，皆因行便或持器遗信买之[21]。于是卖水者大富。人或言无神，官申禁止，遂填塞之，乃绝。

又，兴古太守马氏在官，有亲故人投之求恤焉。马乃令此人出外住，诈云是神人道士，治病无不手下立愈。又令辩士游行，为之虚声，云能令盲者登视，躄者即行。于是四方云集，趋之如市，而钱帛固已山积矣。又敕诸求治病者，虽不便愈，当告人言愈也，如此则必愈；若告人未愈者，则后终不愈也，道法正尔，不可不信。于是后人问前来者，前来辄告之云已愈，无敢言未愈也。旬日之间，乃至巨富焉。凡人多以小黠而大愚，闻延年长生之法，皆为虚诞。而喜信妖邪鬼怪，令人鼓舞祈祀。所谓神者，皆马氏诳人之类也。聊记其数事，以为未觉者之戒焉。

或问曰：世有了无知道术方伎，而平安寿考者[22]，何也？抱朴子曰：诸如此者，或有阴德善行，以致福祐；或受命本长，故令难老迟死；或亦幸而偶尔不逢灾伤。譬犹田猎所经，而有遗禽脱兽；大火既过，时余不烬草木也。要于防身却害，当修守形之防禁，佩天文之符剑耳。祭祷之事无益也，当恃我之不可侵也，无恃鬼神之不侵我也。然思玄执一，含景环身[23]，可以辟邪恶，度不祥，而不能延寿命，消体疾也。任自然无方术者，未必不有终其天年者也，然不可以值暴鬼之横枉，大疫之流行，则无以却之矣。夫储甲胄，蓄蓑笠者，盖以为兵、为雨也，若幸无攻战，时不沉阴，则有与无正同耳。若矢石雾合，飞锋烟交，则知裸体者之困矣。洪雨河倾，素雪弥天，则觉露立者之剧矣。不可以荞麦之细碎，疑阴阳之大气，以误晚学之散人[24]，谓方术之无益也。

【注释】

〔1〕隶首不能计其多少：隶首，传说黄帝时人，始作算数者。见《后汉书》刘昭补《律历志》并注。

〔2〕吴札、晋野竭聪：吴札指吴国季札，晋野指晋国师旷（字子野），都是春秋时长于鉴别音乐的人。

见《左传·襄公十八年及二十九年》。

〔3〕猏猭（zhǒu肘xi西）狇猪疾走：都是野兽名。这里指其善跑。孙星衍平津馆校刊《抱朴子内篇》本校云："猏猭狇猪"四字据刻本如此，疑传写误也，藏本"狇猪"作"狺褚"。王明疑"猏"系"猏"字之伪。《广雅·释诂》："踰，大也"。狝，本作"狶"，《广雅·释兽》："狶，豕也"。

〔4〕杜遏：杜塞遏止。检括：遵守法度。

〔5〕情浊乱于波荡：情，宋浙本《抱朴子》作"神"。波荡，奔走竞争。《晋书·刘弦传》："顷者多难，淳朴弥凋，臣辄以征士刘朝补零陵太守，庶以惩波荡之弊，养退让之操"。

〔6〕稽颡（qǐ sǎng起嗓）：以头触地的叩头。

〔7〕守请：当依宋浙本《抱朴子》作"守靖"。靖，恭敬的样子。

〔8〕蕞（zuǐ最）尔：小的样子。

〔9〕第五公诛除妖道：第五是姓，名伦。《后汉书·第五伦传》载：第五伦为会稽太守，会稽民众信鬼神，大废财物，第五伦严禁祭祀，百姓平安。这里即指此事。

〔10〕明德惟馨：明澄的品德才像香气远扬。语见《尚书·君陈》。

〔11〕訾（zī资）：计量。不訾：无法计量。

〔12〕穿窬斯滥：穿，穿墙，窬，通"逾"，翻墙。穿窬，指穿壁越墙的偷盗行为。斯滥，由此放肆。

〔13〕縠（hú胡）：绉纱。

〔14〕不纯：当依宋浙本《抱朴子》作"不纠"。"不纠"即"不纠"，不矫正错误。

〔15〕侈服玉食：当依宋浙本《抱朴子》作"侯服玉食"。《后汉书·叙传》述《货殖传》云："侯服玉食"。《抱朴子外篇·守增篇》："入侯服而玉食"。

〔16〕殿最：古代考核军功或政绩时，以上等为"最"，下等为"殿"；或首名为"最"，末尾为"殿"。

〔17〕吴大帝：即指三国时的孙权。

〔18〕日月行气：指行气的一种。《灵剑子·服气第三》："存心中之气，以意送之归脐下气海之中，夹之日月，左肾为日，右肾为月，此乃两畔同升，合为一"。当为"日月行气"的一种。

〔19〕田中设绳罥……：罥（juàn倦），捕鸟兽用的绳套。按：此文记述有脱误。《风俗通·怪神篇》载此事云："汝南鲖阳有于田得麈者，其主未往取也。商车十余乘，经泽中行，望见麈著绳，因持去，念其不事，持一鲍鱼置其处。有顷，其主往，不见所得麈，反见鲍鱼，泽中非人道路，怪其如是，大以为神"。

〔20〕耕白田：《太平御览》九百六十八引作"耕于白田"。校补云：白田，干旱的田，没有蓄水的田。

〔21〕皆因行便或持器遗信买之：行便：宋浙本《抱朴子》作"行使"。遗，当为"遣"字之误。

〔22〕寿考：长寿。《诗经·大雅·棫朴》："周王寿考"。

〔23〕含景环身：含涵日光，让它环绕自身，为道家法术之一。

〔24〕散人：闲散不为世用的人。《庄子·人间世》："几死之散人，又恶知散术"？

【译文】

抱朴子说："道"，包涵天地乾坤，世界本原，它本来是没有名字的，微妙玄虚。说到它无，那么即使是影子、回声都犹如有，即无而实有；说到它有，那么即使是万物也有它们虚无的一面，即有而若无。黄帝时始作算数的隶首不能算出"道"的数量；察针末于百步之外的离朱也不能看清"道"的轮廓；吴国的季札和晋国的师子野竭尽其耳力也不能在幽深绵邈当中寻找到"道"的声音；善于奔跑的野兽飞快地奔走也不能在时间空间外追踪到"道"的迹象；"道"的特征是无名，无数，无形，无音，无边，而又无而实有，有而若无，无所不存，无所不能。若要从近处来谈论"道"，那就在秋天野兽的细毛间周转游动而有余地；若要从远处来谈论"道"，那深玄的太空囊括也还嫌不足以充填。成为有的声音，成为发响的声响，成为有形的形体，成为成影的影像。方正的得以静谧，圆转的得以运动，下降的得以俯瞰，上升的得以仰瞻。现勉强地叫它做"道"，已丧失了它的真实，何况还千次割剖百次撕裂，亿回分解万回离析呢，所以使得它的名号达到无边无际之处，这离开"道"的本旨已遥遥无际，岂不太远了吗？

世俗凡人不能辨识"道"的原始本源，反而去修治杂乱的末小细节。人能淡泊恬愉，不受污染，不被改变，用没有私欲来修养心灵，用纯粹素静来涵养神志，扫除涤荡利诱虚荣，用正当心理收敛自己，弃除难以追求的心态，排遣危害真挚的拖累，削除喜欢发怒的邪念，灭消偏爱憎恶的端倪。这样，就能不去乞请福祐而福祐自来，不去禳除灾祸而灾祸自去。为什么呢？因为命运决定于内因，而不取决于外因；养身之道全在于自己，不能等靠别人。真担心凡庸俗夫不能保守真率，没有杜塞遏止的约束，凭信爱好撼摇掠夺，一任情愫奔走流动，只有迷途而没有返归。情怀被外物打动就产生外在的举动，智慧接触事物就从旁边流泄，被欲望所引诱，天然的事理就泯灭了；被见闻所迷惑，纯粹的天性就改变了。心灵受制约于奢侈玩乐，情怀被奔波竞争所扰乱。于是，有倾覆坠落的灾祸，有不能挽救的患忧，却徒然屠宰烹煮肥羊肥牛，滥饮甘醇美酒，撞击编钟，敲响鼓乐，踊跃舞蹈，跪拜叩首，恭恭敬敬，白白打坐，乞求神灵，祈祷保佑，希冀获得福份，至死也不醒悟，这怎不可悲呢？至于精神心灵被烦扰所困，荣气卫气就会被役使消磨，煎熬身形元气，削弱天然平和，劳逸过度，却叩破头首去请求祈祷好的命运；蜕化变易从膏肓出现，却祭祀祈求痊愈；当着劲风躺卧在潮湿地上，却朝着神灵请罪；饮酒吃食失去节制，却归罪于鬼神妖魔。凭着渺小的身体，自己给自己带来种种祸患，天地神灵又怎样救护呢？哪些人烹煮牲口，杀尽畜群，这又有什么补益呢？福祐并不是靠殷殷勤勤的恭敬所能请求到的，灾祸也不是祭祀鬼神所能解除的。倘若生命可用重重的祭品来延长，疾病可用丰厚的牺牲来解除，那么富裕的人家就必定长生不死了，显贵的人物也就没有疾病了。神不会品尝不同族类人的祭品，鬼不享用不合礼制的祭祀；奴隶所居街巷，不能留住黄金装饰得无比豪华的"金根车"；普普通通的布衣门前，不能有劳堂堂皇皇的六辔大驾。同属人类，但尊卑贵贱却截然不同，何况天神遥远清高，他们的身份与人间大相迥异，他们已

高贵到了极点呵！因此，当然不是臭老鼠一般的酒食菜肴，平凡百姓的打躬作揖所能感动他们降临的，这也是很明了的事了。不忠心君上，不孝敬父母，这是罪恶中最大的。积累起千金的财物，太牢的美味珍馐，到圣明君主面前去追求美名，向国家要求解脱罪责，向人们请求宽恕罪身，尚且不可能实现，何况长寿的获得更难于获得美名呢！痼疾比罪责难以消除，鬼神与人并非同类，只讲正直公正，那种希望得到鬼神曲意非理的保佑，是从来没有的事。那些于道德感到羞愧的君王，怀有内疚而忍侮的臣下，尚且能不凭财物而赏赐善人，不徇私情而惩罚恶行，一定要信守规矩，遵循绳墨，不偏不颇，不结党营私，何况鬼神的规矩比人类更为高远，不能用花言巧语来打动，不能以修容饰貌来贿赂，这是完全可以识辨的。

楚国有一楚灵王，骄逸轻下，亲自充当巫师，迷爱巫祝之道，却不能使吴国的征讨军队退却；汉代的广陵王，敬重恭奉女巫李须，用尽仓库钱财，却不能自我解救叛逆的诛杀；汉武帝尤其信奉鬼神，祭祀遵循秩序，虽然不在礼文的也祭祀，但不能免除五柞宫的死亡；三国时孙权厚待华向，用王爵印绥封赠他，但也一样不能延续命运完结的日期。这些并不是祭祀的牺牲不多不大，也不是祭祀的玉石布帛不丰厚，论信仰并不是不诚挚，论恭敬也不是不郑重，却只有山丘一般的损失，而无一丝一毫的收益，这不是在近处有所失，却经营得太遥远了吗？

汉代会稽太守第五伦诛杀除掉妖道，却既长寿又显贵；宋均在庐江为官时罢除禁绝对山神的祭祀，却也伴随福禄长寿而终；蜀郡太守文翁毁坏害民水神的庙宇，也自身吉利而百姓安宁；三国曹操严禁非份祭祀的风俗，也是洪福喜庆来临。从前的事不忘记，就是将来的最好借鉴。明澄的品德才像香气远扬，没有忧患的人才会延年益寿；珍惜精蕴的人才不会夭折，而忧患过多的人便易衰

老，这是自然法则，借助身外之物又有何帮助呢？倘若在修养中失去中和，损毁自己，不求解脱，那么百病就会乘虚而聚结，荣气卫气枯竭却不醒悟，这样的话，即使用太牢的牛、羊、猪三种牲畜去祭祀，那又何能有所补救呢？世俗凡人所说的道士，大都是妖道虚假妄为，相互欺骗迷惑，时间越久，危害越大，既不修炼治病疗疾的方术，又不能从大迷乱中返回，还不致力于药物针石的救护，只是专注于祭祀的谬误，成天祈祷不已，占卜不倦。巫师神婆小人，胡说灾祸神殃。疾病危急时候，只怕没有听说办法，只要听说就去努力，损耗支付费用也无法计数；富贵人家用尽了他们储存的财物，贫困小户去借贷不惜加倍利息，田园房宅割裂典卖干净，箱子柜子倒空没有余物。有时偶尔得到病愈，便说这是接受神的恩赐；如若是死亡了，就说这是鬼不与赦免。如果有幸在谬误中得到活命，但财产已经用得干干净净，于是只落得饥寒交迫而冻饿死去；有的还会铤而走险，抢劫掠夺，有的穿壁逾墙，由此放肆；或是在刀锋箭镝下丧失生命，或者自身陷入丑恶徒刑之下，这一切都是由此而引起的呵！有的人所有财物均在祭祀中花光用尽，丝帛棉物都在贪鄙的巫师身上消耗一光，到死的那一天时，连买棺材的钱都没有，甚至连能够完整裹尸的衣裳被子也没有，只落得暴尸腐朽，蛆虫横流，实在值得哀悼呵！愚笨民众的蒙昧，怎么竟然如此呵！非份的祭祀和装神弄鬼的恶行，是礼法刑律所禁止的。然而世俗凡人却始终不醒悟。只适宜君王使法制更为严峻，凡犯法者，无论轻重，统统处以死刑。凡非份祭祀和装神弄鬼的，严刑不赦，并在闹市大路上行刑陈尸示众。不过极短时间，这些祭祀恶行一定会绝迹，这是为平民百姓杜绝堵塞免于挨冻受饿的源头，杜绝堵塞盗贼产生的萌芽，绝对不是小恩小惠的事情呵！

昔日，有张角、柳根、王歆、李申之流，他们自称活了一千岁，假借种种小道术，如以坐在立亡、改形变貌等来欺骗平民百姓，聚集纠合群氓愚民。从远的说，不将延年益寿作为目标；从近处看，也不将消灾祛病当作事业。于是，便招集奸党，汇合反叛，举兵逆乱；又不纠正自己，招致罪行，以至连累坑害良民百姓。有的还欺骗利诱百姓平民，千方百计去谋取钱财，他们的钱财玉帛堆积如山，财富超过王公贵族，恣意放纵，骄奢淫逸，穿着王侯衣服，吃着珍馐玉食，妻妾成群盈室，鼓乐排列满座；刺客杀手，为他们网罗致用；威风凛凛，压倒国王邦家；权高势大，凌驾官员之上；亡命之徒，以他们作为避风港。这一切都是因为官府不严治理，才带来这样的祸患。追溯探究其原因，真正令人为之叹息呵！我只不过是一介普通男子，虽然看清这些道理，但不在那个位置上，又有什么办法，又如之奈何呢！那些治理百姓的官长们，怀疑他们真有神助，害怕禁止他们后也有可能给自己带来祸灾。还以为假若他们真有所据，而自己又看得不清，又不是处在主要职位之上，镇守着最关键的急切事务，还加上他们愚笨的妻子和顽劣的孩子深为相信，以及左右的小人们，都说不能禁止，阻扰的人特多，本来自己也没有真心劝谏，怕事的人又异口同声，于是更加疑虑，竟然没有人敢于出来制止，这真是令人握住手腕、发泄愤懑的事呵！我亲自看见和认识的几个人，完全不信奉神仙，一生也不祈祷祭祀，却自享长寿，名位尊贵，子孙繁衍昌盛，既富有又高贵。就是我自己，也在这些事上没有行动，但只在四季祭祀祖先而已。我曾于水陆两路游历过上万里，道路两边的庙宇大约有一百多座，但我往来经过游历，全没有拜祭，却没有发生车马倾覆的变故，渡河没有遇到风浪的妖异。多次遇上瘟疫，还是赖于得到药物效力的保护，频频冒着箭头石块，幸而没有受伤的祸患，于是更知鬼神是无能为力的。还有，那些妖邪的道派有一百多种，都杀生食肉，只有李家道派无所施为，算是稍有差异。但是，虽不屠宰，却每每供给祭祀物品，没有限量，买来的祭品要尽力丰厚，精美新鲜的食物不得不买，以至于有数十人下厨，造成浪费也是很多，都不能算是纯粹的清静节省，也都是应当在禁止断绝之列。

有人问：李家之道是在何时兴起的？我回答说：吴大帝孙权的时候，蜀郡有一个名叫李阿的人，住在洞穴里不食谷物，据说世上有人看见过他，号称"八百岁公"。人们常常问他问题，李阿并不回答言语，人们只要看他的面部表情就可占卜吉凶：如若脸色欣喜，那事就吉利；如若容颜悲戚，那事就凶险；如若李阿满脸含笑，那就有大喜事；如若微微叹息，那就有深深忧患。如此这般的征兆，从来没有一点失误，但以后李阿突然离去，不知到什么地方去了。后来，有一个叫李宽的，到吴郡却说着蜀郡话，并能祝祷水治疗疾病，很有疗效，于是远远近近的人都轰动了，都信服了，并认为李宽就是李阿。因而大家都共称他为"李八百"，但实际上并不是如此。当时，从公卿以下，没有谁不像云彩般地聚集在他的门下。后来，他变得更是骄贵，人们不能经常见到他，宾客们只能在外门参拜后就退下来，竟是如此怪异！从此，逃避劳役的小吏百姓，投在李宽门下当学生的，一般总有近一千人，但即使升堂入室学业高深的先进者，也不过只学得祝祷水，以及"三本符"、引导之术、日月行气而已，全然没有修身养性的要旨，服食神仙大药、延命益寿、长生不老的方法。吞食元气，断绝谷物，可以获一百天的寿命，但也不经久，这类法术的肤浅就由此可知了。我亲身结识的人中，有很多得以见过李宽的，都说李宽极其衰老瘦弱，起坐一动就咳嗽不止，眼花耳聋，齿落发白，渐渐昏乱不明，有时还忘记自己的儿孙，与凡俗世人没有什么差别。但却有人说这是李宽故意装

作与世人没有差异来骗人，难道他真是如此吗？吴郡曾经出现过一次大瘟疫，死亡的人过一大半。李宽所修炼的道室，名叫为"庐"。李宽也得了瘟病，他假托进入"庐"中斋戒，于是就死在"庐"中。但信奉李宽的人还说他是形体变化，尸体化解为仙人了，并不是真正的死亡。神仙的法术，之所以与俗人不同，正是以不衰老不死亡为贵而已。今以李宽来说，论老又衰老，论死又死亡，从此可见他没有真正得道，这是昭然可知的，又有什么可怀疑的呢？如若说他按仙法应当是化解尸体者，为何不姑且留止人间一两百年，留住年岁，不再衰老，然后再离去呢？天下并不是没有神仙之道，但李宽决不是这种人罢了。我在这里之所以要反反复复地深入评论他，是因为李宽的学生还在相互教授，而且遍及长江以南，动辄上千来人，他们至今都还没有觉察李宽法术浅薄，不值得遵守承奉和依循持守，以希望得以起度出世。所以，我想让人们了解真相，觉察李宽而从迷惘滞留中醒悟过来而已。

天下有似是而非的事情，实在是无限之多，我还将再略微说说往事，以昭示后来不解的人们。昔年，汝南郡有一个人在田野中设置绳索网套来捕捉獐子，一次捕捉到獐子后，主人还没有发觉时，就有一路过行人看见了，他立即偷取獐子准备离去，临行时又感到这样取走不妥当；恰值此时，他的商车上悬挂有干鱼，于是就顺手拿了一条干鱼放在绳套里便安然而去。待到原来主人到时，从绳套中得到干鱼，就大为奇怪，便认为这是神鱼，不敢将鱼拿回去。当村里的人听说了这事后，均纷纷称奇，还因此而共建房屋，立为庙宇，号称之为"鲍君"庙。后来转相传闻，信奉的人越来越多，庙宇越修越好，红柱画梁，钟鼓不绝。有的病人祭祀后，偶尔病愈就认为真有神助。于是路经"鲍君庙"的，没有谁不去祭祀。如此过了七八年后，干鱼的主人经过此庙，问起它的

缘出，人们便一一向他具体说明，那干鱼的主人才说：这不过是我的干鱼罢了，哪有什么神仙呢?! 从此后，这事才告平息。

还有：河南南顿有一名叫张助的人，在耕耘旱田时，他发现有一棵李子树苗，本应耕耘除去。但他感到可惜，就想把它拿回家去，于是挖了下来，因还没有马上回家，就用湿土将李子树的根都包好并放在桑林中间，谁知他又忘记取走那李子树。后来，张助到远方去任职，没有回到本地来。张助的同乡人看见桑林中突然生长出李子树来，大为称奇，认为有神。恰好有个眼睛生病疼痛的人，在这片桑林下休息乘凉，他便顺口祝祷说：李先生，如能让我的眼睛病痛痊愈，我一定用一头小猪来酬谢您! 谁知他的眼病又碰巧痊愈了，于是便真的杀了一头小猪来祭祀桑林中的李树。此后，哪知传话的人又太过分了，说此树能使瞎子重见光明。于是远近的人都很信服，一起来祈祷求赐福佑，为此经常车马填塞溢满道路，酒肉祭礼纷纭，如此兴旺了好几年。后来张助离职回家，看到这种情况，就说道：这是我过去放置在桑林中的李树苗而已，哪里有什么神仙呢? 于是才将那李子树砍去，祭祀也才停止下来。

又有：汝南有一个彭家墓地靠近大路边，墓头上有一石人。村里有个田家老妇人到街市上买了几张饼回家，时值天热，她路过彭家墓地树下乘凉，顺手将买来的饼暂时放在那墓地的石人头上，稍息后突然离去，但忘记将饼带走。随后，有路过墓地的人看到石人头上有饼，便感到十分奇怪而询问原因。谁知有人竟说：这石人是神仙，能治百病，治好的病人就拿这饼子来答谢它。于是，这样辗转传话，凡有头痛的人就来用手摸石人的头，肚腹痛的人就摸石人的肚腹，然后再返回来摸自己的患痛部位，没有不痊愈见效的。这样一来，还有千里以外的，来求石人治病；起初还只是用鸡或猪来祭祀，

后来便发展到用牛用羊，还为石人建立了帷帐，成天祭祀不断，音乐管弦之声不绝，这样红红火火了好几年。突然有一天，那从前忘记带走饼子的老妇人听说此事后，就为人们解释其故，此后人们才开始没有再去祈祷祭祀。

还有：洛西有一座古代大坟墓，穿洞破漏后有了很多积水。又因墓中有很多石灰，石灰水主治疮伤。夏天，路过行人中有生疮伤的，看到这墓中的水清澈透凉，天气又十分烦热，他就跳进水中洗澡，谁知身上的疮伤便因此偶然得以治愈。于是，凡是那些有病的人听说这事后，都纷纷前来墓里水中洗浴；更有甚者，还有人饮用此水来治疗腹中疾病。家居邻近墓地的人，便在墓边修立庙宇房舍，并卖这种水。前往买水的人又常在庙宇中祭祀，成日酒肉不断。从此到墓地买水的人越来越多，以至此水都用尽了。于是卖水的人常在夜间偷偷地以其他的水加进去。那些住得远而不能去的人，便借着方便或者委托人携带器皿来买水。因此，卖水的人都成了非常富有的人家。直到有人说破此水并不神奇，加上官方明令禁止，于是将古墓坟穴填塞，祭祀及卖水之风才得停息。

还有：兴古太守一姓马的在任时，有一亲朋好友投在他的门下乞求救恤周济。此马太守就叫这人在外居住着，并编造说此人是一位神仙道士，治病时无不手到病除的。又命令一些善于辞令的士人四下游说，为他吹嘘，大造声势，说他能让瞎子顿时复明，跛子即刻行走等。于是四面八方的人像云雾聚集一般，来到他的门下就像赶集一样，当然钱财丝帛也就如同山一样堆积起来了。他还要求那些求医的人，即使病体没有即刻痊愈，也要告诉他人说是全好了，并说只有这样，患者才能一定会痊愈；如若告诉别人说还没有痊愈的话，那以后就永远不会再愈了。他还说医道的规律就是这样，不可不予相信。于是后来求治的人问前面已治的人

时，前者就告诉后者说已完全治好了，没有谁敢说还没痊愈的。这样一来，竟在几天之间便敛到巨大财富。一般的人都是些小聪明而大愚蠢者，听说长生不死法术，都认为是虚假荒诞的；但却喜欢相信邪恶鬼怪，毫不生疑，让人击鼓跳神，祈祷祭祀。上述的所谓神医等，都是马氏这些骗人之类所为。姑且记载下这几件事，以作那些还没有醒悟的人之警戒吧！

有人问：世人也有完全不懂得什么道术方技的，他们也是一生平安长寿的，这是什么原因呢？抱朴子说：像您说的这些人，或许有阴德善事，以招来福份神佑；或许从天受到的命运本来就很长，所以他们难以衰老并推迟死亡；或许是他们有幸，只是偶然没有碰到灾祸的伤害。这好似打猎所经过的地方，偶然有遗漏的禽鸟和逃脱的野兽；一场大火后，有时也会剩下没有燃烬的草木。重要的是，要防护身体，避免伤害，应当修炼持守形体的预防措施，以及佩戴天文的神符刀剑而已。祭祀祈祷的事是没有益处的，应当依恃自己不可侵犯的法术，不要依恃鬼神不来侵犯于我。但是，存思玄道，持守一点，含涵日光，让它环绕自身，可以用来避开邪恶，安度不吉利，却不能用来延续生命，消灾除疾。任凭自然、没有方术的人中间，未必没有终享天年的人；然而，不可能用来抵御那些残暴鬼怪的横行不法和大瘟疫流行，如若这样，就没有办法再消灾除疾了。凡是储备铠甲、蓄积蓑衣斗笠的人，大致都是用来预防兵器和暴雨的；如若有幸没有战争，时节不阴沉，那么拥有铠甲和蓑衣斗笠与没有这些正好相同。但若是有箭头、石头像云雾一般聚合，飞速的刀锋像风烟一样交错，那才知道赤身露体者的困苦；大雨倾盆，河水暴涨，白雪漫天，才发觉暴露站立者的痛苦呵！人们不应该用并非春种秋收荞麦这小小的例子，去怀疑阴阳大气规律，以至于遗误后来学习仙道的闲散之人，让他们认为方术是没有益处的。

卷十　明　本

【原文】

或问儒道之先后。抱朴子答曰：道者，儒之本也；儒者，道之末也。先以为阴阳之术[1]，众于忌讳，使人拘畏；而儒者博而寡要，劳而少功；墨者俭而难遵，不可遍循；法者严而少恩，伤破仁义。唯道家之教，使人精神专一，动合无形，包儒、墨之善，总名[2]、法之要，与时迁移，应物变化，指约而易明，事少而功多，务在金大宗之朴，守真正之源者也。而班固以史迁先黄、老而后《六经》，谓迁为谬[3]。夫迁之洽闻，旁综幽隐，沙汰事物之臧否，核实古人之邪正。其评论也，实原本于自然；其褒贬也，皆准的乎至理。不虚美，不隐恶，不雷同以偶俗。刘向命世通人[4]，谓为实录；而班固之所论，未可据也。固诚纯儒，不究道意，玩其所习，难以折中。夫所谓道，岂唯养生之事而已乎？《易》曰：立天之道，曰阴与阳；立地之道，曰柔与刚；立人之道，曰仁与义。又曰：《易》有圣人之道四焉。苟非其人，道不虚行。又于治世隆平，则谓之有道；危国乱主，则谓之无道。又坐而论道，谓之三公[5]，国之有道，贫贱者耻焉。凡言道者，上自二仪，下逮万物，莫不由之。但黄、老执其本，儒、墨治其末耳。今世之举有道者，盖博通乎古今，能仰观俯察，历变涉微，达兴亡之运，明治乱之体，心无所惑，问无不对者，何必修长生之法，慕松、乔之武者哉[6]？而管窥诸生，臆断瞽说，闻有居山林之间，宗伯阳之业者，则毁而笑之曰：彼小道耳，不足算也。嗟乎！所谓抱萤烛于环堵之内者，不见天光之焜烂；侣鲋虾于迹水之中者，不识四海之浩汗；重江河之深，而不知吐之者昆仑也；珍黍稷之收，而不觉秀之者丰壤也。今苟知推崇儒术，而不知成之者由道。道也者，所以陶冶百氏，范铸二仪，胞胎万类，酝酿彝伦[7]者也。世间浅近者众，而深远者少，少不胜众，由来久矣。是以史迁虽长而不见誉，班固虽短而不见弹。然物以少者为贵，多者为贱。至于人事，岂独不然？故藜藿弥原，而芝英不世；枳棘被野，而寻木间秀；沙砾无量，而珠璧甚鲜；鸿隼屯飞，而鸾凤罕出；虺蜴盈薮，而虬龙希睹；班生多党，固其宜也。夫道者，内以治身，外以为国，能令七政遵度[8]，二气告和，四时不失寒燠之节，风雨不为暴物之灾，玉烛[9]表升平之征，澄醴彰德洽之符，焚轮虹霓寝其袄，颓云商羊[10]戢其翼。景耀高照，嘉禾毕遂。疫疠不流，祸乱不作，堑垒不设，干戈不用，不议而当，不约而信，不结而固，不谋而成，不赏而劝，不罚而肃，不求而得，不禁而止，处上而人不以为重，居前而人不以为患，号未发而风移，令未施而俗易，此盖道之治世也。故道之兴也，则三五垂拱[11]而有余焉；道之衰也，则叔代驰骛而不足焉。夫唯有余，故无为而化美。夫唯不足，故刑严而奸繁。黎庶怨于下，皇灵怒于上。或洪波横流，或亢阳赤地，或山谷易体，或冬雷夏雪，或流血漂橹，积尸筑京，或坑降万计，析骸易子，城愈高而冲愈巧，池愈深而梯愈妙，法令明而盗贼多，盟约数而叛乱甚，犹风波骇而鱼鳖扰于渊，纤罗密而羽禽躁于泽，豺狼众而走兽剧于林，暴火猛而小鲜糜于鼎也。君臣易位者有矣，父子推刃者有矣，然后忠义制名于危国，孝子收誉于败家。疾疫起而巫医贵矣，道德丧而儒墨重矣。由此观之，儒道之先后，可得定矣。

或问曰：昔赤松子、王乔、琴高、老氏、彭祖、务成、郁华皆真人[12]，悉仕于世，不便遐遁，而中世以来，为道之士，莫不飘然，绝迹幽隐，何也？抱朴子答曰：曩古纯朴，巧伪未萌，其信道者，则勤而学之，其不信者，则默然而已。谤毁之言，不吐乎口，中伤之心，不存乎胸也。是以真人徐徐于民间，不促促于登遐耳。末俗偷薄，雕伪弥深，玄淡之化废，而邪俗之党繁，既不信道，好为讪毁，谓真正为妖讹，以神仙为诞妄，或曰"惑众"，或曰"乱群"，是以上士耻居其中也。昔之达人，杜渐防微，色斯而逝，夜不待旦，睹几而作，不俟终日。故赵害鸣犊，而仲尼旋轸，醴酒不设，而穆生星行；彼众我寡，华元去之。况乎明哲，业尚本异，有何恋之当住其间哉！夫渊竭池漉，则蛟龙不游；巢倾卵抬[13]，则凤凰不集；居言于室，而翔鸥不下；凡卉春剪，而芝莫不秀；世俗丑正，慢辱将臻，彼有道者，安得不超然振翅乎风云之表，而翻尔藏轨于玄漠之际乎！山林之中非有道也，而为道者必入山林，诚欲远彼腥膻，而即此清净也。夫入九室[14]以精思，存真一以招神者，既不喜喧哗而合污秽，而合金丹之大药，炼八石之飞精者，尤忌利口之愚人，凡俗之闻见，明灵为之不降，仙药为之不成，非小禁也，止于人中，或有浅见毁之有司，加之罪福，或有亲旧之往来，牵之以庆吊，莫若幽隐一切，免于如此之臭鼠矣。彼之邈尔独往，得意嵩岫，岂不有以乎？或云：上士得道于三军，中士得道于都市，下士得道于山林。此皆为仙药已成，未欲升天，虽在三军，而锋刃不能伤；虽在都市，而人祸不能加；而下士未及于此，故止山林耳。不谓人之在上品者，初学道，当止于三军、都市之中而得也，然则黄、老可以至今不去也。

或问曰：道之为源本，儒之为末流，既闻命矣，今之小异，悉何事乎？抱朴子曰：夫升降俯仰之教，盘旋三千之仪，攻守进趣之术，轻身重义之节，欢忧礼乐之事，经世济俗之略，儒者之所务也。外物弃智，涤荡机变，忘富逸贵，杜遏劝沮，不恤乎穷，不荣乎达，不戚乎毁，不悦乎誉，道家之业也。儒者祭祀以祈福，而道者履正以禳邪。儒者所爱者，势利也；道家所宝者，无欲也。儒者汲汲于名利，而道家抱一以独善。儒者所讲者，相研之簿领也；道家所习者，遣情之教戒也。夫道者，其为也，善自修以成务；其居也，善取人之所不争；其治也，善绝祸于未起；其施也，善济物而不德；其动也，善观民以用心；其静也，善居慎而无闷。此所以为百家之君长，仁义之祖宗也，小异之理，其较如此，首尾汗隆，未之变也。

或曰：儒者，周、孔也。其籍则《六经》也。盖治世存正之所由也，立身举动之准绳也，其用远而业贵，其事大而辞美，有国有家，不易之制也。为道之士，不营礼教，不顾大伦，侣狐貉于草泽之中，偶猿猱于林麓之间，魁然流摈，与木石为邻，此亦东走之迷，忘葵之甘也。抱朴子答曰：搞[15]华骋艳，质直所不尚；攻蒙救惑，畴者之所厝，诚不欲复与子较物理之善否，校得失于机吻矣。然观孺子之坠井，非仁者之意；视瞽人之触柱，非兼爱之谓耶？又陈梗概，粗抗一隅。夫体道以匠物，宝德以长生者，黄、老是也。黄帝能治世致太平，而又升仙，则未可谓之后于尧、舜也。老子既兼综礼教，而又久视，则未可谓之为减周、孔也。故仲尼有"窃比"之叹[16]，未闻有疵毁之辞，而末世庸民，不得其门，修儒墨而毁道家，何异子孙而骂晋祖考哉！是不识其所自来，亦已甚矣。夫侏儒之手，不足以倾嵩、华；焦侥[17]之胫，不足以测沧海。每见凡俗守株之儒，营营所习，不博达理，告顽令嚚[18]，崇饰恶言，诬诘道家，说糟粕之滓，则若赌骏马之过隙也；涉精神之渊，则沦溺而自失也。犹斥鷃[19]之挥短翅，以凌阳侯之波；犹苍蝇之力弩质，以涉眩猿之峻。非其所堪，只足速困。然而喽喽守于局隘，聪不经旷，明不彻离，而欲企踵以包三光，鼓腹以奋雷灵，不亦蔽乎？盖登旋玑之眇邈，则知井谷之至卑；睹大明之丽天，乃知鷾金[20]之可陋。吾非生而知之，又非少而信之。始者蒙蒙，亦如子耳，既观奥秘之弘修，而恨离困之不早也。《五经》之事，注说炳露，初学之徒，犹可不解。岂况金简玉札，神仙之经，至要之言，又多不书。登坛歃血，乃传口诀，苟非其人，虽裂地连城，金璧满堂，不妄以示之。夫指深归远，虽得其书而不师受，犹仰不见首，俯不知跟，岂吾子所详悉哉？夫得仙者，或升太清，或翔紫霄，或造玄洲[21]，或栖板桐[22]，听钧天之乐，享九芝之馔，出携松、羡于倒景之表，入宴常、阳[23]于瑶房之中，曷为当侣狐貉而偶猿狄乎？所谓不知而作也。夫道也者，逍遥虹霓，翱翔丹霄，鸿崖六虚[24]，唯意所造。魁然流摈，未为戚也。牺腯聚处，虽被藻绣，论其为乐，孰与逸麟之离群以独往，吉光坼偶而多福哉？

【注释】

〔1〕先以为阴阳之术：先，依陈其荣《抱朴子内篇校勘记》作“夫”。阴阳之术，指阴阳家的法术。阴阳家为春秋战国时九流之一，其学包括阴阳四时、八位、十二度、二十四时等数度之学和五德终始的五行之说。《汉书·艺文志·诸子略》：“牵于禁忌，泥于小数”。故本文云：“众于忌讳，使人拘畏”。

〔2〕名：指名家。战国时诸子百家学派之一。以辩论名实为主题，代表人物有惠施、公孙龙等。

〔3〕班固……，谓迁为谬：班固《汉书·司马迁传赞》：“论大道则先黄、老而后《六经》，序游侠则退处士而进奸雄，……此其所蔽也。”

〔4〕命世通人：命世，著名于当世。《汉书·楚元王传赞》：“圣人不出，其间必有命世者焉”。

〔5〕坐而论道，谓之三公：《尚书·周官》：“兹惟三公，论道经邦”。《周礼·考工记》：“坐而论道，谓之王公”。

〔6〕慕松、乔之武者哉：当依宋浙本《抱朴子》作“慕松、乔之式者哉”。

〔7〕彝伦：天地人之常道。《尚书·洪范》：“我不知其彝伦攸叙”。

〔8〕七政：指日、月及金、木、水、火、土五星。

〔9〕玉烛：表升平之征，四季和谐。春夏秋冬四季和谓之“玉烛”。见《尔雅·释天》。

〔10〕商羊：传说中的一种鸟，其大雨前便独脚起舞。

〔11〕三五垂拱：“三五”：指三皇五帝。“垂拱”：垂衣拱手，形容不费力气。

〔12〕务成、郁华：仙人名。道家有二说：《太上老君开天经》（《云笈七签》二）：“伏羲之时，老君下为师，号曰‘无化子’，一名‘郁华子’。帝尧之时，老君下为师，号曰‘务成子’”。此谓务成、郁华诸仙，皆老子化身，此为道家旧说。葛洪《神仙传》辨之云：“夫有天地则有道术，道术之士，何时暂乏。是以伏羲以来，至于三代，显名道术，世世有之，何必常是一老子也。”《抱朴子》不取旧说，以老子、务成、郁华并列，正可与其《神仙传》相印证。

〔13〕巢倾卵拾：当依宋浙本《抱朴子》作“巢倾卵抬”。

〔14〕九室：指修道的静室。

〔15〕搞（chi）：铺张。

〔16〕仲尼有“窃比”之叹：孔丘适周，问礼于老子。老子曰：“良贾深藏若虚，君子甚德，容貌若愚，去子之骄气与多欲，态色与淫志”云云。孔丘谓弟子曰，吾今日见老子，其犹龙耶？盖龙吾不能知其乘风云而上天也。见《史记·老庄申韩列传》。此即谓仲尼有“窃比”之叹。又，《论语·述而》：“子曰：述而不作，信而好古，窃比于我老彭”。

〔17〕焦侥：《山海经·大荒南经》：“有小人名曰焦侥之国”。《列子·汤问篇》：“从中州以东四十万里焦侥国，人长一尺五寸”。

〔18〕告顽令嚚：“令”乃原作，但当作“舍”为是。《左传·文公十八年》：“告之则顽，舍之则嚚”。“嚚（yín 银）”：愚蠢。全句义为告知其则狂妄，不告知其又愚蠢。

〔19〕斥鷃：亦作“尺鷃”。即鹌鹑，古人心目中的弱小鸟儿。《淮南子·精神》：“凤凰不能与之俪，而况斥鷃乎”？

〔20〕鷾金：宋浙本《抱朴子》本作“鷾鷄”。疑谓鷾明鸟羽上之金光。见王明《抱朴子内篇校释》。

〔21〕玄洲：传说中的十洲之一，人迹罕绝处。《海内十洲记》云：“玄洲在北海之中，上有太玄都，饶金芝玉草”。

〔22〕板桐：昆仑山脉的三座山峰之一，神话中的山名。《楚辞·哀时命》：“望阆风之板桐”。王逸《楚辞章句》：“板桐，山名也。在阆风上”。洪兴祖《楚辞补注》：“《博雅》云：昆仑墟有三山，阆风、板

桐、玄圃"。

〔23〕常、阳：常，指平常生，阳，指陵阳子明，皆是修道之士。见《列仙传》。

〔24〕鸿崖六虚：鸿崖，仙人名。《文选·蔡邕·郭在道碑文》："将蹈洪崖之遐迹，绍巢许之绝轨"。这里当为动词，与"逍遥"、"翱翔"义近。六虚，上下四方。

【译文】

有人问：儒家、道家谁先谁后？抱朴子回答说：道家，是儒家的根本；儒家，是道家的枝末。说到那阴阳之道，忌讳繁多，使人拘束畏惧；但儒家博学却要点很少，很辛劳却功效甚微；墨家节俭但难以遵循，不能完全照办；法家严厉但恩德少，伤害仁义道德。只有道家的教化，使人精神专一，行动分合没有形迹；包含着儒家、墨家的优点，囊括了名家、法家的要旨，随时势的演变，伴事物的变化，要点简约而容易明白，事务很少而功劳很多，是尽力保全本原淳朴，持守真正源头的学说。但班固因为司马迁将黄帝、老子学说放在前面，将儒家《六经》放在后面，就认定司马迁是错误的。司马迁博闻强识，旁及隐微的学问，淘汰事物的善恶，核实古人的邪恶正派。司马迁的评论，确实是以自然为本；他的褒贬，都切中最重要的道理。不吹嘘优点，不隐藏邪恶，不以雷同来取合世俗。刘向是一代博学的人，都认为司马迁的著作是实情纪录；而班固的评论，不可作为凭据。班固实在是一个纯笃的儒生，他不能深究道家意旨，耽玩于他所熟悉的学问里，难得很公正地看待评价问题。我所说的"道"，岂能只是养生之道的事而已呢？《易经》说：形成天的道，分为阴与阳；形成地的道，分为柔和刚；人立身的道，叫做仁和义。又说：《易经》有着圣人之道四种，（即圣人创作《易》的四条方法论原则：言尚辞；动尚变；制器尚象；卜筮尚占），如果不是恰当的人，"道"不会白白

显现。还有，大治的世道兴旺而太平，就称之为"有道"；那危急国家和残暴君主，就称之为"无道"。还有，坐而论"道"，称之为"三公"；国家有"道"，贫贱的人应该感到羞耻。以上可见，凡是提到"道"的，在上，有天有地；在下，有万事万物，没有不包括的。但只有黄帝、老子才真正把持着根本，而儒家、墨家都治理着枝端末节罢了。当今世上所称赞的有道者，大都是博古通今，能够仰观天象而俯察地理的人，他们经历变故，善处细微，通晓兴盛或衰亡的时运，明白大治或动乱的国体，在心内没有什么疑惑，询问没有不能答对，那又何必去修炼长生不老的方法，追慕赤松子、王子乔的生活方式呢？但是，从小小事例来窥探的儒生们却主观地决断，盲目地瞎说，听说有居住在山林之间、效法老子事业的人，就诋毁讥笑他们说：那不过是小小道术罢了，算不了什么！啊！正所谓在四周小土墙内守持着萤烛一般的烛光，看不到天光的灿烂；与小鱼小虾在脚迹窝积的水中为伴，不知道四海的浩瀚；正好比虽然看重江河的深邃，却不知吐泄它们的是高峻的昆仑；虽然珍视黍稷的收获，却不觉得养育它们的是丰厚的土壤；只知道推崇儒术，却不知形成它的还是道家。"道"，是陶铸百家，形成天地，生育万物，酝酿规律的。世上浅薄短见的人是很多的，但见识深远的人却很少；寡不敌众，由来已久，所以司马迁虽然正确但不受称誉，班固虽然谬误却不被纠正。然而，物以稀为贵，以多为贱；反映在人事上，岂非不是如此呢？所以，藜藿满地，灵芝就不显于世；荆棘蔽野，乔木只偶尔挺拔；沙粒无数，珍珠玉璧就极少；鹰雁群飞，凤凰便极为罕见；老蛇蜥蜴遍布沼泽，虬龙就更加难得见到。因此，与班固应和的人多，的确是有道理的。至于"道"，对内可以修养自身，对外可以治理国政；能够使日月五星遵循法度，阴阳二气表现中和；能够使四季不违背

冷暖的时节，风雨不带来残害万物的灾难。四时和顺，作为显示升平的预兆；甘泉醴水，作为表彰德行的象征。颓风虹霓并不为害，乱云暴雨不会兴起，商羊鸟儿也会收敛羽翼。日光高照，五谷丰登，瘟疫不流行，祸乱不发生，沟堑堡垒勿须设置，盾牌戈戟不必设用；不必争议却恰当，不必约定却信守，不必结盟却牢固，不必计谋却成功，不必奖赏却受鼓舞，不必处罚却得整肃，不必追求却能所得，不必禁令却可行止。处于上位，人们却不会认为权势太重；居于前方，人们也不会认为身处忧患；号令还没发出，风气就变化；法律还没施行，习俗就改变，这大概就是"道"正常运行的世道了。所以，当"道"兴起时，三皇五帝垂衣拱手还有余力；当"道"衰亡时，末世之人成天奔波劳碌也没有什么效果。正因为有所余力，所以无所作为但教化美满；正因为还有不行，所以严刑峻法但邪恶繁多。黎民百姓在下边怨恨，皇天圣灵在上边发怒：要么洪水横流，波涛汹涌；要么烈日高照，赤地千里；要么地壳震裂，山谷易变；要么冬日打雷，夏天降雪；要么鲜血成河，浮起船桨；要么横尸遍野，堆积成山；要么坑杀降兵，数以万计；甚至剖开尸骸当柴火，交换孩子当食物。那城墙越高，攻墙工具越巧；护城河越深，攻城云梯越妙；法令越严明，但盗贼却更多；盟约越频繁，但叛乱却更厉害。真犹如风波惊骇，鱼鳖就在深潭中受扰；网罗细密，鸟儿就在水泽边惊叫；豺狼众多，野兽就在森林中急奔；炊火猛烈，小鱼就在锅鼎里碎烂。国君与臣下地位互变的出现了，老子与儿子同室操戈的也有了。然后，忠义在危急的国度中得到称誉，孝子在破败的家族里受到表扬。瘟疫兴起时，巫医才发横财；道德沦丧时，儒家墨家才受重视。由此来观察考证，儒家道家的先后，就可以得到确定了。

有人问：昔年，赤松子、王子乔、琴高、老聃、彭祖、务成、郁华，都是些得道的真人，又都在世上做过官，他们并没有立即远远遁世。但中古以来，修炼道术的人，没有不飘然悠得、绝迹于人世而深隐的，这是为什么呢？抱朴子回答说：上古的人非常纯朴，机巧虚伪的心思还没萌发产生，相信道术的人，勤奋地学术道术，不信道术的人，只是默不作声而已。诽谤诋毁的言辞，说不出口；相互中伤的心术，不存于胸。所以，那时的得道真人们，便在民间从从容容地度着时日，不必急急忙忙地登天远去。但末世风俗变得无比轻薄，伪装虚假越来越深，玄秘淡泊的教化废弃，而邪恶庸俗的朋党繁多。他们既不相信道术，又喜欢相互诋毁，认为真事是妖邪谎言，认为神仙是荒诞虚妄。有的说是"惑弄百姓"，有的说是"扰乱群民"，所以，上等的士人认为与修道者居住在一起是耻辱。过去那些通达的人为了防微杜渐，看见不好脸色就赶紧隐退，半夜也等不到早晨；看见预兆就赶紧行动，决不会等到一整天。所以，赵国害死窦鸣犊这个人，孔子就不再去会见赵简子而回车归去；楚元王不再设置酒宴，穆生就称病离开赶紧披星戴月而行；说坏话的人多，说好话的人少，华元也赶紧逃归。何况明智的哲人，他的事业和崇尚的志趣本来就与凡人不同，有何值得留恋而居住在那些凡人中间呢？深渊干竭，水池枯涸，蛟龙就不能游动；巢垮卵落，凤凰就不会聚集；虽在家中谋算说得再好，但飞翔的鸥鸟仍然不会自己落下；一般花卉春日凋零，灵芝和薁莪就不会茂盛；世俗凡人以正直为丑恶，傲慢和侮辱就会来临。那些拥有道术的人，怎能不超然振翅翱翔于长风彩云的上空，并翻然隐迹于玄远荒漠的边远呢？山林之中并没有什么道术，但学习道术的人一定要进入山林里去，的确是想远离那腥膻腐臭的凡间，而走向清幽雅静的净土。那些进入秘室去精养思想，保持真一以招唤神仙的人，决不喜欢与喧哗的人世同流合污；那些炼制金丹大药，熔出八石飞精的人，就更避忌伶牙俐齿的愚顽之徒。凡人俗人的所见所闻，造成神明圣灵不愿降临，金丹仙药也因此炼制不成；这决不是小的禁忌。留止在人间凡世，可能还会有见识短浅的人到官府去诽谤，将罪行灾祸强加在他们身上；可能还会有亲朋好友的来往，并用庆贺慰问去牵制他们身心。因此，不如隐身远离这一切，免于这些臭老鼠般的俗事缠身。他们高远地独来独往，在那深山野岭里获得真趣，这难道不是很有道理的事吗？有人说：上等的道士在三军中获得道术，中等的道士在都市里获得道术，下等的道士在山林中获得道术。他们都是因为仙药已炼成，还不想升腾云天的人，他们虽然在军队中，但刀剑不能伤害；虽然在都市里，但人祸不能侵蚀；不过下等的道士还达不到这种境界，所以他们在山林中止息罢了。但是，不是说处在上等的人，或初学道的人应当留止在军队、都市之中去获得道术。这样理解了，则黄帝、老子的学问就可至今不废弃了呵！

有人问：道家是源泉，是根本，儒家是分流，是枝末。这我已听明白并相信了，但是，道家与儒家现今的小差异，又是些什么情况呢？抱朴子说：那承上启下、俯身仰首的教化，无穷无尽、左右周旋的礼仪，退取退守的规范，看轻自身而看重道义的气节，按照礼乐制度而或喜或忧的规定，经营世事而赈济世俗的方略，都是儒生们所从事的事业。而将万物看成身外之物，抛弃智慧并排除洗涤荡尽机心，忘却并放弃大富大贵，杜绝劝勉，遏止沮丧，不因仕途不畅而忧戚，不因显达而荣耀，不因诋毁而伤感，不因美誉而喜悦，这些都是道家们所追求的事业。儒家是用祭祀来祈求福佑，而道家是以符合天地规律来禳除邪恶；儒家所喜爱的是权势利益，而道家所珍视的是无私无欲；儒家在名誉利害上追求不已并斤斤计较，而道家却

抱定真一而独自体念善行；儒家所讲习的是相互切磋的典籍，而道家所诵读的是放遣情怀的教义禁戒。"道"，当它有所作为时，就善于自我修养而成就事业；当它蓄藏时，就善于在不争斗中取得别人得不到的所获；当它治国时，就善于断绝除去还未兴起的祸患；当它施行时，就善于救济事物而不以施德自居；当它运动时，就善于观察百姓而运用心智；当它静止时，就善于小心谨慎而不生烦闷。这些就是道家之所以成为诸子百家的君长，仁义道德祖宗的道理。对于儒道两家略有差异的地方，大致也就是如此；不管怎么评头论足，论高道下，无论如何也改变不了它们各自的地位和差异。

有人说：儒家的始祖，是周公、孔子；儒家的经典，是《六经》。应该算是治理世事，保存正道的必由之路，是确立人生，投足举手的准绳；它不但用途高远而且功业可贵，它不但事业宏大而且言辞美好，是拥有和治理国事家事不可易替的制度。而追求道旨仙术的士人，不经营礼教，不顾及伦理，在荒草沼泽之中与狐貉为伴，在深山林下与猿猴为友，孤孤单单，弃绝世间，与树木山石为邻居，这也是仿效别人东走西跑的糊涂举动，忘记了家园中葵藿等蔬菜的甘甜吧！抱朴子答道：铺设华丽，竞相美艳，是本性朴质的人们所不崇尚的；治疗蒙昧，救解困惑，是古代人们所满足的。我确确实实不想再与您计较事物道理的好歹曲直，在口舌技巧中评价得失成败。但是，看到小孩落入井中而不救援，并不是仁慈者的意愿；看到瞎子碰在柱子上，也不是博爱者的认识吧？因此，只好再陈述事物的梗概，粗略地谈一点看法。那体察规律而创造万物，以道德为至宝而追求长生的，正是黄帝、老子这些先哲了。黄帝能够治理世道并致天下太平，然后再升飞成仙，就不能说他不及尧舜；老子既综合礼义教化，又长生久视，就不能认为他比不上周公、孔子。所以，孔子有"私下与

老子、彭祖相比不如"的感叹，并没有听到他有半点儿诋毁之辞。然而，处在衰败世道中的平庸之辈，找不到门径，修习了儒家、墨家后却妄自诋毁道家，这与当子孙的咒骂祖宗有何差别呢？就是不识知自己的来由，也够过分了呵！侏儒的手臂，不足以围着嵩山华山；矮子的脚胫，不足以测量沧海。我每每见到世俗中那些守株待兔的儒生，来往周旋于熟悉的儒术，不能博识通达之理。告诉他们吧，他们会显得更加狂妄；不告诉他们吧，他们又显得更加愚蠢。他们崇尚经过美化装饰的坏话，诬蔑斥责道家。说起糟粕渣滓，就好像看到骏马从门缝中越过那般珍贵；涉足精华神髓的深渊，就沉沦而自取消亡。这好比那鹌鹑挥动短短的翅膀，想要凌越阳侯神的滚滚波涛；又好比那苍蝇凭着羸弱体质的力量，想要翻越使猿猴也头晕目眩的峻岭高山。不是他们所能胜任的，只会加速加重他们的困难。然而，啰啰嗦嗦、保守狭隘的人，论耳力赶不上师旷，论视力又不及离朱，可是，他们却想翘起脚跟就囊括日月星辰三光，敲击起腹肚就像激起巨雷响声一样，那目光岂不是太短浅了吗？大致说来，登上浩渺星际的高远之处，才知道天井、山谷是最低下的；看到日月灿烂的天穹，才懂得鹪鹩羽毛上金光是极浅陋的。我自己并不是天生就懂得道家的，也不是从少小就相信它的，开始我也是迷迷朦朦，也正

像您现在这样而已。等我看到了奥妙的宏大修炼目标，才遗憾摆脱困惑没有更早一些。《五经》所记述的事情，注释阐说得很显露而明白，初学者尚且还不能完全理解，更何况那黄金简策，玉石札片，记载的都是神仙经典中最重要的言论；还有很多没有诉诸文字的言论或口诀，需要登上神坛，歃血为盟，才能传授。如果不是合适的人，尽管他的权势足以割裂地盘，吞并城市，黄金玉璧堆满堂屋，但也不能随便将神仙秘诀等重要言论出示传授给他。神仙之书意旨深远，有的虽得书若无老师亲自传授指点，这仍犹如是抬头看不见自己头顶，低头看不到自己脚跟一样，哪里是您所能完全了解的呢？求得仙道的人，有的飞升太清仙境，有的翱翔在紫霄天庭，有的来到"玄洲"，有的栖身于"板桐"，欣赏着天堂的音乐，享用着各种灵芝的佳肴。外出时，携手与赤松子、羡门子飞升到最高的天际；进家时，设宴招待平常生、陵阳子明在琼瑶仙宫之中。怎么能说是与狐貉为伴，与猿猴为友呢？这正是所说的不懂装懂呵！得道的境界，在虹霓里逍遥，在红霞间翱翔，与仙人鸿崖漫游四方上下，随心所欲，无所不至。即使孤孤单单地远离人世，也不悲戚。作牺牲的猪聚集相处，虽然披着彩绣，但评价它们的乐趣，哪里赶得上逸放的麒麟离开众群而独往独来，吉光神兽失去伴侣却有众多的福佑呢！

卷十一 仙 药

【原文】

抱朴子曰：神农四经[1]曰：上药令人身安命延，升为天神，遨游上下，使役万灵，体生毛羽，行厨立至。又曰：五芝及饵丹砂、玉札、曾青、雄黄、雌黄、云母、太乙禹余粮，各可单服之，皆令人飞行长生。又曰：中药养性，下药除病，能令毒虫不加，猛兽不犯，恶气不行，众妖并辟，又《孝经援神契》曰：椒、姜御湿，菖蒲益聪，巨胜[2]延年，威喜[3]辟兵。皆上圣之至言，方术之实录也，明文炳燃，而世人终于不信，可叹息者也。仙药之上者丹砂，次则黄金，次则白银，次则诸芝，次则五玉，次则云母，次则明珠，次则雄黄，次则太乙禹余粮，次则石中黄子，次则石桂，次则石英，次则石脑，次则石硫黄，次则石饴，次则曾青，次则松柏脂、茯苓、地黄、麦门冬、木巨胜、重楼、黄连、石韦、楮实、象柴，一名托卢是也。或云仙人杖，或云西王母杖，或名天精，或名却老，或名地骨，或名枸杞也。天门冬，或名地门冬，或名莛门冬，或名颠棘，或名淫羊食，或名管松，其生高地，根短而味甜，气香者善。其生水侧下地者，叶细似蕴而微黄，根长而味多苦，气臭者下，亦可服食。然喜令人下气，为益尤迟也，服之百日，皆丁壮倍驶于术及黄精也，入山便可蒸，若煮啖之，取足可以断谷。若有力可饵之，亦可作散，并及绞其汁作酒，以服散尤佳。楚人呼天门冬为百部，然自有百部草，其根俱有百许，相似如一也，而其苗小异也。真百部苗似拔葜，唯中以治欬及杀虱耳，不中服食，不可误也。如黄精一名白及，而实非中以作糊之白及也。按本草[4]药之与他草同名者甚多，唯精博者能分别之，不可不详也。黄精

一名兔竹，一名救穷，一名垂珠。服其花胜其实，服其实胜其根，但花难多得。得其生花十斛，干之才可得五六斗耳，而服之日可三合，非大有役力者不能辨也。服黄精仅十年，乃可大得其益耳。俱以断谷不及术，术饵令人肥健，可以负重涉险，但不及黄精甘美易食，凶年可以与老小休粮，人不能别之，谓为米脯也。

五芝者，有石芝，有木芝，有草芝，有肉芝，有菌芝，各有百许种也。

石芝者，石象芝生于海隅名山，及岛屿之涯有积石者，其状如肉象有头尾四足者，良似生物也，附于大石，喜在高岫险峻之地，或却著仰缀也。赤者如珊瑚，白者如截肪，黑者如泽漆，青者如翠羽，黄者如紫金，而皆光明洞彻如坚冰也。晦夜去之三百步，便望见其光矣。大者十余斤，小者三四斤，非久斋至精，及佩"老子入山灵宝五符"，亦不能得见此辈也。凡见诸芝，且先以"开山却害符"置其上，则不得复隐蔽化去矣。徐徐择王相之日[5]，设醮祭以酒脯，祈而取之，皆从日下禹步闭气而往也。又若得石象芝，捣之三万六千杵，服方寸匕[6]，日三，尽一斤，则得千岁；十斤，则万岁。亦可分人服也。又玉脂芝，生于有玉之山，常居悬危之处，玉膏流出，万年已上，则凝而成芝，有似鸟兽之形，色无常彩，率多似山玄水苍玉也。亦鲜明如水精，得而末之，以无心草汁和之，须臾成水，服一升，得一千岁也。七明九光芝，皆石也，生临水之高山石崖之间，状如盘碗，不过径尺以还，有茎蒂连缀之，起三四寸，有七孔者，名七明，九孔者名九光，光皆如星，百余步内，夜皆望见其光，其光自别，可散不可合也。常以秋分伺之得

之，捣服方寸匕，入口则翕然身热，五味甘美，尽一斤则得千岁，令人身有光，所居暗地如月，可以夜视也。石蜜芝，生少室石户中，户中便有深谷，不可得过，以石投谷中，半日犹闻其声也。去户外十余丈有石柱，柱上有偃盖石，高度径可一丈许，望见蜜芝从石户上堕入偃盖中，良久，辄有一滴，有似雨后屋之余漏，时时一落耳。然蜜芝堕不息，而偃盖亦终不溢也。户上刻石为科斗字，曰：得服石蜜芝一斗者寿万岁。诸道士共思惟其处，不可得往，唯当以碗器著劲竹木端以承取之，然竟未有能为之者。按此石户上刻题如此，前世必已有得之者也。石桂芝，生名山石穴中，似桂树而实石也。高尺许，大如径尺，光明而味辛，有枝条，捣服之一斤得千岁也。石中黄子，所在有之，沁水山为尤多。其在大石中，则其石常润湿不燥，打其石有数十重，乃得之。在大石中，赤黄溶溶，如鸡子之在其壳中也。即当饮之，不饮则坚凝成石，不复中服也。法正当及未坚时饮之，既凝则应末服也。破一石中，多者有一升，少者有数合，可顿服也。虽不得多，相继服之，共计前后所服，合成三升，寿则千岁。但欲多服，唯患难得耳。石脑芝，生滑石中，亦如石中黄子状，但不皆有耳。打破大滑石千许，乃可得一枚。初破之，其在石中，五色光明而自动，服一升得千岁矣。石硫黄芝，五岳皆有，而箕山为多。其方言许由就此服之而长生，故不复以富贵累意，不受尧禅也。石硫丹者，石之赤精，盖石硫黄之类也。皆浸溢于崖岸之间，其濡湿者可丸服，其已坚者可散服，如此有百二十，皆石芝也，事在《太乙玉策》及《昌宇[7]内记》，不可具称也。

及夫木芝者，松柏脂沦入地千岁，化为茯苓，茯苓万岁，其上生小木，状似莲花，名曰"木威喜芝"。夜视有光，持之甚滑，烧之不然，带之辟兵，以带鸡而杂以他鸡十二头共笼之，去之十二步，射十二箭，他鸡皆伤，带威喜芝者终不伤也。从生门上采之，

于六甲阴干之，百日，末服方寸匕，日三，尽一枚，则三千岁也。千岁之栝木，其下根如坐人，长七寸，刻之有血，以其血涂足下，可以步行水上不没；以涂人鼻以入水，水为之开，可以止住渊底也；以涂身则隐形，欲见则拭之。又可以治病，病在腹内，刮服一刀圭[8]；其肿痛在外者，随其所在刮一刀圭，即其肿痛所在以摩之，皆手下即愈；假令左足有疾，则刮涂人之左足也。又刮以杂巨胜为烛，夜遍照地下，有金玉宝藏，则光变青而下垂，以锸掘之可得。末之，服尽十斤则千岁也。又松树枝三千岁者，其皮中有聚脂，状如龙形，名曰"飞节芝"。大者重十斤，末服之，尽十斤，得五百岁也。又有樊桃芝，其木如升龙，其花叶如丹罗，其实如翠鸟，高不过五尺，生于名山之阴，东流泉水之上，以立夏之候伺之，得而末服之，尽一株得五千岁也。参成芝，赤色有光，扣之枝叶，如金石之音，折而续之，即复如故。木渠芝，寄生大木上，如莲花，九茎一丛，其味甘而辛。建木芝实生于都广，其皮如缨蛇，其实如鸾鸟。此三芝得服之，白日升天也。黄卢子、寻木华、玄液华，此三芝生于泰山要乡及奉高，有得而服之，皆令人寿千岁。黄蘗檀桓芝者，千岁黄蘗木下根，有如三斛器，去本株一二丈，以细根相连状如缕，得末而服之，尽一枚则成地仙不死也。此辈复百二十种，自有图也。

草芝有独摇芝，无风自动，其茎大如手指，赤如丹，素叶似苋，其根有大魁如斗，有细者如鸡子十二枚，周绕大根之四方，如十二辰也，相去丈许，皆有细根，如白发以相连，生高山深谷之上，其所生左右无草。得其大魁末服之，尽则得千岁，服其细者一枚百岁，可以分他人也。怀其大根即隐形，欲见则左转而出之。牛角芝，生虎寿山及吴坂上，状似葱，特生如牛角，长三四尺，青色，末服方寸匕，日三，至百日，则得千岁矣。龙仙芝，状如升龙之相负也，以叶为鳞，

其根则如蟠龙，服一枚则得千岁矣。麻母芝，似麻而茎赤色，花紫色。紫林芝，其花黄，其叶赤，其实如李而紫色，二十四枚辄相连，而垂如贯珠也。白符芝，高四五尺，似梅，常以大雪而花，季冬而实。朱草芝，九曲，曲有三叶，叶有三实也。五德芝，状似楼殿，茎方，其叶五色各具而不杂，上如偃盖，中常有甘露，紫气起数尺矣。龙衔芝，常以仲春对生，三节十二枝，下根如坐人。凡此草芝，又有百二十种，皆阴干服之，则令人与天地相毕，或得千岁二千岁。

肉芝者，谓万岁蟾蜍，头上有角，颔下有丹书八字再重，以五月五日日中时取之，阴干百日，以其左足画地，即为流水，带其左手于身，辟五兵，若敌人射己者，弓弩矢皆反还自向也。千岁蝙蝠，色白如雪，集则倒悬，脑重故也。此二物得而阴干末服之，令人寿四万岁。千岁灵龟，五色具焉，其雄额上两骨起似角，以羊血浴之，乃剔取其甲，火炙捣服方寸匕，日三，尽一具，寿千岁。行山中，见小人乘车马，长七八寸者，肉芝也，提取服之即仙矣。风生兽似豹，青色，大如狸，生于南海大林中，张网取之，积薪数车以烧之，薪尽而此兽在灰中不然，其毛不焦，斫刺不入，打之如皮囊，以铁锤锻其头数十下乃死，死而张其口以向风，须臾便活而起走，以石上菖蒲塞其鼻即死。取其脑以和菊花服之，尽十斤，得五百岁也。又千岁燕，其窠户北向，其色多白而尾掘，取阴干，末服一头五百岁。凡此又百二十种，此皆肉芝也。

菌芝，或生深山之中，或生大木之下，或生泉之侧，其状或如宫室，或如车马，或如龙虎，或如人形，或如飞鸟，五色无常，亦百二十种，自有图也。皆当禹步往采取之，刻以骨刀，阴干末服方寸匕，令人升仙，中者数千岁，下者千岁也。欲求芝草，入名山，必以三月九月，此山开出神药之月也，勿以山假日[9]，必以天辅时，三奇会尤佳。出三奇吉门到山，须六阴之日，明堂之时，带"灵宝符"，牵白犬，抱白鸡，以白盐一斗，及开山符檄，著大石上，执吴唐草一把以入山，山神喜，必得芝也。又采芝及服芝，欲得王相专和之日，支干上下相生为佳。此诸芝名山多有之，但凡庸道士，心不专精，行秽德薄，又不晓入山之术，虽得其图，不知其状，亦终不能得也。山无大小，皆有鬼神，其鬼神不以芝与人，人则虽践之，不可见也。

又云母有五种，而人多不能分别也，法当举以向日，看其色，详占视之，乃可知耳。正尔于阴地视之，不见其杂色也。五色并具而多青者名云英，宜以春服之。五色并具而多赤者名云珠，宜以夏服之。五色并具而多白者名云液，宜以秋服之。五色并具而多黑者名云母，宜以冬服之。但有青、黄二色者名云沙，宜以季夏服之。晶晶纯白名磷石，可以四时长服之也。服五云之法，或以桂、葱、水玉化之以为水，或以露于铁器中，以玄水熬之为水，或以硝石合于筒中埋之为水，或以蜜搜为酪，或以秋露渍之百日，韦囊挺以为粉，或以无颠草、樗、血合饵之，服之一年，则百病除，三年久服，老公反成童子，五年不阙，可役使鬼神，入火不烧，入水不濡，践棘而不伤肤，与仙人相见。又他物埋之即朽，著火即焦，而五云以纳猛火中，经时终不然，埋之永不腐败，故能令人长生也。又云：服之十年，云气常覆其上，服其母以致其子，理自然也。又向日看之，晦晦纯黑色起者，不中服，令人病淋发疮。虽水饵之，皆当先以茅屋溜水，若东流水、露水，渍之百日，淘汰去其土石，乃可用耳。中山卫叔卿[10]服之，积久能乘云而行，以其方封之玉匣之中，仙去之后，其子名度世，及汉使者梁伯，得而按方合服，皆得仙去。

又雄黄当得武都山所出者，纯而无杂，其赤如鸡冠，光明烨烨者，乃可用耳。其但纯黄似雄黄色，无赤光者，不任以作仙药，可以合理病药耳。饵服之法，或以蒸煮之，或以酒饵，或先以硝石化为水乃凝之，或以玄胴肠裹蒸之于赤土下，或以松脂和之，或以三物炼之，引之如布，白如冰，服之皆令人长生，百病除，三尸下，瘢痕灭，白发黑，堕齿生，千日则玉女来侍，可得役使，以致行厨。又玉女常以黄玉为志，大如黍米，在鼻上，是真玉女也，无此志者，鬼试人耳。

玉亦仙药，但难得耳。《玉经》曰：服金者寿如金，服玉者寿如玉也。又曰：服玄真者，其命不极。玄真者，玉之别名也。令人身飞轻举，不但地仙而已。然其道迟成，服一二百斤，乃可知耳。玉可以乌米酒及地榆酒化之为水，亦可以葱浆消之为饴，亦可饵以为丸，亦可烧以为粉，服之一年已上，入水不沾，入火不灼，刃之不伤，百毒不犯也。不可用已成之器，伤人无益，当得璞玉，乃可用也，得于阗国白玉尤善。其次有南阳徐善亭部界中玉及日南卢容水中玉亦佳。赤松子以玄虫血渍玉为水而服之，故能乘烟上下也。玉屑服之与水饵之，俱令人不死。所以为不及金者，令人数数发热，似寒食散[11]状也。若服玉屑者，宜十日辄一服雄黄、丹砂各一刀圭，散发洗沐寒水，迎风而行，则不发热也。董君异[12]尝以玉醴与盲人服之，目旬日而愈。有吴延稚者，志欲服玉，得玉经方不具，了不知其节度禁忌，乃招合得珪璋环璧[13]，及校剑所用甚多，欲饵治服之，后余为说此不中用，乃叹息曰"事不可不精，不但无益，乃几作祸也。"

又，银但不及金玉耳，可以地仙也。服之法，以麦浆化之，亦可以朱草酒饵之，亦可以龙膏炼之，然三服，辄大如弹丸者，又非清贫道士所能得也。

又，真珠径一寸以上可服，服之可以长久，酪浆渍之皆化如水银，亦可以浮石水蜂窠化，包彤蛇黄合之，可引长三四尺，丸服之，绝谷服之，则不死而长生也。淳漆不沾者，服之令人通神长生，饵之法，或以大无肠公子，或云大蟹，十枚投其中，或以云母

水，或以玉水合服之，九虫悉下，恶血从鼻去，一年六甲行厨至也。

桂可以葱涕合蒸作水，可以竹沥合饵之，亦可以先知君脑，或云龟，和服之，七年，能步行水上，长生不死也。

巨胜一名胡麻，饵服之不老，耐风湿，补衰老也。桃胶以桑灰汁渍，服之百病愈，久服之身轻有光明，在晦夜之地如月出也，多服之则可以断谷。

柠木实之赤者，饵之一年，老者还少，令人彻视见鬼。昔道士梁须年七十乃服之，转更少，至年百四十岁，能夜书，行及奔马，后入青龙山去。槐子以新瓮合泥封之，二十余日，其表皮皆烂，乃洗之如大豆，日服之，此物主补脑，久服之，令人发不白而长生。玄中蔓方，楚飞廉、泽泻、地黄、黄连之属，凡三百余种，皆能延年，可单服之。灵飞散、未央丸、制命丸、羊血丸，皆令人驻年却老也。

南阳郦县山中有甘谷水，谷水所以甘者，谷上左右皆生甘菊，菊花堕其中，历世弥久，故水味为变。其临此谷中居民，皆不穿井，悉食甘谷水，食者无不老寿，高者百四五十岁，下者不失八九十，无夭年人，得此菊力也。故司空[14]王畅、太尉[15]刘宽、太傅[16]袁隗，皆为南阳太守，每到官，常使郦县月送甘谷水四十斛以为饮食。此诸公多患风痹及眩冒，皆得愈，但不能大得其益，如甘谷上居民，生小便饮食此水者耳。又菊花与薏花相似，直以甘苦别之耳，菊甘而薏苦，谚言所谓苦如薏者也。今所在有真菊，但为少耳，率多生于水侧，缑氏山与郦县最多，仙方所谓日精、更生、周盈皆一菊，而根、茎、花、实异名，其说甚美，而近来服之者略无效，正由不得真菊也。夫甘谷水得菊之气味，亦何足言。而其上居民，皆以延年，况将复好药，安得无益乎？

余亡祖鸿胪少卿[17]曾为临沅令，云此县有廖氏家，世世寿考，或出百岁，或八九十，后徙去，子孙转多夭折。他人居其故宅，复

如旧，后累世寿考。由此乃觉是宅之所为，而不知其阿故，疑其井水殊赤，乃试掘井左右，得古人埋丹砂数十斛，去井数尺，此丹砂汁因泉渐入井，是以饮其水而得寿，况乃饵炼丹砂而服之乎？

余又闻上党有赵瞿者，病癞历年，众治之不愈，垂死。或云不如及活流弃之，后子孙转相注易，其家乃赍粮，将之送置山穴中。瞿在穴中，自怨不幸，昼夜悲叹，涕泣经月。有仙人行经过穴，见而哀之，具问讯之。瞿知其异人，乃叩头自陈乞哀，于是仙人以一囊药赐之，教其服法。瞿服之百许日，疮都愈，颜色丰悦，肌肤玉泽。仙人又过视之，瞿谢受更生活之恩，乞丐其方。仙人告之曰，此是松脂耳，此山中更多此物，汝炼之服，可以长生不死。瞿乃归家，家人初谓之鬼也，甚惊愕。瞿遂长服松脂，身体转轻，气力百倍，登危越险，终日不极，年百七十岁，齿不堕，发不白，夜卧，忽见屋间有光大如镜者，以问左右，皆云不见，久而渐大，一室尽明如昼日。又夜见面上有彩女二人，长二三寸，面体皆具，但为小耳，游戏其口鼻之间，如是且一年，此女渐长大，出在其侧。又常闻琴瑟之音，欣然独笑，在人间三百许年，色如小童，乃入抱犊山去，必地仙也。于时闻瞿服松脂如此，于是竞服。其多役力者，乃车运驴负，积之盈室，服之远者，不过一月，未觉大益辄止，有志者难得如是也。

又汉成帝时，猎者于终南山中，见一人无衣服，身生黑毛，猎人见之，欲逐取之，而其人逾坑越谷，有如飞腾，不可逮及。于是乃密伺侯其所在，合围得之，定是妇人。问之，言我本是秦之宫人也，闻关东贼至，秦王出降，宫室烧燔，惊走入山，饥无所食，垂饿死，有一老翁教我食松叶松实，当时苦涩，后稍便之，遂使不饥不渴，冬不寒，夏不热。计此女定是秦王子婴宫人，至成帝之世，二百许岁，乃将归，以谷食之，初闻谷臭呕吐，累日乃安。如是二年许，身毛乃脱落，

转老而死。向使不为人所得，便成仙人矣。

南阳文氏，说其先祖，汉末大乱，逃去山中，饥困欲死。有一人教之食术，遂不能饥，数十年乃还乡里，颜色更少，气力胜故。自说在山中时，身轻欲跳，登高履险，历日不极，行冰雪中，了不知寒。常见一高岩上，有数人对坐博戏者，有读书者，府而视文氏，因闻其相问，言：此子中呼上否？其一人答言：未可也。术一名山蓟，一名山精。故《神药经》曰：必欲长生，常服山精。

昔仙人八公[18]，各服一物，以得陆仙，各数百年，乃合神丹金液，而升太清耳。人若合八物，炼而服之，不得其力，是其药力有转相胜畏故也。韩终服菖蒲十三年，身生毛，日视书万言，皆诵之，冬袒不寒。又菖蒲生须得石上，一寸九节以上，紫花者尤善也。赵他子服桂二十年，足下生毛，日行五百里，力举千斤。移门子服五味子十六年，色如玉女，入水不沾，入火不灼也。楚文子服地黄八年，夜视有光，手止车弩也。林子明服术十一年，耳长五寸，身轻如飞，能超逾渊谷二丈许。杜子微服天门冬，御八十妾，有子百三十人，日行三百里。任子季服茯苓十八年，仙人玉女往从之，能隐能彰，不复食谷，灸瘢皆灭，面体玉光。陵阳子仲服远志二十年，有子三十七人，开书所视不忘，坐在立亡。《仙经》曰：虽服草木之叶，已得数百岁，忽怠于神丹，终不能仙。以此论之，草木延年而已，非长生之药可知也。未得作丹，且可服之，以自榰持耳。

或问：服食药物，有前后之宜乎？抱朴子答曰：按《中黄子服食节度》云：服治病之药，以食前服之，养性之药，以食后服之。吾以咨郑君：何以如此。郑君言：此易知耳，欲以药攻病，既宜及未食，内虚，令药力势易行，若以食后服之，则药但攻谷而力尽矣；若欲养性，而以食前服药，则力未行，而被谷驱之下去不得止，无益也。

或问曰：人服药以养性，云有所宜，有

诸乎? 抱朴子答曰:"按《玉策记》及《开明经》,皆以五音六属,如人年命之所在。子午属庚,卯酉属己,寅申属戊,丑未属辛,辰戌属丙,巳亥属丁。一言得之者,宫与土也;三言得之者,徵与火也;五言得之者,羽与水也;七言得之者,商与金也;九言得之者,角与木也。若本命属土,不宜服青色药;属金,不宜服赤色药;属木,不宜服白色药;属水,不宜服黄色药;属火,不宜服黑色药。以五行之义,木克土,土克水,水克火,火克金,金克木故也。若金丹大药,不复论宜与不宜也。

一言宫。庚子庚午,辛未辛丑,丙辰丙戌,丁亥丁巳,戊寅戊申,己卯己酉。

三言徵。甲辰甲戌,乙亥乙巳,丙寅丙申,丁酉丁卯,戊午戊子,己未己丑。

五言羽。甲寅甲申,乙卯乙酉,丙子丙午,丁未丁丑,壬辰壬戌,癸巳癸亥。

七言商。甲子甲午,乙丑乙未,庚辰庚戌,辛巳辛亥,壬申壬寅,癸卯癸酉。

九言角。戊辰戊戌,己巳己亥,庚寅庚申,辛卯辛酉,壬午壬子,癸丑癸未。

禹步法:前举左,右过左,左就右。次举右,左过右,右就左。次举左,右过左,左就右。

如此三步,当满二丈一尺,后有九迹。

"小神方":用真丹三斤,白蜜一斤,合和日曝煎之,令可丸,旦服如麻子十丸,未一年,发白更黑,齿堕更生,身体润泽,长服之,老翁还成少年,常服长生不死也。

"小饵黄金方":火销金纳清酒中,二百出,二百入,即沸矣。握之出指间,令如泥,若不沸及握之不出指间,即复销之内酒中无数也。成服如弹丸一枚,亦可汁一丸分为小丸,服三十日,无寒温,神人玉女下之。又银亦可饵,与金同法。服此二物,可居名山石室中,一年即轻举矣。人间服之,名地仙,勿妄传也。

"两仪子饵销黄金法":猪负革肪三斤,醇苦酒一斗,取黄金五两,置器中煎之,出炉,以金置肪中,百入百出,苦酒亦尔,餐一斤金,寿弊天地,食半斤金,寿二千岁;五两,千二百岁,无多少,便可饵之。当以王相之日,作之神良,勿传人,传人,药不成不神也。欲食去尸药,当服丹砂。

"饵丹砂法":丹砂一斤,捣簁,下醇苦酒三升,淳漆二升,凡三物合,令相得,微火上煎之,令可丸,服如麻子三丸,日再。四十日,腹中百病愈,三尸去;服之百日,肌骨坚强;服之千日,司命削死籍,与天地相保,日月相望,改形易容,变化无常,日中无影,乃别有光矣。

【注释】

〔1〕神农四经:为假托神农氏所著的四部古代著作,如《神农本草经》等。

〔2〕巨胜:胡麻的别名,《神农本草经》载:"胡麻一名巨胜"。

〔3〕威喜:一种木芝的名称。

〔4〕本草:当是指《神农本草经》。

〔5〕王相之日:吉利的日子。

〔6〕方寸匕:古代量药用具,即一把每边长为一寸的正方形平勺,抄取散药时以堆满不落为度。

〔7〕昌宇:人名,传说为黄帝之臣。

〔8〕刀圭:古代量药用具,约为十分之一方寸匕。

〔9〕山很日:山神发怒的日子。

〔10〕卫叔卿:传说中汉武帝时的仙人,事见《神仙传》。

〔11〕寒食散:一名五石散,由五种石类药物组成,相传为汉张仲景所制,服食可长生不死。

〔12〕董君异:即董奉,字君异,侯官人,传说中的仙人,亦是名医,事见《神仙传·董奉传》。

〔13〕珪璋环璧:为古代比较常见的四种形状的玉器。

〔14〕司空:三国时期官名,与司徒、司马合称为"三公"。

〔15〕太尉:东汉时期官名,与司徒、司空并称为"三公"。

〔16〕太傅:东汉时期官名,为国君辅弼之官。

〔17〕鸿胪少卿:葛洪祖父葛系(字孝瑗),任吴国大鸿胪,即鸿胪少卿,是掌管朝廷贺吊赞导之礼的

官员。

〔18〕仙人八公：王明注释本指此八公为淮南八公：苏飞、李尚、左吴、田由、雷被、毛被、伍被、晋昌。但此句之后所解释的八公则为韩终、赵他子、移门子、楚文子、林子明、杜子微、任子季、陵阳子仲。

【译文】

抱朴子说：《神农四经》说：上药能使人身体安康，生命延长，升为天仙，遨游天地间，役使各种生物，身上长出羽毛，想要什么食物都能使它马上来到。又说：服食五种灵芝及丹砂、玉札、曾青、雄黄、雌黄、云母、太乙禹余粮，这几种可各自单独服，且都可以使人轻身延年。又说：中药养性，下药除病，能使毒蛇猛兽不能侵犯，邪恶之气不能流行，各种妖孽都躲避。又有《孝经援神契》说：椒、姜能抵御潮湿，菖蒲能增进智力，巨胜能延年益寿，威喜能避开兵器。这些都是圣人的至理名言，医药实践的真实记录，明文所载，但世人始终不相信，实在是令人叹息了。仙药中最好的是丹砂，其次是黄金，其次是白银，其次是各种灵芝，其次是五种玉石，其次是云母，其次是明珍珠，其次是雄黄，其次是太乙禹余粮，其次是石中黄子，其次是石桂，其次是石英，其次是石脑，其次是石硫黄，其次是石饴，其次是曾青，其次是松柏脂、茯苓、地黄、麦门冬、木巨胜、重楼、黄连、石韦、楮实、象柴，另一个名字叫托卢，或叫仙人杖，或叫西王母杖，或叫天精，或叫却老，或叫地骨，或叫枸杞。天门冬，或名地门冬，或名莚门冬，或名颠棘，或名淫羊食，或名管松，以生于高地，根短而味甜，气香者为佳。而生于水边低凹地里的，叶细似蕴藻而微黄，根长而味多苦、气臭的质次，也可以服食。但常令人元气泄降，其补益作用特别缓慢。服上述这种药物一百天，能使人强壮，其强壮作用强于术及黄精一倍。进入

深山便可蒸食，如果煮熟来吃，可代替粮食，食至足够的数量就可以断绝谷物粮食。如果身强力壮者可直接服食，也可以作成粉末，或绞出汁来制作酒服，以服食粉末为最好。楚地的人称天门冬为百部，但药物中本来就有一种百部草，二者的子根都有一百多个，颇为相似，而其苗则稍有差异。真百部的苗像拔葜，只能用来治咳嗽杀虱虫而已，不能用来服食，不可乱用。再如黄精，一名白及，但实际上并不是用来制作糊的那种白及。其实本草药物与其他植物名字相同的很多，只有博学精通的人才能区别开，不能不深入了解。黄精的一个名字叫兔竹，一个名字叫救穷，还有一个名字叫垂珠。服食它的花比服它的果实强，服它的果实比服食它的根强，但花难以多得，采得它的鲜花十斛，干燥后只可得到五六斗而已，而服食它，一日可食三合，如果不是很有财力的人是不能办得到的。只要服黄精十年，就可以得到很大的收益。大都认为断绝谷物粮食不如服术，服食术可令人健壮，可以提负重物，爬涉险阻，但术不及黄精甘美而好吃，灾荒之年，全家老小均可食此而不吃谷物粮食，一般人不能分别它，称之为米脯。

五种灵芝中，有石芝、木芝、草芝、肉芝、菌芝，各有一百多种。

石芝中，石象芝生于名山中，大海边，以及岛屿边有积石的地方，其形状如同动物大象，有头有尾有四只脚，很像活的一样，它依附于大石上，喜欢生长在高山峻险的地方，有的却是仰面倒附连缀在大岩石下。红色的像珊瑚，白色的像切开的脂肪，黑色的像光亮的黑漆，青色的像翡翠的羽毛，黄色的像金子，而且都光亮明彻如同坚硬的冰块一样。在黑暗的夜晚里离三百步远就能望见它的光泽。大的重十余斤，小的重三四斤，如果不是长时间精心至诚地斋戒，以及佩戴"老子入山灵宝"五种符，也是不能看得见这种石芝的。凡是发现这些石芝，应先用

"开山却害符"贴在它上面，石芝就不会变化隐蔽而去。慢慢地选择吉利的日子，摆设道场，用酒肉祭祀、祈祷之后取下，这些都必须在阳光下，迈禹步屏住呼吸前往。如果得到石象芝，用杵捣它三万六千下，服食一寸见方的勺子一勺，每日三次，吃完一斤，则可活一千岁；吃完十斤，则可活一万岁。也可以分给他人服食。还有玉脂芝，生长于有玉石的山中，常长在悬崖危险之处，玉石液汁流出后，万年以上则凝结成玉脂芝。有的似鸟兽的形状，色彩没有一定，一般像山玄玉和水苍玉一样。也有鲜艳明亮如水晶石一样，采得后研成粉末，用无心草汁混合，片刻间化成水，饮服一升，可活一千岁。七明九光芝都是石质的，生长在靠水的高山石崖之间，形状如同盘子和碗，直径不过一尺左右，有长三四寸的茎蒂连结着，有七个孔的叫"七明"，有九个孔的叫"九光"。它的光芒特别，可以分散而不可以合拢，常常在秋分那天可伺机看到。捣粉服食一寸见方的勺子一勺，一进入口中则全身发热，五味甘美，服完一斤则可活一千岁，使人身体发光，所在的黑暗的地方犹如月光照耀，可以在夜里看清东西。石蜜芝，生长在少室山的石门内，石门内有很深的山谷，不能越过，如用石头投进山谷中，半天才能听到回声。离开石门外十多丈远处有石柱，柱上有一放倒的盖石，高度约一丈左右，能看到蜜芝从石门上坠落到放倒的盖石中，总是很久才有一滴，就像雨后屋上残余的漏水，时时落下一滴而已。但是，蜜芝是不停地坠落，而倒下的盖石里的石芝却始终不会溢出来。石门上有用蝌蚪文铭刻的字，刻的是"能够服食石蜜芝一斗的人可活一万岁"。道士们都想到那里去，但无法过去，只有将碗之类的器皿绑在坚实的竹子、木棍顶端去承接石蜜芝，竟然就没有一个人能得到它。按照此石门上题刻这样的文字，从前必然是已经有人得到石蜜芝。石桂芝生长在名山石洞中，外形好像桂花树而实际上是石头。高一尺左右，大的直径一尺，光亮而味道辛辣，有枝条，捣碎服食一斤可活千岁。石中黄子，处处都有，近水的山尤其多，它生长在大石中，而且这块石头会经常湿润而不干燥，敲开这种石头有数十层，方可得到它。只见它生在大石头中间，红黄相映，如同鸡蛋黄在蛋清之中一样。应立即饮服，不立即饮用就会凝固成坚硬的石头，就不便再服用了，正确的方法是在它还没有变硬时饮服，若已凝固则应该捣成粉末服用。打破一块石头，中间多的有一升，少的也有数合，可以一次服完。虽一次得不到很多，但可陆续服食，加上前后所服用的共计达到三升，其寿命可达千年。本应该多多服食，只是担心难以得到它而已。石脑芝，生长在滑石中，也像石中黄子的形状，但不是到处都有，打破大滑石一千多块才可以得到一块。这块滑石刚打破时，石脑芝正在滑石中间，五彩光亮而且可以自己活动，服食一升可活一千岁。石硫黄芝，五岳山中都有，但以箕山最多。那里的人说：许由就是在此地服食石硫黄芝而长生不死的，故不再受富贵的拖累，不接受尧的禅让。石硫丹，是石头中的红色精髓，大概是石硫黄之类。各种石芝都是在山崖高岸之间浸润着，那些湿润的可以做成丸子服用，那些已变坚硬的可制成粉末服食。像这样的有一百二十种，都是石芝，这些事记在《太乙玉策》和《昌宇内记》中，这里就不可能一一介绍了。

至于木芝，是松柏脂沉入地下一千年后，变成茯苓，茯苓过一万年后，上面生长出小树木，形状像莲花，名叫"木威喜芝"。夜里看它闪闪有光，用手握之很滑，用火烧它不燃，佩戴在身上可避免兵器的伤害，用它带在鸡的身上，再混放在其他十二只鸡中，装入笼内，离笼十二步远，向笼内射十二箭，其他的鸡都受伤，只有带威喜芝的鸡始终不会受伤。从生门采下来，在六甲的日子阴干，一百天，碾成粉末，服食一寸见方的勺子一勺，每日三次，服完一枚，则可活三千岁。千年的桧树，它的下部根像一个坐着的人，长七寸，用刀刻它有血流出，用它的血涂在脚底，可以在水面上步行而不会沉没；用来涂抹人的鼻子，进入水中，水为其让路，可以在深渊底部停留居住；用它的血涂抹全身则可隐形，想要看见则必须擦拭干净。还可以治病，病在腹内，刮下一刀圭服食，如果肿痛在外面的，随意在木芝上刮一刀圭，立即用它在肿痛处按摩，一般都是手到病除，假如左脚有病，就刮下涂抹人的左脚。还有，刮下它的粉末与巨胜混合制成蜡烛，夜里点燃可照遍地面，如地下有金玉宝藏的，则蜡烛的光芒变成青色且下垂，用铁锹挖掘可以获得。碾成粉末，服完十斤则活千岁。还有三千年的松树枝，皮中有聚凝的油脂，形状犹如龙的形状，名叫飞节芝，大的有十斤重，捣末服食，服完十斤，可活五百岁。还有樊桃芝，它的树干像飞龙，花叶像丹罗，果实像翠鸟，高不过五尺，生于名山的北面，有向东流淌的泉水的土地上，在立夏日去等候，伺机采之，得到应捣末服食，服完一棵可活五千岁。参成芝，红色有光，敲击它的枝叶，发出就像敲击金石一样的声音，将其折断后再续接上去，立即愈合恢复如未断前一样。木渠芝，寄生在大树上，像莲花一样，九根茎干成一丛，其味甘辛。建木芝，实际上是生于都广，它的皮如彩色的带蛇一样，它的果实像鸾鸟。这三种木芝如果能得到并服食，大白天就能升天成仙。黄庐子、寻木华、玄液华，这三种芝生长在泰山的要乡及奉高，如果能得到并服食，都可令人活到千岁，黄蘗檀桓芝，是生长千年黄蘗木的根，有如三斛容器那么大，离树一二丈远处有细根相连，形状如同细线，采得后捣成粉末服食，服完一枚就可以成为地仙而不死。这一类的芝有一百二十种，本来是有图谱的。

草芝中有独摇芝，无风时自己也会摇动，它的茎大小如同手指，红得像丹砂，绿色的叶子像苋菜，它的根有大块的如斗那么大，有细小的如鸡蛋十二只那么小，围绕在大根的四方，犹如十二颗星辰拱月一样，离此一丈远左右，都是些细小的根，如白色的头发一样相互连接在一起。独摇芝生长在高山深谷之上，它所生长的地方左右都没有长草。得到它的大块根，捣末服食，服完可活一千岁，服食细小的根一枚可活百岁，可以分给其他人服食。怀揣着它的大根能隐去身形，若想要现形，向左转就能现身。牛角芝，生长于虎寿山和吴地的山坡上，形状似葱，单生如牛角一样，长三四尺，青色，捣成粉末，每次服食一寸见方的勺子一勺，每日三次，服至一百天就可活一千岁。龙仙芝，形状像腾飞升空的龙，它的叶子似鳞片，根似蟠龙，服完一枚可活千岁。麻母芝，像麻而其茎为红色，花呈紫色。紫珠芝，花黄色，叶是红色的，果实像李子而带紫色，二十四枝总是相连的，果实下垂如同穿在一起的珠子。白符芝，高四五尺，像梅花一样，常在下大雪时开花，冬末结果。朱草芝，有九道弯曲，每道弯曲有三片叶子，每片叶上有三颗果实。五德芝，形状似楼阁殿堂，茎四方，叶各有五种颜色而不混杂，上部如同倒放的盖子，中部常常有甘露，紫气升起达数尺高。龙衔芝，常常在春季相对而生，有三节十二枝，下部的根像一个坐着的人一样。像这样的草芝又有一百二十种，都要阴干服食，就能使人的寿命与天地相同，有的可活一二千岁。

肉芝中有一种万年蟾蜍，头上长有角，下巴有红色的二个"八"字重叠，在五月五日中午时分捉取，阴干到一百天，用它的左脚画地，地就成为流水，将其左爪佩戴在身上，可避开各种兵器的伤害。如果敌人用箭射您，弓箭会反过来射向敌人自己。有千年的蝙蝠，色白如雪，栖止时身体倒悬，是因为它的脑子太重的缘故。这二种动物捉到后阴干，捣末服食，可使人的寿命达到四万岁。千年灵龟，五种颜色都有，那雄龟的头上有两块骨头突起像角一样，用羊血洗之，是为了剥取它的甲壳，用火烧烤，捣碎，每次服食一寸见方的勺子一勺，每日三次，服完一具，寿命可达千岁。行走在山中，看见很小的人乘坐车马，长七八寸，那也是肉芝，捉来服食就能成仙了。风生兽，样子像豹，青色，大小如狸子，生长在南海的大树林中，张网捕捉，堆几车柴禾来烧它，柴烧完了，而此兽在火中仍不燃烧，它的毛也不会烧焦，斧砍刀刺不进，敲打它就像打皮囊一样，用铁锤猛打它的头部几十下才会死去，死时仍然张着嘴对着风，片刻间就能复活而爬起来跑走，用石头上生长的菖蒲堵塞它的鼻子就会立即死亡。取出它的大脑与菊花混合服食，服完十斤，可活五百岁。还有千年燕子，它的巢穴门向北，它的颜色多为白色，而尾巴弯曲，捉取阴干，捣末服食一只，可活五百岁。这些一共又有一百二十种，都是肉芝。

菌芝，有的生长在深山中，有的生长在大树下，有的生长在泉水旁，它的形状有的像房屋，有的像车马，有的像龙虎，有的像人的形状，有的像飞鸟，五颜六色没有规律，也是一百二十种，本来是有图谱的。都必须迈禹步前去采摘，用骨刀刻削，阴干捣末服食一寸见方的勺子一勺，可使人成为神仙，一般可活几千岁，最少的也可活一千岁。若要得到芝草，必须在三月或九月进入名山，这时是山门开、出神药的月份，不要在山神发怒的日子进山，一定要在上天辅助时，尤其是三奇会聚时最好。从三奇吉祥的门进入山中，一定要在六阴的日子、明堂的时辰里，佩戴灵宝符，牵着白色的狗，抱着白色的鸡，用白盐一斗，以及开山符檄，放在大石头上，手持吴唐草一把入山，山神高兴了，就一定可以得到灵芝。还有，采摘及服食灵芝，应该在王相和合的日子，天干地支上下相互促进生发的时辰最好。上述各种灵芝名山大都生长有，但道术平庸的道士，用心不专不精，品行污秽，道德浅薄，又不知道进山的道术，虽然得到了这些灵芝的图谱，却不知道它的真实形状，最终也是不能采摘到的。山不论大小，都有鬼神，如果鬼神不愿将灵芝给人，人即使踩在灵芝上，也是看不见的。

另外，云母有五种，而人们大多都不能区别，区别的方法是举起来对着太阳观察它的颜色，要仔细观察才能分别出来。向着阴暗处观察就看不见它的杂色。五色都具备而以青色为多者叫云英，适宜在春季服食。五色都具备而以红色多者叫云珠，适宜于夏季服食。五色都具备而以白色为多者叫云液，适宜于秋季服食。五色都具备而以黑色为多者叫云母，适宜于冬季服食。只有青、黄二种颜色的叫云沙，适宜于夏末服食。皎洁纯白的叫磷石，可在四季长期服食。服食这五种云母的方法是用桂花、葱、水晶石溶化为水；或收集露水于铁器中，用玄水熬成水；或与硝石混合置于筒中埋在地下化为水；或用蜜发酵成酪；或用秋天的露水浸上一百天，再用柔软的皮囊揉成粉末，或用无巅草、樗、血混合食用，服食一年则百病皆除。三年长期服食，老翁返老还童，五年不间断地服用，可使唤鬼神，进入火里不会烧伤，进入水中不会弄湿，脚踏荆棘而不会弄伤皮肤，还能和仙人见面。其他的东西埋在地下就会腐烂，被火烧就会变焦，而五种云母放在猛烈的头焰中经过一段时间始终不会燃烧，埋在地下永远不会腐败，所以能够使人长生不死。还听说：服食云母十年，云雾常常笼罩在头上，服食云的母亲（古代认为云母是云的根），就会招致它的孩子跟随，这是理所当然的。此外，将云母对着太阳观看，昏暗纯黑的，不能服食，吃了使人患淋病生疮。虽然用水来服食，却应先用茅屋屋檐的雨水，如果是东流水和露水，要浸渍一百天，淘汰去其中的泥土砂石才可以饮服。中山郡的卫叔卿服食云母，时间长了就能够乘云而行走。他将秘方封藏在玉石匣子中，成仙离去之后，他名叫度世的儿子，及汉朝使者梁伯得到秘方，并按该方配制服用，都成仙而去。

雄黄应当得到武都山所出产的，纯而没有杂质，红得像鸡冠，光明烨烨者才可服用。若是纯黄似雄黄色，而无红光者，则不能作为仙药使用，只能配制治病的药物而已。服食的方法有的用蒸煮法，有的用酒送服，有的先用硝石化为水再凝聚，有的用猪大肠裹着在红土下面蒸煮，有的用松脂调和，有的用后三种物质溶炼，拉伸如帛布，白色如冰，这样服食都能使人长生不死，百病消除，三尸（道家认为人身中作祟的三神）被除，瘢痕消失，白发转黑，落齿再生，一千日后就有玉女来服侍，可以任意使唤，以致于能立即得到想要的食品。玉女常有一块黄玉一样的痣，像黍米一样大，长在鼻子上，这才是真玉女，没有这颗痣的是鬼怪为试探人而装扮的。

玉石也是仙药，但难以得到而已。《玉经》说：服食黄金的人寿命如同黄金，服食玉石的人寿命如同玉石。又说：服食玄真的人，生命是没有极限的。玄真，是玉石的别名，能使人身轻飞天，不只是作地仙而已。但是，道术修成迟缓，服一二百斤才能知道效果。玉石可以用乌米酒和地榆酒溶化成水，也可以用葱汁消化为饴糖，也可以加糕饼作成丸子，也可以烧成粉末，服食一年以上，进入水中不湿，进入火里不燃，刀刃不能伤害，百毒不能侵犯。不能用已加工成器皿的玉石，能伤人而无益处。当得到未经加工的璞玉才可以服用，产于阗国的白玉最好。其次有产于南阳徐善亭的玉和产于日南庐容水的玉也较好。赤松子用玄虫的血来浸玉化成为水而服食，所以能乘着烟云上下。

玉屑服下去和用水服食，都能使人长生不死。之所以服食玉石不及服食黄金，是因为玉石能使人屡屡发热，像服食寒食散的症状一样。故服食玉屑的人，应十天就服一次雄黄、丹砂各一刀圭，披散着头发在冷水中洗浴后，迎风行走，就不会发热。董奉曾经用玉制甜酒给瞎子服食，瞎的眼十天就痊愈了。有一个叫吴延稚的人，立志要服食玉石，得到一部《玉经》方并不完整，完全不懂得剂量的控制和禁忌，就收集到珪、璋、环、璧以及饰剑所用的玉片很多，想要加工后服食，后来我告诉他说这些东西不能服食，他才叹息说：干任何事不能不精通，否则不但没有收益，反而会带来祸患。

此外，白银虽然不及黄金玉石，但服食可以成为地仙，服食的方法是用麦浆溶化它，也可用朱草酒送服，也可用龙膏炼服，但每日应服三次，每次就是服弹丸大的银子，这也不是清贫道士所能办得到的。

还有，珍珠直径一寸以上的可以服用，且可以长期食用，用牲畜的乳汁浸渍都能化成如同水银一样，也可以用浮石水、蜂巢溶化，用朱红色的蛇黄来包裹混合，可以拉长到三四尺，做成丸子服食，可断绝谷物粮食，则长生而不会死亡。淳厚不粘的生漆，服食能使人与神沟通，长生不死。服食的方法是用大无肠公子，有人称他为"大螃蟹"，十枚投入到漆中，或用云母水汁或玉石汁水混合服食，各种虫子都能被打下，坏血从鼻腔流去，服食一年，六甲（甲子、甲戌、甲申、甲午、甲辰、甲寅）时日就能立即得到想要得到的食物。

桂可用葱汁混合蒸制成水，可用竹沥混合服食，也可用先知君、有人叫做龟的脑来混合服食，七年，能在水面上行走，而且长生不死。

巨胜，又叫"胡麻"，服食它不会衰老，抗御风湿，滋补防老。桃胶用桑灰汁浸泡，服食后百病皆除，长期服食，身体轻健而且有光，在黑暗夜晚的地方，如同明月出来照耀一样，多服则可以断绝谷物粮食。

柠木果实中红色的，服食一年，老人返老还童，使人能透视，看见鬼神。过去有一个叫梁须的道士，七十时才服食，变得更年轻，至年龄一百四十岁时还能够夜间写字，行走的速度能赶得上奔跑的马儿，后来进入青龙山去了。槐树的种子用新瓦坛装，和泥来封口，二十多天以后，它们的表皮都腐烂了，于是将它洗干净，像大豆一样，每天服食，这种东西主要能补脑子，长期服用使人头发不白而长生不死。玄中蔓方、楚飞廉、泽泻、地黄、黄连之类，一共有三百多种，都能延年益寿，可以单独服用。灵飞散、未央丸、制命丸、羊血丸，都能使人年华长驻，永不衰老。

南阳郦县山中有甘谷水，谷中的水之所以味甘甜，是因为山谷的上游左右两岸都生长着甘菊，菊花掉落在谷中，经历世代久远，故水的味道因此而变甜。临近这个谷中的居民，都不挖井，饮用甘谷水，饮服的人没有不是年老高寿的，年龄大的人可活到一百四五十岁，年龄小的也不少于八九十岁，没有夭折的人，这是得助于这些菊花的效力。所以，司空王畅，太尉刘宽，太傅袁隗，都当过南阳太守，每每到任，常要郦县每月送来四十斛甘谷水作为饮食所用。这几位老先生多曾患有风湿痹痛及头晕等病，都得以痊愈，但不能像甘谷中的居民那样大受其益，因为这里的居民从小就饮用这种水。还有，菊花与薏花外观相似，可以直接用味的甘苦来区别，菊花甘而薏花苦，正如谚语所讲的："苦如薏花"。现在到处都有真菊花，但只是数量较少而已，大多数生长在水边，猴氏山和郦县最多，仙方中所谓"日精"、"更生"、"周盈"都是指一种菊，只是其根、茎、花、果实名称不同，那些说法是很美好的，但近来服食的人都没有多大效果，正是由于得不到真正的菊花。甘谷水得

到菊花的气味，又有什么值得论证的，而那谷中的居民都得以延年益寿，何况将服好的药物，怎么会没有益处呢？

我亡故的祖父鸿胪少卿曾当过临沅县令，他说：这个县中有一姓廖的人家，世世代代长寿，有的活一百多岁，有的八九十岁，后迁移离去，子孙变得多易夭折。其他的人居住在他的老屋中，又像从前一样，后人几代长寿。由此才觉得是住宅所造成的，但不知道是什么缘故，怀疑是所饮井水特别红的原因，于是试着挖开井的左右，得到古人埋在地下的丹砂几十斛，离井有好几尺，这些丹砂的汁水顺着泉水渗透带入井中，所以饮用这种水而能得以长寿，更何况直接服食专门炼制的丹砂呢？

我还听说上党有一个叫赵瞿的人，患癞疾好几年了，经很多医生治疗均不能痊愈，就快要死了。有人说，不如乘他活着时将其放逐到远方抛弃他。后来子孙们也不愿意照顾他了，他的家人于是就带着粮食，将他送到山洞中安置起来，赵瞿在山洞中自怨不幸，日夜悲叹，哭了一个多月，有个仙人路过山洞，见到他的样子可怜，便详细询问情况。赵瞿知道他是个奇异的人，便跪地叩头，自我陈述，乞求怜悯，于是仙人拿出一袋药物赐给赵瞿，并教他服食方法。赵瞿服药一百余日，癞疮都痊愈了，颜面丰悦，肌肤润泽。仙人又经过此地看他，赵瞿感谢仙人使他再获新生的恩德，并乞求这个方剂。仙人告诉他说：这是松脂，这座山中有很多这种药物，您炼制后服用，可以长生不死。赵瞿回到家里，家里人开始以为他是鬼，非常惊愕。赵瞿从此长期服食松脂，身体变得轻巧，力气增加一百倍，攀登危处，翻越险境，成天不累，年纪一百七十岁时仍是牙齿不掉，头发不白。夜间躺卧时，突然看见屋里有光，如同镜子大，便问左右的人，他们都说看不见，时间长了逐渐变大，一屋子都充满光明，如同白天。在夜里看见脸上有宫

女二人，长二三寸，脸面、身体都具有，只是较小而已，在他的口腔、鼻子之间游戏，像这样约一年时间，这二个宫女渐渐长大，出入在他的身边。他经常听到琴瑟的声音，独自欣然微笑，活在人间三百多年，颜色像小孩一样，后来，他进入抱犊山去了，肯定成为地仙了。当时的人听说赵瞿服食松脂的效果这样好，于是竞相服食，那些财力大的人用车运驴驮，收集了满满一屋。服得时间长的人也不到一个月，未感觉到有什么大的效果就中止了，有志成仙的人很难像这样。

汉成帝时，有猎人在终南山中看见一个没有穿衣服的人，身上长有黑毛，猎人看见后想追赶并捕捉他，但这人跨坑洼、越山谷，像飞一样，猎人追捉不到。于是就秘密等候在它的住处，包围后捕捉，竟然是个女人。问她怎么会这样，她说：我本来是秦朝宫廷中的人，听说关东反贼攻城，秦王出城投降，宫廷房屋烧毁，因害怕而逃入深山，饥饿而无食物可吃，几乎快要饿死，有一位老公公教我吃松叶和松果，开始吃时感到十分苦涩，后来便适应了，真的使我不饿不渴，冬天不怕寒冷，夏天不怕炎热。算来这个女人一定是秦王子婴宫中的人，到汉成帝时已有二百来岁了。于是将她带回，用谷物粮食给她吃，开始闻到米粮觉得很臭，感到恶心呕吐，几天以后才适应了，这样过了二年多，身上的黑毛才脱落，变得衰老而死去，假如不是被人抓住，一定会成为仙人的。

南阳有个姓文的人，说他的祖先在汉末大乱时逃进深山中，饥饿困倦得要死。有一个人教他吃白术，于是就不再饥饿了，几十年后才回到故乡，容颜变得更加年轻，气力胜过往日。自己说在山中时，身体轻健，走路似跳跃，登高涉险，几天都不会彼倦，走在冰雪中完全不知道寒冷。曾看到一个高山岩上有几个人相对而座，玩博击游戏，有的在读书，他们俯看姓文的。姓文的听到他们之间的讲话，有个人说：这个男子值得招呼

上来吗？其中一个人答道：还不行吧！。白术，一名叫山蓟，一名叫山精，故《神药经》载：若想长生不死，必须经常服食山精。

昔日的八位老仙翁，各自服食一种药物而得以成为地上的仙人，各自活了几百年，才炼成神丹金液，而升入天空。有人混合八种药物，炼制后而服食，得不到效力，是因为这些药物的作用相互竞争和干扰的缘故。韩终服食菖蒲十三年，身上长出羽毛，每天看书达一万字，都能背诵，冬天裸露身体而不觉得寒冷。另外，菖蒲必须是生长在石头上，一寸有九节以上，开紫花的最好。赵他子服桂二十年，脚底下长毛，每天可行走五百里，力气能举起一千斤。移门子服五味子十六年，颜色如同玉女，进入水里不沾湿，进入火中不灼伤。楚文子服地黄八年，夜里看东西有光，能用手接住用车弩发出的箭。林子明服白术十一年，耳朵长五寸，身体轻健，走路如飞，能跨越二丈多宽的深渊峡谷。杜子微服天门冬，能与八十位妻妾同房，有孩子一百三十人，每日行走三百里。任子季用茯苓十八年，仙人玉女跟随他，能隐形，可现身，不再吃谷物粮食，火灸造成的瘢疤都消失了，脸面身体如白玉般光洁。陵阳子仲服远志二十年，有孩子三十七人，打开书卷过目不忘，坐着存在，站立消亡。《仙经》说：虽然服食草木的叶子，已能获得几百岁，但忽视和怠慢了服食仙丹，终于是不能成仙的。由此看来，草木类药物只能延年益寿而已，并不是长生不死之药，对于不能制作仙丹的人，尚且可以服食这些丹药，以达到生命的自我延续。

有人问：服食药物，有前后的讲究吗？抱朴子回答道：按《中黄子服食节度》讲，服治病的药，应在进食前服用，服补养的药，应在进食之后服用。我就这句话的意思去询问郑隐先生：为什么要这样服法？郑先生说：这很容易了解，既然要用药物攻治疾

病，就应在未进食时、腹内空虚时服药，使药力容易产生作用，如果在进食之后服药，则药力只攻治食物而耗尽药力；若是想要补养，而在进食之前服药，则药力还没有发挥出来就会被谷物驱赶下去而不能停留，发挥不了效果。

有人问：人们服药以补养，据说是有讲究的，有这道理吗？抱朴子回答说：按照《玉策记》和《开明经》都以五音六属来了解人的寿命有多长。子午属庚，卯酉属己，寅申属戊，丑未属辛，辰戌属丙，巳亥属丁。一个字能得到的属宫与土；三个字得到的属徵与火；五个字得到的属羽与水；七个字得到的属商与金；九个字得到的属角与木。如果本命属于土的不宜服青色的药物；属于金的不宜服红色的药物；属于木的不宜服白色的药物；属于水的不宜服黄色的药物；属于火的不宜服黑色的药物。按五行的规律，故木克土，土克水，水克火，火克金，金克木。若是金丹大药，就不再讲究适宜与不适宜了。

一个字是宫。包括庚子庚午，辛未辛丑，丙辰丙戌，丁亥丁巳，戊寅戊申，己卯己酉。

三个字是徵。包括甲辰甲戌，乙亥乙巳，丙寅丙申，丁酉丁卯，戊午戊子，己未己丑。

五个字是羽。包括甲寅甲申，乙卯乙酉，丙子丙午，丁未丁丑，壬辰壬戌，癸巳癸亥。

七个字是商。包括甲子甲午，乙丑乙未，庚辰庚戌，辛巳辛亥，壬申壬寅，癸卯癸酉。

九个字是角。包括戊辰戊戌，己巳己亥，庚寅庚申，辛卯辛酉，壬午壬子，癸丑癸未。

禹步的方法是：向前迈出左脚，右脚跨过左脚，左脚靠向右脚。再向前迈出右脚，左脚跨过右脚，右脚靠向左脚。再向前迈出左脚，右脚跨过左脚，左脚靠向右脚。这样走三步，应当走满二丈一尺，后面留下九个脚印。

"小神方"：用真丹砂三斤，白蜜一斤，混合后在太阳下曝晒，煎煮，使它可以成为丸子，每日早晨服食如芝麻大小的丸子十粒，不到一年，白发变黑，老掉的牙齿再生，身体润泽，长期服食，老年人变成少年，经常服食可长生不死。

"小饵黄金方"：用火熔化黄金，趁热放入清酒中，取出后再用火熔，再放入清酒中，如此取出放入二百次，酒就沸腾了。用手握黄金能流出手指缝，使它像稀泥一样，如果酒不沸腾，黄金用手握之不能流出指缝，就再熔化后放入酒中无数次，制成后食如弹丸大小的一粒，也可以将弹丸分为若干小丸。服食三十日，感觉不到寒热，神仙玉女下凡来听从差遣。还有，银子也可服食，方法与黄金相同。服食这二种东西，可居住在名山的石室中，一年就可以身轻飞升了。在人间服食它，可以成为地仙，此法不能妄自传出去。

"两仪子饵销黄金法"：猪颈上的脂肪二斤，醋一斗，取黄金五两，放于器皿中煎，出炉后，将黄金放在脂肪中，一百次放入，一百次取出，醋也是这样，服一斤黄金，寿命可与天地相比，服半斤黄金，寿命可达二千岁，食五两黄金寿命一千二百岁，不论多少都可服食。应当选择王相吉利的日子，制作神秘精良，不要传授别人，若传授给其他人，药物制不成，效果也不神了。想要服食除去三尸虫的药物，应当用食丹砂。

"饵丹砂法"：丹砂一斤，捣碎过筛，加入醋三升，稠厚的生漆二升，这三种药物混合，使之相得益彰，置微火上煎，使其可以成丸，服食如芝麻大小三粒，每日三次。四十天肚子中的各种疾病皆愈，三尸虫被除去；服食一百天，肌肉骨骼坚韧强硬；服食一千天，司命取消他的死籍，与天地共存，日月同在，可改变形体和容貌，变化无常，在阳光下没有影子，而另有光芒。

卷十二　辨　问

【原文】

或问曰：若仙必可得，圣人已修之矣，而周、孔不为之者，是无此道可知也。

抱朴子答曰：夫圣人不必仙，仙人不必圣，圣人受命，不值长生之道，但自欲除残去贼，夷险平暴，制礼作乐，著法垂教，移不正之风，易流遁之俗，匡将危之主，扶亡征之国，刊《诗》、《书》，撰《河》、《洛》，著经诰，和《雅》、《颂》，训童蒙，应聘诸国，突无凝烟，席不暇暖。其事则鞅掌罔极，穷年无已，亦焉能闭聪掩明，内视反听，呼吸道引，长斋久洁，入室炼形，登山采药，数息思神，断谷清肠哉？至于仙者，唯须笃志至信，勤而不怠，能恬能静，便可得之，不待多才也。有人俗之高真，乃为道者之重累也。得合一大药，知守一养神之要，则长生久视，岂若圣人所修为者云云之无限乎？且夫俗所谓圣人者，皆治世之圣人，非得道之圣人，得道之圣人，则黄、老是也。治世之圣人，则周、孔是也。黄帝先治世而后登仙，此是偶有能兼之才者也。古之帝王，刻于泰山，可省读者七十二家，其余磨灭者，不可胜数，而独记黄帝仙者，其审然可知也。

世人以人所尤长，众所不及者，便谓之圣。故善围棋之无比者，则谓之"棋圣"，故严子卿[1]、马绥明于今有棋圣之名焉。善史书之绝时者，则谓之"书圣"，故皇象、胡昭[2]于今有书圣之名焉。善图画之过人者，则谓之"画圣"，故卫协、张墨[3]于今有画圣之名焉。善刻削之尤巧者，则谓之"木圣"，故张衡、马钧[4]于今有木圣之名焉。故孟子谓伯夷，清之圣者也；柳下惠[5]，和之圣者也；伊尹[6]，任之圣者也。吾试演而论之，则圣非一事。夫班输、倕、狄[7]，机械之圣

也；跗、扁、和、缓[8]，治疾之圣也；子韦、甘均[9]，占候之圣也；史苏、辛廖[10]，卜筮之圣也，夏育、杜回[11]，筋力之圣也；荆轲、聂政[12]，勇敢之圣也；飞廉、夸父[13]，轻速之圣也；子野、延州[14]，知音之圣也；孙、吴、韩、白[15]，用兵之圣也。圣者，人事之极号也，不独于文学而已矣。庄周云：盗有圣人之道五焉：妄意而知人之藏者，明也；先入而不疑者，勇也；后出而不惧者，义也；知可否之宜者，知也；分财均同者，仁也。不得此道而成天下大盗者，未之有也。

或曰：圣人之道，不得枝分叶散，必总而兼之，然后为圣。

余答之曰：孔之门徒，达者七十二，而各得圣人之一体，是圣事有剖判也。又云：颜渊具体而微，是圣事有厚薄也。又《易》曰：有圣人之道四焉：以言者尚其辞，以动者尚其变，以制器者尚其象，以卜筮者尚其占。此则圣道可分之明证也。何为善于道德以致神仙者，独不可谓之为得道之圣？苟不有得道之圣，则周、孔不得为治世之圣乎？既非一矣，何以当责使相兼乎？按仙经以为诸得仙者，皆其受命偶值神仙之气，自然所禀。故胞胎之中，已含信道之性，及其有识，则心好其事，必遭明师而得其法，不然，则不信不求，求亦不得也。《玉钤经·主命原》曰：人之吉凶，制在结胎受气之日，皆上得列宿之精。其值圣宿则圣，值贤宿则贤，值文宿则文，值武宿则武，但贵宿则贵，值富宿则富，值贱宿则贱，值贫宿则贫，值寿宿则寿，值仙宿则仙。又有神仙圣人之宿，有治世圣人之宿，有兼二圣之宿，有贵而不富之宿，有富而不贵之宿，有兼富贵之宿，有先富后贫之宿，有先贵后贱之宿，有兼贫贱

之宿，有富贵不终之宿，有忠孝之宿，有凶恶之宿。如此不可具载，其较略如此。为人生本有定命，张车子[16]之说是也。苟不受神仙之命，则必无好仙之心，未有心不好之而求其事者也，未有不求而得之者也。自古至今，有高才明达，而不信有仙者，有平平许人学而得仙者，甲虽多所鉴识而或蔽于仙，乙则多所不通而偏达其理，此岂非天命之所使然乎？

夫道家宝秘仙术，弟子之中，尤尚简择，至精弥久，然后告之以要诀，况于世人，幸自不信不求，何为当强以语之邪？既不能化令信之，又将招嗤速谤。故得道之士，所以与世人异路而行，异处而止，言不欲与之交，身不欲与之杂。隔千里，犹恐不足以远烦劳之攻；绝轨迹，犹恐不足以免毁辱之丑。贵不足以诱之，富不足以移之，何肯当自炫于俗士，言我有仙法乎？此盖周、孔所以无缘而知仙道也。且夫周、孔，盖是高才大学之深远者耳，小小之伎，犹多不闲。使之跳丸弄剑，逾锋投狭，履絙登幢，掷盘缘案[17]，跟挂万仞之峻峭，游泳吕梁之不测，手扛千钧，足蹑惊飙，暴虎槛豹，搅飞捷矢，凡人为之，而周、孔不能，况过于此者乎？他人之所念虑，蚤虱之所首向，隔墙之朱紫，林下之草芥，匮匮之书籍，地中之宝藏，丰林邃薮之鸟兽，重渊洪潭之鱼鳖，令周、孔委曲其采色，分别其物名，经列其多少，审实其有无，未必能尽知，况于远此者乎？圣人不食则饥，不饮则渴，灼之则热，冻之则寒，挞之则痛，刃之则伤，岁久则老矣，损伤则病矣，气绝则死矣。此是其所与凡人无异者甚多，而其所以不同者至少矣。所以过绝人者，唯在于才长思远，口给笔高，德全行洁，强训博闻之事耳，亦安能无事不兼邪？既已著作典谟，安上治民，复欲使之两知仙道，长生不死，以此责圣人，何其多乎？吾闻至言逆俗耳，真语必违众，儒士卒览吾此书者，必谓吾非毁圣人。吾岂然哉？但欲尽物理耳，

理尽事穷，则似于谤讪周、孔矣。世人谓圣人从天而坠，神灵之物，无所不知，无所不能。甚于服畏其名，不敢复料之以事，谓为圣人所不能，则人无复能之者也；圣人所不知，则人无复知之者也，不可笑哉？今具以近事校之，想可以悟也。完山之鸟，卖生送死之声，孔子不知之，便可复谓颜回只可偏解之乎？闻太山妇人之哭，问之，乃知虎食其家三人，又不知此妇人何以不徒去之意，须答乃悟。见罗雀者纯得黄口，不辨其意，问之乃觉。及欲葬母，不知父墓所在，须人语之，既定墓崩，又不知之，弟之诮之，乃泫然流涕。又疑颜渊之盗食，乃假言欲祭先人，卜掇尘之虚伪。厩焚，又不知伤人马否。颜渊后，便谓之已死。又周流七十余国，而不能逆知人之必不用之也，而栖栖遑遑，席不暇温。又不知匡人当围之，而由其途。问老子以古礼，礼有所不解也。问郯子以鸟官，官有所不识也。行不知津，而使人问之，又不知所问之人，必讥知而不告其路，若尔可知不问也。下车逐歌凤者，而不知彼之不住也。见南子而不知其无益也。诸若此类，不可具举，但不知仙法，何足怪哉？又俗儒云：圣人所不能，则余人皆不能。则宕入水居，梁母火化，伯子耐至热，仲都堪酷寒，左慈兵解而不死，甘始休粮以经岁，范轵见斫而不入，鳖令流尸而更生，少千执百鬼，长房缩地脉，仲甫假形于晨凫，张楷吹嘘起云雾，未闻周、孔能为斯事也。

俗人或曰：周、孔皆能为此，但不为耳。

吾答之曰：必不求之于明文，而指之以空言者，吾便可谓周、孔能振翮翻飞，翱翔八极，兴云致雨，移山拔井，但不为耳。一不以记籍见事为据者，复何限哉？必若所云者，吾亦可以言周、孔皆已升仙，但以此法不可以训世，恐人皆知不死之可得，皆必悉委供养，废进宦而登危浮深，以修斯道，是为家无复子孙，国无复臣吏，忠孝并丧，大伦必乱，故周、孔密自为之，而秘不告人，

外讬终亡之形，内有上仙之实。如此，则子亦将何以难吾乎？亦又未必不然也。《灵宝经》有"正机"、"平衡"、"飞龟授秩"凡三篇，皆仙术也。吴王伐石以治宫室，而于合石之中，得紫文金简之书，不能读之，使使者持以问仲尼，而欺仲尼曰：吴王闲居，有赤雀衔书以置殿上，不知其义，故远谘呈。仲尼以视之，曰：此乃灵宝之方，长生之法，禹之所服，隐在水帮，年齐天地，朝于紫庭者也。禹将仙化，封之名山石函之中，乃今赤雀衔之，殆天授也。以此论之，是夏禹不死也，而仲尼又知之，安知仲尼不皆密修其道乎？正复使圣人不为此事，未可谓无其效也。人所好恶，各各不同，谕之以面，岂不信哉？诚合其意，虽小必为也；不合其神，虽大不学也。好苦憎甘，既皆有矣，嗜利弃义，亦无数焉。圣人之大宝曰位，何以聚人曰财。又曰：富与贵，是人之所欲，而昔已有禅之以帝王之位而不用，委之以四海之富而不愿，蔑三九之官[18]，背玉帛之聘，遂山林之高洁，甘鱼钓之陋业者，盖不可胜记耳。又曰：男女饮食，人之大欲存焉。是以好色不可谏，甘旨可忘忧。昔有绝谷弃美，不蓄妻妾，超然独往，浩然得意，顾影含欢，漱流忘味者，又难胜记也。人情莫不爱红颜艳姿，轻体柔身，而黄帝述笃丑之嫫母，陈侯怜可憎之敦洽。人鼻无不乐香，故流黄郁金、芝兰苏合、玄胆素胶、江离揭车、春蕙秋兰，价同琼瑶，而海上之女、逐酷臭之夫，随之不止。周文嗜不美之菹，不以易太牢之滋味。魏明好椎凿之声，不以易丝竹之和音。人各有意，安可求此以同彼乎？周、孔自偶，不信仙道，日月有所不照，圣人有所不知，岂可以圣人所不为，便云天下无仙！是责三光不照覆盆之内也。

【注释】

〔1〕严子卿：严武，字子卿，三国吴人，围棋高手。

〔2〕皇象：字休明，三国吴人；胡昭：字孔明，颍川人，皆擅长书法。

〔3〕卫协：晋代人，擅长绘画，冠绝当代；张墨：亦是当时的名画家，卫协的学生。

〔4〕张衡：东汉南阳人，擅长天文及机巧，制造有浑天仪、地动仪。马钧：三国扶风人，制造有指南车、翻车。

〔5〕柳下惠：鲁大夫，名展禽，以为人随和而著名。

〔6〕伊尹：殷代大臣，敢于承担责任。

〔7〕班输倕狄：指公输班、工倕、班狄三位古代名匠。

〔8〕跗扁和缓：指俞跗、扁鹊、医和、医缓四位古代名医。

〔9〕子韦、甘均：均为古代著名星占家。

〔10〕史苏：晋代占卜官员；辛廖：晋代大夫，二人均是卜筮专家。

〔11〕夏育：周时的大力士；杜回：秦时的大力士。

〔12〕荆轲：为燕太子丹刺杀秦王；聂政：为严遂刺杀韩傀，二人均为战国时的侠士。

〔13〕飞廉：商代大臣；夸父：尧时人，曾因与太阳赛跑而闻名。均为古代以行走快捷而闻名的人。

〔14〕子野：指晋代人师旷；延州：指春秋时吴国人季札，二人均是对音乐十分熟悉而且能深入理解的人。

〔15〕孙吴韩白：指孙武、吴起、韩信、白起四位古代著名的军事家。

〔16〕张车子：传说中的仙人，事见《搜神记》。

〔17〕跳丸弄剑，踊锋投狭，履绠登幢，掷盘缘案：皆为古代杂技名称。

〔18〕三九之官：指三公九卿，古代重要官员的官位。

【译文】

有人问道：如果仙人一定可以炼成，那么圣人早已去修炼了，但周公、孔子却不去修仙，由此可见，是没有修炼成仙这个道理的。

抱朴子回答说：圣人不一定要成仙，仙人也不一定是圣人，圣人接受命运安排，不修炼长生之道，但自己也想除残灭贼，化险平暴，制定礼仪，编制乐律，拟定法规，重视教育，改变不正之风，改变流行的不雅习俗，匡扶即将危亡的君主，帮助即将灭亡的国家，刊行《诗经》、《尚书》，编撰《河图》、《洛书》，著述经典训世的文章，作与《雅》、《颂》应和的诗，训导蒙昧的幼童，受聘于各个国家，以至于家中的烟窗没有凝集的烟灰，床上的睡席没有片刻温暖。他们的事务忙碌无止，一年到头无穷无尽，又怎么能掩耳闭眼，内视反听，呼吸导引，长期斋戒与洁身，进行秘密修炼形体，登山采药，暗数呼吸，时刻想着自己崇拜的神仙，停止服食谷物粮食，以清除肠胃呢？至于仙人，只要坚定意志和信念，勤奋努力，毫不懈怠，能淡然世事，安静身心，就可以修得到的。而不一定需要有多大的才气，有还俗的强烈愿望才是修道者的繁重拖累。得到炼制好的一种要药，了解守一养神的要点，就可以长生不老。哪像圣人所修养和进行的事情如此无穷无尽呢？而且世俗所说的圣人都是管理世道的圣人，而不是得到仙道的圣人。得到仙道的圣人，像黄帝和老子就是的，管理世道的圣人象周公、孔子则是。黄帝先管理国家，而后登天成仙，这是少有的能够兼有治世与修仙才干的人。古代的帝王在泰山上刻石，可以辨认读出的有七十二家，其余刻石磨灭的数也数不清，但唯独记有黄帝成仙的事，这是显然可知的。

人们往往把某些人所特别擅长而众人所达不到的东西称之为"圣"。所以善于下围棋而无以相比的人则被称为"棋圣"，故严子卿、马绥明至今仍有棋圣之美名。善于记史书法名显一时的人就被称为"书圣"，故皇象、胡昭至今有书圣之美名。善于画图画而超过所有人的人，则被称为"画圣"，故卫协、张墨至今仍有画圣之美名。善于用木头雕刻精巧物品的人则被称为"木圣"，故张衡、马钧至今仍有木圣之美名。所以，孟子称伯夷是清廉的圣人；柳下惠是谦虚的圣人；伊尹是负责任的圣人。我尝试着由此推论，那圣人并不是局限在一种事业上。像班

输、倕、墨翟是制作机械的圣人；俞跗、扁鹊、医和、医缓是治疗疾病的圣人；子伟、甘均是观察天象变化以测凶吉的圣人；史苏、辛廖是占卜测凶吉的圣人；夏育、杜回是力大无比的圣人；荆轲、聂政是勇敢无畏的圣人；飞廉、夸父是行走快捷的圣人；子野、延州是熟知音乐的圣人；孙武、吴起、韩信、白起是善于用兵打仗的圣人。圣人，是人们在事业上的最高称号，不单是指文字上的圣人而已。庄子说：盗贼也有五种圣人的品质：凭主观臆断就知道别人收藏的财物，这就是聪明；率先进入偷盗的地方而不惊疑，这就是勇敢；最后撤出来而不害怕，这就是义气；知道某一东西是否适合偷盗，这就是明智；盗得财物能公平均等分配，就是仁义。不具备这些品质而能成为天下大盗的人，是还没有过的。

有人说：圣人的品质和技艺不能像树的枝叶那样分散，必须总览而兼有，这样才算是圣人。

我回答说：孔子的门徒，通达的有七十二人，但他们各自只学到圣人的一个方面，这说明圣人的品质是可以解析的。又有人说：颜渊大体上具备了老师的品质而只是深度较浅微而已，这说明圣人的品质也有深厚浅薄之区分。另外，《易经》说：有四种圣人之道，善用言辞的人崇尚它的华采，喜欢运动的人崇尚它的变化，看重制造器具的人崇尚它的外形，相信卜筮的人崇尚它能预知凶吉。这也是圣人之道可以分解的明证。为什么长于道德而达到仙境的人，偏偏不能称之为得道的圣人呢？如果没有得道的圣人，那么周公、孔子也不能算是治世的圣人吧？圣人既然并非只有一类，那为什么还要苛求圣人面面俱到呢？按照仙经认为，各种成仙的人，都是在接受生命时偶然遇到了神仙的运气，自然能禀赋成仙。所以，他们在胚胎之中就已包含了相信道术的天性，到了他们有了认识，就自然会喜好这些事，但必须能

遇到圣明的法师，才能够学得道法。否则，就不会相信和追求，就是追求也是求不到的。《玉钤经·主命原》说：人的吉凶，取决于形成胚胎、接受元气的那一天，都是得到天上众星的精气。他们遇到圣人星宿则成为圣人，遇到贤才星宿则成为贤才，遇到文职星宿则成为文官，遇到武职星宿则成为武将，遇到显贵星宿则成为贵人，遇到富有星宿则成为富人，遇到下贱星宿则成为贱人，遇到贫穷星宿则成为穷人，遇到长寿星宿则成为寿星，遇到神仙星宿则成为神仙。还有神仙类圣人的星宿，有治世类圣人的星宿，有兼具神仙及治世两类圣人的星宿，有显贵而不富有的星宿，有富有而不显贵的星宿，有兼有显贵和富有的星宿，有先富有而后贫穷的星宿，有先显贵而后卑贱的星宿，有兼有贫穷和下贱的星宿，有富有显贵但不能终身的星宿，有忠孝的星宿，有凶恶的星宿，诸如此类，不可一一收载，其大略如此而已。人的一生本来是有固定命运的，张车子所说的就是这样的。如果没有接受神仙的命运安排，则肯定没有羡慕神仙的心理，没有心里不喜欢的东西却还去追求的人，也没有不追求就能获得的东西。从古到今，有聪明通达、才能高超而不相信有神仙的人，也有平平庸庸、却学得仙道的人。甲虽然见多识广，却在神仙方面蒙昧无知，乙则诸事不通晓，却偏偏明达神仙道理，这难道不是天生的命运所导致的吗？

道家珍藏的宝贵秘籍和神仙道术，在众多弟子之中亦是特别选中那些专心致志、历久不馁的弟子，然后才告诉他们秘诀。何况世俗中的人，他们本来就不相信不追求，为什么要勉强告诉他们呢？既不能感化他们而使之相信，又将会招致耻笑和诽谤。所以，得到道术的人，与世俗之人不在同一条路上行走，不在同一处停留，言语上不想与世人交流，身体上不愿与他人接触。阻隔千里，还唯恐不足以远离烦恼、辛劳的困扰；断绝

交往，还担心不足以避免遭受诋毁侮辱的丑行。显贵不能引诱他们，富有不能打动他们，又怎么肯向庸俗的人炫耀，说我有成仙的法术呢？这大概是周公、孔子之所以没有缘份知道成仙之道的原因吧。而且周公、孔子都是才高学富、博大精深的人，小小的技艺尚且不娴熟。若让他们跳弹丸，耍长剑，越尖刀，过狭筒，走绳索，爬旗竿，掷盘子，攀案台，脚跟倒挂在万丈悬岩上，到深急莫测的吕梁游泳，手举千斤，脚踏狂风，徒手搏虎，驱豹入笼，手接飞箭等等，凡人都能做到的事，而周公、孔子却不能做到，何况比这些更难的事。别人的思念及忧虑，跳蚤虱子的头向，隔着墙的朱红紫色，树林中的小草，箱柜子里的书籍，地下的宝藏，茂盛森林深处的鸟兽，深渊大潭内的鱼鳖，如果让周公、孔子说清楚它们的色彩，分别它们的名称，划分排列它们的多少，审查核实它们的有无，也未必能完全知道，何况比这些更深奥的事情？圣人不吃就会饥饿，不喝就会口渴，灼烧他们会感到热烫，冷冻他们会感到寒冷，打他们会痛，刺他们会伤，活得年岁久了会衰老，受到损伤则会生病，呼吸停止就会死亡。这是说明圣人与凡人相同之处很多，而不同之处则太少了。他们超过凡人之处的只是在他们的才华横溢，思想深远，口才敏捷，文笔高妙，道德完美，品行纯洁，强于训释，博识多闻等方面而已。又怎么能面面俱到、无所不通呢？既然已经撰写了经典及谋略著作，帮助君上治理国家、管理民众，又想要求他们懂得神仙道术、长生不死。用这些来责备圣人岂不是要求太多了吗？我听说至理名言是难以进入俗人的耳朵，真诚的话语必然会触犯众人。读书的人在读我这本书时，必定认为我诽谤诋毁圣人，我岂敢这样呢？只不过是想说清楚事物的真理而已，事理论述透彻，就象是诽谤讥讽周公、孔子了。世人都认为圣人是从天而降的神灵，无所不知，无所不能。甚至

于敬畏得不敢提起他们的名字，不敢用具体的事来衡量。认为圣人所不能做到的，则普通人也不可能做得到，圣人所不知道的，则普通人也不可能知道，这不是很可笑的吗？今列出近代的事情来考证，想必可以使世人领悟。完山的鸟儿有送别小鸟离家出走和哀送死鸟的叫声，孔子不知道，就可以反过来认为颜回只可能片面理解吗？孔子听到泰山有个妇人在哭，问了后才知道是老虎吃了她家里的三个人，又不知道妇人为什么不搬迁离去的原因，必须得到妇人的回答才有领悟。孔子看见网捕雀子的人捕到的全是黄口幼鸟，不了解其中的原因，问了后才知道。等到他想安葬母亲时，又不知道父亲墓地在何处，需要别人告诉他。确定的墓崩塌了，又不知道这件事，等到弟子告诉他时才潸然泪下。还有孔子怀疑颜渊偷东西吃，就假说想要祭祀祖先，以此调查颜渊抓食沾尘食物的事是否虚假。马棚失火又不知道伤了人和马没有。匡人追赶孔子师生时，颜渊落在后边，就认为他已经死去。还有，他周游七十多个国家，却不能预先知道别人一定不任用他，而奔波劳碌，致使家里的席子没有片刻的温暖。还有，他不知道匡人会围攻他而仍然从那条道上走。向老子请教古代的礼仪，说明他对礼仪有所不知。向郯子询问鸟官的事，说明他对官名也有所不识。走在路上不知道渡口在哪儿，就派人去打听，又不知道被问的人一定会讥讽他而且不告诉他的去路，若早知道他就不会派人去打听。孔子下车去追赶那歌唱凤凰的人欲与之交谈，却不知道那人因不愿见他而不会停下来。去见南子却不知道这是没有用处的。诸如此类，不能一一列举。而孔子只是不懂得神秘之道，又有什么可奇怪的呢？还有，世俗中的读书人说：圣人所做不到的，则一般人也都做不到。那么宕人在水中居住，梁母在火中化升，伯子耐酷热，仲都耐严寒，左慈被兵器分解却不死，甘始停止食粮可度年，范轶被

刀砍而不入，鳖令的尸体漂流后却复生，少千能抓住各种鬼怪，费长房能缩短两地的距离，仲甫能变成早晨的飞鸟，张楷能吹走云雾，就是没有听说周公、孔子能做这些事。

有的俗人说：周公、孔子都能做到这些事，只是不做而已。

我回答说：如果完全不求证于明文记载，而只是用空话来论述事实的话，我就可以说周公、孔子能振翅翻飞，翱翔在八方极远的天空，兴云助雨，移山拔井，只是他不做罢了。如果不以典籍里记载的为凭据，那论述的有什么边际呢？若一定像随意听说的那样，我也可以说周公、孔子都早已升仙了。但是，用这种方法是不可以教育人的，恐怕人们都知道长生不死是可能的，就一定都会完全抛弃亲人不去供养，放弃仕途而去登高峰泛深渊，来修炼仙人之道。这就造成家中不再有子孙，国家不再有大臣官吏，忠孝之义都丧失了，人伦道德必定混乱。所以周公、孔子才自己秘密修炼，而不告诉别人，外面假托是终老而死亡的形象，内部实际上是已成上等仙人。如果我这样讲，您又用什么来反驳我呢？实际上也未必不是这样的。《灵宝经》中有《正机》、《平衡》、《飞龟授秩》三篇文章，都是讲神仙之术。吴王采伐石头来修建宫殿，而在一块完整的大石中得到了一本紫色文字、黄金为简的书籍，却不能读懂，就派使者拿着金书去请教孔子，使者欺骗孔子说：吴王在宫中闲居时，有一只红色的雀儿衔着这本书，放在宫殿上，朝中大臣都不懂得书的含义，故远地而来求教。孔子看了书后说：这是《灵宝》仙方，长生不死之法，大禹所信服的，能使人隐居在水域，年寿与天地相等，可在仙人居所里聚会。大禹在将要成仙升天之前，将它封藏在名山的石函中，而今红雀将它衔来，大概是上天的授意吧！由此看来，夏禹没有死亡，而孔子又知道这些，怎么能知道孔子没有秘密修炼神仙之道呢？只能说圣人不做

求仙的事，而不能说是没有成效的。人们所喜欢厌恶的东西各有不同，前面的比喻，难道不值得相信吗？真正合乎意愿的事，虽然渺小也一定要去做，要不合乎所想的事，虽然伟大也不会去学习。既然喜欢苦涩、厌恶甘甜的人都有，则见利忘义的人也是多得无法数得清的。《易经》载：圣人最宝贵的东西，称为权位，用什么来聚集百姓呢？要用钱财。《论语》又载：财富和显贵是人们想要得到的东西。昔日已经有得到禅让帝位而不接受，将四海的财富给他而不愿接收的人，他们蔑视三公九卿的官位，放弃玉石绢帛的聘请，满足于山林的高洁，甘心于钓鱼的陋业，这种人不可胜数。《礼记》又载：性欲食欲是人最基本的欲望。所以，好色是不可劝谏的，美味可以忘掉忧愁。昔日都有断绝谷物，抛弃美色，不养妻子小妾，超然脱俗，独自往来，心胸浩然，十分得意，与自己的影子欢聚，枕石漱流而忘却美味的人，又是难以数记的。人之常情没有不喜欢红颜艳姿、体态轻盈、身体柔软的女人，而黄帝却娶了相貌奇丑的嫫母，陈侯却爱慕面目可憎的敦洽。人的鼻子没有不喜欢香味的，故流黄香、郁金香、芝兰香、苏合香、玄胆、素胶、江蓠、揭车、春天的佩兰、秋天的兰草，其价格与美玉相同。而有海上的女子，却追随极臭的男人，紧跟不离。周文王特别喜欢吃不甘美的腌菜，不用牛、羊、猪的滋味来更换。魏明喜欢敲击凿子的声音，不让管弦乐的和声来取代。人各有志，怎么能苛求这些人和那些人相同呢？周公、孔子自己片面，不相信神仙之道，太阳、月亮也有照不到的地方，圣人也有不知道的东西，怎么能因为圣人不求仙便说天下没有神仙呢！这样好比责怪日、月、星辰没有照亮倒扣的盆子里一样。

卷十三　极　言

【原文】

或问曰：古之仙人者，皆由学以得之，将特禀异气耶？抱朴子答曰：是阿言欤？彼莫不负笈随师，积其功勤，蒙霜冒险，栉风沐雨，而躬亲洒扫，契阔劳艺，始见之以信行，终被试以危困，性笃行贞，心无怨贰，乃得升堂以入于室。或有怠厌而中止，或有怨恚而造退，或有诱于荣利，而还修流俗之事，或有败于邪说，而失其淡泊之志，或朝为而夕欲其成，或坐修而立望其效。若夫睹财色而心不战，闻俗言而志不沮者，万夫之中，有一人为多矣。故为者如牛毛，获者如麟角也。夫彀劲弩者，效力于发箭；涉大川者，保全于既济；井不达泉，则犹不掘也；一步未至，则犹不往也。修涂之累，非移晷所臻；凌霄之高，非一篑之积。然升峻者患于垂上而力不足，为道者病于方成而志不遂。千仓万箱，非一耕所得；干天之木，非旬日所长；不测之渊，起于汀滢；陶朱[1]之资，必积百千。若乃人退己进，阴子所以穷至道也。敬卒若始，羡门所以致云龙也。我志诚坚，彼何人哉？

抱才子曰：俗民既不能生生，而务所以煞生。夫有尽之物，不能给无已之耗；江河之流，不能盈无底之器也。凡人利入少而费用多者，犹不供也，况无锱铢之来，而有千百之往乎？人无少长，莫不有疾，但轻重言之耳。而受气各有多少，多者其尽迟，少者其竭速。其知道者补而救之，必先复故，然后方求量表之益。若令服食终日，则肉飞骨腾，导引改朔，则羽翮参差，则世间无不信道之民也。患乎升勺之利未坚，而钟石之费相寻，根柢之据未极，而冰霜之毒交攻。不知过之在己，而反云道之无益，故捐丸散而罢吐纳矣。故曰非长生难也，闻道难也；非闻道难也，行之难也；非行之难也，终之难也。良匠能与人规矩，不能使人必巧也。明师能授人方书，不能使人必为也。夫修道犹如播谷也，成之犹收积也。厥田虽沃，水泽虽美，而为之失天时，耕助又不至，登稼被垄，不获不刈，顷亩虽多，犹无获也。凡夫不徒不知益之为益也，又不知损之为损也，夫损易知而速焉，益难知而迟焉，人尚不悟其易，安能识其难哉？夫损之者如灯火之消脂，莫之见也，而忽尽矣。益之者如苗禾之播殖，莫之觉也，而忽茂矣。故治身养性，务谨其细，不可以小益为不平而不修，不可以小损为无伤而不防。凡聚小所以就大，积一所以至亿也。若能爱之于微，成之于著，则几乎知道矣。

或问曰：古者岂有无所施行，而偶自长生者乎？抱朴子答曰：无也。或随明师，积功累勤，便得赐以合成之药。或受秘方，自行治作，事不接于世，言不累于俗，而记著者止存其姓名，而不能具知其所以得仙者，故阙如也。昔黄帝生而能言，役使百灵，可谓天授自然之体者也，犹复不能端坐而得道。故陟王屋而受丹经，到鼎湖而飞流珠，登崆峒而问广成，之具次而事大隗，适东岱而奉中黄，入金谷而谘涓子，论道养则资玄、素二女，精推步则访山稽、力牧，讲占候则询风后，著体诊则受雷、岐，审攻战则纳五音之策，穷神奸则记白泽之辞，相地理则书青乌之说，救伤残则缀金冶之术。故能毕该秘要，穷道尽真，遂升龙以高跻，与天地乎罔极也。然按神仙经，皆云黄帝及老子奉事太乙元君以受要诀，况乎不逮彼二君者，安有自得仙度世者乎？未之闻也。

或曰：黄帝审仙者，桥山[2]之塚，又何为乎？抱朴子答曰：按《荆山经》及《龙首记》，皆云黄帝服神丹之后，龙来迎之，群臣追慕，靡所措思，或取其几杖，立庙而祭之；或取其衣冠，葬而守之。《列仙传》云：黄帝自择亡日，七十日去，七十日还，葬于桥山，山陵忽崩，墓空无尸，但剑舄在焉。此诸说虽异，要于为仙也。言黄帝仙者，见于道书及百家之说者甚多，而儒家不肯长奇怪，开异涂，务于礼教，而神仙之事，不可以训俗，故云其死，以杜民心耳。朱邑、栾巴、于公[3]，有功惠于民，百姓皆生为之立庙祠。又古者盛德之人，身没之后，臣子刊其功绩于不朽之器。而今世君长迁转，吏民思恋，而树德颂之碑者，往往有焉，此亦黄帝有庙墓之类也，岂足以证其必死哉？

或人问曰：彭祖八百，安期三千，斯寿之过人矣，若果有不死之道，彼何不遂仙乎？岂非禀命受气，自有脩短，而彼偶得其多，理不可延，故不免于彫陨哉？抱朴子答曰：按《彭祖经》云，其自帝喾佐尧，历夏至殷为大夫，殷王遣彩女从受房中之术，行之有效，欲杀彭祖，以绝其道，彭祖觉焉而逃去。去时年七八百余，非为死也。《黄石公记》云：彭祖去后七十余年，门人于流沙之西见之，非死明矣。又彭祖之弟子，青衣乌公、黑穴公、秀眉公、白兔公子、离娄公、太足君、高丘子、不肯来七八人，皆历数百岁，在殷而各仙去，况彭祖何肯死哉？又刘向所记《列仙传》亦言彭祖是仙人也。又安期先生者，卖药于海边，琅玡人传世见之，计已千年。秦始皇请与语，三日三夜。其言高，其旨远，博而有证，始皇异之，乃赐之金璧，可直数千万，安期受而置之于阜乡亭，以赤玉舄一量为报，留书曰，复数千载，求我于蓬莱山。如此，是为见始皇时已千岁矣，非为死也。又始皇刚暴而鸷很，最是天下之不应信神仙者。又不中以不然之言答对之者也。至于问安期以长生之事，安期答之允当，始皇

惺悟，信世间之必有仙道，既厚惠遗，又甘心欲学不死之事，但自无明师也，而为卢敖、徐福[4]辈所欺弄，故不能得耳。向使安期先生言无符据，三日三夜之中，足以穷屈，则始皇必将烹煮屠戮，不免鼎俎之祸，其厚惠安可得乎？

或问曰：世有服食药物，行气导引，不免死者，何也？抱朴子答曰：不得金丹，但服草木之药及修小术者，可以延年迟死耳，不得仙也。或但知服草药，而不知还年之要术，则终无久生之理也。或不晓带神符，行禁戒，思身神，守真一，则止可令内疾不起，风湿不犯耳。若卒有恶鬼强邪，山精水毒害之，则便死也。或不得入山之法，令山神为之作祸，则妖鬼试之，猛兽伤之，溪毒击之，蛇蝮螫之，致多死事，非一条也。或修道晚暮，而先自损伤已深，难可补复。补复之益，未得根据，而疾随复作，所以剥伐之事，亦何缘得长生哉？或年老为道而得仙者，或年少为道而不成者，何哉？彼虽年老而受气本多，受气本多则伤损薄，伤损薄则易养，易养故得仙也。此虽年少而受气本少，受气本少则伤深，伤深则难救，难救故不成仙也。夫木槿杨柳，断殖之更生，倒之亦生，横之亦生。生之易者，莫过斯木也。然埋之既浅，又未得久，乍刻乍剥，或摇或拔，虽壅以膏壤，浸以春泽，犹不脱于枯瘁者，以其根荄不固，不暇吐其萌芽，津液不得遂结其生气也。人生之为体，易伤难养，方之二木，不及远矣。而所以攻毁之者，过于刻剥，剧乎摇拔也。济之者鲜，坏之者众，死其宜也。夫吐故纳新者，因气以长气，而气大衰者则难长也。服食药物者，因血以益血，而血垂竭者则难益也。夫奔驰而喘逆，或欬或满，用力役体，汲汲短乏者，气损之候也。面无光色，皮肤枯腊，唇焦脉白，腠理萎瘁者，血减之证也。二证既衰于外，则灵根亦凋于中矣。如此，则不得上药，不能救也。凡为道而不成，营生而得死者，其人非不有气血也。然身中之所以为气为血者，根源已丧，

但余其枝流也。譬犹入水之烬，火灭而烟不即息；既断之木，柯叶犹生。二者非不有烟，非不有叶，而其所以为烟为叶者，已先亡矣。世人以觉病之日，始作为疾，犹以气绝之日，为身丧之候也。唯怨风冷与暑湿，不知风冷暑湿，不能伤壮实之人也，徒患体虚气少者，不能堪之，故为所中耳。何以较之，设有数人，年纪老壮既同，服食厚薄又等，俱造沙漠之地，并冒严寒之夜，素雪堕于上，玄冰结于下，寒风摧条而宵骇，歇唾凝泲于唇吻，则其中将有独中冷者，而不必尽病也。非冷气之有偏，盖人体有不耐者耳。故俱食一物，或独以结病者，非此物之有偏毒也。钧器齐饮，而或醒或醉者，非酒势之有彼此也。同冒炎暑，而或独以暍死者，非天热之有公私也。齐服一药，而或昏瞑烦闷者，非毒烈之有爱憎也，是以冲风赴林，而枯柯先摧；洪涛凌崖，而拆隙首颓；烈火燎原，而燥卉前焚；龙碗坠地，而脆者独破。由兹以观，则人之无道，体已素病，因风寒暑湿者以发之耳。苟能令正气不衰，形神相卫，莫能伤也。凡为道者，常患于晚，不患于早也。恃年纪之少壮，体力之方刚者，自役过差，百病兼结，命危朝露，不得大药，但服草木，可以差于常人，不能延其大限也。故仙经曰：养生以不伤为本。此要言也。神农曰：百病不愈，安得长生？信哉斯言也。

或问曰：所谓伤之者，岂非淫欲之间乎？抱朴子曰：亦何独斯哉？然长生之要，在乎还年之道。上士知之，可以延年除病；其次不以自伐者也。若年尚少壮而知还年，服阴丹以补脑，采玉液于长谷者，不服药物，亦不失三百岁也，但不得仙耳。不得其术者，古人方之于冰杯之盛汤，羽苞之蓄火也。且又才所不逮，而困思之，伤也；力所不胜，而强举之，伤也；悲哀憔悴，伤也；喜乐过差，伤也；汲汲所欲，伤也；久谈言笑，伤也；寝息失时，伤也；挽弓引弩，伤也；沉醉呕吐，伤也；饱食即卧，伤也；跳走喘乏，

伤也；欢呼哭泣，伤也；阴阳不交，伤也；积伤至尽则早亡，早亡非道也。是以养生之方，唾不及远，行不疾步，耳不极听，目不久视，坐不至久，卧不及疲，先寒而衣，先热而解，不欲极饥而食，食不过饱，不欲极渴而饮，饮不过多。凡食过则结积聚，饮过则成痰癖。不欲甚劳甚逸，不欲起晚，不欲汗流，不欲多睡，不欲奔车走马，不欲极目远望，不欲多啖生冷，不欲饮酒当风，不欲数数沐浴，不欲广志远愿，不欲规造异巧。冬不欲极温，夏不欲穷凉，不露卧星下，不眠中见肩，大寒大热，大风大雾、皆不欲冒之。五味入口，不欲偏多，故酸多伤脾，苦多伤肺，辛多伤肝，咸多则伤心，甘多则伤肾，此五行自然之理也。凡言伤者，亦不便觉也，谓久则寿损耳。是以善摄生者，卧起有四时之早晚，兴居有至和之常制；调利筋骨，有偃仰之方；杜疾闲邪，有吞吐之术；流行荣卫，有补泻之法；节宣劳逸，有兴夺之要。忍怒以全阴气，抑喜以养阳气。然后先将服草木以救亏缺，后服金丹以定无穷，长生之理，尽于此矣。若有欲决意任怀，自谓达识知命，不泥异端，极情肆力，不营久生者，闻此言也，虽风之过耳，电之经目，不足谕也。虽身枯于流连之中，气绝于纨绮之间，而甘心焉，亦安可告之以养生之事哉？不惟不纳，乃谓妖讹也。而望彼信之，所谓以明鉴给矇瞽，以丝竹娱聋夫也。

【注释】

〔1〕陶朱：陶朱公范蠡，古代巨富。

〔2〕桥山：地名，相传黄帝死后，葬于桥山。

〔3〕朱邑：西汉人，官至大司农，为人淳厚，死后百姓为之建墓立祠；栾巴：蜀郡成都人，能劾鬼治病，乡人为其立祠；于公：汉丞相于定国之父，执法严明，家乡人为其立祠，称"于公祠"。

〔4〕徐福：即齐人徐市，秦始皇二十八年上书欺骗说海上有三座神山，愿带童男童女去寻求，始皇应允；三十二年，又派燕人卢生（即卢敖）寻求羡门子、高誓，皆欺骗戏弄秦始皇。

【译文】

有人问道：古代的仙人是都由学习而得道的，还是特别地禀受奇异的神气而得道的呢？抱朴子回答道：这是什么话呢？他们中没有人不是身背书籍追随师父，勤奋追求，积累功德，蒙受霜雪之冻，冒着生命危险，风吹雨淋，并且亲自洒水扫地，与亲人离散，艰辛劳作，才能让可信的品行显现出来，最终还要被危险困难所测试。只有性格坚定，行为贞诚，心中没有抱怨，一心修炼的人才能够升堂入室。其中有的人懈怠厌烦而中止；有的人埋怨、忿怒而退缩；有的人被荣誉利益所诱惑，而回过头来做一些世俗的事情；有的人被邪说、流言所吓倒，而丧失了追求淡泊的志向；有的人早上修炼，晚上就想要成功；有的人坐着修炼而站起来就希望有成效。至于那种看见财色而不心动，听到庸俗的言论而意志不沮丧的人一万个人中间有一个就算是多的了。所以，修炼的人多如牛毛，而得道的只不过是凤毛麟角。拉硬弓的人，力量用在发箭；横渡大河的人，到达彼岸才能保全生命；挖井挖不到泉源，则好比没有去挖；一步没到达，则如同没有前往。长途的劳累，不是一二日所能导致的；高出云霄的高山，并不是一筐筐土所能积累的。那么，攀登山峰的人最怕的是即将登上山顶时却力气不足，修炼道术的人最怕的弊病是将要成功时而意志不坚。千仓万箱的粮食，并不是一次耕种的收获；高耸云天的树木并不是十天半月所能生长的；不可测量的深渊，是由小水流积累而成的；陶朱的资产，是千百次积累而来的。人们都退却而自己前进，是阴长生得以修成最高道术的原因。重视结束如同重视开始，使羡门子能招致云雾蛟龙。自己的意志坚定又管其他人怎样呢？

抱朴子说：凡俗的百姓既不能保养生命，却又尽力伤害生命。有限的物质，不能供给无尽的消耗；江河的流水无法填满无底的容器。凡是利益收入少而花费开销多的人，都不能收支平衡，何况没有丝毫收入，却有成百上千的支出呢？人不论是长幼，没有人会无病，只是病有轻重而已。而禀受元气各有多少，多的消耗至尽则迟缓，少的耗竭则快速。那些懂得道术的人进行补救，一定要先恢复原来的状态，然后才可追求可衡量的表面收益。若让人服食药物十天，就能够肉体腾飞，导气引体一个月，就能羽翼齐备，则世上就没有不信道术的人了。令人担心的是一升一勺的收益还未落实，而一钟一石的消耗便接踵而来，草木的根生长还未达到最深，而冰雪霜冻的破坏交相攻击。不知道过错在自己身上，却反而说是学习道术无益，因而抛弃丸散仙丹而中止导引吐纳。所以说，不是长生困难，而是领会道术困难；不是领会道术困难，而是修行道术困难；不是修行道术困难，而是自始至终困难。优秀的工匠能教给人运用规矩，却不能让人一定灵巧。高明的教师能传授给人方术的书籍，却不能使人一定施行。修炼道术好比播种谷物，成功好比收割囤积。那田地虽然肥沃，水泽虽然丰美，但若播种失去了合适的时机，松耕锄草又不进行，丰盛的庄稼覆盖到垄上，不割取收获，田亩虽多，犹如没有收获。凡俗夫子不仅不知道有益的行为会带来收益，还不知道损害的行为会带来损失，损失容易知晓而且迅速，收益难以知晓而且迟缓。人们对那容易明白的尚且不领悟，又怎么能认识难以明白的呢？损害的行为如同灯火消耗油脂，没有谁看见而忽然灯油燃尽。有益的行为如同禾苗的播种繁殖，没有谁发觉却忽然长得茂盛。故保养身体，修养性情，务必注意那些细小的变化，不能认为益处小而不足以重视，从而不修炼，不能认为损害小而不会带来伤害，从而不提防。凡是物质都是聚小才能成大，积一才能达到成亿。若能重视细小的环节，就能取得显著的成就，就接近于懂得道术了。

有人问道：古代的人是否有不用修炼道术，而自身却偶然得以长生不死的呢？抱朴子答道：没有。有些人追随圣明的老师，勤奋努力，积累功德，才能得到赐予合成的仙药。有的人接受秘方自己试制，他的事情不与世人接触，言语不受世人拖累，而记录的资料只剩下他的姓名，故不能完全知晓得以成仙的方法，所以，缺这方面的资料。昔日黄帝出生时就能讲话，使唤各种神灵，可以说是上天授予自然之体的人，尚且不能端坐就能得到道术。所以，他登上王屋山接受丹经，来到鼎湖炼制仙丹，登上崆峒山去请教广成子，前往具茨山侍奉大隗，到了东岳岱山侍候中黄真人，进入金谷而咨询涓子，论述房中术求助于玄女、素女，精通推算天文历法之学则是访求山稽和力牧，讲求观天象变化以测凶吉术则是询问了风后，懂得身体诊治则是接受雷公、歧伯的指点，懂得战术则是采纳五音的计策，穷究神仙与鬼怪则要记录白泽的言辞，勘测地理则要记录青乌的述说，救治伤残则要著录金冶子的技术。故黄帝能掌握奥秘要诀，穷尽道术真谛，于是乘飞龙以升天，寿命与天地一样没有极限。而且按照各种神仙经典都载有黄帝和老子都供奉太乙元君来接受主要秘诀，何况那些不如这二位先生的人，又怎么可能自然得道成仙而脱离世俗呢？这样的人我还未听说过。

有人说：既然黄帝确实是仙人，那么桥山的黄帝坟墓又是怎么来的呢？抱朴子回答说：《荆山记》和《龙首经》都载黄帝服食神丹之后，神龙来迎接他去了，而大臣们追思不已，没有地方排遣思念，故有的人拿他的几案手杖建立庙宇来祭祀他；有的人将他的衣帽埋葬后并守护着。《列仙传》载：黄帝自己选择了死亡的日子，七十日离去，七十日又回来，死后葬于桥山，后来山上陵墓忽然崩塌，墓中没有尸体，只有刀剑和鞋子在里面。这里的各种说法虽然不同，但要点都在于黄帝成了仙。讲黄帝成仙的，多见于道教典籍及百家之说中，但儒家不愿意助长奇谈怪论，开启不同的门径，只专心致力于礼教，而神仙的事情不能够用来训导教育世俗之人，故声称他死了，以杜绝老百姓成仙的妄想而已。朱邑、栾巴、丁公等人对老百姓有功德恩惠，老百姓都在他们活着时为他们立庙宇祠堂。还有，古代有大德的人，身死之后，臣民将他们的功德业绩刻在不朽的器皿上。而现在的官员转任迁走，下属和百姓思恋他们，而为其树立歌功颂德的记念碑的事处处都有。这也是黄帝有庙宇坟墓之类纪念物的原因，怎么能够证实他们一定死亡呢？

有人问道：彭祖八百岁，安期生三千岁，他们寿命已超过普通人了，如果有不死之道，他们为什么不成为仙人呢？难道不是禀受命运、接受元气，自然有长有短，而他们偶然得到更多的寿命，按理不可再延长，故其生命不免要凋零殒落吗？抱朴子回答说：按《彭祖经》讲：彭祖自从帝喾辅佐尧帝以来，历经夏朝至殷商一直是作大夫，殷王派遣彩女跟随他学习房中术，殷王行之确有其效，想要杀死彭祖，以使这种道术绝传，彭祖发觉后逃走。离去时年已七八百岁，并没有死。《黄山公记》载：彭祖离去后七十余年，听说有人在流沙国的西边看见他，彭祖没有死是显而易见的。还有彭祖的弟子青衣乌公、黑穴公、秀眉公、白兔公子、离娄公、太足君、高丘子、不肯来等七八个人，都活了数百岁，在殷朝时都各自成仙而去了。何况彭祖又怎么会死呢？还有，刘向所记述的《列仙传》也说彭祖是仙人。另外，安期生先生这个人，在海边卖药，琅玡人世代相传都说见过他，算来已有千年了。秦始皇请他来与之交谈，三日三夜。他的言辞高妙，旨意深远，广博而有证据，始皇很惊异，于是赐给他黄金璧玉，价值数千万。安期生接受他们后放在阜乡亭，取赤玉鞋一双作为回报，并留下书信说：再过数千年，到蓬莱山来寻找我。由此可知，他会见始皇时已有一千岁了，并没有死亡。秦始皇刚愎自用，残暴凶狠，是天下最不应该相信神仙的人。又是不能用不妥当的言语来对答的人。他询问安期生长生不死的事，安期生回答得妥当，秦始皇醒悟，相信世间一定有神仙之道，既赠厚礼，又甘心想学不死的方术，但是自己没有高明的老师，而被卢敖、徐福之流所欺骗戏弄，所以不能得道成仙。假如安期生先生言辞无所根据，三日三夜之中，早已理屈辞穷，则秦始皇必将烹煮他，屠杀他，安期生不免招来鼎煮刀劈的灾祸了，那厚厚的重礼又怎么能得到呢？

　　有人问道：世上有的人服食药物，行气导引，却免不了要死亡，这是为什么呢？抱朴子回答说：得不到金丹，只服草木类药物和修炼小道术的人，只能延长寿命推迟死亡而已，不能得道成仙。有的人只知道服食草药而不懂得返老还童的要术，则最终是没有长生不死的道理的。有的不知道佩戴神符，进行禁戒，思身守神，持守真一，则只可使身体内疾病不再发生，风寒湿邪不能侵犯而已。若突然有恶鬼强妖、山精水怪、毒虫来侵害他们，那么他们就会死亡的。有的人得不到进山的法术而冒然进山，让山神侵害，妖鬼试探，猛兽伤害，溪中毒气攻击，毒虫蝮蛇叮咬，导致人死亡的事很多，并不只是一件。有的人到了晚年才开始修炼道术，而先前已受到了很深的损伤，难以补救恢复。或补救恢复的好处还未得到落实，而疾病随即复发，所以，遇上这些伤害身体的事情，又有什么机会能得以长生不老呢？有的人年纪老迈才开始修道而能得道成仙，有的人年纪轻轻，就已修道却不能成功，这是为什么呢？那些年老的人，虽然年纪老迈，但接受的元气本来就多，接受的元气多则受到的伤害就浅，伤害浅则容易修养，容易修养就能得道成仙。这些年轻人虽然年纪轻轻，而接受的元气本来就少，接受的元气少则受到伤害就深，伤害深则难以补救，难以补救就不能得道成仙。木槿和杨柳，折断后插种繁殖，能很快再生长，倒着插也能生长，横着种也能生长。生长容易的，没有能超过这些树木的了。如果埋种得既浅，时间又短，却又时而在树上雕刻，时而剥皮，时而摇动，时而拔起，虽然用肥沃的土壤来培养它，拿春天的雨水来滋润它，也还是摆脱不了枯死的命运。因为它的根须还没有生长牢固，没有时间吐出萌芽，水及营养物质来不及吸收而不能增强它的生命元气。人的生命作为一种实体，容易受到伤害而难以保养，与前述种树木相比差得很远，而攻击毁坏他的各种因素超过了雕刻剥皮，比摇动拔起更厉害，补益他们的少，损伤他们的多，故死亡是理所当然的。吐出废气、吸进新鲜空气的人用空气来助长元气，而元气大伤则难以活得长久。服食药物的人，用气血来补养血液，而血液将要枯竭时就难以补充了。奔跑就气喘吁吁，或者咳嗽，或烦闷，作体力劳动用力就气急气短乏力，这些就是元气耗损的症状。脸面上没有光泽颜色，皮肤干枯腊黄，唇燥口裂，脉搏无力，皮肤肌肉的纹理萎缩憔悴，这就是血液减少的症状。这二种症状既然在外表已表现衰竭，则生命的根本也在凋谢之中。如果是这样，那么得不到好的药物就不能得救了。凡修炼道术而不成功，谋求长生却得到死亡的人，他们并非没有元气血液，而是身体内产生元气和血液的根源已经丧失了，只剩下分枝旁流。犹如燃烧的炭火放入水中，火焰熄灭了而烟不会马上消失；已经断了的树木，枝干上的叶犹如生鲜。上述二件事情并不是没有余烟，也不是没有叶子，而是那种产生余烟、维持鲜叶的因素已事先灭亡了。世人认为发觉疾病的那一天才算有病，好比把断气的那天当成死亡的征兆一样。只埋怨风冷湿热，却不知风冷湿热不能伤害身体壮实的人，只担心身体虚弱、元气缺少的人不能经受，所以，易被它们伤害而已。怎么样来比较呢？假如有数人，年纪大小相同，服装厚薄、饮食多少又相等，都到沙漠中去，一起度过严寒的夜晚，白雪从天上飘落，厚厚的冰在地上凝结，寒风吹断枝条而令人夜间惊骇，咳出的口水冻结在嘴唇边上，则其中将会有独自被冻坏的人，而不一定所有的人都生病。这并不是冷气有所偏向，只是生病的人体质较差，不能忍耐抵抗罢了。都吃同一种食物，有的人却偏偏因此而生病，这并不是这种食物有偏向某人的毒性。用同样大小的容器一齐饮酒，而有的人清醒，有的人醉倒，这并不是酒的浓度有彼此不同。同样冒着炎热酷暑，而有的人却独自中暑死亡，这并不是天气炎热有公私之分。一起服用同一种药物，而有的人昏迷烦闷，这并不是药物的毒性及烈性有爱憎之分。所以，狂风冲击树林，枯朽的树枝先断；汹涌的波涛冲击崖岸，有裂缝韵地方先塌；烈火在原野上燃烧，干燥的草卉最先烧着；各种碗坠落在地上，脆弱的独自破裂。由此可见，人们没有修炼道术，身体已经有了病，只是因为风寒暑湿的侵犯所诱发而已。假如能让人正气不衰竭，形体和精神相互守卫，外邪就不能伤害了。凡是修炼道术的人，常常担心太晚，而不担心过早。自恃年纪轻，身体力气正当刚强的人，自己劳役过度，百病交加，生命就像早晨的露珠一样危险。得不到金丹大药，只服草木类药物，可以略胜于常人，但不能延长他的生命的最大极限。故仙经说：养生要以不伤害身体作为根本。这是重要的格言。神农说：各种疾病不痊愈，怎么能够得以长生不死呢？这话说得的确可信。

有人问道：所谓伤害身体的东西，难道不就是男女之间的淫欲吗？抱朴子说："又哪里只是淫欲一种原因呢？然而长生不死的关键在于返老还童的道术。高明的道士知道这一点就可以延年益寿、消除疾病，其次，可以不会用淫欲来伤害身体。如果年轻而且懂得返老还童的道术，服食阴丹以补益人脑和在长长山谷中采集玉的浆液，不服食药物也不会少于三百岁，但不能得道成仙而已。不懂得道术的人，古人比喻为用冰作的杯子盛装开水，用羽毛做的包裹来盛装炭火。而且还有，才能所不及却苦苦思求，就会受到伤害；力气不大而强行举重，就会受到伤害；悲伤哀痛过度，会受到伤害；欢喜快乐过度，会受到伤害；急切地追求私欲，会受到伤害；长久地高谈说笑，会受到伤害；不按时休息睡觉，会受到伤害；拉强弓硬弩，会受到伤害；过分醉酒呕吐，会受到伤害；吃饱了饭就睡，会受到伤害；跳跃跑步，喘息乏力，会受到伤害；欢呼哭泣，会受到伤害；男女不交媾，会受到伤害。被以上各种伤害因素都伤害过了的人则会过早死亡，过早死亡是不合乎规律的。所以，养生的方法是：唾沫不吐远处，行走不快步，耳朵不听得太累，眼睛不看东西太久，坐着时间不要太长，睡着不要睡得疲软，在寒冷来到之前就穿起衣服，在发热之前就解开衣服，不要等到饿极了才吃饭，吃也不要吃得太饱，不要等到渴极了才饮水，饮水也不宜过多。凡吃的太过则会造成食积，喝得太多则会产生痰癖之症。不要过分劳作或过分安逸，不要太晚起床，不要汗流太多，不要睡得太过，不要长时间驾车骑马，不要极目远望，不要多吃生冷食物，不要当风饮酒，不要频繁洗澡，不要志向过广、愿望过多，不要制造奇异和精巧的事和物。冬天不要太温暖，夏天不要太凉快，不要在星空下露宿，不要在睡眠时露出肩头，大寒大热、大风大雾都不要遭受。五味进口，不要偏嗜，因为酸味食多伤脾，苦味食多伤肺，辛味食多伤肝，咸味食多伤心，甜味食多伤肾，这是五行的自然规律。凡是上述所讲的伤害因素，也不是马上就会发现，时间久了就会损害寿命的。所以，善于养生的人，睡觉起床依四季不同而各有早晚，起居有最和缓的常规；调利筋骨，有俯体仰身的方法；杜绝疾病，隔离邪气，有吞气吐气的道术；运行荣、卫二气，有补和泻的方法；节制宣泄、劳作逸乐，有允许和禁止的要诀。忍住怒气以保全阴气，抑制喜乐以培养阳气。然后，先服食草木药物来补救亏损缺乏，再服金丹要药来固定无穷的生命。长生不死的道理，至此已讲完了。如果有人决意放任思想，自认为通知识、达天命，不拘泥于异端之说，放纵情怀，竭尽全力，不经意长生的人，听到这些话，虽然有"狂风吹过耳朵，闪电掠过眼睛"之说，也不足以比喻他们的态度。这种人虽然身体在流连忘返的玩乐中枯萎，元气在纨绔子弟的生活里断绝，却心甘情愿，又怎么可以告诉他们养生的事呢？不但是不采纳，还说是妖言讹诈。那么，希望他们相信，正所谓拿明镜给瞎子使用，拿管弦音乐让聋子欣赏一样了。

卷十四　勤　求

【原文】

抱朴子曰：天地之大德曰生，生，好物者也。是以道家之所至秘而重者，莫过乎长生之方也。故血盟乃传，传非其人，戒在天罚。先师不敢以轻行授人，须人求之至勤者，犹当拣选至精者乃教之，况乎不好不求，求之不笃者，安可炫其沽以告之哉？其受命不应仙者，虽日见仙人成群在世，犹必谓彼自异种人，天下别有此物，或呼为鬼魅之变化，或云偶值于自然，岂有肯谓修为之所得哉？苟心所不信，虽令赤松、王乔言提其耳，亦当同以为妖讹。然时颇有识信者，复患于不能勤求明师。夫晓至要得真道者，诚自甚稀，非仓卒可值也。然知之者，但当少耳，亦未尝绝于世也。由求之者不广不笃，有仙命者，要自当与之相值也。然求而不得者有矣。未有不求而得者也。世间自有奸伪图钱之子，而窃道士之号者，不可胜数也。然此等复不谓挺无所知也，皆复粗开头角，或妄沽名，加之以伏邪饰伪，而好事之徒，不识其真伪者，徒多之进问，自取诖惑，而拘制之，不令得行，广寻奇士异人，而告之曰，道尽于此矣，以误于有志者之不少，可叹可慜也。或闻有晓涓五云[1]，飞八石[2]，转九丹[3]，治黄白，水琼瑶，化朱碧，凝霜雪于神炉，采灵芝于嵩岳者，则多而毁之曰：此法独有赤松、王乔知之，今世之人而云知之者，皆虚妄耳。则浅见之家，不觉此言有诈伪而作，便息远求之意。悲夫，可为慨叹者也！凌霄飚飞，暂少忽老，迅速之甚，谕之无物，百年之寿，三万余日耳。幼弱则未有所知，衰迈则欢乐并废，童蒙昏耄，除数十年，而险隘忧病，相寻代有，居世之年，略消其半，计定得百年者，喜笑平和，则不过五六十年，

咄嗟灭尽，哀忧昏耄，六七千日耳，顾眄已尽矣，况于全百年者，万未有一乎？谛而念之，亦无以笑彼夏虫朝菌也。盖不知道者之所至悲矣。里语有之：人在世间，日失一日，如牵牛羊以诣屠所，每进一步，而去死转近。此譬虽丑，而实理也。达人所以不愁死者，非不欲求，亦固不知所以免死之术，而空自焦愁，无益于事。故云乐天知命，故不忧耳，非不欲久生也。姬公请代武王，仲尼曳杖悲怀，是知圣人亦不乐速死矣。俗人见庄周有大梦之喻，因复竞共张齐死生之论。盖诡道强达，阳作违抑之言，皆仲尼所为破律应煞者也。今察诸有此谈者，被疾病则遽针灸，冒危险则甚畏死。然末俗通弊，不崇真倍，背典诰而治子书，若不吐反理之巧辨者，则谓之朴野，非老庄之学。故无骨殖而取偶俗之徒，遂流漂于不然之说，而不能自返也。老子以长生久视为业，而庄周贵于摇尾涂中，不为被网之龟，被绣之牛，饿而求粟于河侯，以此知其不能齐死生也。晚学不能考校虚实，偏据一句，不亦谬乎？且夫深入九泉之下，长夜闷极，始为蝼蚁之粮，终与尘壤合体，令人怛然心热，不觉咄嗟。若心有求生之志，何可不弃置不急之事，以修玄妙之业哉？其不信则已矣。其信之者，复患于俗情之不荡尽，而不能专以养生为意，而营世务之余暇而为之，所以或有为之者，恒病晚而多不成也。凡人之所汲汲者，势利嗜欲也。苟我身之不全，虽高官重权，金玉成山，妍艳万计，非我有也。是以上士先营长生之事，长生定可以任意。若未升玄去世，可且地仙人间。若彭祖老子，止人中数百岁，不失人理之欢，然后徐徐登遐，亦盛事也。然决须好师，师不足奉，亦无由成也。昔汉太后从

夏侯胜受《尚书》，赐胜黄金百斤，他物不可胜数。及胜死，又赐胜家钱二百万，为胜素服一百日。成帝在东宫时，从张禹受《论语》。及即尊位，赐禹爵关内侯，食邑千户，拜光禄大夫，赐黄金百斤。又迁承相，进爵安昌侯。年老乞骸骨，赐安车驷马，黄金百斤，钱数万。及禹疾，天子自临省之，亲拜禹床下。章帝在东宫时，从桓荣以受《孝经》。及帝即位，以荣为太常上卿。天子幸荣第，令荣东面坐，设几杖。会百官及荣门生生徒数百人，帝亲自持业讲说。赐荣爵关内侯，食邑五千户。及荣病，天子幸其家，入巷下车，抱卷而趋，如弟子之礼。及荣薨，天子为荣素服。凡此诸君，非能攻城野战，折冲拓境，悬旌效节，祈连方，转元功，骋锐绝域也。徒以一经之业，宣传章句，而见尊重，巍巍如此，此但能说死人之余言耳。帝王之贵，犹自卑降以敬事之。世间或有欲试修长生之道者，而不肯谦下于堪师者，直尔就迩，从求至要，宁可得乎？夫学者之恭逊驱走，何益于师之分寸乎？然不尔，则是彼心不尽；彼心不尽，则令人告之不力；告之不力，则秘诀何可悉得邪？不得已当以浮浅示之，岂足以成不死之功哉？亦有人皮肤好喜，而信道之诚，不根心神，有所索欲，阳为曲恭，累日之间，怠慢已出。若值明智之师，且欲详观来者变态，试以淹久，故不告之，则测其志。则若此之人，情为行露，亦终不得而教之，教之亦不得尽言吐实，言不了则为之无益也。陈安世者[4]，年十三岁，盖灌叔本之客子耳，先得仙道。叔本年七十皓首，朝夕拜安世曰：道尊德贵，先得道者则为师矣，吾不敢倦执弟子之礼也。由是安世告之要方，遂复仙去矣。夫人生先受精神于天地，后禀气血于父母，然不得明师，告之以度世之道，则无由免死，凿石有余焰，年命已调颓矣。由此论之，明师之恩，诚为过于天地，重于父母多矣，可不崇之乎？可不求之乎？

抱朴子曰：古人质正，贵行贱言，故为政者不尚文辨，修道者不崇辞说。风俗哀薄，外饰弥繁，方策既山积于儒门，而内书亦鞅掌于术家。初学之徒，即未便可授以大要。又亦人情以本末殷富者为快。故后之知道者，干吉、容嵩、桂帛[5]诸家，各著千所篇，然率多教诫之言，不肯善为人开显大向之指归也。其至真之诀，或但口传，或不过寻尺之素，在领带之中，非随师经久，累勤历试者，不能得也。杂猥弟子，皆各随其用心之疏密，履苦之久远，察其聪明之所逮，及志力之所能辨，各有所授，千百岁中，时有尽其囊枕之中，肘腋之下，秘要之旨耳。或但将之合药，药成分之，足以使之不死而已，而终年不以其方文传之，故世间道士，知金丹之事者，万无一也。而管见之属，谓仙法当具在于纷若之书，及于祭祀拜伏之间而已矣。夫长生制在大药耳，非祠醮之所得也。昔秦汉二代，大兴祈祷，所祭太乙五神、陈宝八神之属，动用牛羊谷帛，钱费亿万，了无所益。况于匹夫，德之不备，体之不养，而欲以三牲酒肴，祝愿鬼神，以索延年，惑亦甚矣。或颇有好事者，诚欲为道，而不能勤求明师，合作异药，而但昼夜诵讲不要之书，数千百卷，诣老无益，便谓天下果无仙法。或举门扣头，以向空坐，烹宰牺牲，烧香请福，而病者不愈，死丧相袭，破产竭财，一无奇异，终不悔悟，自谓未笃。若以此之勤，求知方之师，以此之费，给买药之直者，亦必得神仙长生度世也。何异诣老空耕石田，而望千仓之收，用力虽尽，不得其所也。所谓适楚而道燕，马虽良而不到，非行之不疾，然失其道也。或有性信而喜信人，其聪明不足以校练真伪，揣测深浅；所博涉素狭，不能赏物，后世顽浅，趣得一人，自誉之子，云我有秘书，便守事之。而庸人小儿，多有外讬有道之名，名过其实，由于誇诞，内抱贪浊，惟利是图，有所清为，辄强喑鸣，俯仰抑扬。若所知宝秘乃深而不可得之状。其有所请，从其所求，俯仰含笑，或许以顷后，故使不觉者，欲罢而不能，自谓事之未勤，而礼弊之尚轻也。于是笃信之心，尤加恭肃，赂以殊玩，为之执奴仆之役，不辞负重涉远，不避经险履危，欲以积劳自效，服苦求哀，庶有异闻。而虚引岁月，空委二亲之供养，捐妻子而不恤，戴霜蹈冰，连年随之，而妨资弃力，卒无所成。彼初诚欺之，未或惭之，惵然体中，实自空罄短乏，无能法以相教，将何法以成人乎？余目见此辈不少，可以有十余人。或自号高名，久居于世，世或谓之已三四百岁，但易名字，诈称圣人，托于人间，而多有承事之者，余但不喜书其人之姓名耳。颇游俗间，凡夫不识妍蚩，为共吹扬，增长妖妄，为彼巧伪之人，虚生华誉，歙习遂广，莫能甄别。故或令高人偶不留意澄察，而但任两耳者，误于学者，常由此辈，莫不使人叹息也。每见此曹，欺诳天下，以亲势利者，迟速皆受殃罚，天网虽疏，终不漏也。但误有志者可念耳。世人多逐空声，鲜能校实。闻甲乙多弟子，至以百许，必当有异，便载驰竞逐，赴为相聚守之徒，妨工夫以崇重彼愚陋之人也。而不复寻精，彼得门人之力，或以致富，辨逐之虽久，犹无成人之道，愚夫故不知此人不足可事，何能都不与悟，自可悲哉！夫搜寻仞之垄，求干天之木，滤牛迹之中，索吞舟之鳞，用日虽久，安能得乎？嗟乎！将来之学者，虽当以求师为务，亦不可以不详择为急也。陋狭之夫，引浅德薄，功微缘少，不足成人之道，亦无功课以塞人重恩也。深思其趣，勿令徒劳也。

抱朴子曰：诸虚名之道士，既善为诳诈，以欺学者；又多护短匿愚，耻于不知，阳若以博涉已足，终不肯行求请问于胜己者，蠢尔守穷，面墙而立；又不但拱默而已，乃复憎忌于实有道者而谤毁之，恐彼声名之过己也。此等岂有意于长生之法哉？为欲以合致弟子，图其财力，以快其情欲而已耳。而不知天高听卑，其后必受斯殃也。夫贫者不可妄云我富也，贱者不可虚云我贵也，况道德

之事实无，而空养门生弟子乎？凡俗之人，犹不宜怀妒善之心，况于道士，尤应以忠信快意为生者也，云何当以此之儌然函胸臆间乎？人自不能闻见神明，而神明之闻见己之甚易也。此何异乎在纱幌之外，不能察轩房之内，而肆其倨慢，谓人之不见己。此亦如窃钟掩物，坚然有声，恶他人闻之，因自掩其耳者之类也。而聋瞽之存乎精神者，唯欲专擅华名，独聚徒众，外求声价，内规财力，患疾胜己，乃剧于俗人之争权势也。遂以唇吻为刃锋，以毁誉为朋党，口亲心疏，貌合行离，阳敦同志之言，阴挟蜂虿之毒，此乃天人所共恶，招祸之符檄[6]也。夫读五经，犹宜不耻下问，以进德修业，日有缉熙。至于射御之粗伎，书数之浅功，农桑之露事，规矩之小术，尚须师援以尽其理，况营长生之法，欲以延年度世，斯与救恤死事无异也。何可务惜请受之名，而永守无知之因，至老不改，临死不悔，此亦天民之笃暗者也。令人代之惭悚，为之者独不顾形影也。为儒生尚当兀然守朴、外托质素，知而如否，有而如无，令庸儿不得尽其称，称而不问不对，对必辞让而后言。何其道士之人，强以不知为知，以无有为有，虚自炫耀，以图奸利者乎？迷而不知返者，愈以遂往，若有以行此者，想不耻改也。吾非苟为此言，诚有为而兴，所谓疾之而不能默然也。徒愍念愚人，不忍见婴儿之投井耳。若览之而悟者，亦仙药之一草也，吾何为哉！不御苦口，其危至矣，不俟脉诊而可知者也。

抱朴子曰：设有死罪，而人能救之者，必不为之吝劳辱而惮卑辞也，必获生生之功也。今杂猥道士之辈，不得金丹大法，必不得长生可知也。虽治病有起死之效，绝谷则积年不饥，役使鬼神，坐在立亡，瞻视千里，知人盛衰，发沈祟于幽翳，知祸福于未萌，犹无益于年命也，尚羞引请求，耻事先达，是惜一日之屈，而甘闷极之痛，是不见事类者也。古人有言曰，生之于我，利亦大焉。论

其贵贱，虽爵为帝王，不足以此法比焉。论其轻重，虽富有天下，不足以此术易焉。故有死王乐为生鼠之喻也。夫治国而国平，治身而身生，非自至也，皆有以致之也。惜短乏之虚名，耻师授之暂劳，虽曰不愚，吾不信也。今使人免必死而就戮刑者，犹欣然喜于去重而即轻，脱炙烂而保视息，甘其苦痛，过于更生矣。人但莫知当死之日，故不暂忧耳。若诚知之，而刖劓[7]之事，可得延期者，必将为之。况但躬亲洒扫，执巾竭力于胜己者，可以见教之不死之道，亦何足为苦，而蔽者惮焉。假令有人，耻迅走而待野火之烧热，羞逃风而致沈弱于重渊者，世必呼之为不晓事也，而咸知笑其不避灾危，而莫怪其不畏实祸，何哉？

抱朴子曰：昔者之著道书多矣，莫不务广浮巧之言，以崇玄虚之旨，未有究论长生之阶径，箴砭为道之病痛，如吾之勤勤者也。实欲令迷者知反，失之东隅，收之桑榆[8]，坠井引绠，愈于遂没。但惜美疢而距恶石者，不可如何耳。人谁无过，过而能改，日月之蚀，睎颜氏之子也。又欲使将来之好生道者，审于所托，故竭其忠告之良谋，而不饰淫丽之言，言发则指切，笔下则辞痛，惜在于长生而折抑邪耳，何所索哉？

抱朴子曰：深念学道艺养生者，随师不得其人，竟无所成，而使后之有志者，见彼之不得长生，因云天下之果无仙法也。凡自度生，必不能苦身约己以修玄妙者，亦徒进失干禄之业，退无难老之功，内误其身，外沮将来也。仙之可学致，如黍稷之可播种得，甚炳然耳。然未有不耕而获嘉禾，未有不勤而获长生度世也。

【注释】

〔1〕五云：五色的云母。

〔2〕飞八石：飞炼丹砂、雄黄等八种矿物类药物。

〔3〕转九丹：九转还丹，指升炼丹药时须经过多次升炼始成。

〔4〕陈安世：相传为仙人，原为灌叔本雇佣的童仆，因先得道，灌叔本仍拜他为师，事见《神仙传》。

〔5〕干吉：当为于吉，东汉人；容嵩：即宫崇，从于吉为师；桂帛：即帛和，三国人，从董奉学道，皆著有许多重要道教著作。

〔6〕符：古代朝廷用以传达命令的凭证；檄：古代官方用于声讨的文书。

〔7〕刖劓：古代砍掉脚的刑叫“刖”；割去鼻子的刑叫“劓”。

〔8〕东隅：日出处；桑榆：日落处，比喻初虽有失，而终有所得（成功）。

【译文】

抱朴子说：天地最大的恩德是使万物生长，生存是人们所喜好的事。所以，道家所最秘密、最重视的没有什么超过长生不死的方术。歃血誓盟才可传授，如果传授给不该传授的人，戒律规定上天将给予惩罚。故先前的道师们不敢轻易传授给他人，必须是勤奋努力的追求者，而且还要挑选最精干的人才传授，何况那些不喜欢不追求，追求又不诚心的人，怎么可以告诉那些爱卖弄自己的人呢？那种命中注定不应成仙的人，虽然每天都看见成群的仙人在人间，而一定会说他们是另一种人，天下的确有这种人类，有的人称他们是鬼怪的变化，有的人说是偶然碰到的自然仙道，哪里肯相信是修炼所得到的呢？如果心中不相信，就是让赤松、王乔扯起耳朵讲给他们听，也会被他们视如妖言讹语。当然，有时也颇有些对此有认识，肯相信的人，但又失误于不能勤求到高明的老师。至于懂得要旨，悟得真道的人的确很少，并不是片刻间就可以碰到的。然而懂得道术的人，只是很少而已，却从未在世间上断绝过。由于追求道术的人不广泛不真诚，因而有成仙命运的人，就应努力使自己与真正的道师相逢遇。世上自然有些奸诈虚伪、贪图钱财的人，盗用道士的大名，多得数不清。然而此等人还不能说是全无所知，都只是初出茅庐，或妄狂而沽名钓誉，再加上用能降伏妖邪来装扮自己，而喜欢惹事的家伙，不能辨认其中的真假，白白地反复请教询问。自己说出一些假话来迷惑门徒，而且还拘束制约他们，不让他们离去，广泛地寻访奇人异士。还告诉他们说：道术全部都在这儿了。以此耽误了不少的有志之士，真是值得叹息，值得愤慨的呀！有的门徒听说溶化五种云母，飞取八种药石，炼成九转还丹，冶炼黄金白银，将琼瑶溶化为玉浆，将朱砂碧玉化成粉末，在神炉里凝结霜雪，到嵩山里采集灵芝的方法，则老师却多诋毁道：这些方法只有赤松、王乔知道，当今世上说懂得的人都是虚假狂妄之徒而已。而见识短浅的人不觉得这话是欺诈虚伪地编造的，这样就平息了他们追求长生的远大志向和意志。可悲，这真是可感慨叹息的事！尘世的光阴好似大风飞逝，短暂的少年时代忽然变成老年，速度之快是无法比喻的，一百年的寿命，也不过三万余天而已。幼小时什么都不知道，衰老年迈时欢乐的事情都已离去，童年的蒙昧和老年的昏庸就除掉了几十年，而命运的坎坷惊险，忧患疾病又相继而来，时时存在，呆在世上的年月大致消磨了一半，算来就是活到一百岁的人，欢乐平安也不过五六十年，叹息之间就已到了尽头，悲哀忧愁昏庸六七千天而已，转眼间就已经过去了，何况能满活一百岁的人，一万人中还没有一个呢？仔细地想来，人类也没有理由嘲笑夏天的虫子不知道春秋，朝生暮死的菌子不知道月初月末，这大概是不懂得道术的人最可悲之处。俗话说：人在世上，过一天少一天，就如牵牛到屠宰场一样，每前进一步，就离死亡更近一些。这个比喻虽然不雅，却是实在的道理。明智的人之所以不为死亡发愁，并不是不想追求长生，本来就不知道可以免死的法术，空自焦虑忧愁无益于延长寿命，有道是安于天命而自乐，故不忧愁并不是不想长生不死。周公旦想代周武王去死，孔子拖着拐杖心存悲哀，由此可知，圣人也不愿意那么快就死去。世俗人看《庄子》有人生如同大梦一场的比喻，因而就争相提倡生死相同的论调。大概这些诡辩强辞夺理假装着说些违心话的，都是孔子所说的那种破坏戒律，应该处死的人。观察那些有这种奇谈怪论的人，就会发现他们得了病就马上针灸，遭遇危险就非常怕死。但凡夫俗子共同的毛病是不崇尚真实，背诵经典文诰而研究诸子的著作，如果不是口吐颠倒黑白的道理，善于巧辩的人，就被认为是下贱粗野的人，不属于老子、庄子的学问。所以，没有骨气而讨好迎合俗人之流，慢慢地就会在不正确的学说里随波逐流，而不能自拔。老子以达到生命长久为事业，而庄子着重于像摇着尾巴在泥中自由生活的乌龟一样，不愿当网中的乌龟和披着文锦即将被杀的牛，挨饿时到盐河侯处借粮，从这里就可知道他们不能把生与死相等同。后来的学生不能考察核实真假，片面地只依据一二句话，岂不是很荒谬的吗？而那死人深深地埋在九泉之下，长夜漫漫，无边无际，开始成为蝼蚁的粮食，最终也将与尘土合为一体，令人忧心忡忡，心中发热，不自觉地发出叹息声。若一定有追求长生的志向，怎么可以不放弃不急切的事情，而去修炼幽深奥妙的功业呢？那不相信的人就罢了，那相信的人又令人担心他们的世俗之情未被荡涤殆尽，从而不能专心以养生为志向，只是在经营世俗事务的余暇中偶尔修炼之。所以，有时有追求仙道的人常怨恨太晚而多不成功。凡是人们所急切追求的，一般是权势利益及嗜好欲望。如果自己的身体也不能保全，虽然是高官大权，金玉成山，美女万计也不是我所拥有的。所以，高明的道士先追求长生不死的事业，长生不死确定后才可以随意所为。如果还没有升上青天离开人世，也可以暂且在人间当地仙。像彭祖、老子，在人间数百年，并不失人情论理的欢乐，然后才缓缓登天，这也是美好的事情啊！但是，一定要有好的老师，若老师不值得供奉，也无法成功。昔日，汉太后跟夏候胜学习《尚书》，赏赐给夏候胜黄金一百斤，其他的物品多得数不清。等到夏候胜死了时，又赏赐他家钱二百万，还为他穿白色丧服一百天。汉成帝在东宫当太子时，跟张禹学习《论语》，等到他即位当皇帝时，就封赐张禹关内侯的爵位，食邑一千户，并授予光禄大夫，赏赐黄金一百斤。后来又提拔为丞相，进而又授予安昌侯爵位。到张禹年老乞求退隐时，又赏赐由四匹马拉的舒适车子一辆，黄金一百斤，钱数万。等到张禹得了病，皇上亲自光临探望，亲自在张禹床下行拜礼。汉明帝在东宫当太子时，跟桓荣学习《孝经》。等到他当皇帝后封桓荣为太常上卿，皇上亲临他的府第，让桓荣朝东而坐，设置几案仪仗，召集百官及桓荣的门徒学生好几百人，皇帝亲自主持演讲，还赐桓荣关内侯的爵位，食邑五千户。等到桓荣生病时，皇帝亲自到他家，进入小巷下辇车，抱衣卷袖而小跑，好像学生一样拜礼。到桓荣死时，皇帝为他穿上了白色丧服。以上这几位先生，并不能攻克城池，鏖战荒野，挫败敌人的冲锋，拓展国家疆域，指挥进军，献上符节，或者祈求连帅、方伯，迁调官职立大功，作为纵马奔驰的先锋，直到最边远的地域。仅以一部经典的传授，章节句子的宣讲，而被尊重得如此高大，这些人只能说死人留下来的言论罢了。帝王这般尊贵，尚且卑身曲尊去尊敬、奉待他们。而世上也有想尝试修炼长生之道术的人，都不肯对值得崇拜的老师谦虚卑躬，只是急促地催迫，想求得最重要的知识，这难道可以得到吗？学习的人对老师尊敬谦逊以及被老师指使而为老师奔走，对老师有一分一寸的好处吗？但如果不是这样，则是表示他们不够尽心，他们不尽心则使老师传授时不尽力，老师传授不尽力，秘诀又怎么可以都获得到呢？老师迫不得已只用浮浅的知识传授他，怎么能达到成就长生不死的功德呢？有些人表面上很喜好道术，而信道的诚心不是发自内心深处的，只是想满足个人的私欲。表面上装出十分恭敬的样子，几天时间，怠慢的性情就表露出来。如果碰到明智的老师，将会详细观察学者变化的神志，用较长的时间来试探他，故意不传授道术给他，以试探他的志向。如果是这样的人，他那虚假的品行就会暴露，也终于得不到真术的传授。就是传授也不会吐尽真学的，讲的不明了就是修炼也是没有益处的。陈安世这个人，年龄十三岁时，只不过是灌叔本雇来的小童仆而已，但他先获得了仙道，灌叔本年已七十岁而且白了头，却早、晚都拜谒陈安世。并说：道术、品德才是最尊贵的，先得道的人就作为老师了。我也不敢怠慢向您行学生的礼仪，因此，陈安世告诉了他重要的秘方，于是他也成仙而去了。但凡人类的出生先从天地接受精神思想，后从父母禀受元气血液。但若得不到高明的老师传授可以安度人世的道术，就无法免除死亡，凿石有暂时的火焰，人的寿命已到凋零颓丧的时候了。由此而论，高明老师的恩德的确超过天地，比父母重要得多了，能够不崇敬他们吗？能够不追求他们吗？

抱朴子说：古代的人品质纯正，看重行为而轻视言辞，故执政的人不崇尚文章辨白，修道的人不崇尚言辞论说。这一风俗后来淡薄渐衰，外表修饰越来越频繁，经典书籍已像山一样堆积在儒生的门下，神仙家言的书籍又忙碌于术士的家中。初学的人就不能被传授重要的理论。又加上人之常情把殷实富裕当作快乐。所以，后来懂得道术的人像于吉、容嵩、帛和等大师，各人都著述一千余篇，然而大多是教训告诫的内容，不肯好好地为人们公开显示大道方向的意旨。至于那些真实的要诀，有的只是口耳相传，有的写在不过八尺的白素，藏在衣袖之中，若不是跟随老师很久，劳累勤奋，历经考察的人是不能得到的。对于那些杂滥低级的弟子，都根据他们各自用心的多少，经历劳苦的长短，观察他们聪明所达到的境界，以及他们意志能力所能得到的而各自有不同传授。千百年来，时常有老师始终将秘诀要旨藏在袋子或枕头之中，袖口里或腋窝下。有的只是按秘诀来炼制药物，药炼成后分给弟子服用，足以使他们不死而已，而一年到头都不会将这些秘方文字传给他们。所以，世上的道士懂得炼制金丹的一万个人中没有一个。而见识短浅的人，总认为神仙法术应当都记载在繁多的书中和在祭祀的跪拜之中而已。长生不死的关键在于仙丹要药而已，并不是在祭祀打醮中能得到的。昔日秦汉两个朝代大肆兴起祈祷，所祭祀的是太乙五神、陈宝八神之类，动用牛、羊、谷物、丝帛，金钱花费了亿万，完全没有收益。何况那些普通人，他们不具备道德不修养身体，而想用牛、羊、猪和美酒佳肴来祝愿鬼神，以乞求延年益寿，真是太糊涂了。而有些很喜好道术的人，的确也想修成道术，却不能勤求高明的老师，制作效果神奇的药物，而只是昼夜诵读一些不重要的书，多达数百上千卷，到老也毫无益处，便认为天下果然是没有神仙法术。有的全家叩头，以向天空跪拜，屠宰烹煮牲口，烧香以敬神求福。但是，生病的没有痊愈，死亡又交相袭来，耗尽财力以至破产，没有任何奇迹发生，却始终不悔悟，自以为还不够真诚。如果用这样的勤奋去追求懂得道术的老师，用这样的费用去供给购买药物的花销，也一定能获得神仙道术、长生不死、安度人世了。这与到老还白白地耕种石头田地，还巴望有千仓谷物的收获有什么区别呢？虽然已使尽全力，也不能得到所想要的东西。正所谓到楚国去却走上了去燕国的路，马匹虽然很好却不能到达，这并不是马儿走得不快，而是走错了路。有的人有求道的天性和信心，但却喜欢迷信别人，他们的智慧不足以用来考察检验真假，推测深浅，所博览涉猎的平常就很狭窄，不能评价事物。后半生固执而肤浅，急

忙寻得一个自我吹嘘的先生，说我有记载秘术的书籍，就奉守着他学习。而这些无用的人，有很多在外假托拥有道术的名声，实际上是名过其实。由于夸耀欺骗，内心怀着贪婪污浊、唯利是图，故有人请求他干什么事时，就故意咋咋呼呼，摇头晃脑，就像他所知道的宝贵秘术的深奥是一般人不能懂得似的。当人们对他有所请求时，便听从他们所求的事，点头哈腰，面带笑容，有的答应不久以后就能做得到。所以，使那些没有觉悟的人欲罢不能，自认为侍奉得还不够努力，送去的礼物钱币还太少。于是，更加坚信自己所信奉的，更加恭敬严肃，送去珍贵奇异的玩物饰品，为老师干些奴仆之类的事，不怕背负重物长途跋涉，不怕经历艰难险阻，想以此积累功劳，自我奉献。服役辛苦，请求急切，都是希望能得到老师特殊奇异法术的传授。然而，他们是虚度岁月，放弃了对父母的供养，抛弃了妻子儿女而不去抚育，头顶寒霜，脚踏坚冰，年年追随，而耗费资产，浪费气力，到头来一无所成。那些假得道的老师开始的确是欺骗，到后来有的也自感惭愧，心中懵懵懂懂，确实自己对道术的掌握空虚短缺，没有法术来传授，又有什么办法使人成功呢？我亲眼看见这类的人不少，大约有十几个人。有的自称有很高的名声，在世上已活了很久，或说自己已经三四百岁了，且改变自己的名字，假称自己是圣人托世，因而有很多人去奉承侍候他们，我只是不愿写出这种人的姓名罢了。他们在世间游历，凡夫俗子不能识别美丑好坏，却为他们吹嘘宣扬，助长他们的邪气狂妄，为那些狡猾虚伪的人空添了美誉，依附的人就越来越多，没有谁能够分别出他的真假。所以，有时也使高明的人士也偶然不留意明察，而只是专用二只耳朵听的人，耽误求学的人通常就是这些人了，不能不使人叹息啊！每每见到这类欺骗迷惑天下人、以追逐权势利益的人，就会想到他们迟早都会受到

惩罚和遭殃的，天网恢恢，疏而不漏啊！只是耽误了有志求学的人实在是可惜了。世上的人大多追逐空名，很少能有校正核实的，听说某某弟子很多，多达一百余人，想必一定有奇妙之处，于是就驾着车马争相追随，赶来成为聚集奉守的门徒，浪费时间去崇拜尊重那些愚蠢丑陋的人，却不再去寻求更精深的学问。而那些人得到门徒的帮助，有的因此而致富。而那些门徒追随他们已经很久了，还没有得到成功的道术，愚蠢的人却还不知道他们追随的人不值得侍奉。怎么能都不觉悟呢？他们自己太可悲了！搜索几尺高的田埂，寻找冲天的大树，漉干牛脚印中的积水，寻求吞舟的大鱼，花费的时间虽然长久，又怎么能得到呢？哎！以后学道的人虽然应当把寻求老师当作任务，但也不能不把仔细选择当作当务之急！丑陋狭隘的匹夫，行为浅贱，道德单薄，功劳细微，缘份很少，不足以帮助别人得道，也没有功德赋税去报偿别人的大恩，深深思索其中的意趣，不要让自己徒劳无益。

抱朴子说：那些徒有虚名的道士，既善于编造假话来欺骗学习的人，又经常蔽护短处，隐藏愚笨，以不知为羞耻，表面上假装广博涉猎的东西已经充足了，始终不肯去寻求请教比自己强的人，愚蠢地守着无知，面墙而立，又不肯只是拱手缄默而已，于是就憎恨嫉妒那些真正懂得道术的，而且诽谤诋毁他们，担心他们的名声超过自己。这些人怎么会对长生不死的法术有意呢？不过是以此来招致聚集弟子，贪图他们的钱财和劳力，以满足自己的情欲快乐而已。但他们不知道，天虽然高，也能听到人间卑劣的事，以后他们一定会遭殃受祸的。贫穷的人不能妄自吹嘘自己富有，低贱的人不能空说自己显贵，何况您的道术品德之类实在没有，却白白地让门生弟子供养呢？一般的人尚且不应该胸怀妒嫉好人之心，何况是道士，更应以忠诚信义、舒畅的心态来修炼长生之道。

为何要让这种卑劣的心情盘旋在胸怀中呢？人自然不能听到和看见神仙，而神仙听到和看见人却是很容易，这与在纱幕之外，不能看清房间的里面，从而骄傲自大放肆，还以为别人看不见自己有什么区别。这也像偷窃钟撞上东西，发出了铿锵的声音，怕别人听到，因而捂着自己的耳朵之类的事一样。而精神上捂住自己的耳朵，蒙上自己的眼睛，使自己成为聋子、瞎子的人，只想占尽好的名声，独自聚集门徒，对外追求名声声价，对内致力于财务利益，担心嫉妒超过自己的人，比世人争夺权势更厉害。于是，就用嘴唇为刀锋，与诋毁别人声誉结成好友，口中亲密，心中疏远，外表和谐，行为背离，表面上说些敦厚的志同道合的言辞，背后却怀着毒蜂蛇蝎的狠毒，这种人是上天和人们所共同厌恶的，是招致灾祸的目标。诵读五经，都应不耻下问，从而完善道德，修习学业，每天都有进步。至于射箭骑马的粗笨技艺，书写算数的浅显功夫，农耕桑蚕的简易作业，木匠规矩的小小技术，都需要老师的传授才能穷尽其中的道理，何况修炼长生不死的法术。想要以此延年益寿、安度人生，这与拯救死者没有区别，怎么能爱惜面子，不请求传授，而永久地固守无知的困惑，到老不改正，临死不悔悟呢？这也是天下百姓中愚昧至极的人，令人为他感到惭愧不安。这样的人偏偏不顾及自己的形态身影，作为儒生，应当依然坚守质朴，外表应质朴，懂得的而像不懂，拥有的却像没有，使那些庸俗的人不能随便称呼他，称呼后如果不问就不要回答，回答时一定要言辞谦让后才发言。为什么那些修道的人要勉强地不懂装懂，把没有当有，自己炫耀，来图谋不义之利呢？而那些迷途不知返的人愈陷愈深，如果有已经这样做的人，想必不会以改正为羞耻吧！我并不是随便编造这些话，的确是有这些事，正所谓厌恶就不能保持沉默。我只是怜悯愚蠢的人，就像不忍心看见婴儿掉进水井一样而已。如果有看了这番话而醒悟的人，这也算是仙药中的一颗小草，不然，我又为什么要这样做呢？那种人如果不受制于苦口婆心，那么危险就会到来，不必等到诊脉就可以知道他的病情了。

抱朴子说：假如有人被判为死罪，而别人又能够救他的话，一定不会为营救他而吝啬劳苦和屈辱，顾忌卑下的言辞，一定会努力获得使活人再生的功勋。而今那些旁杂低俗的道士之流，没有掌握金丹大法，也一定不会长生不死，这显然是可知的。虽然治疗疾病有起死回生的效果，断绝谷物则可长年不饿。役使鬼神，坐着存在，站立消失，远眺千里之外，预知人的兴盛衰败，在幽暗隐翳中发现沉匿的灾殃，能预知即将发生祸福，这些对寿命都没有什么益处的，尚且还羞于去请教求学，耻于侍奉先得道的人，这是舍不得受一天的委屈，而甘愿忍受无边的痛苦，是分不清事情类别的人。古人有句谚语说：生命对我来说，是最大的利益。说到高贵与低贱，虽然爵位高至当帝王，也不足以与长生术相比；说到重要与否，虽然富足天下，也不足以与不老法术交换。故有‘将死的帝王甘愿当活着的老鼠’的比喻。至于治理国家而国家就平安，修身养性则自身就长生，这并不是自然达成的，都是有方法所导致的。有人珍惜短浅匮乏的虚名，把寻求老师传授的短暂辛劳看成屈辱，虽然有人说他们不愚蠢，但我是不会相信的。假如让人免去必死之刑而接受其他惩罚，那么他必然会高兴地放弃重刑而接受轻刑。逃脱火烤肉烧的死刑而保住能看见会呼吸的生命，甘愿忍受痛苦，胜于再次出生。人只是不知道应当死亡的日子，故没有暂时的忧虑罢了。如果的确知道了死期，那么砍脚割鼻之类的刑罚只要可以延续死期，也一定会接受的，何况是需要亲自洒水扫地，奉执毛巾，

全力服侍比自己强的人，就可以向他求授长生不死的道术，又哪里算得上是痛苦呢！但看问题片面的人却害怕这些，假如有人把迅速跑开看成耻辱而等待野火烧灼；把望风而逃当作羞耻而招致沉溺于深渊，世人一定称他不懂事理，而且都会嘲笑他们不避开灾祸危险。没有人会怪罪他们不怕失败和祸害，这是为什么呢？

抱朴子说：过去写道术书籍的人很多，没有不是追求广大浮巧的言论，以崇尚玄妙虚假的宗旨。没有人深入研究论述长生不死的阶梯路径，针砭医治追求道术的痛苦，像我这样勤勤恳恳的了。实在是想让迷道的人知道返回，此时失败了，另一个时候得到补偿，等人掉进井里再放下井绳，总比等他沉没要好。只可惜美化热病而拒绝针石治疗的人，是不可救药了。哪个人没有过错，犯了错误就能改正，过错像日食、月食一样不可避免，但仍寄希望于他们像颜回一样德高好学。又想让将来喜好长生之道的人明察所寄托的内容，所以竭尽那些忠告和良策，而不用过分艳丽的言辞，话一讲出来就应贴切、中肯，笔墨写下则应切中要害。可惜的是追求长生之道而又被邪僻所压抑挫折而已，除此又有什么追求呢？

抱朴子说：我担忧学习道术养生的人，追随老师却找不到合适的人，最终一事无成，反而使后来的有志者看见他们得不到长生，便认为天下原本就没有仙术。凡是自己想要安度人世的人，如果一定不能苦炼自身，约束自己去修养玄妙的道术，就会成为求进仕而失去了获得俸禄的事业；求退隐又没有难以衰老的功夫，对内耽误了自身，对外妨碍了将来。仙道是可以学到的，就像黍、稻可以靠播种而收获一样，这是很显然的。但是，没有不耕种而收获的庄稼，没有不勤奋修炼而获得长生不老的度世法术的。

卷十五 杂 应

【原文】

或曰：敢问断谷人可以长生乎？凡有几法，何者最善与？抱朴子答曰：断谷人止可息肴粮之费，不能独令人长生也。问诸曾断谷积久者云，差少病痛，胜于食谷时。其服术及饵黄精，又禹余粮丸，日再服，三日，令人多气力，堪负担远行，身轻不极。其服诸石药，一服守中[1]十年五年者及吞气服符饮神水辈，但为不饥耳，体力不任劳也。道书虽言：欲得长生，肠中当清；欲得不死，肠中无滓。又云：食草者善走而愚，食肉者多力而悍，食谷者智而不寿，食气者神明不死。此乃行气者一家之偏说耳，不可便孤用也。若欲服金丹大药，先不食百许日为快。若不能者，正尔服之，但得仙小迟耳，无大妨也。若遭世荒，隐窜山林，知此法者，则可以不饿死。其不然也，则无急断，急既无可大益。又止人中断肉，闻肥鲜之气，皆不能不有欲于中心。若未便绝俗委家，岩栖岫处者，固不成遂休五味，无致自苦，不如莫断谷而节量饥饱。近有一百许法，或服守中石药数十丸，便辟四五十日不饥，练松柏及术，亦可以守中，但不及大药，久不过十年以还。或辟一百二百日，或须日日服之，乃不饥者。或先作美食极饱，乃服药以养所食之物，令不消化，可辟三年。欲还食谷，当以葵子猪膏下之，则所作美食皆下，不坏如故也。洛阳有道士董威辇[2]，常止白社中，了不食，陈子叙共守事之，从学道积久，乃得其方，云以甘草、防风、苋实之属十许种捣为散，先服方寸匕，乃吞石子大如雀卵十二枚，足辟百日，辄更服散，气力颜色如故也。欲还食谷者，当服葵子汤下石子，乃可食耳。又赤龙血青龙膏作之，用丹砂曾青水，

以石内其中，复须臾，石柔而可食也。若不即取，便消烂尽也。食此石以口取饱，令人丁壮。又有引石散，以方寸匕投一斗白石子中，以水合煮之，亦立熟如芋子，可食以当谷也。张太元举家及弟子数十人，隐居林虑山中，以此法食石十余年，皆肥健。但为须得白石，不如赤龙血青龙膏，取得石便可用，又当煮之，有薪火之烦耳。或用符，或用水，或符水兼用。或用干枣，日九枚，酒一二升者。或食十二时气，从夜半始，从九九至八八七七六六五五[3]而止。或春向东食岁星青气，使入肝；夏服荧惑赤气，使入心；四季之月食镇星黄气，使入脾；秋食太白白气，使入肺；冬服辰星黑气，使入肾。又中岳道士郗元节食六戊之精，亦大有效。假令甲子之旬，有戊辰之精，则竟其旬十日，常向辰地而吞气，到后甲复向其旬之戊也。"甘始法"：召六甲六丁[4]玉女，各有名字，因以祝水而饮之，亦可令牛马皆不饥也。或思脾中神名，名黄裳子，但合口食内气，此皆有真效。余数见断谷人三年二年者多，皆身轻色好，堪风寒暑湿，大都无肥者耳。虽未见数十岁不食者，然人绝谷不过十许日皆死，而此等已积载而自若，亦何疑于不可大久乎？若令诸绝谷者转羸，极常虑之，恐不可久耳。而问诸为之者，无不初时少气力，而后稍丁健，月胜一月，岁胜一岁，正尔，可久无嫌也。夫长生得道者，莫不皆由服药吞气，而达之者而不妄也。夫服药断谷者，略无不先极也。但用符水及单服气者，皆作四十日中疲瘦，过此乃健耳。郑君[5]云：本性饮酒不多，昔在铜山中，绝谷二年许，饮酒数斗不醉。以此推之，是为不食更令人耐毒，耐毒则是难病之候也。余因此问山中那得酒？郑

君言：先酿好云液勿压漉，因以桂、附子、甘草五六种末合丸之，曝干，以一丸如鸡子许，投一斗水中，立成美酒。又有黄帝云液泉法：以蘗米及七八种药合之，取一升，辄内一升水投中，如千岁苦酒之内水也。无知尽时，而味常好不变，饮之大益人。又符水断谷，虽先令人羸，然宜兼知者，倘卒遇荒年，不及合作药物，则符水为上矣。有冯生者，但单吞气，断谷已三年，观其步陟登山，担一斛[6]许重，终日不倦。又时时引弓，而略不言语，言语又不肯大声。问之云：断谷亡精费气，最大忌也。余亦屡见浅薄道士辈，为欲虚曜奇怪，招不食之名，而实不知其道，但虚为不啖羹饭耳。至于饮酒，日中斗余，脯、腊、饴、铺、枣、栗、鸡子之属，不绝其口。或大食肉而咽其汁，吐其滓，终日经口者数十斤，此直是更作美食矣。凡酒客但饮酒食脯而不食谷，皆自堪半岁一岁而不憇顿矣，未名绝谷耳。吴有道士石春，每行气为人治病，辄不食，以须病者之愈，或百日，或一月乃食。吴景帝[7]闻之曰，此但不久，必当饥死也。乃召取镍闭，令人备守之。春但求三二升水，如此一年余，春颜色更鲜悦，气力如故。景帝问之，可复堪几时？春言无限，可数十年，但恐老死耳，不忧饥也。乃罢遣之。按如春言，是为断谷不能延年可知也。今时亦有得春之法者。

或问不寒之道。抱朴子曰：或以立冬之日，服六丙六丁之符，或闭口行五火之气千二百遍，则十二月中不寒也。或服太阳酒，或服紫石英、朱漆散，或服雄丸一，后服雌丸二，亦可堪一日一夕不寒也。雌丸用雌黄、曾青、矾石、磁石也。雄丸用雄黄、丹砂、石胆也。然此无益于延年之事也。

或问不热之道。抱朴子曰：或以立夏日，服六壬六癸之符，或行六癸之气，或服玄冰之丸，或服飞霜之散。然此用萧丘上木皮，及五月五日中时北行黑蛇血，故少有得合之者也。唯幼伯子王仲都，此二人衣以重裘，

曝之于夏日之中，周以十炉之火，口不称热，身不流汗，盖用此方者也。

或问辟五兵之道。抱朴子答曰：吾闻吴大皇帝[8]曾从介先生受要道云，但知书北斗字及日月字，便不畏白刃。帝以试左右数十人，常为先登锋陷阵，皆终身不伤也。郑君云：但诵五兵名亦有验。刀名大房，虚星主之；弓名曲张，氏星主之；矢名彷徨，荧惑星主之；剑名失伤，角星主之；弩名远望，张星主之；戟名大将，参星主之也。临战时，常细祝之。或以五月五日作赤灵符，著心前。或丙午日日中时，作燕君龙虎三囊符。岁符岁易之，月符月易之，日符日易之。或佩西王母兵信之符，或佩荧惑朱雀之符，或佩南极铄金之符，或戴却刃之符，祝融之符。或傅玉札散，或浴禁葱汤，或取牡荆以作六阴神将符，符指敌人。或以月蚀时刻，三[9]岁蟾蜍喉下有八字者血，以书所持之刀剑。或带武威符荧火丸。或交锋刃之际，乘魁履罡，呼四方之长，亦有明效。今世之人，亦有得禁辟五兵之道，往往有之。

或问隐沦之道。抱朴子曰：神道有五，坐在立亡其数焉。然无益于年命之事，但在人间无故而为此，则致诡怪之声，不足妄行也。可以备兵乱危急，不得已而用之，可以免难也。郑君云：服大隐符十日，欲隐则左转，欲见则右回也。或以玉粕丸涂人身中；或以蛇足散，或怀离母之草[10]，或折青龙之草，以伏六丁之下；或入竹田之中，而执天枢之壤；或造河龙石室，而隐云盖之阴；或伏清冷之渊，以过幽阙之径；或乘天一马以游紫房；或登天一之明堂；或入玉女之金匮；或背辅向官，立三盖之下；或投巾解履、胆煎及儿衣符，子居蒙人，青液桂梗，六甲父母，僻侧之胶，驳马泥丸，木鬼之子，金商之艾，或可为小儿，或可为老翁，或可为鸟，或可为兽，或可为草，或可为木，或可为六畜，或依木成木，或依石成石，依水成水，依火成火，此所谓移形易貌，不能都隐者也。

或问：魏武帝曾收左元放而桎梏之，而得自然解脱，以何法乎？抱朴子曰：吾不能正知左君所施用之事。然历览诸方书，有月三服蓂荚子，和用三五阴丹，或以偶牙阳胞，或以七月七日东行跳脱虫，或以五月五日石上龙子单衣，或以夏至日霹雳楔，或以天文二十一字符，或以自解去父血，或以玉子余粮，或合山君目，河伯余量，浮云滓以涂之，皆自解。然左君之变化无方，未必由此也。自用六甲变化，其真形不可得执也。

或问曰：为道者可以不病乎？抱朴子曰：养生之尽理者，既将服神药，又行气不懈，朝夕导引，以宣动荣卫，使无辍阂，加之以房中之术，节量饮食，不犯风湿，不患所不能，如此可以不病。但患居人间者，志不得专，所修无恒，又苦懒急不勤，故不得不有疹疾耳。若徒有信道之心，而无益己之业，年命在孤虚之下，体有损伤之危，则三尸因其衰月危日，入绝命病乡之时，招呼邪气，妄延鬼魅，来作殃害。其六厄并会，三刑同方者，其灾必大。其尚盛者，则生诸疾病，先有疹患者，则令发动。是故古之初为道者，莫不兼修医术，以救近祸焉。凡庸道士，不识此理，恃其所闻者，大至不关治病之方。又不能绝谷幽居，专行内事，以却病痛，病痛及己，无以攻疗，乃更不如凡人之专汤药者。所谓进不得邯郸之步，退又失寿陵之义者也。余见戴霸、华他[11]所集《金匮绿囊》、《崔中书黄素方》及《百家杂方》五百许卷。甘胡、吕傅、周始、甘唐通、阮南河[12]等，各撰集《暴卒备急方》，或一百十，或九十四，或八十五，或四十六，世人皆为精悉，不可加也。余究而观之，殊多不备，诸急病甚尚未尽，又浑漫杂错，无其条贯，有所寻按，不即可得。而治卒暴之候，皆用贵药，动数十种，自非富室而居京都者，不能素储，不可卒办也。又多令人以针治病，其灸法又不明处所分寸，而但说身中孔穴荣输之名。自非旧医备览《明堂流注偃侧图》者，安能

晓之哉？余所撰百卷，名曰《玉函方》，皆分别病名，以类相续，不相杂错，其《救卒》叁卷，皆单行径易，约而易验，篱陌之间，顾眄皆药，众急之病，无不毕备，家有此方，可不用医。医多承袭世业，有名无实，但养虚声，以图财利。寒白退士，所不得使，使之者乃多误人，未若自闲其要，胜于所迎无知之医。医又不可卒得，得又不肯即为人使，使腠理之微疾，成膏肓之深祸。乃至不救。且暴急之病，而远行借问，率多枉死矣。

或问：将来吉凶，安危去就，知之可全身，为有道乎？抱朴子曰：仰观天文，俯察地理，占风气，布筹算，推三棋[13]，步九宫[14]，检八卦，考飞伏之所集，诊沃讹于物类，占休咎于龟荚，皆下术常伎，疲劳而难恃。若乃不出帷幕而见天下，乃为入神矣。或以三皇天文，召司命司危五岳之君，阡陌亭长六丁之灵，皆使人见之，而对问以诸事，则吉凶昭然，若存诸掌，无远近幽深，咸可先知也。或召六阴玉女，其法六十日而成，成则长可役使。或祭致八史，八史者，八卦之精也，亦足以预识未形矣。或服葛花及秋芒、麻勃刀圭方寸匕，忽然如欲卧，而闻人语之以所不决之事，吉凶立定也。或用明镜九寸以上自照，有所思存，七日七夕则见神仙，或男或女，或老或少，一示之后，心中自知千里之外，方来之事也。明镜或用一，或用二，谓之日月镜。或用四，谓之四规镜。四规者，照之时，前后左右各施一也。用四规所见来神甚多：或纵目，或乘龙驾虎，冠服彩色，不与世同，皆有经图。欲修其道，当先暗诵所当致见诸神姓名位号，识其衣冠。不尔，则卒至而忘其神，或能惊惧，则害人也。为之，率欲得静漠幽闲林麓之中，外形不经目，外声不入耳，其道必成也。三童九女节寿君，九首蛇躯百二十官，虽来勿得熟视也。或有问之者，或有诃怒之者，亦勿答也。或有侍从嘀哗，力士甲卒，乘龙驾虎，箫鼓嘈嘈，勿举目与言也。但谛念老君真形，

老君真形见，则起再拜也。老君真形者，思之，姓李名聃，字伯阳，身长九尺，黄色，鸟喙，隆鼻，秀眉长五寸，耳长七寸，额有三理上下彻，足有八卦，以神龟为床，金楼玉堂，白银为阶，五色云为衣，重叠之冠，锋铤之剑，从黄童百二十人，右有十二青龙，存有二十六白虎，前有二十四朱雀，后有七十二玄武，前道十二穷奇，后从三十六辟邪，雷电在上，晃晃昱昱，此事出于仙经中也。见老君则年命延长，心如日月，无事不知也。

或问坚齿之道。抱朴子曰：能养以华池，浸以醴液，清晨建齿三百过者，永不摇动。其次则含地黄煎，或含玄胆汤，及蛇脂丸、矾石丸、九棘散。则已动者更牢，有虫者即愈。又服灵飞散者，则可令既脱者更生也。

或问聪耳之道。抱朴子曰：能龙导虎引，熊经龟咽，燕飞蛇屈鸟伸，天俛地抑，令赤黄之景，不去洞房，猿据兔惊，千二百至，则聪不损矣。其既聋者，以玄龟薰之，或以棘头、羊粪、桂毛、雀桂成裹塞之；或以狼毒、冶葛，或以附子、葱涕、合内耳中，或以蒸鲤鱼脑灌之，皆愈也。

或问明目之道。抱朴子曰：能引三焦之升景，召大火于南离，洗之以明石，熨之以阳光，及烧丙丁洞视符，以酒和洗之，古人曾以夜书也。或以苦酒煮芜菁子令熟，暴干，末服方寸匕，日三，尽一斗，能夜视有所见矣。或以犬胆煎青羊、班鸠、石决明、充蔚百华散，或以鸡舌香、黄连、乳汁煎注之。诸有百疾之在目者皆愈，而更加精明倍常也。

或问登峻涉险，远行不极之道。抱朴子曰：惟服食大药，则身轻力劲，劳而不疲矣。若初入山林，体未全实者，宜以云珠粉、百华醴、玄子汤洗脚，及虎胆丸、朱明酒、天雄鹤脂丸、飞廉煎、秋芒、车前、泽泻散，用之旬日，不但涉远不极，乃更令人行疾，可三倍于常也。若能乘跷者，可以周流天下，不拘山河。凡乘跷[15]道有三法：一曰龙跷，二曰虎跷，三曰鹿庐跷。或服符精思，若欲

行千里，则以一时思之。若昼夜十二时思之，则可以一日一夕行万二千里，亦不能过此，过此当更思之，如前法。或用枣心木为飞车，以牛革结环剑以引其机，或存念作五蛇六龙三牛交罡而乘之，上升四十里，名为太清。太清之中，其气甚罡，能胜人也。师言鸢飞转高，则但直舒两翅，了不复扇摇之而自进者，渐乘罡气故也。龙初升阶云，其上行至四十里，则自行矣。此言出于仙人，而留传于世俗耳，实非凡人所知也。又乘跷须长斋，绝荤菜，断血食，一年之后，乃可乘此三跷耳。虽复服符，思五龙跷行最远，其余者不过千里也。其高下去留，皆自有法，勿得任意耳。若不奉其禁，则不可妄乘跷，有倾坠之祸也。

或曰：《老子篇中记》及《龟文经》，皆言药兵之后，金木之年，必有大疫，万人余一，敢问辟之道。抱朴子曰：仙人入瘟疫秘禁法，思其身为五玉。五玉者，随四时之色：春色青，夏赤，四季月黄，秋白，冬黑。又思冠金巾，思心如炎火，大如斗，则无所畏也。又一法：思其发散以被身，一发端，辄有一大星缀之。又思作七星北斗，以魁覆其头，以罡指前。又思五脏之气，从两目出，周身如云雾，肝青气，肺白气，脾黄气，肾黑气，心赤气，五色纷错，则可与疫病者同床也。或禹步呼直日玉女，或闭气思力士，操千斤金锤，百二十人以自卫。或用射鬼丸、赤车使者丸、冠军丸、徐长卿散、玉函精粉、青牛道士薰身丸、崔文黄散、草玉酒、黄庭丸、皇符、老子领中符，赤须子桃花符，皆有良效者也。

【注释】

〔1〕**守中**：内丹术语，指意守丹田。

〔2〕**董威辇**：即董京，字威辇，晋武帝时人，在洛阳白社中，常吞一石子，经日不进食，事见《晋书·董京传》。

〔3〕**九九至五五**：代表夜半后五个时辰的生气之时，即丑、寅、卯、辰、巳时。

〔4〕六甲六丁：皆道教神名。其取名自干支，分别为丁卯、丁巳、丁未、丁酉、丁亥、丁丑；甲子、甲戌、甲申、甲午、甲辰、甲寅。

〔5〕郑君：指葛洪的老师郑隐。

〔6〕斛：古代计量单位，相当于七升，一百斗

〔7〕吴景帝：孙休谥号，见《吴志·孙休传》。

〔8〕吴大皇帝：孙权谥号。

〔9〕三岁：其他校本三下有"千"字。

〔10〕离母草：药名，即天麻。

〔11〕戴霸：为古代名医，时代不详；华他：即华佗，东汉名医。

〔12〕甘胡、吕傅、周始、甘唐通、阮南河（亦有谓阮河南）：皆为古代名医。

〔13〕推三棋：古代占卜的一种方法。

〔14〕步九宫：八卦加中央，合为九宫，亦是占卜的一种方法。

〔15〕乘跻指能举足高飞，为道教的轻身飞行术。

【译文】

有人问：冒昧地问问绝谷断粮的人可以长生不死吗？共有几种避谷断粮的方法，哪一种最好呢？抱朴子回答道：绝谷断粮的人，只能够节省菜肴粮食的耗费，不能单独据此使人长生不老。据诸位曾绝谷断粮时间很长的人说，这样可减少疾病，比吃谷物时强一些。他们中服食白术、黄精和禹余粮丸，每天服二次，这三种药物都能使人气力增加，能负担重物步行到很远的地方，身体轻便而不会疲乏。他们中服食各种石类药物，一次服用就能守住丹田十年、五年，至于吞吐运气，服符图、饮神水之类，只是为了不饥饿而已，体力不堪劳累。道家的书籍虽然讲过：想要得到长生，肠胃中应当清洁；想要得到不死，肠胃中应当没有滓。又讲：吃草的善于奔跑，但愚蠢，吃肉的力气大而强悍，吃谷物的聪明但不长寿，食气的神智聪明而不会死。这只是吐纳元气之人一家的片面之辞而已，不能孤立地去使用。如果想要服食金丹要药，先不吃东西一百来天为好。若不能停食，就这样服药，只是得到仙道稍微迟缓而已，没有大的妨碍。如果遇到世间灾荒，隐居逃匿到山林中，只要懂得这些法术，就可以不会饿死。要不然的话，则没有应急决断的方法，到急难时就没有有效的帮助了。还有，让人们终止吃肉，如果闻到肉那肥鲜的香气都不可能不在心中产生食欲。如果不能与世俗隔绝，委弃家庭，到山岩洞中栖居的人，本来就不可能成功地中断各种美味，没有必要自寻痛苦，不如不要断谷绝粮，只是适量节食为好。近来有一百来种绝谷断粮的方法，有的服食静守丹田的石药几十粒，就能避食四五十天不会饥饿，炼服松柏及白术，也可以静守丹田，但效果不如金丹大药，持久不超过十年以内。有的避食一二百天，有的则必须天天服食，才不会饥饿。有的是先做好吃的东西饱食一顿，再服食药物以助养所吃的东西，使它们不消化，可避谷绝粮三年。如果又想吃谷粮，应当用葵子和猪油来泻下，则所吃的美味食物都会泻下，这样对人体没有损坏，就像没有避谷前一样。洛阳有一个道士叫董威辇，经常停留在一个叫白社的地方，完全不进食，陈子叙供养侍奉着他，跟他学习道术很久，才学得他的秘方，说是用甘草、防风、苋实之类十几种药物捣碎为粉末，先服食一寸见方的勺子一勺，再吞服大小如雀蛋一样的石子十二枚，足以避谷绝粮一百天，就再服食药散，气力、脸色像往常一样。若想要再吃谷粮的话，应当服食葵子汤来泻下石头，才可以进食。还有，用赤龙血青龙膏来制作，用丹砂曾青的水，将石头放入水中，再过一会儿，石头柔软就可以食用了。如果不立即取出来，石头就会消溶至尽，吃这种石头是以口感吃个饱，能使人强壮。还有引石散，以用方寸大小的勺子盛一勺投放到一斗的白石子中，用水合煮，就会马上煮熟如芋头，可当谷粮服食。张太元全家及弟子几十人，隐居在林虑山中，用这种方法服食石头十几年，都很肥壮健康。但制作时必须用白石，这不像赤龙血青龙膏那样找到石头就可以制

用，还需要煮，有烧柴火的麻烦。有的用符，有的用水，有的符水都用，有的用干枣，每月九枚，酒一二升。有的服食十二时真气，从半夜子时开始，历经九九丑时，八八寅时，七七卯时，六六辰时，五五巳时才停止。有的春日向东方服食岁星的青色气，让它进入肝脏；夏日服食荧惑星的红色气，让它进入心脏；春夏秋冬各季中的最后一个月服食镇星的黄色气，让它进入脾脏；秋日服食太白星的白色气，让他进入肺脏；冬日服食辰星的黑色气，让它进入肾脏。还有，中岳嵩山的道士郗元节服食六戊的精华，也大有效果。假如在甲子这十天中，有戊辰的精华，那么在这十天里自始至终要经常向着东方吸气，到后一甲即甲戌到癸未的十天里有戊寅的精华再向寅地吸气。还有"甘始法"：召来六甲神、六丁神和神女，他们各自有名字，于是用祈祷过的水饮服，也可使牛、马都不饥饿。有人冥思着脾脏的神名，叫黄裳子，只要闭上嘴，服食内气，这些都是有真实效果的。我多次看见断谷已有三二年的人很多，他们都是身体轻盈，颜色红润，经得起风寒暑湿，大多没有肥胖的人。虽然没有看见过几十年不进食的人，但一般人断绝谷物不超过十来日都会死亡。而这些人已经过了几年都泰然自若，又怎么能怀疑他们不能活得更久呢？假若使断绝谷物的人变得羸弱疲乏，但太过虚弱常使人忧虑，担心他们不会活得太久了。而访问那些绝谷的人，他们没有一个不是开始时气短乏力，以后才渐渐健壮，一个月胜过一个月，一年强过一年，正是这样，可以长久生存才是没有问题的。凡那长生不死得到道术的人，没有不是由服食药物、吞纳真气而获得的，这是真实的。服食药物而断绝谷物的人，基本上没有不是先疲乏至极的。只服用符水及单服元气者，都有四十天的疲倦瘦弱期，过了这段时间才能健壮起来。郑隐先生说：我本来饮酒不多，但过去在铜山中，断绝谷物二年

多，饮酒数斗也不会醉。由此推论，说明不食谷物更能让人耐受毒素，能耐受毒素则是难以生病的征兆。我因而问他山中哪里能得到酒，郑先生说：先酿好云液酒不要压榨过滤，再用桂、附子、甘草五六种药物粉末混合制成丸粒，晒干，用一粒如鸡蛋那么大，投入一斗水中，立即就制成了美酒。还有，黄帝云液泉法：用酒曲、米和七八种药物混合，制取一升酒，就取一升水加入其中，就像千年苦酒中加入水一样，不知道这酒何时完了，而酒的味道一直美好不改变，饮服对人体大有益处。还有饮用符水来断绝谷粮的，虽然先使人羸弱，这些都应让人们知晓，倘若仓促间遇到灾荒年，来不及炼制药物，那么符水就是最好的了。有一位冯先生只单独服食元气，断绝谷物已有三年了，看见他徒步登山，挑一斛多重的担子，成天都不疲倦。还不时地拉弓，而只是不讲话，讲话又不肯大声。问他为什么，他说：断绝谷物，消耗精神，耗费力气，说话是最大的忌讳。我也经常看见浅薄的道士们，为了想虚假地炫耀自己的奇异，招来可不进食的虚名，但实际上是不懂得这种道术的，只是假装不吃汤菜和饭而已。至于喝酒，一天之内喝一斗多酒，干肉腊肉、饴糖糕点、枣子、栗子、鸡蛋之类，吃个不停。有的大嚼肉食，咽下汁水而吐出肉渣，一天经嘴中嚼过的肉就有几十斤，这些只是变着方法来吃美食。凡是酒徒，只是喝酒吃干肉，而不食谷物，都能经得起一年半载而不至于忧愁，但不能称之为"绝谷"而已。吴国有个道士叫石春，每当行气为人治病时，总是不进食，而等生病的人痊愈，有时一百天，有时一个月才进食。吴景帝听到这事后说：这是因为时间不久，如果时间长些，必定会饿死。于是就将他找来锁闭住他，还派人守卫，石春只要了二三升水，就这样过了一年多时间，石春的颜色更鲜艳和悦，力气也和原来一样。景帝问他：还可忍耐多久？石春答道：

没有时限，可以几十年，只是恐怕会衰老而死罢了，不怕饥饿。景帝这才罢休放了他。按照石春所讲，说明断绝谷粮，不能延年益寿是显而易见的，现在也有学到石春法术的人。

有人问到使人不会寒冷的法术。抱朴子说：有的人在立冬那天，服六丙六丁的符水，有的人闭着嘴运行五火的元气一千二百遍，这样十二个月中就不会觉得寒冷了。有的服太阳酒，有的服紫石英、朱漆散，有的先服雄丸一粒，然后再服雌丸二粒，也可以经受一天一夜而不寒冷。雌黄丸用雌黄、曾青、矾石、磁石制成；雄丸用雄黄、丹砂、石胆制成，但这些对延年益寿没有什么益处。

有人打听不怕热的法术。抱朴子说：有人在立夏那天服食六壬六癸的符水，有的运行六癸的元气，有的服食玄冰丸，有的服飞霜散。但这些要用萧丘上的树皮，五月五日中午向北行走的黑蛇的血，所以，很少有人能得以制合成功的。只有幼佰子、王仲都这二人穿着几层厚的裘衣，在夏天烈日下暴晒，四周环绕放置十炉烈火，仍是口中不说热，身上不流汗，大概他们就是用过这些方的人。

有人问到避开各种兵器的方法。抱朴子回答道：我听说吴国皇帝孙权曾从介象先生学过这种方法要旨云云，只要知道书写北斗星、太阳、月亮的名字，便不怕刃剑。皇帝用这种方法试验过身边几十个人，他们经常冲锋陷阵，都终生不会受伤。郑隐先生说：只要诵读各种兵器的名字也有效果。刀的名字叫"大房"，虚星掌管它；弓的名字叫"曲张"，氐星掌管它；箭的名字叫"彷徨"，荧惑星掌管它；剑的名字叫"失伤"，角星掌管它；弩的名字叫"远望"，张星掌管它；戟的名字叫"大将"，参星掌管它。面临战斗时，经常细声祝祷。有的人在五月五日制作"赤灵符"，放在心脏前面。有的在丙午日那天中午，制作"燕君龙虎三囊符"。年符每年换一次，月符每月换一次，日符每日换一次。有的佩戴"西王母兵信符"，有的佩戴"荧惑、朱雀符"，有的佩戴"南极、铄金符"，有的戴"却刃符"、"祝融符"。有的敷上"玉札散"，有的洗浴"禁葱汤"，有的用牡荆来作"六阴神将符"，用此符来指向敌人。有的在月蚀时，用活了三千年、喉下有八字的蟾蜍的血来书写所持的刀剑。有的佩戴"武威符"、"荧火丸"。有的在刀锋相见的拼搏时，用"乘魁履罡"术呼唤四方的神灵，也有明显的效果。当今世上的人，也有获得禁咒避开各种兵器的方法，而且到处都有。

有人问到隐匿沦藏的方法。抱朴子说：神仙道术有五种，而坐着存在，站立起来就隐身消失就是这些道术之一。但它对长寿延年没有什么益处，如果在人世间无缘无故地施行这种法术，则会招致各种稀奇古怪的说法，不值得妄自施行，只可以防备兵荒马乱年月遭遇危险，迫不得已时使用它，可以免于灾难。郑先生说：服食大隐符十天，想要隐身则向左转，想要显形则向右回转。有的用玉饴丸涂在人的身体上；有的用蛇足散，有的怀揣离母草，有的折取青龙草，来埋伏在六丁神的方位；有的进入竹田中，采执天枢星的土壤；有的则到河龙的住室中，而隐藏在云盖住的地方；有的埋伏在清冷的深渊，通过幽深宫阙的小径；有的乘坐天一神马，游历紫金宫；有的登上天一的明堂上；有的进入玉女的金匣子中；有的背对着辅星，面向着官星，立在三盖的下面；有的投弄佩巾，解开鞋子，使用胆汁汤和小孩衣符，子居蒙人，青液桂梗（疑指牡桂），六甲父母（疑指乌龟），僻侧之胶（桃胶），骏马泥丸（疑指马脑髓），木鬼之子（槐树子），金商之芝（楸木耳）等，则有的可变成小孩，有的可变成老头，有的可变成飞鸟，有的可变成野兽，有的可变成草，有的可变成树木，有的可变成六畜，有的靠着树木就变成树木，有的靠着石头就变成石头，站在水中就变成水，站在火旁就变成了火，这就是所谓的改变形状和面貌，不能完全都隐遁的人。

有人问道：魏武帝曾捉住过左元放，并用手铐脚镣锁住他，他却能自然地解脱，用的是什么法术呢？抱朴子说：我不能确切地知道左先生所施用的是什么法术。但经过阅读各种道术方书，有每月服食三次薏苡仁，同时使用"三五阴丹"，有的用相对的牙齿、男性的胎胞，有的用七月七日向东爬行的跳脱虫，有的用五月五日石头上的蛇蜕，有的用夏至日那天的霹雳楔，有的用"天文二十一字"符，有的用"自解去父血"，有的用"玉子余粮"或"合山君目"、"河伯余粮"、"浮云滓"来涂擦，都能自然解脱。但左先生的变化无常，不一定是用这些方法。如果他自己使用"六甲变化"的方法，则他的真实形体是不可能被抓住的。

有人问：修炼道术的人可以不生病吗？抱朴子说：养生而能完全掌握方法的人，既服食仙药，又运行元气不止，早晚导引以疏通流畅荣卫之气，使它们没有停止和阻隔，再加上使用房中术，节制饮食，不冒犯风湿，不必担心有不能做到的，像这样就可以不生病。只是担心居住在人间的凡人，志向不能专一，所修炼的没有恒心，又苦于懈怠而不勤奋，所以不可能没有疾病。如果空有相信道术的心意，而没有对自己有益的法术，年寿命运与日辰不相符，身体就有损伤的危险。那么，三尸神就会乘他衰弱的月份，危机的日子进入生命欲绝、疾病缠身的时刻，招来邪气，胡乱延请鬼怪来制造祸害。那各种灾祸、刑罚同时袭来的人，其灾难就一定大。身体还强健的人，则只是生各种疾病，而先前已有疾病的人，就会发作大病。所以，古代开始学习道术的人，没有不兼修医术的，以此来解救近期的病祸。平庸的道士不知道这个道理。又自恃所听说的事，大都与治病方法不相关。又不能避开世俗而隐居，专心地修炼内功来防止病痛，等

到病痛缠身，没有方法来治疗，反而不如凡人中专用汤药的人。正所谓古人学步，向前走学不到邯郸的步态，向后退又丧失了故乡的姿式。我看见戴霸、华陀所辑集的《金匮绿囊》、《崔中书黄素方》以及《百家杂方》五百多卷。甘胡、吕傅、周始、甘唐通、阮河南等人各自撰集的《暴卒备急方》，有的一百一十卷，有的九十四卷，有的八十五卷，有的四十六卷，世人都认为此书很精辟全面，其内容不可能有所增加。我深入地研究过它们，觉得有很多不完善的地方，各种急病收载不全面，又混乱、错杂，没有条理，也不连贯，一旦有所寻索，不能立刻求得。而治疗急暴的病症都用的是贵重药物，动辄几十种，如果不是富有之家，而且居住在京城里的人，就不可能平常就储备有，不可能在仓促间办到的。还有，很多教人用针灸治病，而那灸法又不标明所灸处的分寸，只是说出人身上经穴的名字。如果不是像老医生那样能全面阅览《明堂流注偃侧图》的人，又怎么能知晓呢？我所撰写的一百卷、名叫《玉函方》的书，将疾病名目分开设立，按类属相互连接，相互不错杂，其中有《救卒》三卷，都能单独施行，简易有效。在篱笆边、田间小路上，随意看去都是药材，各种急病没有不齐备的，家中有这种方书，可以不用医生。医生很多是继承家业的，有名无实，只注重虚假的名声，以牟取财务利益。贫寒隐居之人，不会行医，而行医的则多耽误病人，所以不如自己熟悉其中要旨，比所请来的无知医生要强。而且医生又不能很快找到，找到又不肯马上为人行医，使皮肤间的小疾，拖延成内脏的大病，以至无法救治。何况突患的急病，而到远处求医，一般多数人是会枉死了。

有人问：将来的吉凶安危，何去何从，知道就可以保全自身，这有什么道术吗？抱朴子说：向上观察天象，向下观察地理，占卜风气，施行筹算，用三棋推理，用九宫测

算，用八卦检索，考察飞禽伏兽所聚集的地方，判断出妖孽、谣言是属于哪一类，用龟甲、蓍草来占卜吉凶，这些都是下等常用技术，这些方法用起来疲乏劳苦而难以依恃。如果不走出帷幕就能洞察天下，才算是出神入化。有的用三皇天文召来司命、司危、五岳的神仙、田界亭长、六丁等精灵，都能使人看见他们，而问他们各种事情，这样吉凶福祸都会清楚明白，好像存储于手掌之上，无论远近幽深的事，都可预先知晓。有的人召来六阴神女，这种方法要六十日才能成功，成功后就可以长期使唤神女。有的人祭祀招来八史，八史是八卦的精华，也足以用来预测还没有形成的事物。有的服食葛花、秋芒、麻勃，服一寸见方的勺子十分之一勺至一勺，服后恍惚似要卧倒，而听到有人声说出不能决断的事，吉凶就能马上决定。有的人用九寸以上的明镜自己照自己，并有所存思，七日七夜就可看见神仙，有男有女，有老有少，一旦显现，心中自然就知道千里之外和将来出现的事。明镜有用一面，有用二面，叫'日月镜'，有的用四面，叫'四规镜'。所谓'四规'就是照镜时前后左右各放一面镜子。用四规镜所能照见的神怪很多：有竖眼睛的，有乘龙驾虎的，他们的帽子衣服色彩与世人不同，在仙经图谱里都有。若想要修行这种道术，应当先默默诵读所应召来见面的众神仙的姓名、位号，认识他们的衣帽。不然的话，当他们突然来到时而忘记了这些神，有的可能会受到惊吓，这就伤害人了。施行时一般应在幽静、淡泊、闲散的山林中，外在的形体不进入眼底，外面的声音不进入耳朵，那么道术就会一定成功。三童九女、节寿君、九首蛇的身、一百二十仙官，虽然招来也不要熟悉和看清。有的神责问，有的神怒叱着，也不必回答他们。有的有华丽众多的随从，大力士和披着盔甲的兵，乘坐飞龙，驾驭猛虎，箫鼓声嘈杂，不要抬起眼睛看他们，也不要与他们说

话。只是认真地思念着太上老君的真形，太上老君的真形显现，就起身拜两次。太上老君的真形应常思念，他姓李名叫聃，字伯阳，身长九尺，黄色，尖嘴似鸟嘴，鼻子高高隆起，清秀的眉毛长五寸，耳朵长七寸，额头上有三条纹理上下相通，脚上有八卦图，用神龟来作床，住的是金楼玉堂，白银作阶梯，五色云彩作衣裳，戴着重叠的帽子，佩着锋利矛形宝剑，跟着黄衣童子一百二十人，左边有十二条青龙，右边有二十六只白虎，前面有二十四只朱雀，后有七十二只玄武，前面有十二只穷奇开路，后面有三十六只辟邪随后，雷电在上面，明亮闪现，这些记载出自仙经中。能看见太上老君，则寿命就能延长，心就像太阳月亮一样，没有什么事不知道。

有人打听使牙齿坚牢的方法。抱朴子说：牙齿能够在口中滋养，用甘甜的唾液来滋润它，清晨叩齿三百多下，就永远不会摇动。其次就是口含地黄煎液，或者口含玄胆汤以及蛇脂丸、矾石丸、九棘散，就能使已活动的牙齿更坚牢，有虫的也能马上痊愈。另外，服食"圣飞散"的人还可以使已经脱落的牙齿再生。

有人打听耳朵听力增强的方法。抱朴子说：如果能做龙导、虎引、熊经、龟咽、燕飞、蛇屈、鸟伸、天俯、地仰，使赤黄的景象不离开明堂以下丹田以上的洞房，做猿据、兔惊，达一千二百次，就会使听力不受损。那已经聋的人用玄龟来薰蒸，或用棘头、羊粪、桂毛、雀桂做成小囊塞耳；或用狼毒、野葛，或者用附子、葱汁，调合后放入耳朵中，或者用蒸热鲤鱼脑汁灌进去，都能治愈耳聋。

有人打听使眼睛明亮的方法。抱朴子说：如果能吸引三焦之气到上丹田，召来荧惑星到象征南方的心脏，用明石来洗眼，用阳光来熨烤，以及焚烧"丙丁洞视符"，用酒混合洗眼，古人曾凭此法在夜间写字。有

人用醋煮芜菁子至熟，晒干，捣末服食一寸见方的勺子一勺，每日三次，服完一斗就能在夜里看清所看到的东西。有的用狗胆汁煎青羊、斑鸠、石决明、芜蔚、百花散，有的用鸡舌香、黄连、乳汁煎汁注入眼睛，就是有各种疾病在眼睛中都能痊愈，而且更加明亮，胜于平常一倍。

有人打听攀登高山，涉历险境，远行而不疲倦的方法。抱朴子说：只有服食金丹要药则身体轻盈，力量强劲，辛劳而不疲倦。如果是初次进入山林，身体还没有完全壮实的人，应该用云珠粉、白花醴、玄子汤洗脚，以及使用虎胆丸、朱明酒、天雄鹤脂丸、飞廉煎、秋芒、车前、泽泻散，使用十天，不仅远行不疲倦，而且还使人走得快，可以比平常快三倍。如果能举足高飞的话，就可以周游天下，不受山河所拘束。举足飞行的方法有三种：一种叫"龙跻"，第二种叫"虎跻"，第三种叫"鹿卢跻"。有的服食仙符，集中精神存思，若想要行走一千里，就用一个时辰来存思。如果昼夜十二个时辰存思，则可以在一日一夜行走一万二千里，一般不能超过这个标准了，超过这一标准就应该再存思，方法如同前面的一样。有的用枣心木做成飞车，用牛皮结成环剑来牵引那机关，有的存思做成五条蛇、六条龙、三头牛与罡星相交结而乘坐，向上升高四十里，名叫太清。太清中的气体刚劲，能胜过人。老师说过：鸢鸟飞得较高时，就只要直接舒展双翅，完全不再扇动摇摆而能自己前进，是因为借助所驾驭的刚劲气体的缘故了。龙开始升到云中，当它上升到四十里，就可以自己飞行了。这话是出自于仙人所讲，而只

是留传在人世间而已，的确不是凡人所能知道的。还有，乘跻的人必须长期斋戒，断绝荤菜，不吃有血的动物做的食物，一年以后才可以乘这三种跻。虽然再服食符图，存思五龙跻飞行得最远，其余的不超过一千里。那飞行中升高、下降、离去、停留，都各自有具体的方法，不能随便操作。如果不奉行那些禁忌，就不能妄自乘跻，不然的话，有倾倒坠落的灾祸。

有人说：《老子篇中记》和《龟文经》都是讲大乱兵灾之后，战乱年月，一定有大瘟疫流行，一万人才能幸存一个，冒昧地问一下躲避的方法？抱朴子说：仙人进入瘟疫区的秘法是冥思自己的身体变成五玉，五玉就是顺应四季的颜色，春天青色，夏天红色，四季月黄色，秋季白色，冬季黑色。还可以存思自己头带金巾，存思自己的心如同炎热的火焰，大小如同斗一样，就无所畏惧了。还有一种方法是存思自己的头发披散覆盖在身体上，在一头发尖端有一颗大星星结缀着。还可以存思成北斗星，用魁星覆盖着头部，用罡星指向前方。还可以存思五脏的元气从两只眼睛中溢出，全身如同云雾环绕，肝气青色、肺气白色、脾气黄色、肾气黑色，心气赤色，五彩缤纷，可以与传染病人同床而卧了。有的迈禹步呼唤值日的玉女，有的闭气存思大力士，手持一千斤重的金槌，用一百二十人来自我保卫。有的用"射鬼丸"、"赤车使者丸"、"冠军丸（荧火丸）"、"徐长卿散"、"玉函精粉"、"青牛道士薰身丸"、"崔文黄散"、"草玉酒"、"黄庭丸"、"皇符"、"老子领中符"、"赤须子桃花符"等，都是有良好效果的。

卷十六 黄 白

【原文】

抱朴子曰：《神仙经·黄白之方》二十五卷，千有余首。黄者，金也。白者，银也。古人秘重其道，不欲指斥，故隐之云尔。或题篇云"庚辛"[1]，庚辛亦金也。然率多深微难知，其可解分明者少许尔。世人多疑此事为虚诞，与不信神仙者正同也。余昔从郑公受九丹及《金银液经》，因复求受《黄白中经》五卷。郑君言：曾与左君于庐江铜山中试作，皆成也。然而斋洁禁忌之勤苦，与金丹神仙药无异也。俗人多讥余好攻异端，谓予为趣欲强通天下之不可通者。余亦何为然哉！余若欲以此辈事，骋辞章于来世，则余所著《外篇》及杂文二百余卷，足以寄意于后代，不复须此。且此《内篇》，皆直语耳，无藻饰也。余又知论此曹事，世人莫不呼为迂阔不急，未若论俗间切近之理，可以合众心也。然余所以不能已于斯事，知其不入世人之听，而犹论著之者，诚见其效验，又所承授之师非妄言者。而余贫苦无财力，又遭多难之运，有不已之无赖，兼以道路梗塞。药物不可得，竟不遑合作之。余今告人言：我晓作金银，而躬自饥寒，何异自不能行，而卖治躄之药，求人信之，诚不可得。然理有不如意，亦不可以一概断也。所以勤勤缀之于翰墨者，欲令将来好奇赏真之士，见余书而具论道之意耳。夫变化之术，何所不为？盖人身本见，而有隐之之法。鬼神本隐，而有见之之方。能为之者往往多焉。水火在天，而取之以诸燧。铅性白也，而赤之以为丹。丹性赤也，而白之而为铅。云雨霜雪，皆天地之气也，而以药作之，与真无异也。至于飞走之属，蠕动之类，禀形造化，既有定矣。及其倏忽而易旧体，改更而为异物者，千端万品，不可胜论。

人之为物，贵性最灵，而男女易形，为鹤为石，为虎为猿，为沙为鼋，又不少焉。至于高山为渊，深谷为陵，此亦大物之变化。变化者，乃天地之自然，何为嫌金银之不可以异物作乎？譬诸阳燧所得之火，方诸所得之水，与常水火岂有别哉！蛇之成龙，茅糁为膏，亦与自生者无异也。然其根源之所缘由，皆自然之感致，非穷理尽性者，不能知其指归，非原始见终者，不能得其情状也。狭观近识，桎梏巢穴，揣渊妙于不测，推神化于虚诞，以周、孔不说，坟籍不载，一切谓为不然，不亦陋哉？又，俗人以刘向作金不成，便云天下果无此道，是见田家或遭水旱不收，便谓五谷不可播殖得也。成都内史吴大文，博达多知，亦自说昔事道士李根[2]。见根煎铅锡，以少许药如大豆者投鼎中，以铁匙搅之，冷即成银。大文得其秘方，但欲自作，百日斋便为之，而留连在官，竟不能得，恒叹息言人间不足处也。又，桓君山言：汉黄门郎[3]程伟，好黄白术，娶妻得知方家女。伟常从驾出而无时衣，甚忧。妻曰：请致两端缣。缣即无故而至前。伟按《枕中鸿宝》，作金不成。妻乃往视伟，伟方扇炭烧筒，筒中有水银。妻曰：吾欲试相视一事。乃出其囊中药，少少投之，食顷发之，已成银。伟大惊曰：道近在汝处，而不早告我，何也？妻曰：得之须有命者。于是伟日夜说诱之，卖田宅以供美食衣服，犹不肯告伟。伟乃与伴谋挝笞伏之。妻辄知之，告伟言：道必当传其人，得其人，道路相遇辄教之；如非其人，口是而心非者，虽寸断支解，而道犹不出也。伟逼之不止，妻乃发狂，裸而走，以泥自涂，遂卒。近者前庐江太守华令思，高才达学，洽闻之士也，而事之不经者，多所不信。后有道士说黄白之方，乃试令作之，云以铁器销铅，以散药投中，即成银。又销此银，以他药投之，乃作黄金。又从此道士学彻视之方，行之未百日，夜卧即便见天文及四邻了了，不觉复有屋舍篱障。又妾名瑶华者，已死。乃见形，与之言语如平生。又祭庙，闻庙神答其拜，床似动有声。令思乃叹曰：世间乃定无所不有，五经虽不载，不可便以意断也。然不闻方伎者，卒闻此，亦焉能不惊怪邪？又黄白术亦如合神丹，皆须斋洁百日已上。又当得闲解方书，意合者乃可为之，非浊秽之人，及不聪明人，希涉术数者所辨作也。其中或有须口诀者，皆宜师授。又宜入于深山之中，清洁之地，不欲令凡俗愚人知之。而刘向止宫中作之，使宫人供给其事，必非斋洁者，又不能断绝人事，使不来往也，如此，安可得成哉？桓谭[4]《新论》曰：史子心见署为丞相史，官架屋，发吏卒及官奴婢以给之，作金不成。丞相自以力不足，又白傅太后。太后不复利于金也，闻金成可以作延年药，又甘心焉，乃除之为郎，舍之北宫中，使者待遇。宁有作此神方可于宫中，而令凡人杂错共为之者哉？俗间染缯练，尚不欲使杂人见之，见之即坏，况黄白之变化乎！凡事无巨细，皆宜得要。若不得其法，妄作酒、酱、醋、羹、臛犹不成，况大事乎？余曾咨于郑君曰：老君云：不贵难得之货。而至治之世，皆投金于山，捐玉于谷，不审古人何用金银为贵而遗其方也？郑君答余曰：老君所云，谓夫披沙剖石，倾山漉渊，不远万里，不虑压溺，以求珍玩，以妨民时，不知止足，以饰无用。及欲为道，志求长生者，复兼商贾，不敦信让，浮深越险，干没逐利，不吝躯命，不修寡欲者耳。至于真人作金，自欲饵服之致神仙，不以致富也。故经曰：金可作也，世可度也，银亦可饵服，但不及金耳。余难曰：何不饵世间金银而化作之？作之则非真，非真则诈伪也。郑君答余曰：世间金银皆善，然道士率皆贫。故谚云：无

有肥仙人富道士也。师徒或十人或五人，亦安得金银以供之乎？又不能远行采取，故宜作也。又化作之金，乃是诸药之精，胜于自然者也。仙经云：丹精生金。此是以丹作金之说也。故山中有丹砂，其下多有金。且夫作金成则为真物，中表如一，百炼不减。故其方曰：可以为钉。明其坚劲也。此则得夫自然之道也。故其能之，何谓诈乎？诈者谓以曾青涂铁，铁赤色如铜；以鸡子白化银，银黄如金，而皆外变而内不化也。夫芝菌者，自然而生，而仙经有以五石五木种芝，芝生，取而服之，亦与自然芝无异，俱令人长生，此亦作金之类也。雉化为蜃，雀化为蛤，与自然者正同。故仙经曰：流珠九转，父不语子，化为黄白，自然相使。又曰：朱砂为金，服之升仙者，上士也；茹芝导引，咽气长生者，中士也；餐食草木，千岁以还者，下士也。又曰：金银可自作，自然之性也，长生，可学得者也。《玉牒记》云：天下悠悠，皆可长生也，患于犹豫，故不成耳。凝水银为金，可中钉也。《桐柱经》曰：丹沙可为金，河车可作银。立则可成，成则为真。子得其道，可以仙身。黄山子曰：天地有金，我能作之，二黄一赤，立成不疑。《龟甲文》曰：我命在我不在天，还丹成金亿万年。古人岂欺我哉？但患知此道者多贫，而药或至贱而生远方，非乱世所得也。若戎盐、卤碱皆贱物，清平时了不直钱，今时不限价直而买之无也。羌里石胆[5]，千万求一斤，亦不可得。徒知其方，而与不知者正同，可为长叹者也。有其法者，则或饥寒无以合之，而富贵者复不知其法也。就令知之，亦无一信者。假令颇信之，亦已自多金银，岂肯费见财以市其药物，恐有弃系逐飞之悔，故莫肯为也。又计买药之价，以成所得之物，尤有大利，而更当斋戒辛苦，故莫克为也。且夫不得明师口诀，诚不可轻作也。夫医家之药，浅露之甚，而其常用效方，便复秘之。故方有用后宫游女、僻侧之胶、封君泥丸、木鬼子、金商芝、飞

君根、伏龙肝、白马汗、浮云滓、龙子丹衣、夜光骨、百花醴、冬邹斋之属，皆近物耳，而不得口诀，犹不可知，况于黄白之术乎？今能为之者，非徒以其价贵而秘之矣，此道一成，则可以长生。长生之道，道之至也，故古人重之也。凡方书所名药物，又或与常药物同而实非者。如"河上姹女"[6]，非妇人也；"陵阳子明"[7]，非男子也；"禹余粮"非米也；"尧浆"，非水也。而俗人见方用龙胆[8]、虎掌[9]、鸡头[10]、鸭蹠[11]、马蹄[12]、犬血、鼠尾、牛膝，皆谓之血气之物也；见用缺盆、覆盆、釜鬲[13]大戟、鬼箭、天钩，则谓之铁瓦之器也；见用胡王使者、倚姑、新妇、野丈人、守田公、戴文浴、徐长卿，则谓人之姓名也。近易之草，或有不知，玄秘之方，熟能悉解？刘向作金不成，无可怪之也。及得其要，则复不烦圣贤大才而后作也，凡人可为耳。刘向岂顽人哉？直坐不得口诀耳。今将载其约而效之者，以贻将来之同志焉。当先取武都雄黄，丹色如鸡冠，而光明无夹石者，多少任意，不可令减五斤也。捣之如粉，以牛胆和之，煮之令燥。以赤土釜容一斗者，先以戎盐、石胆末荐釜中，令厚三分，乃内雄黄末，令厚五分，复加戎盐于上。如此，相似至尽。又加碎炭火如枣核者，令厚二寸。以蚓蝼土及戎盐为泥，泥釜外，以一釜覆之，皆泥令厚三寸，勿泄。阴干一月，乃以马粪火煴之，三日三夜，寒，发出，鼓下其铜，铜流如冶铜铁也。乃令铸此铜以为筒，筒成以盛丹砂水。又以马屎火煴之，三十日发炉，鼓之得其金，即以为筒，又以盛丹砂水。又以马通火煴三十日，发取捣治之，取其二分，生丹砂一分，并汞。汞者，水银也，立凝成黄金矣。光明美色，可中钉也。

作丹砂水法

治丹砂一斤，内生竹筒中，加石胆消石各二两，覆荐上下，闭塞筒口，以漆骨丸封之，须干，以内醇苦酒中，埋之地中，深三尺，三十日成水，色赤味苦也。

金楼先生所从青林子受作黄金法

光锻锡，方广六寸，厚一寸二分，以赤盐和灰汁，令如泥，以涂锡上，令通厚一分，累置于赤土釜中。率锡十斤，用赤盐四斤，合封固其际，以马通火煴之，三十日，发火视之，锡中悉如灰状，中有累累如豆者，即黄金也。合治内土瓯中，以炭鼓之，十炼之并成也。率十斤锡，得金二十两。唯长沙、桂阳、豫章、南海土釜可用耳。彼乡土之人，作土釜以炊食，自多也。

治作赤盐法

用寒盐一斤，又作寒水石一斤，又作寒羽涅一斤，又作白矾一斤，合内铁器中，以炭火火之，皆消而色赤，乃出之可用也。

角里先生从稷丘子所授化黄金法

先以矾石水二分，内铁器中，加炭火令沸，乃内汞，多少自在，搅令相得．六七沸，注地上成白银。乃取丹砂水、曾青水各一分，雄黄水二分，于鬲中加微火上令沸，数搅之，令相得，复加炭火上令沸，以此白银内其中，多少自在，可六七沸，注地上凝，则成上色紫磨金也。

治作雄黄水法

治雄黄内生竹筒中一斤，辄加消石二两，覆荐上下，封以漆骨丸，内醇大醋中，埋之深三尺，二十日即化为水也。作曾青水方，及矾石水同法，但各异筒中耳。

小儿作黄金法

作大铁筒成，中一尺二寸，高一尺二寸。作小铁筒成，中六寸，莹磨之。赤石脂一斤，消石一斤，云母一斤，代赭一斤，流黄半斤，空青四两，凝水石一斤，皆合捣细筛，以醯和，涂之小筒中，厚二分。汞一斤，丹砂半斤，良非半斤。取良非法：用铅卜斤内铁釜中，居炉上露灼之，铅销，内汞三两，早出者以铁匙抄取之，名曰"良非"也。搅令相得，以汞不见为候，置小筒中，云母覆其上，铁盖镇之。取大筒居炉上，销铅注大筒中，没小筒中，去上半寸，取销铅为候，猛火炊之，三日三夜成，名曰"紫粉"。取铅十斤于铁器中销之，二十日上下，更内铜器中，须铅销，内紫粉七方寸匕，搅之，即成黄金也。欲作白银者，取汞置铁器中，内紫粉三寸已上，火令相得，注水中，即成银也。

务成子法

作铁筒长九寸，径五寸，捣雄黄三斤，蚓蝼壤等分，作合以为泥，涂裹使径三寸，匮口四寸，加丹砂水二合，覆马通火上，令极干，内铜筒中，寒以铜合盖坚，以黄沙筑上，覆以蚓壤重泥上，无令泄，置炉炭中，令有三寸炭，筒口赤，可，寒发之。雄黄皆入著铜筒，复出入如前法。三斤雄黄精，皆下入著筒中，下提取与黄沙等分，合作以为炉，炉大小自在也。欲用之，置炉于炭火中，炉赤，内水银，银动则内铅其中，黄从傍起交中央，注之于地，即成金。凡作一千五百斤，炉力即尽矣。此金取牡荆、赤黍酒渍之，百日，即柔可和也。如小豆，服一丸，日三服，尽一斤，三虫伏尸，百病皆去，盲者视，聋者闻，老者即还年如三十时，入火不灼，百邪众毒、冷风暑湿，不能侵入；尽三斤，则步行水上，山川百神，皆来侍卫，寿与天地相毕。以抒血朱草煮一丸，以拭目眦，即见鬼及地中物，能夜书；以白羊血涂一丸，投水中，鱼龙立出，可以取也；以青羊血、丹鸡血涂一丸，悬都门上，一里不疫；以涂牛羊六畜额上，皆不疫病，虎豹不犯也；以虎胆蛇肪涂一丸，从月建上以掷敌人之军，军即便无故自乱，相伤杀而走矣；以牛血涂一丸以投井中，井中即沸，以投流水，流水则逆流百步；以白犬血涂一丸，投社庙舍中，

其鬼神即见，可以役使；以兔血涂一丸，置六阴之地，行厨玉女立至，可供六七十人也；以鲤鱼胆涂一丸，持入水，水为之开一丈，可得气息水中以行，冒雨衣不沾也；以紫苋煮一丸，含咽其汁，可百日不饥；以慈石煮一丸，内髻中，以击贼，白刃流矢不中之，有射之者，矢皆自向也；以六丁六壬上土并一丸，以蔽人中，则隐形；含一丸，北向以喷火，火则灭；以庚辛日申酉时，向西地以一丸掷树，树木即日便枯；又以一丸，禹步掷虎狼蛇蝮，皆即死；研一丸以书石即入石，书金即入金，书木入木，所书皆彻其肌理，削治不可去也。卒死未经宿，以月建上水下一丸，令入咽喉，并含水喷死人面，即活。以狐血、鹤血涂一丸，内爪中，以指万物，随口变化，即山行木徙，人皆见之，然而实不动也，凡作黄白，皆立太乙、玄女、老子坐醮祭，如作九丹法，常烧五香，香不绝。又金成，先以三斤投深水中，一斤投市中，然后方得恣其意用之耳。

【注释】

〔1〕庚辛：按天干与五行相配，则庚辛属金，故古人有用庚辛代表黄金。

〔2〕李根：传说中的神仙。

〔3〕黄门郎：官名。又称"黄门侍郎"，秦、汉设置，专掌侍从皇帝、传达诏命等之类事情。

〔4〕桓谭：汉沛国相人。字君山，官至议郎。所著《新论》二十九卷，后佚失。

〔5〕羌里：地名，当是指古代盛产道地药材的西羌；石胆：指矿物药石胆。

〔6〕河上姹女：汞的别名。

〔7〕陵阳子明：水银的别名。《石药尔雅》云："水银一名子明，一名阳明子。"

〔8〕龙胆：中药名。为龙胆科植物龙胆的根及根茎。

〔9〕虎掌：中药名，即天南星，又称虎掌南星。为天南星科植物的块茎。

〔10〕鸡头：中药名，一名芡，生水中，为睡莲科植物。

〔11〕、〔12〕皆中草药药名。

〔13〕鬲（lì利）：古代的一种炊具。

〔14〕角（lù 禄），又写作"角"；角里先生，汉商山四皓之一。

【译文】

抱朴子说：《神仙经·黄白之方》共二十五卷，一千多首方子。"黄"指的是金子，"白"指的是银子。古代的人秘藏并重视这种"隐指"的方法，不想指明，故隐去真名而已。有的题写篇名称"庚辛"，庚辛也是指金。然而大多数深奥微妙，难以懂得，那可以了解清楚的人只有很少。世上的人很多怀疑这事是虚假荒诞的，与不相信神仙的人正好相同。我过去跟随郑隐先生接受了九转仙丹和《金银液经》，又要求传授《黄白中经》五卷。郑先生说：他曾与左元放先生在庐江铜山中试制，都成功了。然而斋戒洁身禁忌的辛勤劳苦和炼制金丹神仙大药没有区别。世间的人很多都讥讽我喜欢致力研究异端邪说，认为我热衷于努力解释那些天下不能解释的东西。我又何苦这样呢？我如果想学这些人的行为，对后世人炫耀辞章，那么我所撰写的《抱朴子外篇》及杂文二百余卷，足以用来寄托寓意予后代，不再需要写这本书了。而且这本《抱朴子内篇》都用的是直率的言语而已，没有华藻的修饰。我又知道论述这些杂事，世人没有谁不认为是不切实际的、不重要的事，不如论述世俗间贴切近人的道理，可以迎合众人的心意。但我之所以不能中止这事，知道这些虽然不入世人之耳，却仍然论述著作的原因，是因为我确实看见了它的效用，而且所承接传授的老师并不是胡说的人。我贫苦而没有财力，又遭遇多灾多难的命运，有不止的烦扰，再加上道路曲折，药物又不能求得，竟然没有闲暇去调合制作。我现在告诉别人说：我知道制作金银的方法，而自身却饥寒交迫，这与自己不能行走，却卖着治疗跛脚的药有什么区别，要求别人相信，的确是不可能的。但是，既然事理有不如人意处，也不能就一概

而论。所以，勤勤恳恳地用笔墨记述下来，想让将来喜欢奇术，欣赏真道的人士，看见我的书就有论述掌握道术的意向而已。至于那变化的道术，又有什么不能做到呢？大至有如：人的身形本来是显现的，但却有隐匿的方法。鬼神本来是隐形的，但却有能看见它的方法。能做到这一点的人往往很多。水火是天生的，但却能用方诸、阳燧取得。铅的本性是白色的，但却能使它变成赤丹，丹的本性是红色的，但却能使它变成白色的铅。云、雨、霜、雪都是天地之间的气息，而用药来制作，都与真的没有区别。至于飞禽走兽之属，蠕动爬行之类，其形状都是禀受自然造化，已经有一定的了。至于他们突然间改变旧的形体，更改为其他的物体类，千般万种不能说尽。人作为生物中的一种，最宝贵的是灵性最高，但是，男女是可以改变形体的，可变为仙鹤和变为石头，可以变为老虎也可以变为猿猴，可变为沙土，也可变为龟鳖，这样的还有不少呢。至于高山变为深渊，深谷变为丘陵，这些是大事物的变化。变化是天地之间自然的规律，为何怀疑金银不可以用其他的物质来制作呢？比喻用阳燧所取得的火，用方诸所取得的水，与常规的水火怎么会有区别呢？蛇变成龙，茅糁和为膏，也与自然生成的没有什么区别。但它们根源的缘由都是自然规律所导致，如果不是穷尽理性的人，是不可能懂得其中的意指的，如果不是溯源追终的人，就不可能知道它们的性情状态。观点狭窄，见识浅薄，受小家庭所拘束的人，对揣摩精深奥妙，认为是不可测度，对推算神秘变化，认为是虚假荒诞，以周公、孔子没有说过，三坟典籍没有记载过为由，认为这一切都是不真实的，这岂不是太鄙陋了吗？还有，世上的人以刘向炼制黄金没有成功为例，便说天下果真没有这种方法，这好比看见农家田遭受水灾旱灾而没有收成，就认为五谷不能播种繁殖而得到一样。成都内史吴大文，博闻通

达，见识多广，他自己也曾说过道士李根的往事。他看见李根煎煮铅锡，用少许像大豆样的药物投入到鼎中，用铁匙搅拌，冷了后就凝成银子。大文得到了这个秘方，只想自己炼制，经过一百天的斋戒后便炼制，因流连官场，最终没有炼成，他一直叹息说人间不值得居住。还有，桓君山说过：汉代黄门郎程伟，喜好炼制黄金白银的法术，娶了一个妻子，得到了一位熟知黄白术的闺秀。程伟经常跟随皇帝，出行而没有时装，很担忧。妻子说：让我请来两匹缣帛。缣帛就无缘无故地来到面前。程伟按《枕中鸿宝》炼制金子不成功。妻子前去看他，程伟正在扇炭火烧筒子，筒子中有水银，妻子说：我想试试"相视"这种方术。于是就掏出口袋里的药，少少投入一点，吃完饭打开一看，已经变成了银子。程伟大吃一惊说：道术近在您处，却不早点告诉我，为什么呢？妻子说：得到这种道术必须是有一定命运的人。于是，程伟日夜劝说和引诱她说出来，卖掉田地和房屋以供给她美好的食物和衣服，但她还是不肯告诉程伟。程伟就与伙伴密谋准备痛打她，以使她屈服，妻子已预先知道，并告诉程伟说：道术一定要传授给适当的人，如果找到合适的人，即使在半路上相遇也可传授给他，如果不是合适的人，或口是心非的人，虽然自己被一寸寸地肢解，但道术仍然不能说出来。程伟仍然不断地逼迫她，妻子终于发疯了，裸体逃跑，用泥涂抹在身上，最终死去。最近，前任庐江太守华令思，是个才华高超，学识通达，博闻强记的人士，但是任何事情他没有经过，多不相信。后来有个道士给他说起炼制黄金白银的方子，于是就试着让他炼制，说是用铁器销溶铅，用药物粉末投入其中，就成为银子。再熔化这些银子，用其他的药物投进去，就制作成了黄金。还有，他跟这个道士学习透视的方法，进行不到一百天，夜里躺卧就能把天上的星象及四周的邻居看见得清清楚

楚，没有感觉到还有房屋篱笆墙的屏障。还有一个名叫瑶华的小妾已经死去，仍然能看见她的形体，同她交谈如同生前一样。还有他祭宗庙，听到庙神回应他的祭拜，那供台似乎摇动而发出声响。华令思于是叹息道：世间真是无奇不有，《五经》虽然不记载，不能就凭主观意志来判断。然而，没有听到方术的人，突然听到这些，又怎么能不惊奇呢？还有，炼制黄金白银的方术也同合制神仙丹药一样，都必须斋戒洁身一百天以上，还应熟练地理解方术之书，意趣相投的人才可炼制，而不是污秽恶浊的人，以及不聪明的人，或者很少涉足道术的人所能操办制作的。其中有的需要口诀，都应由老师传授。还有应该进入深山里找清洁的地方，不应让凡夫俗子和愚昧无知的人知道。而刘向只在宫中制作，让宫中的人供给所需要的东西，那一定不是斋戒洁身的人，又不能断绝人情琐事，使他们不来往，这样怎么能获得成功呢？桓谭的《新论》说：史子心被命任为丞相史，由官方架设房屋，派官吏、士兵及官家奴婢供给所需，但炼制黄金却没有成功。丞相自己认为力量不够，又禀告了傅太后，太后并不贪图黄金的利益，听说黄金炼成可以用来制作延年益寿的药物，才甘心于此事，于是就授予他作为郎官，让他居住在北宫里，有可供使唤的人侍奉他。难道有宁愿在宫中制作这种仙方，而又让错杂的凡人共同制作吗？世间上给白色的丝织品染色，尚且不想让旁杂人员看见，若看见了就会染坏，何况黄金白银的变化呢？凡是事情无论大小，都应得到要旨。若是不得其法，胡乱制作，就是酒、酱、醋、羹、臛都制不成功，何况大事情呢？我曾向郑隐先生询问道：太上老君说：不要把难以获得的财物看得很重。而太平的世道，将黄金藏入深山，把美玉藏进幽谷，不知古人为什么认为金银贵重而遗失它的配方呢？郑先生回答我说：太上老君所说，是指那种分开沙土，剖开石

头，推倒山峦，淘净深渊，不怕万里之远，不担心山压水溺，去追求珍宝玩物，从而妨碍百姓的时间，又不知满足中止，去修饰无用的东西。以及想修炼道术立志追求长生不死的人却又兼营商业，成为不敦厚诚信谦让，浮游深水，攀越险阻，竭尽全力地追求利益，不惜自己的身躯性命，不修养、不寡欲的人罢了。至于真人炼制金子，是自己想服食它成为神仙，不是以此来致富的。所以，仙经说：金子可以炼制，人世也可以超度，银子也可以服食，只是没有黄金好而已。我责难道：为什么不服食世间现成的金银而要熔炼制作的呢？炼制的就不是真的，不是真的就欺诈虚假。郑先生回答我说：世间的金银很好，但道士一般都很贫穷，所以有谚语说：没有肥胖的仙人和富有的道士。师父和徒弟一起，有的十人、有的五人，又怎么能得到那么多金银来供他们服食呢？又不能出远门采取，所以炼制是最合适的了。还有熔化炼制的黄金，乃是各种药物的精华，比自然形成的要好。仙经说：丹砂的精华产生黄金。这是用丹砂炼制黄金的说法。所以，山中有丹砂，那么下面往往有金子。而且用此制作黄金成功则成为真的金子，内外如一，百炼而不会减损。所以仙方说：可以制作成钉。说明它的坚硬强劲。这就是得到天然的道术了。所以，那种能炼制出来的黄金，怎么能说是欺诈呢？欺诈的是指用曾青涂搽铁器，铁变成赤色像铜一样；用鸡蛋白涂染银子，银子变黄如同黄金，这都是外部变化而内部不变。菌芝一类是自然生成的，但仙经有用五种石料和五种树木种植灵芝，灵芝生成后取来服食，也与天然灵芝没有区别，都能使人长生不死，这也是炼制黄金之类一样。野鸡化为大蚌，鸟雀化为蛤，与天然的也都完全相同。所以，仙经说：流珠（丹砂）九次熔炼的方法，父子之间不传，炼制成黄金白银，与自然形成的金银相主辅。又说：朱砂炼制的黄金，服食后

升天成仙的是上等的道士；服食灵芝进行导引、吞咽元气而长生不死的，是中等的道士；服食草木类的药物，活得一千岁以内的，是下等的道士。又说：黄金白银可以自己炼制，这是自然的性质，长生之道是可以学习而得到的。《玉牒记》说：天下的悠悠万物，都可以长生不死，只怕是犹豫不决，所以，修炼不成。凝结水银制成黄金，可以制成钉。《铜柱经》说：丹砂可以炼成黄金，河车可以制作白银，即刻炼制就可成功，炼成之物则是真的，您若得到这个道术，可以使自己成为仙人。黄山子说：天地之间有黄金，我能炼制，两黄加一赤，立刻就能成功，不必怀疑。《龟甲文》说：我的命取决于我而不靠天，九转还丹炼成黄金就可以活亿万年。古人难道会欺骗我们吗？只是担心懂得这种道术的人大都贫穷，而药物或许是不值钱，但出产在远方，不是动乱之世所能得到的。像戎盐、卤碱都是便宜的物质，清静太平时代完全不值钱，但现在不限价地提高，也买不到。羌里石胆，用千万的钱去求购一斤也不能得到。白白地知道这个方，而找不到药，与不知道这个方的人完全一样，这是可以为之长长叹息的！有这种法术的人，却因饥寒交迫而无原料炼制，而富贵的人又不知道这种法术。就是让他们知道也没有一个相信的。假如有比较相信的，又因自己拥有很多黄金白银，哪里肯费弃现成的财物去购买那药物，担心像放了已擒获系牢的鸟儿却去追逐天上飞的鸟一样会后悔，所以，不肯这样做。还有的人计算买药的价钱和炼成所得的金银相比，有较大利益，但还必须斋戒，很辛苦，所以，不去进行了。而且若得不到明智老师的亲口相传，确实不可以轻易制作。医生的药物，浅显而公开得太厉害，而道家常用有效的药方，则秘而又密。所以，方剂有用"后宫游女"、"僻侧之胶"、"封君泥丸"、"木鬼子"、"金商芝"、"飞君根"、"伏龙肝"、"白马汗"、"浮云

滓"、"龙子丹衣"、"夜光骨"、"百花醴"、"冬邹斋"之类，都是些身边的药物而已，但如果得不到口诀，就不能知晓，何况对于炼制黄金白银的法术呢？现在能炼制的人并不是因为它们的价值高而秘而不宣，而是因为这种道术一旦成功，就可以长生不死了。长生不死的道术，是道术中的最高境界，所以，古人很重视它。但凡方书中所记载的药物名称，有的与日常生活中的名称相同而实不是同物，如'河上姹女'并不是指妇女，'陵阳子明'并不是指男人，'禹余粮'并不是指稻米，'尧浆'并不是指水浆。而世俗中人看见方中用龙胆、虎掌、鸡头、鸭蹠、马蹄、犬血、鼠尾、牛膝等都认为是有血气的生物；看见用缺盆、覆盆、釜鼎、大戟、鬼箭、天钩，则认为是铁器、瓦器之类；看见用胡王使者、倚姑、新妇、野丈人、守田公、戴文浴、徐长卿，则认为是人的姓名。这些都是身边容易辨认的药草，尚有些不知道，那么玄妙隐秘的方术，又怎么能全部了解呢？刘向炼制黄金不成功，是没有什么值得奇怪的。等到学得要旨，就不必先麻烦圣贤天才之人而后再炼制了，一般的人都可以制作了。刘向难道是愚顽的人吗？只是没有学得口诀而已。现准备记载那些简约而有效的方法，以赠送将来的志同道合的人。应当先取武都雄黄，红色像鸡冠一样，光亮而没有夹石的，多少随意，但不能少于五斤。捣碎如粉，用牛胆混合，煮至干燥，再用赤土制作的、能容纳一斗的釜锅，先用戎盐、石胆末，铺置釜中，使其厚达三分，再放入雄黄末，使厚达五分，再加戎盐在上面。像这样层层加上去，直至加完。再加些如枣核大的碎炭火，使厚达二寸。用蚯蚓泥土和戎盐制成泥，涂糊在釜的外面，再用一个釜锅覆盖在上面，都用泥封，使厚达三寸，不要泄漏。阴干一个月，才用马粪火烘烤三日三夜，冷却后，取出，敲下炼成的铜，那铜的流状如同熔化的铜铁一样。于是将这些铜铸为筒。筒制成

后用来盛放丹砂水。还有用马粪火烘烤三十天，开炉取出，敲击得到那金，立即铸成筒，用筒盛丹砂水。再用马粪火烘烤三十天，开炉取出，捣碎熔炼。取其二份，生丹砂一份，渗合汞，汞就是水银，立即凝结成了黄金。这黄金，光彩明亮，色泽美丽，可以用来制作钉子。

制作丹砂水的方法

细研丹砂一斤，放入新鲜竹筒子里，加入石胆、消石各二两，覆盖上下，堵塞筒口，用漆骨丸封住，待干燥后放入醇醋里，埋在地下，深三尺，三十天后化成水，色红而味苦。

金楼先生跟随青林子学习的制作黄金的方法

先煅制锡，方形，宽六寸，厚一寸二分，用赤盐混合灰汁，使成稀泥状，用来涂锡上，使其全体厚度达一分，堆积着放在赤土锅中。一般十斤锡，用赤盐四斤，用盐泥牢固地封住锅边，用马粪火烘烤，三十天后，移开火察看，锡里完全如同灰的样子，中间有颗颗像豆一样的东西，那就是黄金了。混合后放入土盆中，用炭火鼓风炼制，十次炼制都能成功。一般用十斤锡，可得黄金二十两。只有长沙、桂阳、豫章、南海的土锅才能使用。那些地方的老百姓制作土锅来煮食物，自然很多。

制作赤盐的方法

用寒盐一斤，又研制寒水石一斤，研制寒羽涅一斤，再研制白矾一斤，混合放入铁器中，用炭火烧炼，都消熔而颜色变红，才取出来，可供使用。

角里先生跟随稷丘子所教授熔化黄金的方法

先用矾石水二份，放入铁器中，用炭火烧使其沸腾，再放入汞，多少任意，搅拌使

它们相混合，六七次沸腾后倾倒在地上即凝成白银。再取丹砂水、曾青水各一份，雄黄水二份，放入镉中，用小火煮沸，多次搅拌，使它们相混合，再置炭火上煮沸，用炼成的白银放在中间，多少任意，六七次沸腾后倾倒在地上凝固，则成为上等的磨金了。

制作雄黄水的方法

研制雄黄放入新鲜竹筒中，一斤（雄黄）就加入消石二两覆盖在筒的上下，用漆骨丸封住，放入醇醋中，埋在地下深三尺，二十天后即化为水。制作曾青水的方法及矾石水的方法相同，只是各自放入不同的筒中而已。

小孩制作黄金的方法

制作一个大铁筒，直径一尺二寸，高一尺二寸。制作一个小铁筒，直径六寸，细磨明亮。用赤石脂一斤，消石一斤，云母一斤，代赭石一斤，硫黄一斤，空青四两，凝水石一斤，都混合捣细过筛，用醋调和，涂在小筒中，厚度达二分。再取汞一斤，丹砂半斤，良非半斤。制作良非的方法是用铅十斤，放入铁锅中，放在炉子上敞开烧烤，铅熔化后加汞三两，最早出来的用铁匙舀取，此即是叫'良非'。搅拌让它们混合，以看不见汞为标准，放置小筒中，用云母覆盖在上面，用铁盖压住。取大筒置炉上，熔解铅注入大筒中，直至淹没小筒，离顶上半寸，以铅销熔作为标准，用大火煅炼三天三夜，便炼成了'紫粉'。再取铅十斤，置铁器内销熔，二十天左右，又移放入铜器中，待铅熔化后，加入紫粉一寸见方的勺子一勺，搅拌后就变成了黄金。想要制作白银的，取汞放入铁器中，加紫粉一寸见方的勺子一勺以上，火煮使其相混合，倒入水中就成了白银。

务成子的方法

制作铁筒，长九寸，直径五寸，捣雄黄三斤，蚯蚓泥土相等的份量，混合为泥，涂抹筒内使直径为三寸，筒口为四寸，加入丹砂水二合，放在马粪火上烤，让它干透，放入铜筒中，用铜盖塞紧，用黄沙填在上面，再厚盖上蚯蚓泥，不要让上面泄漏，放在火炭炉上，使炭火厚三寸，待筒口烧红后，可冷却后打开，雄黄都进入并附着在铜筒上，再重新取出和放入像前面的方法一样。三斤雄黄精都下来附着在筒中，取下来，提取与黄沙等量的，混合制作为炉子，炉子的大小随意。想要使用时，将炉子放在炭火上，烧至炉子变红，放入水银，水银动荡则加入铅，当黄色从旁边出现并在中央交汇时，将其倾倒在地上，就形成了黄金。制作一千五百斤后，炉子的药力就用完了。这种黄金用牡荆、红黍酒浸泡一百天，就变得柔软可以制作了。如小豆大小，每次服一丸，每日服三次，服完一斤，各种寄生虫都死去，各种疾病都被除去，盲眼能看见，聋耳能听见，老年人返回到年纪如同三十岁时一样。进入火中不会被烧伤，各种妖邪、毒物、寒冷、狂风、暑热、湿气都不能侵犯。服完三斤，就可以在水面上行走，山川各种神仙都来服侍和保卫，寿命与天地相齐。用樗血朱草煮一丸，用来擦拭眼角，就能看见鬼怪和地下的物质，能在黑夜里看书；用白羊血涂抹一丸，投入到水中，鱼龙马上就会出来，可以捕取；用青羊血、红鸡血涂抹一丸，悬挂在城门上，一里之内不会出现瘟疫；用它来涂牛羊六畜的额头上，这些牲畜都不会生病，虎豹也不敢来侵犯它们；用老虎胆汁和蛇的脂肪涂抹一丸，在月建之时，用它投向敌人的军队，敌军马上就会无缘无故地自我混乱，自相残杀而逃走；用牛血涂抹一丸，投入井中，井中的水立即沸腾，若投入流水中，流水则倒流一百步；用白色狗的血涂抹一丸，投入到庙宇房屋中，就可以马上看见那里的鬼神，还可以使唤它们；用兔血涂抹一丸，放在六阴的地方，所要的食物和仙女会马上来到，可供奉六七十个人食用；用鲤鱼胆涂抹一丸，拿着进入水中，水就为之避开一丈，可以在水中呼吸，并在水中行走，淋雨衣服也不会沾湿；用紫苋煮一丸，含着咽下汁水，可以一百天不饿；用磁石煮一丸，放在发髻中，与贼人打仗，刀刃和流箭都不能击中，如有人射他，箭会向自己的方向射去；用六丁六壬方位的泥土混合一丸，用来隐蔽在人们中间就可隐去身形，口含一丸，向北面吹火，火则熄灭；在庚辛日申酉时，向西方用一丸投掷树木，树木当天就会枯萎；又用一丸迈禹步投向虎狼蝮蛇，它们都会立即死之；研细一丸用来在石头上书写就立即进入石头中，在金上书写就进入到金中，在树木上书写就能进入树木中，所书写的都渗透到内部的纹理中，削也削不去。如果突然死亡未超过一夜的，用月建方向的水送服一丸，让它进入死者咽喉，并含水喷死者的脸上，立即就能活过来。用狐血、鹤血涂抹一丸，放入指甲中，用来指万物，万物会随着口令而变化，即山能行走，树木迁徙，别人都能看见，而实际上却没有移动。凡是炼制黄金白银，都要设立太乙、玄女、老子的神座祭祀，如同制作九转仙丹的方法一样，还要经常烧五香，香火不断。还有，当黄金炼成后，先要用三斤投入到深水中，一斤投到市场上，然后才可以随意使用。

卷十七 登 涉

【原文】

或问登山之道。抱朴子曰：凡为道合药，及避乱隐居者，莫不入山。然不知入山法者，多遇祸害。故谚有之曰：太华之下，白骨狼藉。皆谓偏知一事，不能博备，虽有求生之志，而反强死也。山无大小，皆有神灵，山大则神大，山小即神小也。入山而无术，必有患害。或被疾病及伤刺，及惊怖不安；或见光影，或闻异声；或令大木不风而自摧折，岩石无故而自堕落，打击煞人；或令人迷惑狂走，堕落坑谷；或令人遭虎狼毒虫犯人，不可轻入山也。当以三月九月，此是山开月[1]，又当择其月中吉日佳时，若事久不得徐徐须此月者，但可选日时耳。凡人入山，皆当先斋洁七日，不经污秽，带"升山符"出门，作"周身三五法"。又五岳有受殃之岁，如九州之地，更有衰盛，受飞符煞气，则其地君长不可作也。按《周公城名录》，天下分野，灾之所及，可避不可禳，居宅亦然，山岳皆尔也。又大忌不可以甲乙寅卯之岁，正月二月入东岳；不可以丙丁巳午之岁，四月五月入南岳；不以庚辛申酉之岁，七月八月入西岳；不以戊巳之岁，四季之月入中岳；不以壬癸亥子之岁，十月十一月入北岳。不须入太华、霍山、恒山、太山、嵩高山，乃忌此岁，其岳之方面，皆同禁也。又万物之老者，其精悉能假托人形，以眩惑人目而常试人，唯不能于镜中易其真形耳。是以古之入山道士，皆以明镜径九寸已上，悬于背后，则老魅不敢近人。或有来试人者，则当顾视镜中，其是仙人及山中好神者，顾镜中故如人形。若是鸟兽邪魅，则其形貌皆见镜中矣。又老魅若来，其去必却行，行可转镜对之，其后而视之，若是老魅者，必无踵也，其有踵者，则

山神也。昔张盖蹹及偶高成二人，并精思于蜀云台山石室中，忽有一人著黄练单衣葛巾，往到其前曰：劳乎道士，乃辛苦幽隐！于是二人顾视镜中，乃是鹿也。因问之曰：汝是山中老鹿，何敢诈为人形。言未绝，而来人即成鹿而走去。林虑山下有一亭，其中有鬼，每有宿者，或死或病，常夜有数十人，衣色或黄或白或黑，或男或女。后郅伯夷[2]者过之宿，明灯烛而坐诵经，夜半有十余人来，与伯夷对坐，自共樗蒲博戏[3]，伯夷密以镜照之，乃是群犬也。伯夷乃执烛起，佯误以烛烬爇其衣，乃作燋毛气。伯夷怀小刀，因捉一人而刺之，初作人叫，死而成犬，余犬悉走，于是遂绝，乃镜之力也。上士入山，持《三皇内文》及《五岳真形图》，所在召山神，及按鬼录，召州社及山卿宅尉问之，则木石之怪，山川之精，不敢来试人。其次即立七十二精镇符，以制百邪之章，及朱官印包元十二印，封所住之四方，亦百邪不敢近之也。其次执八威之节，佩老子玉策，则山神可使，岂敢为害乎？余闻郑君之言如此，实复不能具知其事也。余师常告门人曰：夫人求道，如忧家之贫，如愁位之卑者，岂有不得邪？但患志之不笃，务近忘远，闻之则悦，偏偏前席，未久，则忽然若遗，毫厘之益未固，而丘山之损不已，亦安得穷至言之微妙，成罔极之峻崇乎？

抱朴子曰：入山之大忌，正月午，二月亥，三月申，四月戌，五月未，六月卯，七月甲子，八月申子，九月寅，十月辰未，十一月巳丑，十二月寅。入山良日：甲子、甲寅、乙亥、乙巳、乙卯、丙戌、丙午，丙辰，巳上日大吉。抱朴子曰：按《九天秘记》及《太乙遁甲》云：入山大月忌：三日、十一日、

十五日、十八日、二十四日、二十六日、三十日；小月忌：一日、五日、十三日、十六日、二十六日、二十八日。以此日入山，必为山神所试。又所求不得，所作不成。不但道士，凡人以此日入山，皆凶害，与虎狼毒虫相遇也。

抱朴子曰：天地之情状，阴阳之吉凶，茫茫乎其亦难详也，吾亦不必谓之有，又亦不敢保其无也。然黄帝、太公皆所信仗，近代达者严君平、司马迁皆所据用，而经传有治历明时刚柔之日。古言曰：吉日惟戊。有自来矣。王者立太史之官，封拜置立，有事宗庙，郊祀天地，皆择良辰；而近才庸夫，自许脱俗，举动所为，耻拣善日，不亦戆遇哉？每伺今入山，不得其良时日交，下有其验，不可轻入也。按《玉钤经》云：欲入名山，不可不知遁甲之秘术，而不为人委曲说其事也。而《灵宝经》云，入山当以保日及义日，若专日者大吉，以制日伐日必死，又不一一道之也。余少有入山之志，由此乃行学遁甲书，乃有六十余卷，事不可卒精，故钞集其要，以为《囊中立成》，然不中以笔传。今论其较略，想好事者欲入山行，当访索知之者，亦终不乏于世也。《遁甲中经》曰：欲求道，以天内日天内时，劾鬼魅，施符书；以天禽日天禽时入名山，欲令百邪虎狼毒虫盗贼，不敢近人者。出天藏，入地户。凡六癸为天藏，六己为地户也。又曰：避乱世，绝迹于名山，令无忧患者，以上元丁卯日，名曰阴德之时，一名天心，可以隐沦，所谓白日陆沈，日月无光，人鬼不能见也。又曰：求仙道入名山者，以六癸之日六癸之时，一名天公日，必得度世也。又曰：往山林中，当以左手取青龙上草，折半置逢星下，历明堂入太阴中，禹步而行，三咒曰：诺皋，太阴将军，独开曾孙王甲，勿开外人；使人见甲者，以为束薪；不见甲者，以为非人。则折所持之草置地上，左手取土以傅鼻人中；右手持草自蔽，左手著前，禹步而行，到六癸下，闭气而住，人鬼

不能见也。凡六甲为青龙，六乙为逢星，六丙为明堂，六丁为阴中也。☰☰☰比成"既济"卦[4]，初一初二迹不任九迹数，然相因仍一步七尺又云：一尺[5]合二丈一尺，顾视九迹。又，禹步法：正立，右足在前，左足在后，次复前左足，次前右足[6]，以左足从右足并，是一步也。次复前右足，次前左足，以右足从左足并，是二步也。次复前右足[7]，以左足从右足并，是三步也。如此，禹步之道毕矣。凡作天下百术，皆宜知禹步，不独此事也。

抱朴子曰：《灵宝经》曰：所谓宝日者，谓支干上生下之日也，若用甲午乙巳之日是也。甲者，木也。午者，火也。乙亦木也，巳亦火也，火生于木故也。又谓义日者，支干下生上之日也，若壬申癸酉之日是也。壬者，水也。申者，金也。癸者，水也。酉者，金也，水生于金故也。所谓制日者，支干上克下之日也。若戊子己亥之日是也。戊者，土也。子者，水也。己亦土也，亥亦水也，五行之义，土克水也。所谓伐日者，支干下克上之日，若甲申乙酉之日是也。甲者，木也。申者，金也。乙亦木也，酉亦金也，金克木故也。他皆仿此，引而长之，皆知之也。

抱朴子曰：入名山，以甲子开除日，以五色缯各五寸，悬大石上，所求必得。又曰：入山宜知六甲秘祝。祝曰：临兵斗者，皆阵列前行。凡九字，常当密祝之，无所不辟。要道不烦，此之谓也。

抱朴子曰：山中山精之形，如小儿而独足，走向后，喜来犯人。人入山，若夜闻人音声大语，其名曰"蚑"[8]，知而呼之，即不敢犯人也。一名"热内"，亦可兼呼之。又有山精，如鼓赤色，亦一足，其名曰"晖"。又或如人，长九尺，衣裘戴笠，名曰"金累"。或如龙而五色赤角，名曰"飞飞"，见之皆以名呼之，即不敢为害也。

抱朴子曰：山中有大树，有能语者，非树能语也，其精名曰"云阳"，呼之则吉。山

中夜见火光者，皆久枯木所作，勿怪也。山中夜见胡人者，铜铁之精。见秦者，百岁木之精。勿怪之，并不能为害。山水之间见吏人者，名曰"四徼"，呼之名即吉。山中见大蛇著冠帻者，名曰"升卿"，呼之即吉。山中见吏，若但闻声不见形，呼人不止，以白石掷之则息矣；一法以苇为矛以刺之即吉。山中见鬼来唤人，求食不止者，以白茅投之即死也。山中鬼常迷惑使失道径者，以苇杖投之即死也。山中寅日，有自称"虞吏"者，虎也。称"当路君"者，狼也。称"令长"者，老狸也。卯日称"丈人"者，兔也。称"东王父"者，麋也。称"西王母"者，鹿也。辰日称"雨师"者，龙也。称"河伯"者，鱼也。称"无肠公子"者，蟹也。巳日称"寡人"者，社中蛇也。称"时君"者，龟也。午日称"三公"者，马也。称"仙人"者，老树也。未日称"主人"者，羊也。称"吏"者，獐也。申日称"人君"者，猴也。称"九卿"者，猿也。酉日称"将军"者，老鸡也。称"捕贼"者，雉也。戌日称人姓字者，犬也。称"成阳公"者，狐也。亥日称"神君"者，猪也。称"妇人"者，金玉也。子日称"社君"者，鼠也。称"神人"者，伏翼也。丑日称"书生"者，牛也。但知其物名，则不能为害也。

或问隐居山泽辟蛇蝮之道。抱朴子曰：昔圆丘多大蛇，又生好药，黄帝将登焉，广成子[9]教之佩雄黄，而众蛇皆去。今带武都雄黄，色如鸡冠者五两以上，以入山林草木，则不畏蛇。蛇若中人，以少许雄黄末内疮中，亦登时愈也。蛇种虽多，唯有蝮蛇及青金蛇中人为至急，不治之，一日则煞人。人不晓治之方术者，而为此二蛇所中，即以刀割所伤疮肉以投地，其肉沸如火炙，须臾焦尽，而人得活。此蛇七八月毒盛之时，不得啮人，而其毒不泄，乃以牙啮大竹及小木，皆即燋枯。今为道士人入山，徒知大方，而不晓辟之之道，亦非小事也。未入山，当预止于家，

先学作禁法，思日月及朱雀、玄武、青龙、白虎[10]，以卫其身，乃行到山林草木中，左取三口气闭之，以吹山草中，意思令此气赤色如云雾，弥满数十里中。若有从人，无多少皆令罗列，以气吹之，虽践蛇，蛇不敢动，亦略不逢见蛇也。若或见蛇，因向日左取三气闭之，以舌柱天，以手捻都关，又闭天门，塞地户，因以物抑蛇头而手蒙之，画地作狱以盛之，亦可捉弄也。虽绕头颈，不敢啮人也。自不解禁，吐气以吹之，亦终不得复出狱去也。若他人为蛇所中，左取三口气以吹之，即愈不复痛。若相去十数里者，亦可遥为作气，呼彼姓字，男祝我左手，女祝我右手，彼亦愈也。介先生法：到山中住，思作五色蛇各一头，乃闭气以青竹及小木板屈刺之，左徊禹步，思作蜈蚣数千板，以衣其身，乃去，终亦不逢蛇也。或以干姜、附子带之肘后，或烧牛羊鹿角薰身，或带王方平[11]雄黄丸，或以猪耳中垢及麝香丸著足爪甲中，皆有效也。又麝及野猪皆啖蛇，故以厌之也。又，云日乌及蠡龟，亦皆啖蛇。故南人入山，皆带蠡龟之尾、云日之喙以辟蛇。蛇中人，刮此二物以涂其疮，亦登时愈也。云日，鸩鸟之别名也。又南人入山，皆以竹管盛活蜈蚣，蜈蚣知有蛇之地，便动作于管中，如此则详视草中，必见蛇也。大蛇丈余，身出一围[12]者，蜈蚣见之，而能以气禁之，蛇即死矣。蛇见蜈蚣在涯岸间，大蛇走入川谷深水底逃，其蜈蚣但浮水上禁，人见有物正青，大如缳者，直下入水至蛇处，须臾蛇浮出而死。故南人因此末蜈蚣治蛇疮，皆登愈也。

或问曰：江南山谷之间，多诸毒恶，辟之有道乎？抱朴子答曰：中州高原，土气清和，上国名山，了无此辈。今吴、楚之野，暑湿郁蒸，虽衡、霍正岳，犹多毒蠚也。又有短狐，一名"蜮"，一名"射工"，一名"射影"，其实水虫也，状如鸣蜩，状似三合杯，有翼能飞，无目而利耳，口中有横物角弩，如闻人声，缘口中物如角弩，以气为矢，则因

水而射人，中人身者即发疮，中影者亦病，而不即发疮，不晓治之者煞人。其病似大伤寒，不十日皆死。又有沙虱，水陆皆有，其新雨后及晨暮前，跋涉必著人，唯烈日草燥时，差稀耳。其大如毛发之端，初著人，便入其皮里，其所在如芒刺之状，小犯大痛，可以针挑取之，正赤如丹，著爪上行动也。若不挑之，虫钻至骨，便周行走入身，其与射工相似，皆煞人。人行有此虫之地，每还所住，辄当以火炙燎令遍身，则此虫堕地也。若带八物麝香丸、及度世丸，及护命丸、及玉壶丸、犀角丸、及七星丸、及茅苣，皆辟沙虱、短狐也。若卒不能得此诸药者，但可带好生麝香亦佳。以雄黄、大蒜等分合捣，带一丸如鸡子大者亦善。若已为所中者，可以此药涂疮亦愈。咬咀〔13〕赤苋汁，饮之涂之亦愈。五茄根及悬钩草、菖藤，此三物皆可各单行，可以捣服其汁一二升。又，射工虫冬天蛰于山谷间，大雪时索之，此虫所在，其雪不积留，气起如灼蒸，当掘之，不过入地一尺则得也，阴干末带之，夏天自辟射工也。若道士知一禁方，及洞百禁，常存禁及守真一者，则百毒不敢近之，不假用诸药也。

或问：道士山居，栖岩庇岫，不必有缊缛之温，直使我不畏风湿，敢问其术也？抱朴子曰：金饼散、三阳液、昌辛丸、荦草耐冬煎、独摇膏、茵芋玄华散、秋地黄血丸，皆不过五十日服之而止，可以十年不畏风湿。若服金丹大药，虽未升虚轻举，然体不受疾，虽当风卧湿。不能伤也。服此七药，皆谓始学道者耳。姚先生但服三阳液，便袒卧冰上，了不寒振。此皆介先生及梁有道卧石上，及秋冬当风寒，已试有验，秘法也。

或问涉江渡海辟蛟龙之道。抱朴子曰：道士不得已而当游涉大川者，皆先当于水次，破鸡子一枚，以少许粉杂香末，合搅器水中，以自洗濯，则不畏风波蛟龙也。又佩"东海小童符"及"制水符"、"蓬莱札"，皆却水中之百害也。又有"六甲三金符"、"五木禁"。

又法：临川先祝曰：卷蓬卷蓬，河伯导前辟蛟龙，万灾消灭天清明。又《金简记》云：以五月丙午日日中，捣五石，下其铜。五石者，雄黄、丹砂、雌黄、矾石、曾青也。皆粉之，以金华池浴之，内六一神炉中鼓下之，以桂木烧为之，铜成以刚炭炼之，令童男童女进火，取牡铜以为雄剑，取牝铜以为雌剑，各长五寸五分，取土之数，以厌水精也。带之以水行，则蛟龙巨鱼水神不敢近人也。欲知铜之牝牡，当令童男童女俱以水灌铜，灌铜当以在火中向赤时也，则铜自分为两段，有凸起者牡铜也，有凹陷者牝铜也，各刻名识之。欲入水，以雄者带左，以雌者带右。但乘船不身涉水者，其阳日带雄，阴日带雌。又天文大字，有北帝书，写帛而带之，亦辟风波蛟龙水虫也。

或问曰：辟山川庙堂百鬼之法。抱朴子曰：道士常带"天水符"及"上皇竹使符"、"老子左契"，及守真一思三部将军者，鬼不敢近人也。其次则论百鬼录，知天下鬼之名字，及《白泽图》、《九鼎记》，则众鬼自却。其次服鹑子赤石丸、及曾青夜光散、及葱实乌眼丸、及吞白石英祇母散，皆令人见鬼，即鬼畏之矣。抱朴子曰：有"老君黄庭中胎四十九真秘符"，入山林，以甲寅日丹书白素，夜置案中，向北斗祭之，以酒脯各少少，自说姓名，再拜受取，内衣领中，辟山川百鬼万精虎狼虫毒也。何必道士，乱世避难入山林，亦宜知此法也。

入山符

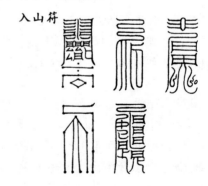

抱朴子曰：上五符，皆老君入山符也。

以丹书桃板上，大书其文字，令弥满板上，以著门户上，及四方四隅，及所道侧要处，去所住处，五十步内，辟山精鬼魅。内户梁柱，皆可施安。凡人居山林及暂入山，皆可用，即众物不敢害也。三符以相连著一板上。

抱朴子曰：此符亦是老君入山符，户内梁柱皆可施。凡人居山林及暂入山，皆宜用之也。

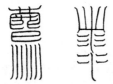

抱朴子曰：此是仙人陈安世所授"入山辟虎狼符"，以丹书绢二符，各异之。常带著所住之处，各四枚。移涉当拔收之以去，大神秘也。开山符以千岁薰名山之门，开宝书古文金玉，皆见秘之。右一法以如此，大同小异。

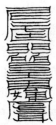

抱朴子曰：此符是老君所戴，百鬼及蛇蝮虎狼神印也。以枣心木方二寸刻之，再拜而带之，甚有神效。仙人陈安世符矣。

入山佩戴符

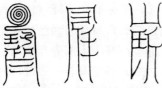

此三符，兼同著牛马屋左右前后及猪栏上，辟虎狼也。

或问曰：昔闻谈昌或步行水上，或久居水中，以何法乎？抱朴子曰：以葱涕和桂，服如梧桐子大七丸，日三服，至三年，则能行水上也。郑君言但习闭气至千息，久久则能居水中一日许。得真通天犀角三寸以上，刻以为鱼，而衔之以入水，水常为人开，方三尺，可得气息水中。又通天犀角有一赤理如线，有自本彻末。以角盛米置群鸡中，鸡欲啄之，未至数寸，即惊却退。故南人或名通天犀为"骇鸡犀"。以此犀角著谷积上，百鸟不敢集。大雾重露之夜，以置中庭，终不沾濡也。此犀兽在深山中，晦冥之夕，其光正赫然如炬火也。以其角为叉导，毒药为汤，以此叉导搅之，皆生白沫涌起，则了无复毒势也。以搅无毒物，则无沫起也，故以是知之者也。若行异域有益毒之乡，每于他家饮食，则常先以犀搅之也。人有为毒箭所中欲死，以此犀叉刺疮中，其疮即沫出而愈也。通天犀所以能煞毒者，其为兽专食百草之有毒者，及众木有刺棘者，不妄食柔滑之草木也。岁一解角于山中石间。人或得之，则须刻木色理形状，令如其角以代之。犀不能觉，后年辄更解角著其处也。他犀亦辟恶解毒耳，然不能如通天者之妙也。或食"六戊符"千日，或以赤班蜘蛛及七重水马，以合冯夷水仙丸服之，则亦可以居水中。只以涂瞳下，则可以步行水上也。头垢犹足以使金铁浮水，况妙于兹乎？

或问：为道者多在山林，山林多虎狼之害也，何以辟之？抱朴子曰：古之人入山者，皆佩黄神越章[14]之印，其广四寸，其字一百二十，以封泥著所住之四方各百步，则虎狼不敢近其内也。行见新虎迹，以印顺印之，虎即去；以印逆印之，虎即还，带此印以行山林，亦不畏虎狼也。不但只辟虎狼，若有山川社庙血食恶神能作福祸者，以印封泥，断其道路，则不复能神矣。昔石头水有大鼋，常在一深潭中，人因名此潭为"鼋潭"。此物能作鬼魅，行病于人。吴有道士戴昞者，偶视之，以越章封泥作数百封，乘舟以此封泥遍掷潭中，良久，有大鼋径长丈余，浮出不敢动，乃格煞之。而病者并愈也。又有小鼋出，罗列死于渚上甚多。山中卒遇虎，便作三五禁，虎亦即却去。三五禁法，当须口传，笔不能委曲矣。一法，直思吾身为朱鸟，令长三丈，而立来虎头上，因即闭气，虎即去。若暮宿山中者，密取头上钗，闭气以刺白虎上，则亦无所畏。又法：以左手持刀闭气，画地作方，祝曰：恒山之阴，太山之阳，盗贼不起，虎狼不行，城郭不完，闭以金关。因以刀横旬日中白虎上，亦无所畏也。或用大禁，吞三百六十气，左取右以叱虎，虎亦不敢起。以此法入山，亦不畏虎。或用七星虎步，及"玉神符"、"八威五胜符"、"李耳太平符"、中黄华盖印文，及石流黄散，烧牛羊角，或立"西岳公禁山符"，皆有验也。阙此四符也。

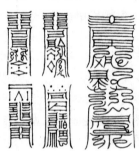

此符是老君入山符，下说如文。又可户内梁柱皆施之。凡人居山林及暂入，皆可用之。"

【注释】

〔1〕山开月：道教认为可以入山而不会触怒山神的月份。

〔2〕郅伯夷：东汉人，为长沙太守郅君章之孙。《风俗通义·怪神篇》亦载有此事。

〔3〕樗蒲博戏：古代的一种博戏（游戏）。

〔4〕既济卦据《易》载：☵为坎，为水；☲为离，为火。两卦排比一起，象征水火相济，各得其宜，故称"既济"卦。

〔5〕尺：当为"共"字。

〔6〕次复前左足，次前右足：据孙星衍校为："次复前左足，次前右足"。

〔7〕次复前右足：据孙星衍校为："次复前左足，

次前右足"。

〔8〕蚑：音 qí（奇），本指喜蜘，这里指鬼名。

〔9〕广成子：传说中的仙人，曾为老子的老师。

〔10〕朱雀、玄武、青龙、白虎：为传说中的四种神兽，古称"四灵"。

〔11〕王方平：即王远，字方平，东汉人，相传他发明一种雄黄丸，辟蛇有效。

〔12〕围：计量圆形物体的单位，五寸为一围，一说一抱为一围。此处当指后者。

〔13〕咬咀：古代的一种药物粉碎方法，即用咀将药材咬碎。

〔14〕黄神越章：方术家所用一种符章，认为能避虎狼，亦能杀鬼。《善斋吉金录》收载有"黄神越章"之印图数枚。

【译文】

有人问登山之道。抱朴子说：凡是做道士炼制丹药以及躲避战乱而隐居的人，没有不进入深山的。然而不懂得入山之法的人，大多会遭遇到祸害。故此有谚语说：太华之下，白骨狼藉。都是因为片面地认为入山就是简单的登山，而没有充分的准备，虽有乞求长生的意念，却反而被害。山不论大小，都有神灵，山大则神大，山小即神小。不懂得登山之道的人，必然有遇害之患。有的遭受疾病，受到刺伤和惊恐不安；有的会看见奇怪的光影，有的会听到奇异的声音；有的大树没有被大风吹刮而自己折断，岩石却无故自己坠落，使人们受到打击和惊吓；有的使人迷惑奔跑而坠落坑谷；有的使人受到虎狼毒虫的伤害等，由此可见，是不能轻易入山的。入山应该在三月、九月，这两个月是山开月，在这两个月入山的又应该选择其中的吉日佳时。如果有事不能慢慢地等到这二个月，就只能选吉日佳时而已。凡是进入深山的人，都应该在入山前先斋戒洁身七日，不做污秽之事，整洁身心，佩戴"开山符"出门，作"周身三五法"。还有五岳都有不吉利而遭受祸殃的年份，就像九州的大地，衰盛交替轮回，遭受飞符煞气，则此地的君主长官就不能当。按《周公城名录》所载，天下分野，灾难所达之处，只能躲避而不能禳除，住宅也是如此，山岳也是这样。大禁忌是不能在甲乙寅卯之年的正月二月进入东岳；不能在丙丁巳午年的四月五月进入南岳；不能在庚辛申酉年的七月八月进入西岳；不能在戊巳年的四季中各季最后一个月进中岳；不能在壬癸亥子年十月十一月进入北岳。不只是进入太华山、霍山、恒山、嵩山才禁忌这些年月，凡那山岳同一方向的都有相同的禁忌年月。万物中年代久远的，它们的精灵都能假托成人的形体来迷惑人的眼睛而常常考验人，只是不能照于镜中，否则容易显出真形来。所以，古代进入深山的道士，都用直径九寸以上的明镜悬挂在背后，则老妖魅精之类就不敢接近人了。如果有鬼妖来考验人，就向后反看镜子里，若是仙人和山中的好神仙，反看镜中仍是像人的形状。若是鸟兽邪恶的鬼魅，则它们原来的形貌都会显现在镜子里。还有，老妖魅鬼若来了，它们离去时一定是倒着行走，它行走时可倒转镜子对着它照，再从后面来看它，若是老妖魅鬼，就一定没有脚后跟，那有脚后跟的，则是山神。过去，张盖蹹和偶高成二人都在蜀郡云台山石室中精修苦炼，突然有一个人穿着黄色的精布单衣，头戴葛巾，来到他们俩跟前说：辛苦了道士们，如此艰辛苦炼幽居隐名！于是二人反视镜中，发现竟然是只鹿。故而问道：您是山中的老鹿，怎么敢假扮人形？话还没有说完，来的人就变成鹿逃走了。林虑山下有一个亭子，亭中有鬼，凡有在此住宿的人，或者死亡，或者生病，经常在夜里有几十个人来此，穿着黄色、白色或黑色的衣服，有男有女。后来郅伯夷经过并住宿在那里，点亮着烛灯，坐着朗读经书，半夜里有十几个人前来与伯夷对坐，他们一起玩樗蒲博戏，伯夷偷偷地用镜子来照他们，发现竟是一群狗。伯夷就端着烛灯站起来，假装失手用烛灯烧他们的衣服，发出毛发烧焦的气味。伯夷怀

揣着小刀，顺势抓住其中一个就刺过去，开始时还发出人叫声，死了后就变成了一只狗，其余的狗都逃跑了，从此此处鬼怪再也没有出现，这就是镜子的作用。道术高超的道士进入深山，手持《三皇内文》和《五岳真形图》，随处可召唤山神，按照鬼怪的名录召来州郡的社神及山神、宅神询问，这样，树木石头的妖怪，山川的精怪都不敢来考验人。道术稍次的道士就书写举起七十二种精怪的镇压符，用来镇住各种妖魔鬼怪的显现，还用朱红的官印、包元十二印，封盖住所居住地的四方，各种妖魔鬼怪也不敢近前。道术再次的道士，就手持"八威之节"，佩戴"老子玉策"，则山神就可听从使唤，妖魔鬼怪哪里还敢为害呢？我听郑先生所讲的就是如此，实在是再也不能完全知道这些事了。我的老师常常告诫弟子说：人们追求道术，就像担心家中贫穷，担忧地位低下的人那样，又怎么会得不到呢？但如果志向不坚定，追求近利，忘却远大目标，听见道术就很高兴，跪地向前，洗耳恭听，但过不了多久，就忽视得像遗忘了一样，这样，丝毫的收益得不到巩固，而山丘般的损伤却是无休止的，又怎么能够悟得到最高道术的细微精妙，成就奥妙无穷的崇高事业呢？

抱朴子说：进入深山的最大忌讳是正月的午日，二月的亥日，三月的申日，四月的戌日，五月的未日，六月的卯日，七月的子日，八月的巳日，九月的寅日，十月的未日，十一月的辰日，十二月的酉日。进山的吉利日子是：甲子、甲寅、乙亥、乙巳、乙卯、丙戌、丙午、丙辰，以上几天是大吉日子。抱朴子说：按照《九天秘记》和《太乙循甲》所说：'进山大月份的忌日是三日，十一日、十五日、十八日、二十四日、二十六日、三十日；小月份的忌日是一日、五日、十三日、十六日、二十六日、二十八日。在这些忌日进山必定会被山神所捉弄，还会使所要求的东西得不到，所要做的事情不成功。不光是道

士，普通凡人在这天进山都会遭遇到凶险祸害，或与虎狼毒虫相遇。

抱朴子说：天地的情态及形状，阴阳的吉利凶险，是茫茫然而难以详知的，我也不必说它们一定有，也不敢保证它们一定无。但是，黄帝、姜太公都相信并依赖它们，近代名人严君平、司马迁都依据沿用，而经传中有"治历明时"、"刚日"、"柔日"之说。有句古话说："吉日惟戊"。这说明选择吉日良辰，古已有之。帝王设立太史这个官，封禅、拜祖、置祭、立祠等，祭祀宗庙，在郊外祭祀天地，都选择吉日良辰。而才华浅薄的凡夫俗子，自诩为超世脱俗，一举一动，所做所为，都认为挑择吉日是耻辱，难道不是很愚笨的吗？每当准备试探着进山，又求不到吉日良辰，且又出现不祥的兆头，则不可轻易进山。按《玉钤经》的说法，想要进入名山，不能不懂得奇门遁甲的秘术，但没有对人详尽说明这些事。而《灵宝经》说：进入深山应当在"保日"和"义日"（保为甲午乙已，义为壬申癸酉，制为戊子已亥，伐为甲申乙酉），如果是"专日"则最吉利，在"制日"、"伐日"进山必然会死亡，但又没有一一地说清楚。我从小就有进山的愿望，因此，就去学习奇门遁甲的书，曾有这方面的书六十多卷。但这种法术是不可能在仓促间就精通的，所以，就抄写收集其中的要点，编撰为《囊中立成》一书，然而，法术的要旨是不宜用笔墨来传世的。今论述它的大概，想到喜好法术的人想要进入深山中行游，当然要访求懂得奇门遁甲术的人，然而这些法术在世上最终是不会少的。《遁甲中经》说：想要追求道术，应该在天内日的天内时，驱除鬼怪，施行符书；在天禽日的天禽时进入名山，若要想让各种妖邪、虎狼毒虫、盗贼不敢接近人的，要在"天藏"之时出来，在"地户"之时进入。凡是六癸之时为"天藏"，六己之时为"地户"。又说：躲避动乱世道，隐居于名山，使自己成为没有忧患的人，应

该在上元的丁卯那天，名叫"阴德"的时辰，又叫"天心"时辰可以入隐，是所谓白天陆地沉沦，太阳月光失去光明，人和鬼都不能看见。又说：追求神仙道术进入名山的人，应在六癸那天的六癸时辰，这天又叫"天公日"，一定能得以超度世俗。又说：到山林中去，应当用左手拿着"青龙"方向的革，折一半放置在"逢星"下，经过"明堂"，进入"太阴"中，用禹步行走，念三遍咒语道：诺皋（太阴神的名字），太阴将军，唯独为曾孙壬甲开山门，不要对外人开放；让那看见壬甲的人认为是柴禾一捆；看不见壬甲的人，以为没有人。然后将所持折断的草放在地上，左手取土来敷在鼻下的人中穴上，右手拿草来掩蔽自己，左手放在前面，迈禹步前行，到六癸下，屏住呼吸停下，人和鬼都看不见。所谓六甲就是"青龙"，六乙就是"逢星"，六丙就是"明堂"，六丁就是"阴中"。☰☷排列成既济卦，初一初二两爻的行迹不足九道足迹的数目，但相互因袭仍是一步七尺，一共是二丈一尺，回视有九个足迹。还有，禹步法：立正，迈出右脚在前，左脚在后，然后向前迈出左脚，又迈出右脚，将左脚向右脚并齐，这是第一步。然后向前迈出右脚，再迈出左脚在前，将右脚向左脚并齐，这是第二步。然后，再向前迈出左脚，接着又迈出右脚在前，再将左脚迈前与右脚并齐，这是第三步。像这样禹步的道术就算完结。凡是施行天下各种道术的，都应懂得禹步，不单单是奇门遁甲之术。

抱朴子说：《灵宝经》载：所谓"保日"，是干支上位产生下位的日子，比如甲午、乙已日就是"保日"，因为甲属木，午属火，乙也是属木，已也是属火，而火是由木产生的。所谓"义日"是干支下位产生上位的日子，如壬申、癸酉日就是"义日"，因为壬属水，申属金，癸属水，酉属金，而水是由金产生的。所谓"制日"就是干支上位克下位的日子，如戊子、己亥日就是"制日"，戊属土，子属水，

己也属土，亥也是属水，五行的说法是土克水。所谓"伐日"就是干支下位克上位的日子，如甲申、乙酉日就是"伐日"，甲属木，申属金，乙也是属木，酉也是属金，而金克木。其余的都可仿照这些引申推论，就可以知道了。

抱朴子说：进入名山，应当选在一个甲子的十二天中的开日和除日，用五种颜色的丝织品备五寸，悬挂在大石头上，就能使所求的东西一定能得到。又说：进山应该知道六甲秘咒，咒语道："临兵斗者，皆陈列前行"共九个字，应经常秘密念诵，无论什么灾祸都可以避开的。重要的道术不繁杂，说的就是这种咒语。

抱朴子说：深山里山精的形状，像小孩一样而只有一只脚，走路如向后退，喜欢来侵犯人。人进山后，如果听到人的声音便大声说活的山精，它的名字叫"蚑"，知道了这个名字后就呼唤它，它就不敢再来侵犯人了。另一个名字叫"热内"，也可同时呼这个名字。还有一种山精，像鼓一样是红色的，也是一只脚，它的名字叫"晖"。还有的像人，长九尺，穿着裘皮服，戴着笠帽，名字叫"金累"。有的像龙，五彩的身子，红色的角，名叫"飞龙"，看见它们都要呼唤它们的名字，它们就不敢来害人了。

抱朴子说：山中有大树，有的能说话，并不是树本身能说话，而是树的精灵，名叫"云阳"，呼唤它的名字就吉利。在山中夜里看见的"火光"，那都是长久干枯的树木所发出的，不要觉得奇怪。在山中夜里看见的胡人，都是铜铁的精灵。看见秦朝的人，是百年树木的精灵。这些都不要觉得奇怪，并不能带来危害。山水之间看见的小官吏，名叫"四徼"，呼唤它的名字就吉利。在山中看见戴着冠和头巾的大蛇，名叫"升卿"，呼叫它的名字就吉利。在山中看见官吏，但若听到声音就看不见形体，并不停地呼唤人，用白色石头投掷就能平息；另一种方法是用苇作

成矛刺它就会吉利。在山中看见鬼来叫人，不断地索求食物，用白茅向它投掷，它立即死去。山中的鬼经常迷惑人使他们迷失道路，用芦苇做的手杖投掷它们即会死亡。山中在寅日，若有自称"虞吏"的，则是老虎。自称是"当路君"的是狼。自称是"令长"的则是老狸。在卯日，自称"丈人"的则是兔子。自称"东王父"的是麇。自称"西王母"的是鹿。在辰日自称"雨师"的是龙。自称"河伯"的是鱼。自称"无肠公子"的是蟹。在巳日，自称"寡人"的是社届中的蛇。自称"时君"的是乌龟。在午日自称"三公"的是马。自称"仙人"的是老树。在未日自称"主人"的是羊。自称"吏"的是獐。在申日自称"人君"的是猴。自称"九卿"的是猿。在酉日自称"将军"的是老鸡，自称"捕贼"的是野鸡。在戌日自称"人姓名字号"的是狗。自称"成阳公"的是狐。在亥日，自称"神君"的是猪。自称"妇人"的是金玉。在子日自称"社君"的是老鼠。自称"神人"的是蝙蝠。在丑日自称"书生"的是牛。只要知道物体的名字，就不会被危害了。

有人问隐居在深山里湖泽边躲避蝮蛇之类毒蛇的方法。抱朴子说：过去，圆丘山上有很多大蛇，且又生长着许多好的药草，黄帝准备登这座山，广成子教他佩戴雄黄，结果各种蛇都逃走。现在佩戴武都雄黄，颜色像鸡冠一样的五两以上，这样进入山中树林草丛中则不怕蛇。如果蛇咬伤了人，就用小量的雄黄粉末放入在伤口上，很快就痊愈。蛇的种类虽多，但只有蝮蛇及青金蛇咬伤人最为危急，如不及时救治，一天就会死。如果不知道治疗蛇伤的方法，而又被这种蛇咬伤，应立即用刀割下伤口部位的肉投掷在地上，那肉会冒烟像火烧一样，一会儿烧焦化尽，而人才能得以生存。这些蛇七八月份毒液饱满时，若不能咬人，其毒液不能排泄出来，就会用牙齿咬大竹子及小树木，这些竹木马上就会焦枯。假如身为道士进山，只知道进山

的大道理和方法，而不知道回避毒蛇的方法，这也不算是小事，没有进山之前，应当预先在家中停留，先学习'作禁'的方法，想着太阳、月亮和天空中的四象：朱雀、玄武、青龙、白虎，以保护自己的身体，这才进到山林草木之中，向左吸三口气闭住，吹到山林中的草丛里，意念中想让这些气成为红色的，如同云雾一样，弥漫几十里内。如果有随从人员，无论多少都让他们排列起来，用气吹，虽然脚踩到蛇，蛇也不敢动弹，也几乎是碰不到蛇的。若是看到蛇，就向太阳左边吸三口气闭住，用舌头顶住上面，用手捏住鼻子，闭紧嘴，收紧肛门，然后用东西压住蛇头，用手绕着蛇在地上画出牢圈囚禁它，也可以在此捉弄它。就是将蛇绕在头颈上，它也不敢咬人。若一直不念解禁咒，且吐气来吹蛇，则蛇始终不能再出这个牢圈。如果有其他人被蛇所咬伤，向左吸取三口气吹他，马上就会痊愈且不再疼痛。如果受伤的人相隔十几里远，也可以用吐气治疗法，并呼唤他的姓名。如果受伤是男的则咒祝自己的左手，是女的咒祝自己的右手，他们也会痊愈的。有一种'介先生法'，是到山中居住，先意念作出五种颜色的蛇各一条，然后闭气用青竹及小树枝猛刺它们，并向左边行禹步徘徊。又意想作蜈蚣九千条，用衣服穿在它们的身上，再出发上山，终生都不会遇到蛇。或者用干姜、附子佩戴在胳膊肘后，或者烧牛、羊、鹿角熏，有的佩戴王方平雄黄丸，或者用猪耳朵中的耳垢和麝香丸放在脚指甲里，都是有效的避蛇方法。还有，麝及野猪都吃蛇，故可以用来压制蛇。又有云日鸟和鼍龟也都吃蛇。所以，南方人进山时都佩戴鼍龟的尾巴、云日鸟的嘴来避蛇。蛇咬伤人，可以刮到这二种东西来涂擦伤口，能立即痊愈。云日，鸩鸟的别名。还有，南方人进山，都用竹筒装着活蜈蚣，蜈蚣知道有蛇的地方，如果蜈蚣在筒中翻动，则应详细观察周围草中，必定能看见蛇。若蛇大一丈多长，身体超出一围

的，蜈蚣看见了，就能闭气来禁咒它，蛇就会马上死亡。蛇看见蜈蚣在河岸边，蛇就会逃入河谷深水底部，蜈蚣只是浮在水面上禁咒，人们看见有一个纯青色的东西如缝一样大，直到水底至蛇处，一会儿，蛇便浮出水面而死。故南方人用蜈蚣粉来治蛇咬伤，都能马上痊愈。

有人问道：江南的一些山谷中有很多毒虫恶气，躲避它们有什么方法？抱朴子回答道：中原的一些高山，地气清纯和顺，发达国家著名的高山，根本没有这些东西。现在吴地、楚地的郊野暑热潮湿，郁郁蒸腾，虽然衡山、霍山等是正宗山岳，但仍有特别多的毒虫。还有一种短狐，一名"蜮"，一名"射工"，一名"射影"，其实是一种水虫。形状像叫蝉，大小如同能盛装三合的杯子，有翅膀能飞，没有眼睛，但听力很敏锐，嘴里有横放的物体像是角弩，如听到人的声音就会用嘴里像角弩的东西，用气作箭，趁着水势来射人，身体被射中的人就会生疮，射中影子的人也会生病，而不马上生疮，不懂得治疗方法的人会被害死。这种病就像是重伤寒病，不到十天病者都会死。还有一种沙虱，水中陆地皆有，如果在刚刚下雨后和早晨、黄昏之前，跋山涉水就一定会附着在人身上，只有在烈日草干燥时，才会稀少些。它的大小如同毛发尖一样，刚沾上人体就会钻到人的皮肤里，它附着的地方像芒刺的样子，轻轻碰着就非常疼痛，可以用针挑出来，这种虫的颜色纯红像丹砂，放在指甲上会行走，如果不挑出来，虫子钻到骨头里，就会在体内周游全身，这种虫子与射工相似，都能杀死人。人们行走在有这种虫子的地方，每当回到住所，就应立即用火烤燎全身，则这种虫子就会掉落到地上。如果带八物麝香丸、度世丸、护命丸、玉壶丸、犀角丸、七星丸、茅苍，都能避开沙虱、短狐。如果仓促间不能找到这些药丸，只要佩戴质量好的生麝香也很好。以用这些药涂伤口亦

可痊愈。捣碎红苋菜取汁，饮用和涂擦伤口都能痊愈。五加根、悬钩草、菖藤这三种药物都可以单独运用，可以捣服其汁一二升。射工虫冬天会在山谷里冬眠，下大雪时寻找，此虫所在的地方雪不会积留，有热气冒起如同灼烧蒸煮一样，在此处挖掘，不超过一尺就可以找到，将其阴干捣末带上，夏天能避开射工虫。如果道士知道"一禁方"、"洞百禁"、"常存禁"及守真一，则各种毒虫都不敢近身，就不必借用各种药物了。

有人问道：道士在山上居住，常在山崖间栖居，在山洞里藏身，没有垫缛的温暖，却能使自己不怕风寒潮湿，冒昧地问您这是什么方法呢？抱朴子说：金饼散、三阳液、昌辛丸、莘草耐冬煎、独摇膏、茵芋玄华散、秋地黄血丸，服食都不用超过五十天而停药，可十年不怕风湿。若服食金丹大药，虽没有轻身升天，但身体不会受疾病侵袭，虽然当风卧湿也不会受到伤害。服食这七种药物，都是对于开始学道的人而已。姚先生只服三阳液，便能裸卧在冰面上，完全不会因寒冷而战栗。这些都是经过介先生和梁有道躺卧在石头上以及秋冬抵御风寒的试验确有效果的，是一种秘术。

有人打听过江渡海避开蛟龙的方法。抱朴子说：道士迫不得已而要游涉大江大河，都先应该在水边，敲破一个鸡蛋，用少量混杂香木粉末，置搅拌器皿中加水搅拌，用来给自己洗澡，则不怕风浪蛟龙。还有佩戴"东海小童符"、"制水符"、"蓬莱札"，都能除去水中的各种祸害。还有"六甲三金符"、"五木禁"也可以。再一种方法是在快到江河边时先念咒语道：卷蓬卷蓬，河伯导前辟蛟龙，万灾消灭天清明。《金简记》讲：在五月丙午日中午，捣碎五种石料，炼下其中的铜，这五种石料是雄黄、丹砂、雌黄、矾石、曾青，都捣成粉末，在金华池中洗过，在六一神炉中鼓风烧炼，用桂树作柴烧炼，铜炼成后，再用刚炭烧炼，让童男童女来加

火，用公的铜来制作雄剑，用母的铜来制作雌剑，各长五寸五分，采用合乎于土的数目，以压制水中的精怪。佩戴它在水中行走，则蛟龙、巨龟、水神都不敢接近人身。想要知道铜的公母，就让童男童女都用水浇灌铜，浇铜时应于铜在火中烧得近红时，则铜就自然地分为两段，有凸起的一段是公铜，有凹陷的一段是母铜，各自刻上字来区别。想要入水时将雄剑带在左边，将雌剑带在右边。但若是乘船而身体不接触水时，就在阳日佩戴雄剑，阴日佩戴雌剑。还有，好像天象的大字，有北帝书写的，抄写在帛上佩戴，也可以避开风浪、蛟龙、水虫的危害。

有人向我问躲避山川中庙堂里各种鬼怪的方法。抱扑子说：道士们经常佩戴"天水符"、"上皇竹使符"、"老子左契"、"守真一思三部将军"，鬼不敢近人。其次则要研究各种鬼的名录，知道天下各鬼的名字，以及携带《白泽图》、《九鼎记》，则众鬼自行躲避。再次就是要服鹑子赤石丸、曾青夜光散、葱实乌眼丸，以及吞服白石英祗母散，都可使人能看见鬼，则鬼就会害怕。抱朴子说：有老君黄庭中胎四十九真秘符，进入山林，在甲寅日用丹砂写在白色素绢上，夜晚放在案桌上，向北斗星祭祀，用酒和肉摆一点在案上，说出自己的姓名，再跪拜接受素绢，放入衣领中，可避开山川中各种鬼怪虎狼毒虫的侵害。何止是道士一定要知道，乱世避难进入山林的普通人也应该知道这种法术。

入山符

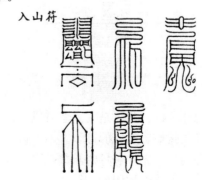

抱朴子说：上面五种符都是太上老君入山符。用丹砂书写在桃树板上，大写上这些文字，令布满板上，用来挂在门窗上以及四面方向的四个角、住所路边的重要处，离住处五十步以内，能避开山精鬼怪。大门内、梁柱上都可以张贴安放。凡是人们在山林中居住以及暂时进入山中的，都可使用，各种怪物都不敢危害。也可以将三种入山符相连接着放在一块木板上。

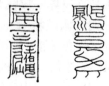

抱朴子说：此符也是太上老君入山符，大门内、梁柱上都可以张贴安放。凡是人们居住在山林中以及暂时进入山中的，都应使用它。

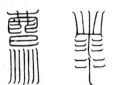

抱朴子说：这是仙人陈安世所传授的"入山辟虎狼符"，用丹砂书写这二符在绢布上，各自不同。经常带在所居住的地方，各四张。如搬迁应当拔取收好再离去，这是很神秘的。"开山符"用千年古藤系于名山之门上，开宝书三卷，阅古文，寻金玉都应保秘。以上一法也是这样，大同小异而已。

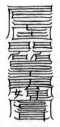

抱朴子说：此符是太上老君所戴，是各种鬼怪及腹蛇、虎狼的神印。用枣树心木二寸见方刻制，先拜一拜再佩戴，有很神奇的效果。仙人陈安世用过这符的。

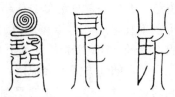

入山佩戴符

此三符一同贴置在牛棚、马棚左右前后及猪栏上，可避开虎狼。

有人问道：过去听说谈昌有时在水面上步行，有时长期居住在水中，用的是什么方法呢？抱朴子说：用葱汁调和桂末，服食如梧桐子大的丸子七粒，每日服三次，连服三年，则能在水上行走。郑先生说：只要练习闭住呼吸到能暗数一千次，就能在水中居住长达一天左右。若能得到真的通天犀角三寸以上，将其雕刻为鱼状，含着进入水中，水就会为人让开，方圆三尺，在水中能得到空气，可呼吸。通天犀角有一条红色的纹理像线一样，从头到脚，用这种犀角装米放在鸡群中，鸡想要啄米，离米还有几寸远时即受惊而退却。所以，南方人有的叫通天犀为"骇鸡犀"。用这种犀角放在谷堆上，各种鸟儿都不敢飞来。雾大露重的夜晚将其放在庭院中间，始终不会沾湿的。这种犀牛在深山中在晦暗黄昏的夜晚，它的光芒强烈如同火炬一样。用它的角做成叉匙，用毒药作汤，用这种叉匙搅拌，即会产生白沫涌起来，则这汤完全不再有毒了。用它搅拌无毒的物质，就没有泡沫产生。故可以用此来知道物质是否有毒。如果走到异地有虫毒的地方，每次在他人家里吃饭，则应先用犀叉搅拌食物。若有人被毒箭所射中快要死了，用这种犀叉刺入伤口中，则伤口就会有泡沫流出而痊愈。通天犀之所以能解毒，是因为这种兽专吃百草中有毒的草，以及各种树木中有刺棘的，不随便吃柔软光滑的草木。每年一次脱角在山中石头里，若有人发现并取走它，则应刻制一个色彩纹理形状都像犀角一样的木制角，放在原来的地方代替拿走的犀角，使犀牛不能发觉它脱的角被人取走，以后它每年就会在此处来脱角。其他的犀角也能辟开恶气解除毒性，但不如通天犀角那样神妙。有的人服食"六戊符"一千天，有的用赤斑蜘蛛和七种水马来调合冯夷水仙丸服食，则也可在水中居住，只用这些涂在脚底，则可以步行在水面上。头垢都能足以使金铁浮于水上，何况有比其更好的东西呢？

有人问：修道的人大多在山林中，山林里有很多虎狼的危害，怎样来躲避呢？抱朴子说：古代进入深山的人都佩戴"黄神越章印"，印宽四寸，上面有字一百二十个，用所印的泥放在住所的四面各一百步远的地方，则虎狼都不敢进这个范围内。行路时见到新的虎脚印，用此印顺着虎脚印盖印，老虎就会离去；用这个印反着脚印盖印，则老虎就会退回，带着此印在山林中行走，不怕虎狼。不但只是能避开虎狼，若是山川社庙中有吃血肉的野兽，能带来灾祸的恶神，用此印印泥，封断道路，则它们就不能再作祸了。过去有一个叫"石头"的地方，在一个水潭中有一个大鼋，经常在这个深潭中游弋，人们因而叫此潭为"鼋潭"。这个东西能变作鬼魅，使人生病。吴郡有个道士叫戴昞，偶然看见了它，用"越章"盖泥几百枚，乘船到此潭中，用此盖印的泥投掷到潭中各处，很久之后，有大鼋直径长达一丈多，浮出水面不敢动弹，于是把它打死，因此物而生病的人也同时痊愈了。又有许多小鼋浮出来，排列着死在沙洲上很多。在山中

突然遭遇老虎，便念"三五禁咒"，老虎也会立即退去。三五禁法，必须用口来传授，笔墨是不能写清楚的。一种方法是直接冥想自己的身体变为朱雀，有三丈长，站立在老虎的头上，随即闭住呼吸，老虎马上就会离去。若夜晚在山中住宿，就暗暗取下头上的钗子，屏住呼吸用钗子刺在白虎上，就会什么都不怕了。又一种方法是用左手持刀屏住呼吸，在地上画一块方形，念咒道：恒山之阴，太山之阳，盗贼不起，虎狼不行，城廓不完，闭以金关。并用刀横放在十日中的白虎日上，也可什么都不怕了。有的用"大禁咒"，吸三百六十口气，从左边吸气，朝右边呵叱老虎，老虎也不敢起身。用这种法术进山，也不怕老虎。有的用"七星虎步"、"玉神符"、"八威五胜符"、"李耳太平符"、"中黄华盖印文"以及石流黄散、烧牛羊角，或者立置"西岳公禁山符"，都有效验。但没有这四种符图。

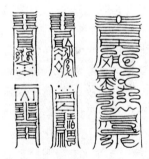

这些符是太上老君入山符，下面的说明如上文。还可以在门内梁柱上都张贴安放，凡是居住在山林中及暂时进入山林的人都可应用。

卷十八　地　真

【原文】

抱朴子曰：余闻之师云：人能知一[1]，万事毕。知一者，无一之不知也。不知一者，无一之能知也。道起于一，其贵无偶，各居一处，以象天地人，故曰"三一"也。天得一以清，地得一以宁，人得一以生，神得一以灵。金沈羽浮，山峙川流，视之不见，听之不闻，存之则在，忽之则亡，向之则吉，背之则凶，保之则遐祚罔极，先之则命雕气穷。老君曰：忽兮恍兮，其中有象；恍兮忽兮，其中有物。一之谓也。故仙经曰：子欲长生，守一当明；思一至饥，一与之粮。思一至渴，一与之浆。一有姓字服色，男长九分，女长六分，或在脐下二寸四分下丹田中，或在心下降宫金阙中丹田也，或在人两眉间，却行一寸为明堂，二寸为洞房，三寸为上丹田也。此乃是道家所重，世世歃血口传其姓名耳。一能成阴生阳，推步寒暑。春得一以发，夏得一以长，秋得一以收，冬得一以藏。其大不可以六合阶，其小不可以毫芒比也。昔黄帝东到青丘，过风山，见紫府先生，受《三皇内文》，以劾召万神，南到圆陇阴建木，观百灵之所登，采若干之华。饮丹峦之水；西见中黄子，受《九加之方》，过崆峒，从广成子受《自然之经》；北到洪隄，上具茨，见大隗君、黄盖童子，受《神芝图》，还陟王屋，得《神丹金决记》。到峨眉山，见天真皇人于玉堂，请问真一之道。皇人曰：子既君四海，欲复求长生，不亦贪乎？其相覆不可具说，粗举一隅耳。夫长生仙方，则唯有金丹；守形却恶，则独有真一。故古人尤重也。仙经曰：九转丹，金液经，守一诀，皆在昆仑五城之内，藏以玉函，刻以金札，封以紫泥，印以中章焉。吾闻之于先师曰：一在北极大渊[2]

之中，前有明堂[3]，后有绛宫[4]；巍巍华盖[5]，金楼[6]穹隆；左罡右魁[7]，激波扬空；玄芝被崖，朱草蒙珑，白玉嵯峨，日月垂光；历火过水，经玄涉黄；城阙交错，帷帐琳琅；龙虎列卫，神人在傍；不施不与，一安其所；不迟不疾，一安其室；能暇能豫，一乃不去；守一存真，乃能通神，少欲约食，一乃留息；白刃临颈，思一得生；知一不难，难在于终；守之不失，可以无穷；陆辟恶兽，水却蛟龙；不畏魍魉，挟毒之虫；鬼不敢近，刃不敢中。此真一之大略也。

抱朴子曰：吾闻之于师云，道术诸经，所思存念作，可以却恶防身者，乃有数千法。如含影藏形，及守形无生，九变十二化二十四生等，思见身中诸神，而内视令见之法，不可胜计，亦各有效也。然或乃思作数千物以自卫，率多烦难，足以大劳人意。若知守一之道，则一切除弃此辈，故曰能知一则万事毕者也。受真一口诀，皆有明文、歃白牲之血，以王相之日受之，以白绢白银为约，克金契而分之，轻说妄传，其神不行也。人能守一，一亦守人。所以白刃无所措其锐，百害无所容其凶，居败能成，在危独安也。若在鬼庙之中，山林之下，大疫之地，塚墓之间，虎狼之薮，蛇蝮之处，守一不怠，众恶远迸。若忽偶忘守一，而为百鬼所害。或卧而魇者，即出中庭视辅星，握固守一，鬼即去矣。若夫阴雨者，但止室中，向北思见辅星而已。若为兵寇所围，无复生地，急入六甲阴中，伏而守一，则五兵不能犯之也。能守一者，行万里，入军旅，涉大川，不须卜日择时；起工移徙，入新屋舍，皆不复按堪与星历，而不避太岁、太阴将军、月建煞耗之神，年命之忌，终不复值殃咎也。先贤历试有验之道也。

抱朴子曰：玄一之道，亦要法也。无所不辟，与真一同功。吾《内篇》第一名之为《畅玄》者，正以此也。守玄一复易于守真一。真一有姓字、长短、服色；此玄一但自见之。初求之于日中，所谓"知白守黑，欲死不得"者也。然先当百日洁斋，乃可候求得之耳，亦不过三四日得之，得之守之，则不复去矣。守玄一，并思其身，分为三人。三人已见，又转益之，可至数十人，皆如己身。隐之显之，皆自有口诀，此所谓分形之道。左君及蓟子训、葛仙公〔8〕所以能一日至数十处，及有客座上，有一主人与客语，门中又有一主人迎客，而水侧又有一主人投钓。宾不能别何者为真主人也。师言：守一兼修明镜，其镜道成，则能分形为数十人，衣服面貌，皆如一也。

抱才子曰：师言：欲长生，当勤服大药，欲得通神，当金水分形，形分则自见其身中之三魂七魄，而天灵地祇，皆可接见，山川之神，皆可使役也。

抱朴子曰：生可惜也，死可畏也。然长生养性辟死者，亦未有不始于勤，而终成于久视也。道成之后，略无所为也。未成之间，无不为也。采掘草木之药，劬劳山泽之中；煎饵治作，皆用筋力，登危涉险，凤夜不息。非有至志，不能久也。及欲金丹成而升天，然其大药物，皆用钱直，不可卒办。当复由于耕、牧、商、贩以索资，累年积勤，然后可合。及于合作之日，当复斋洁清净，断绝人事。有诸不易，而当复加之以思神守一，却恶卫身，常如人君之治国，戎将之待敌，乃可为得长生之功也。以聪明大智，任经世济俗之器，而修此事，乃可必得耳。浅近庸人，虽有志好，不能克终矣。故一人之身，一国之象也。胸腹之位，犹宫室也。四肢之列，犹郊境也。骨节之分，犹百官也。神犹君也，血犹臣也，气犹民也。故知治身，则能治国也。夫爱其民所以安其国，养其气所以全其身。民

散则国亡，气竭即身死，死者不可生也，亡者不可存也。是以至人消末起之患，治未病之疾，医之于无事之前，不追之于既逝之后。民难养而易危也，气难清而易浊也。故审威德所以保社稷、割嗜欲所以固血气。然后真一存焉，三七〔9〕守焉，百害却焉，年命延矣。

抱朴子曰：师言：服金丹大药，虽未去世，百邪不近也。若但服草木及小小饵八石，适可令疾除命益耳，不足以禳外来之祸也。或为鬼所冒犯，或为大山神之所轻凌，或为精魅所侵犯，唯有守真一，可以一切不畏此辈也。次则有带神符。若了不知此二事以求长生，危矣哉！四门而闭其三，盗犹得入，况尽开者邪？

【注释】

〔1〕一：为道教教义的重要概念，它源于先秦道家。指天地万物形成、运动的规律，可认为是"道"的代名词。此处所述的"一"当是指道教的"知一论"。

〔2〕北极、大渊：均为内丹术语，指丹田。

〔3〕明堂：内丹术语，指两眉间却入一寸处。

〔4〕绛宫：内丹术语，指心脏。

〔5〕华盖：内丹术语，指肺。

〔6〕金楼：内丹术语，指喉咙。

〔7〕左罡右魁：当指左肾、右肾。

〔8〕左君：指左慈，字元放，东汉庐江人，曾为葛玄老师；蓟子训：东汉人，有神异之道；葛玄：葛洪叔祖，郑隐的老师，人称"葛仙公"。

〔9〕三七：指三魂七魄。

【译文】

抱朴子说：我听到老师说过：人们如果懂得"一"，万事就会懂得。知道"一"的人，就没有一种事物不知道。不知道"一"的人，就没有一种事物能知道的。道教起源于"一"，它的宝贵是没有第二种事物可比的，各自居住一处，就形成了天、地、人的形象，故称为"三一"。上天得到"一"就清正廉明，大地得到"一"就平稳安宁，人得到"一"就能生存，神得到"一"就灵验。金属下沉，羽毛上浮，山岳耸立，江河流淌，这些自然存

在的规律往往是视而不见，听而不闻，但依存它的就生存，忽略它的就灭亡，顺应它就吉祥，违背它就凶险。保持着它就有长久的福气，无边无际，抛弃它就会生命凋谢，元气穷尽。太上老君说：惚惚恍恍，其中却有形象，恍恍惚惚，其中却有实物。说的就是"一"。故《仙经》讲：您若要长生，就应当掌握守一；存思守一至最饥饿时，"一"就会给您粮食；存思守一至最口渴时，"一"会给您水液。"一"是有姓名、字号、服饰、颜色的，男的长九分，女的长六分。或在肚脐下二寸四分的下丹田穴中，或在心脏下绛宫、金阙的中丹田穴中，或在人的两眉之间，退行一寸为明堂穴，二寸为洞房穴，三寸为上丹田穴。这些都是修道的人所重视的，世世代代歃血为盟后，才能口耳相传它们的姓名。"一"能生成阴阳，推动寒暑变化。春季得到"一"，万物才得以萌发，夏季得到"一"，万物才得以生长，秋季得到"一"，万物才得以收获，冬季得到"一"万物才得以收藏。"一"大不可以用上下四方来限制，"一"小不可以用毫毛麦芒来比较。昔日黄帝往东到了青丘，经过风山谒见了紫府先生，接受了《三皇内文》，用它来斥退和召唤各种神仙；往南到了圆陇，登上阴建树，观察各种精灵所攀登之处，采集若干的花，饮用丹峦的清水；往西谒见了中黄子，接受了《九加之方》，经过崆峒山，从广成子那里接受了《自然经》；往北到了洪堤，登上了具茨山，拜见了大隗君的黄盖童子，接受了《神芝图》，返回时登上了王屋山，得到了《神丹金诀记》，到了峨眉山，在玉堂上谒见天真皇人，询问守真一的方法。皇人说：先生已是四海的君主，还想再求长生不死，岂不是太贪心了吗？君主与长生是相互矛盾的，不能一一说清，只能粗略地举出一句罢了，长生不死的仙方就只有服食金丹，持守形体，除去邪恶，则只有守真一了，所以，古人特别重视守真一。《仙经》

说：九转丹、金液经、守真一的秘诀都在昆仑山五城之中，用玉匣子装着，用镂制金片札包着，用紫色的泥封口，用中章来盖印。我从先师那里听说"一"就在北极、太渊的中间，前有明堂，后有绛宫，巍巍的华盖肺，金楼穹隆的喉，左边有左肾罡星，右边有右肾魁星，激流的波涛飞腾半空，黑色的灵芝盖住崖岸，红色的草葱葱珑珑，白玉般的牙齿高高耸立，日月般的双目炯炯有光。经历过水火，跋涉过人身的天地，城墙宫阙交错，重重帷帐琳琅满目，龙虎排列守卫，神仙端立在旁边。不施不与，"一"就安在其住所；不慢不快，"一"就安在其居室；能空闲舒适，"一"就不会离去；存守真一，才能与神仙沟通；寡欲节食，"一"才会留住歇息。利刀架在脖子上时，思"一"就能得以生存，要懂得"一"并不难，难在有始有终；守住"一"不要失去，生命就可以无穷无尽，在陆地上能让恶兽躲避，在水里能使蛟龙退却，不怕妖怪和有毒的蛇虫，鬼也不敢接近，利刃也不敢伤害，这就是"一"的大概情况。

抱朴子说：我听到老师说：介绍道术的各种经书所介绍的冥思、存想、念咒、作法，能够用来避开邪恶防卫身体的方法，竟有数千种。如隐身术、匿形术、守形术、九种变形术、十二种幻化术、二十四种再生术等。冥思能看见身上的各种神，而向体内感视可以看见内脏的方法，多得数不清，它们各自也都是有效的。然而，若冥思几千种东西来自卫，一般有较多麻烦和难度，足以使人感到很疲劳。但如果懂得守真一的方法，则可将这一类的法术抛弃。所以说能懂得"一"，则万事可以通晓。守真一的口诀都有明文记载，用白色牲口的血盟誓，在王相吉日接受，用白色绢帛、白银来约定，刻写黄金契约来剖分，若轻易说出，胡乱传授，则它的神效就不灵了。人如果能持守真一，"一"也就可以守卫着人。这就是利刀无法施展它的锐利，各种危害无法表露其凶险，处于失败却能成功，身在危险之处都能独自安全的原因。如果在鬼庙里面，山林之中，温疫流行的地方，坟墓之间，虎狼聚集的地方，蝮蛇出没之处，持守真一不懈怠，则各种邪怪恶兽远远逃开。如果偶尔忽略，忘记了守'一'，则会被各种鬼兽所危害。有的睡觉时被鬼迷住，就走出房间到庭院中观看辅星，双手紧握，固守真一，鬼就会马上离开。若是天阴下雨，则应留在房内，向北方冥思，用意念看见辅星就行了。如果被乱兵贼寇所包围，没有逃生的地方，赶快进入六甲阴地之中，趴在地上持守真一，则各种兵器不能伤害了。能持守真一的人，行走万里，进入军队，横渡江河，都不必通过占卜来选择吉日良辰。建筑搬迁动工，进入新居，都不必依照相看风水及占卜星历的法术，不必避开太岁、太阴将军，月建煞耗神等，以及出生年月、命运的忌讳，都不会碰到灾祸。这些是先前圣贤们已经试验过，是确有效验的道术。

抱朴子说：玄一的法术也是重要的法术，它没有什么邪恶不能避开，与真一的功用相同。我写的《抱朴子内篇》，第一篇名叫《畅玄》，正是因为这个缘故。守玄一比守真一容易些。真一有姓名字号长短服饰颜色，而这玄一只是自己看见自己。开始在太阳当中时修炼，正所谓是"明知白日却守玄一，就是想死都是不能的。"然而，先要洁身斋戒一百天才可等候修求得到玄一，也不过三四天就能得到，得到后守住它就不会再离去。守玄一时要一并冥思它的身体，并意念将其身体分为三个人，三个人都已出现了，再进一步增强它们，可分成几十个人，这些人都像自己的身体，它们隐藏或显现都有各自的口诀，这就是所谓的分形之道。左慈先生和蓟子训、葛仙公之所以能一天同时到几十个地方，达到有客人在座上有一个主人同他谈话，门口又有一个主人在迎接客人，而水边又有一个主人在垂钓，就连宾客也不能分别出哪一个是真正的主人。老师讲守一兼修明镜术，当那明镜道术学成，就能够分解形体达几十个人，衣着服饰和面貌都像是一个人。

抱朴子说：老师讲若想要长生，应当勤于服食仙丹妙药，想要沟通神灵，应当用金水分形。形体分离则可自己看见身体中的三魂七魄，天地神灵，都可以接见，山河的神灵都可以役使。

抱朴子说：生命是值得珍惜的，死是可怕的。然而修炼长生养性之法而避开死亡的人，没有不是从辛勤劳苦开始的，而终于成为长生不死的人。修道成功后，基本上没有什么可作的事了，而未学成之前，就没有不去努力做的了。采挖草木类的药物，在深山水泽里劳累，煎煮捣碎制作都要花费大的力气，攀登危峰，跋涉险滩，从早到晚不懈怠，如果没有坚定的意志，是不能持久的。到想要炼成金丹升天时，那些重要的药物都要用钱购买，不可能在仓促间办齐。应当从种地、放牧、经商、贩买中筹集资金，长年勤于积累，等到有足够的资金后才可以备药、炼制。到了混合炼制药物的那天，应当斋戒洁身、清欲净性，与其他的人和事隔绝。若有各种不容易办得到的事则应当再用冥思神灵、持守真一的法术来除恶防身。要常常像国君治理国家，武将面临敌人一样，才可以得到长生不死的功效。由聪明智慧，经营世道，救济世俗的人才来修炼这种事，则一定能成功。浅薄庸俗的人，虽有这方面的志向和爱好，也不会有成功的结果。一个人的身体就像一个国家一样，胸腹的位置，好比宫庭房屋，四肢的排列就像四郊的边境，骨头和关节就像是文武百官，神志就像国君，血液就像大臣，元气就像百姓。所以，懂得修养身体，就能治理好国家。热爱自己的臣民就能安定自己的国家，修养自己的元气就能保全自己的身体。百姓离散则国家灭亡，元气枯竭则身体死亡，死去的人不可能再生，灭亡的国家不可能再存在。所以，明智的人能消除未起的祸患，防治没有成为大病的小疾，医治在没有发作之前，而不是在死亡之后补救。百姓难以安养而容易导致危险，元气难以清新而容易污浊。所以，注重威信德行能保全社稷，割断嗜好和欲望能加固血气。这样做了之后真一才会保存，三魂七魄才能守住，各种危害才能避开，寿命就可延长了。

抱朴子说：老师讲：服食金丹大药，虽然没有离开世俗而升仙，但各种邪恶却不敢近身。若只是服食草木及少少的服食八种药石，只可使疾病得除，寿命延长而已，不足以禳除外来的灾祸。故有时被鬼怪所冒犯，有时被山神所轻视凌辱，有时被妖精所侵犯，只有持守真一，才能够不畏惧所有的灾祸。其次则是佩戴神符。如果完全不懂得这二件事而追求长生不死，就太危险了。四扇门关了三扇，盗贼都能进入，何况在所有的门都开着的情况下呢？

卷十九　遐　　览

【原文】

或曰：鄙人面墙，拘系儒教，独知有五经、三史、百氏之言，及浮华之诗赋，无益之短文，尽思守此，既有年矣。既生值多难之运，乱靡有定，干戈咸扬，艺文不贵，徒消工夫，苦意极思，攻微索隐，竟不能禄在其中，免此垄亩；又有损于精思，无益于年命，二毛告暮，素志衰颓，正欲反迷，以寻生道，仓卒罔极，无所趋向，若涉大川，不知攸济。先生既穷观坟典，又兼综奇秘，不审道书凡有几卷，愿告篇目。

抱朴子曰：余亦与子同斯疾者也。昔有幸遇明师郑君，但恨弟子不慧，不足以钻至坚、极弥高耳。于时虽充门人之洒扫，既才识短浅，又年尚少壮，意思不专，俗情未尽，不能大有所得，以为巨恨耳。郑君时年出八十，先发鬓斑白，数年间又黑，颜色丰悦，能引强弩射百步，步行日数百里，饮酒二斗不醉。每上山，体力轻便，登危越险，年少追之，多所不及。饮食与凡人不异，不见其绝谷。余问先随之弟子黄章，言郑言：尝从豫章还，于掘沟浦中，连值大风。又闻前多劫贼，同侣攀留郑君，以须后伴，人人皆以粮少，郑君推米以恤诸人，己不复食，五十日亦不饥。又不见其所施为，不知以何事也。火下细书，过少年人。性解音律，善鼓琴。闲坐，侍坐数人，口答咨问，言不辍响，而耳并料听左右操弦者，教遣长短，无毫厘差过也。余晚充郑君门人，清见方书。告余曰：要道不过尺素上，足以度世，不用多也。然博涉之后，远胜于不见矣。既悟人意，又可得浅近之术，以防初学未成者诸患也。乃先以道家训教戒书不要者近百卷，稍稍示余。余亦多所先见，先见者颇以其中疑事咨问之。

郑君言：君有甄事之才，可教也。然君所知者，虽多未精，又意在于外学，不能专一，未中以经深涉远耳，今自当以佳书相示也。又许渐得短书缣素所写者。积年之中，合集所见，当出二百许卷，终不可得也。他弟子皆亲仆使之役，采薪耕田，唯余旭赢[1]，不堪他劳，然无以自效，常亲扫除，拂拭床几，磨墨执烛，及与郑君缮写故书而已。见待余同于先进者，语余曰：杂道书卷卷有佳事，但当校其精粗，而择所施行，不事尽谙诵，以妨日月而劳意思耳，若金丹一成，则此辈一切不用也。亦或当有所教授，宜得本末，先从浅始，以劝进学者，无所希，准阶由也。郑君亦不肯先令人写其书，皆当决其意，虽久借之，然莫有敢盗写一字者也。郑君本大儒士也，晚而好道，由以《礼记》、《尚书》教授不绝。其体望高亮，风格方整，接见之者皆肃然。每有咨问，常待其温颜，不敢轻锐也。书在余处者，久之一月，足以大有所写，以不敢窃写者，政以郑君聪敏，邂逅知之，失其意则更以小丧大也。然于求受之初，复所不敢，为斟酌时有所请耳。是以徒知饮河，而不得满腹。然弟子五十余人，唯余见受金丹之经及《三皇内文》、《枕中五行记》，其余人乃有不得一观此书之首题者矣。他书虽不具得，皆疏其名，今将为子说之，后生好书者，可以广索也。

道经有《三皇内文》天地人三卷、《元文》上中下三卷、《混成经》二卷、《玄录》二卷、《九生经》、《二十四生经》、《九仙经》、《灵卜仙经》、《十二化经》、《九变经》、《老君玉历真经》、《墨子枕中五行记》五卷、《温宝经》、《息民经》、《自然经》、《阴阳经》、《养生书》一百五卷、《太平经》五十卷、《九敬经》、《甲乙经》一百七十卷、《青龙经》、《中黄经》、《太清经》、《通明经》、《按摩经》、《道引经》十卷、《元阳子经》、《玄女经》、《素女经》、《彭祖经》、《陈赦经》、《子都经》、《张虚经》、《天门子经》、《容成经》、《入山经》、《内宝经》、《四规经》、《明镜经》、《日月临镜经》、《五言经》、《柱中经》、《灵宝皇子心经》、《龙跷经》、《正机经》、《平衡经》、《飞龟振经》、《鹿卢跷经》、《蹈形记》、《守形图》、《坐亡图》、《观卧引图》、《含景图》、《观天图》、《木芝图》、《菌芝图》、《肉芝图》、《石芝图》、《大魄杂芝图》、《五岳经》五卷、《隐守记》、《东井图》、《虚元经》、《牵牛中经》、《王弥记》、《腊成记》、《六安记》、《鹤鸣记》、《平都记》、《定心记》、《龟文记》、《山阳记》、《玉策记》、《八史图》、《入室经》、《左右契》、《玉历经》、《升天仪》、《九奇经》、《更生经》、《四衿经》十卷、《食日月精经》、《食六气经》、《丹一经》、《胎息经》、《行气治病经》、《胜中经》十卷、《百守摄提经》、《丹壶经》、《岷山经》、《魏伯阳内经》、《日月厨食经》、《步三罡六纪经》、《入军经》、《六阴玉女经》、《四君要用经》、《金雁经》、《三十六水经》、《白虎七变经》、《道家地行仙经》、《黄白要经》、《八公黄白经》、《天师神器经》、《枕中黄白经》五卷、《白子变化经》、《移灾经》、《厌祸经》、《中黄经》、《文人经》、《涓子天地人经》、《崔文子肘后经》、《神光占方来经》、《水仙经》、《尸解经》、《中遁经》、《李君包天经》、《包元经》、《黄庭经》、《渊体经》、《太素经》、《华盖经》、《行厨经》、《微言》三卷、《内视经》、《文始先生经》、《历藏延年经》、《南阁记》、《协龙子记》七卷、《九官》五卷、《三五中经》、《宣常经》、《节解经》、《邹阳子经》、《玄洞经》十卷、《玄示经》十卷、《箕山经》十卷、《鹿台经》、《小僮经》、《河洛内记》七卷、《举形道成经》五卷、《道机经》五卷、《见鬼记》、《无极经》、《官氏经》、《真人玉胎经》、《道根经》、《候命图》、《反胎胞经》、《枕中清记》、《幻化经》、《询化经》、《金华山经》、《风网经》、《召命经》、《保神记》、《鬼谷经》、《凌霄子安神记》、《去丘子黄山公记》、《王子五行要真经》、《小饵经》、《鸿宝经》、《邹生延命经》、《安魂记》、《皇道经》、《九阴经》、《杂集书录》、《银函玉匮记》、《金板经》、《黄老仙录》、《原都经》、《玄元经》、《日精经》、《浑成经》、《三尸集》、《呼身神治百病经》、《收山鬼老魅治邪精经》三卷、《入五毒中记》、《休粮经》三卷、《采神药治作秘法》三卷、《登名山渡江海敕地神法》三卷、《赵太白囊中要》五卷、《入温气疫病大禁》七卷、《收治百鬼召五岳丞太山主者记》三卷、《兴利官宅官合法》五卷、《断虎狼禁山林记》、《召百里虫蛇记》、《万毕高丘先生法》三卷、《王乔养性治身经》三卷、《服食禁忌经》、《立功益算经》、《道士夺算律》三卷、《移门子记》、《鬼兵法》、《立亡术》、《练形记》五卷、《郤公道要》、《角里先生长生集》、《少君道意》十卷、《樊英石壁文》三卷、《思灵经》三卷、《龙首经》、《荆山记》、《孔安仙渊赤斧子大览》七卷、《董君地仙却老要记》、《李先生口诀肘后》二卷，凡有不言卷数者，皆一卷也。

其次有诸符，则有《自来符》、《金光符》、《太玄符》三卷、《通天符》、《五精符》、《石室符》、《玉策符》、《枕中符》、《小童符》、《九灵符》、《六君符》、《玄都符》、《黄帝符》、《少千三十六将军符》、《延命神符》、《天水神符》、《四十九真符》、《天水符》、《青龙符》、《白虎符》、《朱雀符》、《玄武符》、《朱胎符》、《七机符》、《九天发兵符》、《九天符》、《老经符》、《七符》、《大捍厄符》、《玄子符》、《武孝经燕君龙虎三囊辟兵符》、《包元符》、《沈羲符》、《禹跷符》、《消灾符》、《八卦符》、《监乾符》、《雷电符》、《万毕符》、《八威五胜符》、《威喜符》、《巨胜符》、《采女符》、《玄精符》、《玉历符》、《北台符》、《阴阳大镇符》、《枕中符》、《治百病符》十卷、《厌怪符》十卷、《壹公符》二十卷、《九台符》九卷、《六甲通灵符》十卷、《六阴行厨龙胎石室三金五木防终符》合五百卷、《军火召治符》、《玉斧符》十卷，此皆大符也。其余小小，不可具记。抱朴子曰：郑君言：符出于老君，皆天文也。老君能通于神明，符皆神明所授。令人用之少验者，由于出来历久，传写之多误故也。又信心不笃，施用之亦不行。又譬之于书字，则符误者，不但无益，将能有害也。书字人知之，犹尚写之多误。故谚曰：书三写，"鱼"成"鲁"，"虚"成"虎"，此之谓也。"七"与"士"，但以倨勾长短之间为异耳。然今符上字不可读，误不可觉，故莫知其不定也。世间又有受体使术，用符独效者，亦如人有使麝香便能芳者，自然不可得传也。虽尔，必得不误之符，正心用之。但当不及真体使之者速效耳，皆自有益也。凡为道士求长生，志在药中耳，符剑可以却鬼辟邪而已。诸大符乃云行用之可以得仙者，亦不可专据也。昔吴世有介象者，能读符文，知误之与否。有人试取治百病杂符及诸厌劾符，去其篆题以示象，皆一一据名之。其有误者，便为人定之。自是以来，莫有能知者也。

或问：仙药之大者，莫先于金丹，既闻命矣，敢问符书之属，不审最神乎？抱朴子曰：余闻郑君言：道书之重者，莫过于《三皇内文》、《五岳真形图》也。古者仙官至人，尊秘此道，非有仙名者，不可授也。受之四十年一传，传之歃血而盟，委质为约。诸名山五岳，皆有此书，但藏之于石室幽隐之地。应得道者，入山精诚思之，则山神自开山，令人见。如帛仲理[2]者，于山中得之，自立坛委绢，常画一本而去也。有此书，常置清洁之处。每有所为，必先白之，如奉君父。其经曰：家有《三皇文》，辟邪恶鬼、温疫气、横殃飞祸。若有困病垂死，其信道心至者，以此书与持之，必不死也。其乳妇难艰绝气者持之，儿即生矣。道士欲求长生，持此书入山，辟虎狼山精，五毒百邪，皆不敢近人。可以涉江海，却蛟龙，止风波。得其法，可以变化。起工不问地择日，家无殃咎。若欲立新宅及冢墓，即写《地皇文》数十通，以布著地，明日视之，有黄色所著者，便于其上起工，家必富昌。又因他人葬时，写《人皇文》，并书己姓名著纸里，窃内人冢中，勿令人知之，令人无飞祸盗贼也。有谋议己者，必反自中伤。又此文先洁斋百日，乃可以召天神司命，及太岁日游五岳四渎[3]，社庙之神，皆见形如人，可问以吉凶安危，及病者之祸崇所由也。又有十八字以著衣中，远涉江海，终无风波之虑。又家有《五岳真形图》，能辟兵凶逆．人欲害之者，皆还反受其殃。道士时有得之者，若不能行仁义慈心，而不精不正，即祸至灭家，不可轻也。

其变化之术，大者唯有《墨子五行记》，本有五卷。昔刘君安[4]未仙去时，抄取其要，以为一卷。其法用药用符，乃能令人飞行上下，隐沦无方：含笑即为妇人，蹙面即为老翁，踞地即为小儿，执杖即成林木，种物即生瓜果，可食，画地为河，撮壤成山，坐致行厨，兴云起火，无所不作也。其次有《玉女隐微》一卷，亦化形为飞禽走兽，及金木玉石，兴云致雨方百里，雪亦如之，渡大水不用舟梁，分形为千人，因风高飞，出入无间，能吐气七色，坐见八极，及地下之物，放光万丈，冥室自明，亦大术也。然当步诸星数十，曲折难识，少能谱之。其《淮南鸿宝万毕》，皆无及此书者也。又有《白虎七变法》，取三月三日所杀白虎头皮、生驼血、虎血、紫绶、履组、流萍，以三月三日合种之。初生草似胡麻，有实，即取此实种之，一生辄一异。凡七种之，则用其实合之，亦可以移形易貌，飞沉在意，与《墨子》及《玉女隐微》略同，过此不足论也。

《遐览》者，欲令好道者知异书之名目也。郑君不徒明五经，知仙道而已，兼综九宫三棋，推步天文，河洛谶记，莫不精研。太安元年，知季世之乱，江南将鼎沸，乃负笈持仙药之扑，将入室弟子，东投霍山，莫知所在。

【注释】

〔1〕尪羸：音 wāng léi（汪雷），瘦弱的意思。

〔2〕帛仲理：即帛和，字仲理。

〔3〕五岳：指泰山、嵩山、华山、衡山、恒山；四渎：指长江、黄河、淮河、济水。

〔4〕刘君安：即刘根，字君安，弃世学道，后成仙。

【译文】

　　有人说：我面壁苦读，拘泥于儒家学说，只知道有五经三史和诸子百家之说，以及浮华的诗赋，无益的短文，费尽心思研读这些，已有些年了。而此生却偏偏碰上多难的命运，动乱不止，干戈不断，文章艺术不被看重，白白地浪费了功夫，苦苦思索，研微探隐，竟然不能从中获得奉禄而免于耕田种地。还有损于精神，无益于寿命，头上已出现白发，预示暮年的到来，平常意志衰颓，正想迷途知返，以寻求长生之路，时间仓促，前途渺茫，不知所向，像横渡大河一样，不知从那儿渡过。先生既已遍读了三坟五典，又兼通奇妙的秘术，不知学习道术的书籍有多少卷，希望您能告诉我它们的名称。

　　抱朴子说：我也曾与您有过同样的毛病。过去我幸遇高明的老师郑隐先生，只是恨学生我不聪明，不能钻研到最深的奥秘，达到最高境界罢了。当时虽然能算是门徒，作点洒水扫地的工作，但才知短浅，年纪又轻，思想和意志不专一，世俗的情欲未断尽，没能取得很大的收获，是我最大的遗憾。郑隐先生当时年过八十，开始鬓发斑白，几年后白发又变为黑，颜色丰泽悦目，能拉开硬弓，箭射百步，每日可步行数百里，饮酒二斗仍不醉。每当上山时，身体轻便，攀登危峰，跋涉险滩，年轻人追赶他，大多是赶不上的。饮食与普通人相同，没有看见他断绝谷物粮食。我问先追随老师的弟子黄章，他说：郑先生讲过他曾从豫章郡回

来，在掘沟浦里，接连碰到大风。又传说前面有很多抢劫盗贼，同伴们挽留郑先生等待后边的同路人，当时人人都认为干粮太少，郑先生将米推让出来以救济各位同伴，自己不再吃干粮，五十天也不饥饿。又看不见他所施行的是什么法术，不知道他用的是什么方法。在灯下写小字，眼力超过年青人。他生性懂得音律，善于击鼓弹琴，平时闲坐，陪着闲坐的有好几个人，回答询问，言语不停，而他的耳朵却同时听着旁边弹琴的人，指教他的音律的长短，没有丝毫的差错。我很晚才充当郑先生的门人，请求见识道书，他告诉我说：主要的道旨在不超过一尺长的素帛上，就足以用来超度世俗，而不必用更多的道书。当然，博贤涉猎之后，远远胜过没有看见书的人。既可领悟人的意旨，又可获得浅近的道术，以防止初学而不能得道者的各种毛病。于是，先将道术的训导、教授、戒律等不重要的书籍近百卷渐渐地拿出来给我看。很多书我先前也读过，就拿先前读过的书中的疑问向他咨询。郑先生说：您有辨别事物的才能，可以传授。但是，您所知道的虽然多，却不够精通，还有您的意旨在于表面的学问，不能专一，没有经历深远、涉猎深奥的学问，现在，我应当给最好的书给您看了。又过了一段时间，才渐渐得到短书策及缣帛所抄写的书，几年内，将看到的书集中起来，当超过二百余卷，却始终不能得到。其他的弟子都是些亲近的仆役之人，打柴种田，只有我瘦弱，受不住其他的劳作，故没有什么用来奉献，就经常亲自扫地除尘，擦拭床头几案，磨墨执烛，并为郑先生修补抄写旧书而已。但先生待我如同先进的弟子，对我说：旁杂的道书卷卷都有好内容，只是应当考校其中精华和糟粕，从而有所选择地施行，不必完全熟谙背诵，以免消费了时光而又劳神费思。如果金丹一旦炼成，这类书籍则统统没有用了。如果要教授别人，应当懂得本末之分，先从浅近的开

始，以鼓励求学的人，不要希冀一步登天，而要沿着阶梯走上来。郑先生也不肯让人抄写他的书，能否摘录取决于他的意愿，虽然借阅了很久，却没有谁敢偷偷地抄写一个字。郑先生本来是个大儒生，到了晚年才爱好道术，但仍然不停地教授《礼记》、《尚书》。他体格高大，眼睛明亮，作风和人格公正廉洁，接触和看见他的人都肃然起敬。每当有人咨询，通常都显出温和的脸色，不敢轻视刻薄。在我那儿的书，时间长的达一月之久，有足够的时间来抄写，之所以不敢偷偷抄写，正是因为郑先生聪明敏锐，一旦偶然发现违背了他的意愿，则更会因小而失大。然而，在追求传授的开始再不敢抄写，只是斟酌道义时有所请教罢了。所以，只知道饮河里的水，但不敢喝满肚子。虽然有弟子五十多人，只有我看见和得到金丹的经书和《三皇内文》、《枕中五行记》，其余的人还没有看一眼这些书的书名标题的。其他的书虽然没有全部都获得，但却记下了它们的名字。现在我将要为您谈谈，以后喜欢道教典籍的人，可以广泛地探索。

道家经典有《三皇内文》天地人三卷、《元文》上中下三卷、《混成经》二卷、《玄录》二卷、《九生经》、《二十四生经》、《九仙经》、《灵卜仙经》，《十二化经》、《九变经》、《老君玉历真经》、《墨子枕中五行记》五卷、《温宝经》、《息民经》、《自然经》、《阴阳经》、《养生书》一百零五卷、《太平经》五十卷、《九敬经》、《甲乙经》一百七十卷、《青龙经》、《中黄经》、《太清经》、《通明经》、《按摩经》、《道引经》十卷、《元阳子经》、《玄女经》、《素女经》、《彭祖经》、《陈赦经》、《子都经》、《张虚经》、《天门子经》、《容成经》、《入山经》、《内宝经》、《四规经》、《明镜经》、《日月临镜经》、《五言经》、《柱中经》、《灵宝皇子心经》、《龙跻经》、《正机经》、《平衡经》、《飞龟振经》、《鹿卢跻经》、《蹈形记》、《守形图》、《坐亡图》、《观卧引图》、《含景图》、《观天图》、《木芝图》、《菌芝图》、《肉芝图》、《石芝图》、《大魄杂芝图》、《五岳经》五卷、《隐守记》、《东井图》、《虚元经》、《牵牛中经》、《王弥记》、《腊成记》、《六安记》、《鹤鸣记》、《平都记》、《定心记》、《龟文经》、《山阳记》、《玉策记》、《八史图》、《入室经》、《左右契》、《玉历经》、《升天仪》、《九奇经》、《更生经》、《四衿经》十卷、《食日月精经》、《食六气经》、《丹一经》、《胎息经》、《行气治病经》、《胜中经》十卷、《百守摄提经》、《丹壶经》、《岷山经》、《魏伯阳内经》、《日月厨食经》、《步三罡六纪经》、《入军经》、《六阴玉女经》、《四君要用经》、《金雁经》、《三十六水经》、《白虎七变经》、《道家地行仙经》、《黄白要经》、《八公黄白经》、《天师神器经》、《枕中黄白经》五卷、《白子变化经》、《移灾经》、《厌祸经》、《中黄经》、《文人经》、《涓子天地人经》、《崔文子肘后经》、《神光占方来经》、《水仙经》、《尸解经》、《中遁经》、《李君包天经》、《包元经》、《黄庭经》、《渊体经》、《太素经》、《华盖经》、《行厨经》、《微言》三卷、《内视经》、《文始先生经》、《历藏延年经》、《南阔记》、《协龙子记》七卷、《九宫》五卷、《三五中经》、《宣常经》、《节解经》、《邹阳子经》、《玄洞经》十卷、《玄示经》十卷、《箕山经》十卷、《鹿台经》、《小僮经》、《河洛内记》七卷、《举形道成经》五卷、《道机经》五卷、《见鬼记》、《无极经》、《宫氏经》、《真人玉胎经》、《道根经》、《候命图》、《反胎胞经》、《枕中清记》、《幻化经》、《询化经》、《金华山经》、《凤网经》、《召命经》、《保神记》、《鬼谷经》、《凌霄子安神记》、《去丘子黄山公记》、《王子五行要真经》、《小饵经》、《鸿宝经》、《邹生延命经》、《安魂记》、《皇道经》、《九阴经》、《杂集书录》、《银函玉匮记》、《金板经》、《黄老仙录》、《原都经》、《玄元经》、《日精经》、《浑成经》、《三尸集》、《呼身神治百病经》、《收山鬼老魅治邪精经》

三卷、《入五毒中记》、《休粮经》三卷、《采神药治作秘法》三卷、《登名山渡江海救地神法》三卷、《赵太白囊中要》五卷、《入温气疫病大禁》七卷、《收治百鬼召五岳丞太山主者记》三卷、《兴利宫宅官舍法》五卷、《断虎狼禁山林记》、《召百里虫蛇记》、《万毕高丘先生法》三卷、《王乔养性治身经》三卷、《服食禁忌经》、《立功益算经》、《道士夺算律》三卷、《移门子记》、《鬼兵法》、《立亡术》、《练形记》五卷、《郄公道要》、《角里先生长生集》、《少君道意》十卷、《樊英石壁文》三卷、《思灵经》三卷、《龙首经》、《荆山记》、《孔安仙渊赤斧子大览》七卷、《董君地仙却老要记》、《李先生口诀肘后》二卷。以上凡是没有讲明卷数的都是一卷。

其次有各种符图，主要有《自来符》、《金光符》、《太玄符》三卷、《通天符》、《五精符》、《石室符》、《玉策符》、《枕中符》、《小童符》、《九灵符》、《六君符》、《玄都符》、《黄帝符》、《少千三十六将军符》、《延命神符》、《天水神符》、《四十九真符》、《天水符》、《青龙符》、《白虎符》、《朱雀符》、《玄武符》、《朱胎符》、《七机符》、《九天发兵符》、《九天符》、《老经符》、《七符》、《大捍厄符》、《玄子符》、《武孝经燕君龙虎三囊辟兵符》、《包元符》、《沈羲符》、《禹跻符》、《消灾符》、《八卦符》、《监乾符》、《雷电符》、《万毕符》、《八威五胜符》、《威喜符》、《巨胜符》、《采女符》、《玄精符》、《玉历符》、《北台符》、《阴阳大镇符》、《枕中符》、《治百病符》十卷、《厌怪符》十卷、《壶公符》二十卷、《九台符》九卷、《六甲通灵符》十卷、《六阴行厨龙胎石室三金五木防终符》共计五百卷、《军火召治符》、《玉斧符》十卷，这些都是属于大符，其余的小符就不可能一一详细记载了。抱朴子说：'郑先生讲：出自太上老君的符，都是天上的文字。太上老君能与神灵相沟通，所以，这些符都是神明所授予的。现在的人使用这些符

效果不佳，是由于这些符传出来时间较久，流传抄写时多有错误的原因。另外，使用的人信心不够诚笃，所以，使用起来也就没有效果。又比如抄写文字，抄写错误的符不但没有益处，还能产生危害。抄写人们知道的字尚且有很多错误。故有谚语说：书经过三次抄写，"鱼"字就变成了"鲁"字，"虚"字变成了"虎"字。说的就是这个意思。"七"字与"士"字只是依据倨勾的长短来区分而已。然而，现在符上的字是读不懂的，就是抄错了也不能发觉，故没有人知道这些符是不合规定，也无法修正。世间又有天生就在使用法术、运用符箓方面有独特效果的人，这也像人身上有使用麝香就能发出芳香一样，这是自然的，不能传授。虽然如此，也应得到没有错误的符图，并且应虔诚地使用它们，只是赶不上原来真体使用的效果神速而已，但自然都有收益的。凡是道士追求长生不死，应该志在金丹大药，符和剑之类只能祛鬼避邪而已。有人说施用各种大符，可以得道成仙，这也是不能偏信的。过去吴国有一个叫介象的人，能读懂符文，知道有没有错误。有人为试探他，取来治疗各种疾病的杂符和各种祛鬼的符，去掉它们的题笺给介象看，他都能一一说出名字。那些有错误的符，就为他们订正，从此之后，再没有人能懂得符文了。

有人问：仙药中最重要的莫过于金丹，这我已听说并明白了，再冒昧地问问：符书之类是否也有最神的呢？抱朴子说：我听郑先生讲，道教书籍中最重要的莫过于《三皇内文》、《五岳真形图》。古代的仙官至人也尊重和秘藏这些道书，如果没有成仙天分的人，是不可传授的。接受后四十年传一次，传授时要歃血为盟，用生命来保证。各种名山和五岳都有这种书，只是藏在石室及隐秘的地方，应该得到道术的人，进山精诚地冥思它，则山神自开山门，让人看见它。例如，一个叫帛仲理的人，在山中得到道书，就自己设祭坛，放置绢帛，描画了一本后离

去。有了此书，应当放置在清洁的地方，每当要干什么时，必须先要告诉它，要像待奉国君和父亲一样。那经文说：家有《三皇内文》，能避开邪恶鬼怪、温疫和飞来的灾祸。如果有人因病痛将要死亡，若他相信道术，诚心诚意，将这本书让他拿着，则一定不会死亡。孕妇难产快要断气的人拿着这本书，则婴儿能立即顺利出生。道士想要追求长生不死，拿着这书进入深山，能避开虎狼山精的危害，各种毒虫及妖邪都不敢接近。可以横渡江海，而能避开蛟龙平息风浪。得到这种法术，可以改变起土动工的日期，不需要论及地势风水，选择日期，家室也不会遭殃。如果想要修建新宅及坟墓，就抄写《地皇文》数十张，拿来铺在地上，第二天来看，有黄色显出的地方，就在上面起土动工，其家庭必然会富裕昌盛。还有，在其他人下葬时，抄写《人皇文》，并写上自己的姓名在纸里，偷偷地放入那坟墓中，不要让其他人知道，可使自己没有飞来横祸，不会遇上盗贼。若有人图谋害您，则必定会反伤自己。还有，抄写此文前应洁身斋戒一百天，才可以召唤天神司命。太岁日游览五岳四渎，庙宇里的神灵都可以让您看见像人一样的形体。可以向神询问自己的吉凶安危，以及问生病者的灾祸由来。还有用十八个字放在穿着的衣服内，远渡江海，始终没有风浪的忧虑。家中有《五岳真形图》也能避开兵器、凶恶逆贼，有人想要害您，却会自己反而受祸害。道士有时得到它，若不能够施行仁义慈心，不诚心，不正直，就会招至灾祸，甚至会全家毁灭，不可忽视。

那些变化的法术，主要的只有《墨子五行记》，本来有五卷，昔日刘君安还没有成仙离去时，抄录过其中的要点，合为一卷。那方法是既用药物又用符图，就能使人上下飞行，隐藏身形不知去向。含笑时就变成妇女，皱眉时就变为老头，蹲在地上就变成小孩，拿着拐杖就变成树木，种下植物就能生长出瓜果，可供食用，划地就能成为河流，撮一撮土就能变成山，坐着不动，所想要的食物就会自己来到，兴起云雾，燃起烈火，没有什么做不到的事。其次还有《玉女隐微》一卷，也可以变化形体，成为飞禽走兽、金木玉石，在方圆百里之内可兴起云雾，招来大雨，也能招致下雪。横渡江河不用舟船和桥梁，也能分形变成一千个人，迎风高飞，进出没有缝隙的地方，能吐出七色的气体，坐着可看见八方极远的地方及地底下的东西，还能放出万丈光芒，使暗室里自己明亮，这些也是重要的道术。但是在施行法术时，应当步踏各种星斗数十遍，曲折而难以记忆，很少有人能熟悉。那《淮南鸿宝万毕》等书，都不能与这书相比。还有《白虎七变法》，取三月三日那天所杀死白虎的头皮、活骆驼的血、老虎血、紫绶、履组、流萍，在三月三日那天混合种在地下，初生的草好似胡麻，有实，马上取这果实播种，生长一次就有一种差异，一共栽种七次，将这七次所得的果实混合在一起，就可以改形变貌，随意飞降。效果与《墨子五行记》和《玉女隐微》大致相同，除此之外，就不值得提及了。

《遐览》这篇文章是想让喜爱道术的人知道罕见的道书的书名。郑先生不光深通五经，懂得道术而已，而且兼通九宫、三棋，推测天象，河图洛书，谶纬符记，没有什么不精通深研的。晋惠帝太安元年，他预知李晨将要造成动乱，江南将如鼎镬般沸腾，就背着书籍、拿着仙药的原料，带着入室弟子们，向东投往霍山，没有人知道他到哪儿去了。

卷二十　祛　　惑

【原文】

抱朴子曰：凡探明珠，不于合浦之渊，不得骊龙之夜光也。采美玉，不于荆山之岫，不得连城之尺璧也。承师问道，不得其人，委去则迟迟冀于有获，守之则终已竟无所成，虚费事妨功，后虽痛悔，亦不及已。世间浅近之事，犹不可坐知，况神仙之事乎？虽圣虽明，莫由自晓，非可以历思得也，非可以触类求也。诚须所师，必深必博，犹涉沧海而挹水，造长洲而伐木，独以力劣为患，岂以物少为忧哉？夫虎豹之所余，乃狸鼠之所争也。陶朱之所弃，乃原颜[1]之所无也。所从学者，不得远识渊潭之门，而值孤陋寡闻之人，彼所知素狭，源短流促，倒装与人，则靳靳不舍，分损以授，则浅薄无奇能，其所宝宿已不精，若复料其粗者以教人，亦安能有所成乎？譬如假谷于夷、齐[2]之门，告寒于黔娄[3]之家，所得者不过橡栗缊褐，必无太牢之馔、锦衣狐裘矣。或有守事庸师，终不觉悟。或有幸值知者，不能勤求，此失之于不觉，不可追者也。知人之浅深，实复未易。古人之难，诚有以也。白石似玉，奸佞似贤。贤者愈自隐蔽，有而如无，奸人愈自炫沽，虚而类实，非至明者，何以分之？彼之守求庸师而不去者，非知其无知而故不止也，诚以为足事故也。见达人而不能奉之者，非知其实深而不能请之也，诚以为无异也。夫能知要道者，无欲于物也，不徇世誉也，亦何肯自标显于流俗哉？而浅薄之徒，率多夸诞自称说，以厉色希声饰其虚妄，足以眩惑晚学，而敢为大言。乃云：已登名山，见仙人。仓卒闻之，不能清澄检校之者，鲜觉其伪也。余昔数见杂散道士辈，走贵人之门，专令从者作为空名，云其已四五百岁矣。人适问之年纪，佯不闻也，含笑俯仰，云八九十。须臾自言，我曾在华阴山断谷五十年，复于嵩山少室四十年，复在泰山六十年，复与某人在箕山五十年，为同人遍说所历，正尔，欲令人计合之，已数百岁人也。于是彼好之家，莫不烟起雾合，辐辏其门矣。

又术士或有偶受体自然，见鬼神，颇能内占，知人将来及已过之事，而实不能有祸福之损益也。譬如蓍龟[4]耳。凡人见其小验，便呼为神人，谓之必无所不知。不尔者，或长于符水禁祝之法，治邪有效，而未必晓于不死之道也。或修行杂术，能见鬼怪，无益于年命。问之以金丹之道，则率皆不知也。因此细验之，多行欺诳世人，以收财利，无所不为矣。此等与彼穿窬之盗，异途而同归者也。夫讬之于空言，不如著之于行事之有征也，将为晚觉后学，说其比故，可征之伪物焉。

昔有古强者，服草木之方，又颇行容成、玄素之法，年八十许，尚聪明不大羸老，时人便谓之为仙人，或谓之千载翁者。扬州稽使君[5]闻而试迎之于宜都。既至，而咽鸣掣缩，似若所知实远，而未皆吐尽者。于是好事者，因以听声而响集，望形而影附，云萃雾合，竟称叹之，馈饷相属，常余金钱。虽栾、李[6]之见重于往汉，不足加也。常服天门冬不废，则知其体中未尝有金丹大药也。而强曾略涉书记，颇识古事。自言已四千岁，敢为虚言，言之不怍。云已见尧、舜、禹、汤，说之皆了了如实也：世云尧眉八采，不然也，直两眉头甚竖，似八字耳。尧为人长大美髭髯，饮酒一日中二斛余，世人因加之云千钟，实不能也，我自数见其大醉也。虽是圣人，然年老治事，转不及少壮时。及见去四凶，举元凯，赖用舜耳。舜是孤茕小家儿耳，然有异才，隐耕历山，渔于雷泽，陶于海滨，时人未有能赏其奇者。我见之所在以德化民，其目又有重瞳子，知其大贵之相，常劝勉慰劳之：善崇高尚，莫忧不富贵，火德已终，黄精将起，诞承历数，非子而谁！然其父至顽，其弟殊恶，恒以杀舜为事。吾常谏谕曰：此儿当兴卿门宗，四海将受其赐，不但卿家，不可取次也。俄而受禅，尝忆吾言之有征也。又云：孔子母年十六七时，吾相之当生贵子，及生仲尼，真异人也，长九尺六寸，其颡似尧，其项似皋陶，其肩似子产，自腰以下不及禹三寸。虽然，贫苦孤微，然为儿童便好俎豆之事。吾知之必当成就。及其长大，高谈惊人，远近从之受学者，著录数千人。我喜听其语，数往从之，但恨我不学，不能与之覆疏耳。常劝我读《易》，云：此良书也，丘窃好之，韦编三绝，铁挝三折，今乃大悟。鲁哀公十四年，西守获麟，麟死。孔子以问吾，吾语之，言此非善祥也。九子乃怆然而泣。后得恶梦，乃欲得见悟。时四月中盛热，不能住，寻闻之病七日而没，于今仿佛记其颜色也。又云：秦始皇将我到彭城，引出周时鼎。吾告秦始皇，言此鼎是神物也。有德则自出，无道则沦亡。君但修己，此必自来，不可以力致也。始皇当时大有怪吾之色，而牵之果不得出也。乃谢吾曰：君固是远见理人也。又说：汉高祖、项羽皆分明，如此事类，不可具记。时人各共识之，以为戏笑。然凡人闻之，皆信其言。又强转悟毫，废忘事几。稽使君曾以一玉卮与强，后忽语稽曰：昔安期先生以此物相遗。强后病于寿春黄整家而死。整疑其化去。一年许，试凿其棺视之，其尸宛在矣。此皆有名无实，使世间不信天下有仙，皆坐此辈以伪乱真也。

成都太守吴文，说五原有蔡诞者，好道而不得佳师要事，废弃家业，但昼夜诵咏《黄庭》、《太清中经》、《观天节详》之属，诸家不急之书，口不辍诵，谓之道尽于此。然竟不知所施用者，徒美其浮华之说而愚人。又教之但读千遍，自得其意，为此积久，家中患苦之，坐消衣食，而不能有异，已亦惭恧，无以自解，于是弃家，言仙道成矣。因走之异界深山中，又不晓采掘诸草木药可以辟谷者，但行卖薪以易衣食，如是三年，饥冻辛苦，人或识之，而诡不知也。久不堪而还家，黑瘦而骨立，不似人。其家问之：从何处来，竟不得仙邪？因欺家云：吾未能升天，但为地仙也。又初成位卑，应给诸仙先达者，当以渐迁耳。向者为老君牧数头龙，一班龙五色最好，是老君常所乘者，令吾守视之，不勤，但与后进诸仙共博戏，忽失此龙，龙遂不知所在。为此罪见责，送吾付昆仑山下，芸锄草三四顷，并皆生细石中，多荒秽，治之勤苦不可论，法当十年乃得原。会偓佺子、王乔[7]诸仙来按行，吾守请之，并为吾作力，且自放归，当更自修理求去，于是遂老死矣！初诞还云，从昆仑来，诸亲故竞共问之：昆仑何似？答云：天不问其高几里，要于仰视之，去天不过十数丈也。上有木禾，高四丈九尺，其穗盈车，有珠玉树、沙棠、琅玕、碧槐之树，玉李、玉瓜、玉桃，其实形如世间桃李，但为光明洞彻而坚，须以玉井水洗之，便软而可食。每风起，珠玉之树，枝条花叶，互相扣击，自成五音，清哀动心。吾见谪失志，闻此莫不怆然含悲。又见昆仑山上，一面辄有四百四十门，门广四里，内有五城十二楼，楼下有青龙白虎，蜿蛇长百余里，其口中牙皆如三百斛船，大蜂一丈，其毒煞象。又有神兽，名狮子辟邪、天鹿焦羊、铜头铁额、长牙凿齿之属，三十六种，尽知其名，则天下恶鬼恶兽，不敢犯人也。其神则有无头子、倒景君、翕鹿公、中黄先生、与六门大夫。张阳字子渊，浃备玉阙，自不带《老君竹使符左右契》者，不得入也。五河皆出山隅，弱水绕之，鸿毛不浮，飞鸟不过，唯仙人乃得越之。其上神乌神马，幽昌、鹣鹏、腾黄、吉光之辈，皆能人语而不死，真济济快仙府也，恨吾不得善周旋其上耳。于时闻诞此言了了，多信之者。

又河东蒲坂有项曼都者，与一子入山学仙，十年而归家，家人问其故。曼都曰：'在山中三年精思，有仙人来迎我，共乘龙而升天。良久，低头视地，窈窈冥冥，上未有所至，而去地已绝远。龙行甚疾，头昂尾低，令人在其脊上，危怖峻峨。及到天上，先过紫府，金牀玉几，晃晃昱昱，真贵处也。仙人但以流霞一杯与我，饮之辄不饥渴。忽然思家，到天帝前，谒拜失仪，见斥来还，令当更自修积，乃可得更复矣。昔淮南王刘安升天见上帝，而箕坐大言，自称寡人，遂见谪守天厕三年，吾何人哉！'河东因号曼都为斥仙人。世多此辈，种类非一，不可不详也。此妄语乃尔，而人犹有不觉其虚者，况其微茫欺诳，颇因事类之像似者而加益之，非至明者，仓卒安能辨哉？

乃复有假托作前世有名之道士者，如白和者，传言已八千七百岁，时出俗间，忽然自去，不知其在。其洛中有道士，已博涉众事，治练术数者，以诸疑难咨问和，和皆寻声为论释，皆无疑礙，故为远识。人但不知其年寿，信能近千年不窗耳。后忽去，不知所在。有一人于河北自称为白和，于是远近竞往奉事之，大得致遗至富。而白和子弟，闻和再出，大喜．故往见之，乃定非也。此人因亡走矣。

五经四部，并已陈之刍狗，既往之糟粕。所谓"迹"者，足之自出而非足也。"书"者圣人之所作而非圣也，而儒者万里负笈以寻其师，况长生之道，真人所重，可不勤求足问者哉？然不可不精简其真伪也！余恐古强、蔡诞、项曼都、白和之不绝于世间，好事者省余此书，可以少加沙汰其善否矣。又仙经云：仙人目瞳皆方。洛中见之白仲理者，为余说其瞳正方，如此果真是异人也。

【注释】

〔1〕原：原宪；颜：颜回。皆是孔子的弟子而且家里都十分贫穷。

〔2〕夷：伯夷；齐：叔齐。都是殷代孤竹君的孩子，周武王灭殷，二人耻于吃周供给的食粟，饿死在首阳山。

〔3〕黔娄：战国时齐国隐士，家里十分贫穷，死时衣不蔽体。

〔4〕蓍：蓍草；龟：龟甲。都是古人用来占卜的工具。

〔5〕杨州：孙星衍校为"广州"；稽：当为嵇含，曾任广州刺史，《抱朴子外篇》有载；使君：官名，即刺史。

〔6〕栾：栾大；李：李少君。都是汉武帝时的方士。

〔7〕偓佺子：为尧帝时的采药者，好食松实，形体生毛，两目正方；王乔：为周灵王太子，又称王子乔。皆为传说中的道教仙人。

【译文】

抱朴子说：凡探求明珠，如果不到合浦的深渊，就得不到黑龙颔下的明珠；采凿美玉如果不到荆山的山穴中，就得不到价值连城的一尺玉璧。奉请老师，询问道术，如果得不到合适的人，离去又犹豫不决地希望有所收获，坚守则担心到头来一无所成，白白地浪费精力，耽误功夫，以后虽然痛惜悔恨也来不及了。世间上浅薄浮近的事情都不能坐着了解到，何况是神仙道术的事呢？虽然是圣明的，也不能由自己知晓，并不是可以经过思考得到的，也不能触类旁通。的确需要有老师，而且老师的学问一定要深奥、广博，犹如到江海去取水，到长洲来砍树，只担心力气太小，怎么能担忧水和树不够呢？虎豹吃剩的东西，乃是狸、鼠所抢夺的食物。陶朱公丢弃的东西，乃是厚宪、颜回所没有的。求学的人投不到远见卓识、渊博的老师门下，而碰上孤陋寡闻的人，他们的知识面窄小，知识的来源短促，倾倒全部知识授人，又吝惜而舍不得，分开传授，又浅薄没有奇特才能。他们所收藏的道籍和秘书本来就不精，如果拿出那些粗劣的东西来教人，又怎么能使人有所成就呢？犹如到伯夷、叔齐的家里去借粮，去黔娄的家里诉说寒冷，所得到的不过是粗糙的食物和粗贱的衣服，必定没有牛、羊、猪的珍馐和锦缎衣服及裘皮大衣。有的人奉守平庸的老师，却始终没有觉悟。有的人有幸遇到懂得道术的人却没有努力追求，这些在不知不觉中的失误，是不可追回的。要知道人的深浅实在很不容易。古人也觉得很难，的确是这样的。白色的石头像玉石，奸邪的人好似贤人。而贤人自己更是隐藏不露，有贤人在好像没有一样，奸人自己更是爱卖弄自己，虚假的好似真实的一样，如果不是很明智的人，怎么来区分呢？那些奉守追求平庸老师而不离去的人，并不是知道老师无知而故意追求不止，实在是认为他们足以侍奉。遇见通达的人而没有信奉的人，并不是知道这人的知识深厚而不去请求，实在是认为他们没有奇异之处。能懂得重要道术的人，对外物没有欲望，不追求世上的名誉，又怎么肯在世俗上自我标榜显示呢？但浅薄的人，大多夸耀而自我吹嘘，用严厉的脸色，微弱的声音来掩饰自己的空虚和狂妄，足以迷惑晚辈和学生，而且敢说大话。说什么已登过名山，拜见过仙人。乍一听来，如果不是头脑清晰、明辨是非的人，很少能发觉他的虚伪，我过去多次遇见旁杂散漫的道士，来到贵人的门下，专门让哪些顺从追随他的人编造虚名，说这个道士已有四五百岁了。遇到有人问他的年龄，假装没听见，含笑着点头，说八九十岁了。一会儿又自言自语说："我曾在华阴山断绝谷物粮食五十年，又在嵩山少室呆了四十年，再到泰山住了六十年，后来又与某人在箕山过了五十年"。将这些所谓的经历到处讲给周围的人听，正是这样想让别人来计算他已经有几百岁了。于是，那些喜好和相信的人没有不像烟升起，像雾聚合，像车辐聚于车毂一样地聚集到他的门下。

还有些方术之士，偶尔其有天然的禀赋，能看见鬼神，能在心里占卜，知道人的将来及已经过去的事情，却实在不能对人的灾祸和福寿有什么损减或增益。犹如用蓍草和龟甲占卜而已，一般人看见他们法术有小小的灵验，就认为他是神仙，认为他一定是无所不知的。其实不然，有的长于符水禁咒的法术，对付邪恶有一定效用，却未必知道不死的道术。有的修炼旁门杂术，能看见鬼怪，却不能增加年龄寿命。若问他们金丹的道术，则大多都不知道。由此详细地查验他们，大多是干些欺骗世人，以收取财利的勾当，他们没有什么事不敢做的。这些人与那些穿墙破壁的盗贼，方法不同而目标却是一致的。与其借助于空语，还不如注重做些实事有利。所以，我特地为较晚觉悟和后来的学生说说这些事，可以用来验证虚伪的事物。

过去有一个叫古强的人，服食草木的药方，又能施行容成公、玄女、素女的法术，年约八十来岁，还耳聪目明不太显衰老，当时的人便称他为仙人，有的称他为'千载翁'。广州刺使嵇含听说了，就试着把他接到了宜都。到了那里，呜呜咽咽，缩手缩脚，似乎懂得的实在是深远，还没有都说出来的样子。于是，那些喜好相信这些事的人，听到他的声音而向声响处聚集，望见他的身影而向影子处归附，像云雾一样汇聚，争相称誉赞叹，馈赠的东西相继不断，经常有剩余的金钱。虽然栾大、李少君被汉武帝看重，也不足以超过他。他经常服食天门冬而未中断过，这就可以知道他的体内从没有过金丹要药。但古强曾经大概地读过古代书籍及史记，知道不少古代的事情。自称已经有四千岁了，敢于编造假话，大言不惭。还说已见过尧、舜、禹、汤等历代帝王，说起来都清清楚楚如同真事一样：世人都说尧的眉毛有八种色彩，其实不然，只是两边眉头竖起来好像八字而已。尧身材高大，胡须秀美，喝酒一天能喝二斛多，世人因此而增加他的酒量，说是一千钟，实际上是不可能的，我多次亲自看见他喝得大醉。虽然是圣人，但年纪老了，治理事务反而赶不上年轻力壮时。到他流放四大凶族，推举贤才时，那都是依赖舜而已。舜是个孤独平常的小家子弟而已，但有奇特的才能。在历山隐居耕种，在雷泽打鱼，在海边上制作陶器，当时没有人能够欣赏他的奇能。我看见他随处都用德行来教化百姓，眼睛里又有双重瞳仁，就知道他有大显大贵的相貌，经常鼓励慰问他：要善于尊崇高尚，不要担心不富贵，火德已经终结，土德的黄色精华将兴起，继承朝代的更换，不靠您又靠谁呢？但是，他的父亲非常顽固，他的弟弟特别恶劣，一直把杀害舜作为目标。我常劝阻道：这个孩子必定会为您光宗耀祖，四海之内都将受到他的恩赐，不只是您一家，不可随便乱来。不久，他就接受了禅让。现在经常回忆我当时讲的话是有证据的。又说：孔子的母亲年龄十六七岁时，我为她看相说：您必定会生下显贵的孩子。等到生下孔子时，真是个奇特的人，身长九尺六寸，他的额头像尧，颈像皋陶，肩像子产，从腰部以下与大禹相差三寸。虽然贫穷孤独幼弱，但在儿童时就爱好祭器俎豆的游戏。我知道他一定会有成就。等到他长大后，谈吐高雅，令人惊奇，远近跟他学习的人有记录的就有几千人。我喜欢听他讲话，多次去跟随，只是恨我不学无术，不能再与他一起讨论罢了。他经常劝我读《易经》，说：这是本好书，孔丘我私下很喜欢它，串编策册的皮带断过三次，铁槌子折了三回，到现在才真正领悟它。鲁哀公十四年，有人在西部猎到一只麒麟，麒麟死了，孔子拿这事问我，我告诉他：这不是好兆头啊。孔子就凄惨地哭泣了。后来做了个恶梦，梦见他想见到我。当时是四月中旬特别热，我不能去看他，不久听说他病了七天后死去了，到今天还仿佛记得他的颜面声音。又说：秦始皇将我带到彭城，要牵引出沉没

在泗水中的周代鼎，我告诉秦始皇说：这个鼎是个神奇的东西，你有德行的话它就会自己出来，没有道德的话它就会沉沦甚至消亡。你只管修养自己的品德，它一定自己出来，不是能用力拉出来的。秦始皇当时很有怪罪我的神情，硬是派人牵引，果然拖不出来。才向我道歉说：先生的确是个远见卓识的人。古强又说起汉高祖刘邦和项羽的事，都很分明。像这样的事情无法一一记述，当时的明白人都能辨识，当成玩笑，但凡夫俗子听到后，都相信他的话。还有古强变得衰老昏蒙遗忘事情时，嵇刺史曾经送一只玉杯给他，后来他却突然对嵇刺史说：过去安期生将这个玉杯赠送给我。古强后来在寿春黄整家生病而死，黄整怀疑他已羽化成仙，大约一年以后，试着凿开他的棺材来看，他的尸体依然存在。这些都是些有名无实的人，使世上的人不相信天下有神仙，都是因为这帮人以假乱真造成的。

成都太守吴文说：五原有一个叫蔡诞的人，喜好道术却得不到好的老师和重要的道术，废弃家业，只管白天黑夜地诵读《黄庭经》、《太清中经》、《观天节详》之类，各种学派都认为不重要的书，嘴上不停地背诵，认为道术全都在这里面，竟然不知道所修炼的只是空有美丽的浮华之辞愚弄人的东西。书上又教他只要读一千遍就能自然获得道旨，这样长期下去，把家里害苦了，坐着消耗衣服食物，却没有什么奇特的收益，自己也感到惭愧和不满，没有什么办法来自我解脱，于是就抛弃家庭，自称仙道已经炼成了。因而逃到其他地方的深山里，又不知道采挖各种草木类药物可以断粮绝谷，只有靠卖柴来换取衣服食物，就这样过了三年，饥寒交迫，辛酸苦楚。有人认识他，而他却装作不认识别人。时间久了，实在不能忍受，只好又回到家里，又瘦又黑，皮包骨似的，不像人形。家里的人问他：从哪里来的，为什么不成仙呢？他就欺骗家人说：我没能升

天，只是成为地仙了。还有，初当地仙，地位卑贱，还要供奉各路先已成仙的仙人，只能慢慢地升迁。从前，我为太上老君牧放几条龙，其中一条五色花斑龙最好，是太上老君经常乘坐的，让我看守着它，我不努力，只知道与那些后进的仙人们一起博戏，恍惚中丢失了这条龙，不知道这龙跑到哪里去了。因为此事而被责罚，送我到昆仑山下锄三四顷地的草，这些草都生在细石子缝里，很荒芜肮脏，锄草的辛苦且不说，而且按法律应当十年后才能得到原谅。恰逢偓佺子、王子乔等各位仙人来巡视，我缠着请求，他们都为我努力，才把我放回来，若求仙还要重新去自己修炼追求，到那时我都要老死了。蔡诞开始回来时说自己从昆仑山来，各位亲朋好友竞相询问：昆仑是什么样的？他回答说：天的高度不知有多少里，昆仑山呢，最高处要仰着看它，离天不过十几丈。上面有禾苗树，高四丈九尺，它的果穗可以装满一车，还有珠树、玉树、沙棠、琅玕、碧树、槐树等，有玉李、玉瓜、玉桃，它们的形状像世间的桃李一样，只是更为光亮透彻而且坚硬，必须用玉井的水来冲洗，才会变软而可以食用。每当起风时，珠树、玉树的枝条花叶相互扣击，自然形成了各种音阶，清亮哀婉，感动人心。我被贬失意，每当听到这些声音，没有不凄然悲哀的。又看见昆仑山上的一面就有四百四十个门，门宽四里，里面有五座城池，十二座楼，楼下有青龙白虎，蟒蛇长达百余里，它口中的牙齿都像能装三斛的大船一样，还有一丈多长的大黄蜂，它的毒素可以杀死大象。还有些神兽，名叫狮子、辟邪、天鹿、焦羊、铜头、铁额、长牙、凿齿之类，有三十六种，如果都知道它们的名字，则天下的恶鬼凶兽都不敢来侵犯您了。那些神仙则有无头子、倒景君、翕鹿公、中黄先生与六门大夫。张阳，字子渊，熟悉神仙的宫阙，若自己不带《老君竹使符左右契》的话，也不能进去。五条

河都从山坳流出，弱水缠绕，鸿毛都浮不起来，飞鸟飞不过去，只有仙人才能越过去。那上面的神鸟、神马，像幽昌、鹔鹏、腾黄、吉光之类，都能讲人话，而且不会死亡，真是美好快乐的神仙府第，遗憾的是我不能很好地在那上面周游罢了。当时听到蔡诞的这些话说得清清楚楚，很多人都相信。

河东郡蒲坂有个叫项曼都的人，和一个孩子进山学习仙道，十年后才回家，家里人问他的缘故，曼都说：在山中苦苦思索了三年，有个仙人来迎接我，一起乘龙飞上天，很久，低头看地下，渺渺茫茫，上边没有可看到的边际，下面离地已经很远了。龙飞行得很快，昂着头低垂着尾巴，使人在龙的背上感到危险恐怖。等到了天上，先经过紫府，里面有金床玉桌，光芒灿烂，真是高贵的地方。仙人只拿了一杯流霞液给我，喝了就不会饥饿口渴。突然想家，到天帝面前拜见时失掉了礼仪，所以被斥退回来，被命令重新修炼积功，才能重新再回到原来的位置。过去淮南王刘安升天见到上帝，却盘坐着讲大话，自称"寡人"，于是被贬去守护天上的厕所三年，我又算是什么人呢？河东郡因而称曼都是被贬斥的仙人。世上有很多这样的人，种类并不一样，故不能不详细地分别。这些不过是虚妄的话而已，但人们中总有些人不觉得它是虚假的，更何况那些形迹渺茫、欺诈狂妄的人，很想通过与这些事情相像的事来增加收益。因此，若不是很明智的人，仓促之间又怎么能明辨呢？

还有些假托为前代有名气道士的人，像帠和，传说他已八千七百岁了，有时在俗间出现，突然又自行离去，不知道他到哪里去了。洛中有个道士，已经博览广涉各种事情，接触修炼好几种道术，用各种疑难问题询问帠和，帠和都能应声解答，都没有疑问和阻碍，所以，是远见卓识了。人们都不知道他的年龄寿命，相信他已将近一千岁了。后来突然离去，不知道他在哪里。有一个人

在河北自称是帛和，于是，远近的人争相前往供奉他，得到很多的馈赠而使其富裕起来。而帛和的子弟们听说帛和又出现了，非常高兴，故前往拜见，才发现不是帛和，这个人因而逃走了。

五经及四部之类的书籍，都已陈旧得像祭祀用草扎的狗，完全是过时的糟粕。所谓"迹"，是由脚形成的，但不是脚，"书"是圣人所写出来的但不是圣人。而儒生们不远万里背负书籍去寻求老师，何况长生的道术，是真人所看重的，怎么能不辛勤追求、反复询问呢？但不能不仔细地辨析其中的真伪！我担心古强、蔡诞、项曼都、帛和之流不断在世间出现，喜好道术的人了解我这本书后，可以稍微地淘汰其中善与不善。仙经说：仙人的瞳仁都是方形的。洛中有一个看见帛和的人对我说他的瞳仁正是方形的。如此说来，他真是个奇异的仙人了。

肘后备急方　今译

原著　晋·葛　洪

郝近大　胡晓峰　译

关于《肘后备急方》的主要版本流传情况

《肘后备急方》又名《葛仙翁肘后备急方》或《肘后救卒方》，简称《肘后方》，为晋代葛洪所撰。葛洪是一位道家、博物学家兼医药学家，他所写的医药学方面的著作有二种，即《玉函方》与《肘后方》。《玉函方》是将晋代以前的各种医方著作加以汇编而成的百卷大型著作，而《肘后方》则是选取《玉函方》中简易有效的药方，为仓促治疗急病所需的袖珍著作。据陶弘景序云，原书共86篇（"旧方部八十六首"，"首"字的含义即相当于"篇"），全书三卷。

到南北朝的梁代（公元500年）时期，医药学家陶弘景对《肘后方》进行了第一次修补。《肘后方》当时确实具有较大的影响，但亦仍存在某些明显的不足，主要表现在各种疾病的分类上。陶氏针对这种情况，将原书的内容加以合并，即86篇合为79篇，在此基础上又增补22篇。即如陶序所云："或因葛一事，增构成篇；或补葛所遗，准文更撰"。全书仍分为三卷，即"上卷三十五首治内病，中卷三十五首治外病，下卷三十一首治为物所苦病"。南宋陈振孙《直斋书录解题》载："《肘后救卒方》，卒皆易得之药，凡八十六首，陶（弘景）并七首，加二十二首，共为一百一首"。因全书增补后共分101篇（首），所以又名为《补阙肘后百一方》。

在南北朝末至隋唐时期，《肘后方》的流传仍很广泛。从现存的目录学资料来看，此一时期所流传的版本至少有8种之多。如《七录》所载的二卷本和九卷本，《外台秘要》所引的三卷本和十六卷本，《旧唐志》所载的四卷本，《隋志》的六卷本，《日本国见在书目》的十卷本等。就这些流传版本的内容而言，已与葛洪及陶弘景增补的原书有了明显的变化。表现在全书不同的篇节中，进行了很多的增删、调整和修改，在文字方面也往往有很大的出入，在条目的排列上也进行了不少变动与调整。

据葛洪自序可以看出，原书为求简便，所有引文均未记出处，即"无黄帝、仓公、和、鹊、蹱跗之目"。而现存版本中可见到如：扁鹊、《魏大夫传》、《张仲景诸药方》、华佗、《小品方》、赵泉、胡洽等人名和书名。此外，还引进了很多是陶弘景以后或同时期的著作，如：《刘涓子鬼遗方》、《徐王方》、《姚氏方》、《集验方》、《崔氏方》、《近效方》、《传信方》等。很显然，这些引文的内容均是在这一时期版本中新增加进去的，而并非葛氏或陶氏书的原貌。

至金朝皇统4年（公元1144年），出现了杨用道刊本。杨氏用辽天祚乾统年间北方刊刻的《肘后方》作为底本，加以整理，并加进了唐慎微《证类本草》中的方子，列于同篇之末，冠以"附方"二字，每方之前均标明出处。全书名曰《附广肘后方》，书分八卷。这是今日现存《肘后方》各种版本的祖本。也即是说，目前所能见到的各版本《肘后方》均是在杨用道刊本的基础上整理翻刻而来的。

自杨用道本刊行以来，开始衍化出元、明、清以后的各种刊本，目前国内现存最早的刊本为明嘉靖三十年辛亥（1551年）北城吕氏襄阳刻本。即《四库全书总目》所载："《肘后备急方》八卷，明嘉靖襄阳知府吕容所刊"。目前在国内最常见到的版本，可算是1956年人民卫生出版社的影印本及1955年商务印书馆的排印本。前者所据的底本为明万历二年（1574

年）李栻刊本；而后者是以原书各种版本互校后的排印本。

　　杨氏刊本固有其保存古籍使《肘后方》能得以流传的功绩一面，但也确实存在着不少误刻、舛错、脱漏及断句欠妥等明显的错误，致使造成句法不通、文意难懂之处。正如日本宇野致远于延享三年（1746 年）为沼晋刊《肘后方》序所云："默奈去世千有余年，漫灭传讹，鲁鱼豕亥，殆不可读焉"。

　　《肘后方》除以上主要版本外，还有道藏本系统及朝鲜传本。但其祖本也是杨用道刊本。据新版《全国中医图书联合目录》记载，现存的《肘后方》版本有 28 种之多。

　　本书此次所作的整理研究，是以人民卫生出版社 1956 年影印本作为底本，以 1955 年商务本作为主校本，并以现存的《外台秘要》、《证类本草》、《本草纲目》等作为参校资料加以完成的。现存的明嘉靖刊本，虽系更早的版本，但其为残本，只存六卷。故明万历刊本即为现存最早的完整刊本。因此，选其作为整理底本则较为可靠。因商务本已进行过互校，依作校本可剔除明显误刻、脱漏所形成的讹误。在整理过程中，对凡能读得通顺又符合文理、医理者，一般不作改动。而对实难读通或前后文矛盾的地方，则参照相关的资料加以径改。

郝近大

1997 年 1 月

刻葛仙翁《肘后备急方》序

【原文】

尝观范文正曰：不为良相，则愿为良医。而陆宣公之在忠州，亦惟手校方书。每叹其济人之心先后一揆，古人之志何如其深且远也。予少不习医，而济人一念则耿耿于中。每见海内方书则购而藏之，方之效者则珍而录之，以为庶可济人之急。然以不及见古人奇方为恨，尤愧不能为良医，虽藏之多而无所决择也。今年之夏，偶以巡行至均游武当，因阅《道藏》得《肘后备急方》八卷，乃葛稚川所辑，而陶隐居增补之者，其方多今所未见，观二君之所自为序，积以年岁，仅成此编，一方一论，皆已试而后录之，尤简易可以应卒。其用心亦勤，其选之亦精矣。矧二君皆有道之士，非世良医可比。得其方书而用之中病，固不必为医可以知药，不必择方可以知医。其曰：苟能起信，可免天横。信其不我欺也。因刻而布之，以快予济人之心云。

万历二年甲戌^[1]秋仲巡按湖广监察御史剑江李栻书

【注释】

〔1〕公元 1574 年。

【译文】

曾经看到范文正说：如果不能做好的宰相，那么就愿做一名好的医生。陆宣公在忠州，也只是校对方书。常常赞叹他们救人之心前后如出一辄，志向深远。我虽不学习医术，但济世救人的心愿却耿耿于怀。见到国内方书就购买收藏，见到有效的药方就抄录下来，认为这样也许能济人之急。但以看不到古人奇方为遗憾，尤其惭愧的是不能做好医生，虽然收藏了许多方书却无法鉴别其优劣。今年夏季，偶然巡行到均游武当，阅览《道藏》时获得《肘后备急方》八卷，该书乃葛稚川辑著，陶隐居增补，所载之方多为今所未见。从葛、陶二君自序来看，该书成编颇费时日，一方一论都先试而后录之，特别简易，可用于急诊救治。其用心勤勉，其选方也精。更何况二君皆为大学问家，不是当今普通的好医生所能相比。得到他们的方书而用于治病，不用当医生就可以知药，不用挑选方剂就可以知道医治方法。其自序中说：如能信而用之，必可免除意外的早死。我相信这不是骗人的话。因而刊刻传播此书，以快慰我济世救人的心情。

万历二年甲戌秋仲巡按湖广监察御史剑江李栻书

葛仙翁《肘后备急方》序

【原文】

　　医有方古也。古以来著方书者无虑数十百家，其方殆未可以数计。篇帙[1]浩瀚，苟无良医师安所适从？况穷乡远地，有病无医，有方无药，其不罹夭[2]折者几希。丹阳葛稚川夷考古今医家之说，验其方简要易得，针灸分寸易晓，必可以救人于死者为《肘后备急方》，使有病者得之，虽无韩伯休[3]家自有药，虽无封君达[4]人可为医，其以备急固宜。华阳陶弘景曰：葛之此制，利世实多，但行之既久，不无谬误。乃著《百一方》疏于《备急》之后，讹者正之，缺者补之，附以炮制、服食诸法，纤悉备具。仍区别内、外、他犯为三条，可不费讨寻，开卷见病，其以备急益宜。葛、陶二君，世共知为有道之士，于学无所不贯，于术无所不通。然犹积年仅成此编，盖一方一论已试而后录之，非徒采其简易而已。人能家置一帙，遇病得方，方必已病。如历卞和[5]之肆，举皆美玉；入伯乐[6]之厩，无非骏足，可以易而忽之邪？葛自序云：人能起信，可免夭横。意可见矣。自天地大变，此方湮没几绝，间一存者，闷以自宝，是岂制方本意。连帅乌侯凤多疹疾，宦学之余，留心于医药。前按察河南北道，得此方于平乡郭氏，郭之妇翁得诸汴之掖庭[7]。变乱之际，与身存亡，未尝轻以示人，迫今而出焉，天也。侯命工刻之，以趣其成，唯恐病者见方之晚也。虽然方之显晦而人之生死休戚系焉，出自有时而隐痛恻怛。如是其急者，不忍人之心也；有不忍人之心，斯有不忍人之政矣。则侯之仁斯民也，岂直一方书而已乎！方之出，乃吾仁心之发见者也。因以序见命，特书其始末，以告夫未知者。

至元丙子[8]季秋稷亭段成巳题

【注释】

〔1〕帙，量词，线装书一套为一帙。
〔2〕夭，未成年而死。
〔3〕即韩康，汉代著名药学家。
〔4〕三国时神医。
〔5〕古代高明的玉匠。
〔6〕古代相马专家。
〔7〕掖庭，指皇宫中的旁舍，宫嫔所居的地方。
〔8〕公元1336年。

【译文】

　　医学中方剂的历史十分久远。自古以来著方书的人不下百家，其方剂数量也无法数清楚。篇帙浩瀚，如果没有好医生就会无所适从。何况穷乡僻壤，有病无医，有方无药，很少有不遭受夭折的人。丹阳葛稚川遍考古今医家的论说，验证其简要易得的方剂和简便易知的针灸分寸，选其可以起死回生的内容编纂为《肘后备急方》。如果有病的人得到此书，虽无韩伯休而家中自会有药，虽无封君达人人却可以为医，这是很好的备急之书。华阳陶弘景说：葛氏此书大大便利了世人，但因刊行较久，流传过程中难免会出现许多错误。于是编著《百一方》置于《备急》之后，作为注解，错误的加以更正，缺漏的予以增补，附以炮炙、服食诸种方法，详细记载。仍按内因、外因、他犯分为三条，可以开卷见病，不用费力查寻，更适合用以备急。葛、陶二君是世所共知的大学问家，于学术方面无不知晓贯通。费时多年编成此书，是由于一方一论均需验证后收录，而不是仅收集简易的药方。如果人们家中备有此书，遇病即可查得药方，而该方必能治愈疾病。如同在卞和的商店里拿出来的都是精美玉石，到伯乐的马棚里看到的都是骏马，怎能因其简易而轻视呢？葛氏自序中说：如能信而用之，必可免除意外的早死。其著书的用意明显可见。由于时代巨变，这本方书几乎埋没失传，偶尔有一保存者，也是当作珍宝一样秘藏起来，这哪里是编书的本意。连帅乌侯长期患有多种疾病，工作学习之余常留心于医药。前些时候巡察河南北部地区，从平乡郭氏手中得此方书，郭氏亲属是从开封皇宫深处得到的此书。兵荒马乱之际，书不离身，不曾随便拿给人看，至今而出实属天意。侯命工匠翻刻此书，并催促尽快完成，唯恐病人不能早见此书。因为方书的显现与埋没与人的生死休戚相关，尽管书已刻成，仍为没能早些刊行而隐痛悲伤。有这样仁爱之心才能有仁爱之政。侯对民众的仁爱，又岂只是一本方书所能体现的呢！方书的刊出是仁爱之心的具体表现。因奉命作序，特书其始末，以告诉那些不知内情的人。

至元丙子季秋稷亭段成巳题

葛仙翁《肘后备急方》序 亦名《肘后卒救方》，隐居又名《百一方》。

【原文】

抱朴子丹阳葛稚川曰：余既穷览坟索，以著述余暇，兼综术数，省仲景、元化、刘戴、秘要、金匮、绿秩、黄素方，近将千卷。患其混杂烦重，有求难得，故周流华夏九州之中，收拾奇异，捃拾遗逸，选而集之，使种类殊分，缓急易简，凡为百卷，名曰《玉函》。然非有力，不能尽写。又见周、甘、唐、阮诸家各作备急，既不能穷诸病状，兼多珍贵之药，岂贫家野居所能立办？又使人用针，自非究习医方，素识明堂流注者，则身中荣卫尚不知其所在，安能用针以治之哉！是使凫雁挚击，牛羊搏噬，无以异也。虽有其方，犹不免残害之疾。余今采其要约，以为《肘后救卒》三卷，率多易得之药。其不获已，须买之者，亦皆贱价草石，所在皆有。兼之以灸，灸但言其分寸，不名孔穴，凡人览之，可了其所用。或不出乎垣篱之内，顾眄可具。苟能信之，庶免横祸焉。世俗苦于贵远贱近，是古非今，恐见此方无黄帝、仓公、和、鹊、踰跗之目，不能采用，安可强乎！

【译文】

抱朴子丹阳葛稚川说：我阅览了大量古代文献，利用著书立说的空余时间，又研究了天文、历法、占卜、阴阳五行等术数内容，以及仲景、元化、刘戴、秘要、金匮、绿秩、黄素方等近千卷医方书。感觉方书过于混乱烦杂，一旦需求而难以查得，所以于国内广泛收集各种珍本遗书，精选汇集，分门别类，缓急易简，共为百卷，名为《玉函》。但不是很有功力的人是无法编纂周全的。又看到周、甘、唐、阮诸家分别所作的备急方书，既不能囊括各种病症，又用许多珍贵名药，哪是贫穷之家及偏僻山村所能马上办到？同时还教人用针，如不是研究过医学并熟知明堂流注的人，身中的营卫尚不知在哪儿，又怎能用针治病呢！这样做与让野鸭大雁凶狠击斗、让牛羊扑杀撕咬没什么不同。虽然有这样的备急方，仍不免使病情更为加重。我现在采用其中简要内容，编为《肘后救卒》三卷，大部分都是容易得到的药。必须购买的药，也都是些便宜的草木土石，到处都有。兼用灸法，灸法只说明分寸，不称穴位名，任何人看了都可掌握其用法。也许不出院墙即可把病治愈。如能相信此书，可避免疾病横祸。世经常贵远贱近，是古非今，恐怕见此方书无黄帝、仓公、医和、扁鹊、踰跗的名字，而不加以采用，又怎么可以勉强呢！

华阳隐居《补阙肘后百一方》序

【原文】

太岁庚辰隐居曰：余宅身幽岭，迄将十载，虽每植德施功，多止一时之设。可以传方远裔者，莫过于撰述。见葛氏《肘后救卒》，殊足申一隅之思。夫生人所为大患，莫急于疾，疾而不治，犹救火而不以水也。今辇掖左右，药师易寻，郊郭之外，已似难值，况穷村迥野，遥山绝浦，其间枉夭，安可胜言。方术之书，卷轴徒烦，拯济殊寡，欲就披览，迷惑多端。抱朴此制，实为深益。然尚阙漏未尽，辄更采集补阙，凡一百一首，以朱书甄别，为《肘后百一方》。于杂病单治，略为周遍矣。昔应璩为百一诗以箴规心行，今余撰此盖欲卫辅我躬。且《佛经》云：人用四大[1]成身，一大辄有一百一病。是故深宜自想。上自通人，下达众庶，莫不各加缮写，而究括之。余又别撰《效验方》五卷，具论诸病证候，因药变通，而并是大治，非穷居所资，若华轩鼎室，亦宜修省耳。葛序云：可以施于贫家野居，然亦不止如是。今晋绅君子，若常处闲佚，乃可披检方书，或从禄外邑将命退征，或宿直禁闱晨宵隔绝，或急速戎阵城栅严阻，忽遇疾仓卒，唯拱手相看，曷若探之囊笥则可庸竖成医？故备论证候，使晓然不滞，一披条领，无使过差也。寻葛氏旧方，至今已二百许年，播于海内，因而济者，其效实多。余今重以该要，庶亦传之千祀，岂止于空卫我躬乎！旧方都有八十六首，检其四蛇两犬，不假殊题；喉舌之间，亦非异处；入冢御气[2]，不足专名；杂治一条，犹是诸病部类。强致殊分，复成失例。今乃配合为七十九首，于本文究具都无忖减，复添二十二首，或因葛一事增构成篇，或补葛所遗准文更撰，具如后录。详悉自究，先次比诸病，又不从类，遂具复劳在伤寒前，霍乱置耳目后。阴易之事，乃出杂治中，兼题与篇名不尽相符，卒急之时难于寻检，今亦改其铨次，庶历然易晓。其解散、脚弱、虚劳、渴痢、发背、呕血，多是贵胜之疾。其伤寒中风，诊候最难分别，皆应取之于脉，岂凡庸能究？今所载诸方，皆灼然可用，但依法施治，无使违逆。其痈疽、金疮，形变甚众，自非具方，未易根尽。其妇女之病、小儿之病，并难治之，方法不少，亦载其纲要云。凡此诸方，皆是撮其枢要，或名医垂记，或累世传良，或博闻有验，或自用得力，故复各题秘要之说，以避文繁。又用药有旧法，亦不复假事事诠诏，今通立定格，共为成准。凡服药不言先食者，皆在食前。应食后者，自各言之。凡服汤云三服、再服者，要视病源准候，或疏或数，足令势力相及。毒利药，皆须空腹。补泻其间，自可进粥。凡散日三者，当取旦、中、暮进之。四、五服，则一日之中量时而分均也。凡下丸散，不云酒水饮者，本方如此，而别说用酒水饮，则足可通用三物服也。凡云分等，即皆是丸散，随病轻重所须，多少无定。铢两三种五种，皆分均之分两。凡云丸散之若干分两者，是品诸药宜多宜少之分两，非必止于若干分两。假令日服三方寸匕，须差止，是三、五两药耳。凡云末之，是捣筛如法；㕮咀[3]者，皆细切之。凡云汤煮取三升，分三服，皆绞去滓而后酌量也。字，方中用鸟兽屎作矢字，尿作溺字，牡鼠亦作雄字，乾作干字。凡云钱匕者，以大钱上全抄之；若云半钱，则是一钱抄取一边尔，并用五铢钱也。方寸匕，即用方一寸抄之可也。刀圭准如两大豆。炮[4]熬炙洗治[5]诸药，凡用半夏，皆汤洗五、六度，去滑。附子、乌头，炮，去皮，有生用者，随方言之。矾石，熬，令汁尽。椒皆出汗。麦门冬皆去心。丸散用胶皆炙。巴豆皆去心、皮，熬；有生用者，随而言之。杏仁去尖、皮，熬；生用者言之。葶苈皆熬。皂荚去皮、子，藜芦、枳壳、甘草皆炙，大枣、支子擘[6]破。巴豆、桃、杏仁之类，皆别研，捣如膏，乃和之。诸角皆屑之，麻黄皆去筛。凡汤中用芒硝、阿胶、饴糖，皆绞去滓，内汤中，更微煮令消。红雪、朴硝等，皆状此而入药也。用麻黄即去节，先煮三、五沸，掠去沫后，乃入余药。凡如上诸法，皆已具载在余所撰《本草》上卷中。今之人有此《肘后百一》者，未必得见《本草》。是以复疏方中所用者载之。此事若非留心药术不可尽知，则安得使之不僻缪也。案病虽千种，大略只有三条而已。一则府藏经络因邪生疾，二则四支丸窍内外交媾，三则假为他物横来伤害。此三条者，今各以类而分别之，贵图仓卒之时，披寻简易故也。今以内疾为上卷，外发为中卷，他犯为下卷，具列之云。

上卷三十五首治内病。

中卷三十五首治外发病。

下卷三十一首治为物所苦病。

【注释】

〔1〕即地、水、风、火。

〔2〕一种气功方法。

〔3〕原始的炮制方法，古代用嘴将药物嚼碎，称之咬咀，后世改为刀切。

〔4〕置药物于火上，烟起为度。

〔5〕修治，除去杂质。

〔6〕剖开。

【译文】

太岁庚辰隐居说：我在深山居住，已近十年，虽然经常广施功德，多为一时之举措。可以广传四方后代的只有撰述。见葛氏《肘后救卒》，完全可表达我的想法。人生最大的忧虑是身体患病，患病而不治，就像救火而不用水。如今在地处闹市还能找到药师，而城外郊野就很难找到，更何况在穷乡僻壤，遥远山水之地，因患病而早逝的人，难以数清。医药方书，卷帙繁多，一旦抢救危重病证，想要查览方书，则迷茫难以适从。葛洪编纂此书，实在是有很大益处。但尚有缺漏未尽之处，于是我进一步采集补缺，共一百零一首，用红笔书写以便与原书区别，名为《肘后百一方》。在单方治疗杂病方面比较周全。过去应璩作一百零一首诗，用来规劝人们的思想行为。如今我撰此书，是要护卫我们的身体。《佛经》说：人用四大构成身体，每一大有一百零一病。所以每个人都应深思。上自有学识的人，下至民众百姓，无不各自加以抄写，研究完善。我又另外撰写《效验方》五卷，全面论述各种疾病证候，以及相应加减用药，均是重要的治疗方法，不仅为贫困家庭所依赖，那些富裕人家也应研究了解。葛洪序中说：可以用于山村野居贫困之家，但也不仅仅如此。现在的官绅贵族，如果经常有空闲，尚可以查阅方书；但有时在外地做官，奉命远征，有时在禁宫内当差，宵禁阻隔，有时紧急对阵交兵，路障围城，在这些情况下突然患病，仓卒之间束手无措，哪里比得上有方书在手，从箱袋中拿出就可变凡人为医生？所以应全面地论述证候，使之明了通畅，条目清晰，不会出现错误。葛氏旧书，至今已二百余年，传播于海内，因此书而获救的人，收效甚多。我今重新概括提要，也许能传之千年，岂止仅仅保护我的身体！旧方共有八十六首，查阅原书，四蛇两犬，不用不同的标题；喉舌之间，也没分列异处；人家御气，不足以专列一条；杂治一类，可分别归类于各种病证，勉强分类，复失体例。现今组合为七十九首，于原文丝毫无减，又增添二十二首，有的根据葛氏部分内容增构成篇，有的补充葛氏所遗重新撰写，如后所录。经详细研究，先排列诸病次序，有的分类混乱，列劳复在伤寒前，霍乱在耳目后。阴易出杂病中，目录与篇名不尽相符，急卒之时难于寻找检索，今改变排列次序，使之井然易晓。其解散、脚弱、虚劳、渴痢、发背、呕血等，多是富贵人易得的疾病。伤寒和中风，诊候最难分别，都应取之于脉，哪里是普通人所能搞清楚的？今所载各方剂，都是疗效确切可用之方，但要依法施治，不可违反。其痈疽、金疮，变证甚多，如不是所列方剂，实难根除病证。妇人、小儿病证，均难治疗，方法不少，也只载其纲要。凡书中诸方，都是记载关键要领，有的是名医记录，有的是世代相传良方，有的是听说许多人验证过，有的是自身使用获效，所以又各题秘要之说，以避免文字繁冗。又用药有传统法则，也不再事事加以解释说明，现在统一制定通用的标准。

凡服药，不说明先食者，都在食前服；应食后服者，各自加以说明。

凡服汤药，说三服、再服者，要根据病源证候，间隔或长或短，令药力相连接。毒药利药，皆须空腹服。补药泻药，可以吃粥。

凡服散剂，日三者，取早、中、晚服药。四、五服，则一日之中量时间而分均匀。凡下丸剂散剂，不说明用酒、水、饮者，本方如此，是可通用三物服药；另有分别说明用酒、水、饮服药。

凡说等分，都是丸剂散剂，随病情轻重，所需多少，无固定铢两，都是均分的分两。凡说丸剂散剂若干分两者，是指该方诸药宜多宜少之比例，不是必须限定若干分两。假如日服三方寸匕，须病愈为止，约三五两药。

凡说末之，是按传统方法捣、筛。㕮咀者，皆细细切之。

凡说汤剂，煮取三升，分三服，都是绞去药渣之后称量的。

方中用字，鸟兽屎作"矢"字，尿作"溺"字，牡鼠也作"雄"字，乾作"干"字。

凡说钱匕者，用大钱抄满；如果说半钱，则是用一钱抄取半边，均用汉代五铢钱。方寸匕，是用一寸见方抄满。刀圭，以两大豆的量为准。

炮、熬、炙、洗、治诸药，凡用半夏，皆用温水洗五六遍，去滑为度。附子、乌头，炮，去皮；有生用者，根据方中的说明。矾石熬，令汁尽。椒皆使之出汗。麦门冬皆去心。丸剂散剂用胶皆炙。巴豆皆去心皮，熬；有生用者，在方中注明。杏仁去皮尖，熬；生用者注明。葶苈皆熬，皂荚去皮子。藜芦、枳壳、甘草皆炙。大枣、栀子擘破。巴豆、桃仁、杏仁之类，皆分别研，捣如膏，然后和合其他药物。各种角类药物皆为碎末，麻黄皆去节。

凡汤剂中用芒硝、阿胶、饴糖，皆绞去渣，纳汤剂中，再微煮令消溶。红雪、朴硝等，都照此法入药。用麻黄时去节，先煮三五沸，掠去浮沫后，再入其他药。凡以上诸法，都已记载在我所撰的《本草》上卷中。现在有此《肘后百一》的人，未必能够看到《本草》，所以又疏解方中所用者加以记载。此事若不是留心药学知识不能全面了解，又怎能使之不生僻不出错呢？按，疾病虽有多种，大方面只有三条：一则脏腑经络因邪盛而生病；二则四肢九窍内外邪交感而生病；三则由于他物突来伤害身体而生病。此三条，今各按类分别排列，贵在希望仓卒之时容易检索查找。现在以内疾为上卷，外发为中卷，他犯为下卷，罗列分述。

上卷三十五首治内病。

中卷三十五首治外发病。

下卷三十一首治为物所苦病。

鹿鸣山续古序

【原文】

观夫古方药品分两、灸穴分寸不类者，盖古今人体大小或异，藏府血脉亦有差焉。请以意酌量。药品分两，古序已明，取所服多少配之，或一分为两，或二铢[1]为两，以盏当升可也。如中卷末紫丸方，代赭、赤石脂各一两，巴豆四十，杏仁五十枚，小儿服一麻子，百日者一小豆且多矣。若两用二铢四累[2]，巴豆四，杏仁五枚，可疗十数小儿，此其类也。灸之分寸，取其人左右中指中节可也。其使有毒狼虎性药，乃急救性命者也。或遇发毒，急掘地作小坑，以水令满，熟搅稍澄，饮水自解，名为地浆。特加是说于品题之后尔。

【注释】

〔1〕古代重量单位，唐代以前一两等于二十四铢，十六两为一斤。

〔2〕古代重量单位，以十黍的重量为一累，十累为一铢。唐代以后多不用铢，而改用两、钱、分、厘制，一钱约相当于二铢四累。

【译文】

观古代方书的药品分两及灸穴分寸与今不同，大概是古今人体大小及脏腑血脉均有差异。需酌情考虑这一问题。药品分两，古书序言中已经说明，根据服药多少相应转换，有的一分为一两，有的二铢为一两，或用一盏当作一升。如中卷末紫丸方，代赭石、赤石脂各一两，巴豆四十枚、杏仁五十枚，小儿服一麻子大，百日小儿服一小豆大就够多的了。如果将二铢四累作为一两二铢四累，那么巴豆只用四枚、杏仁只用五枚，就可治疗十几个小儿，可见古今分两之不同。至于灸法的分寸，取患者左右中指中节为一寸即可。有时使用性如虎狼的有毒药物，也是为了急救性命。如毒物发作，可立即就地挖一小土坑，用水灌满，搅混浊后稍至澄清，饮此水毒物自然可解，此水名为地浆。所以在评述之后特增加此说明。

《附广肘后方》序

【原文】

昔伊尹著汤液之论，周公设医师之属，皆所以拯救民疾，俾得以全生而尽年也。然则古之贤臣爱其君以及其民者，盖非特生者遂之而已。人有疾病，坐视其危苦而无以救疗之，亦其心有所不忍也。仰惟国家受天成命，统一四海，主上以仁覆天下，轻税损役，约法省刑，蠲积负，柔远服，专务以德养民，故人臣奉承于下，亦莫不以体国爱民为心。惟政府内外宗公协同辅翼，以共固天保无疆之业，其心则又甚焉于斯时也。盖民罹兵火，获见太平，边境宁而盗贼息矣，则人无死于锋镝之虑；刑罚清而狴犴空矣，则人无于桎梏之忧；年谷丰而畜积富矣，则人无死于沟壑之患。其所可虞者，独民之有疾病夭伤而已。思亦有以救之，其不在于方书矣乎！然方之行于世者多矣，大编广集，奇药群品，自名医贵胄，或不能以兼通而卒具，况可以施于民庶哉？于是行省乃得乾统间^{〔1〕}所刊《肘后方》善本，即葛洪所谓皆单行径易约而已验，篱陌之间顾眄皆药，家有此方可不用医者也。其书经陶隐居增修而益完矣。既又得唐慎微《证类本草》，其所附方皆洽见精取，切于救治，而卷帙尤为繁重，且方随药著，检用卒难，乃复摘录其方，分以类例，而附于《肘后》随证之下，目之曰《附广肘后方》，下监俾更加仇次，且为之序，而刊行之。方虽简要而该病则众，药多易求而论效则远，将使家自能医，人无夭横，以溥济斯民于仁寿之域，以上广国家博施爱物之德，其为利岂小补哉！

皇统四年^{〔2〕}十月戊子儒林郎汴京国子监博士杨用道谨序

【注释】

〔1〕公元 1101～1110 年。

〔2〕公元 1144 年。

【译文】

古代伊尹创立汤液的理论，周公订立医师制度，都是为了拯救民众疾苦，使他们能够健康长寿而尽天年。然而，古代贤臣爱护君主及百姓的方法不只是简单生存而已。人有疾病，坐视其危困痛苦而无法救治，也是其心所不能容忍的。只有仰承禀受天意而建立的国家，四海统一，皇帝以仁政施于天下，减轻税赋劳役，减少刑罚，除去重压，怀柔四方，专门以德养民，所以臣民响应于下，无不以体察国情爱护民众为己任。政府内外要员协同辅佐，共同巩固长久大业，其用心又更甚于当时。民众遭受兵灾战乱后，实现和平，边境平安而盗贼消失，则人无死于刀箭利刃的顾虑；刑罚减轻而牢狱空，则人无被戴上脚镣手铐的忧愁；五谷丰收而储蓄富有，则人无因冻饿死于路边的耽心。唯一可忧虑的是百姓有疾病伤亡的痛苦。想来也有解救的办法，那不就是方书吗！然而，方书刊行于世的有很多，广集巨编，奇异药品，世传名医有时都不能全部通晓，更何况用来施治于平民百姓？留意于此则获得乾统年间刊行的《肘后方》善本，即葛洪所说简单易行而已经验证，墙边地头所见皆可作药，家有此方书可不用求医的重要著作。该书经陶隐居增补修订而更加完善。在此基础上又得到唐慎微的《证类本草》，其所附方剂都很精简恰当，适合于急证治疗，但卷帙过于繁多，而且方剂是随药物编排的，仓卒之间难以找寻利用。于是又摘录其方，分类排列，附于《肘后》各证之下，题名为《附广肘后方》，加以校对，并为之作序，然后刊行。方剂虽简要而包括的疾病很多，药物虽易求而疗效长远，可使家家自能医病，人人都不致于夭亡。用以普济大众都能达到长寿的境界，用以广泛实现国家爱护每一位黎民百姓的品德，由此而带来的好处岂能说很小！

皇统四年十月戊子儒林郎汴京国子监博士杨用道谨序

卷 一

救卒中恶死方第一

【原文】

救卒死或先病痛，或常居寝卧，奄忽而绝，皆是中死[1]救之方：

一方：取葱黄心刺其鼻，男左女右，入七八寸，若使目中血出，佳。扁鹊[2]法同。是后吹耳条中，葛当言此云吹鼻，故别为一法。

又方：令二人以衣壅口，吹其两耳，极则易。又可以筒吹之，并捧其肩上，侧身远之，莫临死人上。

又方：以葱叶刺耳，耳中、鼻中血出者莫怪。无血难治，有血是候。时当捧两手忽放之，须臾死人自当举手捞人，言痛乃止。男刺左鼻，女刺右鼻中，令入七八寸余，大效。亦治自缢死，与此扁鹊方同。

又方：以绵渍好酒中须臾，置死人鼻中，手按令汁入鼻中，并持其手足，莫令惊。

又方：视其上唇里弦弦者，有白如黍米大，以针决去之。

又方：以小便灌其面，数回即能语。此扁鹊方法。

又方：取皂荚如大豆，吹其两鼻中，嚏则气通矣。

又方：灸其唇下宛宛中承浆穴十壮[3]，大效矣。

又方：割雄鸡颈取血以涂其面，干复涂，并以灰营死人一周。

又方：以管吹下部，令数人手吹之，气通则活。

又方：破白犬以揭心上，无白犬，白鸡亦佳。

又方：取雄鸭，就死人口上断其头，以热血沥口中，并以竹筒吹其下部，极则易人，气通下即活。

又方：取牛马粪尚湿者，绞取汁，灌其口中，令入喉。若口已禁者，以物强发之；若不可强者，乃扣齿下；若无新者，以人溺解干者，绞取汁。此扁鹊云。

又方：以绳围其死人肘腕，男左女右，毕伸绳从背上大槌度以下，又从此灸横行各半绳，此法三灸各三，即起。

又方：令爪其病人人中取醒。不者，卷其手，灸下文头，随年[4]。

又方：灸鼻人中三壮也。

又方：灸两足大指爪甲聚毛中七壮，此华佗法。一云三七壮。

又方：灸脐中[5]百壮也。

扁鹊法又云：断豚尾，取血饮之，并缚豚以枕之，死人须臾活。

又云：半夏末如大豆，吹鼻中。

又方：捣女青屑，重一钱匕[6]开口内喉中，以水苦酒，立活。

按，此前救卒死四方并后尸厥[7]事，并是魏大夫传中正一真人所说，扁鹊受长桑公子法。寻此传出世，在葛后二十许年，无容知见，当是斯法久已在世。故或言楚王，或言赵王，兼立语次第亦参差故也。

又张仲景诸要方：捣薤汁，以灌鼻中。

又方：割丹雄鸡冠血，管吹内鼻中。

又方：以鸡冠及血涂面上，灰围四边，立起。

又方：猪脂如鸡子大，苦酒一升，煮沸，以灌喉中。

又方：大豆二七枚，以鸡子白并酒和，尽以吞之。

救卒死而壮热者，矾石半斤，水一斗半，

煮消以渍脚，令没踝。

救卒死而目闭者，骑牛临面，捣薤汁灌之耳中，吹皂荚鼻中，立效。

救卒死而张目及舌者，灸手足两爪后十四壮了，饮以五毒诸膏散，有巴豆者。

救卒死而四支不收矢便者，马矢一升，水三斗煮取二斗，以洗之。又取牛洞一升，温酒灌口中。洞者，稀粪也。灸心下一寸、脐上三寸、脐下四寸，各一百壮，差。

若救小儿卒死而吐利不知是何病者，马矢一丸，绞取汁，以吞之。无湿者，水煮取汁。

又有备急三物丸散及裴公膏，并在后备急药条中。救卒死尤良，亦可临时合用之。凡卒死、中恶及尸厥，皆天地及人身自然阴阳之气忽有乖离否隔，上下不通，偏竭所致，故虽涉死境，犹可治而生，缘气未都竭也。当尔之时，兼有鬼神于其间，故亦可以符术而获济者。

附方

扁鹊云：中恶与卒死鬼击[8]亦相类，已死者为治，皆参用此方。

捣菖蒲生根，绞汁灌之，立差。尸厥之病，卒死脉犹动，听其耳中如微语声，股间暖是也。亦此方治之。

孙真人治卒死方：以皂角末吹鼻中。

【注释】

〔1〕即中恶，古病名，以突然昏厥如死而气不绝为主证。

〔2〕秦越人，战国时期名医。

〔3〕艾炷灸的计量单位，每灸一个艾炷，称为一壮。

〔4〕即随年灸，壮数与患者年岁相同。

〔5〕即神阙穴。

〔6〕量器，用汉代五铢钱抄取药末，以不散落为度，叫一钱匕。

〔7〕古病名，以突然昏倒、不省人事、状如昏死为主症。

〔8〕古病名，指一些原因不明的危急重证，以突然发病为特点。

【译文】

救突然昏厥如死，有的先有病痛，有的正常睡卧时忽然昏厥不醒，都属于救治中恶一类的方子。

一方：取葱黄心刺入患者鼻孔内约七八寸，男左女右，如果能使眼中出血，疗效好。扁鹊的治法相同。此后吹耳条中，葛氏又称此法为吹鼻，所以另为一法。

又方：让二个人用衣服堵塞患者的嘴，然后向患者的两耳内吹气，吹累了换人继续吹。也可以用竹筒吹，将竹筒放置在患者肩上，侧身保持距离，不要挨在昏死人的身上。

又方：以葱叶刺耳，耳中、鼻中出血不要惊慌，无血难治，有血是好的征兆。治疗时抬起患者两手后突然放下，不一会，患者自己抬手拉人，口中喊痛，即可停止治疗。男刺左鼻，女刺右鼻，刺入七八寸左右，疗效极好。也治上吊自杀，与扁鹊方相同。

又方：用丝绵泡在好酒中，取出放入患者鼻中，手按压让汁入鼻中，并且抓住患者手足，不要让患者受惊。

又方：看到患者上嘴唇内紧绷，有白点如黄米粒大，用针挑出去。

又方：用尿浇灌患者脸上，数次就能开口说话。这是扁鹊方法。

又方：取皂荚如大豆大，辗成末，吹入患者两鼻孔中，喷嚏后则气息通畅。

又方：灸患者唇下正中，即承浆穴，共十壮，疗效极好。

又方：割破公鸡脖子取血，用血涂患者脸上，血干再涂，并且用草木灰围绕患者洒一圈。

又方：用竹管向患者肛门吹气，让多人轮换吹，气通则活。

又方：剖开白狗腹腔，趁热按压在患者心口上，没有白狗，白鸡也可以。

又方：取公鸭，在患者嘴上方切断鸭头，将热血滴入嘴中，并且以竹筒吹患者肛门，吹累了就换人吹，气通下立刻就活。

又方：取牛粪、马粪，趁湿绞取粪汁，灌入患者口中，令入喉咙。如果口噤不开，用器物强行撬开。如不能强行撬开，就敲掉牙齿灌下。如无新鲜牛马粪，用人尿泡干牛马粪，绞取汁，这是扁鹊方法。

又方：用绳围患者肘腕，男左女右，量完后，将绳从背后大椎向下测量，又从此灸点向两旁横量半绳长，此三个灸点各灸三壮，患者即能起来。

又方：掐病人人中使病人清醒。不醒者，让患者握拳，灸手纹头，根据患者年龄大小决定壮数多少。

又方：灸鼻人中穴三壮。

又方：灸两脚大趾甲聚毛中七壮，这是华佗方。一说灸二十一壮。

又方：灸脐中百壮。

扁鹊法又说：切断猪尾，取血让患者饮，并且用捆住的猪作患者枕头，昏死的人很快就会苏醒。

又说：半夏末如大豆大，吹鼻中。

又方：女青捣碎末，量取一钱匕，撬开患者嘴纳入喉中，以水或醋送下，立刻苏醒。

按，前面救突然昏死的四个方子及后面的尸厥等，都是《魏大夫传》中正一真人所说，扁鹊从长桑先生那里得来的方法。追寻此方法流传于社会上，在葛氏之后二十多年，葛氏无法看见。其方法应当早已存在于世，所以有时说楚王，有时又说赵王，说法不一。

又张仲景诸要方：捣薤汁，用来灌鼻中。

又方：割红公鸡冠血，用管吹入鼻中。

又方：以鸡冠血涂患者脸上，草木灰围患者四边，立刻苏醒。

又方：取猪油约鸡蛋大小，醋一升，合煮沸，灌患者口中。

又方：大豆十四粒，捣碎，用鸡蛋清和酒调匀，一次吞服。

救突然昏死而身体高热，矾石半斤，水一升半，煮矾石化成水，用来浸脚，让水没过脚踝。

救突然昏死而眼睛紧闭，骑牛来到患者面前，捣薤汁灌患者耳中，将皂夹末吹入鼻中，立刻见效。

救突然昏死而眼睛睁开及舌头伸出，灸手指脚趾后十四壮后，再服含有巴豆的五毒诸膏散。

救突然昏死而四肢伸开及大小便失禁，马屎一升，用水三升煮至二斗，洗患者。又取稀牛粪一升，用温酒灌入患者口中。灸心下一寸、脐上三寸、脐下四寸，各灸一百壮，病愈。

如治小儿突然昏死而上吐下泻，不知是什么病。马屎一丸，绞取汁，灌入小儿口中。没有湿马屎时，可用水煮干马屎取汁用。

又有备急三物丸或散，及裴公膏，都在后面备急药条中记载，用来救突然昏死特别有效，也可临时调合配制而使用。

凡突然昏死、中恶及尸厥，都是因为天地自然之气以及人身阴阳之气突然逆乱壅塞，上下不通，偏盛偏衰所致。所以虽然濒临死亡，还是可以治疗痊愈的，因为真气尚未枯竭。患病时，兼有鬼神邪气作祟，所以也可用符咒等方法协助治疗。

附方

扁鹊说：中恶与卒死、鬼击也很相类似。治疗已昏死的病人，可以参考使用这个方。

捣生菖蒲根，绞汁，灌入病人口中，立刻痊愈。尸厥病，突然昏死，脉搏还在跳动，听患者耳中好像有轻微的说话声，大腿内侧温暖，也用这个方治疗。

孙真人治卒死方：取皂角末吹入鼻内。

救卒死尸厥方第二

【原文】

尸厥之病，卒死而脉犹动，听其耳中循循如啸声而股间暖是也。耳中虽然啸声而脉动者，故当以尸厥。

救之方：以管吹其左耳中极三度，复吹右耳三度，活。

又方：捣干菖蒲，以一枣核大著其舌下。

又方：灸鼻人中七壮，又灸阴囊下去下部一寸百壮。若妇人，灸两乳中间。又云：爪刺人中良久，又针人中至齿，立起。

此亦全是《魏大夫传》中扁鹊法，即赵太子之患。又张仲景云：尸一厥，脉动而无气，气闭不通，故静然而死也。

以菖蒲屑内鼻两孔中，吹之，令人以桂屑著舌下。又云扁鹊法，治楚王效。

又方：剔左角发方二寸，烧末，以酒灌令入喉，立起也。

又方：以绳围其臂腕，男左女右，绳从大椎上度下行脊上，灸绳头五十壮，活。此是扁鹊秘法。

又方：熨其两胁下，取灶中墨如弹丸，浆水和饮之，须臾三四以管吹耳中，令三四人更手吹之。又小管吹鼻孔，梁上尘如豆，著中吹之令入，差。

又方：白马尾二七茎，白马前脚目[1]二枚，合烧之，以苦酒丸如小豆，开口吞二丸，须臾服一丸。

又方：针百会，当鼻中入发际五寸，针入三分。补之针足大指甲下内侧去甲三分；又针足中指甲上各三分，大指之内去端韭叶；又针手少阴锐骨之端，各一分。

又方：灸膻中穴二十八壮。

【注释】

〔1〕药名，《本草纲目》解释：夜眼在足膝上，马有此能夜行，故名。

【译文】

尸厥病，突然昏死而脉搏还跳动，听患者耳中如呼啸声而大腿内侧温暖。耳中虽然有呼啸声而脉搏跳动的人，当按尸厥治疗。

治疗方：用管吹患者左耳中，使劲吹三次，再吹右耳三次，患者苏醒。

又方：捣干菖蒲为末，用一枣核大小放在患者舌下。

又方：灸患者鼻人中七壮，再灸阴囊下一寸百壮。如果是妇女，灸两乳房中间。又说：捏挤人中穴较长时间，再针刺人中穴深至齿，立刻苏醒。这也都是《魏大夫传》中的扁鹊法，即赵太子所患之病。

又张仲景说：尸厥病，脉跳动而无气息，气息闭塞不通，所以悄然平静而昏死。用菖蒲碎末纳入患者两鼻孔中，向鼻孔中吹气。让人把挂末放患者舌下。又说是扁鹊法，曾治好楚王的病。

又方：剃患者左鬓角头发二平方寸，烧成末，用酒灌末入喉，立刻苏醒。

又方：用绳围患者臂腕，男左女右，将此绳从患者后背大椎向下测量，灸绳头所在处五十壮，苏醒。这是扁鹊秘方。

又方：热熨患者两胁下，取灶中黑灰如弹丸大小，用浆水调和后喝下，过一会儿用管吹耳中三四次，让三四个人轮换吹。又可用小管吹鼻孔，取房梁上尘土如豆大小，放在管中吹入鼻孔中，病愈。

又方：白马尾十四根，白马前蹄上夜眼二个，合烧为末，用醋和丸如小豆大小，撬开患者的嘴服药二丸，过一会儿再服一丸。

又方：针刺百会穴．穴在鼻正中线上入发际五寸，针入三分。辅助疗法，针刺足大趾甲下内侧离甲三分处；又针刺足中趾甲上各三分，穴在大趾内侧离趾端二韭叶宽；又针刺手少阴锐骨突出处，左右各一分。

又方：灸膻中穴二十八壮。

救卒客忤死方第三

【原文】

客忤者中恶之类也。多于道门门外得之，令人心腹绞痛胀满，气冲心胸，不即治亦杀人。救之方：

灸鼻人中三十壮，令切鼻柱下也。以水

渍粳米，取汁一二升，饮之。口已禁者，以物强发之。

又方：捣墨，水和服一钱匕。

又方：以铜器若瓦器贮热汤，器著腹上，转冷者撤去衣，器亲肉，大冷者易以热汤，取愈则止。

又方：以三重衣著腹上，铜器著衣上，稍稍少许茅于器中烧之，茅尽益之，勿顿多也，取愈乃止。

又方：以绳横度其人口，以度其脐，去四面各一处灸各三壮，令四火俱起，差。

又方：横度口中，折之，令上头著心下，灸下头五壮。

又方：真丹方寸匕[1]，蜜三合，和服。口噤者，折齿下之。

扁鹊治忤，有救卒符并服盐汤法，恐非庸世所能，故不载。而此病即今人所谓中恶者，与卒死、鬼击亦相类，为治参取而用之已死者。

捣生菖蒲根，绞取汁，含之，立差。

卒忤停尸不能言者，桔梗烧二枚，末之，服。

又方：末细辛、桂分等，内口中。

又方：鸡冠血和真朱，丸如小豆，内口中与三四枚，差。若卒口噤不开者，末生附子，置管中吹内舌下，即差矣。

又方：人血和真朱，如梧桐子大二丸，折齿纳喉中，令下。

华佗卒中恶短气欲死，灸足两母指上甲后聚毛中各十四壮，即愈。未差，又灸十四壮。前救卒死方三七壮，已有其法。

又张仲景诸要方：麻黄四两，杏仁七十枚，甘草一两，以水八升煮取三升，分令咽之，通治诸感忤[2]。

又方：韭根一把，乌梅二十个，茱萸半斤，以水一斗煮之，以病人栉内中三沸，栉浮者生，沉者死。煮得三升，与饮之。

又方：桂一两，生姜三两，栀子十四枚，豉五合，捣，以酒三升，搅，微煮之，味出

去滓，顿服，取差。

飞尸走马汤：巴豆二枚，杏仁二枚，合，绵缠椎令碎，著热汤二合中，指捻令汁出，便与饮之，炊间顿下饮，差。小量之，通治诸飞尸鬼击。

又有诸丸散，并在备急药中。客者客也，忤者犯也，谓客气犯人也。此盖恶气，治之多愈。虽是气来鬼鬼毒厉之气，忽逢触之其衰歇，故不能如自然恶气治之。入身而侵克藏府经络，差后犹宜更为治，以消其余势。不尔，亟终为患，令有时辄发。

附方

《外台秘要》治卒客忤停尸不能言，细辛、桂心等分，内口中。

又方：烧桔梗二两，末，米饮服，仍吞麝香如大豆许，佳。

《广利方》治卒中客忤垂死，麝香一钱，重研，和醋二合服之，即差。

【注释】

〔1〕古时容量单位，为一寸见方的平勺一勺。

〔2〕即客忤。

【译文】

客忤病，与中恶相类似。多于道观门外得此病，患者心腹绞痛胀满，有气上冲心胸，不抓紧治疗将导致死亡。

治疗方：灸鼻人中三十壮，靠近鼻梁下。用水浸泡粳米，取汁一二升，喝下。口噤不开时，用器物撬开后强行灌入，

又方：捣墨为末，用水和，服一钱匕。

又方：用铜器或瓦器贮热水，器皿放在患者腹上，热水转冷时撤去衣服直接贴在肌肤上，水冷后再换热水，直到病愈为止。

又方：用三层衣服放在患者腹上，把铜器放在衣服上，少放一点茅草在铜器中燃烧，茅草烧尽后再少放一些，不要一次放太多，病愈为止。

又方：用绳横量患者的嘴，按此长度量

脐上下左右各一处，每处各灸三壮，四处同时点火灸，病愈。

又方：横量患者的嘴，对折减半，将此绳上头放在心口，灸绳下头处五壮。

又方：真丹方寸匕，蜜三合，和在一起服。口噤不开时，敲掉牙齿灌入。

扁鹊治疗客忤，有救卒符咒及服盐汤法，恐怕不是普通人所能掌握，所以不记载。此病就是现今人所说的中恶病，与卒死、鬼击相类似，治疗已昏死的患者时可参考使用。

捣生菖蒲根，绞取汁，含患者口中，立刻病愈。

突然客忤，患者状如死尸，不能言语，烧桔梗二个，为末，服用。

又方：细辛、桂量相等，为末，纳入口中。

又方：珍珠为末，用鸡冠血和丸如小豆大小，纳入口中三四丸，病愈。如果患者口噤不开，生附子为末，放管中吹入舌下，立刻痊愈。

又方：珍珠为末，用人血和丸如梧桐子大小二丸，敲掉牙齿纳入喉中，咽下。

华佗治突然中恶，气短欲死法，灸足左右大趾甲后聚毛中各十四壮，立刻痊愈。如未愈，再灸十四壮。前面救卒死方中灸二十一壮，已有治疗方法。

又张仲景诸要方：麻黄四两，杏仁七十粒，甘草一两，用水八升煮至三升，分几次喝下，通治各种感忤。

又方：韭根一把，乌梅三十个，茱萸半斤，用水一升煮以上药物，又将病人的木梳放入汤药中煮三沸，木梳浮在上则预后良好，沉下则预后凶险。一斗水煮剩三升，给患者喝下。

又方：桂一两，生姜三两，栀子四十个，豉五合，捣碎，以酒三升，搅拌后稍微煮至有味出，去药渣，一次服尽，病愈。

飞尸走马汤：巴豆二粒，杏仁二粒，合在一起，绵布包裹捶碎，放热水二合中，手指捻药让汁出，给患者喝下，烧一顿饭的时间内全部喝完，病愈。如果少量服用，通治各种飞尸（注：古病名。突然发作，状如死尸之危重疾患）、鬼击。

又有各种丸散，都在备急药中。客，外来之意；忤，侵犯之意。客忤是指外来邪气侵犯人体而致病。这种恶气，治疗后多可痊愈。虽然此气来时悄然无声，但属毒厉之气，突然遭遇，所以不能按照自然恶气治疗。邪气侵入身体而克伐脏腑经络，病愈后仍要继续治疗，以便消除残毒余邪。不这样，终身为患，时常发作。

附方

《外台秘要》治疗突然客忤，状如死尸而不能言语，细辛、桂心各等份，纳入口中。

又方：烧桔梗二两，为末，用米汤服下，再吞服麝香如大豆大小，良好。

《广利方》治突然客忤危重欲死，麝香一钱，反复研细，用醋二合服下，立即痊愈。

治卒得鬼击方第四

【原文】

鬼击之病，得之无渐，卒著如人刀刺状，胃胁腹内绞急切痛，不可抑按，或即吐血，或鼻中出血，或下血，一名鬼排。治之方：

灸鼻下人中一壮，立愈。不差，可加数壮。

又方：升麻、独活、牡桂分[1]等，末，酒服方寸匕，立愈。

又方：灸脐下一寸三壮。

又方：灸脐上一寸七壮，及两踵白肉际，取差。

又方：熟艾如鸭子大三枚，水五升煮取二升，顿服之。

又方：盐一升，水二升，和搅饮之，并以冷水噀之，勿令即得吐，须臾吐，即差。

又方：以粉一撮，著水中搅，饮之。

又方：以淳酒吹内两鼻中。

又方：断白犬一头，取热犬血一升，饮之。

又方：割鸡冠血以沥口中，令一咽，仍破此鸡，以搵心下，冷乃弃之于道边。得乌鸡弥佳妙。

又方：牛子矢一升，酒三升，煮服之。大牛亦可用之。

又方：刀鞘三寸，烧末，水饮之。

又方：烧鼠矢，末，服如黍米，不能饮之，以少水和，内口中。

又有诸丸散，并在备急药条中，今巫实见人忽有被鬼神所摆拂者，或犯其行伍，或遇相触突，或身神散弱，或您负所贻，轻者因而获免，重者多见死亡，犹如燕简辈事，非为虚也。必应死，亦不可，要自不得不救尔。

附方

《古今录验》疗妖魅猫鬼病人不肯言鬼方：鹿角屑，捣散，以水服方寸匕，即言实也。

〔1〕即肉桂，为樟科植物肉桂 Cinnamomum cassia Presl 的干皮及枝皮。

【译文】

鬼击病，得病急暴，突然患病如人用刀刺，胸胁腹内绞痛急迫，不可触按，有时吐血，有时鼻中出血，或大便有血，又称之为鬼排。

救治方：灸鼻下人中一壮，立刻痊愈。如不愈，再加灸数壮。

又方：升麻、独活、肉桂各等份，为末，酒服方寸匕，立刻痊愈。

又方：灸脐下一寸三壮。

又方：灸脐上一寸七壮，又灸两脚跟白肉际，病愈。

又方：熟艾如鸭蛋大三个，水五升煮至二升，一次服尽。

又方：盐一升，水二升，搅和溶化，喝下后，用冷水喷患者脸上，不要让患者马上

吐出，过一会儿再吐，立刻痊愈。

又方：用粉一小撮，放水中搅匀，喝下。

又方：用醇酒吹入两鼻孔中。

又方：切断白狗的头，取热狗血一升，喝下。

又方：割破公鸡冠，将血滴入患者口中，再破开这只鸡的胸膛，趁热贴在心口下，冷后把鸡扔到道路边。能用黑鸡效果更好。

又方：牛犊屎一升，酒三升，煮后服下。大牛的屎也可用。

又方：刀鞘三寸，烧成末，用水冲服。

又方：烧鼠屎，为末，服黄米粒大小。不能自己喝的患者，用少量水调和，纳入口中。

又有各种丸散，都在备急药条中。如今巫师看到有人突然被鬼神所摆布，有的冒犯行伍兵刃，有的接触反常之气，有的身弱神散，有的负重涉远所致，轻的可以免受邪气，重的多导致死亡。就像扁鹊传中赵简子昏死这类事，决不是假的。虽然必死，但也不可不救治。

附方

《古今录验》治疗被妖魅猫鬼迷惑的病人不肯说鬼方：鹿角屑捣碎，用水服方寸匕，立刻说实话。

治卒魇寐不寤方第五

【原文】

卧忽不寤，勿以火照，火照之杀人。但痛啮其踵及足拇指甲际，而多唾其面，即活。又治之方：

末皂角，管吹两鼻中，即起。三四日犹可吹。又以毛刺鼻孔中，男左女右，展转进之。

又方：以芦管吹两耳，并取病人发二七茎，作绳纳鼻孔中。割雄鸡冠取血，以管吹入咽喉中，大效。

又方：末灶下黄土，管吹入鼻中。末雄黄并桂，吹鼻中，并佳。

又方：取井底泥涂目毕，令人垂头于井中，呼其姓名，即便起也。

又方：取韭捣，以汁吹鼻孔。冬月可掘取根取汁，灌于口中。

又方：以盐汤饮之，多少约在意。

又方：以其人置地，利刀画地，从肩起，男左女右，令周面以刀锋刺病人鼻，令入一分，急持勿动，其人当鬼神语求哀，乃问阿谁？何故来？当自乞去，乃以指灭向所画地，当肩头数寸，令得去，不可不具诘问之也。

又方：以瓦甑[1]覆病人面上，使人疾打破甑则窹。

又方：以牛蹄或马蹄，临魇人上，亦可治卒死，青牛尤佳。

又方：捣雄黄，细筛，管吹纳两鼻中，桂亦佳。

又方：菖蒲末吹两鼻中，又末内舌下。

又方：以甑带左索缚其肘后，男左女右，用余稍急绞之，又以麻缚脚，乃诘问其故，约敕解之。令一人坐头守，一人于户内呼病人姓名，坐人应曰：诺在。便苏。

卒魇不觉，灸足下大指聚毛中二十一壮。

人喜魇及恶梦者，取火死灰著履中合枕。

又方：带雄黄，男左女右。

又方：灸两足大指上聚毛中，灸二十壮。

又方：用真麝香一子于头边。

又方：以虎头枕尤佳。

辟魇寐方：取雄黄如枣核，系左腋下，令人终身不魇寐。

又方：真赤阘方一赤，以枕之。

又方：作犀角枕佳。以青木香内枕中，并带。

又方：曆，治卒魇寐久，书此符于纸，烧令黑，以少水和之，内死人口中。悬鉴死者耳前，打之，唤死者名，不过半日即活。

魇卧寐不窹者，皆魂魄外游，为邪所执录，欲还未得所。忌火照，火照遂不复入。

而有灯光中魇者，是本由明出，但不反身中故耳。

附方

《千金方》治鬼魇不悟，皂荚末刀圭，起死人。

【注释】

〔1〕古代蒸饭用的一种瓦器。

【译文】

睡觉突然不醒，不要用火照，火照容易使病人死亡。只要用力咬患者脚跟及足大拇趾甲边，将唾液吐在患者脸上，立即苏醒。

又方：皂角为末，用管吹入两鼻孔中，立即苏醒。昏睡三四天的患者仍可吹药。又用毛刺鼻孔中，男左女右，捻动刺入。

又方：用芦管吹两耳孔，取病人头发十四根，捻作绳，纳入鼻孔中。割公鸡冠取血，用管吹入咽喉中，极为有效。

又方：灶中黄土为末，用管吹入鼻中。雄黄和桂为末，吹入鼻中，疗效也很好。

又方：取井底泥涂患者眼皮上，然后让人将头垂入井中，呼叫患者姓名，立刻苏醒。

又方：取韭捣汁，用汁吹鼻孔中。冬天可挖取韭根捣汁，灌入患者口中。

又方：喝盐汤，多少随意。

又方：将患者放在地上，用尖刀画地，从肩部画起，男左女右，画完整，用刀尖刺病人鼻，使刀尖入一分，把住病人不让动，病人自然说些鬼神话并且哀求告饶，于是问是谁，为什么来？鬼神自当乞求放走，于是用手指向所画的地面距肩头数寸处，命令远去，不可不详细盘问。

又方：用瓦罐覆盖在病人脸上，让人快速打破瓦罐，患者清醒。

又方：用牛蹄或马蹄，放在睡梦惊叫的人身上，也可以治疗突然昏死，青牛最好。

又方：捣雄黄为末，细筛，用管吹入两鼻孔中。又，桂也好。

又方：菖蒲末吹入两鼻孔中，又将菖蒲末放入舌下。

又方：用甑带上的绳子捆住患者的肘部，男左女右，稍稍勒紧，又用麻绳捆住双脚，于是盘问患病原因，命令解去，让一人坐患者头旁，另一人在屋内呼叫病人姓名，坐着的人答应说：是在。于是苏醒。

突然梦中惊叫不醒，灸足下大趾聚毛中二十一壮。

经常梦中惊叫及恶梦的患者，取火中灰放在鞋中，枕于头下。

又方：佩戴雄黄，男左女右。

又方：灸二足大趾上聚毛中，灸二十壮。

又方：用真麝香一小块，放在头边。

又方：用虎头作枕，尤其好。

避免睡梦惊叫方：用雄黄如枣核大小，系在腋下，让人终身不睡梦惊叫。

又方：用纯红毛毡一尺见方，枕于头下。

又方：作犀角枕，效果好。用青木香纳入枕中，并且佩戴。

又方：䰟字符，治突然睡梦中惊叫，长久不醒。写此符于纸上，烧令黑色，用少量水和符，纳入昏死人口中。将镜子挂在昏死者耳前，敲打镜子，呼叫昏死者名字，不过半天就苏醒。

睡梦惊叫不醒的人，都是因为睡梦时魂魄外游，被邪捉住，不能返回原处。忌用火照，火照后不能重返人体。有在灯光中睡梦惊叫的人，这是魂魄本来就在光亮时外出，只是不能返回身体内。

附方：

《千金方》治梦中见鬼，惊叫不醒，用皂荚末一刀圭，使昏死人苏醒。

治卒中五尸方第六

【原文】

五尸者，飞尸、遁尸、风尸、沉尸、尸注也。今所载方兼治之。其状腹痛胀急，不得气息，上冲心胸，旁攻两胁，或磊块涌起，或牵引腰脊。兼治之方：

灸乳后三寸十四壮，男左女右。不止，更加壮数，差。

又方：灸心下三寸，六十壮。

又方：灸乳下一寸，随病左右，多其壮数，即差。

又方：以四指尖其痛处，下灸指下际数壮，令人痛，上爪其鼻人中，又爪其心下一寸，多其壮，取差。

又方：破鸡子白，顿吞之。口闭者，内喉中摇顿令下，立差。

又方：破鸡子白，顿吞七枚，不可，再服。

又方：理当陆根，熬，以囊贮，更番熨之，冷复易。虽有五尸之名，其例皆相似而有小异者。飞尸者，游走皮肤，洞穿藏府，每发则痛，变作无常也。遁尸者，附骨入肉，攻凿血脉，每发不可得近见尸丧，闻哀哭便作也。风尸者，淫跃四肢，不知痛之所在，每发昏恍，得风雪便作也。沉尸者，缠结藏府，冲心胁，每发绞切，遇寒冷便作也。尸注者，举身沉重，精神错杂，常觉昏废，每节气改变辄致大恶，此一条别有治后熨也。凡五尸，即身中尸鬼接引也，共为病害。经术甚有消灭之方，而非世徒能用，今复撰其经要，以救其敝方：

雄黄一两，大蒜一两，令相和似弹丸许，内二合热酒中，服之，须臾差。未差，更作。已有疹者，常畜此药也。

又方：干姜、桂分等，末之，盐三指撮，熬令青，末，合水服之，即差。

又方：捣蒺藜子，蜜丸，服如胡豆二丸，日三。

又方：粳米二升，水六升煮一沸，服之。

又方：猪肪八合，铜器煎小沸，投苦酒八合，相和，顿服，即差。

又方：掘地作小坎，水满中，熟搅，取汁服之。

又方：取屋上四角茅内铜器中，以三赤布覆腹，著器布上，烧茅令热，随痛追逐，蹠下痒即差。若瓦屋，削取四角柱烧之，亦得极大神良者也。

又方：桂一赤，姜一两，巴豆三枚，合捣末，苦酒和如泥，以傅尸处，燥即差。

又方：乌臼根锉二升，煮令浓，去滓，煎汁，凡五升则入水一两，服五合至一升，良。

又方：忍冬茎、叶，锉数斛，煮令浓，取汁煎之，服如鸡子一枚，日二三服，佳也。

又方：烧乱发、熬杏仁等分，捣膏，和丸之，酒服桐子大三丸，日五六服。

又方：龙骨三分，藜芦二分，巴豆一分，捣，和井花水，服如麻子大，如法丸。

又方：漆叶，暴干，捣末，酒服之。

又方：鼍肝一具，熟煮，切食之，令尽。亦用蒜齑。

又方：断鳖头烧末，水服，可分为三度，当如肉者，不尽，后发更作。

又方：雄黄一分，栀子十五枚，芍药一两，水三升煮取一升半，分再服。

又方：栀子二七枚，烧末服。

又方：干姜、附子各一两，桂二分，巴豆三十枚，去心，并生用，捣筛，蜜和捣万杵，服二丸如小豆大，此药无所不治。

又飞尸入腹刺痛死方：凡犀角、射罔、五注丸，并是好药，别在大方中。治卒有物在皮中如虾蟆，宿昔下入腹中，如杯不动摇，掣痛不可堪，过数日即煞人方：

巴豆十四枚，龙胆一两，半夏、土瓜子各一两，桂一斤半，合捣碎，以两布囊贮，蒸热，更番以熨之。亦可煮饮，少少服之。

此本在杂治中，病名曰阴尸，得者多死。

【译文】

所谓五尸（即飞尸、遁尸、风尸、沉尸、尸注。现在所记载的方剂可通治五尸），其症状有腹胀急痛，不能正常呼吸，气急上冲心胸，旁攻两胁，有时起疹块，有时拘挛牵引腰脊。兼治方：

灸乳后三寸十四壮，男左女右。不愈，再增加壮数，病愈。

又方：灸心下三寸，六十壮。

又方：灸乳下一寸，根据病情或灸左或灸右，多灸壮数，立刻痊愈。

又方：以四指尖触患者痛处，灸指下边数壮，让患者疼痛，上挤压鼻人中，又灸患者心下一寸，多灸数壮，病愈。

又方：打破鸡蛋取蛋清，一口吞服。口噤不开的患者，灌入喉中摇晃使入腹中，立刻痊愈。

又方：打破鸡蛋取蛋清，吞服七个，病不愈，再服七个。

又方：商陆根，熬热，用袋子装，轮番熨患者，冷再换热。

虽然有五尸的名称，其大体都相似而只有小的差别。

飞尸病，游走皮肤，洞穿脏腑，发作则痛，变化无常。遁尸病，附骨入肉，攻凿血脉，发作不可以近处见死尸丧事，听见哀哭声就发病。风尸病，侵犯四肢，不知痛在何处，发作时神昏恍惚，遇到风雪就发病。沉尸病，沉结脏腑，冲攻心胁，发作时绞痛，遇寒冷就发作。尸注病，全身沉重，精神错乱，经常感觉神昏乏力，遇节气改变就严重发病，这一条另有熨治法。

凡五尸病，都是体内尸虫与外感邪祟之邪相接触，共同为病。经书方术中有很多消灭五尸的方法，不是世人所能使用，现在再撰写简要治法，以补其不足。

方：雄黄一两，大蒜一两，相和如弹丸大小，纳入二合热酒中，服下，不一会儿病愈。如不愈，再作再服。已得病者，应经常储备这种药。

又方：干姜、桂等份，为末，食盐一小撮，熬成青色，合水服下，立刻痊愈。

又方：蒺藜子捣碎，蜜和丸，服胡豆大小二丸，一日三次。

又方：粳米二升，用水六升煮开锅，服下。

又方：猪油八合，铜器熬微沸，倒入醋

八合，和匀，一次服完，立刻痊愈。

又方：挖地作小坑，坑内灌满水，反复搅和，取清汁服下。

又方：取房上四角茅草，放入铜器中，用三尺布盖在腹上，铜器放布上，烧茅草使铜器热，熨痛处，脚趾发痒就痊愈。如果是瓦房，削取四角墙柱木屑，点燃，也可获得极好的疗效。

又方：桂一尺，姜一两，巴豆三粒，合捣碎末，醋和如泥，用来涂在患者身上，干燥后病愈。

又方：乌臼根二升锉碎，煮浓汤，去渣，煎汁浓缩，每五升加水一两，服五合至一升，疗效好。

又方：忍冬茎、叶，锉碎数斛，煮浓汤，取汁煎熬，服如鸡蛋大一颗，每天服二三次，疗效极好。

又方：烧头发为末，熬杏仁各等份，捣膏，和丸桐子大小，酒服三丸，每日服五六次。

又方：龙骨三分，藜芦二分，巴豆一分，捣末，和井花水服如麻子大小，如常规法制丸。

又方：漆叶，晒干，捣末，用酒服下。

又方：扬子鳄肝一个，煮熟，切片食用，全部吃尽。也可用捣碎的姜、蒜等。

又方：切断鳖头，烧成灰末，水服下，可分为三次服，像吃肉一样，不吃尽，以后会复发。

又方：雄黄一分，栀子十五枚，芍药一两，水三升煮至一升半，分二次服。

又方：栀子十四枚，烧，为末，服下。

又方：干姜、附子各一两，桂二分，巴豆三十粒，除去巴豆心，各药都生用，捣碎筛末，用蜜和匀捣上万次，服小豆大小二丸，此药无所不治。

又飞尸入腹，刺痛昏死方：凡犀角、射罔、五注丸，都是好药，另在大方中记载。

治突然有物在皮中如蛤蟆，过一宿下入腹中，如杯子大小不动摇，牵制疼痛不可忍受，过几天就会致人死亡方：

巴豆十四粒，龙胆一两，半夏、土瓜子各一两，桂一斤半，合在一起捣碎，用两个布袋贮存，蒸热布袋，轮番熨腹上。也可煮汤，每次喝少量。

这个方原在杂治中记载，名叫阴尸，得此病者大都死亡。

治尸注鬼注方第七

【原文】

尸注鬼注病者，葛云即是五尸之中尸注，又挟诸鬼邪为害也。其病变动，乃有三十六种至九十九种，大略使人寒热淋沥，恍恍默默，不的知其所苦，而无处不恶，累年积月，渐就顿滞，以至于死。死后复传之旁人，乃至灭门。觉知此候者，便宜急治之方：

取桑树白皮，曝干，烧为灰，得二斗许，著甑中蒸，令气浃便下，以釜中汤三四斗淋之又淋，凡三度，极浓止，澄清取二斗，以渍赤小豆二斗，一宿，曝干，干复渍灰汁尽止。乃湿蒸令熟，以羊肉若鹿肉作羹，进此豆饭，初食一升至二升，取饱满。微者三四斗愈，极者七八斗。病去时体中自觉疼痒淫淫，或若根本不拔，重为之，神验也。

又方：桃仁五十枚，破，研，以水煮取四升，一服尽当吐。吐病不尽，三两日更作。若不吐，非注。

又方：杜蘅[1]一两，茎一两，人参半两许，瓠子二七枚，松萝六铢，赤小豆二七枚，捣末散，平旦温服方寸匕，晚当吐百种物。若不尽，后更服之也。

又方：獭肝一具，阴干，捣末，水服方寸匕，日三。一具未差，更作。姚云神良。

又方：朱砂、雄黄各一两，鬼臼、茵草各半两，巴豆四十枚去心皮，蜈蚣两枚，捣，蜜和丸，服如小豆。不得下，服二丸亦长将行之。姚氏：烧发灰，熬杏仁紫色，分等，捣如脂、猪脂和，酒服梧桐子大，日三服，差。

又有华佗锂骨散、龙牙散、羊脂丸诸大药等，并在大方中。及成帝所受淮南丸，并疗痊易^⑵灭门。女子小儿多注车、注船、心闷乱、头痛、吐，有此疹者，宜辟方：

车前子、车下李根皮、石长生、徐长卿各数两，分等，粗捣，作方囊贮半合，系衣带及头。若注船，下暴惨，以和此共带之。又临入船，刻取此船自烧作屑，以水服之。

附方

《子母秘录》治尸注：烧乱发如鸡子大，为末，水服之，差。

《食医心镜》主传尸鬼气^⑶，咳嗽，痃癖^⑷，注气，血气不通，日渐羸瘦方：桃仁一两去皮尖，杵碎，以水一升半煮汁，著米煮粥，空心食之。

【注释】

〔1〕指马兜铃科植物杜衡的根，后面的"茎"是指杜衡的茎。

〔2〕具有传染性的慢性病。

〔3〕即尸注、鬼注，又称劳瘵。

〔4〕古病名，脐腹或胁肋部位有痞块为主症。

【译文】

尸注、鬼注病，葛氏说就是五尸之中的尸注，又与各种鬼神邪气合而为病。其病证变化，有三十六种至九十九种，大致表现为病人发热恶寒，淋沥，恍惚不语，不能准确说出难受的部位，而又无处不难受，积年累月，渐渐沉重，甚至死亡。死后又传染给别人，甚至全家死亡。发现这种病候，应急救方：

取桑树白皮，晒干，烧成灰，约二斗左右，放在甑中蒸，让蒸气透出就将甑端下，用锅中热水约三四斗反复浇淋，共三次，灰汁非常浓时停止，静放澄清，取二斗用来浸泡赤小豆二斗，泡一宿，晒干，干后再泡，直到灰汁用完才停止。于是趁湿蒸熟，用羊肉或鹿肉作羹，吃这种豆饭，开始时吃一升至

二升，吃饱为止。病轻者三四斗治愈，病极重者七八斗。病愈时体中自觉疼痒难忍。如果病根不除，可再制作服用，效验如神。

又方：桃仁五十粒，捣破，研细末，用水煮取四升，一服吃尽后应该有物吐出，吐病不尽，三两日再作再服。如果不吐，就不是尸注。

又方：杜衡根一两，杜衡茎一两，人参约半两，瓠子十四枚，松萝六铢，赤小豆十四粒，捣末为散，早上温水服一方寸匕，晚上就会吐出各种东西。如果吐不尽，第二天再服。

又方：獭肝一个，阴干捣为末，水服一方寸匕，每日三次。一个獭肝病不愈，再作再服。姚氏说此方疗效如神。

又方：朱砂、雄黄各一两，鬼臼、闾草各半两，巴豆四十粒，去皮心，蜈蚣两条，捣碎，蜜和丸如小豆大小。病不愈，服二丸，也可经常服用。

姚氏方：烧头发为灰，熬杏仁成紫色，各等份，捣如脂粉，猪油和丸，酒服梧桐子大一丸，日服三次，病愈。

又有华佗狸骨丸、龙牙散、羊脂丸等大药，都在大方中。以及成帝所得到的淮南丸，都可以治疗痊易病。女人和小儿多晕车、晕船，心闷烦乱，头痛呕吐，有这种病的人，宜用下方预防和治疗：

车前子、车下李根皮、石长生、徐长卿各数两等份，捣粗末，作方袋贮装半合，系在衣带及头上。如果晕船，和此方药携带。又临入船时，刻取此船头木烧作屑，用水和服。

附方：

《子母秘录》治尸注：烧头发如鸡子大小，为末，水服下，病愈。

《食医心镜》治传尸、鬼气病，咳嗽，痃癖，注气，气血不通，日渐瘦弱方：桃仁一两，去皮尖，捣碎，用水一升半煮汁，又放入米煮粥，空腹喝下。

治卒心痛方第八

【原文】

治卒心痛[1]：桃白皮煮汁，宜空腹服之。

又方：桂末若干姜末，二药并可单用，温酒服方寸匕，须臾六七服，差。

又方：驴矢，绞取汁五六合，及热顿服，立定。

又方：东引桃枝一把，切，以酒一升，煎取半升，顿服，大效。

又方：生油半合，温服，差。

又方：黄连八两，以水七升煮取一升五合，去滓，温服五合，每日三服。

又方：当户以坐，若男子病者，令妇人以一杯水以饮之；若妇人病者，令男子以一杯水以饮之，得新汲水尤佳。又以蜜一分，水二分，饮之，益良也。

又方：败布裹盐如弹丸，烧令赤，末，以酒一盏服之。

又方：煮三沸汤一升，以盐一合搅，饮之。若无火作汤，亦可用水。

又方：闭气忍之数十度，并以手大指按心下宛宛中，取愈。

又方：白艾成熟者三升，以水三升煮取一升，去滓，顿服之。若为客气所中者，当吐之虫物。

又方：苦酒一杯，鸡子一枚，著中合搅，饮之。好酒亦可用。

又方：取灶下热灰，筛去炭分，以布囊贮，令灼灼尔，便更番以熨痛上，冷更熬热。

又方：蒸大豆，若煮之，以囊贮，更番熨痛处，冷复易之。

又方：切生姜若干姜半升，以水二升煮取一升，去滓，顿服。

又方：灸手中央长指端三壮。

又方：好桂削去皮，捣筛，温酒服三方寸匕。不差者，须臾可六七服。无桂者，末干姜，佳。

又方：横度病人口折之，以度心厌下，灸度头三壮。

又方：画地作五行字，撮中央土，以水一升搅饮之也。

又方：吴茱萸二升，生姜四两，豉一升，酒六升煮三升半，分三服。

又方：人参、桂心、栀子擘、甘草炙、黄芩各一两，水六升煮取二升，分三服，奇效。

又方：桃仁七枚，去皮尖，熟研，水合顿服，良。亦可治三十年患。

又方：附子二两炮，干姜一两，捣蜜丸，服四丸如梧子大，日三。

又方：吴茱萸一两半，干姜准上，桂心一两，白术二两，人参、橘皮、椒去闭口及子，汗、甘草炙、黄芩、当归、桔梗各一两，附子一两半炮，捣筛，蜜和为丸如梧子大，日三，稍加至十丸、十五丸，酒饮下，饭前食后任意，效验。

又方：桂心八两，水四升煮取一升，分三服。

又方：苦参三两，苦酒升半煮取八合，分再服。亦可用水。无煮者，生亦可用。

又方：龙胆四两，酒三升煮取一升半，顿服。

又方：吴茱萸五合，桂一两，酒二升半煎取一升，分二服，效。

又方：吴茱萸二升，生姜四两，豉一升，酒六升煮取二升半，分为三服。

又方：白鸡一头，治之如食法，水三升煮取二升，去鸡，煎汁取六合，内苦酒六合，入真珠一钱，复煎取六合，内末麝香如大豆二枚，顿服之。

又方：桂心、当归各一两，栀子十四枚，捣为散，酒服方寸匕，日三五服。亦治久心病，发作有时节者也。

又方：桂心二两，乌头一两，捣筛，蜜和为丸，一服如梧子大三丸，渐加之。

暴得心腹痛如刺方：苦参、龙胆各二两，升麻、栀子各三两，苦酒五升煮取二升，分二服，当大吐，乃差。

治心疝[2]发作有时，激痛难忍方：真射罔、吴茱萸分等，捣末，蜜和丸如麻子，服二丸，日三服，勿吃热食。

又方：灸心鸠尾下一寸，名巨阙，及左右一寸，并百壮。又与物度颈及度脊如之，令正相对也。凡灸六处。治久患常痛，不能饮食，头中疼重方：乌头六分，椒六分，干姜四分，捣末，蜜丸，酒饮服如大豆四丸，稍加之。

又方：半夏五分，细辛五分，干姜二分，人参三分，附子一分，捣末，苦酒和丸如梧子大，酒服五丸，日三服。

治心下牵急懊痛方：桂三两，生姜三两，枳实五枚，水五升煮取三升，分三服。亦可加木二两，胶饴半斤。

治心肺伤动冷痛方：桂心二两，猪肾二枚，水八升煮取三升，分三服。

又方：附子二两，干姜一两，蜜丸，服四丸如梧子大，日三服。

治心痹[3]心痛方：蜀椒一两，熬令黄，末之，以狗心血丸之如梧子，服五丸，日五服。

治心下坚痛，大如碗，边如旋柈，名为气分饮水所结方：枳实七枚，炙，术三两，水一斗煮取三升，分为三服，当稍软也。

若心下百结积来去痛者方：吴茱萸末一升，真射罔如弹丸一枚，合捣，以鸡子白和丸，丸如小豆大，服二丸，即差。

治心痛多唾，似有虫方：取六畜[4]心，生切作十四脔，刀纵横各割之，以真丹一两，粉肉割中，旦悉吞之。入雄黄、麝香佳。

饥而心痛者，名曰饥疝。龙胆、附子、黄连分等，捣筛，服一钱匕，日三度服之。

附方

《药性论》主心痛中恶，或连腰脐者。

盐如鸡子大，青布裹，烧赤内酒中，顿服，当吐恶物。

《拾遗序》：延胡索止心痛，末之，酒服。

《圣惠方》治久心痛，时发不定，多吐清水，不下饮食，以雄黄二两，好醋二升，慢火煎成膏，用干蒸饼丸如梧桐子大，每服七丸，姜汤下。

又方：治九种心痛妨闷，用桂心一分，为末，以酒一大盏煎至半盏，去滓，稍热服，立效。

又方：治寒疝心痛，四肢逆冷，全不饮食，用桂心二两为散，不计时候，热酒调下一钱匕。

《外台秘要》治卒心痛，干姜为末，水饮调下一钱。

又方：治心痛，当归为末，酒服方寸匕。

又《必效》治痾[5]心痛，熊胆如大豆，和水服，大效。

又方：取鳗鲡鱼，淡炙令熟，与患人食一二枚，永差。饱食弥佳。

《经验方》治四十年心痛不差，黍米淘汁，温服，随多少。

《经验后方》治心痛，姜黄一两，桂穰三两，为末，醋汤下一钱匕。

《简要济众》治九种心痛及腹胁积聚滞气，筒子干漆二两，捣碎，炒烟出，细研，醋煮，面糊和丸如梧桐子大，每服五丸至七丸，热酒下，醋汤亦得，无时服。

姚和众治卒心痛，郁李仁三七枚，烂嚼，以新汲水下之，饮温汤尤妙。须臾痛止，却煎薄盐汤热呷之。

《兵部手集》治心痛不可忍，十年五年者，随手效。以小蒜，酽醋煮，顿服之，取饱，不用著盐。

【注释】

〔1〕葛洪所述心痛包括有胃痛、心绞痛、腹痛等胸腹部疼痛。

〔2〕古病名，症见腹部疼痛，腹皮隆起，自觉有气自脐上冲心。

〔3〕古病名，以胸中窒闷，心悸心痛，突发气喘为主症，类似于冠心病。

〔4〕即马、牛、羊、猪、狗、鸡。

〔5〕古病名。痾，忧郁，《列子·杨朱》："心痾体

烦，内热生病矣"。此指因忧郁而致心胸部疼痛的疾病。

【译文】

治突然心痛：桃树枝白皮煮汁，空腹服下较好。

又方：桂末或干姜末，既可合用又可单用，温酒服一方寸匕，隔一会儿再服，共服六七次，病愈。

又方：驴屎，绞取汁五六合，趁热一次服下，立刻痛止。

又方：伸向东方的桃枝一把，切碎，用酒一升煎至半升，一次服下，疗效极好。

又方：生油半合，温服，病愈。

又方：黄连八两，用水七升煮至一升五合，去渣，温服五合，每日三次。

又方：患者面对着门坐，如果是男人患病，就让妇女拿一杯水给患者喝下；如果是妇女患病，就让男人拿一杯水给患者喝下，最好是用新从井里打来的水。又用蜜一份，水二份，调蜜水喝下，更好。

又方：破旧布包裹食盐如弹丸大小，烧红，为末，用酒一杯服下。

又方：将水烧开沸腾三次，取一升，用盐一合搅化，服下。如果无火烧水，也可用凉水。

又方：憋住呼吸，反复几十次，并且用大拇指按心下凹陷处，病愈。

又方：成熟白艾三升，用水三升煮至一升，去渣，一次服下。如果是被外来邪气所伤，应该吐出虫样物。

又方：醋一杯，鸡蛋一枚，打碎后搅入醋中，服下。也可用好酒服。

又方：取灶中热灰，筛去炭，用布袋装，趁热轮番熨疼痛处，布袋冷后再烧热。

又方：蒸大豆，或煮大豆，用袋子装，轮番熨痛处，冷再换热的。

又方：切生姜或干姜半升，用水二升煮至一升，去渣，一次服下。

又方：灸手中指尖三壮。

又方：好桂削去皮，捣碎筛细末，温酒服三方寸匕。如不愈，短时间内服六七次。如没有桂，干姜为末，效果也好。

又方：横量病人嘴的长度，折半，以此长度从心口向下量，灸下端三壮。

又方：在地上划写木、火、土、金、水，按五行方位，撮取中央土，用水一升搅匀，服下。

又方：吴茱萸二升，生姜四两，豉一升，酒六升煮至三升半，分三次服。

又方：人参、桂心、剖开的栀子、炙甘草、黄芩各一两，水六升煮至二升，分三次服，有奇效。

又方：桃仁七枚，去皮尖，反复研细末，水一合，一次服尽，效果好。也可治疗三十年的疾患。

又方：炮附子二两，干姜一两，捣碎，蜜和丸如梧桐子大小，服四丸，每日三次。

又方：吴茱萸一两半，干姜一两半，桂心一两，白术二两，人参、橘皮、椒（去闭口椒及子，炒汗）、炙甘草、黄芩、当归、桔梗各一两，附子一两半（炮），捣碎筛末，蜜和丸如梧桐子大小，每日三丸，逐渐加至十丸、十五丸，酒服下，饭前饭后随意服用，疗效确实。

又方：桂心八两，水四升煮至一升，分三次服。

又方：苦参三两，用醋一升半煮至八合，分二次服。也可用水煮服。没有火煮，生服也可用。

又方：龙胆四两，用酒三升煮至一升半，一次服下。

又方：吴茱萸五合，桂一两，酒二升半煮至一升，分二次服，有效。

又方：吴茱萸二升，生姜四两，豉一升，酒六升煮至二升半，分三次服。

又方：白鸡一只，按食用法宰杀，用水三升煮至二升，将鸡取出，煎鸡汤至六合，倒入醋六合，入珍珠一钱，再煎至六合，纳入麝香末如大豆二粒，一次服下。

又方：桂心、当归各一两，栀子十四枚，捣为散末，用酒服一方寸匕，每日三五服。也可治疗定时发作的心痛病。

又方：桂心二两，乌头一两，捣筛为末，蜜和丸如梧桐子大小，一次三丸，逐渐增加。

治突然患心腹痛如刀刺方：苦参、龙胆各二两，升麻、栀子各三两，醋五升煮至二升，分二次服，应当剧烈吐呕，于是病愈。

治心疝病定时发作，疼痛剧烈难忍方：真射罔、吴茱萸等份，捣碎末，蜜和丸如麻子大小，服二丸，日三次，不要吃热食物。

又方：灸心鸠尾穴下一寸，名巨阙穴，并且灸巨阙穴左右各一寸，各一百壮。又用物从颈量下，然后从脊量下，在后背确定三点与前面三点正相对。前后共灸六处。

治久患心痛，不能饮食，头中痛重方：乌头六分，椒六分，干姜四分，捣碎末，蜜和丸，酒饮服下如大豆大小四丸，稍微增加服用量。

又方：半夏五分，细辛五分，干姜二分，人参三分，附子一分，捣成末，用醋和丸如梧桐子大小，用酒服五丸，每日服三次。

治心下牵急烦痛方：桂三两，生姜三两，枳实五枚，水五升煮至三升，分三次服。也可加术二两，胶饴半斤。

治心肺受伤冷痛方：桂心二两，猪肾二个，水八升煮取三升，分三次服。

又方：附子二两，干姜一两，用蜜和丸，每次服四丸如梧桐子大小，每日三次。

治心痹心痛方：蜀椒一两，火熬成黄色，为末，用狗心血和丸如梧桐子大小，服五丸，每日服五次。

治心下坚硬疼痛，硬块大如碗，边如转盘，名为气分饮水所结方：枳实七枚，炙，术三两，水一斗煮取三升，分三次服下，服后硬块应当稍稍变软。

如果心下结积来去疼痛方：吴茱萸末一

升，真射罔如弹丸大一枚，合在一起捣，用鸡蛋清和丸如小豆大小，服二丸，立刻痊愈。

治心痛口水多，好像有虫方：取六畜的心，生切成十四块，每块用刀横竖划割，用真丹一两，涂在肉上割开的口子中，早晨全部吞服下。涂入雄黄、麝香更好。

饥饿则心痛发作，名叫饥疝病。龙胆、附子、黄连各等份，捣碎筛细末，服一钱匕，每日服药三次。

附方：

《药性论》治心痛、中恶病，或痛连腰脐，食盐如鸡蛋大小，青布包裹，烧红，纳入酒中，一次服下，应当吐出不好的东西。

《拾遗序》：延胡索能止心痛，为末，酒服下。

《圣惠方》治经常心痛，发作不定时，常吐清水，饮食不下，用雄黄二两，好醋二升，慢火煎成膏，用干蒸饼和丸如梧桐子大小，每次服七丸，姜汤服下。

又方：治九种心痛憋闷，用桂心一分，为末，用酒一大杯煎至半杯，去渣，温热服下，立刻见效。

又方：治寒疝心痛，四肢厥冷，不能饮食，用桂心二两为散末，不计时间，用热酒调服一钱匕。

《外台秘要》治突然心痛，干姜为末，水饮调服一钱匕。

又方：治心痛，当归为末，酒服一方寸匕。

又《必效》治痛心痛，熊胆如大豆大小，水和服下，非常有效。

又方：取鳗鲡鱼，不放盐，烤熟，给患者吃一二条，永远痊愈。吃饱为止更好。

《经验方》：治四十年心痛不愈，黄米淘米汁，温服，随意饮，不定量。

《经验后方》：治心痛，姜黄一两，桂心三两，为末，醋汤服下一钱匕。

《简要济众》治九种心痛及胁腹气滞积聚，筒子干漆二两，捣碎，炒至烟出，研细，醋煮，面糊和丸如梧桐子大小，每次服五丸至七丸，热酒送下，醋汤也可以，不定时服。

姚和众治突然心痛，郁李仁二十一枚，嚼烂，用新打井水服下，喝温水更好。不一会儿痛止，再煎淡盐水趁热小口喝下。

《兵部手集》治心痛不可忍受，疼痛十年或五年，药到病除。用小根蒜，浓醋煮，一次喝下，喝饱为止，不用放盐。

治卒腹痛方第九

【原文】

治卒腹痛方：书舌上作风字，又画纸上作两蜈蚣相交，吞之。

又方：捣桂末，服三寸匕。苦酒、人参、上好干姜亦佳。

又方：粳米二升，以水六升煮二七沸，饮之。

又方：食盐一大把，多饮水送之，忽当吐，即差。

又方：掘土作小坎，水满坎中，熟搅，取汁饮之。

又方：令人骑其腹，溺脐中。

又方：米粉一升，水二升，和饮。

又方：使病人伏卧，一人跨上，两手抄举其腹，令病人自纵重轻举抄之，令去床三尺许便放之，如此二七度止。拈取其脊骨皮深取痛引之，从龟尾至顶乃止。未愈，更为之。

又方：令卧，枕高一尺许，拄膝使腹皮蹙气入胸，令人抓其脐上三寸便愈。能干咽吞气数十遍者弥佳。此方亦治心痛，此即伏气。

治卒得诸疝，小腹及阴中相引痛如绞，自汗出，欲死方：捣沙参末，筛，服方寸匕，立差。

此本在杂治中，谓之寒疝，亦名阴疝。此治不差，可服诸利丸下之，作走马汤亦佳。

治寒疝腹痛，饮食下，唯不觉其流行方：

椒二合，干姜四两，水四升煮取二升，去滓，内饴一斤，又煎取半，分再服，数数服之。

又方：半夏一升，桂八两，生姜一升，水六升煮取二升，分为三服。

治寒疝来去，每发绞痛方：吴茱萸三两，生姜四两，豉二合，酒四升煮取二升，分为二服。

又方：附子一枚，椒二百粒，干姜半两，半夏十枚，大枣三十枚，粳米一升，水七升煮米熟，去滓，一服一升，令尽。

又方：肉桂一斤，吴茱萸半升，水五升煮取一升半，分再服。

又方：牡蛎、甘草、桂各二两，水五升煮取一升半，再服。

又方：宿乌鸡一头，治如食法，生地黄七斤，合细锉之，著甑蔽中蒸，铜器承，须取汁，清旦服，至日晡令尽。其间当下诸寒癖，讫，作白粥渐食之。久疝者，下三剂。

附方

《博济方》治冷热气不和，不思饮食，或腹痛疠刺，山栀子、川乌头等分，生捣为末，以酒糊丸如梧桐子大，每服十五丸，炒生姜汤下。如小肠气痛，炒茴香，葱酒任下二十丸。

《经验方》治元藏气发，久冷腹痛虚泻。

应急大效玉粉丹：生硫黄五两，青盐一两，已上衮细研，以蒸饼为丸如绿豆大，每服五丸，热酒空心服，以食压之。

《子母秘录》治小腹疼，青黑，或亦不能喘。苦参一两，醋一升半煎八合，分二服。

《圣惠方》治寒疝，小腹及阴中相引痛，自汗出，以丹参一两杵为散，每服热酒调下二钱匕，佳。

【译文】

治突然腹痛方：在患者舌上写"风"字，又在纸上画两只蜈蚣相交，吞服。

又方：捣桂末，服三方寸匕。也可用醋、人参、好干姜。

又方：粳米二升，用水六升煮十四沸，服下。

又方：食盐一大把，多喝水送服，不一会儿当呕吐，立刻痊愈。

又方：挖土作小坑，水灌满坑中，反复搅拌，取坑中水喝下。

又方：让人骑坐在患者腹上，将尿尿在患者脐中。

又方：米粉一升，水二升，和匀喝下。

又方：将病人面朝下伏卧，让一人横跨患者身上，两手抱起患者腹部，让病人全身放松，离床三尺左右就放下，反复十四次。沿后背脊骨捏皮肤，用力有痛感为度，从龟尾穴至头顶为止。如未愈，再捏一次。

又方：让病人仰卧，枕头高一尺左右，用膝盖压迫病人腹部使气入胸，让人叩击病人脐上三寸，病愈。能反复进行数十次吞咽动作的更好。这种方法也治心痛，这就是伏气病。

治突然得各种疝病，小腹及阴部相互牵引疼痛如刀绞，自汗出，欲死方：捣沙参为末，筛，服一方寸匕，立刻痊愈。

此条原在杂治类中，称作寒疝，也叫阴疝。此方如治不愈，可服各种利下药丸，也可服用走马汤。

治寒疝腹痛，虽然可以饮食，但感觉不到饮食流行方：椒二合，干姜四两，水四升煮取二升，去渣，纳入饴糖一斤，再煎熬取一半，分二次服，频频服用。

又方：半夏一升，桂八两，生姜一升，水六升煮取二升，分三次服下。

治寒疝反复发作，每次发作腹中绞痛方：吴茱萸三两，生姜四两，豉二合，酒四升煮取二升，分二次服。

又方：附子一枚，椒二百粒，干姜半两，半夏十枚，大枣三十枚，粳米一升，水七升煮药至粳米熟，去渣，一次服一升，全部喝尽。

又方：肉桂一斤，吴茱萸半升，水五升煮取一升半，分二次服。

又方：牡蛎、甘草、桂各二两，水五升煮取一升半，分二次服。

又方：隔夜乌鸡一只，按食用法宰杀，生地黄七斤，合在一起切细块，放瓦罐中蒸，铜器盛取汁，清晨服，太阳落山时全部喝尽。服药时应当下利清冷之物，下利止，作白米粥，少量喝下。久患疝病的人，服三剂。

附方：

《博济方》治冷热气不和，不思饮食，或腹中刀绞刺痛，山栀子、川乌头等份，生捣为末，用酒糊丸如梧桐子大小，每次服五十丸，生姜汤服下。如果是小肠气痛，茴香、葱汤或酒任选送服二十丸。

《经验方》治脏腑气发，经常腹中冷痛，虚泻下利。

应急大效玉粉丹：生硫黄五两，青盐一两，研细末，用蒸饼和丸如绿豆大小，每次五丸，热酒空腹服下，服药后吃饭食压药气。

《子母秘录》治小腹疼痛，颜色青黑，喘息痛剧，苦参一两，醋一升半煎至八合，分二次服下。

《圣惠方》治寒疝，小腹及阴部相互牵引疼痛，自汗出，用丹参一两，捣为散末，每次用热酒调服二钱匕，疗效好。

治心腹俱痛方第十

【原文】

治心腹俱胀痛，短气欲死，或已绝方：取栀子十四枚，豉七合，以水二升，先煮豉取一升二合，绞去滓，内栀子，更煎取八合，又绞去滓，服半升。不愈者，尽服之。

又方：浣小衣，饮其汁一二升，即愈。

又方：桂二两切，以水一升二合煮取八合，去滓，顿服。无桂者，著干姜亦佳。

又方：乌梅二七枚，以水五升煮一沸，内大钱二七枚，煮得二升半，强人可顿服，羸人可分为再服，当下，便愈。

又方：茱萸一两，生姜四两，豉三合，酒四升煮取二升，分为三服，即差。

又方：干姜一两，巴豆二两，捣，蜜丸，一服如小豆二丸，当吐下，差。

治心腹相连常胀痛：狼毒二两，附子半两，捣筛，蜜丸如梧子大，日一服一九，二日二丸，三日后服三丸，再一丸，至六日，服三丸，自一至三，以常服，即差。

又方：吴茱萸一合，干姜四分，附子、细辛、人参各二分，捣筛，蜜丸如梧子大，服五丸，日三服。

凡心腹痛，若非中恶、霍乱，则是皆宿结冷热所为。今此方可采以救急，差后要作诸大治，以消其根源也。

附方

《梅师方》治心腹胀坚，痛闷不安，虽未吐下欲死，以盐五合，水一升煎令消，顿服，自吐下，食出即定，不吐更服。

《孙真人方》治心腹俱痛，以布裹椒，薄注上火熨，令椒汗出，良。

《十全方》心脾痛，以高良姜细锉，炒杵末，米饮调下一钱匕，立止。

【译文】

治心腹俱胀痛，气短憋闷欲死，或已经气绝方：取栀子十四枚，豉七合，用水二升，先煮豉取一升二合，绞汁去渣，纳入栀子，再煎至八合，又绞去渣，服半升。如果病不愈，将剩下的药服尽。

又方：喝洗裤子水一二升，立刻痊愈。

又方：桂二两，切细末，用水一升二合煮取八合，去渣，一次服下。没有桂，也可以用干姜。

又方：乌梅十四枚，用水五升煮一个开，纳入大钱十四枚，煮至二升半，身体强壮者一次服下，身体瘦弱者分二次服。应当下利，病愈。

又方：茱萸一两，生姜四两，豉三合，酒四升煮取二升，分三次服，立刻痊愈。

又方：干姜一两，巴豆二两，捣碎，蜜和丸，一次服小豆大小两丸，应当呕吐下利，病愈。

治心腹相连胀痛方：狼毒二两，附子半两，捣筛细末，蜜和丸如梧桐子大小，第一天服一丸，第二天服二丸，第三天服三丸，第四天至第六天服三丸，再从一丸开始，至第六天又服三丸，从一丸至三丸，以此为规律服用，立即痊愈。

又方：吴茱萸一合，干姜四分，附子、细辛、人参各二分，捣筛细末，蜜和丸如梧桐子大小，一次服五丸，每日三次。

凡心腹疼痛，如果不是中恶、霍乱病，则都是由腹内素有冷热邪气聚结所致。这些方剂可以用来救急，病愈后还要作各种治疗，以消除致病根源。

附方：

《梅师方》治心腹胀满坚硬，痛闷不安，虽然未呕吐下利欲死，用盐五合，水一升将盐熬化，一次服下，自然呕吐下利，胃中食物吐出后病愈。不吐出再服。

《孙真人方》治心腹俱痛，用布裹椒，火熨让椒出汗，疗效好。

《十全方》心腹痛，用高良姜切细，炒，捣末，米汤调服一钱匕，立刻痛止。

治卒心腹烦满方第十一

【原文】

治卒心腹烦满，又胸胁痛欲死方：以热汤令灼灼尔，渍手足，复易，秘方。

又方：青布方寸，鹿角三分，乱发灰二钱匕，以水二升煮令得一升五合，去滓，尽服之。

又方：锉蕙茞根，浓煮取汁，服三升。

又方：取比轮钱二十枚，水五升煮取三沸，日三服。

又方：捣香菜汁，服一二升。水煮干姜亦佳。

又方：即用前心痛支子豉汤法，差。

又方：黄芩一两，杏仁二十枚，牡蛎一两，水三升煮取一升，顿服。

治厥逆烦满，常欲呕方：小草[1]、桂、细辛、干姜、椒各二两，附子二两炮，捣，蜜和丸，服如桐子大四丸。

治卒吐逆方：灸乳下一寸七壮，即愈。

又方：灸两手大拇指内边爪后第一文头各一壮，又灸两手中央长指爪下一壮，愈。

此本杂治中，其病亦是痰壅霍乱之例，兼宜依霍乱条法治之。人卒在此上条患者亦少，皆因他病兼之耳。或从伤寒未复，或从霍乱吐下后虚燥，或是劳损服诸补药痞满，或触寒热邪气，或食饮协毒，或服药失度，并宜各循其本源为治，不得专用此法也。

附方

《千金方》治心腹胀短气，以草豆蔻一两，去皮为末，以木瓜生姜汤下半钱。

《斗门方》治男子女人久患气胀心闷，饮食不得，因饮食不调，冷热相击，致令心腹胀满方：厚朴火上炙令干，又蘸姜汁炙，直待焦黑为度，捣筛如面，以陈米饮调下二钱匕，日三服，良。亦治反胃，止泻甚妙。

《经验方》治食气遍身黄肿，气喘，食不得，心胸满闷。不蛀皂角，去皮、子，涂好醋炙令焦，为末，一钱匕，巴豆七枚，去油、膜，二件以淡醋及研好墨为丸如麻子大，每服三丸，食后陈橘皮汤下，日三服，隔一日增一丸，以利为度。如常服，消酒食。

《梅师方》治腹满不能服药，煨生姜，绵裹内下部中，冷即易之。

《圣惠方》治肺藏壅热烦闷，新百合四两，蜜半盏，和蒸令软，时时含一枣大，咽津。

【注释】

〔1〕即远志的茎叶。

【译文】

治突然烦满，又胸胁疼痛欲死方：用滚烫热水浸泡手和脚，水冷后再换热的，这是秘方。

又方：青布一方寸，鹿角三分，乱发灰二钱匕，用水二升煮至一升五合，去渣，一次服尽。

又方：切碎薏苡根，煮取浓汁，服三升。

又方：取比轮钱二十枚，水五升煮三沸，日服三次。

又方：捣香菜取汁，服一二升。也可水煮干姜服汁。

又方：用前面治心痛病的栀子豉汤法，病愈。

又方：黄芩一两，杏仁二十枚，牡蛎一两，水三升煮取一升，一次服下。

治四肢厥冷，心胸烦满，经常想要呕吐方：远志的茎叶、桂心、细辛、干姜、椒各二两，炮附子二两，捣为末，蜜和丸如梧桐子大小，每次服四丸。

治突然呕吐四肢厥冷方：灸乳下一寸七壮，立刻痊愈。

又方：灸两手大拇指内侧指甲后第一横纹头各一壮，再灸两手中指指甲下各一壮，病愈。

这个方法原来在杂治法中，也是痰涎壅盛霍乱之类的病证，可以按照霍乱条中的治法施治。病人突然出现此条症状的不多，都是因其他疾病兼有此证。或因伤寒未康复，或因霍乱病吐呕下痢后虚燥，或因劳损服各种补药导致痞满，或感受寒热邪气，或因饮食中毒，或因服药失度，都可出现这种症状，应该根据各自病因采取治疗方法，不能只用此种治法。

附方：

《千金方》治心腹胀满气短，用草豆蔻一两，去皮为末，用木瓜生姜汤送服半钱匕。

《斗门方》治男子女人久患气胀心闷，不能饮食，因饮食不调，冷热相互撞击，导致心腹胀满方：厚朴火上炙干，再蘸姜汁炙，直到焦黑为止，捣末筛如面，用陈米汤调服二钱匕，每日三次，疗效好。此方也治反胃，止泻效果非常好。

《经验方》治食气遍身黄肿，不能食，心胸满闷，用未被虫蛀的皂角，去皮、子，涂好醋炙焦，为末，取一钱匕，巴豆七枚，去油、膜，为末，二味药用淡醋及磨好墨和为丸如麻子大小，每次服三丸，饭后用陈橘皮汤送服，每日三次，隔一日增加一丸，以泄下为度。如果经常服用，能消化酒食。

《梅师方》治腹满不能服药，煨生姜，用丝绵裹纳入妇女阴道中，冷后换热生姜。

《圣惠方》治肺脏热邪壅盛烦闷，用新百合四两，蜜半杯合蒸软，经常含一块如枣大小，咽下津液。

卷　二

治卒霍乱诸急方第十二

【原文】

凡所以得霍乱者，多起饮食，或饮食生冷杂物，以肥腻酒鲙，而当风履湿，薄衣露坐，或夜卧失覆之所致。

初得之便务令暖，以炭火布其所卧下，大热减之。又并蒸被絮，若衣絮自苞，冷易热者。亦可烧地令热，水沃，敷薄布席，卧其上，厚覆之。亦可作灼灼尔热汤著瓮中，渍足，令至膝，并铜器贮汤，以著腹上，衣藉之，冷复易。亦可以熨斗贮火著腹上。如此而不净者，便急灸之。但明案次第，莫为乱灸。须有其病，乃随病灸之。未有病，莫预灸。灸之虽未即愈，要万不复死矣。莫以灸不即而止灸。霍乱艾丸，苦不大，壮数亦不多。本方言七壮为可，四五十无不便，火下得活。服旧方用理中丸及厚朴大豆豉通脉半夏汤，先辈所用药皆难得，今但疏良灸之法及单行[1]数方，用之有效，不减于贵药。已死未久者，犹可灸。

余药乃可难备，而理中丸、四顺、厚朴诸汤，可不预合，每向秋月，常买自随。

卒得霍乱，先腹痛者，灸脐上十四壮，名太仓，在心厌下四寸，更度之。

先洞下者，灸脐边一寸，男左女右，十四壮，甚者至三十、四十壮，名大肠募。洞者宜泻。

先吐者，灸心下一寸十四壮，又并治下痢不止，上气，灸五十壮，名巨阙，正心厌尖头下一寸是也。

先手足逆冷者，灸两足内踝上一尖骨是也，两足各七壮，不愈加数，名三阴交，在内踝尖上三寸是也。

转筋者，灸厥心当拇指大聚筋上六七壮，名涌泉。又灸足大指下约中一壮，神验。

又方：灸大指上爪甲际七壮。

转筋入腹痛者，令四人捉手足，灸脐左二寸十四，灸股中大筋上去阴一寸。

若宛者，灸手腕第一约理中七壮，名心主，当中指。

下利不止者，灸足大指本节内侧寸白肉际，左右各七壮，名大都。

干呕者，灸手腕后三寸两筋间是，左右各七壮，名间使。若正厥呕绝，灸之便通。

《小品方》起死：

吐且下利者，灸两乳连黑外近腹白肉际，各七壮，亦可至二七壮。

若吐止而利不止者，灸脐一夫纳中七壮。又云脐下一寸二七壮。

若烦闷凑满者，灸心厌下三寸七壮，名胃管。

又方：以盐内脐中，上灸二七壮。

若绕脐痛急者，灸脐下三寸三七壮，名关元，良。

治霍乱神秘起死灸法：以物横度病人人中，屈之，从心鸠尾飞度以下灸，先灸中央毕，更横灸左右也。又灸脊上，以物围令正当心厌，又夹脊左右一寸各七壮，是腹背各灸三处也。

华佗治霍乱已死，上屋唤魂，又以诸治皆至而犹不差者：

捧病人腹卧之，伸臂对以绳度两头肘尖头，依绳下夹背脊大骨完中，去脊各一寸，灸之百壮。不治者，可灸肘椎。已试数百人，皆灸毕即起坐。佗以此术传子孙，代代皆秘之。

右此前并是灸法。

治霍乱心腹胀痛，烦满短气，未得吐下方：

盐二升，以水五升煮取二升，顿服，得吐愈。

又方：生姜若干姜一二升，㕮咀，以水六升煮三沸，顿服。若不即愈，更可作，无新药，煮滓亦得。

又方：饮好苦酒三升，小老羸者，可饮一二升。

又方：温酒一二升，以蜡如弹丸一枚，置酒中，消乃饮。无蜡，以盐二方寸匕代，亦得。

又方：桂屑半升，以暖饮二升和之，尽服之。

又方：浓煮竹叶汤五六升，令灼已转筋处。

又方：取楠若樟木大如掌者，削之，以水三升煮三沸，去滓，令灼之也。

又方：服干姜屑三方寸匕。

又方：取蓼若叶，细切二升，水五升煮三沸，顿服之。煮干苏若生苏汁，即亦佳。

又方：小蒜一升，㕮咀，以水三升煮取一升，顿服之。

又方：以暖汤渍小蒜五升许，取汁服之，亦可。

又方：以人血合丹，服如梧子大二丸。

又方：生姜一斤，切，以水七升煮取二升，分为三服。

又方：取卖解家机上垢如鸡子大，温酒服之，差。

又方：饮竹沥少许，亦差。

又方：干姜二两，甘草二两，附子一两，水三升煮取一升，内猪胆一合，相和，分为三服。

又方：芦蓬茸一大把，浓煮，饮二升，差。

若转筋方：烧铁令赤，以灼踵白肉际上近后，当纵铁，以随足为留停，令成疮，两足皆尔。须臾间，热入腹，不复转筋，便愈。可脱刀烧虾尾用之，即差。

又方：煮苦酒三沸，以摩之，合少粉尤佳。以絮胎缚，从当膝下至足。

又方：烧栀子二七枚，研末，服之。

又方：桂、半夏等分，末，方寸匕，水一升和服之，差。

又方：生大豆屑，酒和服方寸匕。

又方：烧蜈蚣，膏傅之，即差。

若转筋入肠中，如欲转者：

取鸡矢白一寸，水六合煮三沸，顿服之。勿令病者知之。

又方：苦酒煮衣絮，絮中令温，从转筋处裹之。

又方：烧编荐索三撮，仍酒服之，即差。

又方：釜底黑末，酒服之，差。

若腹中已转筋者：

当倒担病人，头在下，勿使及地，腹中平乃止。

若两臂脚及胸胁转筋：

取盐一升半，水一斗，煮令热灼灼尔，渍手足。在胸胁者，汤洗之。转筋入腹中，倒担病人，令头在下，腹中平乃止。若极者，手引阴，阴缩必死，犹在倒担之，可活耳。

若注痢不止，而转筋入腹欲死：生姜一两，累擘破，以酒升半煮合三四沸，顿服之，差。

治霍乱吐下后，心腹烦满方：

栀子十四枚，水三升煮取二升，内豉七合，煮取一升，顿服之。呕者，加橘皮二两；若烦闷，加豉一升，甘草一两，蜜一升，增水二升，分为三服。

治霍乱烦躁，卧不安稳方：

葱白二十茎，大枣二十枚，水三升煮取二升，顿服之。

治霍乱吐下后，大渴多饮则煞人方：

以黄米五升，水一斗煮之，令得三升，清澄，稍稍饮之，莫饮余物也。

崔氏云理中丸方：

甘草三两，干姜、人参、白术各一两，捣，下筛，蜜丸如弹丸，觉不住，更服一枚。

须臾不差，仍温汤一斗，以廪肉中服之，频频三五度，令差。亦可用酒服。

四顺汤：治吐下腹干呕，手足冷不止。

干姜、甘草、人参、附子各二两，水六升煮取三升半，分为三服。若下不止，加龙骨一两；腹痛甚，加当归二两。胡治用附子一枚，桂一两。人霍乱，亦不吐痢，但四支脉沉，肉冷汗出渴者，即差。

厚朴汤：治烦呕腹胀。

厚朴四两炙，桂二两，枳实五枚炙，生姜三两，以水六升煮取二升，分为三服。

凡此汤四种，是霍乱诸患皆治之，不可不合也。霍乱若心痛尤甚者，此为挟毒，兼用中恶方治之。

附方

孙真人治霍乱。以胡椒三四十粒，以饮吞之。

《斗门方》治霍乱。用黄杉木劈开作片，一握[2]，以水浓煎一盏，服之。

《外台秘要》治霍乱烦躁。烧乱发如鸡子大，盐汤三升，和服之。不吐，再服。

又方：治霍乱腹痛吐痢。取桃叶三升，切，以水五升煮取一升三合，分温二服。

《梅师方》治霍乱心痛利无汗。取梨叶枝一大握，水二升煎取一升，服。

又方：治霍乱后烦躁卧不安稳。葱白二十茎，大枣二十枚，以水三升煎取二升，分服。

《兵部手集》救人霍乱，颇有神效。浆水稍酸味者，煎干姜屑呷之，夏月腹肚不调，煎呷之，差。

孙用和治大泻霍乱不止：

附子一枚，重七钱，炮，去皮、脐，为末，每服四钱，水两盏，盐半钱，煎取一盏，温服，立止。

《集效方》治吐泻不止，或取转多四肢发厥，虚风，不省人事，服此四肢渐暖，神识便省。

回阳散：天南星为末，每服三钱，入京

枣三枚，水一盏半，同煎至八分，温服。未省，再服。

《圣惠方》治霍乱转筋垂死。败蒲席一握，细切，浆水一盏煮汁，温温顿服。

又方：治肝虚转筋。用赤蓼茎叶，切三合，水一盏，酒三合，煎至四合，去滓，温分二服。

又方：治肝风虚转筋入腹。以盐半斤，水煮少时，热渍之，佳。

孙尚药治脚转筋疼痛挛急者。松节一两，细锉如米粒，乳香一钱，右件药用银、石器内慢火炒令焦，只留三分性，出火毒，研细，每服一钱至二钱，热木瓜酒调下，应时筋病皆治之。

《古今录验》方：治霍乱转筋。取蓼一手把，去两头，以水二升半煮取一升半，顿服之。

【注释】

〔1〕指单用一味药。

〔2〕量词，指一手所能握取的量。

【译文】

人之所以得霍乱病，多由于饮食不节，或饮食生冷杂物，或大鱼大肉大酒，然后感受风邪湿邪，迎风趋水，薄衣露坐，或夜晚睡觉未盖衣被所致。

初患病时，要让患者温暖，用炭火放在患者床下，过热则减炭火。又将被絮蒸热，像衣被一样包裹患者，冷后换热被絮。也可把地烧热，浇上水，铺薄布席，患者睡在上面，盖厚被。也可烧热水放瓦罐中，浸泡足肢至膝，同时用铜器贮热水，放在患者腹上，衣服垫在铜器下，冷后换热水。如果用以上方法仍不愈，可用灸法。但需了解治疗次序，不要乱灸。必须要有病证，才能根据病证采用灸法。没有病，不要预先灸。灸后虽未立刻病愈，关键是不会再加重病情。不要因为灸后不立刻见效而不灸。霍乱艾丸，没有太大苦，壮数也不多。原方说灸七壮就可以，灸四五十壮也没有害处，灸后病愈。古方中用理中丸及厚朴大豆豉通脉半夏汤，前辈所用的药都很难得，现在只书写好的灸法及单味药应用数方，用此有效，不次于贵重药。已经昏死但时间不长的患者，也可用灸法。

其余的药难以贮备，而理中丸、四顺、厚朴等汤，不需提前配制，每到秋季，可购买随身携带。

突然得霍乱病，先腹痛者，灸脐上十四壮，此处名太仓穴，在心窝下四寸。

先泄泻者，灸脐旁一寸，男左女右，十四壮，重病者灸三四十壮，此处名大肠募。所谓洞，即泄泻。

先呕吐者，灸心下一寸十四壮，同时治疗下痢不止，气喘，灸五十壮。此处名巨阙穴，在正心窝下一寸。

先手足厥冷者，灸两足内踝上一尖骨，两足各灸七壮，不愈再增加壮数，此处名三阴交穴，在内踝尖上三寸。

转筋者，灸足掌心，当第二跖骨间隙的中点凹陷处六七壮，此处名涌泉穴。又灸足大趾下横纹处一壮，疗效如神。

又方：灸大拇指尖指甲边缘处七壮。

转筋牵引腹痛者，让四个人分别抓住患者手足，灸脐左二寸十四壮，又灸大腿内侧离阴部一寸大筋处。

如果干呕无物，灸手腕第一横纹中七壮，此处名心主，相当于中指对着的部位。

下利不止者，灸足大趾节内侧赤白肉际处，左右足各灸七壮，此处名大都穴。

干呕者，灸手腕后三寸两筋中间，左右各七壮，此处名间使穴。如果干呕欲绝，四肢厥冷，灸后则气通。

《小品方》起死回生方：

吐而且泄泻者，灸两乳晕外侧靠腹部白肉际各七壮，也可灸至十四壮。

如果吐止而泄泻不止者，灸脐下一寸半七壮，又说灸肘下一寸十四壮。

如果烦闷胀满，灸心窝下三寸七壮，此处名胃管。

又方：用盐纳入脐中，在盐上灸十四壮。

如果绕脐急痛，灸脐下三寸二十一壮，此处名关元穴，疗效好。

治霍乱神秘起死灸法：用物横量病人人中，折半，用此物从心鸠尾穴向下量，灸下头，又横量左右各施灸法。又灸脊上，用物围量与心窝正相对，从这一点再向脊柱左右各量一寸，各灸七壮，腹部和背部各灸三处。

华佗治霍乱病，已经昏死，上屋唤魂，又用各种治法之后仍不愈者：

让病人俯卧，伸臂相对用绳量两头肘尖头，按绳的长度量脊背大骨，左右离脊各一寸，灸百壮。不愈者，可灸肘椎。已经治过数百人，都是灸完患者立即坐起。华佗用此法传给子孙，世代都不外传。

以上都是灸法。

治霍乱心腹胀痛，烦满短气，尚未吐下方：

盐二升，用水五升煮取二升，一次服下，出现呕吐则痊愈。

又方：生姜或干姜一二升，切碎，用水六升煮三沸，一次服下。如果不立即痊愈，可再煮新药服用，如无新药，也可以煮旧药渣。

又方：喝好醋三升，年幼、年老及体虚者可喝一二升。

又方：温酒一二升，用蜡如弹丸一枚，放酒中，溶化后喝下。没有蜡，用盐二方寸匕代替也可以。

又方：桂屑半升，用热饮二升和匀，全部服下。

又方：浓煮竹叶汤五六升，趁热洗转筋处。

又方：取楠或樟木大如手掌，削碎，用水三升煮三沸，去渣，趁热淋洗腹部。

又方：服干姜末三方寸匕。

又方：取蓼或叶，细切二升，水五升煮三沸，一次服下。煮干苏或绞生苏汁，疗效也好。

又方：小蒜一升，切碎，用水三升煮取一升，一次服下。

又方：用温水浸泡小蒜五升左右，取汁服下，效果也好。

又方：用人血合丹，服如梧桐子大小二丸。

又方：生姜一斤，切片，用水七升煮取二升，分三次服下。

又方：取卖蟹人家桌上污垢如鸡蛋大小，温酒服下，病愈。

又方：喝竹沥少许，也可以痊愈。

又方：干姜二两，甘草二两，附子一两，水三升煮取一升，纳入猪胆汁一合，相合，分三次服下。

又方：芦蓬茸一大把，浓煮，喝二升，病愈。

如已出现转筋症状的治法：把铁烧红，用来烫灼脚后跟白肉际上，烫成疮，两脚都这样。不一会儿，热传入腹，不再转筋，病愈。可脱刀烧虾尾，用后立刻病愈。

又方：煮醋三沸，摩擦患者腹部，醋中合少量粉更好。用棉絮从脚绑到膝。

又方：烧栀子十四枚，研磨成末，服下。

又方：桂、半夏等份，为末，水一升和服一方寸匕，病愈。

又方：生大豆末，酒和服一方寸匕。

又方：烧蜈蚣，为膏涂转筋处，立刻痊愈。

如果转筋入肠中，好像肠扭转者：

取鸡屎白一方寸匕，水六合煮三沸，一次服下。不要让病人知道。

又方：醋煮衣絮温热，从转筋处包裹。

又方：烧编席绳三撮，用酒服下，立刻病愈。

又方：锅底黑灰，酒服下，病愈。

如果腹中已经转筋者：

应当倒背病人，让病人头朝下悬空，不要碰到地面，腹中转筋恢复正常后停止。

如果两臂两脚及胸胁转筋：

取盐一升半，水一斗煮热，浸泡手足。在胸胁转筋，用热水洗。转筋在腹中，倒背病人，头在下，腹中恢复正常后停止。若病重者，手牵引阴囊，阴囊收缩必死，如果倒背患者，还可救活。

如果泄利不止，转筋入腹欲死者：

生姜一两，切片，用酒一升半煮三四沸，一次服下，病愈。

治霍乱吐下后，心腹烦满方：

栀子十四枚，水三升煮至二升，纳入豆豉七合，煮取一升，一次服下。呕者，加橘皮二两；如果烦闷，加豉一升，甘草一两，蜜一升，增添水二升，分三次服下。

治霍乱烦躁，睡卧不安方：

葱白二十茎，大枣二十枚，水三升煮取二升，一次服下。

治霍乱吐泻后，口极渴，多喝水则死人方：

用黄米五升，水一斗煮至三升，澄清，少量喝下，不要喝其他汤水。

崔氏理中丸方：

甘草三两，干姜、人参、白术各一两，捣碎筛末，蜜和丸如弹丸大小，服一丸。如不见效再服一丸。过一段时间仍不愈，用热水一斗，放入麋肉，频频喝下三五次，病愈。也可用酒服。

四顺汤：治吐泻干呕，手足厥冷。

干姜、甘草、人参、附子各二两，水六升煮取三升半，分三次服下。如果泻下不止，加龙骨一两；腹痛剧烈，加当归二两。胡洽方中用附子一枚，桂一两，治霍乱病人不吐不痢，只是四肢沉重肉冷，汗出而渴，立刻治愈。

厚朴汤：治烦躁干呕腹胀。

厚朴四两，炙，桂二两，炙枳实五枚，姜三两，用水六升煮取二升，分三次服下。

凡此四种汤剂，治疗各种霍乱病证，不能不预先准备。霍乱如果心痛特别严重，这是兼有毒邪，可同时使用中恶方剂治疗。

附方

孙真人治霍乱。用胡椒三四十粒，米汤吞服。

《斗门方》治霍乱。用黄杉木劈开作片，取一握，用水浓煎一小杯，服下。

《外台秘要》治霍乱烦躁。烧乱发如鸡蛋大小，盐汤三升，和乱发灰服下。服后不吐，再服。

又方：治霍乱腹痛吐利。取桃叶三升，切碎，用水五升煮取一升三合，分二次温服。

《梅师方》治霍乱心痛，下利无汗。取梨叶枝一大握，水二升煎取一升，服下。

又方：治霍乱后烦躁，睡卧不安。葱白二十茎，大枣二十枚，用水三升煎取二升，分二次服下。

《兵部手集》救人霍乱，有神奇疗效。用稍微有酸味的浆水，煎干姜末，小口慢饮。夏季肠胃不舒服，也可煎服，病愈。

孙用和治霍乱大泻不止。附子一枚，重七钱，炮，去皮脐，为末，每次服四钱，盐半钱，水两小杯煎至一小杯，温服，泄泻立刻停止。

《集验方》治吐泻不止，或发展为四肢厥冷，微微抽搐，不省人事，服此药四肢渐暖，神志清醒过来。

回阳散：天南星为末，每次服三钱，加入京枣三枚，水一小杯煎至八分，温服。神志尚未清醒，再服此药。

《圣惠方》治霍乱转筋垂死。败蒲席一握，细切，浆水一小杯煮汁，趁温一次服下。

又方：治肝虚转筋。用赤蓼茎叶，切三合，水一小杯，酒三合，煎至四合，去渣，分二次温服。

又方：治肝风虚转筋入腹。用盐半斤，水煮一小会儿，趁热浸泡，疗效好。

孙尚药治脚转筋疼痛挛急者。松节一两，细锉如米粒，乳香一钱，上两味药用银器或石器中慢火炒焦，只保留三分药性，出

去火毒，研磨细末，每次服一钱至二钱，热木瓜酒调服。各种时令的筋病都可治疗。

《古今录验》方治霍乱转筋。取蓼一把，去两头，用水两升半煮取一升半，一次服下。

治伤寒时气温病方第十三

【原文】

治伤寒[1]及时气[2]、温病[3]，及头痛、壮热、脉大，始得一日方：取旨兑根、叶，合捣三升许，和之真丹一两，水一升合煮，绞取汁，顿服之，得吐便差。若重，一升尽服，厚覆取汗，差。

又方：小蒜一升，捣取汁三合，顿服之。不过，再作，便差。

又方：乌梅二七枚，盐五合，以水三升煮取一升，去滓，顿服之。

又方：取生梓木，削去黑皮，细切里白一升，以水二升五合煎，去滓，一服八合，三服差。

又方：取术丸子二七枚，以水五升，挼之令熟，去滓，尽服汁，当吐下，愈。

又方：鸡子一枚，著冷水半升，搅与和，乃复煮三升水极令沸，以向所和水投汤中，急搅令相得，适寒温，顿服取汗。

又方：以真丹涂身令遍，面向火坐，令汗出，差。

又方：取生蘘荷根、叶合捣，绞取汁，服三四升。

又方：取干艾三斤，以水一斗煮取一升，去滓，顿服取汗。

又方：盐一升食之，以汤送之腹中，当绞吐，便覆取汗，便差。

又方：取比轮钱一百五十七枚，以水一斗煮取七升，服汁尽之。须臾，复以五升水更煮，令得一升，以水二升投中，合令得三升，出钱，饮汁，当吐毒出也。

又方：取猪膏如弹丸者，温服之，日三服，三日九服。

又方：乌梅三十枚，去核，以豉一升，苦酒三升，煮取一升半，去滓，顿服。

又伤寒有数种，人不能别，令一药尽治之者。若初觉头痛，肉热，脉洪，起一二日，便作葱豉汤：用葱白一虎口，豉一升，以水三升煮取一升，顿服取汗。不汗，复更作，加葛根二两，升麻三两，五升水煎取二升，分再服，必得汗。若不汗，更加麻黄二两。又用葱汤，研米二合，水一升，煮之少时，下盐、豉后，内葱白四物，令火煎取三升，分服取汗也。

又方：豉一升，小男溺三升，煎取一升，分为再服，取汗。

又方：葛根四两，水一斗煎取三升，乃内豉一升，煎取升半，一服。捣生葛汁，服一二升，亦为佳也。

若汗出不歇已三四日，胸中恶，欲令吐者：

豉三升，水七升煮取二升半，去滓，内蜜一两，又煮三沸，顿服。安卧，当得吐。不差，更服，取差。秘法传于子孙也。

又方：生地黄三斤，细切，水一斗煮取三升，分三服。亦可服藜芦吐散及苦参龙胆散。

若已五六日以上者：

可多作青竹沥，少煎令减，为数数饮之，厚覆取汗。

又方：大黄、黄连、黄檗、栀子各半两，水八升煮六七沸，内豉一升，葱白七茎，煮取三升，分服，宜老少。

又方：苦参二两，黄芩二两，生地黄半斤，水八升煮取一升，分再服。或吐下毒则愈。

若已六七日，热极，心下烦闷，狂言见鬼，欲起走。

用干茱萸三升，水二升煮取一升后，去滓，寒温服之，得汗便愈。此方恐不失，必可用也，秘之。

又方：大蚓一升，破去，以人溺煮令熟，去滓，服之。直生绞汁及水煎之，并善。又绞粪汁，饮数合至一二升，谓之黄龙汤。陈久者佳。

又方：取白犬，从背破取血，破之多多为佳，当及热以薄胸上，冷乃去之，此治垂死者活。无白犬，诸纯色者亦可用之。

又方：取桐皮，削去上黑者，细擘之，长断，令四寸一束，以酒五合，以水一升煮取一升，去滓，顿服之，当吐下青黄汁数升，即差。

又方：鸡子三枚，芒硝方寸匕，酒三合，合搅散消，尽服之。

又方：黄连三两，黄檗、黄芩各二两，栀子十四枚，水六升煎取二升，分再服，治烦呕不得眠。

治时气行垂死，破棺千金煮汤：苦参一两，㕮咀，以酒二升半，旧方用苦参，酒煮令得一升半，去滓，适寒温尽服之。当间苦寒吐毒如溶胶，便愈。

又方：大钱百文，水一斗煮取八升，内麝香当门子李子大，末，稍稍与饮至尽，或汗，或吐之。

治温毒发斑，大疫难救，黑膏：生地黄半斤，切碎，好豉一升，猪脂二斤，合煎五六沸，令至三分减一，绞去滓，末雄黄、麝香如大豆者，内中搅和，尽服之，毒从皮中出，即愈。

又方：用生虾蟆，正尔破腹去肠，乃捣吞食之。得五月五日干者，烧末亦佳矣。

黑奴丸，胡洽《小品》同，一名水解丸。又一方加小麦黑㸾[4]一两，名为麦奴丸。支同此注。麻黄二两，大黄二两，黄芩一两，芒硝一两，釜底墨一两，灶突墨二两，梁上尘二两，捣蜜丸如弹丸，新汲水五合，末一丸，顿服之。若渴，但与水。须臾寒，寒了汗出便解。日移五赤[5]不觉，更服一丸。此治五六日，胸中大热，口噤，名为坏病，不可医治，用此黑奴丸。

又方：大青四两，甘草、胶各二两，豉

八合，以水一斗煮二物，取三升半，去滓，内豉煮三沸，去滓，乃内胶，分作四服，尽又合。此治得至七八日，发汗不解，及吐下大热，甚佳。

又方：大黄三两，甘草二两，麻黄二两，杏仁三十枚，芒硝五合，黄芩一两，巴豆二十粒熬，捣，蜜丸和如大豆，服三丸，当利毒。利不止，米饮止之。家人视病者，亦可先服取利，则不相染易也。此丸亦可预合置。

麻黄解肌，一二日便服之。

麻黄、甘草、升麻、芍药、石膏各一两，杏仁三十枚，贝齿三枚，末之，以水三升煮取一升，顿服，覆取汗出即愈。便食豉粥补虚，即宜也。

又方：麻黄二两，芩、桂各一两，生姜三两，以水六升煮取二升，分为四服。

亦可服葛根解肌汤：葛根四两，芍药二两，麻黄、大青、甘草、黄芩、石膏、桂各一两，大枣四枚，以水五升煮取二升半，去滓，分为三服，微取汗。

二日已上至七八日不解者，可服小柴胡汤：柴胡八两，人参、甘草、黄芩各三两，生姜八两，无者干姜三两，半夏五两，汤洗之，大枣十二枚，水九升煮取二升半，分为三服，微覆取汗，半日须臾便差。若不好，更作一剂。

若有热实，得汗不解，复满痛烦躁，欲谬语者，可服大柴胡汤方：柴胡半斤，大黄二两，黄芩三两，芍药二两，枳实十枚，半夏五两，洗之，生姜五两，大枣十二枚，水一斗煮取四升，当分为四服，当微利也。

此四方最第一急须者，若幸可得药，便可不营之，保无死忧。诸小治为防以穷极耳。若病失治，及治不差，十日已上，皆名坏病，唯应服大、小鳖甲汤。此方药分两乃少而种数多，非备急家所办，故不载。凡伤寒发汗，皆不可使流离过多。一服得微汗，汗洁便止。未止，粉之，勿当风。初得伤寒，便身重腰背痛，烦闷不已，脉浮，面赤斑斑如锦文，

喉咽痛，或下痢，或狂言欲走，此名中阳毒。五日可治，过此死。宜用此方：

雄黄、甘草、升麻、当归、椒、桂各一分，水五升煮取二升半，分三服，温覆取汗。服后不汗，更作一剂。

若身重背强，蛰蛰如被打，腹中痛，心下强，短气呕逆，唇青面黑，四肢冷，脉沉细而紧数，此名中阴毒。五日可治，过此死。用此方：

甘草、升麻各二分，当归、椒各一分，鳖甲一两，以水五升煮取二升半，分三服，温覆取汗。汗不出，汤煮更作也。

阴毒伤口鼻冷者，干姜、桂各一分，末，温酒三合，服之，当大热，差。凡阴、阳二毒，不但初得便尔，或一二日变作者，皆以今药治之，得此病多死。治热病不解，而下痢困笃欲死者，服此。

大青汤方：大青四两，甘草三两，胶二两，豉八合，赤石脂三两，以水一斗煮取三升，分三服，尽更作，日夜两剂，愈。

又方：但以水五升，豉一升，栀子十四枚，韭白一把，煮取三升半，分为三服。

又方：龙骨半斤，捣碎，以水一斗煮取五升，使极冷，稍稍饮，其间或得汗即愈矣。

又方：黄连、当归各二两，干姜一两，赤石脂二两，蜜丸如梧子，服二十丸，日三夜再。

又方：黄连二两，熟艾如鸭卵大，以水二斗煮取一升，顿服，立止。

天行[5]诸痢悉主之：黄连三两，黄檗、当归、龙骨各二两，以水六升煮取二升，去滓，入蜜七合，又火煎取一升半，分为三服，效。

天行毒病，挟热腹痛，下痢：升麻、甘草、黄连、当归、芍药、桂心、黄檗各半两，以水三升煮取一升，服之，当良。

天行四五日，大下热痢：黄连、黄檗各三两，龙骨三两，艾如鸡子大，以水六升煮取二升，分为二服。忌食猪肉、冷水。

若下脓血不止者：赤石脂一斤，干姜一

两，粳米一升，水七升煮米熟，去滓，服七合，日三。

又方：赤石脂一斤，干姜二两，水五升煮取三升，分二服。若绞脐痛，加当归一两，芍药二两，加水一升也。若大便坚闭令利者，大黄四两，厚朴二两，枳实四枚，以水四升煮取一升二合，分再服，得通者止之。

若十余日不大便者，服承气丸：大黄、杏仁各二两，枳实一两，芒硝一合，捣蜜和丸如弹丸，和汤六七合服之，未通更服。

若下痢不能食者，黄连一升，乌梅二十枚，炙燥，并得捣末，蜡如棋子大，蜜一升，合于微火上令可丸，丸如梧子大，一服二丸，日三。

若小腹满，不得小便方：细末雌黄，蜜和丸，取如枣核大，内溺孔中令半寸，亦以竹管注阴，令痛朔之通。

又方：末滑石三两，葶苈子一合，水二升煮取七合，服。

又方：捣生葱，薄小腹上，参易之。

治胸胁痞满，心塞气急，喘急方：人参、术各一两，枳实二两，干姜一两，捣蜜和丸，一服一枚。若嗽，加瓜蒌二两；吐，加牡蛎二两，日夜服五六丸。不愈，更服。

毒病攻喉咽肿痛方：切当陆，炙令热，以布藉喉，以熨布上，冷复易。

又方：取真蔺茹爪甲大，内口中，以牙小嚼汁，以渍喉，当微觉异为佳也。

毒病后攻目方：煮蜂窠以洗之，日六七度，佳。

又方：冷水渍青布，以掩之。

若生瞖[6]者，烧豉二七粒，末，内管鼻中以吹之。

治伤寒呕不止方：甘草一两，升麻半两，生姜三两，橘皮二两，水三升煮取二升，顿服之，愈。

又方：干姜六分，附子四分，末，以苦酒丸如梧子大，一服三丸，日三服。

治伤寒哕不止方：甘草三两，橘皮一升，水五升煮取三升，分服，日三，取差。

又方：熟洗半夏，末服之，一钱一服。

又方：赤苏一把，水三升煮取二升，稍稍饮。

又方：干姜六分，附子四分，末，苦酒丸如梧子大，服三丸，日三服。

比岁有病时行，仍发疮，头面及身，须臾周匝，状如火疮，皆戴白浆，随决随生。不即治，剧者多死。治得差后，疮瘢紫黑，弥岁方灭，此恶毒之气。世人云：永徽四年[7]，此疮从西东流，遍于海中，煮葵菜，以蒜齑啖之，即止。初患急食之，少饭下菜亦得。以建武中[8]于南阳击虏所得，仍呼为虏疮。诸医参详作治，用之有效方：

取好蜜通身上摩，亦可以蜜煎升麻，并数数食。

又方：以水浓煮升麻，绵沾洗之。苦酒渍弥好，但痛难忍。

其余治犹依伤寒法，但每多作毒意防之，用地黄黑膏亦好。

治时行病发黄方：茵陈六两，大黄二两，栀子十二枚，以水一斗，先煮茵陈取五升，去滓，内二物，又煮取三升，分四服。亦可兼取黄疸中杂治法，差。

比岁又有虏黄病，初唯觉四体沉沉不快，须臾见眼中黄，渐至面黄及举身皆黄，急令溺白纸，纸即如檗染者，此热毒已入内，急治之。若初觉，便作瓜蒂赤豆散，吹鼻中，鼻中黄汁出数升者，多差。若已深，应看其舌下两边有白脉弥弥处，芦刀割破之，紫血出数升，亦歇。然此须惯解割者，不解割，忽伤乱舌下青脉，血出不止，便煞人。方可烧纺轮铁，以灼此脉令焦，兼瓜蒂杂巴豆，捣为丸服之，大小便亦去黄汁。破灼已后禁诸杂食。又云有依黄坐黄复，须分别之方：

切竹煮，饮之如饮。

又方：捣生瓜根，绞取汁，饮一升至二三升。

又方：醋酒浸鸡子一宿，吞其白数枚。

又方：竹叶切五升，小麦七升，后膏三两，末，绵裹之，以水一斗五升煮取七升，一服一升，尽吃即差也。

又方：生葛根汁二升，好豉一升，栀子三七枚，茵陈切一升，水五升煮取三升，去滓，内葛汁，分为五服。

又方：金色脚鸡，雌鸡血，在治如食法，熟食肉，饮汁令尽。不过再作，亦可下少盐、豉，佳。

治毒攻手足肿，疼痛欲断方：用虎杖根锉，煮，适寒温以渍足，令踝上有赤许水止之。

又方：以稻穰灰汁渍足。

又方：酒煮苦参，以渍足，差。

又方：盐、豉及羊尿一升，捣令熟，以渍之。

又方：细锉黄柏五斤，以水三斗，煮渍之。亦治攻阴肿痛。

又方：作坎令深三赤，少容两足，烧坎令热，以酒灌坎中，着屦蹑坎中，壅勿令泄。

又方：煮羊桃汁，渍之，杂少盐、豉尤好。

又方：煮马矢若羊矢汁，渍。

又方：猪膏和羊矢涂之，亦佳。

又方：以牛肉裹肿处，肿消痛止。

又方：捣常思草，绞取汁，以渍足。

又方：猪蹄一具，合葱煮，去滓，内少盐，以渍之。

毒病，下部生疮者，烧盐以深导之，不过三。

又方：生漆涂之，绵导之。

又方：大丸艾灸下部，此谓穷无药。

又方：取蚓三升，以水五升得二升半，尽服之。

又方：煮桃皮，煎如饴，以绵合导之。

又方：水中荇菜，捣，绵裹导之，日五易，差。

又方：栎皮、槲皮合煮汁．如粘糖以导之。又浓煮挑皮饮之，最良。

又方：捣蛇莓汁，服三合，日三。水渍乌梅令浓，并内崖蜜，数数饮。

若病人齿无色，舌上白，或喜睡眠愦愦，不知痛痒处，或下痢，急治下部。不晓此者，但攻其上，不以下为意，下部生虫，虫食其肛，肛烂见五脏便死。治之方：

取鸡子白，内漆合搅，还内壳中，仰头吞之，当吐虫则愈。

又方：烧马蹄作灰，细末，猪脂和，涂绵以导下部，日数度，差。

又方：桃仁十五枚，苦酒二升，盐一合，煮取六合，服之。

又方：烧艾于管中薰之，令烟入下部中，少雄黄杂妙。此方是溪温[9]，故尔兼取彼治法。

又有病䘌下不止者，乌头二两，女萎、云实各一两，桂二分，蜜丸如桐子，水服五丸，一日三服。

治下部卒痛，如鸟啄之方：赤小豆、大豆各一升，合捣，两囊贮，蒸之令熟，更手坐，即愈。

此本在杂治中，亦是伤寒毒气所攻。故凡治伤寒方甚多，其有诸麻黄、葛根、桂枝、柴胡、青龙、白虎、四顺、四逆二十余方，并是至要者，而药难尽备。且诊候须明悉，别所在撰大方中，今唯载前四方，尤是急须者耳。其黄膏、赤散，在辟病条中预合，初觉患便服之。伤寒、时行、温疫，三名同一种耳，而源本小异，其冬月伤于寒，或疾行力作，汗出得风冷，至夏发，名为伤寒。其冬月不甚寒，多暖气及西风，使人骨节缓堕受病，至春发，名为时行。其年岁中有疠气[10]，兼挟鬼毒相注，名为温病。如此诊候并相似，又贵胜雅言，总名伤寒。世俗因号为时行，道术符刻言五温，亦复殊大归终止，是共途也。然自有阳明、少阴、阴毒、阳毒为异耳。少阴病例不发热，而腹满下痢，最难治也。

附方

《必效方》治天行一二日者，麻黄一大两，

去节，以水四升煮，去沫，取二升，去滓，著米一匙，及豉为稀粥，取强一升。先作熟汤浴，淋头百余碗，然后服粥，厚覆取汗，于夜最佳。

《梅师方》治伤寒汗出不解已三四日，胸中闷吐。豉一升，盐一合，水四升煎取一升半，分服，当吐。

《圣惠方》治伤寒四日已呕吐，更宜吐。以苦参末，酒下二钱，得吐差。

又方：治时气热毒，心神烦躁。用蓝淀半大匙，以新汲水一盏服。

又方：治时气头痛不止，用朴硝三两，捣罗为散，生油调，涂顶上。

又方：治时气烦渴，用生藕汁一中盏，入生蜜一合，令匀，分二服。

《胜金方》治时疾热病，狂言心躁，苦参不限多少，炒黄色，为末，每服二钱，水一盏煎至八分，温服，连煎三服，有汗无汗皆差。

《博济方》治阴阳二毒，伤寒黑龙丹：舶上硫黄一两，以柳木槌研三两日，巴豆一两，和壳记个数，用二升铛子一口，先安硫黄铺铛底，次安巴豆，又以硫黄盖之，酽醋半升已来浇之，盏子盖合令紧蜜，更以湿纸周回固济缝，勿令透气，缝纸干，更以醋湿之，文武火熬，常著人守之，候里面巴豆作声，数已半为度，急将铛子离火，便入臼中，急捣令细，再以少米醋并蒸饼少许，再捣令冷，可丸如鸡头大。若是阴毒，用椒四十九粒，葱白二茎，水一盏煎至六分，服一丸。阳毒，用豆豉四十九粒，葱白二茎，水一盏同煎，吞一丸，不得嚼破。

《孙用和方》治阳毒入胃，下血频疼痛不可忍。郁金五个大者，牛黄一皂荚子，别细研二味，同为散，每服用醋浆水一盏，同煎三沸，温服。

《孙兆口诀》治阴毒伤寒，手足逆冷，脉息沉细，头疼腰重，兼治阴毒咳逆等疾方：

川乌头、干姜等分，为粗散，炒令转色，放冷，再捣为细散，每一钱，水一盏，盐一撮，煎取半盏，温服。

又方：治阴胜隔阳伤寒，其人必燥热，而不欲饮水者是也。宜服霹雳散：附子一枚，烧为灰，存性，为末，蜜水调下，为一服而愈。此逼散寒气，然后热气上行而汗出，乃愈。

《圣惠方》治阴毒伤寒，四肢逆冷，宜熨，以吴茱萸一升，酒和匀，湿绢袋二只贮，蒸令极热，熨脚心，候气通畅匀暖即停熨，累验。

唐崔元亮疗时疾发黄，心狂烦热闷不认人者，取大栝楼一枚黄者，以新汲水九合浸，淘取汁，下蜜半大合，朴消八分，合搅令消尽，分再服，便差。

《外台秘要》治天行病四五日，结胸满痛，壮热身体热，苦参一两锉，以醋二升煮取一升二合，尽饮之，当吐，即愈。天行毒病，非苦参醋药不解，及温覆取汗，愈。

又方：救急治天行后，呕逆不下食，食入即出，取羊肝如食法，作生淡食，不过三度，即止。

又方：以鸡卵一枚，煮三五沸，出以水浸之，外熟内热则吞之，良。

《圣惠方》治时气呕逆，不下食，用半夏半两，汤浸洗七遍去滑，生姜一两，同锉碎，以水一大盏煎至六分，去滓，分二服，不计时候，温服。

《深师方》治伤寒病哕不止，半夏熟洗，干，末之，生姜汤服一钱匕。

《简要济众》治伤寒咳噫不止及哕逆不定。香一两，干柿蒂一两，焙干，捣末，人参煎汤下一钱，无时服。

《外台秘要》治天行毒病衄鼻，是热毒血下数升者，好墨末之，鸡子白丸如梧子，用生地黄汁下一二十丸，如人行五里再服。

又疗伤寒已八九日至十余日，大烦渴热胜而三焦有疮𧏾者，多下或张口吐舌呵吁，目烂口鼻生疮，吟语不识人，除热毒止痢方：

龙骨半斤，碎，以水一斗煮取四升，沉

之井底令冷，服五合，渐渐进之，恣意饮，尤宜老少。

《梅师方》治热病后下痢脓血不止，不能食，白龙骨末，米饮调方寸匕服。

《食疗》治伤寒热毒下血，羚羊角末，服之即差。又疗疝气。

《圣惠方》治伤寒孤惑[11]，毒蚀下部，肛外如瓥，痛痒不止，雄黄半两，先用瓶子一个口大者，内入灰上，如装香火，将雄黄烧之，候烟出，当病处熏之。

又方：主伤寒下部生䘌疮，用乌梅肉三两，炒令燥，杵为末，炼蜜丸如梧桐子大，以石榴根皮煎汤，食前下十丸。

《外台秘要方》崔氏疗伤寒手足疼欲脱，取羊屎煮汁以灌之，差止。亦疗时疾。阴囊及茎热肿，亦可煮黄檗等洗之。

《梅师方》治伤寒发豌豆疮未成脓，研芒消，用猪胆和涂上，效。

《经验后方》治时疾发豌豆疮，及赤疮子未透，心烦狂躁，气喘妄语，或见鬼神。龙脑一钱，细研，旋滴猪心血，和丸如鸡头肉大，每服一丸，紫草汤下。少时心神便定，得睡，疮复发透，依常将息取安。

《药性论》云：虎杖治大热烦躁，止渴，利小便，压一切热毒。暑月和甘草煎，色如琥珀，可爱堪看，尝之甘美，瓶置井中，令冷彻如水，白瓷器及银器中贮，似茶啜之，时人呼为冷饮子，又且尊于茗。能破女子经候不通，捣以酒浸，常服。有孕人勿服，破血。

【注释】

〔1〕病名。以外感寒邪，发热或不发热，必恶寒，头身痛，脉浮紧为主证。

〔2〕病名。是一种传染性强的流行病，有寒热之分。

〔3〕病名。多种外感急性热病的总称。

〔4〕麦穗将熟时上有黑霉者。

〔5〕约相当于2～3个小时。

〔6〕即时气。

〔7〕黑睛混浊或病变后黑睛上有疤痕。

〔8〕公元653年。

〔9〕公元25～55年。

〔10〕古病名。详见后面的水毒病。

〔11〕又称毒气、异气、戾气或杂气。是具有强烈传染性的致病气体。

〔12〕古病名。以肛门及前后二阴蚀烂为主症。

【译文】

治伤寒及时气、温病，及头痛、高热、脉大，新得一日方：取旨兑根、叶合捣三升左右，和入真丹一两，水一升合煮，绞取汁，一次服下，出现呕吐则病愈。如果病重，一升全部服下，厚被覆盖让患者出汗，病愈。

又方：小蒜一升，捣取汁三合，一次服下。不愈，再作再服，病愈。

又方：乌梅十四枚，盐五合，用水三升煮取一升，去渣，一次服下。

又方：取生梓木，削去黑皮，细切里白皮一升，用水二升五合煎，去渣，一次服八合，服三次，病愈。

又方：取术研末，搓成丸子十四枚，用水五升，揉搓熟，去渣，将汁全部服下，应当吐泻，病愈。

又方：鸡蛋一个，放冷水半升中，搅匀，另煮三升水，大开，将搅匀鸡蛋水倒入开水中，边倒边搅，寒温适中，一次喝下，发汗。

又方：用真丹涂遍全身，面向火而坐，让病人出汗，病愈。

又方：取生蘘荷根、叶，合捣，绞取汁，服三四升。

又方：取干艾三斤，用水一斗煮取一升，去渣，一次服下，发汗。

又方：盐一升，用热水一升送入腹中，应当腹中绞痛呕吐，厚盖发汗，病愈。

又方：取比轮钱一百五十七枚，用水一斗煮取七升，全部喝下。不一会儿，再用五升水煮钱，取一升，用水二升和入，共得三升，将钱取出，喝汁，应当吐出有毒物。

又方：取猪油如弹丸大小，温服下，一日三次，三日共服九次。

又方：乌梅三十枚，去核，用豉一升，醋三升，煮取一升半，去渣，一次服下。

又伤寒有多种，难以区别，用一服药都能治疗。如果刚觉头痛，身热，脉洪大，患病一二日，作葱豉汤：用葱白一握，豉一升，用水三升煮取一升，一次服下，发汗。如不出汗，再作，加葛根二两，升麻三两，五升水煎取二升，分二次服下，必能出汗。如不出汗，再加麻黄二两。又用葱汤，磨米二合，水一升少煮片刻，下盐、豆豉后，纳葱白四物，用火煎服三升，分二次服下，发汗。

又方：豆豉一升，男孩尿三升，煎取一升，纳入豉一升，煎取半升，一次服下。捣生葛汁，服一二升，疗效也较好。

如果汗出不止，已经三四日，胸中恶心，应让患者呕吐：

豆豉三升，水七升煮取二升半，去渣，纳蜜一两，又煮三沸，一次服下。平卧，应当能吐出。如不愈，再服，直到病愈。此法保秘，只传子孙。

又方：生地黄三斤，细切，水一斗煮取三升，分三次服。也可服藜芦吐散及苦参龙胆散。

如果已患病五六日以上：

可多制作青竹沥，稍微煎熬，频频喝下，厚厚覆盖发汗。

又方：大黄、黄连、黄柏、栀子各半两，水八升煮六七沸，纳入豆豉一升，葱白七茎，煮取三升，分二次服，适宜老少患者。

又方：苦参二两，黄芩二两，生地黄半斤，水八升煮取一升，分二次服。或吐或下，将毒邪排出则病愈。

如果已患病六七日，身大热，心下烦闷，狂言见鬼，想起身逃跑：

用干茱萸三升，水二升煮取一升，去渣，冷热适中服下，汗出则病愈。此方有效，必然可用，请珍藏。

又方：大蚯蚓一升，剖去泥，用人尿煮熟，去渣，服下。活蚯蚓绞汁及水煎，疗效也好。又可绞粪汁，饮数合至一二升，称之为黄龙汤，陈久者好。

又方：取白狗，从背部切开取血，切口大较好，趁热敷患者胸上，冷则换下。此方治疗垂死患者可以痊愈。没有白色狗，其他单一颜色的狗也可使用。

又方：取桐皮，削去上黑皮，劈细，切四寸长，用酒五合，加水一升，煮取一升，去渣，一次服下，应当吐下数升青黄汁，立刻病愈。

又方：鸡蛋三个，芒硝一方寸匕，酒三合搅匀，一次服下。

又方：黄连三两，黄柏、黄芩各二两，栀子十四枚，水六升煎取二升，分二次服，治疗烦呕不能睡眠。

治时气将死，破棺千金煮汤：苦参一两，切碎，用酒二升半，古方用苦参，酒煮取一升半，去渣，冷热适中全部服下。应当吐出状如溶胶的毒物，病愈。

又方：大钱一百文，水一斗煮取八升，纳入麝香当门子如李子大小，为末，少量喝下直至服尽，或出汗或呕吐。

治温毒发斑，难于救治的大瘟疫，黑膏：生地黄半斤，切碎，好豆豉一升，猪油二斤，合煎五六沸，减至三分之二，绞去渣，雄黄、麝香如大豆大小，为末，纳入猪油中搅和匀，全部服下，毒从皮肤中排出，立刻病愈。

又方：用活蛤蟆，剖腹去肠，捣碎吞服。用五月五日的干蛤蟆，烧末，疗效也好。

黑奴丸，胡洽《小品》相同，一名水解丸。又一方加小麦奴一两，名叫麦奴丸。支太医方与此相同。

麻黄二两，大黄二两，黄芩一两，芒硝一两，锅底灰一两，灶中灰二两，梁上尘土二两，捣末，蜜和丸如弹丸大小，新打井水五合，服一丸。如果口渴，只给水喝，不一会儿就感觉身冷，身冷过后汗出痊愈。如果

二、三小时后病仍不愈，再服一丸。此方治患病五六日，胸中大热，口噤不开，称之为坏病，其他药方不能医治，可用此黑奴丸治疗。

又方：大青四两，甘草、胶各二两，豆豉八合，用水一斗煮大青、甘草，取三升半，去渣，纳豆豉煮三沸，去渣，再纳入胶溶化，分四次服下，喝完后再作再服。此方治患病七八日，发汗后病不缓解，呕吐泻下身大热，疗效很好。

又方：大黄三两，甘草二两，麻黄二两，杏仁三十枚，芒硝五合，黄芩一两，巴豆二十粒，熬，捣末，蜜和丸如大豆大小，服三丸，应当泻下毒物。泻不止，喝米汤止泻。病人家属探视病人，也可预先服此丸泻下，这样就不容易互相传染。此丸也可以预先制成存放。

麻黄解肌汤，患病一二日就服下。

麻黄、甘草、升麻、芍药、石膏各一两，杏仁三十枚，贝齿三枚，为末，用水三升煮取一升，一次服下，覆盖发汗，汗出病愈。然后喝豉粥补虚，巩固疗效。

又方：麻黄二两，黄芩、桂各一两，生姜三两，用水六升煮取二升，分四次服下。

也可服葛根解肌汤：葛根四两，芍药二两，麻黄、大青、甘草、黄芩、石膏、桂各一两，大枣四枚，用水五升煮取二升半，去渣，分三次服，微微出汗。

二日以上至七八日不缓解者，可服小柴胡汤：柴胡八两，人参、甘草、黄芩各三两，生姜八两，无生姜可用干姜三两，半夏五两，热水洗半夏，大枣十二枚，水九升煮取二升半，分三次服，稍微覆盖发汗，半日左右病愈。如果不愈，再作一剂服下。

如果有实热，发汗不缓解，又有胀满疼痛烦躁，胡言乱语，可服大柴胡汤：柴胡半斤，大黄二两，黄芩三两，芍药二两，枳实十枚，半夏五两，洗，生姜五两，大枣十二枚，水一斗煮取四升，分四次服下，应出现轻微泄泻。

这四个方剂是最急需的，如果有幸得药服下，就可不用操劳，保证没有病死的忧虑。各种小方治疗用以防止病情加剧。如果患病治疗不当，以及治后不愈，病程十日以上，都称之为坏病，只应服大、小鳖甲汤。此方药物药量少而种数多，不是备急时所能置办，所以不载录。

凡伤寒病发汗，都不能让患者流汗过多。一服后微汗出，汗净就停止服药。汗出不止，用粉敷身上，不要受风。

初得伤寒病，就身重腰背痛，烦闷不止，脉浮，面红有斑纹，咽喉痛，或下痢，或胡言乱跑，此病叫阳毒。患病五日内可治，超过五日则死。应该用此方：

雄黄、甘草、升麻、当归、椒、桂各一分，水五升煮取二升半，分三次服，覆盖温暖发汗。服药后汗不出，再作一剂服下。

如果身重背强直，蛰痛如被打，腹中痛，气短呕呃，唇青面黑，四肢冷，脉沉细而紧数，此病叫阴毒。五日内可治，超过五日死。用此方：

甘草、升麻各二两，当归、椒各一升，鳖甲一两，用水五升煮取二升半，分三次服，覆盖温暖发汗。汗不出，热水再煮一剂服下。

阴毒病口鼻发冷的患者，取干姜、桂各一分，为末，温酒三合服下，应当身大热，病愈。

凡阴、阳二毒，不但初得病就应这样治疗，传变一二日，也都用此药治疗，患此病死亡较多。

治热病不缓解，下痢剧烈欲死的病人，服此药。

大青汤方：大青四两，甘草三两，胶二两，豆豉八合，赤石脂三两，用水一斗煮取三升，分三次服，服尽再作，一天一宿服二剂，病愈。

又方：只用水五升，豆豉一升，栀子十四枚，韭白一把，煮取三升半，分三次服。

又方：龙骨半斤，捣碎，用水一斗煮取五升，放凉，少量服下，服药期间得汗出则病愈。

又方：黄连、当归各二两，干姜一两，赤石脂二两，蜜和丸如梧桐子大小，一次服二十丸，白天三次，夜晚服两次。

又方：黄连二两，熟艾如鸭蛋大小，用水二斗煮取一升，一次服下，立刻病愈。

传染流行各种痢疾都主治：黄连三两，黄柏、当归、龙骨各二两，用水六升煮取二升，去渣，加入蜜七合，又用火煎取一升半，分三次服，有效。

传染流行毒病，身热腹痛，下痢：升麻、甘草、黄连、当归、芍药、桂心、黄柏各半两，用水三升煮取一升，服下，疗效好。

已被传染四五日，大下热痢：黄连、黄柏各三两，龙骨三两，艾如鸡蛋大小，用水六升煮取二升，分二次服。忌食猪肉、冷水。

如果下痢脓血不止，赤石脂一斤，干姜一两，粳米一升，水七升煮米熟为度，去渣，一次服七合，每日三次。

又方：赤石脂一斤，干姜二两，水五升煮取三升，分二次服。如果绕脐疼痛，加当归一两，芍药二两，加水一升。

如果大便坚硬不出，想要让患者泻下，大黄四两，厚朴二两，枳实四枚，用水四升煮取一升二合，分二次服，大便通利后停药。

如果十余日不大便，服承气丸：大黄、杏仁各二两，枳实一两，芒硝一合，捣碎，蜜和丸如弹丸大小，热水六七合服一丸，不通再服。

如果下痢不能饮食：黄连一升，乌梅二十枚，炙干，合捣末，取蜡如棋子大小，蜜一升，合在微火上煎化，和丸如梧桐子大小，一次服二丸，每日三次。

如果小腹满，不能小便，选方：雌黄细末，蜜和丸如枣核大小，纳入尿道中半寸，也可用竹管注入阴道中，使之通畅。

又方：滑石末三两，葶苈子一合，水二升煮取七合，服下。

又方：捣生葱，敷小腹上，换三次。

治胸胁痞满，心塞气急喘急方：人参、术、各一两，枳实二两，干姜一两，捣末，蜜和丸，一次服一丸。如果咳嗽，入瓜蒌二两；呕吐，加牡蛎二两，一昼夜服五六丸。不愈，再服。

毒病上攻咽喉肿痛方：商陆切碎，炙热，用布垫衬在喉咙处，以炙热的商陆在衬布上熨，冷再换。

又方：取真菌茹指甲大，纳口中，用牙细嚼取汁，润泽喉咙，微觉有变化最好。

毒病攻目方：煮蜂窠，洗眼，每日六七次，疗效好。

又方：冷水浸泡青布，用布盖眼。

如果眼上生翳，烧豆豉十四粒，为末，用管纳入鼻中吹。

治伤寒呕吐不止方：甘草一两，升麻半两，生姜三两，橘皮二两，水三升煮取二升，一次服下，病愈。

又方：干姜六分，附子四分，为末，用醋和丸如梧桐子大小，一次服三丸，每日三次。

治伤寒呕哕不止方：甘草三两，橘皮一升，水五升煮取三升，分三次服，每日三次，病愈。

又方：反复洗半夏，为末，一次服一钱。

又方：紫苏一把，水三升煮取二升，少量喝下。

又方：干姜六分，附子四分，为末，醋和丸如梧桐子大小，每次服三丸，每日三次。

每年都有流行病，表现都是生疮，头面及全身很快就生遍，状如火疮，疮顶有白浆，挑破又生，不抓紧治疗，病重者死亡较多。治愈后，疮瘢紫黑，一年以后才消掉，这是恶毒邪气。世人说：永徽四年，此疮从西方传入，遍布国内。煮葵菜，用蒜齑吃下，病愈。初患病赶紧吃此药，少吃饭只吃菜也可。因为此病是建武中于南阳抗击敌人所得，所以称为虏疟。各医师研究治疗，疗效明显的药方：

取好蜜全身擦涂，也可蜜煎升麻，频频吃下。

又方：用水浓煮升麻，绵布沾水洗身上。醋浸泡更好，只是疼痛难忍。

其余治疗仍按伤寒治法，但多作毒邪为病而小心提防，用地黄黑膏也好。

治流行病发黄方：茵陈六两，大黄二两，栀子十二枚，用水一斗，先煮茵陈取五升，去渣，纳入大黄、栀子，又煮三升，分四次服。也可兼用黄疸中杂治法，病愈。

每年又有虏黄病，开始时只觉四肢沉重不适，不久眼中发黄，渐至面黄及全身都黄，让病人尿白纸上，纸如黄柏染过，这是热毒已经入里，必须抓紧治疗。如果刚一发现，立刻作瓜蒂赤豆散吹鼻中，鼻中出黄汁数升者，大多病愈。如果病已深重，应该看患者舌下两边有白脉处，用芦刀割破，出紫血数升，也能泄热。但必须请经常割的人来割，不经常割，容易伤舌下青脉，血出不止，导致死人。方可烧纺锤铁，灼焦此脉，兼用瓜蒂和巴豆，捣为丸，服下，大小便也去黄汁。割破灼焦后，禁各种杂食。

又说有与发黄病人同坐而复发黄病的情况，需分别治疗方：切竹，煮水，像喝茶一样饮服。

又方：捣生瓜根，绞取汁，饮一升至二三升。

又方：醋、酒浸泡鸡蛋一宿，吞鸡蛋清数枚。

又方：竹叶切五升，小麦七升，石膏三两，为末，用绵裹，用水一斗五升煮取七升，一次服一升，全部服尽则病愈。

又方：生葛根汁二升，好豆豉一升，栀子二十一枚，茵陈切一升，水五升煮取三升，去渣，纳入葛根汁，分五次服下。

又方：金色脚鸡，雌鸡血，按烹调法加工制作，熟食鸡，喝汤尽。不愈再作，也可

少放盐、豆豉，疗效好。

治毒攻手足肿，疼痛欲断方：虎杖根锉碎，水煮，待冷热适中浸泡手足，水没过踝上一尺左右。

又方：用稻穰灰汁浸泡脚。

又方：煮苦参，用汁浸泡脚，病愈。

又方：盐、豆豉及羊尿一升，捣熟，浸泡手足。

又方：黄柏细末五斤，用水三斗煮，浸泡手足。也治阴囊阴道肿痛。

又方：挖坑深三尺，正好能放入两脚，烧坑热，用酒灌坑中，穿木屐踩坑中，塞住坑口不让热气跑掉。

又方：煮羊桃汁浸泡手足，加少量盐、豆豉疗效更好。

又方：煮马粪或羊屎汁，浸泡。

又方：猪油和羊屎涂手足，疗效也好。

又方：捣常思草，绞取汁，用汁浸泡脚。

又方：猪蹄一只，合葱煮，去渣，纳少量盐，浸泡手足。

毒病，下阴部生疮，将盐烧热，纳入阴道中，不过三次即愈。

又方：生漆涂生疮处，绵裹药纳阴道中。

又方：大圆艾灸下阴部，此称穷无药。

又方：取蚯蚓三升，用水五升煮至二升半，全部服下。

又方：煮桃皮，煎如饴糖，用绵合后纳入阴道中。

又方：水中荇菜，捣烂，绵裹纳入阴道，每日换五次，病愈。

又方：榉树皮、槲树皮合煮汁，粘如饴糖，纳入阴道。又浓煮桃皮服下，最好。

又方：捣蛇莓汁，服三合，每日三次。水泡乌梅浓汁，加入崖蜜，频频喝下。

如果病人牙齿无色，舌上白，嗜睡昏愦，不知痛痒处，或下痢，应赶紧治疗下阴部。不通晓这个道理，只治上部病证，不留意下面，下阴部生虫，虫食肛门，肛门蚀烂可见五脏则死。治疗方：

取鸡蛋清，加入少量漆合搅均匀，放回蛋壳中，仰头吞下，应当吐出虫则病愈。

又方：烧马蹄成灰，细末，猪油和，涂绵纳入阴道，每日数次，病愈。

又方：桃仁十五枚，醋二升，盐一合，煮取六合，服下。

又方：烧艾于管中熏，让烟入下阴部，少加雄黄更好。此方原是治疗溪温病，在此借用其治法。

又有病蟨下不止，乌头二两，女萎、云实各一两，桂二分，蜜和丸如梧桐子，水服五丸，一日服三次。

治下阴部突然疼痛，如像鸟啄治疗方：赤小豆、大豆各一升，合捣末，用两个口袋装，蒸熟，轮换坐，立刻病愈。

此方原在杂治中，也是伤寒毒气所致，所以治伤寒的方剂特别多。有麻黄、葛根、桂枝、柴胡、青龙、白虎、四顺、四逆等二十余方，都是非常重要的，然而药难全备，并且诊断必须明确。在所撰写的大方中，现在只载录前四个方剂，尤其是急需的。黄膏、赤散，在辟病条中，预先合制，刚发现患病就服用。伤寒、时行、温疫，三个病名属同一种类，而致病根源有小差异。其中冬季感受寒邪，或急行用力，汗出受风寒，至夏季发病，名为伤寒。其中冬季不冷，暖气及西风多，让人骨节松缓懈惰而感病邪，至春季发病，名为时行。一年之中有疠气，与鬼毒邪气合并传染，名为温病。如此三病诊断证候都很相似，又以伤寒之名较为正规，所以都称之为伤寒。世俗称之为时行，道术符刻称之为五温，也是名称差别大而实质相同，属同一类。然而自有阳明、少阴、阴毒、阳毒之差异。少阴病不发热，而腹满下痢，最为难治。

附方

《必效方》治患流行传染病一二日的病人，麻黄一大两，去节，用水四升煮，去沫，取二升，去渣，放一匙米，加豆豉做成稀粥，取一升。先作热水淋浴头部百余碗，然后吃粥，厚厚覆盖发汗，夜晚采用此法最佳。

《梅师方》治伤寒汗出不解，已经三四日，胸中憋闷呕吐，豆豉一升，盐一合，水四升煎取一升半，分二次服，即应吐出而愈。

《圣惠方》治伤寒已经呕吐，应该再吐，用苦参末，酒下二钱匕，能呕吐则病愈。

又方：治疗时气热毒，心神烦躁，用蓝淀半大匙，新打井水一小杯服下。

又方：治时气头痛不止，用朴硝三两，捣筛为散，生油调和，涂头顶上。

又方：治时气烦渴，用生藕汁一中杯，加入生蜜一合，搅均匀，分二次服下。

《胜金方》治时气热病，心躁狂言，苦参不限多少，炒黄色，为末，每服二钱，水一小杯煎至八分，温服，连煎三剂，有汗无汗都痊愈。

《博济方》治阴、阳二毒，伤寒黑龙丹：进口好硫黄一两，用柳木棰研三两日，巴豆一两，连壳统计个数，用二升铛子一口，先放硫黄于铛底，然后放巴豆，又用硫黄覆盖，浓醋半升左右浇上，杯子盖铛上严密无缝，再用湿纸塞四周缝隙，不让透气，缝纸干，再用醋湿润，急慢火熬，派人看守，听里面巴豆炸响声已过半数为度，急将铛子离火，放入白中，紧捣为细末，再用少量米醋及熏饼少许，再捣，和丸如鸡头大小。如果是阴毒，用椒四十九粒，葱白二根，水一小杯煎至六分，服一丸。阳毒，用豆豉四十九粒，葱白二根，水一小杯煎，吞服一丸，不能嚼破。

《孙用和》治阳毒入胃，大便下血，疼痛不可忍，大郁金五个，牛黄一皂荚子大小，分别磨细，和为散，每剂药用酸浆水一小杯煎三沸，温服。

《孙兆口诀》治阴毒伤寒，手足厥冷，脉沉细，头疼腰重，兼治阴毒咳嗽呕逆等病方：川乌头、干姜等分，为粗末，炒变色，放冷，再捣为细末，每一钱，水一小杯，盐一小撮，煎取半杯，温服。

又方：治阴盛隔阳伤寒，病人燥热，而不想喝水，就是此病特征。宜服霹雳散：附子一枚，烧成灰，存药性，为末，蜜水调服，一服而愈。用此药逼散寒气，然后热气上行而汗出，病愈。

《圣惠方》治阴毒伤寒，四肢厥冷，宜熨，用吴茱萸一升，酒和匀，湿绢袋二只装药，蒸极热，熨脚心，等气通畅匀暖就停止熨，多次见效。

唐代崔元亮治时疾发黄，心狂烦闷热不识人，取发黄大瓜蒌一枚，用新打井水九合浸泡，取汁，加蜜半大合，朴硝八分，合搅消溶，分二次服，病愈。

《外台秘要》治患流行病四五日，结胸满痛，身体大热，苦参一两，锉末，用醋二升煮取一升二合，全部喝下，应当吐出则病愈。流行毒病，只能用苦参和醋治疗，再暖覆发汗，痊愈。

又方：救急治患流行病后，呕逆饮食不下，食入即吐，取羊肝如饮食法加工，生吃不放盐，不过三次，病愈。

又方：用鸡蛋一个，煮三五沸，然后拿出放冷水中，外熟内热，吞服，疗效好。

《圣惠方》治时气呕逆，饮食不下，用半夏半两，热水浸洗七遍去滑，生姜一两，同锉碎，用水一大杯煎至六分，去渣，分二次服，不计时间温服。

《深师方》治伤寒病呕哕不止，半夏反复洗，晒干，为末，生姜汤服下一钱匕。

《简要济众》治伤寒咳嗽嗳气不止，及呕哕不定。

香一两，干柿蒂一两，焙干，捣末，人参煎汤送服一钱，不定时服。

《外台秘要》治天行毒病衄鼻血，此热毒下血数升者，好墨为末，鸡蛋清丸如梧桐子，用生地黄汁送服一二十丸，到人行五里的时间再服。

又治患伤寒已经八九日至十余日，大烦渴热盛而三焦有蜃疮者的病人，多下痢，或张口吐舌喘息，目烂口鼻生疮，呻吟不识人，除热毒止痢方：

龙骨半斤，打碎，用水一斗煮取四升，沉井底放冷，服五合，渐渐增加，随意饮，尤其适合老人儿童。

《梅师方》治热病后下痢脓血不止，不能食。白龙骨末，米汤调服方寸匕。

《食疗》治伤寒热毒下血，羚羊角末，服下就病愈。又治疝气。

《圣惠方》治伤寒、狐惑，毒蚀下部，肛外如虫咬，痛痒不止，雄黄半两，先装入一个大口瓶子，在火上将雄黄烧出烟，熏患病部位。

又方：治伤寒下部生蜃疮，用乌梅肉三两，炒干，捣为末，炼蜜和丸如梧桐子大小，用石榴根皮煎汤，饭前服十丸。

《外台秘要》崔氏疗伤寒手足疼痛欲脱，取羊屎煮汁灌服，病愈停服。也治时疾。阴囊及阴茎热肿，也可煮黄柏等洗患处。

《梅师方》治伤寒发豌豆疮未成脓，研芒硝为末，用猪胆汁和涂患处，有效。

《经验后方》治时疾发豌豆疮及赤疮子未透，心烦狂躁，气喘胡言，有时说看见鬼神。龙脑一钱，研细末，滴猪心血，和丸如鸡头大小，每次服一丸，紫草汤送服。不久就心神安定，能够熟睡，疮再发透，按常规调养法护理恢复。

《药性论》说：虎杖治大热烦躁，止渴，利小便，压一切热毒。暑天和甘草煎，色如琥珀，可爱好看，味甜美，用瓶装放井中，冷彻如冰，白磁器及银器中贮存，像茶一样啜饮，人们称之为冷饮子，比茶还要尊贵。能破女子月经不通，捣碎，用酒浸泡，常服。有孕人不要服，服后破血。

治时气病起诸劳复方第十四

【原文】

凡得毒病愈后，百日之内禁食猪、犬、

羊肉，并伤血及肥鱼久腻干鱼，则必大下痢，下则不可复救。又禁食面食、胡蒜、韭薤、生菜、虾鳝辈，食此多致复发，则难治。

又令到他年数发也。

治笃病新起，早劳及食饮多致欲死方：

烧鳖甲，服方寸匕。

又方：以水服胡粉少许。

又方：粉三升，以暖水和服之，厚覆取汗。

又方：干苏一把，水五升煮取二升，尽服之。无干者，生亦可用。加生姜四两，豉一升。

又方：鼠矢两头尖者二七枚，豉五合，以水三升煎半，顿服之，可服温覆取汗，愈。有麻子人内一升，加水一升，弥良。亦可内枳实、葱白一虎口也。

又方：取伏鸡子壳碎之，熬令黄黑，细末，热汤服一合，温覆取汗。

又方：大黄、麻黄各二两，栀子人十四枚，豉一升，水五升煮取三升，分再服，当小汗及下痢。

又方：浓煮甘皮服之。芦根亦佳。

觉多而发复方：烧饭筛末，服方寸匕，良。

治交接劳复[1]，阴卵肿，或缩入腹，腹中绞痛，或便绝方：烧妇人月经衣，服方寸匕。

又方：取豚子一枚，撞之三十六，放于户中，逐使喘极，乃刺胁下取血一升，酒一升，合和饮。若卒无者，但服血。慎勿便冷，应用獭豚。

又方：取所交接妇人衣，覆男子上，一食久，活之。

又方：取獭豚胫及血，和酒饮之，差。

又方：刮青竹茹二升，以水三升煮令五六沸，然后绞去滓，以竹茹汤温服之。此方亦通治劳复。

又方：矾石一分，消三分，末，以大麦粥清可方寸匕，三服，热毒随大小便出。

又方：取蓼子一大把，水挼取汁，饮一升。干者，浓取汁服之。葱头捣，以苦酒和

服，亦佳。

又方：蚯蚓数升，绞取汁，服之良。

若差后，病男接女，病女接男，安者阴易，病者发复，复者亦必死。

卒阴易病，男女温病，差后虽数十日，血脉未和，尚有热毒，与之交接者即得病，曰阴易。杀人甚于时行，宜急治之。

令人身体重，小腹急，热上肿胸，头重不能举，眼中生眵，膝胫拘急，欲死方：

取妇人裤亲阴上者，割取烧末，服方寸匕，日三，小便即利，而阴微肿者，此当愈。得童女裤亦良。若女病，亦可用男裤。

又方：鼠矢两头尖者二七枚，蓝一把，水五升煮取二升，尽服之，温覆取汗。

又方：蚯蚓二十四枚，水一斗煮取三升，一服，仍取汗，并良。

又方：末干姜四两，汤和，顿服，温覆取汗，得解止。

又方：男初觉，便灸阴三七壮。若已尽，甚至百壮即愈。眼无妨，阴道疮复常。

两男两女，并不自相易。则易之为名，阴阳交换之谓也。

凡欲病人不复，取女人手足爪二十枚，又取女中下裳带一尺，烧灰，以酒若米饮服之。

大病差后，小劳便鼻衄方：

左顾[2]牡蛎十分，石膏五分，捣末，酒服方寸匕，日三四。亦可蜜丸服如梧子大，服之。

大病差后，多虚汗及眼中流汗方：

杜仲、牡蛎分等，暮卧水服五匕则停，不止更作。

又方：甘草二两，石膏二两，捣末，以浆服方寸匕，日二服，差。

又方：龙骨、牡蛎、麻黄根，末，杂粉以粉身，良。

又差复，虚烦不得眠，眼中痛疼，懊侬，豉七合，乌梅十四枚，水四升，先煮梅取二升半，内豉取一升半，分再服。无乌梅，用栀子十四枚亦得。

又方：黄连四两，芍药二两，黄芩一两，胶三小挺，水六升煮取三升，分三服。亦可内乳子黄二枚。

又方：千里流水一石[3]，扬之万度二斗半，半夏二两，洗之，秫米一斗，茯苓四两，合煮得五升，分五服。

附方

《梅师方》治伤寒差后，交接发动，困欲死，眼不开，不能语方：

栀子三十枚，水三升煎取一升，服。

【注释】

〔1〕病名。疾病初愈，过早操劳，或七情内伤，饮食失宜，房室过度，导致疾病复发。

〔2〕即指左壳，左壳牡蛎稍大而深，右壳牡蛎稍小如盖。

〔3〕容量单位，相当于十斗。

【译文】

凡得毒病愈后，百日之内禁食猪、狗、羊肉，伤血及久食肥腻、干鱼，则必然引致严重泻痢，泻下则不可救治。又禁食面食、胡蒜、韭薤、生菜、虾、鳝等，吃这些物品多导致病情复发，病发后则难以治愈。并让病人数年后多次发病。

治重病新起、过早劳累及饮食过多而导致发作欲死方：

烧鳖甲，服方寸匕。

又方：用水服少量胡粉。

又方：粉三升，用温水和服下，厚厚覆盖发汗。

又方：干苏一把，水五升煮取二升，全部服下。无干苏，也可用生苏，加生姜四两，豆豉一升。

又方：两头尖的鼠屎十四枚，豆豉五合，用水三升煎至一升半，一次服下，服后温覆发汗，病愈。有麻子仁，加一升，再加一升水，更好。也可加枳实、葱白一大把。

又方：取孵出小鸡的鸡蛋壳，捣碎，炒至黄黑色，捣为细末，热水服一合，温覆发汗。

又方：大黄、麻黄各二两，栀子仁十四枚，豆豉一升，水五升煮取三升，分二次服下。应当出微汗及下痢。

又方：浓煮柑皮，服下。也可用芦根。

又方：病多日而复发方：烧饭筛末，服方寸匕，疗效好。

治性交后劳复，阴囊肿，或缩入腹内，腹中绞痛，有时昏绝方：烧妇女月经布，服一方寸匕。

又方：取猪崽一只，撞击三十六下，将其放在院中，追赶让它大喘息，然后从胁下取血一升，加酒一升，和匀喝下。如果仓卒之间无猪崽，可服大猪血。注意不要用冷血，应该用公猪。

又方：取与患者性交的妇女衣服，覆盖在男子身上，一顿饭的时间病愈。

又方：取公猪腿及血，和酒喝下，病愈。

又方：刮青竹茹二升，用水三升煮五六沸，然后去渣，温服竹茹汤。此方通治各种劳复病。

又方：矾石一分，芒硝三分，为末，用大麦粥汤服约方寸匕，服三次，热毒随大小便排出。

又方：取蓼子一大把，揉烂取汁，喝一升。干蓼子，浓煮取汁，服下。葱头捣烂，用醋和服，疗效也好。

又方：蚯蚓数升，绞取汁，服用效果好。

如果病愈后，男病人与女人性交，女病人与男人性交，原先未患病的人患阴易病，原先病愈的人复发，复发的病人必死。

突然患阴易病，男女温病．病愈后数十日，血脉未调和，余热尚未退尽，与此人性交者立刻患病，称之为阴易。阴易病死亡率高于时行病，所以要抓紧治疗。

让人身体沉重，小腹拘急，热上冲胸，头重不能抬举，眼中多生眵，腿膝拘挛，欲死方：割取挨近阴部的妇人裤，烧末，服一方寸匕，每日三次，小便立即通畅，阴部微微肿者，应当痊愈。用童女裤也可以。如果是女病人，也可用男人裤。

又方：两头尖的鼠屎十四枚，蓝一把，水五升煮取二升，全部服下，温覆发汗。

又方：蚯蚓二十四枚，水一升煮取三升，一次服下，仍然温覆发汗，疗效好。

又方：干姜末四两，热水调和，一次服下，温覆发汗，病情缓解就停止发汗。

又方：男人初觉患病，赶紧灸阴部二十一壮。如果已经灸完，可灸至百壮即愈。眼病无妨，阴道疮平复如常。

两男两女，相互不传染，则之所以有易病这种病名，是指阴阳（男女）交换的意思。

要使病人不复发，取女人手、脚指甲二十枚，又取女人内衣带一尺，烧灰，用酒或米汤服下。

大病愈后，稍微劳动就鼻中出血方：

左壳牡蛎十分，石膏五分，捣末，酒服方寸匕，每日三四次。也可用蜜和丸如梧桐子大小，服下。

大病愈后，多出虚汗及眼中流泪方：

杜仲、牡蛎等份，晚上睡觉前服五钱匕，汗泪停止，不止再作再服。

又方：甘草二两，石膏二两，捣末，用浆水服方寸匕，每日二次，病愈。

又方：龙骨、牡蛎、麻黄根，为末，掺杂粉用来涂身上，疗效好。

又病愈后劳累复发，虚烦不能睡卧，眼中酸疼，心中烦闷，豆豉七合，乌梅十四枚，水四升，先煮乌梅取二升半，纳入豆豉煮取一升半，分二次服。无乌梅，也可用栀子十四枚。

又方：黄连四两，芍药二两，黄芩一两，胶三小根，水六升，煮取三升，分三次服。也可加乳子黄二枚。

又方：千里流水一石，扬之万遍，取二斗半，半夏二两，洗净，秫米一斗，茯苓四

两，合煮得五升，分五次服。

附方：

《梅师方》治伤寒病痊愈后因性交而复发，困倦欲死，眼不开，不能说话方：

栀子三十枚，水三升煎取一升，服下。

治瘴气疫疠温毒诸方第十五

【原文】

辟瘟疫[1]药干散：大麻人、柏子人、干姜、细辛各一两，附子半两，炮，捣筛，正旦以井华水举家各服方寸匕，疫极则三服，日一服。

老君神明白散：术一两，附子三两，乌头四两，桔梗二两半，细辛一两，捣筛，正旦服一钱匕。一家合药，则一里无病。此带行，所遇病气皆消。若他人有得病者，便温酒服之方寸匕亦得。病已四五日，以水三升煮散，服一升，覆取汗出也。

赤散方：牡丹五分，皂荚五分，炙之，细辛、干姜、附子各三分，肉桂二分，真珠四分，踯躅四分，捣筛为散，初觉头强邑邑，便以少许内鼻中，吸之取吐，温酒服方寸匕，覆眠得汗即差。晨夜行及视病，亦宜少许以内粉粉身佳。牛马疫，以一匕著舌下，溺灌，日三四度，甚妙也。

度瘴散，辟山瘴恶气。若有黑雾郁勃，及西南温风，皆为疫疠之候方：

麻黄、椒各五分，乌头三分，细辛、术、防风、桔梗、桂、干姜各一分，捣筛，平旦酒服一盏匕，辟毒诸恶气。冒雾行，尤宜服之。

太乙流金方：雄黄三两，雌黄二两，矾石、鬼箭各一两半，羖羊角[2]二两，捣为散，三角绛囊贮一两，带心前并门户上。月旦青布裹一刀圭，中庭烧，温病人亦烧熏之，即差。

辟天行疫疠：雄黄、丹砂、巴豆、矾石、附子、干姜分等，捣蜜丸，平旦向日吞之一

丸如胡麻大，九日止，令无病。

常用辟温病散方：真珠、肉桂各一分，贝母三分，熬之，鸡子白熬令黄黑，三分，捣筛，岁旦服方寸匕。若岁中多病，可月月朔望[3]服之，有病即愈。病人服者，当可大效。

虎头杀鬼方：虎头骨五两，朱砂、雄黄、雌黄各一两半，鬼白、皂荚、芜荑各一两，捣筛，以蜡蜜和如弹丸，绛囊贮，系臂，男左女右，家中悬屋四角，月朔望夜半中庭烧一丸。一方有菖蒲、藜芦，无虎头、鬼白、皂荚，作散带之。

赵泉黄膏方：大黄、附子、细辛、干姜、椒、桂各一两，巴豆八十枚，去心、皮，捣细，苦酒渍之，宿腊月猪膏二斤，煎三上三下，绞去滓，密器贮之。初觉勃色，便热如梧子大一丸，不差，又服。亦可火炙，以摩身体数百遍，佳。并治贼风走游皮肤，并良。可预合之，便服即愈也。

单行方术：西南社中柏东南枝，取暴干，末，服方寸匕，立差。

又方：正月上寅日，捣女青屑，三角绛囊贮，系户上帐前，大吉。

又方：马蹄木捣屑二两，绛囊带之，男左女右。

又方：正月朔旦及七月，吞麻子、小豆各二七枚。又各二七枚投井中，又以附子二枚，小豆七枚，令女子投井中。

又方：冬至日，取雄赤鸡作腊，至立春煮食尽，勿分他人。二月一日，取东行桑根大如指，悬门户上，又人人带之。

又方：埋鹊于圊前。

断温病，令不相染著：断发仍使长七寸，盗著病人卧席下。

又方：以绳度所住户中壁，屈绳结之。

又方：密以艾灸病人床四角各一壮，不得令知之，佳也。

又方：取小豆，新布囊贮之，置井中三日出，举家男服十枚，女服二十枚。

又方：桃木中虫矢末，服方寸匕。

又方：鲍鱼头烧三指撮，小豆七枚，合末，服之，女用豆二七枚。

又方：熬豉杂土酒渍，常将服之。

又方：以鲫鱼密致卧下，勿令知之。

又方：柏子人、细辛、秫米、干姜三分，附子一分，末，酒服方寸匕，日服三，服十日。

又方：用麦蘖服秫米、干姜。又云麻子人，可作三种服之。

附方

《外台秘要》辟瘟方：取上等朱砂一两，细研，白蜜和丸如麻子大，常以太岁日平旦，一家大小勿食诸物，面向东立，各吞三七丸，永无疾疫。

【注释】

〔1〕感受疫疠毒气，成为流行的急性传染病的总称。

〔2〕指黑色的公羊角。

〔3〕朔，阴历初一；望，阴历十五。

【译文】

辟瘟疫药干散：大麻仁、柏子仁、干姜、细辛各一两，附子半两，炮炙，捣筛为末，正月初一用井花水全家人各服一方寸匕，疫气严重则服三次，每日一次。

老君神明白散：术一两，附子三两，乌头四两，桔梗二两半，细辛一两，捣筛为末，正月初一服一钱匕。一家制作此药，邻里都不患病。带此药行路，所遇病气都可消除。如果他人有得病者，也可温酒服方寸匕。得病已经四五日，用水三升煮散，服一升，温覆发汗出。

赤散方：牡丹五分，皂荚五分，炙，细辛、干姜、附子各三分，肉桂二分，珍珠四分，踯躅四分，捣筛为散。初觉头项强痛，就用少量散纳入鼻孔中，吸入则吐，温酒服方寸匕，厚覆睡卧，汗出即愈。夜晚或清晨赶路，或探视病人，也可用少量散加粉内涂身较好。牛、马疫病，取一钱匕药散放舌下，尿灌下，日三四次，特别有效。

度瘴散，辟山瘴恶气。如果有黑雾郁集升起，及西南温风，都是疫疠之症候，治方：

麻黄、椒各五分，乌头三分，细辛、术、防风、桔梗、桂、干姜各一分，捣筛为散，清晨酒服一钱匕，辟各种毒恶邪气。冒雾外出，尤应服用。

太乙流金方：雄黄三两，雌黄二两，矾石、鬼箭各一两半，黑色公羊角二两，捣为散，三角红袋装一两，带心前并挂门上。每月初一青布裹一刀圭，院中焚烧，温病患者可烧熏，病愈。

辟天行疫疠：雄黄、丹砂、巴豆、矾石、附子、干姜等份，捣蜜为丸，清晨面向太阳吞服如胡麻大一丸，服九天，可保无病。

常用辟温病散方：珍珠、肉桂各一分，贝母三分，熬；鸡蛋清熬黄黑三分，捣筛为散，每年元旦服方寸匕。如果年内多病，可于每月初一、十五日服下，有病即愈。病人服用，非常有效。

虎头杀鬼方：虎头骨五两，朱砂、雄黄、雌黄各一两半，鬼臼、皂荚、芜荑各一两，捣筛为末，用蜡蜜和丸如弹丸，红袋贮装，系臂上，男左女右，家中悬挂房屋四角，每月初一、十五半夜院内烧一丸。一方有菖蒲、藜芦，无虎头、鬼臼、皂荚，作散携带。

赵泉黄膏方：大黄、附子、细辛、干姜、椒、桂各一两，巴豆八十枚，去皮心，捣细末，醋浸泡，旧腊月猪油二斤，煎三上三下，绞去渣，密器中贮存。初觉变色，热如梧桐子大小一丸，不愈，再服。也可火炙，用来摩擦身体数百遍，疗效好。同时治疗贼风游走皮肤，疗效也好。可预先配制，服药即愈。

单行方术：西南方向祭神院所中的柏树东南枝，取晒干，为末，服方寸匕，立刻痊愈。

又方：正月初三日，捣女青为末，三角红袋装，系门上帐前，大吉。

又方：马蹄木捣末二两，红袋装随身携带，男左女右。

又方：正月初一早晨及七月，吞麻子、小豆各十四枚。又备用十四枚投井中，又用附子二枚，小豆七枚，让女人投井中。

又方：冬至日取红公鸡作腊，至立春煮熟食尽，不要给别人吃。二月一日，取东行桑根大如指，悬门户上，又每个人都佩戴。

又方：埋喜鹊于厕所前。

断温病，令不传染：断发长七寸，偷偷放在病人床席下。

又方：用绳量所住房中墙，折绳系结。

又方：悄悄用艾灸病人床四角各一壮，不能让病人知道，效果好。

又方：取小豆，新布袋装，放井中三日，全家男服十枚，女服二十枚。

又方：桃木中虫屎末，服方寸匕。

又方：鲍鱼头烧三指撮，小豆七枚，合为末，服下，女人用豆十四枚。

又方：熬豆豉掺土酒浸泡，经常服食。

又方：悄悄将鲫鱼放病人床下，不让病人知道。

又方：柏子仁、细辛、稷米、干姜三分，附子一分，为末，酒服方寸匕，每日三次，服十日。

又方：用麦芽与稷米、干姜同服。又说，服麻子仁，可作三种服法。

附方

《外台秘要》辟瘟方：取上等朱砂一两，研细，白蜜和丸如麻子大小，太岁日清晨，一家大小不要吃别的东西，面向东而立，各自吞服二十一丸，永远不会感染疫病。

卷　三

治寒热诸疟方第十六

【原文】

治疟病方：鼠妇[1]、豆豉二七枚，合捣，令相和，未发时服二丸，欲发时服一丸。

又方：青蒿一握，以水二升渍，绞取汁，尽服之。

又方：用独父蒜，于白炭上烧之，末，服方寸匕。

又方：五月五日，蒜一片去皮，中破之，刀割，令容巴豆一枚，去心、皮，内蒜中，令合以竹挟，以火炙之，取可热，捣为三丸，未发前一丸。不止，后与一丸。

又方：取蜘蛛一枚，芦管中密塞管中以缩颈，过发时乃解去也。

又方：日始出时，东向日再拜，毕，正长跪，向日叉手，当闭气，以书墨注其管两耳中。各七注，又丹书舌上，言子日死，毕，复再拜，还去勿顾，安卧勿食，过发时断，即差。

又方：多煮豉汤，饮数升，令得大吐，便差。

又方：取蜘蛛一枚，著饭中合丸，吞之。

又方：临发时，捣大附子，下筛，以苦酒和之，涂背上。

又方：鼠妇虫子四枚，各一以饴糖裹之，丸服便断，即差。

又方：常山，捣，下筛成末，三两，真丹一两，白蜜和捣百杵，丸如梧子，先发服三丸，中服三丸，临卧服三丸。无不断者，常用，效。

又方：大开口，度上下唇，以绳度心头，灸此度下头百壮，又灸脊中央五十壮，过发

时，灸二十壮。

又方：破一大豆去皮，书一片作日字，一片作月字，左手持日，右手持月，吞之立愈。向日服之，勿令人知也。

又方：皂荚三两，去皮，炙，巴豆二两，去心、皮，捣丸如大豆大，一服一枚。

又方：巴豆一枚，去心、皮，射罔如巴豆，大枣一枚，去皮，合捣成丸，先发各服一丸如梧子大也。

又方：常山、知母、甘草、麻黄等分，捣蜜和丸如大豆，服三丸，比发时令过毕。

又方：常山三两，甘草半两，水、酒各半升，合煮取半升，先发时一服，比发令三服尽。

又方：常山三两，锉，以酒三升渍二三日，平旦作三合服，欲呕之，临发又服二合，便断。旧酒亦佳。急亦可煮。

又方：常山三两，秫米三百粒，以水六升煮取三升，分之服，至发时令尽。

又方：若发作无常，心下烦热，取常山二两，甘草一两半，合以水六升煮取二升，分再服；当快吐，仍断，勿饮食。

老疟久不断者，常山三两，鳖甲一两炙，升麻一两，附子一两，乌贼骨一两，以酒六升渍之，小令近火，一宿成，服一合，比发可数作。

又方：藜芦、皂荚各一两，炙，巴豆二十五枚，并捣，熬令黄，依法捣蜜丸如小豆，空心服一丸，未发时一丸，临发时又一丸，勿饮食。

又方：牛膝茎叶一把，切，以酒三升服，令微有酒气。不即断，更作，不过三服而止。

又方：末龙骨方寸匕，先发一时以酒一升半煮三沸，及热尽服，温覆取汗，便即效。

又方：常山三两，甘草半两，知母一两，捣蜜丸，至先发时服如梧子大十丸，次服减七丸、八丸，后五六丸，即差。

又方：先发二时，以炭火床下令脊脚极暖，被覆，过时乃止。此治先寒后热者。

又方：先炙鳖甲，捣末方寸匕，至时令三服尽，用火炙，无不断。

又方：常山三两，捣筛，鸡子白和之丸，空腹三十九，去发食久三十丸，发时三十丸，或吐或否也。从服药至过发时，勿饮食。

治温疟不下食，知母、鳖甲炙、常山各二两，地骨皮三两切，竹叶一升切，石膏四两，以水七升煮二升五合，分温三服。忌蒜、热面、猪、鱼。

治瘴疟，常山、黄连、豉熬各三两，附子二两炮，捣筛，蜜丸，空腹服四丸，欲发三丸，饮下之。服药后至过发时，勿吃食。

若兼诸痢者，黄连、犀角各三两，牡蛎、香豉各二两，并熬，龙骨四两，捣筛，蜜丸，服四十丸，日再服，饮下。

无时节发者，常山二两，甘草一两半，豉五合，绵裹，以水六升煮取三升，再服，快吐。

无问年月，可治三十年者。常山、黄连各三两，酒一斗，宿渍之，晓以瓦釜煮取六升，一服八合，比发时令得三服，热当吐，冷当利，服之无不差者。半料合服得。

劳疟积久，众治不差者。生长大牛膝一大虎口，以水六升煮取二升，空腹一服，欲发一服。

禳一切疟，是日抱雄鸡，一时令作大声，无不差。

又方：未发头向南卧，五心及额、舌七处，闭气书鬼字。咒法：发日执一石于水滨，一气咒云：督督圆圆，行路非难；捉取疟鬼，送与河官。急急如律令。投于水，不得回顾。

治一切疟，乌梅丸方：甘草二两，乌梅肉熬、人参、桂心、肉苁蓉、知母、牡丹各二两，常山、升麻、桃仁去皮尖熬、乌豆皮熬膜取皮各三两；桃仁研，欲丸入之，捣筛，蜜丸，苏屠白捣一万杵。发日五更酒下三十丸，平旦四十丸。欲发四十丸，不发日空腹四十丸，晚三十丸，无不差。徐服，后十余日吃肥肉发之也。

气见疟[2]，白驴蹄二分，熬，大黄四分，绿豆三分，末，砒霜二分，光明砂半分，雄黄一分，捣蜜丸如梧子，发日平旦冷水服二丸，七日内忌油。

附方：

《外台秘要》治疟不痊，干姜、高良姜等分为末，每服一钱，水一中盏，煎至七分，服。

《圣惠方》治久患劳疟瘴等方：用鳖甲三两，涂酥炙令黄，去裙为末，临发时温酒调下二钱匕。

治疟，用桃仁一百个去皮尖，于乳钵中细研成膏，不得犯生水，候成膏入黄丹三钱，丸如梧子大，每服三丸。当发日面北，用温酒吞下。如不饮酒，井花水亦得。五月五日午时合，忌鸡、犬、妇人见。

又方：用小蒜不拘多少，研极烂，和黄丹少许，以聚为度，丸如鸡头大，候干，每服一丸，新汲水下，面东服，至妙。

【注释】

〔1〕出《神农本草经》，为鼠妇科动物平甲虫的干燥全体，味酸性凉。功能破血、利水、解毒、止痛。

〔2〕一种疟病，其病症不详。

【译文】

治疗疟疾病方：鼠妇、豆豉，各十四枚，共同捣为细末，掺和（为丸）。当疟未发作时，服二丸，待将要发作时再服一丸。

又方：青蒿一把，用水二升浸泡，绞取汁液，尽量一次服下。

又方：取独头蒜，在白炭上烧焦，研末，每服方寸匕。

又方：于五月五日，取大蒜一瓣，去皮，从中剖开，并用刀在蒜两瓣片上挖一小坑，再取一粒巴豆，去净心、皮后置于蒜瓣小坑内，再将两片蒜相和用竹片夹牢，在火上炙，待熟热后取下，捣烂为三丸。未发作时服一丸，若仍然发作，再服一丸。

又方：取蜘蛛一枚，紧紧塞于一根竹管内，再将此竹管缠绕于病人的颈部，发作后解去。

又方：太阳刚刚出来时，面向东方朝着太阳叩拜二次，拜后正面长久下跪，向着太阳举手行礼。应当闭住呼吸，以写字用的墨汁注入两耳内各七注，并在舌上写上红字，写子日死。然后再叩拜，回家切勿回顾，上床安卧不要进饮食，发作后即可痊愈。

又方：多取豆豉煮汤，饮服数升，使病人大吐，即愈。

又方：取蜘蛛一枚，置于饭中合为丸，吞服。

又方：临发作时，取一大个附子捣为细末过筛，用苦酒调和，涂于背上。

又方：鼠妇虫体四枚，每个都用饴糖包裹为丸，服后即断，并痊愈。

又方：常山捣为细末过筛，取三两，真丹一两，以白蜜调和，捣百杵，作丸如梧桐子大。发作前服三丸，发作时服三丸，临睡时服三丸。没有不能治愈的，常用有效。

又方：使病人尽量把嘴张大，用一绳量口张大后上下唇的长度，再以此段长度从心头处量起，至末端处灸百壮，再灸脊中央五十壮，发作后灸二十壮。

又方：取一粒大豆去皮，剖为两片，在一片写上"日"字，在另一片写上"月"字，用左手持日字，右手持月字，吞服，立即痊愈。向着太阳吞服，不要让别人知晓。

又方：取皂荚三两（去皮，炙），巴豆二两（去心、皮），捣末为丸如大豆大，每服一丸。

又方：巴豆一枚，去心、皮，取射罔如巴豆大，大枣一枚（去皮），共同捣末为丸如梧桐子大，发作前以水冲服一丸。

又方：常山、知母、甘草、麻黄，各等分，捣为细末，以蜂蜜和为丸如大豆大，每服三丸，每当发作过后再服药。

又方：常山三两，甘草半两，水、酒各半升，共同煎煮得半升，分为四次服尽，发作前服一次，待发作时服三次。

又方：常山三两，锉细，以酒三升浸泡二三日。早晨服三合，服后欲吐，临发作时，再服二合，即可停断。陈酒也好。如情况紧急，不用浸泡，直接煎煮亦有效。

又方：常山三两，秫米三百粒，以水六升煎煮得三升，分为二次服，发作前服一次，发作时将余下者服尽。

又方：如果发作次数无常，心下烦热，可取常山二两，甘草一两半，以水六升煎煮得二升，分为二次服。很快即可呕吐，吐后即停断，切勿进饮食。

老疟经久不愈者，常山三两，鳖甲一两（炙），升麻一两，附子一两，乌贼骨一两，用六升酒浸泡，并稍稍近火加温，过一宿即成。每服一合，正值发作时，可连服数合。

又方：藜芦、皂荚各一两（炙），巴豆二十五枚，共同捣为细末，炒至颜色发黄，依法制成蜜丸如小豆大，空腹时服一丸，未发作时服一丸，临发作时再服一丸，勿进饮食。

又方：牛膝茎叶一把，切碎，以酒三升（泡）服，使病人微带酒气，如未立即停断，再服，服不过三次即愈。

又方：取龙骨末方寸匕，发作前以酒一升煎煮三沸，乘热一次服尽，盖棉被取汗，立即取效。

又方：常山三两，甘草半两，知母一两，捣末以蜜和为丸如梧桐子大，发作前先服十丸，再服减至七丸、八丸，以后五六丸，即愈。

又方：于发作前二个时辰，将炭火置于床下，使病人的脊背和脚暖至极热，覆以棉被，发作过后即止。这种方法治疗先寒后热者有效。

又方：先将鳖甲炙熟，捣为细末，取方寸匕，发作时分三次服尽，并用火炙，没有不能治愈的。

又方：常山三两，捣细过筛，用鸡蛋清和匀为丸，空腹服三十丸，发作进食一段时间后服三十丸，发作时服三十丸。服药后或吐或不吐．从服药起至发作后勿进饮食。

治疗温疟不进饮食：知母、鳖甲（炙）、常山二两，地骨皮三两（细切），竹叶一升（细切），石膏四两，以水七升煎煮得二升五合，分为三次温服。忌食大蒜、热面、猪、鱼等。

治疗瘅疟：常山、黄连、豆豉（炒）各三两，附子二两（炮），捣细过筛，以蜂蜜和为丸。空腹服四丸，将要发作时服三丸，以水冲服下。服药后至发作后，勿进饮食。

若患疟疾兼有各种痢疾者：黄连、犀角各三两，牡蛎、香豆豉各二两，共炒，龙骨四两，共同捣为细末，过筛，以蜂蜜和为丸，每服四十丸，每日二服，以水冲服下。

疟疾发作无时节者：常山二两，甘草一两半，豆豉五合（用棉包裹），用六升水煎煮得三升，分为二次服，服后很快取吐。

不论患疟疾年月有多长，可治三十年的患者：常山、黄连各三两，用一斗酒浸泡一宿，至次日早晨，用瓦锅煎煮得六升，第一次服八合，至发作时再分为三次服。服后身体发热可吐，若发冷则有下利。服药后没有不能治愈的。药量减半合服，即能取效。

多年劳疟，久治不愈者：取正在生长的大牛膝一大握，用六升水煎煮得二升，空腹服一次，将要发作时再服一次。

治疗各种疟疾：于发病当日，怀抱大雄鸡一只，并使雄鸡大声鸣叫一阵，均可治愈。

又方：未发作时，头向南而卧，于五心及额头、舌上等七处，闭住呼吸写上"鬼"字。念咒法：于发作当日，手执一块石头站在河水边，一口气发咒语说："智智圆圆，行路非难，捉取疟鬼，送与河官"。就像念律令一样快速诵念，然后将石头投入水中，径直向回走不得回头看。

治疗各种疟病，乌梅丸方：甘草二两，乌梅肉（炒）、人参、桂心、肉苁蓉、知母、牡丹各二两，常山、升麻、桃仁（去皮、尖、炒）、乌豆皮（炒膜取皮）各三两。桃仁研细，如果要作丸，均捣细过筛，以蜂蜜和为丸，再于苏屠臼内捣一万杵。发作当日五更，用酒冲服三十丸，早晨服四十丸，将要发作时服四十丸，不发作日白日空腹服四十丸，晚上服三十丸，没有不能治愈的。一位姓徐的病人服药十多天后，因吃肥肉而引病发作。

气见疟，取白驴蹄二分（炒），大黄四分，绿豆三分共捣为末，砒霜二分，光明砂半分，雄黄一分，共捣和蜜为丸如梧桐子大。发作当日早晨，用凉开水服下二丸，七日内忌食油腻之物。

附方：

《外台秘要》治长期不愈的疟疾：干姜、高良姜，等分为末，每服一钱。用水一中盏，煎煮至七分，服下。

《圣惠方》治疗长期患劳疟、瘅等病方：鳖甲三两，外涂酥油，在火上炙令黄色，去掉鳖裙边，捣为细末。临发作时，用温酒调服二钱匕。

治疟疾：用桃仁一百个，去皮、尖，置于乳钵中研细调成膏，不得混入生冷水，待成膏后加入黄丹三钱，作成梧桐子大的丸，每服三丸。发作当日面朝北，用温酒冲服。如不饮酒，用井花水亦可。应于五月五日午时调制，不要使鸡、犬、妇女见到操作的过程。

又方：取小蒜，不拘量多少，研至极烂，和入少许黄丹，以小蒜泥凝聚为度，制成鸡头大的丸，待干后，每服一丸，用新汲水服下，面朝东而服，疗效极好。

治卒发癫狂病方第十七

【原文】

治卒癫疾方：炙阴茎上宛宛中三壮，得

小便通则愈。

又方：灸阴茎上三壮，囊下缝二七壮。

又方：灸两乳头三壮。又灸足大指本聚毛中七壮，灸足小指本节七壮。

又方：取莨菪一升，捣三千杵，取白犬倒悬之，以杖犬令血出，承取，以和莨菪末，服如麻子大一丸，三服取差。

又方：莨菪子三升，酒五升渍之，出，曝干，渍尽酒止，捣，服一钱匕，日三。勿多，益狂。

又《小品》癫狂莨菪散：莨菪子三升，末之，酒一升渍多日，出，捣之，以向汁和绞去滓，汤上煎，令可丸，服如小豆三丸，日三。口面当觉急，头中有虫行者，额及手足应有赤色处，如此必是差候。若未见，服取尽矣。

又方：末房葵，温酒服一刀圭至二三，身润又小不仁为候。

又方：自缢死者绳，烧三指撮，服之。

凡癫疾，发则仆地，吐涎沫，无知，僵掠起如狂，反遗粪者难治。

治卒发狂方：烧蛤蟆，捣末，服方寸匕，日三服之，酒服。

又方：卧其人著地，以冷水淋其面，为终日淋之。

治卒狂言鬼语方：针其足大拇指爪甲下，入少许即止。

又方：以甑带急合缚两手，火灸左右胁，握肘头文俱起，七壮，须臾，鬼语[1]自道姓名乞去，徐徐诘问，乃解手耳。

凡狂发则欲走，或自高贵称神圣，皆应备诸火灸，乃得永差耳。

若或悲泣呻吟者，此为邪魅，非狂．自依邪方治之。《近效方》：已生蚕纸作灰，酒、水任下，差。疗风癫也。

附方

《斗门方》治癫痫，用艾于阴囊下谷道正门当中间，随年数灸之。

《千金方》治风癫百病：麻人四升，水六升，猛火煮令牙生[2]，去滓，煎取七合，且空心服。或发或不发，或多言语，勿怪之，但人摩手足须定。凡进三剂，愈。

又方：治狂邪发无时，披头大叫，欲杀人，不避水火。苦参，以蜜丸如梧子大，每服十丸，薄荷汤下。

《外台秘要》治风痫引胁牵痛，发作则吐，耳如蝉鸣：天门冬去心皮，曝干，捣筛酒服方寸匕。若人久服，亦能长生。

《广利方》治心热风痫：烂龙角，浓研汁，食上服二合，日再服。

《经验后方》治大人小儿久患风痫，缠喉暇嗽，遍身风疹，急中涎潮等。

此药不大吐逆，只出涎水，小儿服一字。瓜蒂不限多少，细碾为末，壮年一字，十五已下、老怯半字。早晨井花水下，一食顷含沙糖一块，良久涎如水出，年深涎尽。有一块如涎布水上如鉴矣。涎尽，食粥一两日。如吐多困甚，即咽麝香汤一盏，即止矣。

麝细研，温水调下。昔天平尚书觉昏眩，即服之，取涎有效。

《明皇杂录》云：开元中有名医纪朋者，观人颜色谈笑，知病深浅，不待诊脉。帝闻之，召于掖庭中，看一官人每日昃则笑歌啼号，若狂疾而足不能履地，朋视之曰：此必因食饱而大促力，顿仆于地而然。乃饮以云母汤，令熟寐，觉而失所苦。问之，乃言：因太华公主载诞，宫中大陈歌吹，某乃主讴，惧其声不能清，且长吃豚蹄羹饱，而当筵歌大曲，曲罢觉胸中甚热，戏于砌台上，高而坠下，久而方惺，病狂，足不能及地。

【注释】

〔1〕指鬼魂附体，使病人以鬼的口气说话。
〔2〕指煮烂开花。

【译文】

治疗急性癫痫病方：于阴茎上尿道口处

灸三壮，待小便通下即愈。

又方：于阴茎上灸三壮，阴囊下合缝处灸十四壮。

又方：于两乳头处灸三壮，并于大脚趾根部长毛处中间灸七壮，小足趾根节处灸七壮。

又方：取葶苈一升，捣三千杵，另取白狗一只倒挂起来，用木棍敲打狗使血流出，以容器盛，与葶苈末相合，作成麻子大的药丸，每服一丸，每日三服，直到痊愈为止。

又方：莨菪子三升，于五升酒内浸泡，捞出曝晒干，然后再浸泡于酒内，直到酒完全浸干为止，捣为细末服，每服一钱匕，每日三次。切勿过量服，多服则更加发狂。

又《小品方》癫狂莨菪散：莨菪子三升，捣为细末，以酒一升浸泡多日，捞出，再捣，然后与浸泡过的酒液相合绞去渣，再于水上煎煮，浓缩至成丸，丸如小豆大，每服三丸，每日三服。服药后，口与面部都有发紧的感觉，头中央像有虫子在爬行，额头和手足处出现红色，如果是这样，就是即将痊愈的症候。如未见到这些征象出现，再继续将药全部服完。

又方：取防葵捣为细末，用酒冲服，每服一至二三刀圭。身体微有汗且稍麻木的感觉，是将要痊愈的症候。

又方：取人自缢死后用过的绳索烧为灰，取三手指一撮服下。

大凡癫痫病患者，发作时即倒地，口吐涎沫，无知觉，身体僵硬，突然跳起如狂，有遗粪便者，难于治愈。

治急发狂病方：取蛤蟆烧烂，捣为末，每服方寸匕，每日三次，以酒冲服。

又方：使病人平卧着地，以冷水淋于面部，从早一直淋到晚。

治急发狂言乱语方：以针刺病人的足大趾甲下，刺入少许，即停止。

又方：迅速以蒸锅布缚住双手，以火灸左右双胁，即肘尖头直对应的位置，各灸七

壮。片刻后，鬼语说出自己姓名，乞求离去，慢慢盘问，随即将缚住的双手松开。

凡是发狂病时则欲出走，或以高贵自居，自称神圣，均应准备各种火灸，才能使得永不再犯。

如果病人悲泣呻吟，这是邪魅，并非狂病。自己可按照治邪病的方子治疗。《近效方》：取已生蚕的纸烧作灰，用酒或水冲服下，即愈。亦可治疗风癫病。

附方：

《斗门方》治癫痫：取艾置于阴囊下谷道正门当中间，根据年龄大小，灸数次。

《千金方》治疗风癫百病：麻仁四升，水六升，以猛火煎煮至麻仁煮烂开花，去渣，再浓缩至七合，早晨空腹服。不论发狂或不发，或多言狂语，均没有什么可奇怪的，服药后只需用手摩敷病人的手脚心，即可安定下来，凡服三剂后，即可痊愈。

又方：治疗狂邪发作无时，披头大叫，欲杀人，不避水火，取苦参捣为细末，以蜂蜜和为丸，如梧桐子大，每服十丸，以薄荷汤送服。

《外台秘要》治疗风痫引两胁牵痛，发作时则吐，耳叫如蝉鸣：天门冬，去心、皮，曝晒干，捣为细末过筛，以酒冲服方寸匕。如果长期服用，可使人益寿延年。

《广利方》治心热风痫：用烂龙角研取浓汁，饭前服二合，每日服二次。

《经验方》治大人、小儿长期患风痫，缠喉咳嗽，遍身风疹，突然口吐涎水如潮等。

服用此药后不引起明显的吐逆，只吐出少量涎水，小儿服一字。瓜蒂不拘多少，细碾为末。壮年人服一字，十五岁以下及老弱者，服半字。早晨用井花水冲服下，过一会儿口含砂糖一块，再过一段时间涎水即从口流出。患病年久者涎水流尽时会在涎水布上留下一块很深的印迹。待涎水流尽后，喝稀粥一二日。如果吐出的涎水较多，则易困倦，可咽服麝香汤一盏，即能止住。麝香细

研为末，用温水调服下。以往，天平尚书头觉昏眩，即服此方，待涎水流尽即痊愈。

《明皇杂录》记载：开元时期，有一位名叫纪朋的名医，观察人的面色和谈笑，不用诊脉，即能知晓病情的深浅。皇帝听说后，将纪朋召至内庭中，观看一位宫人，每日太阳偏西即大笑、唱歌，或啼哭、号叫，就像是患了癫狂症，但脚不能着地。纪朋观察后说：这种病肯定是因为进食过饱后大量运动，突然倒地所引起的。可以饮服云母汤，使其熟睡，睡醒后即可从痛苦中解脱。经询问后说，因太华公主过生日，宫中大摆歌舞、吹唱。这位宫人正担任主唱的角色，因担心自己的声音不够嘹亮，所以经常以猪蹄羹吃得大饱。而当歌舞宴上唱了一段长曲后，就感觉胸中很热，当在砌起的歌台上作游戏时，从高处坠落，过了很长一段时间后才苏醒，醒后就象得了癫狂病，脚不能着地。

治卒得惊邪恍惚方第十八

【原文】

治人心下虚悸方：麻黄、半夏等分，捣蜜丸，服如大豆三丸，日三，稍增之。半夏，汤洗去滑，干。

若惊忧怖迫逐，或惊恐失财，或激愤惆怅，致志气错越，心行违僻，不得安定者：

龙骨、远志、茯神、防风、牡蛎各二两，甘草七两，大枣七枚，以水八升煮取二升，分再服，日日作之，取差。

又方：茯苓、干地黄各四两，人参、桂各三两，甘草二两，麦门冬一升去心，半夏六两洗滑，生姜一斤，以水一斗，又杀乌鸡取血及肝、心煮三升，分四服，日三夜一。其间少食无爽，作三剂差。

又方：白雄鸡一头，治如食，真珠四两，切薤白四两，以水三升煮取二升，宿勿食，旦悉食鸡等，及饮汁尽。

又有镇心定志诸丸，在大方中。

治卒中邪鬼恍惚振噤方：灸鼻下人中及两手足大指爪甲本，令艾丸在肉上各七壮。不止，至十四壮，愈。此事本在杂治中。

治女人与邪物交通，独言独笑，悲思恍惚者：末雄黄一两，以松脂二两，溶和，虎爪搅令如弹丸，夜内火笼中烧之，令女人侵坐其上，被急自蒙，唯出头耳。一尔未差，不过三剂，过自断也。

又方：雄黄一两，人参一两，防风一两，五味子一升，捣筛，清旦以井水服方寸匕，三服差。

师往以针五枚内头髻中，狂病者则以器贮水，三赤新布覆之，横大刀于上。悉乃矜庄呼见其人，其人必欲起走，慎勿听。因取一喷之，一呵视，三通乃熟。拭去水，指弹额上近发际，问欲愈乎？其人必不肯答，如此二七弹，乃答。欲因杖针刺鼻下人中近孔内侧空停针，两耳根前宛宛动中停针，又刺鼻直上入发际一寸，横针又刺鼻直上入。乃具诘问，怜怜醒悟，则乃止矣。

若男女喜梦与鬼通，致恍惚者，锯截鹿角屑，酒服三指撮，日三。

附方

张仲景主心下悸：半夏、麻黄丸二物等分，末，蜜丸如小豆，每服三丸，日三。

《简要济众方》每心藏不安，惊悸善忘，上鬲风热化痰：白石英一两，朱砂一两，同研为散，每服半钱。食后夜卧，金银汤调下。

心中客热，膀胱间连胁下气妨，常旦忧愁不乐，兼心忪者：

取莎草根二大斤切，熬令香，以生绢袋贮之，杵三大斗无灰清酒中浸之，春三月浸一日即堪服，冬十月后即七日，近暖处乃佳。每空腹服一盏，日夜三四服之。常令酒气相续，以知为度。若不饮酒，即取莎草根十两，加桂心五两，芜荑三两，和捣为散，以蜜和为丸，捣一千杵，丸如梧子大，每空腹以酒及姜蜜汤饮汁等下二十丸，日再服，渐加至三十丸，以差为度。

【译文】

治疗心下虚、惊悸方：麻黄、半夏等分，捣为细末，以蜂蜜和为丸如大豆大，每服三丸，每日三次，服量亦可稍增。所用的半夏，先用热水洗净滑腻，晾干后再用。

如果是为追逐惊忧恐怖，或惊恐失掉财产，或激愤惆怅，而引起的志气错乱，心行违僻，不得安定者：

龙骨、远志、茯神、防风、牡蛎各二两，甘草七两，大枣七枚，用八升水煎煮得二升，分为二次服，每日一剂，至痊愈为止。

又方：茯苓、干地黄各四两，人参、桂枝各三两，甘草二两，麦门冬一升（去心），半夏六两（洗净滑腻），生姜一斤，用一斗水，另杀公鸡取血及肝、心，共同煎煮得三升，分为四次服，每日白天三次，夜间一次。服药期间尽量少进饮食，对身体无碍，服三剂后即可痊愈。

又方：白雄鸡一只，按普通食法烹制，另取真珠四两，切薤白四两，用三升水煎煮得二升。一宿勿进食，至天亮时将鸡和汤等全部食尽。

还有镇心定志的各种丸剂，列于大方中。

治疗突然中鬼邪、恍惚振噤方：灸鼻下人中，以及双手足大指甲根处，可取艾卷位于穴位上各灸七壮。若不止，可加至十四壮，可愈。本方原在"杂治"项内。

治疗女人与鬼邪诸物勾通，独言独笑，悲思恍惚者：雄黄末一两，与松脂二两溶合，用虎爪搅拌作如弹丸大的药丸。夜间放于火笼内燃烧，使女人坐其火上，被火烧急即会自己以物蒙蔽只将头露出。一次若未愈，可再作，不超过三剂，过后自愈。

又方：雄黄一两，人参一两，防风一两，五味子一升，共同捣为细末过筛，清晨以井水冲服方寸匕，三服即可痊愈。

师往用五枚针刺入头发髻中，患狂病的人就会用容器贮水，并用三尺新布覆盖，取一大刀横在上面。这时可大声呼叫病人的名字，此人肯定起身要走，小心勿使其走。取一口水朝患病人面部喷一下，吹一下，这样反复三次即熟。然后擦干水，用手指弹其额头近发际处，并问"想痊愈吗？"，这个病人肯定不回答，如此边弹边问共计十四遍，病人即会答话。如果病人仍感到困顿难忍，可用针刺鼻下人中穴靠近鼻孔内侧停针，两耳根前慢慢动中停针，并刺鼻直上入发际一寸，横针再从鼻直上刺入。然后再询问病人，即会慢慢醒悟，则可痊愈。

如果男女经常做梦与鬼勾通，所致恍惚者：锯一段鹿角，锉为屑末，以酒冲服三指撮，每日三次。

附方：

张仲景主治心下悸：半夏、麻黄，二味等分，捣为细末，以蜂蜜为丸如小豆大，每次服三丸，每日三次。

《简要济众方》每当心中不安，惊悸健忘，膈上风热化痰时：

取白石英一两，朱砂一两，共同研细为散，每服半钱。食后夜卧，以金银汤调服下。

心中客热，膀胱间连胁下气滞，常使白天忧愁不乐，兼惺松者：

取莎草根二大斤，切碎，炒至香气散出，用生绢袋贮藏，置于三大斗无灰酒内浸泡，春三月时浸泡一日即可服，冬十月后需浸泡七日，置于温暖处效果好。每于空腹时服一盏，每日夜服三四次。应使病人每日酒气不断，以不醉清醒为度。如果病人不饮酒，即取莎草十两，加桂心五两，芜荑三两，共同捣细为散，以蜂蜜和为丸，捣一千杵，制成梧桐子大的药丸。每于空腹时，用酒及姜、蜜汤汁等服下二十丸，每日服二次，逐渐增加至三十丸，至痊愈时为止。

治中风诸急方第十九

【原文】

治卒中急风，闷乱欲死方：灸两足大指

下横文中随年壮。又别有续命汤。

若毒急不得行者，内筋急者，灸内踝；外筋急者，灸外踝上二十壮。若有肿痹虚者，取白蔹二分，附子一分，捣，服半刀圭，每日可三服。

若眼上睛垂者，灸目两眦后三壮。

若不识人者，灸季胁[1]头各七壮，此胁小肋屈头也。

不能语者，灸第二槌或第五槌上五十壮。又别有不得语方，在后篇中矣。

又方：豉、茱萸各一升，水五升，煮取二升，稍稍服。

若眼反口噤，腹中切痛者，灸阴囊下第一横理十四壮。又别有服膏之方。

若狂走欲斫刺人或欲自杀，骂詈不息，称鬼语者：灸两口吻头赤肉际各一壮，又灸两肘屈中五壮，又灸背胛中间三壮。三日报灸三，仓公秘法。又应灸阴囊下缝三十壮。又别有狂邪方。

若发狂者，取车毂中脂如鸡子，热温淳苦酒，以投脂甚搅，令消，服之令尽。

若心烦恍惚，腹中痛满，或时绝而复苏者：取釜下土五升，捣筛，以冷水八升和之，取汁尽服之。口已噤者，强开以竹筒灌之，使得下入，便愈。甚妙。

若身体角弓反张，四肢不随，烦乱欲死者：清酒五升，鸡白矢一升，捣筛，合和，扬之千遍，乃饮之。大人服一升，日三，少五合，差。

若头身无不痛，颠倒烦满欲死者：

取头垢如大豆大，服之，并囊贮大豆，蒸熟逐痛处熨之，作两囊，更番为佳。若无豆，亦可蒸鼠壤土，熨。

若但腹中切痛者，取盐半斤，熬令尽，著口中，饮热汤二升，得便吐，愈。

又方：附子六分，生姜三两，切，以水二升煮取一升，分为再服。

若手足不随方：取青布烧作烟，就小口器中熏痛处。

又方：豉三升，水九升煮取三升，分三服。又取豉一升，微熬，囊贮，渍三升酒中三宿，温服，微令醉为佳。

若身中有掣痛，不仁不随处者：取干艾叶一斗许，丸之，内瓦甑下，塞余孔，唯留一目，以痛处著目下，烧艾以熏之，一时间愈矣。

又方：取朽木削之，以水煮令浓热灼灼尔，以渍痛处，效。

若口噤不开者：取大豆五升，熬令黄黑，以酒五升渍取汁，以物强发口而灌之，毕，取汗。

又方：独活四两，桂二两，以酒水二升煮取一升半，分为三服，开口与之。温卧，火灸，令取汗。

若身直不得屈伸反覆者：取槐皮黄白者切之，以酒共水六升煮取二升，去滓，适寒温，稍稍服之。

又方：刮枳树皮取一升，以酒一升渍一宿，服五合至一升，酒尽更作，差。

若口喎僻者：衔奏灸口吻口横文间，觉火热便去艾，即愈。勿尽艾，尽艾则太过。若口左僻，灸右吻；右僻，灸左吻。又灸手中指节上一丸，喎右灸左也。又有灸口喎法在此后也。

又方：取空青末，著口中，入咽即愈。姚同。

又方：取蜘蛛子，摩其偏急颊车上，候视正则止。亦可向火摩之。

又方：牡蛎、矾石、附子、灶中黄土分等，捣末，以三岁雄鸡冠血和傅，急上持水著边，视欲还正，便急洗去药。不著，更涂上，便愈。

又方：鳖甲、乌头涂之，欲正即揭去之。

若四肢逆冷，吐清汁，宛转啼呼者：取桂一两，㕮咀，以水三升煮取二升，去滓，适寒温，尽服。

若关节痛疼：蒲黄八两，附子一两，炮，合末之，服一钱匕，日三，稍增至方寸匕。

若骨节疼烦，不得屈伸，近之则痛，短气得汗出，或欲肿者：

附子二两，桂四两，术三两，甘草二两，水六升煮取三升，分三服，汗出愈也。

若中暴风，白汗出如水者：

石膏、甘草各等分，捣，酒服方寸匕。日移一丈辄一服也。

若中缓风，四肢不收者：

豉三升，水九升煮取三升，分为三服，日二作之。亦可酒渍煮，饮之。

若卒中风瘫，身体不自收，不能语，迷昧不知人者，陈元狸骨膏至要，在备急药方中。

附方头风、头痛附。

《经验方》治急中风，目瞑牙噤，无门下药者：用此末子，以中指点末，揩齿三二十，揩大牙左右，其口自开，始得下药名。

开关散：天南星捣为末，白龙脑，二件各等分，研，自五月五日午时合，患者只一字至半钱。

《简要济众》治中风口噤不开，涎潮吐方：用皂角一挺，去皮，涂猪脂，炙令黄色，为末，每服一钱匕，非时温酒服。如气实脉大，调二钱匕。如牙关不开，用白梅揩齿，口开即灌药，以吐出风涎，差。

治中风不省人事，牙关紧急者：

藜芦一两，去芦头，浓煎，防风汤浴过，焙干，碎切，炒微褐色，捣为末，每服半钱，温水调下，以吐出风涎为效。如人行二里未吐，再服。

又治胆风毒气，虚实不调，昏沉睡多：

酸枣仁一两，生用，金挺蜡茶二两，以生姜汁涂，炙令微焦，捣罗为散，每服二钱，水七分煎六分，无时温服。

孙尚药治卒中风，昏昏若醉，形体昏闷，四肢不收，或倒或不倒，或口角似斜，微有涎出，斯须不治，便为大病，故伤人也。此证风涎潮于上膈，痹气不通，宜用。

急救稀涎散：猪牙皂角四挺，须是肥实不蚛，削去黑皮，晋矾一两，光明通莹者，二味同捣罗为细末，再研为散。如有患者，可服半钱；重者，三字匕，温水调灌下。不大呕吐，只是微微涎稀令出，或一升二升。当时惺惺，次缓而调治，不可便大段治，恐过伤人命。累经效，不能尽述。

《梅师方》疗痛缓风，手足弹曳，口眼㖞斜，语言謇涩，履步不正。

神验乌龙丹：川乌头，去皮、脐了，五灵脂各五两，上为末，入龙脑、麝香，研令细匀，滴水丸如弹子大，每服一丸。先以生姜汁研化，次暖酒调服之，一日两服，空心晚食前服，治一人只三十丸。服得五七丸，便觉抬得手，移得步，十丸可以自梳头。

《圣惠方》治一切风疾，若能久服，轻身明目，黑髭驻颜。用南烛树，春夏取枝叶，秋冬取根皮，拣择细锉五升，水五斗，慢火煎取二斗，去滓，别于净锅中慢火煎如稀饧，以瓷瓶贮，温酒下一匙，日三服。

又方：治风立有奇效。用木天蓼一斤，去皮细锉，以生绢袋贮，好酒二斗浸之，春夏一七日，秋冬二七日后开，每空心，日午初夜合温饮一盏，老幼临时加减。若长服，日只每朝一盏。

又方：治中风口㖞。巴豆七枚，去皮烂研，㖞左涂右手心，㖞右涂左手心，仍以暖水一盏安向手心，须曳即便正。洗去药，并频抽掣中指。

又方：治风头旋。用蝉壳二两，微炒为末，非时温酒下一钱匕。

《千金方》治中风，面目相引偏僻，牙车急，舌不可转：桂心，以酒煮取汁，故布蘸搨病上，正即正。左㖞搨右，右㖞搨左，常用大效。

又方：治三年中风不轻者：松叶一斤，细切之，以酒一斗煮取三升，顿服，取汗出，立差。

又方：主卒中风头面肿，杵杏仁如膏，傅之。

又方：治头面风，眼睭鼻塞，眼暗冷泪。杏仁三升，为末，水煮四五沸，洗头冷汗尽，三度差。

《外台秘要》治卒中风口喎。

皂角五两，去皮为末，三年大醋和，右喎涂左，左喎涂右，干及傅之，差。

又治偏风及一切风：桑枝锉一大升，用今年新嫩枝，以水一大斗煎取二大升，夏用井中沉，恐酢坏，每日服一盏，空心服尽，又煎服，终身不患偏风。若预防风，能服一大升，佳。

又主风，身体如虫行。盐一斗，水一石煎减半，澄清，温洗三五度，治一切风。

《葛氏方》治中风寒瘟直口噤不知人：鸡屎白一升，熬令黄，极热，以酒三升和搅，去滓服。

《千金翼方》治热风汗出心闷。水和云母，服之。不过再服，立差。

《篋中方》治风头及脑掣痛不可禁者，摩膏主之。

取牛蒡茎叶，捣取浓汁二升，合无灰酒一升，盐花一匙头，塘火煎令稠成膏，以摩痛处，风毒散自止。亦主时行头痛。摩时须极力令作热，乃速效。冬月无叶，用根代之亦可。

《经验后方》治中风及壅滞。以旋覆花洗尘令净，捣末炼蜜丸如梧子大，夜卧以茶汤下五丸至七丸十丸。

又方：解风热，疏积热风壅，消食化气，导血，大解壅滞。大黄四两，牵牛子四两，半生半熟，为末，炼蜜为丸如梧子大，每服茶下一十九，如要微动，吃十五丸。冬月宜服，并不搜搅人。

《集验方》治风热心躁，口干狂言，浑身壮热，及中诸毒。龙脑甘露丸：寒水石半斤，烧半日，净地坑内，盆合四面湿土壅起，候经宿取出，入甘草末、天竺黄各二两，龙脑二分，糯米膏丸弹子大，蜜水磨下。

《食医心镜》主中风，心肺风热，手足不随，及风痹不任，筋脉五缓，恍惚烦躁。

熊肉一斤，切如常法，调和作腌腊，空腹食之。

又主风挛拘急，偏枯，血气不通利。

雁肪四两，炼，滤过，每日空心暖酒一杯，肪一匙头，饮之。

《同经》曰：治历节诸风，骨节疼痛，昼夜不可忍者。

没药半两，研，虎脑骨三两，涂酥炙黄色，先捣，罗为散，与没药同研，令细，温酒调二钱，日三服，大佳。

《圣惠方》治历节风，百节疼痛不可忍。

用虎头骨一具，涂酥炙黄，槌碎，绢袋贮，用清酒二斗浸五宿，随性多少，暖饮之，妙。

《内台秘要方》疗历节诸风，百节酸痛不可忍。松脂三十斤，炼五十遍，不能五十遍，亦可二十遍。用以炼酥三升，温和松脂三升，熟搅令极稠，旦空腹以酒服方寸匕，日三。数食面粥为佳。慎血腥生冷、酢物果子，一百日差。

又方：松节酒主历节风，四肢疼痛如解落。

松节二十斤，酒五斗渍二七日，服一合，日五六服。

《斗门方》治白虎风，所患不以，积年久治无效，痛不可忍者。

用脑、麝、枫柳皮[2]，不限多少，细锉，焙干，浸酒常服，以醉为度，即差。今之寄生枫树上者[3]方堪用。其叶亦可制砒霜粉，尤妙矣。

《经验后方》治白虎风，走注疼痛，两膝热肿。

虎胫骨，涂酥炙黑，附子炮裂去皮脐，各一两，为末，每服温酒调下二钱匕，日再服。

《外台秘要》治疬疡风[4]及三年。

酢磨乌贼鱼骨，先布磨肉赤，即傅之。

又治疬疡风，酢磨硫黄，傅之止。

《圣惠方》治疬疡风，用羊蹄菜根，于生针上以好醋磨，旋旋刮取，涂于患上。未差，更入硫黄少许，同磨，涂之。

《集验方》治头颈及面上白驳，浸淫渐长，有似癣，但无疮，可治。鳗鲡鱼脂傅之。先拭剥上刮使燥痛，后以鱼脂傅之，一度便愈。甚者，不过三度。

《圣惠方》治白驳，用蛇蜕烧末，醋调，傅上，佳。

又方：治中风烦热，皮肤瘙痒，用醍醐四两，每服酒调下半匙。

《集验方》治风气客于皮肤，瘙痒不已。蜂房炙过，蝉蜕等分，为末，酒调一钱匕，日三二服。

又方：蝉蜕、薄苛等分，为末，酒调一钱匕，日三服。

《北梦琐言》云：有一朝士见梁奉御，诊之曰：风疾已深，请速归去。朝士复见郫州马医赵鄂者复诊之，言疾危，与梁所说同矣。曰：只有一法，请官人试吃消梨，不限多少，咀龁不及，绞汁而饮。到家旬日，唯吃消梨，顿爽矣。

《千金方》治头风头痛，大豆三升，炒令无声，先以贮一斗二升瓶一只，贮九升清酒，采豆热即投于酒中，蜜泥封之七日，温服。

《孙真人方》治头风痛，以豉汤洗头，避风，即差。

《千金翼》治头风，捣葶苈子，以汤淋取汁，洗头上。

又主头风沐头，吴茱萸二升，水五升煮取三升，以绵染拭发根。

《圣惠方》治头风痛，每欲天阴雨风先发者：

用桂心一两，为末，以酒调如膏，用傅顶上并额角。

《陈藏器拾遗》序云：头疼欲死，鼻内吹消石末，愈。

《日华子》云：治头痛，水调决明子，贴太阳穴。

又方：决明子作枕，胜黑豆，治头风明目也。

《外台秘要》治头疼欲裂。当归二两，酒一升煮取六合饮，至再服。

《孙兆口诀》云：治头痛。

附子炮，石膏煅，等分为末，入脑麝少许，茶酒下半钱。

《斗门方》治卒头痛，白僵蚕碾为末，去丝，以熟水二钱匕，立差。

又方：治偏头疼，用京芎细锉，酒浸服之，佳。

《博济方》治偏头疼，至灵散：雄黄、细辛等分，研令细，每用一字以下，左边疼吹入右鼻，右边疼吹入左鼻，立效。

《经验后方》治偏头疼，绝妙。荜茇为末，令患者口中含温水，左边疼令左鼻吸一字，右边疼令右鼻吸一字，效。

《集验方》治偏正头疼，谷精草一两，为末，用白面调摊纸花子上，贴疼处，干又换。

偏头疼方：用生萝卜汁一蚬壳，仰卧注鼻，左痛注左，右痛注右，左右俱注亦得，神效。

《外台秘要》头风，白屑如麸糠方：

竖截楮木作枕，六十日一易新者。

【注释】

〔1〕又名季肋，相当于侧胸第十一、第十二肋软骨部分。

〔2〕为胡桃科植物枫杨 Pterocarya stenoptera DC. 的树皮。

〔3〕为桑寄生科植物扁枝槲寄生 Viscum articulatum Burm. f. 的枝叶。

〔4〕为风邪湿热郁于皮肤所致。多发于颈旁、胸背、腋下等处，其色紫白，斑点群集相连，可蔓延扩大，痒或不甚，冬重夏轻。

【译文】

治疗突然中急风，闷乱欲死方：灸双足大趾横纹中间，根据年龄多少确定所灸壮数。还另有续命汤可治本病。

如果是突然中毒不能行走，内筋紧者，灸内踝上；外筋紧者，灸外踝上，各二十壮。若有肿痹而虚者，取白蔹二分，附子一分，捣为细末，每服半刀圭，每日可以服三次。

如果眼上睑下垂，可于双眼角后灸三壮。

如果神志不清不识人者，可于季胁头各灸七壮。季胁为小肋，是屈头。

不能言语者，于第三椎或第五椎上灸五十壮。还另有治不能言语方列于后篇中。又方：豆豉、茱萸各一升，用五升水煎煮得二升，慢慢服下。

如果眼翻口噤，腹内切痛者，于阴囊下第一横纹处灸十四壮。还另有服膏药的药方。

如果狂走欲砍刺他人，或欲自杀，骂语不断，自称鬼语者：

于两嘴角红白肉交界处各灸一壮，另灸双肘屈中处五壮，并灸背肩胛中间三壮，每日灸三次，此方为仓公秘法。还可于阴囊下缝处灸三十壮。还另有治疗狂邪的药方。

如果病人发狂，取车轴中的油脂如鸡蛋大一块，另取温热的淳苦酒加入油脂中搅拌均匀，直至完全融合，一次服尽。

如果心烦恍惚，腹中痛满，或时昏厥而复苏醒者：

取锅下土五升，捣细过筛，用八升冷水和匀，取汁服尽。若口已噤，可用物撑开以竹筒灌下。使药汁灌下即愈，极为有效。

如果身体已呈角弓反张，四肢不遂，烦乱欲死者：

清酒五升，鸡白粪一升（捣细过筛），二味和匀，翻扬千遍，饮服。大人每服一升，每日三次；少儿每服五合，服后即愈。

如果头部、身体无处不痛，感觉颠倒烦满欲死者：

取大豆粒大的头垢一块，服下。并用布袋装入大豆，上锅蒸熟，随痛处熨敷，可用两条布袋替换熨敷为佳。如果没有大豆，亦可取鼠壤土蒸热，熨敷。

如果只是腹内切痛者：取半斤食盐，加水熬化，含于口中，饮服热盐汤二升，便可取吐，即可痊愈。

又方：附子六分，生姜三两（切），以二升水煎煮得一升，分为二次服。

若手足不遂方：取一块青布烧作烟，集于小口容器内熏痛处。

又方：豆豉三升，水九升，煎煮得三升，分为三次服。还可取豆豉一升，微炒，装入布袋内，浸泡于三升酒内三宿，加温服用，使病人微醉为佳。

若身中感觉掣痛，不仁不遂者：取干艾叶一斗左右，搓为丸，装入一瓦罐内，将瓦罐的其他孔洞全部堵死，只留一孔，对准疼痛处，点燃艾叶，取烟熏痛处，片刻即愈。

又方：取枯朽的树木削成屑，用水煎煮浓液，以热气腾腾的热汤浸洗痛处，有效。

若口噤不开者，取五升大豆，炒至黄黑色，用五升酒浸泡取汁，用一物强撑开口将药汁灌下，服后取汗。

又方：独活四两，桂枝二两，用酒水二升煎煮得一升半，分为三次服。撑开口灌服。乘温而卧，并以火烤，使病人取汗。

如果身体强直不能反复者：取黄白色的槐树皮切碎，用酒和水共六升煎煮得二升，去渣，待温度合适时慢慢服下。

又方：刮取枳树皮一升，用一升酒浸泡一宿，每服五合至一升。酒服尽后再重新制作，直至痊愈为止。

如果口角歪斜者：让病人口衔一刀，灸两嘴角口横纹间，若感觉火热可去除艾卷，即愈。不要使艾卷烧尽，烧尽则火太过。如果口向左歪，灸右吻；向右歪，则灸左吻。并可于手中指节上灸一壮，向右歪灸左手指。还有灸治口角歪斜的方法在此后面。

又方：取空青末，置于口中，入咽即愈。姚氏方与本方相同。

又方：取蜘蛛子，置于偏歪的脸面一侧的颊车穴上摩敷，待其恢复正常时即停止。亦可靠近火处摩敷。

又方：牡蛎、矾石、附子、灶中黄土各等分，共同捣为细末，以三岁雄鸡冠的血和匀敷于患处。敷后急忙到水边观察，看到口面已恢复正常即迅速洗净药。如未恢复，可再涂药，即可痊愈。

又方：鳖甲、乌头，涂于患处，将要恢复正常时，即揭去药膜。

如果四肢逆冷，呕吐清汁，婉转啼呼者：

取桂枝一两，嚼碎，用三升水煎煮得二升，去渣，待温度合适时，一次服尽。如果关节疼痛：蒲黄八两，附子一两（炮），共同捣为细末。每服一钱匕，每日三服，可逐渐增加至每服方寸匕。

如果骨节疼痛烦闷，不能屈伸，近之则痛，气短出汗，或已轻微肿起：附子二两，桂枝四两，白术三两，甘草二两，用六升水煎煮得三升，分为三次服，服后出汗即愈。

若暴中风，出白汗如水：

石膏、甘草各等分，捣为细末，以酒冲服方寸匕。每隔日头偏移一丈这样长的时间内，即取一服。

若中缓风，四肢不收：

豆豉三升，以九升水煎煮得三升，分为三次服，每日服二次。亦可用酒浸泡后煎煮饮服。

若突然中风，瘫痪身体不能自收，不能言语昏迷不识人：可用陈元狸骨膏，很有效。此方列于备急药方中。

附方附头风、头痛方

《经验方》治突然中风，目瞑牙噤，无法下药者：用本方药末，以中指蘸末，揩牙齿三二十下，揩左右槽牙，病人的口会自然张开，由此得下本药名的方名，即开关散。

天南星捣为细末，白龙脑，二味等分，研末，从五月五日午时，二药相合，患者只服一字至半钱。

《简要济众》治疗中风口噤不开，呕吐大量涎水方：

取皂角一根，去皮，表面涂上猪油，用火炙为黄色，然后捣为细末，每服一钱匕，不论时候以温酒冲服。如为气实脉洪之证，可调服二钱匕。如牙关不开，可用白梅揩牙齿，口开后即灌服药，服药后吐出风涎即愈。

治疗中风不省人事，牙关紧闭：

藜芦一两，去芦头，煎煮取浓汁。另取防风在藜芦药液中浴过，焙干，切碎，炒至微褐色，捣为细末。每服半钱，以温开水调服，服药后可吐出风涎即愈。如果服药后行走二里路仍未吐，可再服。

又治疗胆风毒气，虚实不调，昏沉多睡：

酸枣一两（生用），金梃蜡茶二两，表面用生姜汁涂浸，用火炙为微焦，捣细过罗为散。每服二钱，用七分水煎煮得六分，不分时候温服。

孙尚药治疗突然中风，昏沉如醉，形体昏闷，四肢不收，或倒或不倒，或口角似斜，微流涎水，如不及时治疗即会转为重病，致人伤损。此证为涎潮壅于膈上，造成脾气不通，宜用急救稀涎散：

猪牙皂角四根，必须肥实未被虫蛀者，削去黑皮，晋矾石一两，须用光明通莹者。二味共同捣细过罗为末，再细研为散。如有患此病者，可服半钱，重者可服三字匕，以温开水调服灌下。服药后不会有大的呕吐，只是轻微吐出稀涎水，或一升或二升。吐后即微微苏醒，然后再慢慢调治。切不可急于下大药方治疗，惟恐对人造成伤损。对此病症屡用有效，在此不便详尽陈述。

《梅师方》治疗瘫缓风，手足不遂，口眼歪斜，语言艰涩，履步不正。

神验乌龙丹：川乌头（去皮、脐），五灵脂各五两，二味共同捣为细末，再加入龙脑、麝香，研至极细、均匀，滴水制成弹子大的药丸，每服一丸。服时，先用生姜汁将药丸研化，再用温酒调服下，每日服二次，空腹晚饭前服。治疗一人只需三十丸，当已服下五至七丸时，即可感觉手能抬起，脚能移动，服十丸时可以自己梳理头发。

《圣惠方》治疗各种风疾，若能坚持长期服用，可轻身明目，乌发驻颜色。用南天烛树，于春、夏季取枝、叶，秋、冬季取根皮，择取干净，锉细五升，用五斗水以慢火煎煮得二斗，去渣，再倒入另一干净的锅内，慢火浓煎如稀饴，贮于瓷容器内。每次以温酒冲服一汤匙，每日三服。

又方：治疗风疾，服后迅速见神效。用木天蓼一斤，去皮锉细，装入生绢袋内，将药袋浸泡于二斗好酒中。春、夏季浸泡七天，秋、冬季浸泡十四日，然后开启取出。每于空腹、日当午、刚入夜时，加温饮服一盏。老年或幼儿可适当加减。如果长期服用，每日只在早晨服一盏。

又方：治疗中风口歪：巴豆七枚，去皮，研至极烂。如向左歪，涂右手心；若向右歪，涂左手心。同时，取一盏热水置于手心下，片刻后口歪即可纠正。然后洗去药末，并连续不断屈伸中指。

又方：治疗风头旋晕：用蝉蜕二两，微炒捣为细末。不拘时候以温酒调服一钱匕。

《千金方》治中风，面目牵扯偏歪，牙床发紧，舌不能转动：

桂心，以酒煎煮取汁，用旧布蘸药汁敷于患处，敷后偏歪即可纠正。向左歪，敷右面；向右歪，敷左面。经多次使用，有特效。

又方：治疗中风三年不愈者：

松树叶一斤，切细，用一斗酒煎煮得三升，一次服尽。服后取汗即愈。

又方：主治急中风头面肿：取杏仁杵捣如膏状，敷于患处。

又方：治疗头面风，眼目抽动，鼻塞，眼发暗，流冷泪：杏仁三升，捣为细末，用水煎煮四五沸，以此药液洗头使冷汁出尽，三次即愈。

《外台秘要》治急中风口歪：

皂角五两，去皮，捣为细末，用三年的老陈醋和匀，右歪涂左面，左歪涂右面，干后再涂敷，即可痊愈。

又治偏风及各种风疾：桑树枝锉碎一大升，须用当年的新嫩枝，用一大斗水煎煮得二大升。夏季时，为防药液酸坏，可将药液倒入容器中沉入井底。每日服一盏，空腹一次服尽，也可煎热服。终身不再患偏风，如果预防风疾，可服一大升，有良效。

又主治风疾，体表有如虫在爬行：食盐一斗，水一石，煎煮至水剩一半，取澄清液洗三五次，治疗各种风疾。

《葛氏方》治疗中风寒瘟，口噤不识人：鸡屎白一升，炒至黄色，并令极热，用三升酒搅和均匀，去渣后服。

《千金翼方》治疗热风，出汗心闷：用水和云母（末），调服下。不过二次，即刻痊愈。

《篋中方》治疗风头及脑掣痛不止者，以膏药摩敷：取牛蒡茎、叶，捣烂取浓汁二升，与一升无灰酒混合，盐花一匙头，用灶膛火煎煮成稠膏，取膏摩敷疼痛处，待风毒散尽，即可痊愈。本方亦可治疗时行头痛，摩敷时必须尽力使患处发热，可迅速取效。冬季里无茎、叶，用牛蒡根相代，亦同样有效。

《经验后方》治疗中风及壅滞，消食化气，导血，可大解壅塞阻滞：

大黄四两，牵牛子四两（半生半熟），共同捣为细末，炼蜜为丸如梧桐子大，每次用茶水调服十丸。如果腹内泄下的感觉不大，可服十五丸。宜在冬季里服，对人无荡涤搜搅的副作用。

《集验方》治疗风热心躁，口干狂言，浑身壮热及中各种毒：

龙脑甘露丸：寒水石半斤，在火上烧半日，在一块干净的地面上挖一坑，取一盆置于坑内，将烧过的寒水石放入盆中，盆周围壅土，经过夜后取出。再加入甘草末、天竺黄各二两，龙脑二分，以糯米制成弹子大的膏丸，每次用蜂蜜水研磨后服下。

《食医心镜》主治中风，心肺风热，手足不遂及风痹不仁，筋脉五缓，恍惚烦躁：

熊肉一斤，如同普通食法切制，调和制

成腌腊，每次空腹食用。

又主治风挛拘急，偏枯，血气不得通畅：

大雁肥油四两，煎炼，过滤。每日空腹时以热酒一盅，与大雁肥油一匙头，共同饮服。

《同经》记载：治疗历节各种风疾，骨节疼痛，昼夜不能忍者：

没药半两，研为细末，虎脑骨三两，表面涂酥油在火上炙为黄色，先捣碎，再过罗为散，与没药共同研至极细。每次用温酒调服二钱，每日三次，有特效。

《圣惠方》治疗历节风，百节疼痛不可忍：

用虎头骨一具，表面涂抹酥油在火上炙为黄色，捶碎，装入绢袋内，用二斗清酒浸泡五宿。根据个人酒性，加热后饮服，有良效。

《内台秘要方》治疗历节各种风疾，百节酸痛不可忍：松脂三十斤，煎炼五十遍，如无法煎炼五十遍，二十遍亦可。再取酥油三升煎炼熟，乘温与松脂三升混合，长时间搅拌至极稠。清晨空腹以酒冲服方寸匕，每日三服，服药期间以食面粥为佳。慎食血腥生冷食物及酸性食物、水果等，一百日后可愈。

又方：松节酒主治历节风，四肢犹如被肢解般疼痛：

松节二十斤，用五斗酒浸泡十四日，每服一合，每日服五六次。

取龙脑、麝香、枫柳皮，不拘多少，细锉，焙干，以酒浸泡，经常饮服，以醉为度，即可痊愈。现今必须取枫树寄生，才可使用。其叶可制砒霜粉，效果尤佳。

《经验后方》治疗白虎风，走注疼痛，双膝热肿：

取虎胫骨（表面涂抹酥油在火上炙为黑色）、附子（炮裂，去皮、脐）各一两，共同捣为细末，每服以温酒调下二钱匕，每日服二次。

《外台秘要》治疗疬疡风三年不愈：

用醋磨乌贼骨，先用布将患处的皮肤磨红，再将药醋敷上。

又治疬疡风：用醋磨硫磺，敷于患处，即止。

《圣惠方》治疗疬疡风：用羊蹄菜根，置于一块生铁上，用好醋研磨，慢慢刮取磨汁，涂于患处。如未愈，可再加入少量硫磺一同研磨，涂于患处。

《集验方》治疗颈项及面部生白癜，逐渐漫患扩大，有时似癣，但不形成疮，可以治愈。取鳗鲡鱼油脂敷患处。先将患处拭干，并以一物轻刮，使有燥痛感，然后以鱼脂敷上，一次即可治愈，严重者不超过三次。

《圣惠方》治疗白癜：取蛇蜕烧为末，用醋调匀，敷于患处，有良效。

又方：治疗中风烦热，皮肤瘙痒：用醍醐四两，每次用酒调服半羹匙。

《集验方》治疗风邪气侵于皮肤，瘙痒不止：

取蜂房（火炙过）、蝉蜕备等分，捣为细末，以酒调服一钱匕，每日服三二次。

又方：蝉蜕、薄荷等分，共同捣为细末，以酒调服一钱匕，每日三服。

《北梦琐言》记载：有一位朝士与梁奉御医生见面，梁医生诊断后说，您中风疾已经很严重了，赶紧回家吧。这位朝士又去见鄜州的兽医赵鄂重新诊断，赵医生亦说病已危重，与梁医生所说大致相同。并告只有一个治疗方法：请您自己试着吃些消梨，量不拘多少，以嘴嚼服恐怕来不及，可以绞汁饮服。朝士回到家中十日，只吃消梨，很快就身体爽快而痊愈了。

《千金方》治疗头风头痛：大豆三升，在火上炒至不再发出噼啪声，再取一只能装一斗二升的瓶子，贮入九升清酒，乘豆热时即刻投入酒内，以蜜泥封存。七日后，加温后服。

《孙真人方》治疗头风疼痛：以豆豉煎汤洗头，避免再着风，即愈。

《千金翼方》治疗头风：取葶苈子捣为

细末，用温热水淋取汁，洗头。

又主治头风沐头：吴茱萸二升，用五升水煎煮得三升，以棉布蘸染后擦拭头发根。

《圣惠方》治疗头风疼痛，每当将要天阴下雨时发作者：

用桂心一两，捣为细末，以酒调匀如膏状，敷于头顶及额角。

《陈藏器本草拾遗》在序中记载：治疗头疼欲死：取消石捣为细末，吹入鼻中，即愈。

《日华子本草》记载：治疗头痛：取决明子（捣为细末）以水调匀，敷于太阳穴。

又方：取决明子作枕头，治头风明目，胜过黑豆。

《外台秘要》治疗头疼欲裂：当归二两，以一升酒煎煮得六合，分为二次服。

《孙兆口诀》记载：治疗头痛：

附子（炮）、石膏（煅）等分，捣为细末，加入少量麝香，用茶酒调服半钱。

《斗门方》治疗突然头涌：取白僵蚕碾为细末，取丝，以热水调服二钱匕，即刻痊愈。

又方：治疗偏头疼：取川芎锉细，浸泡于酒内服，有良效。

《博济方》治偏头疼，至灵散：雄黄、细辛等分，研至极细，每次取一字以内，左边疼吹入右鼻，右边疼吹入左鼻，立刻取效。

《经验后方》治疗偏头疼，有绝妙之效：取荜茇捣为细末，让患者口内含温水，左边疼使左鼻吸入药末一字，右边疼使右鼻吸入药末一字，有效。

《集验方》治疗偏正头疼：谷精草一两，捣为细末，用白面（加水）调匀，摊于绵纸上，贴于疼痛处，干后更换。

治疗偏头疼方：取鲜萝卜汁一蚬壳，让患者仰卧注入鼻中，左边疼注左鼻，右边疼注右鼻，左右双鼻都注亦可，有神效。

《外台秘要》治头风，头白屑如麸糠方：

取楮木一段，竖裁作枕头，枕用六十日后更换一新木。

治卒风喑不得语方第二十

【原文】

治卒不得语方：以苦酒煮瓜子，薄颈一周，以衣苞，一日一夕乃解，即差。

又方：煮大豆，煎其汁令如饴，含之，亦但浓煮饮之。

又方：煮豉汁，稍服之一日，可美酒半升中搅，分为三服。

又方：用新好桂削去皮，捣筛三指撮，著舌下咽之。

又方：锉谷枝叶，酒煮热灰中，沫出，随多少饮之。

治卒失声，声噎不出方：橘皮五两，水三升煮取一升，去滓，顿服，倾合服之。

又方：浓煮苦竹叶，服之，差。

又方：捣囊荷根，酒和，绞饮其汁。此本在杂治中。

又方：通草、干姜、附子、茯神各一两，防风、桂、石膏各二两，麻黄一两半，白术半两，杏仁三十枚，十物捣筛为末，蜜丸如大豆大，一服七丸，渐增加之。凡此皆中风。又有竹沥诸汤甚多，此用药虽少，而是将治所患。一剂不差，更应服之。

又方：针大椎旁一寸五分，又刺其下停针之。

又方：矾石、桂，末，绵裹如枣，内舌下，有唾出之。

又方：烧马勒衔铁令赤，内一升苦酒中，破一鸡子，合和，饮之。

若卒中冷，声嘶哑者：甘草一两，桂二两，五味子二两，杏仁三十枚，生姜八两，切，以水七升，煮取二升，为二服，服之。

附方

《经验后方》治中风不语，独活一两，锉，酒二升煎一升，大豆五合，炒有声，将药酒热投，盖良久，温服三合。未差，再服。

又方：治中风不语，喉中如拽锯声，口

中涎沫。取藜芦一分，天南星一个，去浮皮，却脐子上陷一个坑子，内入陈醋一橡斗子，四面用火逼，令黄色，同一处捣，再研极细，用生蜜为丸如赤豆大，每服三丸，温酒下。

《圣惠方》治中风，以大声咽喉不利。以囊荷根二两，研，绞取汁，酒一大盏相和，令匀，不计时候温服半盏。

【译文】

治疗突然不能言语方：用苦酒煎煮瓜子，敷于颈部一周，并用布包裹，一昼夜后解去，即可痊愈。

又方：取大豆煎煮，使汤汁浓缩如饴糖状，含服。亦可煮浓汁饮服。

又方：煎煮豆豉汁，慢慢饮服一日。亦可兑入半升美酒中搅匀，分为三次服。

又方：用新采收的上等桂枝，削去皮，捣为细末过筛，每取三指撮置于舌下，含咽服。

又方：取谷枝叶锉碎，用酒煎煮后将酒倒入热灰中，待泡沫溢出后，随多少饮服。

治疗突然失音，声噎不出方：橘皮五两，用三升水煎煮得一升，去渣，一次服，全部服尽。

又方：取苦竹叶，煎煮浓汁，服后即愈。

又方：取囊荷根捣碎，用酒掺合，绞取汁，饮服。本方原列于"杂治"项中。

又方：通草、干姜、附子、茯神各一两，防风、桂枝、石膏各二两，麻黄一两半，白术半两，杏仁三十枚。十味共捣为细末，以蜂蜜和为丸如大豆大。首次服七丸，以后逐渐增加。凡是这种病症都是由中风引起的，还有以竹沥为主药的多种汤剂可治疗本病，本方用药虽少，而是针对所患的病症。如果服一剂后未愈，可再继续服用。

又方：针刺大椎旁一寸五分，刺至此穴的下方停针。

又方：矾石、桂枝，捣为细末，用棉裹成枣大小，置于舌下，如有唾液即吐出。

又方：取马嚼铁烧至通红，然后置于一升苦酒内，再打入一个鸡蛋，和匀，饮服。

如果突然着凉，声音嘶哑：甘草一两，桂枝二两，五味子二两，杏仁三十枚，生姜八两，切碎，用七升水煎煮得二升，分为二次服。

附方

《经验后方》治疗中风不语：独活一两，锉碎，用二升酒煎煮得一升，另取大豆五合，炒至噼啪作声，将药酒加热，长久时间加盖，乘温服三合。未愈再服。

又方：治疗中风不语，喉咙内有如拉锯声，口内有涎沫：取藜芦一分，天南星一个（去浮皮），于顶部凹陷的茎痕处刻挖一小坑，装入一橡斗子陈醋，沿周围用火烤至黄色，再于一处捣碎，研至极细，用生蜂蜜和为丸如赤豆大，每服三丸，温酒服下。

《圣惠方》治中风，大声说话咽喉不利：取鲜囊荷根二两，研碎绞取汁液，再以一大盏酒相和均匀，不拘时候温服半盏。

治风毒脚弱痹满上气方第二十一

脚气之病，先起岭南，稍来江东，得之无渐，或微觉疼痹，或两胫小满，或行起忽弱，或小腹不仁，或时冷时热。皆其候也。不即治，转上入腹，便发气，则杀人。治之多用汤、酒、摩膏。种数既多，不但一剂，今只取单效用兼灸法。

取好豉一升，三蒸三曝干，以好酒三斗渍之三宿，可饮，随人多少。欲预防不必待时，便与酒煮豉服之。脚弱其得小愈，及更营诸方服之，并及灸之。

次服独活酒方：独活五两，附子五两，生用，切，以酒一斗，渍经三宿，服从一合始，以微痹为度。

又方：白样石二斤，亦可用钟乳末，附子三两，豉三升，酒三斗渍四五日，稍饮之。若此有气，加苏子二升也。

又方：好硫黄三两，末之，牛乳五升，

先煮乳水五升，仍内硫黄，煎取三升，一服三合。亦可直以乳煎硫黄，不用水也。卒无牛乳，羊乳亦得。

又方：法先煎牛乳三升，令减半，以五合辄服硫黄末一两，服毕，厚盖取汗，勿令得风，中间更一服，暮又一服。若已得汗，不复更取，但好将息将护之。若未差，愈后数日中亦可更作。若长将，亦可煎为丸。北人服此，治脚多效，但须极好硫黄耳。可预备之。

若胫已满，捏之没指者，但勒饮乌犊牛溺二三升，使小便利，息渐渐消。当以铜器，尿取新者为佳。无乌牛，纯黄者亦可用之。

又方：取牵牛子，捣蜜丸如小豆大，五丸，取令小便利。亦可正尔吞之。其子黑色，正似球子核形，市人亦卖之。

又方：三白根捣碎，酒饮之。

又方：酒若水煮大豆，饮其汁。又食小豆亦佳。又生研胡麻，酒和服之，差。

又方：大豆三升，水一斗煮取九升，内清酒九升，又煎取九升，稍稍饮之，小便利，则肿歇也。

其有风引、白鸡、竹沥、独活诸汤，及八风、石斛、狗脊诸散，并别在大方中。金芽酒最为治之要，今载其方：

蜀椒、茵芋、金牙、细辛、罔草、干地黄、防风、附子、地肤、蒴藋、升麻各四两，人参三两，羌活一斤，牛膝五两，十四物切，以酒四斗渍七日，饮二三合，稍加之。亦治口不能言，脚屈，至良。又有侧子酒，亦效。

若田舍贫家，此药可酿拔葜，及松节、松叶，皆善。

拔葜净洗，锉之一斛，以水三斛煮取九斗，以渍曲及煮去滓，取一斛渍饭，酿之如酒法，熟即取饮，多少任意，可顿作三五斛。若用松节叶，亦依准此法，其汁不厌浓也。患脚屈，积年不能行，腰脊挛痹，及腹内紧结者，服之不过三五剂，皆平复，如无酿，水边商陆亦佳。

其灸法，孔穴亦甚多，恐人不能悉皆知处。今止疏要者，必先从上始。若直灸脚，气上不泄，则危矣。先灸大椎[1]：

在项上大节高起者，灸其上面一穴耳。若气，可先灸百会[2]五十壮，穴在头顶凹中也。

肩井[3]各一百壮：

在两肩小近头凹处，指捏之，安令正得中穴耳。

次灸膻中五十壮：

在胸前两边对乳胸厌骨解间，指按觉气翕翕尔是也。一云正胸中一穴也。

次灸巨阙[4]：

在心厌尖尖四下一寸，以赤度之。凡灸以上部五穴，亦足治其气。若能灸百会、风府、胃管及五藏腧，则益佳。视病之宽急耳。诸穴出《灸经》[5]，不可具载之。

次乃灸风市[6]百壮：

在两髀外，可平倚垂手直掩髀上，当中指头大筋上捻之，自觉好也。

次灸三里二百壮：

以病人手横掩，下并四指，名曰一夫指。至膝头骨下，指中节是其穴，附胫骨外边，捻之，凹凹然也。

次灸上廉一百壮：

又灸三里下一夫。

次灸下廉一百壮：

又在上廉下一夫。

次灸绝骨[7]二百壮：

在外踝上三寸余，指端取踝骨上际，屈指头四寸便是。与下廉颇相对，分间二穴也。此下一十八穴并是要穴。余伏兔、犊鼻穴。凡灸此壮数，不必顿毕，三日中报灸合尽。

又方：孔公孽二斤，石斛五两，酒二斗浸，服之。

附方

《斗门方》治卒风毒肿气急痛。以柳白皮一斤，锉，以酒煮令热，帛裹熨肿上，冷再煮，易之，甚妙也。

《圣惠方》治走注风毒疼痛，用小芥子

末，和鸡子白调，傅之。

《经验后方》治风毒骨髓疼痛。芍药二分，虎骨一两，炙，为末，夹绢袋贮，酒三升渍五日，每服二合，日三服。

《食医心镜》除一切风湿痹，四肢拘挛：

苍耳子三两，捣末，以水一升半煎取七合，去滓，呷之。

又治筋脉拘挛，久风湿痹，下气，除骨中邪气，利肠胃，消水肿，久服轻身益气力。

薏苡仁一升，捣为散，每服以水二升，煮两匙末作粥，空腹食。

又主补虚，去风湿痹，醍醐二大两，暖酒一杯和醍醐一匙，饮之。

《经验方》治诸处皮里面痛，何首乌，末，姜汁调成膏，痛处以帛子裹之，用火炙鞋底，熨之，妙。

《孙真人方》主脚气及上气，取鲫鱼一赤长者作脍，食一两，顿差。

《千金翼》治脚气冲心，白矾二两，以水一斗五升煎三五沸，浸洗脚，良。

《广利方》治脚气冲烦，闷乱不识人。大豆一升，水三升，浓煮取汁顿服半升。如未定，可更服半升，即定。

苏恭云：凡患脚气，每旦任意饱食，午后少食，日晚不食。如饥，可食豉粥。若暝不消，欲致霍乱者，即以高良姜一两，打碎，以水三升煮取一升，顿服，尽即消。待极饥，乃食一碗薄粥，其药唯极饮之，良。若卒无高良姜，母姜一两代之，以清酒一升煮令极熟，和滓食之。虽不及高良姜，亦大效矣。

《唐本》注云脚气：

煮莤草浓汁渍之，多差。

《简要济众》治脚气连腿肿满，久不差方：

黑附子一两，去皮脐，生用，捣为散，生姜汁调如膏，涂傅肿上，药干再调涂之，肿消为度。

【注释】

〔1〕为经穴名，出自《素问·生气通天论》，别名百劳、上杼，属督脉，位于第七颈椎与第一胸椎棘突之间。主治发热、疟疾、中暑、流行性感冒、虚劳、癫痫、精神病、项背痛等。

〔2〕为经穴名，出自《针灸甲乙经》，别名三阳五会、天满。《素问·骨空论》称之颠上，属督脉，位于头顶正中线上，距前发际五寸，或两耳尖连线与头部正中线之交点处，主治昏厥、休克、头痛、眩晕、癫痫、精神病、脱肛等。

〔3〕经穴名，出《针灸甲乙经》。别名膊井，属足少阳胆经。位于肩上，当大椎穴与肩峰连线的中点处。主治肩臂酸痛，中风偏瘫，滞产，产后出血，乳腺炎，颈淋巴结核等。

〔4〕经穴名，出自《针灸甲乙经》。属任脉，为心之募穴，位于腹正中线脐上六寸处。主治呕吐，呃逆，胃脘痛惊悸，癫痫，精神病，胆道蛔虫症等。

〔5〕即《针灸甲乙经》。

〔6〕经穴名，出《千金要方》，属足少阳胆经，位于大腿外侧中线，髌骨上缘上七寸，直立垂手时，当中指尖所至处。主治下肢麻痹或瘫痪，坐骨神经痛，股外侧神经炎等病症。

〔7〕又名悬钟穴，出《针灸甲乙经》，属足少阳胆经，位于小腿前外侧，外踝上三寸，腓骨前缘与腓骨长肌腱之间。

【译文】

脚气这种病起源于岭南，逐渐传至江东。初患时并不严重，或稍有痹痛的感觉，或双小腿胀满，或行走站起感觉软弱，或小腹不仁，或时冷时热，都是此病的症候。若不及时治疗，则转上入腹便会散发毒气，即有生命危险。治疗常用汤、酒、摩膏等，治法很多，不只一种剂型。这里只收载简单有效的方剂和灸法。

取好豆豉一升，三蒸三曝，至干，再用三斗好酒浸泡三宿，饮服，可根据人数多少（加量）。如果是用于预防，可不拘时候，随时以酒煎煮豆豉饮服。待腿脚软弱稍有好转后，可再服用其他方药，并用灸法治疗。

再服独活酒方：独活五两，附子五两（生用，切细），以一斗酒浸泡过三宿，从一合服起，以痹痛减轻为度。

又方：白矾石二斤，也可使用钟乳末，附子三两，豆豉三升，用三斗酒浸泡四五日，少量饮服。如果此药酒中有气，可加苏子二升。

又方：上好硫磺三两，捣为细末，牛奶五升。先取牛奶与水混合液五升煎煮，再兑入硫磺，煎煮得三升，每服三合。也可以直接用牛奶煎煮硫磺，而不用掺水。如病情紧急找不到牛奶，使用羊奶亦可。

又方：先取牛奶三升煎煮至减半，取五合兑服一两硫磺末，服后即盖厚被取汗，勿使病人再受风，中间再服一次，至傍晚再一服。如果已经出汗，可不再服药，只需好好调养护理。如果未能彻底痊愈，可于数日内再重新服药。若是长期将养，亦可煎药为丸。北方人服用此方，治疗脚病多有效，只是一定要用质量上好的硫磺。可提前预备好硫磺。

如果小腿胀满，以手捏没指者：只强饮黑牛犊的尿液二三升，使病人小便通利，胀满即会逐渐消退。应当以铜器接取新尿为佳，若无黑牛犊，纯黄色牛犊的尿液也可使用。

又方：取牵牛子，捣为细末，以蜂蜜和为丸如小豆粒大，（每服）五丸，服药后可使病人小便通利。亦可取牵牛子整个吞服，牵牛子为黑色，与山楂子核外形相似，市上有出售者。

又方：取三白草根，捣碎，以酒冲饮服。

又方：用酒或水煎煮大豆，取汁饮服。另食小豆也有良效。还可取生胡麻研为细末，用酒和匀，服后即愈。

又方：大豆三升，用一斗水煎煮得九升，再加入清酒九升后煎煮得九升，少量饮服。饮服后，小便通利则肿可消。

除上述各方外，还有风引汤、白鸡汤、竹沥汤、独活汤等汤剂，以及八风散、石斛散、狗脊散等散剂，都另列于大方内。金芽酒是治疗本病最为有效的药方，现记载其方药组成：

蜀椒、茵芋、金芽、细辛、罔草、干地黄、防风、附子、地肤、蒴藋、升麻各四两，人参三两，羌活一斤，牛膝五两，十四味共同切碎，置于四斗酒内浸泡七日，每次饮服二三合，可逐渐增加饮服量。也可治疗口不能言语，脚屈，有良效。还有侧子酒，亦有疗效。

如果是农村贫穷人家，本药可用菝葜或松节、松叶酿制，都有良效。

取菝葜洗净，锉碎一斛，用三斛水煎煮得九斗，以煎液浸面，并煎煮，去渣，取一斛浸泡熟米饭，用酿酒法酿制，待酿熟后即取饮服，服量可据个人意愿而定，一次可服三五斛。如果用松节、松叶，也可按此法酿制，药汁液即使很浓亦不必惧怕。患脚屈病，多年不能行走，腰脊拘挛痹痛，或腹内紧结，服用本方不过三五剂，都可恢复正常。如不酿制，用生长于水边的商陆也有效

治疗本病的灸法，穴位也有很多，但恐常人不能完全掌握穴位的位置。现只介绍简单有效者，先从上部开始。如果径直灸脚部，气不能上泄，则有危险。可先灸大椎。

在脖项上有一突起的大节，可在它的上面的一个穴位灸。如果有气，可先灸百会五十壮，百会穴位于头顶凹部正中。

在双肩井处各灸一百壮：

以双肩接近脖颈根部的凹陷处，用手指捏，安下正好是其穴位正中。

然后可于膻中穴灸五十壮：

在胸前双侧，两乳头之间胸厌骨节间，用手指按，可感觉到气息的收缩，即是此穴。另有一说法，胸正中部的一个穴位，即是。

然后可灸巨阙穴

位于心厌尖下一寸，可用尺度量。凡灸以上所述的五个穴位，就完全可以治愈痹满上气。如果还能灸百会、风府、胃管以及五藏俞穴等，则效果更好。可根据病情轻重缓急，选择所灸的穴位。各个穴位均出自《灸经》，在此不可一一详载。

再次可于风市穴灸一百壮。

在两大腿外侧，可平坐。双手垂放手指正抵股部。于中指头处的大筋上捻动，会自我感觉好转。

再次可于足三里穴灸二百壮：

将病人的手平放，四指并齐，这个宽度称之为"一夫指"。从膝头骨以下，手指中节处即是其穴，位于胫骨外侧，捻动，有凹陷的感觉。

再次可于上廉穴灸一百壮：

于足三里穴以下"一夫指"处灸。

再次可于下廉穴灸一百壮：

此穴位于上廉穴以下"一夫指"处。

再次可于绝骨穴灸二百壮：

此穴位于外踝以上三寸余，用手指尖从踝骨上边际处量取，屈指四寸即是此穴，与下廉穴近于相对，为对应的二个穴位。此穴位以下还有十八个穴位，都很重要，如伏兔、犊鼻穴等。如果灸这些穴位的壮数，不必一次灸尽，可于三日内分数次灸完。

又方：取孔公孽二斤，石斛五两，以二斗酒浸泡，饮服。

附方：

《斗门方》治疗突然患风毒肿气急痛：取柳树白皮一斤，锉碎，用酒煎煮至热，再取棉布包裹，于肿处熨敷，冷后再煮更换，极为有效。

《圣惠方》治疗走注风毒疼痛：取小芥子捣为细末，与鸡蛋清调匀，敷于患处。

《经验后方》治疗风毒骨髓疼痛：芍药二分，虎骨一两（炙），共同捣为细末，装入绢袋内贮存，置于三升酒内浸泡五日。每服二合，每日服三次。

《食医心镜》治疗各种风湿痹痛，四肢拘挛：

苍耳子三两，捣为细末，用一升半水煎煮得七合，去渣，慢慢呷服。

又治筋脉拘挛，久风湿痹，下气，除骨内邪气，利肠胃，消水肿；久服本方，身体轻健，增长气力。

薏苡仁一升，捣细为散。每次取二羹匙药末，用二升水煎煮作粥，空腹食用。

又主补虚，去风湿痹：醍醐二大两，以一杯热酒与醍醐一匙调和均匀，饮服。

《经验方》治疗各处皮肿面痛：何首乌捣为细末，用姜汁调和成膏。用棉球蘸药涂于痛处，并用火将鞋底炙热，熨敷患处，有良效。

《孙真人方》主脚气和上气：取一尺长的鲫鱼一条，切薄鱼片，每次食一两，很快痊愈。

《千金翼方》治疗脚气冲心：白矾二两，用一斗五升水煎煮三五沸，浸泡洗脚，有良效。

《广利方》治疗脚气冲心烦闷，昏乱不识人：大豆一升，用三升水煎煮取浓汁，一次服半升。如未能平静，可再服半升，病人即可安定。

苏恭说：凡患脚气病，可每天清晨任意吃饱，午后尽量少食，晚间不食。如果感到饥饿，可食些豆豉粥。若到夜里仍不减轻，可能将要转为霍乱：

即取高良姜一两，打碎，用三升水煎煮得一升，一次服尽，服后即消退。待到非常饥饿时，可食一碗稀粥，而药必须按量饮服，有良效。如果仓促一时找不到高良姜，可用一两母姜相代替，于一升清酒内将母姜煮至极热，和渣一起饮服。虽然不及高良姜，但也有明显的疗效。

《新修本草》注释说：脚气，取荏草煎煮得浓汁，浸泡洗脚，多能治愈。

《简要济众》治疗脚气牵连腿部肿满经久不愈方：

黑附子一两，去皮、脐，生用，捣细为散，以生姜汁调和成膏状，涂敷肿处，药干后再调重涂，以肿处消退为度。

治服散卒发动困笃方第二十二

【原文】

凡服五石[1]护命、更生及钟乳、寒食之散，失将和节度，皆致发动，其病无所不为。若发起仓卒，不以渐而至者，皆是散势也，宜及时救解。若四肢身外有诸一切痛违常者：

皆即冷水洗数百遍，热有所冲，水渍布巾，随以揾之。又水渍冷石以熨之，行饮暖酒，逍遥起行。

若心腹内有诸一切疾痛违常，烦闷昏恍者，急解之。取冷热，取温酒，饮一二升，渐渐稍进，觉小宽，更进冷食。其心痛者，最急。若肉冷，口已噤，但折齿下热酒，差。

若腹内有结坚热癖[2]，使众疾者，急下之。

栀子十四枚，豉五合，水二升煮取一升，顿服之。热甚已发疮者，加黄芩二两。

癖食犹不消，恶食畏冷者，更下。

好大黄末半升，芒硝半升，甘草二两，半夏、黄芩、芫花各一分，捣为散，藏密器中。欲服，以水八升先煮大枣二十枚，使烂，取四升，去枣，乃内药五方寸匕，搅和著火上，三上三下毕，分三服。旦一服，便利者，亦可停。若不快，更一服。下后即作酒粥，食二升，次作水飧进之。不可不即食，胃中空虚，得热入，便煞人矣。

得下后，应长将备急。

大黄、葶苈、豉各一合，杏仁、巴豆三十枚，捣，蜜丸如胡豆大，旦服二枚。利者减之，痞者加之。

解散汤方，丸、散、酒甚多，大要在于将冷，及数自下，惟取通利，四体欲常劳动。又不可失食致饥，及馊饭臭鱼肉；兼不可热饮食，厚衣向火，冒暑远行；亦不宜过风冷，大都每使于体粗堪任为好。若已病发，不得不强自浇耳。所将药，每以解毒而冷者为宜。服散觉病去，停住。后二十日、三十日，便自服常。若留结不消，犹致烦热，皆是失度，则宜依法防治。此法乃多为贵乐人用，而贱苦者服之，更少发动，当以得寒劳故也。恐脱在危急，故略载此数条，以备忽卒，余具大方中。

附方

《圣惠方》治乳石发动，壅热心闷吐血。

以生刺蓟捣取汁，每服三合，入蜜少许，搅匀，服之。

《食疗》云若丹石热发：

菰根和鲫鱼煮作羹，食之三两顿，即便差耳。

【注释】

〔1〕包括阳起石、钟乳石、灵磁石、空青石、金刚石等五种矿物。见《史记·扁鹊仓公列传》。

〔2〕古病名，见《诸病源候论·癖病诸候》。痞块生于两胁，时痛时止；亦有以痞块隐伏于两胁，平时寻摸不见，痛时才能触及为其特征。多由饮食不节，寒痰凝聚，气血瘀阻等所引起。

【译文】

凡是经常服用五石，用以养生长寿或企图长生不死，以及服用钟乳、寒石等散剂，若不按照其安全的剂量与方法，都会导致发动病情，其结果是各种各样的，情况复杂。如果突然暴发于仓促之间，而不是由轻及重逐渐发起，都是上述多种药散的毒副作用所致，应及时进行解救。如果四肢身体各处出现各种异常的疼痛，即可能是服石发动。

都可以即时用冷水洗数百遍，这是内热外溢所引起。还可用冷水浸毛巾，随时敷于疼痛处。或以冷水浸凉石头，敷贴于患处。外出前饮服温酒，自在放松地出行。

如果心腹内出现各种异常的病痛，烦闷恍惚，应及时解救。可于每次发作间隔时，取温酒饮一二升，从少至多，慢慢饮服，如觉有所缓解，可继续饮用冷食。其中感觉心痛者，病情最为紧急。如果肌肉已经发凉，口已发噤，只能撬开牙齿灌下热酒，即愈。

如果腹内出现硬结块、热癖等，可引发多种疾病，应及时服药：

栀子十四枚，豆豉五合，用二升水煎煮得一升，一次服尽。如果内热积聚已发疮肿者，可加二两黄芩。

如果癖食仍未消，恶食畏冷者，再服以下方药：

上等的大黄末半斤，芒硝半斤，甘草二两，半夏、黄芩、芫花各一分，同捣为散，贮藏于密闭的容器内。服时，用八升水先煎煮大枣二十枚，煮烂，煮至四升，去枣，再兑入药散五方寸匕，搅和匀，置于火上再煮三上三下，然后分为三次服。清晨一服，大小便通利后，即可停服；若未通利，可再服一次。通利后即煎煮酒粥，服二升，再稀饭粥食用。不可不及时进服饮食，因胃中空虚，须摄入热量，否则有生命危险。

得以缓解后，应长期调养，预防突然发病。

大黄、葶苈、豆豉备一合，杏仁、巴豆各三十枚，共同捣为细末，以蜂蜜和为胡豆大的药丸。清晨服二丸，二便通利者可适当减少服量，仍有痞块者可酌情增加服药量。

解散汤方：各种丸剂、散剂、酒剂都有很多，但关键是在于消除体内的积热，及连续的下泄，使二便通畅，四肢身体宜经常活动锻炼。也不可长时不进食导致肠胃饥饿，或食馊饭、臭鱼肉等物，同时也不可饮用过热的食品，不宜穿很厚的衣服、烤火、冒暑热远行，但也不宜过于着风冷凉，一般可视人体自我适应为好。如果已经发病，不得不强行自我降解内热，所服用的药物，大体是以解毒而寒凉者为宜。服药后如感觉病状减轻，可先停药，待过二十、三十日后再继续长期服用。如果留下痞结不消，并继续引起烦热，都是治疗不当所致，则应依法防治。此法多适合于富贵人家服用，而贫苦人饮服，发作的次数会更少（效果更好），因为贫苦人常受寒凉且多劳动。为防危急时出现

意外，所以简略地记述几条药方，以备突然情况下使用。其余的药方均列于大方之中。

附方：

《圣惠方》治疗乳石发动，壅热心闷吐血：

取鲜刺蓟捣烂绞汁，每次服三合，加入少量蜂蜜，搅匀服。

《食疗本草》记载：如果丹石发热：

取菰根和鲫鱼共同煎煮作羹，食用三二次，即会痊愈。

治卒上气咳嗽方第二十三

【原文】

治卒上气，鸣息便欲绝方：

捣韭绞汁，饮一升许，立愈。

又方：细切桑根白皮三升，生姜三两，吴茱萸半升，水七升，酒五升，煮三沸，去滓，尽服之。一升入口则气下，千金不传方。

又方：茱萸二升，生姜三两，以水七升煮取二升，分为三服。

又方：麻黄四两，桂、甘草各二两，杏仁五十枚，熬之，捣为散，温汤服方寸匕，日三。

又方：末人参，服方寸匕，日五六。

气嗽不问多少时者，服之便差方：

陈橘皮、桂心、杏仁去尖皮熬，三物等分，捣，蜜丸，每服饭后，须茶汤下二十丸。忌生葱。史侍郎传。

治卒厥逆上气，又两心胁下痛满，奄奄欲绝方：温汤令灼灼尔，以渍两足及两手，数易之也。

此谓奔豚病，从卒惊怖忧追得之。气下纵纵冲心胸，脐间筑筑，发动有时，不治煞人。诸方用药皆多，又必须煞豚，唯有一汤，但可辨耳。

甘草二两，人参二两，桂心二两，茱萸一升，生姜一斤，半夏一升，以水一斗煮取三升，分三服。此药宜预蓄，得病便急合之。

又方：麻黄二两，杏仁一两，熬令黄，捣散，酒散方寸匕，数服之，差。

治卒乏气，气不复，报肩息方：

干姜三两，㕮咀，以酒一升渍之，每服三合，日三服。

又方：度手拇指折度心下，灸三壮，差。

又方：麻黄三两，先煎去沫，甘草二两，以水三升煮取一升半，分三服。差后欲令不发者，取此二物，并熬杏仁五十枚，蜜丸，服如桐子大四五丸，日三服，差。

又方：麻黄二两，桂、甘草各一两，杏仁四十枚，以水六升煮取二升，分三服。此三方，并各小投杯汤，有气瘆者，亦可以药捣作散，长将服之。多冷者，加干姜三两；多痰者，加半夏三两。

治大走马及奔趁喘乏，便饮冷水，因得上气发热方：用竹叶三斤，橘皮三两，以水一斗煮取三升，去滓，分为三服，三日一剂，良。

治大热行极，及食热饼，竟饮冷水过多，冲咽不即消，仍以发气。

呼吸喘息方：

大黄、干姜、巴豆等分，末服，半钱匕。若得吐下，即愈。

若犹觉停滞在心胸膈中不利者：

瓜蒂二分，杜衡三分，人参一分，捣筛，以汤服一钱匕，日二三服，效。

治肺痿咳嗽，吐涎沫，心中温温，烟燥而不渴者：

生姜五两，人参二两，甘草二两，大枣十二枚，水三升煮取一升半，分为再服。

又方：甘草二两，以水三升煮取一升半，分再服。

又方：生天门冬，捣取汁一斗，酒一斗，饴一升，紫菀四合，铜器于汤上煎可丸，服如杏子大一丸，日可三服。

又方：甘草二两，干姜三两，枣十二枚，水三升煮取一升半，分为再服。

卒得寒冷上气方：

干苏叶三两，陈橘皮四两，酒四升煮取一升半，分为再服。

治卒得咳嗽方：

用釜月下土一分，豉七分，捣为丸梧子大，服十四丸。

又方：乌鸡一头，治如食法，以好酒渍之半日，出鸡服酒。一云苦酒一斗，煮白鸡，取三升，分三服。食鸡肉，莫与盐食则良。

又方：从大椎下第五节下六节上空间灸一处，随年，并治上气。

又方：灸两乳下黑白肉际各百壮，即愈。亦治上气，灸胸前对乳一处，须随年壮也。

又方：桃仁三升，去皮，捣，著器中密封头，蒸之一炊倾，出，曝干，绢袋贮，以内二斗酒中六七日，可饮四五合，稍增至一升，吃之。

又方：饴糖六两，干姜六两，末之，豉二两，先以水一升煮豉三沸，去滓，内饴糖，消，内干姜，分为三服。

又方：以饴糖杂生姜屑，蒸三斗米下，食如弹子丸，日夜十度服。

又方：猪肾二枚，细切，干姜三两，末，水七升煮二升，稍稍服，覆取汗。

又方：炙鸟心食之，佳。

又方：生姜汁、百部汁，和同合煎，服二合。

又方：百部根四两，以酒一斗渍再宿，火暖，服一升，日再服。

又方：椒二百粒，捣，末之，杏仁二百枚，熬之，枣百枚，去核，合捣，令极熟，稍稍合如枣许大，则服之。

又方：生姜三两，捣取汁，干姜屑三两，杏仁一升，去皮，熬，合捣为丸，服三丸，日五六服。

又方：芫花一升，水三升煮取一升，去滓，以枣十四枚，煎令汁尽，一日一食之，三日讫。

又方：熬捣葶苈一两，干枣三枚，水三升，先煮枣，取一升，去枣，内葶苈，煎取五合，大人分三服，小儿则分为四服。

又华佗五嗽丸：炙皂荚、干姜、桂等分，捣蜜丸如桐子，服三丸，日三。

又方：错取松屑一分，桂二分，皂荚二两，炙，去皮子，捣蜜丸如桐子大，服十五丸，小儿五丸，日一二服。

又方：屋上白蚬壳，捣末，酒服方寸匕。

又方：末浮散石，服，亦蜜丸。

又方：猪胰一具，薄切，以苦酒煮食，令尽，不过二服。

又方：芫花二两，水二升，煮四沸，去滓，内白糖一斤，服如枣大，勿食咸酸。亦治久咳嗽者。

治久咳嗽上气十年、二十年，诸药治不差方：猪胰三具，枣百枚，酒三升渍数日，服三二合，加至四五合，服之不久，差。

又方：生龟一只，著坎中，就溺之，令没龟死，渍之三日出，烧末，以醇酒一升，和屑如干饭，顿服之。须臾大吐，嗽囊出，则差。小儿可服半升。

又方：生龟三，治如食法，去肠，以水五升煮取三升，以渍曲，酿秫米四升如常法，熟，饮二升，令尽，此则永断。

又方：蝙蝠除头，烧令焦，末，饮服之。

附方

《孙真人方》治咳嗽：

皂荚烧，研碎二钱匕，豉汤下之。

《十全博救方》治咳嗽：

天南星一个大者，炮令裂，为末，每服一大钱，水一盏，生姜三斤，煎至五分，温服，空心，日午、临卧时各一服。

《箧中方》治咳嗽含膏丸：

曹州葶苈子一两，纸衬熬令黑，知母、贝母各一两，三物同捣筛，以枣肉半两，别销沙糖一两半，同入药中，和为丸，大如弹丸，每服以新绵裹一丸含之，徐徐咽津。甚者不过三丸，今医亦多用。

崔知悌疗久嗽熏法：

每旦取款冬花如鸡子许，少蜜拌花使润，

内一升铁铛中，又用一瓦碗钻一孔，孔内安一小竹筒，笔管亦得，其筒稍长，作碗铛相合，及撞筒处皆面涂之，勿令漏气，铛下著炭，少时款冬烟自从筒出，则口含筒，吸取烟咽之。如胸中少闷，须举头，即将指头捻筒头，勿使漏烟气，吸烟使尽止。凡如是五日一为之，待至六日则饱食羊肉馎饦一顿，永差。

《胜金方》治久嗽暴嗽劳嗽金粟丸：

叶子雌黄一两，研细，用纸筋泥固济小合子一个，令干，勿令泥厚，将药入合子内，水调赤石脂，封合子口，更以泥封之。候干，坐合子于地上，上面以末入窑瓦坯子弹子大，拥合子令作一尖子，上用炭十斤簇定，顶上著火一熨斗笼起，令火从上渐炽，候火消三分去一，看瓦坯通赤则去火。候冷，开合子取药，当如镜面光明红色，入乳钵内细研。汤浸蒸饼心为丸如粟米大，每服三丸、五丸，甘草水服。服后睡良久，妙。

《崔元亮海上方》疗嗽单验方：

取好梨去核，捣取汁一茶碗，著椒四十粒，煎一沸，去滓，即内黑锡一大两，消讫，细细含咽，立定。

孟诜云卒咳嗽：

以梨一颗，刺作五十孔，每孔内以椒一粒以面裹，于热火灰中煨令熟，出停冷，去椒，食之。

又方：梨一颗去核，内酥蜜面裹，烧令熟，食之。

又方：取梨肉，内酥中煎，停冷，食之。

又方：捣梨汁一升，酥一两，蜜一两，地黄汁一升，缓火煎，细细含咽。凡治嗽皆须待冷，喘息定后方食，热食之反伤矣。冷嗽更极不可救。如此者，可作羊肉汤饼饱食之，便卧少时。

《千金方》治小儿大人咳逆上气：

杏仁三升，去皮尖，炒令黄，杵如膏，蜜一升，分为三分，内杏仁杵令得所，更内一分杵如膏，又内一分杵熟止，先食含之，咽汁。

《杨氏产乳》疗上气急满，坐卧不得方：

鳖甲一大两，炙令黄，细捣为散，取灯心一握，水二升煎取五合，食前服一钱匕，食后蜜水服一钱匕。

《刘禹锡传信方》李亚治一切嗽及上气者：

用干姜，须是台州至好者，皂荚炮去皮子，取肥大无孔者，桂心紫色辛辣者，削去皮，三物并别捣，下筛了，各称等分，多少任意，和合后更捣筛一遍，炼白蜜和搜，又捣一二十杵，每饮服三丸。丸稍加大如梧子，不限食之先后，嗽发即服，日三五服。禁食葱油咸腥热面，其效如神。刘在淮南与李同幕府，李每与人药而不出方，或讥其吝，李乃情话曰：凡人患嗽，多进冷药。若见此方用药热燥，即不肯服，故但出药，多效。试之，信之。

《简要济众》治肺气喘嗽：

马兜铃二两，只用里面子去却壳，酥半两，入碗内拌和匀，慢火炒干，甘草一两炙，二味为末，每服一钱，水一盏煎六分，温呷。或以药末含咽津，亦得。

治痰嗽喘急不定：

桔梗一两半，捣罗为散，用童子小便半升煎取四合，去滓，温服。

杨文蔚治痰嗽利胸膈方：

瓜蒌肥实大者，割开子净洗，捶破刮皮，细切，焙干，半夏四十九个，汤洗十遍，捶破，焙，捣罗为末，用洗栝楼熟水并瓢同熬成膏，研细，为丸如梧子大，生姜汤下二十丸。

《深师方》疗久咳逆上气，体肿短气胀满，昼夜倚壁不得卧，常作水鸡声者，白前汤主之。白前二两，紫菀、半夏洗各三两，大戟七合，切，四物以水一斗渍一宿，明日煮取三升，分三服，禁食羊肉饧，大佳。

《梅师方》治久患暇呷咳嗽，喉中作声，不得眠，取白前捣为末，温酒调二钱匕，服。

又方：治上气咳嗽，呷呀息气，喉中作声，唾粘，以蓝实叶，水浸良久，捣绞取汁一升，空腹顿服。须臾，以杏仁研取汁，煮粥食之，一两日将息，依前法更服，吐痰尽方差。

《兵部手集》治小儿大人咳逆短气，胸中吸吸，咳出涕唾，嗽出臭脓涕粘。

淡竹沥一合，日三五服，大人一升。

《圣惠方》治伤中筋脉急上气咳嗽：

用枣二十枚，去核，以酥四两微火煎，入枣肉中滴尽酥，常含一枚，微微咽之。

《经验后方》定喘化涎：

猪蹄甲四十九个，净洗控干，每个指甲内半夏、白矾各一字，入罐子内封闭，勿令烟出，火煅通赤，去火细研，入麝香一钱匕，人有上喘咳，用糯米饮下，小儿半钱，至妙。

《灵苑方》治咳嗽上气喘急，嗽血吐血：

人参好者，捣为末，每服三钱匕，鸡子清调之，五更初服便睡，去枕仰卧，只一服愈。年深者再服。忌腥咸鲜酱面等，并勿过醉饱，将息佳。

席延赏治虚中有热，咳嗽脓血，口舌咽干，又不可服凉药。

好黄芪四两，甘草一两，为末，每服三钱。如茶点羹粥中，亦可服。

杜壬方治上焦有热，口舌咽中生疮，嗽有脓血。桔梗一两，甘草二两，上为末，每服二钱，水一盏煎六分，去滓，温服，食后细呷之，亦治肺壅。

《经验方》治咳嗽甚者，或有吐血新鲜。

桑根白皮一斤，米泔浸三宿，净刮上黄皮，锉细，入糯米四两，焙干，一处捣为末，每服米饮调下一两钱。

《斗门方》治肺破出血，忽嗽血不止者：

用海犀膏一大片，于火上炙令焦黄色，后以酥涂之，又炙再涂，令通透，可碾为末，用汤化三大钱匕，放冷服之，即血止，水胶是也。大验。

《食医心镜》主上气咳嗽，胸膈痞满气喘。

桃仁三两去皮尖，以水一升，研取汁，和粳米二合煮粥，食之。

又治一切肺病咳嗽，脓血不止。

好酥五斤，溶三遍，停取凝，当出醍醐，服一合，差。

又主积年上气咳嗽，多痰喘促，唾脓血。

以萝卜子一合，研，煎汤，食上服之。

【注释】

〔1〕似是指来势迅猛的短气咳喘。

〔2〕为酥酪上凝聚的油状物。据《本草衍义》载：作酪时，上一重凝者为酥，酥上奶油者为醍醐，熬之即出，不可多得，极甘美。

【译文】

治疗突然上气，喘息欲绝方：

取鲜韭菜捣烂绞汁，饮服一升左右，立刻痊愈。

又方：取桑根白皮细切三升，生姜三两，吴茱萸半升，水七升，酒五升，共同煎煮三沸，去渣，全部服尽。一升药液入口，则上气下降。此方千金不传。

又方：茱萸二升，生姜三两，用七升水煎煮得二升，分为三次服。

又方：麻黄四两，桂枝、甘草各二两，杏仁五十枚（炒），共同捣细为散，每次以温开水冲服方寸匕，每日三服。

又方：取人参捣为细末，每服方寸匕，每日服五六次。

对于上气咳嗽，不论已患多少时间，服后即愈方：

陈橘皮、桂心、杏仁（去皮、尖、炒）三味等分，同捣为细末，以蜂蜜和为丸。每于饭后服，须用热茶水调服二十丸，忌食生葱。出自《史侍郎传》。

治疗突然厥逆上气，并两心胁下痛满，奄奄欲绝方：取热水令微烫，用以浸泡双足和双手，凉后更换，连续数次。

这种病称之"奔豚病"，是由于突然受到惊恐忧虑追赶所得。气在下面向上冲击心胸，累积于脐腹之间，不时发作，如不治疗即可危及生命。治疗此病的药方所用的药味都很多，而且必须杀猪。只有一付汤剂，既简单又有效。

甘草二两，人参二两，桂心二两，茱萸一升，生姜一斤，半夏一升，用一斗水煎煮得三升，分为三次服。此药宜于提前煎得贮存，以便发病后及时服用。

又方：麻黄二两，杏仁一两（炒令黄），同捣为散，每次用酒调服方寸匕，服用数次后即愈。

治疗突然气短，断气，呼吸不畅，张口抬肩方：

干姜三两，嚼碎，用一升酒浸泡，每次服三合，每日服三次。

又方：按照手拇指弯折的长度量心下处，灸三壮，可愈。

又方：麻黄三两，先用水煎去沫，甘草二两，用三升水煎煮得一升半，分为三次服。痊愈后若想不再复发，可取上述二味，并炒杏仁五十枚，同捣为细末，以蜂蜜和为丸如梧桐子大，每服四五丸，每日服三次，愈后不再犯。

又方：麻黄二两，桂枝、甘草各一两，杏仁四十枚，用六升水煎煮得二升，分为三次服。对此三方，都可各服一小杯热水，出现气疹者，亦可以将药捣为散，长期调养服用。若多寒者，可加干姜三两；若痰多者，可加半夏三两。

治疗大走马及因奔走喘气乏力后即饮凉水所得上气发热方：

用竹叶三斤，橘皮三两，以一斗水煎煮得三升，去渣，分为三次服，每三日服用一剂，有良效。

治疗高温下行走劳累后进食热饼，然后猛饮过多的冷水，导致冲噎咽喉不能及时消化，乃至郁气而发，可服呼吸喘息方：

大黄、干姜、巴豆等分，共同捣为细末，

每服半钱匕，服药后如能吐下，即可治愈。

如果服药后仍感觉有积物停滞在心胸膈内而不利者：

瓜蒂二分，杜衡三分，人参一分，同捣细过筛，以热水冲服一钱匕，每日服二三次，有效。

治疗肺痿咳嗽，吐涎沫，心中温温，咽燥而不渴者：

生姜五两，人参二两，甘草二两，大枣十二枚，以三升水煎煮得一升半，分为二次服。

又方：甘草二两，用三升水煎煮得一升半，分为二次服。

又方：鲜天门冬，捣烂绞取汁一斗，饴糖一升，紫菀四合，共同置于一铜器内，然后将此铜器放入热水中煎煮，煮至粘稠为丸如杏核大，每服一丸，每日可服三次。

又方：甘草二两，干姜三两，枣十二枚，以三升水煎煮得一升半，分为二次服。

治疗突然患寒凉上气方：

干苏叶三两，陈橘皮四两，用四升酒煎煮得一升半，分为二次服。

治疗突然患咳嗽方：

取锅底下土一分，豆豉七分，捣末为丸如梧桐子大，服十四丸。

又方：乌鸡一只，用普通食法烹制，然后再以好酒浸泡半日，将鸡取出，饮服浸酒。另一方说，用苦酒一斗煎煮白鸡得汤三升，分为三次服，并食鸡肉，不要加食盐疗效好。

又方：从大椎往下，第五节下和第六节上之间，灸一处，壮数可随年龄有所增减。本方并可治疗上气。

又方：于双乳下方，乳晕边缘处各灸一百壮，即愈。亦治上气，灸前胸双乳之间正中处，壮数随年龄增减。

又方：桃仁三升，去皮，捣碎，置于容器内将口密封，蒸大约一顿饭的时间，取出曝干，装入绢袋内，然后再放入二斗酒内浸泡六七日。每次可饮此酒四五合，逐渐可增

加至一升，桃仁亦可同时服用。

又方：饴糖六两，干姜六两（捣末），豆豉二两，先用一升水煎煮豆豉三沸，去渣，兑入饴糖溶化后，再加入干姜末，调匀。分为三次服。

又方：取饴糖与干姜碎屑掺和，再与三斗米同蒸，制成弹子大的药丸，每服一丸，每昼夜服十次。

又方：猪肾二枚，切细，干姜三两（捣为细末），用七升水煎煮得二升。每次少量慢慢饮服，服后盖被取汗。

又方：取鸟心炙熟，食，有良效。

又方：取鲜姜汁，鲜百部汁，和匀，共同煎煮，每服二合。

又方：取百部根四两，用一斗酒浸泡二宿，服时加热，每服一升，每日服二次。

又方：花椒二百粒（捣为细末），杏仁二百枚（炒），枣百枚（去核），共同捣至极烂，轻轻揉合成枣大的药丸，每服一丸。

又方：鲜姜三两，捣烂取汁，干姜屑三两，杏仁一升（去皮，捣碎，炒），调匀和为丸（如梧桐子大），每服三丸，每日服五六次。

又方：芫花一升，用三升水煎煮得一升，去渣，再加入大枣十四枚，煎煮令汁耗尽。每日食一次，分为三次食尽。

又方：取葶苈子一两，炒，捣碎，干枣三枚，用三升水先煮枣得一升，去枣渣，加入葶苈，继续煎煮至五合。大人分为三次服，小儿分为四次服。

又"华佗五嗽丸"：炙皂荚、干姜、桂枝等分，共同捣为细末，以蜂蜜和为丸如梧桐子大，每服三丸，每日服三次。

又方：松木锉取屑末一分，桂枝二分，皂荚二两（炙，去皮、子），共同捣为细末，以蜂蜜和为丸如梧桐子大。每服十五丸，小儿每次服五丸，每日服一二次。

又方：取房顶上的白蚬壳，捣为细末，以酒调服方寸匕。

又方：取浮散石捣为细末，调服。亦可

制成蜜丸服。

又方：猪胰一具，切成薄片，用苦酒煮熟食，一次服尽，不过二服即可治愈。

又方：芫花二两，用二升水煎煮四沸，去渣，加入白糖一斤。每次取如枣大的量服用，服药后勿咸、酸等物。本方亦可治长期咳嗽不愈者。

治疗患咳嗽上气一二十年，久治不愈方：

猪胰三具，大枣一百枚，用三升酒浸泡数日，每服二三合，可逐渐增加至四五合，服药后不久即愈。

又方：生龟一只，置于一土坑内，在此坑中尿溺，使龟淹死，浸泡三日，取出，烧为末，再以醇酒一升将龟末和如干饭，一次服尽。服药后片刻即大吐，咳吐物有一布袋，则愈。小儿可服半升。

又方：生龟三只，用一般食法烹制，去肠，用五升水煎煮得三升，用此煎液浸泡酒曲，用常法酿制秫米四升，熟后，每次饮服二升，待全部饮服尽后，则永不再患此病。

又方：取蝙蝠去头，在火上烧焦，研末，用温水冲服。

附方

《孙真人方》治咳嗽：

取皂荚烧存性，研碎二钱匕，用豆豉汤冲服。

《十全博救方》治疗咳嗽：

天南星一大个，炮至开裂，捣为细末，每次服一大钱。服时，用一盏水，生姜三片，煎至五分，温服，空腹分中午、临睡时各服一次。

《箧中方》治疗咳嗽含膏方：

曹州葶苈子一两，在一层衬纸上炒至黑色，知母、贝母各一两，三味共同捣细过筛，再以枣肉半两，另溶化砂糖一两半，同与三味药掺和均匀，制成弹丸大的药丸。每次以新棉包裹一丸，含于口内，慢慢咽取津液。严重者不超过三丸，现在的医生也经常使用本方。

崔知悌治疗长期咳嗽的熏法：

每天早晨，取鸡蛋大的一撮款冬花，加入少量蜂蜜使花油润。放入一升铁铛内，再取一钻有一小孔的瓦碗，孔内安置一根小竹管，笔管也行，这个管应稍长，连接着碗与锅。在管与碗的连接处应使用面浆糊封闭，不要使漏气。在铛下燃烧火炭，过不多时款冬花烟即从竹管内冒出，便可以口含竹管，吸烟。如果感到胸中轻微闷痛，必须抬头，并用手指捏紧竹管口，不要使烟泄漏，过一会儿再继续将烟吸尽。这种熏法可五日进行一次，待到第六日，则可饱食一顿羊肉、馒头，永不再犯。

《胜金方》治疗久嗽、暴嗽、劳嗽，金粟丸：

叶子雌黄一两，研为细末，用纸筋泥作成一个小盒子，至于，不要使泥过厚。将药末倒入泥盒内，另取赤石脂用水调匀，用以封盒子口，外边再用泥封固。待干后，将盒子置于地上，上面用弹子大的一块未入窑的瓦坯，甕作一尖顶，在其上用十斤炭簇成一堆，从顶上置一熨斗笼火，使火从上逐渐烧炽热，待火已烧尽三分之一时，看瓦坯通红，则可撤去火。待冷却后，打开盒子将药取出，可见如同镜面光明而呈红色，放入乳钵内研至极细，以开水浸润，再用蒸饼心掰成小细粒，蘸药末作成粟米粒大的药丸。每服三五丸，用甘草煎汤冲服，服药后长时间睡眠，有良效。

《崔元亮海上方》治疗咳嗽单验方：

取好梨去核，捣烂绞汁一茶碗，放入花椒四十粒，煎煮一沸，去渣，加入黑饴一大两，待溶化后，细细含咽，服药后咳嗽立止。

《蜀本草》记载：突然患咳嗽：

取梨一大个，刺五十个孔，每孔内放入花椒一粒，外面以面裹严，置于热火灰中，煨令熟，取出待冷却后，去花椒食梨。

又方：梨一大个去核，放入酥和蜂蜜，外面用面裹，烧令熟，食用。

又方：取梨果肉，放入酥油中煎，冷却后食用。

又方：取梨捣烂绞汁一升，酥油一两，蜂蜜一两，地黄汁一升，用微火煎，细细含咽。凡治疗咳嗽的药物，均须待冷却，咳嗽喘息平定后再服，热服反而有害。寒嗽更极其难治。患寒嗽者，可制作羊肉汤饼吃饱，然后平卧一段时间。

《千金方》治疗小儿、大人咳逆上气：

杏仁三升，去皮尖，炒令黄，捣烂如膏状。再取蜂蜜一升，分作三份。先取一份加入杏仁，捣杵适当；再加入一份，捣杵如膏；最后加入一份，捣杵至熟为止。取药膏含于口中，咽汁。

《杨氏产乳》治疗上气急满，坐卧不安方：

鳖甲一大两，炙令黄色，捣细为散，取灯心一握，用二升水煎煮得五合，于饭前冲服鳖甲散一钱匕，饭后再用蜂蜜水冲服鳖甲散一钱匕。

《刘禹锡传信方》李亚治疗各种咳嗽及上气：

必须使用台州所产上等干姜，取大个无蛀孔的皂荚（炮，去皮、子），紫色辛辣的桂心（削去皮），三味均单捣碎过筛，各称取等分，用量随意，掺和均匀后再捣筛一遍，炼白蜂蜜和匀，再捣一二十杵，制成梧桐子大的药丸，每次饮服三丸。服药后忌食葱、油、咸、腥、热面等，疗效如神。刘禹锡在淮南时，与李亚在同一幕府。李亚每次给病人拿药，而不写出药方，刘禹锡讥讽他保守。李亚才告知内情说，凡是患咳嗽的病人，一般多服凉药，如见本药方所用的热燥药，即不肯服用，所以只提供药，多次取效。刘禹锡试用取效，方信服。

《简要济众》治疗肺气咳嗽：

马兜铃二两，去壳，只用里面的子，酥油半两，放入碗内搅和均匀，用微火炒干，甘草一两（炙），二味同为细末，每次服一钱，以一盏水煎至六分，乘温呷服。或是以药末含于口内，咽取浸液，亦有效。

治疗痰嗽喘急不定：

桔梗一两半，捣细过罗为散，用童子尿半升煎煮得四合，去渣，温服。杨文蔚治疗痰嗽利胸膈方：

取肥大饱满的栝楼实，剖开子，洗净，捶破，刮皮，切细，焙干，半夏四十九个，用开水洗十遍，捶破，焙干，捣细过罗为末，用洗栝楼的热水与栝楼瓤同熬成膏，再研细制成梧桐子大的药丸。每次以生姜煎汤服下二十丸。

《深师方》治疗久咳逆上气，身体浮肿，短气，胀满，昼夜靠墙不能平卧，咳时常如水鸡声。白前汤主治此病症。

白前二两，紫菀、半夏（洗）各三两，大戟七合（切），四味共置于一斗水内浸泡一宿，次日煎煮得三升，分为三次服。服药后禁食羊肉、饴糖，有特效。

《梅师方》治疗久患咽呷咳嗽，喉中作声，不能入睡：取白前捣为细末，以温酒调服二钱匕。

又方：治疗上气咳嗽，呷呀息气，喉中作声，唾液粘稠：取蓝实叶，用水浸泡长久，捣烂绞取汁液一升，空腹一次服尽。片刻后，再取杏仁研取汁，煮粥食用。调养一二日后，再按前面的方法服，使痰吐尽后才能痊愈。

《兵部手集》治疗小儿、大人咳逆短气，胸中吸吸，咳出涕唾，嗽出臭脓，涕唾发粘：

淡竹沥一合，每日服三五次，大人服一升。

《圣惠方》治疗伤中，筋脉急紧，上气咳嗽：

用大枣二十枚，去核，以酥油四两，微火煎，使酥油完全渗入枣肉中。经常含服一枚，慢慢咽津液。

《经验后方》定喘化涎：

取猪蹄甲四十九个，洗净控干，每个猪蹄甲内填入半夏、白矾各一字，然后置于罐子内封闭，不要使烟气冒出，在火上煅令通红，待冷却后取出研细，加入麝香一钱匕。对于上气喘咳，可用糯米汤调服，小儿每次服半钱，至为有效。

《灵苑方》治疗咳嗽上气，喘急，嗽血，吐血：

取上等好人参，捣为细末，每服三钱匕，以鸡蛋清调服，五更初时服，服后即睡，去掉枕头仰卧，只服一次即愈。患病时间久者，可再服一次。服药后忌食腥、咸、腌鱼、糟鱼、酱面等食物。同时，切勿过醉、过饱，慢慢调养痊愈。

席延赏治疗虚中有热，咳嗽脓血，口舌咽干，又不能长期服寒凉药：

取上等好黄芪四两，甘草一两，共同捣为细末，每服三钱。亦可调入茶点、羹粥中服用。

杜壬方治疗上焦有热，口舌咽中生疮，嗽有脓血：

取桔梗一两，甘草二两，同为细末，每服二钱，用一盏水煎煮得六分，去渣温服。每于饭后细细呷服，也可治疗肺痈。

《经验方》治疗严重咳嗽，或有吐鲜血者：

取桑白皮一斤，以米泔水浸泡三宿，刮净表面的黄皮，锉细，加入黄米四两，焙干，在一起捣为细末。每次用米酒调服一二钱。

《斗门方》治疗肺叶破损出血，突然咳血不止者：

用海犀膏一大片，置于火上炙令焦黄色，然后再用酥油涂抹表面，涂后再炙，炙后再涂，反复多次，直至通亮透明，可碾为细末，用开水化开三大钱匕，待冷却后再服，服后即止血。海犀膏，即是水胶。有特效。

《食医心镜》主治上气咳嗽，胸膈痞满，气喘：

取桃仁三两，去皮、尖，用一升水研磨取汁，和粳米二合煮粥，食用。

又方：治疗各种肺病咳嗽，脓血不止：

取上等好酥油五斤，溶化三遍，待冷凝固，可出醍醐，服一合，即可痊愈。

又主治多年上气咳嗽，多痰喘促，咳唾脓血：

取萝卜子一合，研碎，煎汤，每于饭前饮服。

治卒身面肿满方第二十四

【原文】

治卒肿满，身面皆洪大方：

大鲤一头，醇酒三升煮之，令酒干尽，乃食之。勿用醋及盐、豉、他物杂也。不过三两服，差。

又方：灸足内踝下白肉三壮，差。

又方：大豆一斗，熟煮，漉饮汁及食豆，不过数度必愈。小豆尤佳。

又方：取鸡子黄白相和，涂肿处，干复涂之。

又方：杏叶锉，煮令浓，及热渍之，亦可服之。

又方：车下李核中仁十枚，研令熟，粳米三合，研，以水四升煮作粥，令得二升，服之，三作加核也。

又方：大豆一升，以水五升煮二升，去豆，内酒八升更煮九升，分三四服。肿差后渴，慎不可多饮。

又方：黄牛溺，顿服三升，即觉减。未消，更服之。

又方：章陆根一斤，刮去皮，薄切之，煮令烂，去滓，内羊肉一斤，下葱、豉、盐如食法，随意食之。肿差后，亦宜作此。亦可常捣章陆，与米中半蒸作饼子，食之。

又方：猪肾一枚，分为七脔，甘遂一分，以粉之，火炙令熟，一日一食，至四五，当觉腹胁鸣，小便利。不尔，更进尽。熟剥去皮食之，须尽为佳。不尔再之，勿食盐。

又方：切章陆一升，以酒三升渍三宿，服五合至一升，日三服之。凡此满，或是虚气，或是风冷气，或是水饮气，此方皆治之。

治肿入腹苦满急，害饮食方：

大戟、乌翅末各二两，捣筛，蜜和丸，丸如桐子大，旦服二丸，当下渐退，更取令消，乃止之。

又方：葶苈子七两，椒目三两，茯苓三两，吴茱萸二两，捣，蜜和丸如桐子大，服十九，日三服。

又方：鲤鱼一头，重五斤者，以水二斗煮取斗半，去鱼，泽漆五两，茯苓三两，桑根白皮切三升，泽泻五两，又煮取四升，分四服，服之小便当利，渐消也。

又方：皂荚剥，炙令黄，锉三升，酒一斗渍，石器煮令沸，服一升，日三服，尽更作。

若肿偏有所起处者：

以水和灰以涂之，燥复更涂。

又方：赤豆、麻子合捣，以傅肿上。

又方：水煮巴豆，以布沾以拭之。姚云巴豆三十枚，合皮咬咀，水五升煮取三升，日五拭肿上，随手即减。勿近目及阴，疗身体暴肿如吹者。

若但是肿者：

锉葱，煮令烂，以渍之，日三四度。

又方：菟丝子一升，酒五升渍二三宿，服一升，日三服，差。

若肿从脚起稍上进者，入腹则煞人，治之方：小豆一斛，煮令极烂，得四五斗汁，温以渍膝已下，日二为之，数日消尽。若已入腹者，不复渍，但煮小豆食之，莫杂吃饭及鱼盐。又传饮小豆汁，无小豆，大豆亦可用。如此之病，十死一生，急救之。

又方：削楠或桐木，煮取汁，以渍之。并饮少许，加小豆妙。

又方：生猪肝一具，细切，顿食之，勿与盐，乃可用苦酒，妙。

又方：煮豉汁饮，以滓傅脚。

附方

《备急方》疗身体暴肿满：

榆皮捣屑，随多少，杂米作粥食，小便利。

《杨氏产乳》疗通体遍身肿，小便不利：

猪苓五两，捣筛，煎水三合，调服方寸匕，加至二匕。

《食医心镜》主气喘促，浮肿，小便涩：

杏仁一两，去尖皮，熬，研，和末煮粥，极熟，空心吃二合。

【译文】

治疗身体面部突然肿满洪大方：

取大鲤鱼一条，用醇酒三升煎煮，煎至酒干尽，然后食用。不要添加醋及食盐、豆豉等杂物，不超过三二服，即可痊愈。

又方：于脚部内踝以下的白肉际灸三壮，即愈。

又方：取大豆一斗，煮熟，过滤，饮服汁液并食豆，不过数次必定痊愈。用小豆疗效更好。

又方：取鸡蛋黄与清，调匀，涂于患处，干后再涂。

又方：取杏树叶，锉细，煎煮取浓汁，乘热浸泡患处，亦可内服。

又方：取李子核仁十枚，研令极细，另取粳米三合，研碎，二味用四升水煎煮作粥，煎后得二升，饮服。

又方：大豆一升，用五升水煎煮得二升，将豆滤去，加入八升酒，再煎煮得九升，分为三四次服。肿满愈后会出现口渴，但须谨慎不可多饮。

又方：取黄牛尿，一次服尽三升，即会感觉病有所减轻。若未能好转，可再服。

又方：取商陆根一斤，刮去表皮，切成薄片，以水煮烂，去渣，加入羊肉一斤，并下葱、豆豉、食盐等调料，与普通食法相同，随意食用。浮肿消退后，亦应经常服用。也可经常取商陆根捣烂，与米等分掺和，蒸作饼子，食用。

又方：取猪肾一枚，分割成七块，甘遂一分，研成细粉，将甘遂粉撒于猪肾块表面，在火上炙令熟，每日食一块，当食至四五块时，腹胁部会有鸣叫的感觉，小便通利。如未有鸣叫感，可继续将余下的猪肾块服尽。猪肾炙熟后应将表皮剥去食用，必须将皮剥得干净效果才好。如未愈，可再服，切勿食盐。

又方：取商陆根切一斤，用三升酒浸泡三宿。每服五合至一升，每日服三次。凡是这种肿满病因，或是虚气，或是风冷气，或是水饮气，本方都可治愈。

治疗肿入腹，苦满急，妨碍饮食方：

取大戟、乌翅，捣为细末，各取二两，过筛，以蜂蜜和为丸，丸如梧桐子大。早晨服二丸，服药后即逐渐消退，直至肿满完全消解后才停服药。

又方：取葶苈子七两，椒目三两，茯苓三两，吴茱萸二两，捣为细末，以蜂蜜和匀，制成梧桐子大的药丸。每服十丸，每日服三次。

又方：取五斤重鲤鱼一条，用二斗水煎煮得一斗半，去鱼。另取泽漆五两，茯苓三两，桑根白皮（切）三升，泽泻五两，共放入鱼汤中，再煎煮得四升，分为四次服。服药后小便即可通利，肿满逐渐消退。

又方：取皂荚剥去外皮，炙成黄色，细锉取三升，浸泡于一斗酒中，在一石器内煎煮令沸。每次服一升，每日服三次，本剂药服完后可再继续煎煮服。

如果偏于一处肿起：

用水和灰涂于患处，干燥后再涂。

又方：取赤小豆、麻子，捣为细末，敷于肿处。

又方：用水煎煮巴豆，再以布蘸取药液擦拭肿处。姚氏说：取巴豆三十枚，连皮嚼碎，用五升水煎煮得三升，每日五次擦拭肿处。擦药后肿处很快即减轻。药液切勿触及眼睛和阴部。本方治疗身体突然快速肿胀有效。

如果是单纯肿胀：

取葱剁碎，煎煮至极烂，用以浸渍患处，每日三四次。

又方：取菟丝子一升，用五升酒浸泡三宿，每次服一升，每日服三次，即可痊愈。

如果从脚部肿起，逐渐向上蔓延，进入腹部则有生命危险，治疗药方：

取小豆一斛，煮至极烂，得汁四五斗，乘温浸泡膝部以下，每日二次，数日后即可消尽。如已进入腹部，不必再浸泡，只煎煮小豆食用，不可杂食米饭和鱼、盐等。还可专饮服小豆汁，如无小豆，亦可用大豆。若患此病症，十死一生，应及时救治。

又方：削取椭木或桐木，以水煎煮取汁，浸渍患处，并少量饮服，加入适量的小豆效果更好。

又方：取生猪肝一具，切成细丝，一次食尽，切勿食盐，但可用苦酒，有良效。

又方：取豆豉煎煮汤汁饮服，用渣滓敷脚。

附方

《备急方》治疗身体突然肿满：

取榆树皮捣成碎屑，随意多少掺米煮作粥食用，食后小便即可通利。

《杨氏产乳》治疗遍身肿满，小便不利：

取猪苓五两，捣细过筛，以水煎煮得三合，每次调服方寸匕，逐渐增加至二匕。

《食医心镜》主治上气喘促，浮肿，小便艰涩：

取杏仁一两，去皮、尖，炒，研为细末，和米煮粥，煮至极熟，空腹吃二合。

卷　　四

治卒大腹水病方第二十五

【原文】

水病之初，先目上肿起如老蚕色，侠头脉动，股里冷，胫中满，按之没指，腹内转侧有节声，此其候也。不即治，须臾身体稍肿，肚尽胀，按之随手起，则病已成，犹可为治。此皆从虚损大病，或下痢后，妇人产后，饮水不即消，三焦受病，小便不利，乃相结渐渐生聚，远流诸经络故也。治之方：

葶苈一升，熬，捣之于臼上，割生雄鹑鸡合血共头，共捣万杵，服如梧子五丸，稍加至十九。勿食盐。常食小豆饭，饮小豆汁，鳢鱼佳也。

又方：防己、甘草、葶苈各三两，捣，苦酒和丸如梧子大，三丸，日三服，常服之，取消平乃止。

又方：雄黄六分，麝香三分，甘遂、芫花、人参各二分，捣，蜜和丸，服如豆大二丸，加至四丸，即差。

又方：但以春酒五升，渍葶苈子二升，隔宿，稍服一合，小便当利。

又方：葶苈一两，杏仁二十枚，并熬黄色，捣，分十服，小便去，立差。

又方：胡洽水银丸，大治水肿，利小便，姚同。葶苈、椒目各一升，芒硝六两，水银十两，水煮水银三日三夜，乃以合捣六万杵，自相和丸，服如大豆丸，日三服，日增一丸，至十丸，更从一起。差后食牛、羊肉自补，稍稍饮之。

又方：多取柯枝[1]皮，锉，浓煮，煎令可丸，服如梧子大三丸，须臾又一丸，当下水。后将服三丸，日三服。此树一名木奴，南人用作船。

又方：真苏合香、水银、白粉等分，蜜丸，服如大豆二丸，日三，当下水，节饮好自养。无苏合，可阙之也。

又方：取草麻绳熟者二十枚，去皮，研之，水解得三合，日一服，至日中许，当吐下诸水汁结裹。若不尽，三日后更服三十枚，犹未尽，更复作。差后节饮及咸物等。

又方：小豆一升，白鸡一头，治如食法，以水三斗煮熟，食滓饮汁，稍稍令尽。

又方：取青雄鸭，以水五升，煮取饮汁一升，稍稍饮，令尽，厚覆之取汗，佳。

又方：取胡燕卵中黄，顿吞十枚。

又方：取蛤蝼，炙令熟，日食十个。

又方：若唯腹大动摇水声，皮肤黑，名曰水蛊。巴豆丸十枚，去皮心，杏仁六十枚，去皮尖，并熬令黄，捣和之，服如小豆大一枚，以水下为度，勿饮酒，佳。

又方：鬼扇[2]，细捣，绞汁，服如鸡子，即下水。更复取水蛊[3]，若汤研麻子汁饮之。

又方：兹弥草三十斤，水三石煮取一石，去滓，更汤上煎，令可丸，服如皂荚子三丸至五六丸，水随小便去。节饮，糜粥养之。

又方：白茅根一大把，小豆三升，水三升，煮取干，去茅根，食豆，水随小便下。

又方：鼠尾草、马鞭草各十斤，水一石煮取五斗，去滓，更煎，以粉和为丸，服如大豆大二丸，加至四五丸。禁肥肉，生冷勿食。

肿满者：白槠树白皮一握，水二升煮取五合，白槟榔大者二枚，末之，内更煎三五沸，汤成，下少许红雪，服之。

又将服牛溺、章陆[4]、羊肉臛及香柔煎等，在肿满条中。其十水丸诸大方在别卷。

若止皮肤水，腹内未有者，服诸发汗药，得汗便差。然慎护风寒为急。若唯腹大，下之不去，便针脐下二寸，入数分，令水出孔合，须腹减乃止。

附方

李绛《兵部手集方》疗水病，无问年月深浅，虽复脉恶，亦主之。

大戟、当归、橘皮各一大两，切，以水一大升煮取七合，顿服，利水二三斗，勿怪。至重，不过再服，便差。禁毒食一年。水下后更服，永不作。此方出张尚客。

《外台秘要》治水气：

章陆根白者，去皮，切如小豆许一大盏，以水三升煮取一升，已上烂，即取粟米一大盏，煮成粥，仍空心服。若一日两度服，即恐利多；每日服一顿，即微利，不得杂食。

又疗水病肿：

鲤鱼一头，极大者，去头尾及骨，唯取肉，以水二斗，赤小豆一大升，和鱼肉煮，可取二升，已上汁生布绞去滓，顿服尽。如不能尽，分为二服，后服温令暖。服讫，当下利，利尽即差。

又方：卒患肿满，曾有人忽脚趺肿，渐上至膝，足不可践地，至大水头面，遍身大肿胀满，苦瓠白瓤实，捻如大豆粒，以面裹，煮一沸，空心服七枚，至午当出水一斗，三日水自出不止，大瘦乃差。三年内慎口味也。苦瓠须好者，无鸎鸎细理妍净者，不尔有毒，不用。

《圣惠方》治十种水，不差垂死。

用猯肉半斤，切，粳米三合，水三升，葱、椒、姜、豉作粥食之。

又方：治十种水病，肿满喘促不得卧。

以蝼蛄五枚，干，为末，食前汤调半钱匕至一钱，小便通，效。

《食医心镜》治十种水病，不差垂死。

青头鸭一只，治如食法，细切，和米并五味，煮令极熟作粥，空腹食之。

又方：主水气胀满浮肿，小便涩少。

白鸭一只，去毛肠洗，馈饭半升，以饭、姜、椒酿鸭腹中，缝定，如法蒸，侯熟，食之。

《杨氏产乳》疗身体肿满，水气急，卧不得。

郁李仁一大合，捣为末，和麦面搜作饼子，与吃入口，即大便通利气，便差。

《梅师方》治水肿，坐卧不得，头面身体悉肿。

取东引花桑枝，烧灰淋汁，煮赤小豆，空心食令饱，饥即食尽，不得吃饭。

又方：治水肿，小便涩。

黄牛尿，饮一升，日至夜，小便利，差。勿食盐。

又方：治心下有水。

白术三两，泽泻五两，锉，以水三升煎取一升半，分服。

《千金翼》治小便不利，膀胱水气流滞。

以浮萍，日干，末，服方寸匕，日一二服，良。

《经验方》河东裴氏传经效治水肿及暴肿。

葶苈三两，杵六千下，令如泥，即下汉防己末四两，取绿头鸭，就药臼中截头，沥血于臼中，血尽，和鸭头更捣五千下，丸如梧桐子。患甚者，空腹白汤下十丸；稍可者，五丸，频服五日止。此药利小便，有效如神。

韦宙独行方：疗水肿从脚起，入腹则杀人。

用赤小豆一斗，煮令极烂，取汁四五升，温渍膝以下。若以入腹，但服小豆，勿杂食，亦愈。

李绛《兵部手集方》亦著此法，云曾得效。

【注释】

〔1〕柯枝，又名木奴。应为芸香科植物茶枝柑Citrus chachiensis Hort. 及其同属多种近缘植物的茎皮，具有通利小便的作用。

〔2〕为鸢尾科植物射干 Belamcanda chinensis（L.）DC. 的根茎。

〔3〕病名，亦称为水鼓。有水毒气结聚于内所致。症见腹渐肿大，动摇有声，形如钟等。或因饮酒无度，水湿停滞所形成的彭胀。

〔4〕为商陆科植物商陆 Phytolacca acinosa Roxb. 的根，功能通二便，利水散结，可治水肿、胀满症。

【译文】

水肿病初起阶段，先从眼皮上肿起，颜色与老蚕相仿，在头两侧太阳穴附近可见脉搏跳动，大腿内冷，小腿胀满，若用手按则没指，翻转体位腹内有击节的声音，这就是水肿病的证候。如不及时治疗，全身其他部位很快也会出现不同程度的浮肿，腹部胀满，若以手按则随手弹起。说明病已形成，但尚可治疗。这都是因虚损大病，或患下痢以后、妇女产后等，饮水未能及时消解，使三焦受病，小便不通畅，导致体内水分日渐积聚，再排放到各个经络所引起的。治此病方：

葶苈一升，炒，再放入臼内捣。割雄鸡血连鸡头，共捣二万杵。作成药丸如梧子大，每服五丸，逐步加至十丸。勿食盐，可常食小豆饭，饮小豆汤，吃鳢鱼，对治疗本病都很有益处。

又方：防己、甘草、葶苈各二两，共捣，以苦酒和丸如梧子大。每服三丸，日三服。连续服用，直至水肿平复消失为止。

又方：雄黄六分，麝香三分，甘遂、芫花、人参各二分，捣碎，以蜜和丸如豆大，每服二丸，逐渐加至四丸，即可痊愈。

又方：仅用春酒五升，浸泡葶苈子二升，隔一夜。稍服一合，小便即可通畅。

又方：葶苈二两，杏仁二十枚，共同炒至黄色，再捣，分为十次服。小便畅通，立即痊愈。

又方：胡洽水银丸，治疗水肿病有特效，利小便。与《姚氏方》同。葶苈、椒目各一升，芒硝六两，水银十两，先用水煮水银三昼夜，再合捣上药六万杵，自相和丸，丸如大豆粒大小。每日三服，第一天每服一丸，然后每天增服一丸，至十丸，再从每日一丸起服。痊愈后食牛羊肉滋补，尽量少饮水。

又方：多取柯枝皮，锉碎，以水浓煮，煎至可以成丸，制成丸如梧子大。先用三丸，稍后再服一丸，待小便通后，再服三丸。每日三次。此树一名木奴，南人用作船。

又方：真苏合香、水银、白粉，各等份，以蜜为丸如大豆粒。每服二丸，日服三次，即可通小便。少饮水，自己注意调养。若无苏合香，可缺之不用。

又方：取熟草麻绳二十枚，去皮，研末，用三合水溶解。日服一次，至中午前后，可吐出水液等杂物。若未能吐尽，三日以后再服三十枚，如若仍未吐尽，可继续服用。痊愈后应少饮水和过咸的食物等。

又方：小豆一升，白鸡一只。用普通的煮食方法，以水三斗将其煮熟，连渣带汤慢慢饮服完。

又方：取青雄鸭一只，以水五升，煎煮取汁一升，慢慢饮服完。然后覆盖厚被取汗为佳。

又方：取胡燕卵中的卵黄，一次吞服十枚。

又方：取蛤蝼，以火炙令熟，每日服十个。

又方：若只腹部肿大有摇动的水声，皮肤发黑者，称为水蛊。巴豆丸十枚，去掉皮心，杏仁六十枚，去掉皮尖。共同炒至黄色，捣和为丸如小豆大，每服一丸，以小便通利为度。服药期间勿饮酒为佳。

又方：射干细捣碎，绞取液汁，像鸡喝水一样服，即可使小便通畅。若要再治水蛊，可用汤研麻子汁饮服。

又方：丝弥草三十斤，以水三石煮取一石，去渣，再水浴浓缩直至成丸，丸如皂荚子大，每服三丸至五六丸。水随小便而下，少饮水，以烂粥将养。

又方：白茅根一大把，小豆三升，以水三升，煎煮至干，去掉茅根，食小豆。水随小便而下。

又方：鼠尾草、马鞭草各十斤，以水一石煎取五斗，去渣，再煎，以粉和为丸，如大豆大，每服二丸，逐渐加至每服四五丸。服药期间忌食肥肉及生冷之物。

对四肢浮肿、腹部胀满者，可用白桑椹树白皮一握，以水二升煎煮取五合，另取大个白槟榔二枚，研末，加入汤内，再煮三五沸，药汤即成，再加入少量的红雪，饮服。

此外，还把服牛溺、商陆、羊肉臛及香柔煎等方，安排在肿满条中，其他如十水丸等大方在另卷。若只皮肤水肿，而腹内未有水者，可服用各种发汗药，汗出以后即可痊愈。但谨慎免受风寒尤为重要。如若单纯腹部肿大，用药水也不下者，可用针刺脐下二寸，深入数分，可使水排出，直至腹部减小为止。

附方

李绛《兵部手集方》，治疗水肿病不论患病时间长短及病情深浅，尽管脉象险恶，亦可治疗。

大戟、当归、橘皮各一大两，切碎，以水一大升，煮取七合，一次服尽。可排下小便二三斗，切莫惊慌。病情较重时，可再服一次，即可痊愈。一年内不可食有毒性的食物。小便通畅后，再服，此后不再得此病。本方出自张尚客。

《外台秘要》治水气：

取白色商陆根，去皮，切成小豆粒大，取一大盏，以水三升煎煮得一升，待其熟烂后，加入谷米一大盏，煮成粥。饭前空腹服，如果一天服二次，可能通下小便过多，每日服一次，即可轻轻疏通腹内之水。不可杂食其他食物。

又疗水病肿胀：

取极大的鲤鱼一条，去掉头、尾及骨刺，只留鱼肉。以水二斗，赤小豆一大升，和鱼肉共煮，可收取二升，用生布绞去渣取净汁。一次服尽，如一次服不完可分为二次服。第二次服时，应使药汁温热后服。服完腹水即可通畅，通畅后即痊愈。

又方：突然患肿满。曾有人忽然脚部浮肿，逐渐肿至膝，脚不能踏地，直至头面及全身水肿胀满。用苦瓠白瓢实，捻成大豆丝状，以面裹，在水中煮一沸。空腹服七枚。至中午时，应当排下水一斗，三天后水自排不止，身体明显消瘦，即可痊愈。三年内在饮食上应谨慎，所用的苦瓠，必须是上好者，即没有黑痔疤痕、纹理细腻妍净。否则有毒，不可用。

《圣惠方》治十种水肿病久不愈而垂死：

用野猪肉半斤，切碎，粳米三合，以水三升，另取葱、椒、姜、豉等，熬粥食用。

又方：治十种水肿病。病人肿满，呼吸急促，不能平卧。

以蝼蛄五只，干为末。饭前以水调服半钱匕至一钱。小便通畅即可获效。

《食医心镜》治十种水肿病久不愈而垂死者：

青头鸭一只，同一般食法烹制，细切，加入大米及各种调味品，煮至极烂作粥，空腹服用。

又方：主治水气胀满浮肿，小便涩而少：

白鸭一只，去掉毛，肠洗净。用米饭半升及姜、椒等调料塞入鸭腹，再用线缝牢。以一般烹制法蒸制，熟后食用。

《杨氏产乳》治疗全身肿满，急性水肿病，不得平卧：

郁李仁一大合，捣为末，与白面粉掺和揉作饼。食用，食后即大便通畅，利气，痊愈。

《梅师方》治疗水肿病，不能坐卧，头面全身均已浮肿：

取向东引伸的带花桑枝，烧灰淋水，煮赤小豆，空腹食之至饱，感觉饥饿后继续食用，不得食用其他食物。

又方：治疗水肿病，小便艰涩：

取黄牛尿液，饮一升。白天饮用至夜间小便即可通畅，痊愈。切勿食盐。

又方：治疗胃脘部有水肿：

白术三两，泽泻五两，锉碎。以水三升煎取一升半，分二次服。

《千金翼方》治疗小便不利，膀胱水气流滞：

以浮萍，晒干为末，每服方寸匕，每日一二服，有效。

《经验方》河东裴氏所传屡用有效，治疗水肿及暴肿：

葶苈三两，杵六千下，直至如泥，再下汉防己末四两。取绿头鸭，就药白边取鸭头接血，血淋尽后将鸭头放入白中再捣五千下，和丸如梧桐子大。病情严重者，空腹以白开水服下十丸，不甚严重者每服五丸，一日可服数次，五日为止。此药利小便，有效如神。

韦宙独行方：治疗水肿从脚部肿起者，入腹部则有生命危险：

用赤小豆一斗，煮至极烂，取汁四五升，保持温度浸泡膝部以下。若水肿已入腹部，每日只服小豆，勿食其他杂物，亦可治愈。

李绛《兵部手集方》亦记载着这种方法，据说曾经获得很好的疗效。

治卒心腹癥坚方第二十六

【原文】

治卒暴癥，腹中有物如石，痛如刺，昼夜啼呼，不治之，百日死方：牛膝二斤，以酒一斗渍，以蜜封，于热灰火中温，令味出，服五合至一升，量力服之。

又方：用蒴藋根，亦如此，尤良。

姚云：牛膝酒，神验也。

又方：多取当陆根，蒸之，以新布藉腹上，药披著布上，勿腹上，冷复之，昼夜勿息。

又方：五月五日葫十斤，去皮，桂一尺

二寸，灶中黄土如鸭子一枚，合捣，以苦酒和涂，以布擒病，不过三，差。

又方：取楝木烧为灰，淋取汁八升，以酿一斛米，酒成服之。从半合始，不知，稍稍增至一二升，不尽一剂皆愈。此灰入染绛，用叶中酿酒也。楝，直忍切。

凡癥坚之起，多以渐生。如有卒觉便牢大，自难治也。腹中癥有结积，便害饮食，转羸瘦，治之多用陷冰、玉壶、八毒诸大药，今止取小易得者。

取虎杖根，勿令影临水上者，可得石余，杵熟煮汁，可丸，以秫米五六升炊饭内，日中涂药，后可饭，取差。

又方：亦可取根一升，捣千杵，酒渍之，从少起，日三服。此酒治癥，乃胜诸大药。

又方：蚕矢一石，桑柴烧灰，以水淋之五度，取生鳖长一尺者，内中煮之，烂熟去骨，细擘，锉，更煎令可丸，丸如梧子大，一服七丸，日三。

又方：射罔二两，椒三百粒，捣末，鸡子白和为丸，如大麻子，服一丸，渐至如大豆大，一丸至三丸为度。

又方：大猪心一枚，破头去血，捣末，雄黄、麝香当门子[1]五枚，巴豆百枚，去心皮，生用，心缝，以好酒于小铜器中煎之，令心没欲歇，随益尽三升，当糜烂，煎令可丸，如麻子，服三丸，日三服。酒尽不糜者，出，捣蜜丸之，良。又大黄末半斤，朴硝三两，蜜一斤，合于汤上煎，可丸如梧子，服十丸，日三服之。

治鳖癥伏在心下，手揣见头足，时时转者：

白雌鸡一双，绝食一宿，明旦膏煎饭饲之，取其矢，无问多少，于铜器中以溺和之，火上熬，可捣末，服方寸匕，日四五服，须消尽乃止。常饲鸡取矢，差毕煞鸡，单食之。姚同。

治心下有物大如杯，不得食者：

葶苈二两，熬之，大黄二两，泽漆四两，

捣筛，蜜丸，和捣千杵，服如梧子大二丸，日三服，稍加。

其有陷冰、赭鬼诸丸方，别在大方中。

治两胁下有气结者：

狼毒二两，旋覆花一两，附子二两，炮之，捣筛，蜜和丸，服如梧子大二丸，稍加至三丸，服之。

熨癥法：

铜器受二升许，贮鱼膏，令深二三寸，作大火炷六七枚，燃之令膏暖，重纸覆癥上，以器熨之，昼夜勿息，膏尽更益也。

又方：茱萸三升，碎之，以酒和煮令熟，布帛物裹以熨癥上，冷更均番用之。癥当移去，复逐熨，须臾消止。

亦可用好茱萸末，以鸡子白和射罔，服之。

又方：灶中黄土一升，先捣葫熟，内上复捣，以苦酒浇令洇洇，先以涂布一面，仍擒病上，以涂布上，干复易之，取令消止，差。

治妇人脐下结物大如杯升，月经不通，发作往来，下痢羸瘦，此为气瘕。按之若牢强肉癥者，不可治；未者，可治。

末干漆一斤，生地黄三十斤，捣绞取汁，火煎干漆令可丸，食后服如梧子大三丸，日三服，即差。

附方

《外台秘方要》疗心腹宿癥，卒得癥：

取朱砂，细研，搜饭令朱多，以雄鸡一只，先饿二日，后以朱饭饲之，著鸡于板上，收取粪，曝燥为末，温清酒服方寸匕至五钱，日三服。若病困者，昼夜可六服。一鸡少，更饲一鸡，取足服之，俟愈即止。

又疗食鱼肉等成癥结在腹，并诸毒气方：

狗粪五升，烧，末之，绵裹，酒五升渍再宿，取清，分十服，日再已后，日三服。使尽随所食，癥结即便出矣。

《千金方》治食鱼鲙及生肉住胸膈不化必成癥瘕。捣马鞭草汁，饮之一升。生姜水亦得，即消。

又方：治肉癥，思肉不已，食讫复思：

白马尿三升，空心饮，当吐肉。肉不出，即死。

《药性论》云治癥癖病：

鳖甲、诃梨勒皮、干姜末等分，为丸，空心下三十丸，再服。

宋明帝宫人患腰痛牵心，发则气绝，徐文伯视之曰发瘕。

以油灌之，吐物如发，引之长三尺，头已成蛇，能动摇。悬之滴尽，惟一发。

《胜金方》治膜外气及气块方：

延胡索不限多少，为末，猪胰一具，切作块子，炙熟，蘸药末食之。

【注释】

〔1〕麝香仁中呈块状颗粒者，习称"当门子"。

【译文】

治疗急性积聚，腹内感觉有物如石块，并有刺痛，昼夜呼叫不止，若不治疗百日内即死。方：牛膝二斤，以酒一斗浸泡，并用蜜封口。在热灰火中加温，使有味溢出。每服五合至一升，可根据个人的酒力增减。

又方：用蒴藋根，亦同上法。有很好疗效。

姚氏云：牛膝酒，效验如神。

又方：多取商陆根，捣碎，蒸透。用新布裹于腹上，药散于布上，勿使直接接触腹部皮肤，冷却之后更换，昼夜不停。

又方：于五月五日取大蒜十斤，去皮，桂枝一尺二寸，灶中黄土如鸭子大一块，合捣，再以苦酒掺和，摊涂在布上，裹于患处。不超过三次，即可治愈。

又方：取檽木烧为灰，淋水得药灰汁八升，以此为液汁酿制一斛米，待成米酒后服用。最初每次饮半合，逐步增加服用量至一二升，一剂未服完大都痊愈。此灰一般染房中用以染降色，其叶酿酒用。

凡腹内痞块坚积的初起阶段，大多是逐

步发生的。如果是突然感觉大范围坚硬，自然是比较难治愈了。腹部内痞块有结积，便可妨碍饮食，导致人体消瘦。治疗多采用陷冰、玉壶、八毒等各种大药，本书只介绍小而简便易得的治疗方药。

取虎杖根，不要取枝叶影入水面者，可取一石多，置于臼中杵熟再煮汁，可以制成药丸。用秫米五六升，入药汁煮熟饭。中午涂药于患处，然后食秫米饭，可以治愈。

又方：亦可取虎杖根一升，以杵捣千下，再用酒浸泡。开始少饮，逐步增多，每日三服。此酒治疗腹内痞块疗效胜于其他多种大药。

又方：蚕尿一石，用干桑枝烧灰，以水淋淘五遍，取一尺长大的生鳖一只，入灰汁中煮至烂熟，去骨，切细碎，再煎煮至可以成丸的程度。制丸如梧子大，每服七丸，每日三次。

又方：射罔二两，花椒三百粒，捣细末，用鸡蛋清和为丸，如大麻子大小，每服一丸。逐渐加大药丸至大豆大小，每服一至三丸为宜。

又方：取大个猪心一枚，破头除尽内中血，捣为细末。雄黄、当门子五枚，巴豆一百枚，去心皮，生用。猪心以好酒在小铜锅中煎煮，始终保持猪心没于酒，随时增加酒，大约用三升，直煎至糜烂可以为丸，丸如麻子大小，每服三丸，每日三次。如果至酒耗尽时仍不烂，可取出捣烂，以蜂蜜为丸，食之有效。又，大黄末半斤，朴硝三两，蜂蜜一斤，共同于水中煎至可以为丸，丸如梧子大，每服十丸，每日三服。

治鳖瘕伏在胃脘部，手揣见头脚，时时转动：

白雌鸡一双，使其绝食一宿，至次日早晨用稠饭喂食，取其屎，不管多少，于铜器中，以溺和匀，置火上熬煮。捣末服，每服方寸匕，每日四五服。直至完全消尽为止。经常饲养鸡取鸡屎，待痊愈后单熬鸡汤食

之。姚氏方相同。

治胃脘部有水杯大小的肿物而不得进食：

葶苈二两，炒，大黄二两，泽漆四两，捣筛，以蜂蜜和丸，再置于臼中合捣千杵，制丸如梧子大，每服二丸，每日三服，以后服量可稍增加。

其他还有陷冰、赭鬼等诸多丸药方，另安排在大方内。

治两胁下有气结：

狼毒二两，旋覆花一两，附子二两，经炮制后捣筛，以蜂蜜和丸，丸如梧子大，初服每次二丸，以后可稍加至三丸。

熨癥法：

用能盛二升左右的铜容器，装入鱼膏二三寸深，使用大火烛六七枚，燃烧铜容器，使鱼膏加热。再用几层厚纸覆于癥块处，以铜容器熨厚纸，昼夜不停，若膏用完再添加。

又方：茱萸三升，捣碎，以酒掺和，煮至熟。用布帛等物包裹，于癥块处熨。冷后即更换。癥块当见减小，再继续熨，即可消除，直至痊愈。茱萸末，以鸡蛋清和射罔，服用。

又方：取灶中黄土一升，先捣熟蒜，加入黄土再捣，以苦酒浇至湿润，再将其涂于布的一面，敷于病处，待布上干燥后再更换，直至癥块消退，痊愈。

治妇人脐下有大如水杯结聚物，月经不通，反复发作，下痢，日见消瘦。此为气瘕。若用手按之如同坚硬的肉癥块者，很难治疗。未达此程度者，可以治愈。

未干的漆一斤，生地黄三十斤，捣碎绞取液汁，用火煎干漆至可以成丸，制丸如梧子大，饭后服，每服三丸，每日三次。即可治愈。

附方：

《外台秘要方》治疗心腹陈旧痞块或急性痞块：

取朱砂，研成细末，与米饭掺和，使朱

砂多于饭。以雄鸡一只，先饿其二日，再以朱砂饭喂鸡，将鸡置于木板上，收取鸡粪，所得鸡粪曝干为末。以温清酒服方寸匕至五钱，每日三服。若病情严重者，昼夜连服六次。一只鸡所得粪少，更可多喂养一只，取足够的鸡粪服用，待痊愈即停止。

又疗因食鱼肉而在腹部结成痞块，及诸毒气方：

狗粪五升，烧为末，用绵裹，以酒五升浸泡过夜，取上清液，分十次服，次日再十服，以后每日三服。应尽量随其所食之物，痞块硬结便可消散。

《千金方》治疗食鱼脍及生肉积于胸膈不得消化，必将导致癥瘕：

捣马鞭草汁，每饮一升。饮生姜汁亦可。服之即消。

又方：治肉癥，食肉欲极强，每次食肉后欲望不断：

白马尿三升，空腹饮服。饮后应吐肉，若吐不出肉，即有生命危险。

《药性论》云：治癥癖病：

鳖甲、诃梨勒皮、干姜末，等分，和为丸。空腹服下三十丸，再服一次。

宋明帝宫人患腰痛连心，发作时即休克。徐文伯观察后称之为"发瘕"。以油灌入患者腹内，吐出头发状物，拉开长三尺，头已成蛇，能摇动，悬挂起来待其滴尽，只是一根头发。

《胜金方》治膜外气及气块方：

延胡索，不限多少，研为细末，以猪胰一具，切成小块，炙熟，以熟猪胰块蘸药末食用。

治心腹寒冷食饮积聚结癖方第二十七

【原文】

治腹中冷癖，水谷阴结，心下停痰，两胁痞满，按之鸣转，逆害饮食。

取大蟾蜍一枚，去皮及腹中物，支解之，芒消，大人一升，中人七合，瘦弱人五合，以水六升煮取四升，一服一升。一服后，未得下，更一升；得下，则九日、十日一作。

又方：茱萸八两，消石一升，生姜一斤，以酒五升合煮，取四升，先服一服一升。不痛者止，勿再服之。下病后，好将养之。

又方：大黄八两，葶苈四两，并熬，芒硝四两，熬令汁尽，熟捣，蜜和丸，丸如梧子大，食后服三丸，稍增五丸。

又方：狼毒三两，附子一两，旋覆花三两，捣，蜜丸，服如梧子大，食前三丸，日三服。

又方：巴豆三十枚，去心，杏仁二十枚，并熬，桔梗六分，藜芦四分，皂荚三分，并炙之，捣蜜和丸如胡豆大，未食服一丸，日二。欲下病者，服二丸，长将息百日都好，差。

又方：贝母二两，桔梗二两，矾石一两，巴豆一两，去心皮，生用，捣千杵，蜜和丸如梧子，一服二丸。病后少少减服。

又方：茯苓一两，茱萸三两，捣，蜜丸如梧子大，服五丸，日三服。

又治暴宿食留饮不除，腹中为患方：

大黄、茯苓、芒硝各三两，巴豆一分，捣，蜜丸如梧子大，一服二丸，不痛止。

又方：椒目二两，巴豆一两，去皮心，熬，捣，以枣膏丸如麻子，服二丸，下痛止。

又方：巴豆一枚，去心皮，熬之，椒目十四枚，豉十六粒，合捣为丸，服二丸，当吐利。吐利不尽，更服二丸。

服四神丸下之，亦佳。

中候黑丸：治诸癖结痰癖第一良。

桔梗四分，桂四分，巴豆八分，去心皮，杏仁五分，去皮，芫花十二分，并熬令紫色，先捣三味药成末，又捣巴豆、杏仁如膏，合和，又捣二千杵，丸如胡豆大，服一丸取利，至二三丸。儿生十日欲痫，皆与一二丸如粟粒大。诸腹内不便，体中觉患便服，得一两行利，则好也。

硫黄丸至热，治人之大冷，夏月温饮食不解衣者。硫黄、礜石、干姜、茱萸、桂、乌头、附子、椒、人参、细辛、皂荚、当归，十二种分等，随人多少，捣蜜丸如梧子大，一服十丸至二十丸，日三服。若冷痢者，加赤石脂、龙骨，即便愈也。

露宿丸治大寒冷积聚方：

矾石、干姜、桂、桔梗、附子炮、皂荚各三两，捣筛，蜜丸如梧子大，酒下十丸，加至一十五丸。

附方：

《外台秘要》疗癖方：

大黄十两，杵，筛，醋三升和匀，白蜜两匙，煎堪丸如梧桐子大，一服三十丸，生姜汤吞下，以利为度，小者减之。

《圣惠方》治伏梁气在心下，结聚不散。

用桃奴[1]二两，为末，空心温酒调二钱匕。

《简要济众》治久积冷不下食，呕吐不止，冷在胃中。

半夏五两，洗过，为末，每服二钱，白面一两，以水和搜，切作棋子，水煮面熟为度，用生姜、醋调和，服之。

【注释】

〔1〕为蔷薇科植物桃 Prunus persica（L.）Batsch 或山桃 P. daridiana（Carr.）Franch 的尚未成熟的果实，药材名碧桃干。

【译文】

治腹内冷癖，水谷阴结，胃脘部停痰，两胁痞满，按之有声，严重者妨碍进食。

取大个蟾蜍一只，去掉皮及腹内杂物，并使四肢分离。再取芒硝，身体高大之人用一升，中等之人用七合，瘦弱之人用五合。以水六升，煮取四升，头服一升。头服后未能消散者，再服一升，便可消散，以后每隔九、十日服一次。

又方：茱萸八两，消石一升，生姜一斤，以酒五升共同煎煮，得四升，先服一升，不痛者即止，不可再服。病情好转后，好好调养。

又方：大黄八两，葶苈四两，共同煎煮，芒硝四两，熬至汁尽，再用蜂蜜捣和为丸，丸如梧子大，饭后服三丸，逐渐增至五丸。

又方：狼毒三两，附子一两，旋覆花三两，捣碎，以蜂蜜和丸，丸如梧子大，饭前服三丸，每日三服。

又方：巴豆三十枚，去心，杏仁二十枚，共同炒，桔梗六分，藜芦四分，皂荚三分，共炙，以蜂蜜捣和丸，丸如胡豆大。饭前服一丸，每日服二次。若病情较重者，每服二丸。需要长期调养，百日后痊愈。

又方：贝母二两，桔梗二两，矾石一两，巴豆一两（去心皮，生用），同置于白内，捣干杵，用蜂蜜和丸，丸如梧子大。一服二丸。以后可略减少服用量。

又方：茯苓一两，茱萸三两，捣为细末，以蜂蜜和丸，丸如梧子大，每服五丸，每日三服。

又治突然宿食留饮不消，导致腹内疾患方：

大黄、茯苓、芒硝各三两，巴豆一分，捣为细末，以蜂蜜和丸，丸如梧子大，一服二丸，疼痛消失为止。

又方：椒目二两，巴豆一两（去皮心），炒，捣为细末，以枣膏掺和为丸，丸如麻子大，每服二丸。疼痛消失为止。

又方：巴豆一枚，去心皮，炒，椒目十四粒，豆豉十六粒，合捣为丸，每服二丸。服后应见吐泻。若吐泻不尽，再服二丸。

服四神丸治此类病症，亦有效。

中候黑丸：治疗各种癖结痰癖最佳。

桔梗四分，桂枝四分，巴豆八分（去心皮），杏仁五分（去皮），芫花十二分，共同炒至紫色。先将桔梗、桂枝、芫花三味药捣为细末，再将巴豆捣成膏状，掺和在一起置于白内，再捣二千杵。制成胡豆大的丸，每服一丸，可通泻，至每服二三丸。小儿初生时，可能发生癫痫，都可以喂服小米粒大的药丸一二粒。各种腹内不畅，体中感觉患病，即服一、二丸，用以通畅下利，则可好转。

硫磺丸至热，治疗人体大冷，夏季仍喜食温热食物，不能脱衣者：

硫磺、矾石、干姜、茱萸、桂枝、乌头、附子、花椒、人参、细辛、皂荚、当归等十二种，等分，根据病人多少，捣为细末，以蜂蜜和丸，丸如梧子大。一服十丸至二十丸，每日三服，若见冷痢者，加赤石脂、龙骨，即可痊愈。

露宿丸治大寒冷积聚方：

矾石、干姜、桂枝、桔梗、附子（炮）、皂荚，各三两，细捣过筛为末，以蜂蜜和丸，丸如梧子大，以酒服下十丸，逐步加至十五丸。

附方

《外台秘要》疗癖方：

大黄十两，置臼中杵，过筛，以醋三升和匀，白蜜二汤匙，煎煮为丸，丸如梧子大。一服三十丸，用生姜煎汤冲服下。以通利为度，小儿酌减服量。

《圣惠方》治伏梁气在胃脘结聚不散。

用桃奴二两，为末，空腹时以温酒调服二钱匕。

《简要济众》治久积冷不下食，呕吐不止，冷在胃中。

半夏五两，洗过，捣为细末，每服二钱，白面一两，以水和揉，切如棋子大小，用水煮至面熟为度，用生姜、醋调和，服用。

治胸膈上痰癖诸方第二十八

【原文】

治卒头痛如破，非中冷，又非中风方：

釜月下墨四分，附子三分，桂一分，捣筛，以冷水服方寸匕，当吐。一方无桂。

又方：苦参、桂、半夏等分，捣，下筛，

苦酒和，以涂痛，则差。

又方：乌梅三十枚，盐三指撮，酒三升煮取一升，去滓，顿服，当吐，愈。

此本在杂治中，其病是胸中膈上痰厥气上冲所致，名为厥头痛，吐之即差。

但单煮米作浓饮二三升许，适冷暖饮尽二三升，须臾适吐，适吐毕，又饮，如此数过。剧者，须臾吐胆乃止，不损人而即差。

治胸中多痰，头痛不欲食及饮酒则瘀阻痰方：

常山二两，甘草一两，松萝一两，瓜蒂三七枚，酒、水各一升半，煮取升半，初服七合，取吐。吐不尽，余更分二服。后可服半夏汤。

胡洽名粉膈汤：矾石一两，水二升煮取一升，内蜜半合，顿服。须臾未吐，饮少热汤。

又方：杜蘅三两，松萝三两，瓜蒂三十枚，酒一升二合，渍再宿，去滓，温服五合。一服不吐，晚更一服。

又方：瓜蒂一两，赤小豆四两，捣末，温汤三合和服，便安卧。欲摘之不吐，更服之。

又方：先作一升汤，投水一升，名为生熟汤。及食三合盐，以此汤送之，须臾欲吐，便摘出。未尽，更服二合，饮汤二升后，亦可更服，汤不复也。

又方：常山四两，甘草半两，水七升煮取三升，内半升蜜，服一升。不吐更服，无蜜亦可。

方中能月服一种，则无痰水之患。又有旋复、五饮，在诸大方中。若胸中痞寒，短气膈者。

甘草二两，茯苓三两，杏仁五十枚，碎之，水一斗三升煮取六升，分为五服。

又方：桂四两，术、甘草二两，附子炮，水六升煮取三升，分为三服。膈中有结积，觉骇骇不去者：

藜芦一两，炙，末之，巴豆半两，去皮心，熬之，先捣巴豆如泥，入藜芦末，又捣万杵，蜜丸如麻子大，服一丸至二三丸。

膈中之病，名曰膏肓。汤丸径过，针灸不及，所以作丸含之，令气势得相熏染，有五膈丸方：

麦门冬十分，去心，甘草十分，炙，椒、远志、附子炮干、姜、人参、桂、细辛各六分，捣筛，以上好蜜丸如弹丸，以一丸含，稍稍咽其汁，日三丸。服之主短气，心胸满，心下坚，冷气也。

此疾有十许方，率皆相类，此丸最胜。用药虽多不合。

五膈[2]之名，谓忧膈、气膈、恚膈、寒膈，其病各有诊，别在大方中。又有七气方，大约与此大同小别耳。

附方

《圣惠方》治痰厥[3]头痛：

以乌梅十个，取肉，盐二钱，酒一中盏，合煎至七分，去滓，非时温服，吐即佳。

又方：治冷痰饮[4]恶心。

用荜茇一两，捣为末，于食前用清粥饮调半钱服。

又方：治痰壅呕逆，心胸满闷不下食。

用厚朴一两，涂生姜汁，炙令黄，为末，非时粥饮调下二钱匕。

《千金翼》论曰：治痰饮吐水无时节者，其源以冷饮过度，遂令脾胃气羸，不能消于饮食，饮食入胃则皆变成冷水，反吐不停者。

赤石脂散主之。

赤石脂一斤，捣筛，服方寸匕，酒饮自任，稍稍加至三匕。服尽一斤，则终身不吐淡水。又不下痢，补五藏，令人肥健。有人痰饮，服诸药不效，用此方遂愈。

《御药院方》真宗赐高祖相国，去痰清目，进饮食，生犀丸：

川芎十两，紧小者，粟米泔浸三日，换切片子，日干，为末，作两料，每料入麝、脑各一分，生犀半两，重汤煮，蜜杵为丸小弹子大，茶、酒嚼下一丸。痰，加朱砂半两；膈壅，加牛黄一分，水飞，铁粉一分；头目

昏眩，加细辛一分；口眼㖞斜，炮天南星一分。

又方：治膈壅风痰。

半夏不计多少，酸浆浸一宿，温汤洗五、七遍，去恶气，日中晒干，捣为末，浆水搜饼子，日中干之，再为末，每五两入生脑子一钱，研匀，以浆水浓脚丸鸡头大，纱袋贮，通风处阴干。每一丸，好茶或薄荷汤下。

《王氏博济》治三焦气不顺，胸膈壅塞，头昏目眩，涕唾痰涎，精神不爽。

利膈丸：牵牛子四两，半生半熟，不蚛皂荚，涂酥二两，为末，生姜自然汁，煮糊丸如桐子大，每服二十丸，荆芥汤下。

《经验后方》治头风化痰：

川芎不计分两，用净水洗浸，薄切片子，日干或焙，杵为末，炼蜜为丸如小弹子大，不拘时，茶、酒嚼下。

又方：治风痰。

郁金一分，藜芦十分，各为末，和令匀，每服一字，用温浆水一盏。先以少浆水调下，余者水漱口，都服便以食压之。

《外台秘要》治一切风痰风霍乱，食不消大便涩。

诃梨勒三枚，捣取末，和酒顿服，三、五度，良。

《胜金方》治风痰。

白僵蚕七个，直者，细研，以姜汁一茶脚，温水调灌之。

又方：治风痰。

以萝卜子为末，温水调一匙头，良久吐出涎沫。如是瘫缓风，以此吐后，用紧疏药服，疏后服和气散[5]，差。

《斗门方》治胸膈壅滞，去痰开胃。

用半夏净洗，焙干，捣罗为末，以生姜自然汁和为饼子，用湿纸裹，于慢火中煨令香，熟水两盏，用饼子一块如弹丸大，入盐半钱，煎服一盏，温服。能去胸膈壅逆，大压痰毒，及治酒食所伤，其功极验。

【注释】

〔1〕噎膈的一种，又名怒膈。症见噎塞不通，胸胁逆满，暖气腐臭等。

〔2〕五膈之称始见于《诸病源候论》卷十三，包括忧膈、气膈、恚膈、寒膈、热膈，本处遗漏热膈。

〔3〕为厥证之一，是指因痰盛气闭而引起的四肢厥冷，甚而昏厥的病证。

〔4〕是指体内过量水液不得输化，停留或渗注于某一部位而发生的疾病。

〔5〕由青皮、小茴香、苍术、肉桂、高良姜、香附、甘草、桔梗等药味组成，主治脾胃不和，中脘气滞，心腹张满，呕吐酸水等病症。

【译文】

治急性头痛，痛如破烈，而非中冷又非中风方：

锅脐下黑灰四分，附子三分，桂枝一分，捣碎过筛。以冷水冲服，每服方寸匕。可取吐，另一方无桂枝。

又方：苦参、桂枝、半夏，等分，捣碎过筛，用苦酒掺和，外涂痛处，即愈。

又方：乌梅三十枚，盐三手指一撮，用酒三升，煮取一升，去渣。一次服尽，可取吐，瘥愈。

本方原在杂治中，其病是胸中膈上痰厥上冲所引起的，病名为"厥头痛"，取吐之后即可瘥愈。

只单煮米作浓粥二三升左右，可据冷暖程度将粥饮尽。饮后不久即可取吐，待吐完后，再饮。如此数次。病情严重者直到吐出胆汁为止，对人体无伤害，即可瘥愈。

治胸中多痰，头痛不思饮食及饮酒则瘀阻痰方：

常山二两，甘草一两，松萝一两，瓜蒂二十一枚，酒、水各一升半，煎煮得一升半。开始服七合，取吐，如吐未能尽，余下者分二次服尽。之后，可再服半夏汤。

胡洽名粉膈汤：矾石一两，水二升，煎煮取一升，加入蜂蜜半合，一次服尽。服药后不久未见吐者，可饮少量热水。

又方：杜蘅三两，松萝三两，瓜蒂三十枚，酒一升二合，以酒浸泡前三味药一宿，去渣，温服五合，若一服不见吐，至晚再服一次。

又方：瓜蒂一两，赤小豆四两，捣为细末，以温水冲服三合后，静卧休息。若未见吐，再服一次。

又方：先煮一升开水，再投入冷水一升，名为"生熟汤"。食三合盐，以此"生熟汤"送服。不久即有欲吐的感觉，使其吐出，若未吐尽，再服二合，饮汤二升以后，还可再服，汤不可再饮。

又方：常山四两，甘草半两，水七升，煎煮取三升，加入半升蜂蜜，服一升。不吐再服一次，若无蜂蜜亦可。

如能在以上各方中每月服一种，即免除痰水疾患。又有旋覆、五饮在各种大方内。若胸中痞寒，短气膈者：

甘草二两，茯苓三两，杏仁五十枚，捣碎，水一斗三升，煎煮得六升，分为五次服。

又方：桂枝四两，术、甘草各二两，附子炮（注：剂量原缺），水六升，煎煮得三升，分为三次服。若胸膈中有结聚，感觉日久不散者：

藜芦一两，炙，研为细末，巴豆半两，去皮心，熬煮烂。先将巴豆捣如烂泥，再加入藜芦末，再置于臼中捣一万杵，以蜂蜜和丸，丸如麻子大。每服一丸至二三丸。

胸膈中的病，称之为膏肓。一般的汤药、丸剂直接流入胃肠，针灸也刺不到。所以，作成药丸含于口内，使药的气味能够熏染达到病所。这种药方有五膈方：

麦门冬十分（去心），甘草十分，炙，椒、远志、附子、炮干姜、人参、桂枝、细辛各六分捣为细末，过筛，以上各味药以好蜜和为丸，丸如弹丸。以一丸含于口内，慢慢含咽汁液，每日三丸。服本方主治短气，心胸满，心下坚，冷气等。

治疗此种病症有十余种药方，大体相似，以本方疗效最佳。所用药方虽多，但多不相同。

所谓的五膈是指忧膈、气膈、恚膈、寒膈，各种膈病分别有诊断特征，另安排在各个大方之中。还有一方为"七气方"，大约与本方亦大同小异。

附方：

《圣惠方》治痰厥头痛：

以乌梅十个，去核取肉，食盐二钱，酒一中盏，共同煎煮至七分，去渣。待不发作时温服，取吐即愈。

又方：治冷痰饮，恶心：

用荜茇一两，细捣为末，于饭前用稀粥汤调服，每服二钱匕。

《千金翼》论曰：凡治疗发作无时的痰饮吐水的病人，其病源都是因为过度服饮冷物冷水，逐步导致正气亏损，无力消化饮食，致使饮食进入胃腹后变成冷水，引起呕吐不止。

赤石脂散主治痰饮吐水：

赤石脂一斤，捣细过筛，每服方寸匕，根据自己的酒量适量饮服。逐步增加至每服三匕。待到一斤服完，即可终身不吐淡水。并可治疗下痢，滋补五脏，可以使人增加体重壮健。曾有人患痰饮病，服用多种药物均不见效，而用本方后痊愈。

《御药院方》真宗赐高祖相国，除痰清目进饮食生犀丸：

川芎十两（质坚实、体小者），以粟米泔水浸泡三日。切成薄片，晒干。为末，分作两料，每料加入麝、脑各一分，生犀半两。以浓汤煎煮，加蜜捣为丸，丸如小弹子大，以茶酒嚼服一丸。若痰多，可加朱砂半两；胸膈壅塞，加牛黄一分，水飞铁粉一分；头目昏眩，加细辛一分；口眼歪斜，加炮天南星一分。

又方：治胸膈壅塞、风痰：

半夏，不计多少，以酸浆汤浸泡一宿，再用温水清洗五七遍，去除恶气，日中晒干，捣为细末，再以浆水和揉成饼子，于阳光下晒干，再为细末。每五两加入生脑子一钱，研匀，以浆水搅和为丸，丸如鸡头大，以纱袋包裹贮于通风处，阴干。每服一丸，以好茶或薄荷汤服下。

《王氏博济》治三焦气不顺，胸膈壅塞，头昏目眩，涕唾痰涎，精神不爽：

利膈丸：牵牛子四两（半生半熟），未经虫蛀的皂荚、涂酥各二两，同为细末，用生姜自然汁煮糊为丸，丸如梧桐子大。每服二十丸，以荆芥汤服下。

《经验后方》治头风化痰：

川芎不计分量，用净水洗净，浸泡，切薄片，晒干或焙干，捣为细末，以炼蜜为丸，丸如小弹子大。随时以茶酒嚼服。

又方：治风痰：

郁金一分，藜芦十分，各为细末，掺和至匀。每服一字，用温浆水一盏，先以少量浆水调服，再以所余浆水漱口。服后即食少量食物以防药物上反。

《外台秘要》治一切风痰风霍乱，饮食不消，大便秘涩。

诃梨勒三枚，捣为细末，以酒调和，一次服尽。服三五次即可见效。

《胜金方》治风痰：

白僵蚕（体直）七个，研为细末，以姜汁一茶杯，温水调匀，灌服。

又方：治风痰：

以萝卜子为末，用温水调服一汤匙，服后一段时间即可吐出涎沫。如果是瘫缓风，以本方取吐后再服收敛药物，其后再服和气散，即可痊愈。

《斗门方》治胸膈壅塞滞，祛痰开胃：

用半夏，洗净，焙干，捣罗为末，以生姜自然汁掺和，揉为饼子，再用湿纸包裹，于慢火中煨，直至散出香味，以熟开水二盏，取弹丸大一块饼子，加入食盐半钱，煎煮得一盏，温服下。能祛胸膈壅逆，大压痰毒，及治饮酒伤身。本方功效极验。

治卒患胸痹痛方第二十九

【原文】

胸痹之病，令人心中坚痞忽痛，肌中苦痹，绞急如刺，不得俯仰，其胸前皮皆痛，不得手犯，胸满短气，咳嗽引痛，烦闷自汗出，或彻引背脊，不即治之，数日害人。

治之方：

用雄黄、巴豆，先捣雄黄，细筛，内巴豆，务熟捣，相入丸如小豆大，服一丸。不效，稍益之。

又方：取枳实捣，宜服方寸匕，日三夜一服。

又方：捣栝楼实大者一枚，切薤白半升，以白酒七升煮取二升，分再服。亦可加半夏四两，汤洗去滑则用之。

又方：橘皮半斤，枳实四枚，生姜半斤，水四升煮取二升，分再服。

又方：枳实、桂等分，捣末，橘皮汤下方寸匕，日三服。

仲景方，神效。

又方：桂、乌喙、干姜各一分，人参、细辛、茱萸各二分，贝母二分，合捣，蜜和丸如小豆大，一服三丸，日三服之。

若已差，复发者：

下韭根五斤，捣绞取汁，饮之愈。

附方

杜壬治胸膈痛彻背，心腹痞满，气不得通，及治痰嗽。大瓜蒌，去穣取子，熟炒，别研，和子皮，面糊为丸如梧桐子大，米饮下十五丸。

【译文】

胸痹这种病，使人心中坚痞，时时作痛，肌中苦痹，绞急如刺，不能俯卧或仰卧，心中烦闷，自汗，或疼痛牵引臂膀至后背。若不及时治疗，数日后可有生命危险。

治疗本病方：

用雄黄、巴豆，先捣雄黄为极细末，过筛，加入巴豆，一定要捣熟，制成小豆粒大的丸，每服一丸。如未见效，可稍稍增加服量。

又方：取枳实捣碎，每服方寸匕，白日服三次，夜间服一次。

又方：取大个栝楼实一枚，捣碎，切薤白半升，以白酒七升煎煮得二升，分二次服。亦可加入半夏四两，用水洗净半夏表面的粉质再服用。

又方：橘皮半斤，枳实四枚，生姜半斤，水四升，煎煮得二升，分二次服。

又方：枳实、桂枝等分，捣为细末，橘皮煎汤冲服方寸匕，每日三服。

仲景方，有神效。

又方：桂枝、乌喙、干姜各一分，人参、细辛、茱萸各二分，贝母三分（注：原作二分，具上下文意改），共同捣为细末，以蜂蜜和为丸，丸如小豆大，每服三丸，每日三服。

如果是病已痊愈而再次复发者：

用韭菜根五斤，捣烂，绞取汁，饮服，即可痊愈。

附方：

杜壬治胸膈痛牵引背痛，心腹痞满，呼吸不畅，并治痰积咳嗽：

大瓜蒌，去瓤取子，炒熟，另研细末，和子皮，以面糊为丸，丸如梧桐子大，用米汤服下十五丸。

治卒胃反呕哕方第三十

【原文】

葛氏治卒干呕不息方：

破鸡子，去白，吞中黄数枚，即愈也。

又方：捣葛根，绞取汁，服一升许。

又方：一云蔗汁，温令热，服一升，日三。一方：生姜汁，服一升。

又方：灸两腕后两筋中一穴名间使[1]各

七壮，灸心主尺泽亦佳。

又方：甘草、人参各二两，生姜四两，水六升煮取二升，分为三服。

治卒呕哕，又厥逆[2]方：

用生姜半斤，去皮切之，橘皮四两，擘之，以水七升煮三升，去滓，适寒温服一升，日三服。

又方：蘡薁藤[3]，断之当汁出，器承取，饮一升。生葛藤尤佳。

治卒哕不止方：

饮新汲井水数升，甚良。

又方：痛爪眉中夹间气也。

又方：以物刺鼻中各一分来许，皂荚内鼻中令嚏，差。

又方：但闭气仰引之。

又方：好豉二升，煮取汁，服之也。

又方：香苏[4]，浓煮汁，顿服一、二升，良。

又方：粱米三升，为粉，井花水服之良。

又方：用枇杷叶一斤，拭去毛，炙，水一斗煮取三升，服。芦根亦佳。

治食后喜呕吐者：

烧鹿角灰二两，人参一两。捣末，方寸匕，日三服。姚同。

治人忽恶心不已方：

薤白半斤，茱萸一两，豉半升，米一合，枣四枚，枳实二枚，盐如弹丸，水三升煮取一升半，分为三服。

又方：但多嚼豆蔻子，及咬槟榔，亦佳。

治人胃反不受食，食毕辄吐出方：

大黄四两，甘草二两，水二升煮取一升半，分为再服之。

治人食毕噫醋及醋心方：

人参一两，茱萸半斤，生姜六两，大枣十二枚，水六升煮取二升，分为再服也。

哕不止，半夏洗，干，末之，服一匕，则立止。

又方：干姜六分，附子四分，炮，捣，苦酒丸如梧子，服三丸，日三，效。

附方

《张仲景方》治反胃呕吐，大半夏汤：

半夏三升，人参三两，白蜜一升，以水一斗二升煎，扬之一百二十遍，煮下三升半，温服一升，日再。亦治膈间痰饮。

又方：主呕哕，谷不得下，眩悸，半夏加茯苓汤：半夏一升，生姜半斤，茯苓三两，切，以水七升煎取一升半，分温服之。

《千金方》治反胃，食即吐：

捣粟米作粉，和水丸如梧子大，七枚，烂煮，内醋中，细吞之，得下便已。面亦得用之。

又方：治干哕，若手足厥冷，宜食生姜，此是呕家圣药。

治心下痞坚，不能食，胸中呕哕。

生姜八两，细切，以水三升煮取一升，半夏五合，洗去滑，以水五升煮取一升，二味合煮，取一升半，稍稍服之。

又方：主干呕。

取羊乳一杯，空心饮之。

《斗门方》治翻胃：

用附子一个，最大者，坐于砖上，四面著火渐逼碎，入生姜自然汁中，又依前火逼干，复淬之。约生姜汁尽，尽半碗许，捣罗为末，用粟米饮下一钱，不过三服，差。

《经验方》治呕逆反胃散：

大附子一个，生姜一斤，细锉，煮，研如面糊，米饮下之。

又方：治丈夫妇人吐逆，连日不止，粥食汤药不能下者，可以应用此候效摩丸：

五灵脂，不夹土石，拣精好者，不计多少，捣罗为末，研，狗胆汁和为丸如鸡头大，每服一丸。煎热生姜酒摩令极细，更以少生姜酒化以汤，汤药令极热。须是先做下粥，温热得所，左手与患人药吃，不得嗽口，右手急将粥与患人吃，不令太多。

又方：碧霞丹，治吐逆，立效。

北来黄丹四两，筛过，用好米醋半升，同药入铫[5]内煎令干，却用炭火三秤，就铫内煅透红，冷取研细为末，用粟米饭丸如桐子大，煎醉汤下七丸，不嚼，只一服。

《孙真人食忌》治呕吐：

以白槟榔一颗，煨，橘皮一分，炙，为末，水一盏煎半盏，服。

《广济方》治呕逆不能食。

诃梨勒皮二两，去核，熬为末，蜜和丸如梧桐子大，空心服二十丸，日二服。

《食医心镜》主脾胃气弱，食不消化，呕逆反胃，汤饮不下。

粟米半升，杵细，水和丸如梧子大，煮令熟，点少盐，空心和汁吞下。

《金匮玉函方》治五噎心膈气滞烦闷，吐逆不下食。

芦根五两，锉，以水三大盏煮取二盏，去滓，不计时，温服。

《外台秘要》治反胃，昔幼年经患此疾，每服食饼及羹粥等，须臾吐出。贞观许奉御兄弟及柴蒋等家，时称名医，奉敕令治，罄竭各人所长，竟不能疗，渐羸惫，候绝朝夕。忽有一卫士云：

服驴小便极验。旦服二合，后食，唯吐一半。晡时又服二合，人定时食粥，吐即便定，迄至今日。午时奏之，大内中五六人患反胃，同服，一时俱差。此药稍有毒，服时不可过多。承取尿，及热服二合，病深七日以来，服之良。后来疗人，并差。

又方：治呕：

麻仁三两，杵，熬，以水研取汁，著少盐，吃立效。李谏议用，极妙。

又方：治久患咳噫，连咳四五十声者。

取生姜汁半合，蜜一匙头，煎令熟，温服，如此三服，立效。

又方：治咳噫：

生姜四两，烂捣，入兰香叶二两，椒末一钱匕，盐和面四两，裹作烧饼，熟煨，空心吃，不过三两度，效。

《孙尚药方》治诸吃噫：

橘皮二两，汤浸去瓤，锉，以水一升煎之五合，通热顿服。更加枳壳一两，去瓤，

炒，同煎之，服，效。

《梅师方》主胃反，朝食暮吐，旋旋吐者。

以甘蔗汁七升，生姜汁一升，二味相和，分为三服。

又方：治醋心。

槟榔四两，橘皮二两，细捣为散，空心，生蜜汤下方寸匕。

《兵部手集》治醋心，每醋气上攻如釅醋。

吴茱萸一合，水三盏煎七分，顿服。纵浓，亦须强服。近有人心如蜇破，服此方后二十年不发。

【注释】

〔1〕出《灵枢·本输》，属手厥阴心包络经，位于前臂屈侧，腕横纹上3寸处，桡侧腕屈肌腱与掌长肌腱之间。主治心悸，心动过速，心律不齐，心绞痛，胸痛，疟疾，癫痫，精神病等。

〔2〕厥逆证有多种，此处因呕吐引起的厥逆可能属于《灵枢·癫狂》中所述的厥逆证，证见胸腹剧痛而两足暴冷，烦而不能进食，脉大小皆涩。

〔3〕为葡萄科植物蘡薁 Vitis thunbergii Sieb. et-Zucc. 的茎叶，性味甘、平，功能祛湿、利小便、解毒。

〔4〕为唇形科植物水苏 Stachys baicalensis Fisch. 的全草，性味辛，微温，功能疏风理气，止血消炎。

〔5〕一种有柄有流的小烹器具。

【译文】

葛氏治急干呕不止方：

破鸡蛋，去蛋清，吞服蛋黄数枚，即可痊愈。

又方：葛根，捣烂，绞取汁，服一升左右。

又方：其一，甘蔗汁，加温至热，每服一升，每日三服；其二，生姜汁，服一升。

又方：双手腕后两筋之间有一穴位，称为间使穴，各灸七壮，灸心主尺泽，亦有效。

又方：甘草、人参，各二两，生姜四两，水六升，煎煮得二升，分为三次服。

治急性呕吐并厥逆方：

用生姜半斤，去皮切碎，橘皮四两，掰碎，以水七升煎煮得三升，去渣。待温度合适时服一升，每日三服。

又方：蘡薁藤，截断取汁，以容器盛，饮服一升。生葛藤亦有效。

治急呕不止方：

饮新汲取的井水数升，很有疗效。

又方：用力抓两眉之间，闭住呼吸。

又方：用一物刺入鼻孔内一分左右，再用皂荚塞入鼻中，使打喷嚏，即愈。

又方：只闭住呼吸，控制引呕。

又方：好豆豉二升，煎煮取汁，饮服。

又方：香苏，煎煮取浓汁，一次服尽一二升，有效。

又方：稷米三升，捣为细粉，用井花水冲服，有效。

又方：用枇杷叶一斤，拭去叶背的毛，炙，用水一斗煎煮得三升，饮服。以芦根煎煮服亦佳。

治食后常呕吐者：

烧鹿角灰二两，人参一两，捣为细末，每服方寸匕，每日三服。与姚氏方相同，治人突然恶心不止方：

薤白半斤，茱萸一两，豆豉半升，米一合，枣四枚，枳实二枚，盐一小块（如弹丸），水三升，煎煮得一升半，分为三次服。

又方：多服豆蔻子或咬服槟榔，亦有效。

治反胃不得进食，食后反吐方：

大黄四两，甘草二两，水二升，煎煮得一升半，分二次服完。

治食后吐酸及醋心方：

人参一两，茱萸半斤，生姜六两，大枣十二枚，水六升，煎煮得二升，分为二次服完。

呕哕不止，半夏，洗，晒干研末，服一匕，可使呕哕立刻停止。

又方：干姜六分，附子四分（炮），捣为细末，以苦酒和为丸，丸如梧子大，每服三丸，每口三次，有效。

附方

张仲景方治反胃呕吐大半夏汤：

半夏三升，人参三两，白蜜一升，以水一斗二升煎煮，用勺扬汤一百二十下，煮得三升半，温服一升，当日再服一次。亦治胸膈间痰饮。

又方：主治呕哕，食物不得下，眩晕心悸。半夏加茯苓汤：半夏一升，生姜半斤，茯苓三两，切碎，以水七升煎煮得一升半，分二次温服。

《千金方》治反胃，食后即吐：

将粟米捣为细粉，以水和为丸，丸如梧子大。取七丸，煮烂，容于醋中，慢慢吞服。服下便可奏效。亦可以使用面粉。

又方：治干呕哕。如果手足厥冷，宜食生姜。生姜乃是治呕吐最有效的药物。治心下痞坚，不能进食，胸中呕哕：

生姜八两，切细碎，以水三升，煎煮得一升，半夏五合，洗去滑质，以水五升，煎煮得一升，再将二味共同煎煮，得一升半。慢慢饮服。

又方：主治干呕：

取羊乳一杯，空腹饮服。

《斗门方》治反胃：

用大个附子一个，置于砖上，四面围火烧直至破碎，放入生姜自然汁内，用火烧姜汁，再以冷水淬过，生姜汁耗尽，净得半碗左右。捣细过罗为末，用粟米饮服一钱。不超过三服即可痊愈。

《经验方》治呕逆反胃散：

大附子一个，生姜一斤，细锉碎，煎煮，研如面糊状，用米汤服下。

又方：治丈夫、妇女连日吐逆不止，粥食及汤药均不能进下者，可以服用此候效摩丸：

五灵脂，挑拣精好不夹带土石块者，不计量多少，捣细过罗为末，再细研，以狗胆汁和为丸，丸如鸡头大，每服一丸。煎煮热生姜酒，摩至极细。再以少量的生姜酒溶于汤中，使此药汤至极热。另需先熬好粥，使温度适宜。左手给病人服药，服后不要漱口，右手迅速将粥给病人服下，不可太多。

又方：碧霞丹，治吐逆，有速效。

取自北方的黄丹四两，过筛，用好米醋半升，与药一同放入铫内，煎煮至醋干。再用火炭三秤，使铫内煅至透红，冷却后取黄丹研为细末，用粟米饭搓为丸，丸如梧子大。煎发酵汤服下七丸，不嚼，只一服。

《孙真人食忌》治呕吐：

以白槟榔一颗，煨，橘皮一分，炙，同为细末，以水一盏，煎煮得半盏，服用。

《广济方》治呕逆不能进食：

诃梨勒皮二两，去核，熬为末，以蜂蜜和为丸，丸如梧桐子大。空腹服二十丸，每日二服。

《食医心镜》主治脾胃气弱，饮食不得消化，呕逆反胃，汤饮不下：

粟米半升，杵为细末，以水和为丸，丸如梧子大，煎煮至熟，点少量食盐，空腹和汁吞服。

《金匮玉函方》治五噎，心膈气滞烦闷，吐逆不下食：

芦根五两，锉碎，以水三大盏，煎煮得二盏，去渣，随时温服。

《外台秘要》治反胃。原来年幼时，经常患反胃这种病。每次患病，服饼及羹粥等食物后，一会儿即吐出。贞观年间，许奉御兄弟及柴蒋等家，当时被称作名医，接皇帝指令治病，虽个人都有所擅长，但竟不能治此病。致使逐渐羸瘦，生命危在旦夕。忽然有一卫士说：

服驴小便极有效验。早晨服二合，服后进食，只吐出一半。到黄昏前后又服二合，至夜深时食粥，食后虽吐但随即便止。直至近日中午，奏明皇上，皇宫中有五六人都患反胃，同服驴小便后，一下都痊愈了。此药有轻微的毒性，服时不可过多。接取尿液，

加热服二合。患病长达七日，服用后都有效。后来用本方治疗多人，均获痊愈。

又方：治呕吐：

麻仁三两，杵碎，炒，再以水研磨取汁，加少量食盐，服后立即见效。李谏议服用，极有效验。

又方：治久患咳噫，发作时连续咳嗽四五十声：

取生姜汁半合，蜂蜜一汤匙，煎煮至熟，温服。服用三次，即可见效。

又方：治咳噫：

生姜四两，捣至极烂，加入兰香叶三两，花椒末一钱匕，盐和面四两，裹制成烧饼状，煨熟，空腹食下。不过二三次，即可奏效。

《孙尚药方》治诸吃噫：

橘皮二两，以热水浸泡，去瓤，锉碎。以水一升煎煮得五合，乘热一次服尽。再加枳壳一两，去瓤炒，共同煎煮，服用有效。

《梅师方》主胃反，早晨食傍晚吐，食后不久即吐：

以甘蔗汁七升，生姜汁一升，二味相和，分为三次服。

又方：治醋心：

槟榔四两，橘皮二两，捣细为散，空腹以生蜜煎水冲服方寸匕。

《兵部手集》治醋心，发作时醋气上反，味与酽醋相似：

吴茱萸一合，水三盏，煎煮得七分，一次服尽。即使味道浓烈，亦必须坚持服尽。

曾有人患此病，腹内如同被蜂蜇破，服用本方后二十年未再发作。

治卒发黄疸诸黄病第三十一

【原文】

治黄疸方：

芜菁子五升，捣筛，服方寸匕，日三。先后十日，愈之。

又方：烧乱发，服一钱匕，日三服。秘

方，此治黄疸。

又方：捣生麦苗，水和绞取汁，服三升。以小麦胜大麦，一服六七合，日三四。此酒疸也。

又方：以藜芦，著灰中炮之，令小变色，捣，下筛末，服半钱匕，当小吐。不过，数服。此秘方也。

又方：取小豆、秫米、鸡矢白各二分，捣筛为末，分为三服，黄汁当出。此通治面目黄，即差。

疸病有五种，谓黄疸、谷疸、酒疸、女疸、劳疸也。黄汁者，身体四肢微肿，胸满不得汗，汗出如黄檗汁，由大汗出，卒入水所致方：

猪脂一斤，温令热，尽服之，日三。当下，下则稍愈。

又方：栀子十五枚，瓜蒌子三枚，苦参三分，捣末，以苦酒渍鸡子二枚，令软，合黄白以和药，捣丸如梧子大，每服十丸，日五、六。除热不吐即下，自消也。

又方：黄雌鸡一只，治之，锉，生地黄三斤，内腹中，急缚仰置铜器中，蒸令极熟，绞取汁，再服之。

又方：生茅根一把，细切，以猪肉一斤，合作羹，尽啜食之。

又方：柞树皮烧末，服方寸匕，日三服。

又方：甘草一尺，栀子十五枚，黄檗十五分，水四升煮取一升半，分为再服。此药亦治温病发黄。

又方：茵陈六两，水一斗二升煮取六升，去滓，内大黄二两，栀子十四枚，煮取三升，分为三服。

又方：麻黄一把，酒五升煮取二升半，可尽服。汗出差。

若变成疸者，多死。急治之方：

土瓜根捣取汁，顿服一升，至三服，须病汗，当小便去。不尔，更服。

谷疸者，食毕头旋，心怫郁不安而发黄，由失饥大食。胃气冲熏所致。治之方：

茵陈四两，水一斗煮取六升，去滓，内大黄二两，栀子七枚，煮取二升，分三服。溺去黄汁，差。

又方：苦参三两，龙胆一合，末，牛胆丸如梧子，以生麦汁服五丸，日三服。

酒疸者，心懊痛，足胫满，小便黄，饮酒发赤斑黄黑，由大醉当风，入水所致。治之方：

黄芪二两，木兰一两，末之，酒服方寸匕，日三服。

又方：大黄一两，枳实五枚，栀子七枚，豉六合，水六升煮取二升，分为三服。

又方：芫花、椒目等分，烧末，服半钱，日一两遍。女劳疸者，身目皆黄，发热恶寒，小腹满急，小便难，由大劳大热交接，交接后入水所致。治之方：

消石、矾石等分，末，以大麦粥饮服方寸匕，日三。令小汗出，小便当去黄汁也。

又方：乱发如鸡子大，猪膏半斤，煎令消尽，分二服。

附方

《外台秘要》治黄疸：

柳枝，以水一斗，煮取浓汁半斤，服令尽。

又方：治阴黄，汗染衣，涕唾黄：

取蔓菁子，捣末，平旦以井花水服一匙，日再，加至两匙，以知为度。每夜小便，重浸少许帛子，各书记日，色渐退白，则差。不过，服五升。

《图经》曰：黄疸病及狐惑[1]病，并猪苓散主之。

猪苓、茯苓、术等分，杵末，每服方寸匕，水调下。

《食疗》云：主心急黄：

以百合蒸过，蜜和食之，作粉尤佳。红花者，名山丹，不堪食。

治黄疸：

用秦艽一大两，细锉，作两贴子，以上好酒一升，每贴半升酒，绞取汁，去滓，空腹分两服，或利便止。就中好酒人易治。凡黄有数种，伤酒曰酒黄；夜食误食鼠粪亦作黄；因劳发黄，多痰涕，目有赤脉，日益憔悴，或面赤恶心者，是崔元亮用之，及治人皆得，方极效。秦艽须用新罗文者。

《伤寒类要》疗男子妇人黄疸病，医不愈，耳目悉黄，食饮不消，胃中胀热生黄衣，在胃中有干屎使病尔。用煎猪脂一小升，温热顿服之，日三，燥屎下去，乃愈。

又方：治黄，百药不差：

煮驴头熟，以姜、斋啖之，并随多少饮汁。

又方：治黄疸身眼皆如金色：

不可使妇人鸡犬见，取东引桃根，切细如箸，若钗股以下者一握，以水一大升煎取一小升，适温空腹顿服。后三五日，其黄离离如薄云散，唯眼最后差，百日方平复。身黄散后，可时时饮一盏清酒，则眼中易散。不饮则散迟。忌食热面、猪鱼等肉，此是徐之才家秘方。

正元《广利方》疗黄，心烦热，口干，皮肉皆黄。

以秦艽十二分，牛乳一大升同煮，取七合，去滓，分温再服，差。此方出于许人则。

【注释】

〔1〕大多是因湿邪浸淫，热毒遏郁所致。《金匮要略·百合狐惑阴阳毒病证治》记载："狐惑之为病，状如伤寒，默默欲眠，目不得闭，卧起不安，蚀于喉为惑，蚀于阴为狐。不欲饮食，恶于食臭，其面目乍赤乍黑乍白"。尤以咽喉及前后阴蚀烂为主证，病人神情恍惚，或乱狐疑，故得此病名。

【译文】

治黄疸方：

芜青子五升，捣碎过筛，每服方寸匕，每日三服，十日左右可痊愈。

又方：烧乱发灰，每服一钱匕，每日三服。此为专治黄疸的秘方。

又方：取生麦苗捣烂，以水掺和绞取汁，每服三升。小麦苗疗效胜于大麦苗。一服六七合，每日服三四次，治酒疸。

又方：取藜芦置于火灰中，炮。使其稍变颜色，捣碎过筛为末，每服半钱匕，可取微吐，不超过数服，即可痊愈。此为秘方。

又方：取小豆、秫米、鸡屎白各二分，捣碎过筛为末，分为三次服。可吐出黄汁。本方适用于治疗面目发黄，服后即愈。

疸病有五种，称为黄疸、谷疸、酒疸、女疸、劳疸。有黄汁的病人，身体四肢轻微浮肿，胸膈满而不出汗，汗出如黄蘗汁。这是由于出大汗后急入冷水所引起的病症。治方：

猪油一斤，加温至热，一次服尽，每日三次。服后即可出黄汗，汗出即稍见好转。

又方：栀子十五枚，瓜蒌子三枚，苦参三分，同捣为末。以苦酒浸泡鸡蛋二个，至软，用蛋清、蛋黄和药末为丸，丸如梧子大。每服十丸，每日五六服。除热，不吐，随即消解。

又方：黄雌鸡一只，杀死去净毛，取生地黄三斤，锉碎，填入鸡腹内，随即仰面缚置于铜器中，蒸至烂熟，绞取汁，再服。

又方：取生茅根一把，切细，以猪肉一斤，共同煮作羹，一次饮服尽。

又方：取柞树皮，烧为末，每服方寸匕，每日三服。

又方：甘草一尺，栀子十五枚，黄蘗十五分，以水四升煎煮得一升，分为二次服。本方亦治温病发黄。

又方：茵陈六两，以水一斗二升煎煮得六升，去渣，再加入大黄二两，栀子十四枚，煎煮得三升，分为三次服。

又方：麻黄一把，以酒五升煎煮得二升半，一次服尽，汗出即愈。

如果发展成黄疸，则难以治愈。救急治疗药方：

土瓜根捣烂取汁，一次服一升，服至三次后，须取病汗出，小便亦应通下，否则继续服用。

患谷疸的病人，进食后头昏旋，心中怫郁不安，面目发黄。这是由于一时饥饿后大量进食，导致胃气犯上冲熏所引起的。治疗药方：

茵陈四两，以水一斗煎煮得六升，去渣，加入大黄二两，栀子七枚，煎煮得二升，分为三次服。待黄汁由小便排出，即可痊愈。

又方：苦参三两，龙胆一合，共为细末，以牛胆汁和为丸，丸如梧子大，以生麦苗汁服五丸，每日三服。

患酒疸的病人，心中懊痛，足及小腿肿满，小便黄，饮酒后即发赤斑，面色黄黑。这是由于饮酒大醉后在风处入冷水所引起。治疗药方：

黄芪二两，木兰一两，同为细末，以酒服方寸匕，每日三服。

又方：大黄一两，枳实五枚，栀子七枚，豆豉六合，以水六升煎煮得二升，分为三次服。

又方：芫花、椒目等分，烧为末，每服半钱，每日服一二次。

妇女患劳疸的病人，身体及眼目都呈黄色，发热恶寒，小腹满急，小便不通。这是由于过度劳累或发热而行房事，事后又入冷水所引起的。治疗药方：硝石、矾石等分，研为细末，以大麦粥饮服方寸匕，每日三服。使出微汗，小便可排出黄汁。

又方：取如鸡蛋大的一团乱发，猪油半斤，煎煮至乱发消融，分为二次服。

附方：

《外台秘要》治黄疸：

柳枝，以水一斗，煎煮得浓汁半斤，一次服尽。

又方：治阴黄，出汗将衣服染黄，涕唾发黄：

取蔓菁子，捣为细末。早晨天大亮时，以井花水冲服一匙，当日再服一次，加至二匙，以感觉为度。每夜接小便，以少量棉布蘸取尿液，每日画记颜色，直到颜色退至浅白，即痊愈。服药不超过五升。

《图经》曰：黄疸病及狐惑病都可用猪苓散治疗。

猪苓、茯苓、术等分，杵为细末，每服方寸匕，以水调服。

《食疗本草》云：主治心急黄：

取百合上锅蒸过，与蜂蜜掺和服用。若研粉服更佳。开红色花的百合，称为山丹，不能食用。

治黄疸：

用秦艽一大两，锉为细末，制成二片薄饼，以上等好酒一升，每片薄饼用酒半升，绞榨取汁，去渣，空腹分二次服。小便通畅即愈。其中喜好饮酒的人容易治愈。凡黄病有几种，伤酒名为酒黄；夜间进餐误食鼠粪亦可引发黄病；因劳累而发黄的病人，多痰涕，眼中有红血丝，面目日益憔悴，或面色发红，恶心。崔元亮用本方，所治之人皆得痊愈，药方极有效验。秦艽必须使用新鲜罗旋纹的药材。

《伤寒类要》治疗男子、妇女黄疸病，久治不愈，耳目皆黄，饮食不得消化，胃中胀满发热，出汗染黄衣物。这是由于胃中积聚干屎所引起的。

用煎猪油一小升，温热，一次服尽，日三服。燥屎排出，即可痊愈。

又方：治黄病，各种药方治不愈者：

取驴头，煮至熟，以姜、韭为调料食用，并随意喝汤。

又方：治黄疸，身体、眼目都变为金色：

不应让妇女及鸡、狗见到，取朝东向生长的桃根，切成筷子样小段，取小于钗股大的一把，以水一大升，煎煮得一小升，待温度合适时，空腹一次服尽。三五日后，病人身体的黄色都会逐渐变淡，如同云散，只有眼睛最后消黄，百日才能痊愈。待身黄消失后，可经常饮服一小盏清酒，可使眼黄容易消散；不饮则眼黄消散缓慢。忌食热面、猪鱼等肉。此是徐之才家秘方。

正元《广利方》治疗黄病，心烦热，口干，皮肉均发黄：

以秦艽十二分，牛奶一大升，共同煎煮得七合，去渣，分二次温服，即可痊愈。此方出自许人则。

治卒患腰胁痛诸方第三十二

【原文】

葛氏治卒腰痛诸方，不得俯仰方：

正立倚小竹，度其人足下至脐，断竹，及以度后当脊中，灸竹上头处，随年壮，毕，藏竹，勿令人得矣。

又方：鹿角长六寸，烧，捣末，酒服之。鹿茸尤佳。

又方：取鳖甲一枚，炙，捣筛，服方寸匕，食后，日三服。

又方：桂八分，牡丹四分，附子三分，捣末，酒服一刀圭，日再服。

治肾气虚衰，腰脊疼痛，或当风卧湿，为冷所中，不速治，流入腿膝，为偏枯冷[1]痹缓弱，宜速治之方：

独活四分，附子一枚，大者炮，杜仲、茯苓、桂心各八分，牛膝、秦艽、防风、芎䓖、芍药六分，细辛五分，干地黄十分，切，水九升煮取三升，空腹分三服，如行八九里进一服。忌如前，顿服三剂。

治诸腰痛，或肾虚冷，腰疼痛阳萎方：

干漆熬烟绝、巴戟天去心、杜仲、牛膝各十二分，桂心、狗脊、独活各八分，五加皮、山茱萸、干薯蓣各十分，防风六分，附子四分，炼蜜九如梧子大，空腹酒下二十丸，日再，加减以知为度也。大效。

胁痛如打方：

大豆半升，熬令焦，好酒一升，煮之令沸熟，饮取醉。

又方：芫花、菊花等分，踯躅花半斤，布囊贮，蒸令热，以熨痛处，冷复易之。

又方：去穷骨上一寸灸七壮，其左右一寸，又灸七壮。

又积年久疹，有时发动方：

干地黄十分，甘草五分，干漆五分，水五分，桂一尺，捣筛，酒服一匕，日三服。

又方：六、七月取地肤子，阴干，末，服方寸匕，日五、六服。

治反腰有血痛方：

捣杜仲三升许，以苦酒和涂痛上，干复涂。并灸足肿白肉际三壮。

治臀腰痛：

生葛根，嚼之，咽其汁，多多益佳。

又方：生地黄，捣绞取汁，三升煎取二升，内蜜一升，和一升，日三服。不差，则更服之。

又方：灸腰眼中七壮。

臀腰者，犹如反腰，忽转而惋之。

治腰中常冷如带钱方：

甘草、干姜各二两，茯苓、术各四两，水五升煮取三升，分为三服。《小品》云温。

治胁卒痛如打方：

以绳横度两乳中间，屈绳从乳横度，以移痛胁下，灸绳下屈处三十壮，便愈。此本在杂治中。

《隐居效方》腰背痛方：

杜仲一斤，切，酒二斗渍十日，服三合。

附方

《千金方》治腰脚疼痛：

胡麻一升，新者，熬令香，杵筛，日服一小升，计服一斗，即永差。酒饮、蜜汤、羹汁皆可服之，佳。

《续千金方》治腰膝疼痛伤败：

鹿茸不限多少，涂酥炙紫色，为末，温酒调下一钱匕。

《经验方》治腰脚痛：

威灵仙一斤，洗干，好酒浸七日，为末，面糊丸桐子大，以浸药酒下二十丸。

《经验后方》治腰疼，神妙。

用破故纸为末，温酒下三钱匕。

又方：治肾虚腰脚无力。

生栗袋贮，悬干，每日平明吃十余颗，次吃猪肾粥。

又方：治丈夫腰膝积冷痛，或顽麻无力。

菟丝子洗，秤一两，牛膝一两，同浸于银器内，用酒过一寸五日，暴干，为末，将元浸酒再入少醇酒作糊，搜和丸如梧桐子大，空心酒下二十丸。

《外台秘要》疗腰痛：

取黄狗皮炙，裹腰痛处，取暖彻为度，频即差也。徐伯玉方同。

《斗门方》治腰痛：

用大黄半两，更入生姜半两，同切如小豆大，于铫内炒令黄色，投水两碗，至五更初，顿服，天明取下腰间恶血物，用盆器贮，如鸡肝样，即痛止。

又方：治腰重痛。

用槟榔为末，酒下一钱。

《梅师方》治卒腰痛，暂转不得。

鹿角一枚，长五寸，酒二升，烧鹿角令赤，内酒中浸一宿，饮之。

《崔元亮海上方》治腰脚冷风气：

以大黄二大两，切如棋子，和少酥炒，令酥尽入药中，切不得令黄焦，则无力。捣筛为末，每日空腹以水大三合，入生姜两片如钱，煎十余沸，去姜，取大黄末两钱，别置碗子中，以姜汤调之，空腹顿服。如有余姜汤，徐徐呷之令尽。当下冷脓多恶物等，病即差止。古人用毒药攻病，必随人之虚实而处置，非一切而用也。姚僧垣初仕，梁武帝因发热，欲服大黄，僧垣曰：大黄乃是快药，至尊年高不可轻用。帝弗从，几至委顿。元帝常有心腹疾，诸医咸谓宜用平药，可渐宣通。僧垣曰：脉洪而实，此有宿食，非用大黄无差理。帝从而遂愈。以此言之，今医用一毒药而攻众病，其偶中病，便谓此方之神奇；其差误，乃不言用药之失。如此者众矣，可不戒哉！

《修真方》神仙方：

菟丝子一斗，酒一斗浸良久，漉出曝干，又浸，以酒尽为度。每服二钱，温酒下，日二服，后吃三、五匙水饭压之。至三七日，加至三钱匕。服之令人光泽，三年老变为少。此药治腰膝去风，久服延年。

【注释】

〔1〕出自《内经》刺节真邪等篇，又名偏风，亦称半身不遂。多由营卫俱虚，真气不能充于全身，或兼邪气侵袭，故而发病。症见一侧上下肢偏废，不能随意活动，或兼有疼痛，久则导致肌肉枯瘦，神志无异常变化。

【译文】

葛氏治疗急患腰痛诸方，不能俯卧或仰卧方：

使病人正立靠于一棵小竹旁，从足下量至脐部，按所量得的尺寸截段这棵小竹。并按这个尺寸比至脊背正中，以竹上头灸，按年龄每年灸一壮。灸后，把这根竹子藏起，不要让别人得到。

又方：取六寸长鹿角一段，烧，捣为细末，以酒冲服。鹿茸效果更好。

又方：取鳖甲一枚，炙，捣碎过筛，每服方寸匕，食后服，每日三次。

又方：桂枝八分，牡丹四分，附子二分，共同捣为末，以酒冲服一刀圭，每日二次。

治肾气虚衰，腰脊疼痛，或当风睡卧湿处，中冷风气，而未及时治疗，侵入腿膝，发展为偏枯、冷痹、缓弱，应及时治疗。治疗药方：

独活四分，附子一枚（取大者，炮），杜仲、茯苓、桂心各八分，牛膝、秦艽、防风、川芎、芍药各六分，细辛五分，干地黄十分，切碎，以水九升煎煮得三升，空腹分为三次服。如同步行八九里的时间服一次，禁忌如前，一次服三剂。治各种腰痛或胃虚冷、腰疼痛阳痿方：

取干漆，熬煮至烟尽，巴戟天去心，杜

仲，牛膝各十二分，桂心、狗脊、独活，各八分，五加皮、山茱萸、干薯蓣各十分，防风六分，附子四分，炼蜜为丸，丸如梧子大，空腹以酒冲服二十丸，每日二次，随感觉增减服用量。效果显著。胁下疼痛如被击打方：

大豆半升，炒至焦黄，以好酒一斤，煎煮大豆至沸熟，饮酒至醉。

又方：芫花、菊花等分，踯躅花半斤，装入布囊，蒸至热，用之熨疼痛处，冷后更换。

又方：距离穷骨上一寸，灸七壮，另在其左右一寸再灸七壮。

又患病年深日久者，有时发作方：

干地黄十分，甘草五分，干漆五分，水五分，桂枝一尺，捣碎过筛，以酒冲服一匕，每日三服。

又方：于每年六七月间，取地肤子，阴干，研末，每服方寸匕，每日服五六次。

治反腰有血痛方：

杜仲捣碎三升左右，以苦酒和匀，涂痛处，干后再涂。同时灸足肿白肉处三壮。

治脊骨腰痛：生葛根，嚼烂咽汁，多服效果好。

又方：生地黄捣烂，绞榨汁，取三升，煎煮得二升，加入蜂蜜一升。每服一升，每日三服。如不愈，再继续服。

又方：在腰眼处，灸七壮。

脊骨腰痛的病人，犹如扭腰，猛一转身即可恢复正常。

治腰经常冷痛如带钱方：

甘草、干姜各二两，茯苓、白术各四两，以水五升煎煮得三升，分为三次服。《小品方》记载本方，温。

治胁下急痛如打方：

用一根绳横量于两乳之间，按这段长度使绳弯曲，以趋于胁下疼痛处，在绳弯曲处灸三十壮，即可痊愈。本方原在“杂治”中。

《隐居效方》治腰背痛方：

杜仲一斤，切碎，以酒二斗浸泡十日，每服三合。

附方：

《千金方》治腰脚疼痛：

新胡麻一升，炒至微香，杵碎过筛，每日服一小升，共计服一斗。即可永久性治愈。酒饮、蜜汤、羹汁，都可服用，有益。

《续千金方》治腰膝疼痛伤败：

鹿茸不限多少，涂酥炙为紫色，研为细末，以温酒调服一钱匕。

《经验方》治腰脚痛：

威灵仙一斤，洗净，晾干，以好酒浸泡七日，研为细末，以面糊掺和为丸，丸如梧桐子大，以所浸泡的药酒冲服二十丸。

《经验后方》治腰痛，神妙：

用破故纸为末，以温酒送服三钱匕。

又方：治肾虚腰脚无力：

生栗子装于布袋内，悬挂贮藏至干。每日天大亮时吃十余粒，再吃猪肾粥。

又方：治丈夫腰膝积年冷痛，或顽固性麻木无力：

菟丝子，洗净，称一两，牛膝一两。共同置于银器内，以酒浸泡淹没一寸，五日后，曝干为细末，将原浸泡的酒倒入，并加少量醇酒，调为糊状，揉和为丸如梧桐子大。空腹酒冲服二十丸。

《外台秘要》治疗腰痛：

取黄狗皮，炙。裹腰痛处，以暖透为度。经常使用，可痊愈。徐伯玉方与此相同。

《斗门方》治腰痛：

用大黄半两，加入生姜半两，共同切如小豆大，于铁制平锅内炒至黄色，加水二碗。至刚到五更时，一次服尽。天亮取下腰间恶血物，置于盆器内贮存，状如鸡肝样，即可止痛。

又方：治腰剧烈疼痛：

用槟榔为末，以酒调服一钱。

《梅师方》治突然腰痛，不能转身：

取五寸长鹿角一枚，酒二升，烧鹿角至色红，置于酒中浸泡一宿，饮服。

《崔元亮海上方》治腰脚冷风气：

以大黄二大两，切如棋子大，和少量酥，炒至酥完全浸入药内，切不可炒至焦黄，否则无药效。捣碎过筛为末，每日空腹时，以水三大合，加入钱币大的生姜二片，煎煮十余沸，去姜，取大黄末二钱，另放于一碗内，以姜汤调匀，空腹一次服尽。如果有余下的姜汤，也慢慢喝尽。服后应当便下冷脓等恶秽之物，病即痊愈。古代人用毒药治病，一定根据病人的虚实而分别处置，并非所有的病人都一样对待。姚僧垣刚开始当医官时，梁武帝因发热而要服用大黄。僧垣说：大黄乃是快速攻泻的药物，皇帝年事已高不可随便使用，梁武帝不听僧垣的话，几乎导致大病垂危。元帝经常犯心腹疾病，很多医生都认为使用平和的药物可能逐步宣通。僧垣说：脉洪大而实，说明有宿食，如果不用大黄就没有痊愈的道理。元帝听从而很快痊愈。据此而言，现今的医生使用一种有毒性的药物治疗多种疾病，偶尔有能治好病的，便说此药方具有神奇的疗效，对未能治好的，就是不讲用药的失误。像这样的医生太多了，能不警惕吗！

《修真方》神仙方：

菟丝子一斗，浸泡一段时间，漉出曝干，再以酒浸，待酒尽为度。每服二钱，以温酒服下，每日二服，服后吃三五匙水饭，以防药物上反。至二十一日后，每服增加至三钱匕。服后使人面目显现光泽，三年后老年明显年轻。本方治疗腰膝祛风，长期服用具有延年益寿的效果。

治虚损羸瘦不堪劳动方第三十三

【原文】

治人素有劳根，苦作便发，则身百节皮肤无处不疼痛，或热筋急方：

取白柘[1]东南行根一尺，刮去上皮，取中间皮，以烧屑，亦可细切捣之，以酒服三方寸匕，厚覆取汗，日三服。无酒以浆服之。

白柘，是柘之无刺者也。

治卒连时不得眠方：

暮以新布火炙，以熨目，并蒸大豆，更番囊贮枕，枕冷复更易热，终夜常枕热豆，即立愈也。

此二条本在杂治中，并皆虚劳。患此疾，虽非乃飚急，不即治，亦渐瘵人，后方劳救，为力数倍，今故略载诸法。

凡男女因积劳虚损，或大病后不复常，若四体沉滞。骨肉疼酸，吸吸少气，行动喘慑，或小腹拘急，腰背强痛，心中虚悸，咽干唇燥，面体少色，或饮食无味，阴阳废弱，悲忧惨戚，多卧少起，久者积年，轻者才百日，渐至瘦削，五藏气竭，则难可复振。治之汤方：

甘草二两，桂三两，芍药四两，生姜五两，无者亦可用干姜，大枣二七枚，以水九升煮取三升，去滓，内饴八两，分三服，间日复作一剂，后可将诸丸散耳。黄蓍加二两，人参二两，为佳。若患痰满及溏泄，可除饴耳。姚同。

又方：乌雌鸡一头，治如食法，以生地黄一斤，切，饴糖二升，内腹内，急缚，铜器贮，甑中蒸五升米久，须臾取出，食肉饮汁，勿唉盐。三月三度作之。姚云神良。并止盗汗。

又方：甘草一两，白术四两，麦门冬四两，牡蛎二两，大枣二十枚，胶三两，水八升煮取二升，再服。

又方：黄蓍、枸杞根白皮、生姜三两，甘草、麦门冬、桂各二两，生米三合，水九升煮取三升，分四服。

又方：羊肾一枚，切，术一升，以水一斗煮取九升，服一升，日二、三服，一日尽。冬月分二日服，日可再服。

又有建中肾沥汤法诸丸方：

干地黄四两，茯苓、薯蓣、桂、牡丹、山茱萸各二两，附子、泽泻一两，捣蜜丸如梧子，服七丸，日三，加至十丸。此是张仲景八味肾气丸方，疗虚劳不足，大伤饮水，腰痛，小腹急，小便不利。又云长服，即去附子，加五味子，治大风冷。

又方：苦参、黄连、菖蒲、车前子、忍冬、枸杞子各一升，捣蜜丸如梧子大，服十丸，日三服。

有肾气大丸法诸散方：

术一斤，桂半斤，干地黄、泽泻、茯苓各四两，捣筛，饮服方寸匕，日三、两服，佳。

又方：生地黄二斤，面一斤，捣，炒干，筛，酒服方寸匕，日三服。

附方

枸杞子酒，主补虚，长肌肉，益颜色，肥健人，能去劳热。用生枸杞子五升，好酒二斗，研搦匀碎，浸七日，漉去滓，饮之。初以三合为始，后即任意饮之。《外台秘要》同。

《食疗》补虚劳，治肺劳，止渴去热风。

用天门冬，去皮心，入蜜煮之，食后服之。若曝干，入蜜丸，尤佳。亦用洗面，甚佳。

又方：雀卵白和天雄末、菟丝子末为丸，空心酒下五丸。主男子阳萎不起，女子带下，便溺不利，除疝瘕，决痈肿，续五藏气。

《经验方》暖精气，益元阳。

白龙骨、远志等分，为末，炼蜜丸如梧桐子大，空心卧时，冷水下三十丸。

又方：除盗汗及阴汗。

牡蛎为末，有汗处粉之。

《经验后方》治五劳七伤，阳气衰弱，腰脚无力，羊肾苁蓉羹法：

羊肾一对，去脂膜，细切，肉苁蓉一两，酒浸一宿，刮去皱皮，细切，相和作羹，葱白、盐、五味等，如常法事治，空腹食之。

又方：治男子女人五劳七伤，下元久冷，乌髭鬓，一切风病，四肢疼痛，驻颜壮气。

补骨脂一斤，酒浸一宿，放干，却用乌油麻一升，和炒，令麻子声绝，即播去，只取补骨脂为末，醋煮面糊，丸如梧桐子大，早晨温酒、盐汤下二十丸。

又方：固阳丹。

菟丝子二两，酒浸十日，水淘，焙干，为末，更入杜仲一两，蜜炙，捣，用薯蓣末，酒煮为糊，丸如梧桐子大，空心用酒下五十丸。

《食医心镜》益丈夫兴阳，理腰膝冷。

淫羊霍一斤，酒一斗浸，经三日，饮之佳。

《御药院》治脚膝风湿，虚汗少力多疼痛及阴汗。

烧矾作灰，细研末，一匙头，沸汤投之，淋洗痛处。

《外台秘要》补虚劳，益髓长肌，悦颜色，令人肥健。

鹿角胶，炙，捣为末，以酒服方寸匕，日三服。

又治骨蒸：

桃仁一百二十枚，去皮、双人，留尖，杵和为丸，平旦井花水顷服令尽。服讫，量性饮酒令醉，仍须吃水，能多最精。隔日又服一剂。百日不得食肉。

又骨蒸，亦曰内蒸。所以言内者，必外寒内热附骨也。

其根在五藏六府之中，或皮燥而无光。蒸作之时，四肢渐细，足跌肿者。

石膏十分，研如乳法，和水服方寸匕，日再，以体凉为度。

《崔元亮海上方》疗骨蒸鬼气：

取童子小便五大斗，澄过，青蒿五斗，八月九月采，带予者最好，细锉，二物相和，内好大釜中，以猛火煎取三大斗，去滓，净洗釜令干，再泻汁安釜中，以微火煎可二大斗，即取猪胆十枚，相和煎一大斗半，除火待冷，以新瓷器贮。每欲服时，取甘草二、三两，熟炙，捣末，以煎和，捣一千杵为丸，空腹粥饮下二十丸，渐增至三十丸止。

【注释】

〔1〕为桑科植物柘树 Cudrania tricuspidata (Carr.) Bur. 的根，性味苦，平，具有补肾固经凉血、舒筋的功效。

【译文】

治疗人素有劳病根，过于劳累时就发作，发作时身体各个关节及皮肤无处不疼痛，或热筋急方：

取东南走向的白柘根一尺，刮去表层皮，取中层皮，用火烧为屑，亦可切碎捣烂。以酒冲服三方寸匕，服后盖厚被取汗，每日三服，无酒用温水冲服。白柘是柘树中没有刺的一种。

治突然连日失眠方：

傍晚时，用新布在火上炙热，以热布熨眼睛上，并取大豆蒸热，装入布袋内作枕，枕冷后再换热豆，终夜经常枕热豆，即可很快痊愈。

此二条原在"杂治"条中。并都治虚劳的病症。患这种疾病，虽然不是发展很急速的病症，但如不及时治疗，也会逐渐成为大病，导致以后救治要花费更大精力。所以现在简单地记载几种治疗方法。

凡是男女因为积劳虚损；或患大病后不能恢复正常，四肢沉重，骨肉酸痛，呼吸不畅，稍加体力行动后便喘息不止；或小腹拘急，腰背强直疼痛，心中虚悸，咽干唇燥，面目身体颜色不正；或饮食无味，阴阳废弱，忧愁伤感，久卧不起。时间长的已数年，时间短的才过百日，逐渐瘦削，五脏气竭，难以恢复正常。治疗的汤药方：

甘草二两，桂枝三两，芍药四两，生姜五两（无生姜，亦可用干姜），大枣十四枚，以水九升煎煮得三升，去渣，加入饴糖八两，分为三次服，隔日再服一剂。以后可将各药配制成丸散剂。加黄芪二两，人参二两，效果更佳。如患痰满、溏泻，可去除饴糖。姚氏方与此相同。

又方：乌雌鸡一只，用普通食法烹制。用生地黄一斤，切碎，饴糖二升，添入鸡腹内，及时置于铜器内贮存。用蒸锅蒸五升米至熟，过不久取出吃肉喝汤，勿食盐。三个月内食三次。姚氏说，本方是神效良方，并可治疗盗汗。

又方：甘草一两，白术四两，麦门冬四两，牡蛎二两，大枣二十枚，胶三两，以水八升煎煮得二升，每日分二次服。

又方：黄芪、枸杞根白皮（注：即地骨皮。）、生姜各三两，甘草、麦门冬、桂枝各二两，生米三合，以水九升煎煮得三升，分为四次服。

又方：羊肾一只，切碎，术一升，以水一斗，煎煮得九升，每服一升，每日二三服，一日服尽，冬季可分二日服，当日可再服。

又有建中肾沥汤法各种丸药方：

干地黄四两，茯苓、薯蓣、桂枝、牡丹、山茱萸各二两，附子、泽泻各一两，捣为细末，和蜜为丸，如梧子大，每服七丸，每日三次，逐步增加至十丸。本方为张仲景八味肾气丸方，治疗虚劳不足，大伤饮水，腰痛，小腹急，小便不利。还说，如长期服用，可去附子，加五味子，治疗大风冷。

又方：苦参、黄连、菖蒲、车前子、忍冬、枸杞子各一升，捣为细末，和蜜为丸，如梧子大，每服十丸，每日三服。

还有肾气大丸法各种散剂方：

术一斤，桂枝半斤，干地黄、泽泻、茯苓各四两，捣细过筛为末，以水冲服方寸匕，每日二三服，效果好。

又方：生地黄二斤，面一斤，捣末，炒干过筛，以酒服方寸匕，每日三服。

附方：

枸杞子酒，主补虚，长肌肉，益颜色，肥健人，能去劳热。用生枸杞子五升，好酒二斗，先将枸杞子研碎捣匀，以酒浸泡七日，滤去渣，饮酒。开始时每次饮三合，以后可任意饮服。《外台秘要》方与此相同。

《食疗本草》补虚劳，治肺劳，止渴，去热风：

用天门冬，去皮、心，放入蜂蜜中煎煮，饭后服用。亦可用天门冬暴干，以蜜和丸服，疗效也好。还可用来洗脸，非常有效。

又方：雀卵白和天雄末、菟丝子末，为丸，空腹酒服五丸。主治男子阳痿不起，女子带下，大小便不畅，除疝瘕，疗痈肿，续五脏气。

《经验方》暖精气，益元阳：

白龙骨、远志等分为末，炼蜜为丸如梧桐子大，空腹睡觉时，以冷水服三十丸。

又方：除盗汗及阴汗：

牡蛎为末，于出汗处以粉末涂撒。

《经验后方》治五劳七伤，阳气衰弱，腰脚无力。羊肾苁蓉羹法：

羊肾一对，去净脂膜，切细；肉苁蓉一两，用酒浸泡一宿，刮去皴皮，切细碎。与羊肾细末相和作羹，加入葱白、盐及五味调料等，按日常方法加工。空腹食用。

又方：治疗男子、妇女五劳七伤，下元久冷，乌须发，各种风病，四肢疼痛，驻颜壮气：

补骨脂一斤，以酒浸泡一宿，放干，另用乌油麻一升，与补骨脂同炒，炒至麻子不再发声，然后将麻子簸除，只取补骨脂研为细末，以醋煮面糊和丸，如梧桐子大。早晨以温酒、盐水服二十丸。

又方：固阳丹：

菟丝子二两，以酒浸泡十日，用水淘干净，焙干，为末，再加入蜜炙杜仲一两，捣碎，用薯蓣末，以酒煎煮为糊丸，丸如梧桐子大，空腹酒服五十丸。

《食医心镜》益丈夫兴阳，治腿膝冷：

淫羊藿一斤，以酒一斗浸泡，经三日后饮服，疗效佳。

《御药院》治脚膝风湿，虚汗少力多疼痛及阴汗：

取矾，烧作灰，研为细末。取一匙头，用沸水冲溶，淋洗疼痛的地方。

《外台秘要》补虚劳，益骨髓，长肌肉，悦颜色，令人肥健：

取鹿角胶，炙，捣细为末，以酒服方寸匕，每日三服。

又治骨蒸：

桃仁一百二十枚，去皮及双仁，只留尖，杵碎和为丸。天亮时以井花水一次服尽。服后，可据酒量尽量饮酒至醉，还需喝水，能多喝最好。隔日再服一剂。百日以内不得食肉。

又骨蒸，也叫内蒸。所以称为内的原因，一定是外寒内热附于骨髓，这种病的根源在五脏六腑之内，或皮肤干燥而无光泽，蒸发的时候，四肢渐渐变细，脚浮肿：

石膏十分，研如乳汁状，和水服方寸匕，日服二次，以体温降至正常为度。

《崔元亮海上方》治疗骨蒸，鬼气：

取童子小便五大斗，澄清滤过，青蒿五斗，以八九月份采带子的最好，锉碎，将童便与青蒿相和，置于大锅中，以猛火煎取三大斗，去渣。洗净锅，使干，再将药汁倒入锅内，以微火煎煮至二大斗左右。另取猪胆十枚，加入药汁内，共同煎煮至一大斗半，撤火待锅冷。装入新瓷器中贮存。每当服用时，取甘草二三两，炙熟，捣末，再以所贮存的药汁掺和，置臼中捣一千杵，为丸，空腹以稀粥服二十丸，逐渐增加至三十丸为止。

治脾胃虚弱不能饮食方第三十四

【原文】

治卒得食病似伤寒，其人但欲卧，七、八日不治，煞人方：

按其脊两边有陷处，正灸陷处两头各七壮，即愈。治食鱼鲙及生肉，住胸膈中不消化，吐之又不出，不可留多使成癥方：

朴消如半鸡子一枚，大黄一两，凡二物，㕮咀，以酒二升煮取一升，去滓，尽服之，立消。若无朴消者，芒消代之，皆可用。

治食生冷杂物，或寒时衣薄当风，或夜食便卧不即消，心腹烦痛胀急，或连日不化方：

烧地令极热，即敷薄荐莞席[1]，向卧覆取汗，即立愈也。

治食过饱烦闷，但欲卧而腹胀方：

熬面令微香，捣服方寸匕。得大麦生面益佳。无面，以麨亦得。

此四条，本在杂治中，皆食饮脾胃家事，令胃气充实，则永无食患。食宜先治其本，故后疏诸法。

腹中虚冷，不能饮食，食辄不消，羸瘦致之，四肢旭弱，百疾因此互生。

生地黄十斤，捣，绞取汁，和好面三斤，以日曝干，更和汁尽止。未食后服半合，日三，稍增至三合。

又方：面半斤，麦蘖五升，豉五合，杏仁二升，皆熬令黄香，捣筛，丸如弹，服一枚，后稍增之。

又方：大黄、芍药各半斤，捣，末之，芒消半斤，以蜜三斤，于铜器中汤上煎，可丸如梧子大，服七丸至十丸。

又方：曲一斤，干姜十两，茱萸一升，盐一弹，合捣，蜜和如弹丸，日三服。

又方：术二斤，曲一斤，熬令黄，捣蜜丸如梧子大，服三十丸，日三。若大冷，可加干姜三两；若患腹痛，加当归三两；羸弱，加甘草二两，并长将息。徐以曲术法，疗产后心下停水，仍须利之。

治脾胃气弱，水谷不得下，遂成不复受食方：大麻子三升，大豆炒黄香，合捣筛，食前一、二方寸匕，日四、五服，佳矣。

治饱食便卧，得谷劳病，令人四肢烦重，嘿嘿欲卧，食毕辄甚方：

大麦蘖一升，椒一两，并熬，干姜三两，捣末，服方寸匕，日三、四服。

附方

《食医心镜》治脾胃气冷，不能下食，虚弱无力，鲗突羹：

鲫鱼半斤，细切，起作鲙，沸豉汁热投之，著胡椒、干姜、莳萝、橘皮等末，空腹食之。

《近世方》主脾胃虚冷，不下食，积久羸弱成瘵者。

温州白干姜一物，浆水煮令透心润湿，取出焙干，捣筛，陈廪米煮粥饮，丸如桐子，一服三、五十九，汤使任用。其效如神。

《食疗》治胃气虚，风热不能食。

生姜汁半鸡子壳，生地黄汁少许，蜜一匙头，和水三合，顿服，立差。

《经验方》治脾元气发歇痛不可忍者。

吴茱萸一两，桃仁一两，和炒，令茱萸焦黑后去茱萸，取桃仁，去皮尖，研细，葱白三茎，煨熟，以酒浸，温分二服。

《经验后方》治脾胃进食。

茴香二两，生姜四两，同捣令匀，净器内湿纸盖一宿，次以银石器中，文武火炒令黄焦，为末，酒丸如梧子大，每服十丸至十五丸，茶、酒下。

《外台秘要》治久患气胀。

乌牛尿，空心温服一升，日一服，气散即止。

【注释】

〔1〕为莎草科植物，俗名水葱、席子草，民间常用来编织铺席。

【译文】

治疗急性消化性疾病，症状近似于伤寒病，病人只想卧床，七八日不治，痛苦熬人方：

按病人脊背两边有凹陷处，正对凹陷处两头各灸七壮，即可痊愈。

治食鱼鲙及生肉，滞留胸膈中不得消化，取吐不出，长期滞留可导致癥块方：

朴硝一枚（如鸡蛋大），大黄一两，将二种药物捣碎，以酒二升煎煮得一升，去渣，服尽。立刻消除。如果没有朴硝，以芒硝代替，也可使用。

治疗杂食生冷食物，或寒冷时刻少穿衣

物站立风口处，或夜间食后即睡不及时消化，心腹烦痛胀急，或连日不得消化方：将地面烧至极热，立即将莞草垫席铺上，使病人上卧，并覆被取汗，很快痊愈。

治饮食过饱引起的烦闷，只欲卧床而腹胀方：

将面粉炒至微香，捣，每服方寸匕。用大麦生面效果更好。没有面粉用糜亦可。

以上四方，原在"杂治"条中，针对的都是饮食所致脾胃病。若能使胃气充实，则永不会患消化性疾病。对消化性疾病应首先治其根本，所以其他的多种治法放在后面加以介绍。

腹中虚寒，饭水不进，停食不消，身体羸瘦，四肢倦弱，由此可以导致各种疾病交错生成。

生地黄十斤，捣烂，绞榨取汁，以好面三斤掺和，置于阳光下暴干，再和药汁，直至药汁完全吃尽。于饭后服半合，每日三服。逐步增加至每服三合。

又方：面半斤，麦糵五升，豆豉五合，杏仁二升，均炒至黄而发香，捣细过筛为丸如弹子大，每服一枚，以后逐渐增加服量。

又方：大黄、芍药各半斤，捣细为末，芒硝半斤，取蜂蜜三斤，共置于铜器内隔水煎煮，做成梧子大的丸。每服七至十丸。

又方：曲一斤，炒黄，捣蜜为丸如梧子大。每服三十丸，每日三服。若腹中大寒，可加干姜三两；若患腹痛，加当归三两；羸瘦倦弱，加甘草二两，并需长期调养。徐氏用曲术法治疗产后胃脘部积水，还需使小便通利。

治疗脾胃正气虚弱，水谷不能消下，导致不能进食方：

大麻子三升，大豆炒至黄香，共同捣细过筛。饭前服一二方寸匕，每日服四五次，疗效好。

治疗因食饱即睡所致谷劳病，使人四肢沉重，默默不作声、只想卧床，食后积聚方：

大麦糵一升，花椒一两，同炒，干姜三两。三味共捣为细末。每服方寸匕，每日三四服。

附方

《食医心镜》治脾胃气寒，不能进食，虚弱无力，鹘突羹：

鲫鱼半斤，切细，作脍，加入煮沸过的热豆豉汁，并加胡椒、干姜、莳萝、橘皮等末，空腹服用。

《近世方》主脾胃虚寒，不能进食，积久导致羸瘦成瘵（注：同劳瘵）：

取温州白干姜一味，用浆粉水煮透浸润，取出焙干，捣细过筛。用陈仓米煮稀粥，以此稀粥和姜末为丸，如桐子大，每服三五十丸，米汤任意服用。疗效如神。

《食疗本草》治胃气虚弱，风热不能进食：

生姜汁半鸡蛋壳，生地黄汁少许，蜂蜜一匙头，和水三合，一次服尽。服后即愈。

《经验方》治脾脏元气丧失痛不可忍：

吴茱萸一两，桃仁一两，共炒，炒至茱萸焦黑，然后除去茱萸，取桃仁去皮尖，研细，用葱白三根，煨熟，以酒浸泡。分二次温服。

《经验后方》治脾胃进食：

茴香二两，生姜四两，共同捣匀，置于洁净的器皿内以湿纸盖一宿，再置银石器皿中以文武火炒至焦黄，为末，以酒和为丸如梧子大。每服十丸至十五丸，用茶水或酒送服。

《外台秘要》治久患脘腹胀气：

取黑牛尿，空腹温服一升，每日一次。气散即愈。

治卒绝粮失食饥惫欲死方
第三十五

【原文】

粒食者，生人之所资，数日乏绝，便能致命。本草有不饥之文，而医方莫言斯术者，当以其涉在仙奇之境，非庸俗所能遵故也。遂使荒僮之岁，饿尸横路，良可哀乎！今略载其易为者云，若脱值奔窜在无人之乡，及堕坠溪谷空井深冢之中，四顾迥绝，无可藉口者，便须饮水服气。其服法如左：

闭口以舌料上下齿，取津液而咽之，一日得三百六十咽便佳。渐习乃可至千，自然不饥。三、五日小疲极，过此使渐轻强。复有食十二时，六戊者诸法，恐危逼之地，不能晓方面及时之早晚，故不论此。若有水者，卒无器，便与左手贮，祝曰：丞掾吏之赐，真之粮，正赤黄，行无过，城下诸医以自防。毕，三叩齿，右手指三叩左手，如此三遍，便饮之。后复有杯器，贮水尤佳。亦左手执右手，以物扣之如法，日服三升，便不复饥，即差。

若可得游涉之地周行山泽间者：

但取松、柏叶，细切，水服二合，日中二、三升，便佳。又掘取白茅根，洗净，切，服之。此三物得行曝燥，石上捣碎服。服者食方寸，辟一日。又有大豆者，取含光明币热，以水服，尽此则解十日，赤小豆亦佳。得熬二豆黄末，服一、二升，辟十日。草中有术、天门冬、麦门冬、黄精、萎蕤、贝母、或生或熟，皆可单食。树木上自耳及檀榆白皮，并可辟饥也。

若遇荒年谷贵，无以充粮，应须药济命者。

取稻米一斗，淘汰之，百蒸百曝[1]，捣，日一餐，以水得，三十日都止，则可终身不食，日行三百里。

又方：粳米一斗，酒三升渍之，出，曝之，又渍，酒尽止，出，稍食之，渴饮之，辟三十日。足一斛二升，辟周年。

有守中丸药法：

其疏诸米豆者，是人间易得易作，且不乖谷气，使质力无减耳。恐肉秽之身，忽然专御药物，或非所堪。若可得频营，则自更按余所撰谷方中求也。

附方

《圣惠方》绝谷升仙不食法：

取松实，捣为膏，酒调下三钱，日三，则不饥。渴饮水，勿食他物，百日身轻，日行五百里。

《野人闲话》云伏虎尊师炼松脂法：

十斤松脂，五度以水煮过，令苦味尽，取得后，每一斤炼了松脂入四两茯苓末，每晨水下一刀圭，即终年不食，而复延龄身轻清爽。

《抱朴子》云：

汉成帝时，猎者于终南山见一人，无衣服，身皆生黑毛，跳坑越涧如飞。乃密伺其所在，合围取得。乃是一妇人，问之，言我是秦之宫人，关东贼至，秦王出降，惊走入山。饥无所食，泪欲饿死。有一老公教我吃松、柏叶实，初时苦涩，后稍便吃，遂不复饥。冬不寒，夏不热。此女是秦人，至成帝时三百余载也。

【注释】

〔1〕是指蒸熟后经阳光晒干，再上锅蒸煮，煮后晒干，如此反复多次。而非指蒸晒一百次。

【译文】

粮食是人生长所依靠的，若连续几日断绝粮食，就可以导致生命危险。《本草》中记有不饥的文字，但医方没有说明这种方法。应当认为这只是神仙奇人当中的事，并非一般常人所能掌握的。所以在灾荒的年份，饿死的尸体横于路上，实在令人悲伤。在这里简单地记载了其中易于掌握的方法，如果正赶上走在无人的乡间，或坠落到溪谷、空井、深冢之内，四面无人，找不到可以入口的东西，就必须饮水服气。其方法如下：

闭口用舌舔上下齿，取津液咽下，一日咽三百六十次效果才好。逐步练习可以达到一千次，自然就不饥饿了。三五日后会有一次比较小的疲惫感觉，过了这个时候便会逐渐轻松强壮起来。还有食十二时、六戊等各种方法，恐怕不到危急的地方不能多方面领会及掌握时机的早晚，所以就不介绍了。

如果有水，而一时找不到器皿，就可用左手盛水，并作祝颂说："丞掾吏之赐，真乏粮，正赤黄，行无过，城下诸医以自防"。然后叩三下牙齿，用右手指叩三下左手，如此三遍，随即饮水。其后若有杯等器皿贮水更好。也用左手执杯，右手用一物扣盖此杯，如前法。每日服三升，就不再饥饿，即可痊愈。

如果是在可以活动的地方或走到山间湖泽等地：

可取松、柏叶，切细，以水冲服二合，中午时服二三升，效果好。另可挖取白茅根，洗净，切碎，服用。以上这三种物品都须经晒干燥，在石上捣碎后服。服用的人每次服方寸，可一日不进餐。另有大豆，用光亮明净的钱币加热，以水服尽，这种方法可以使人十日不进餐，赤小豆也有很好的效果。需要将这二种豆炒黄，捣为细末，每服一二升，可使人十日不进餐。草类中有术、天门冬、麦门冬、黄精、萎蕤、贝母，或生或熟，均可以单独食用，树木上生长的耳类，及檀、榆白皮亦都可断粮不饥。

如遇灾荒年米谷昂贵，没有充粮的东西，可以应用药品来维持生命：

取稻米一斗，淘洗净，反复蒸晒，捣细，每日一服，以水冲服。若三十日都可断粮不食，就可使终身不进餐，能够日行三百里。

又方：粳米一斗，以酒三升浸泡，漉出晒干，再浸，直至酒完全吃进米中。取出，每次少量服用，渴后即饮水，可使人三十日断粮不进餐。至食完一斛二斗时，可使一年不进食。

有守中丸药法：

粗糙的各种米、豆，为人间易得易作之物，且不离米谷之气，使人体质气力不减。惟恐肉秽的身体一下子专门服食药物，亦并非能够经受得住，如果可以经常谋求断谷，就可自己按照我所撰写的"谷方"中寻求。

附方：

《圣惠方》绝谷升仙不食法：

取松子，捣末制为膏，以酒调服三钱，每日三次。即可不饥饿，口渴饮水，切勿食用其他食物。百日后身体轻健，可日行五百里。

《野人闲话》记载伏虎尊师炼松脂法：

取松脂十斤，用水煮过五遍，使苦味去尽。然后每一斤炼过的松脂加入四两茯苓末，每日早晨以水服下一刀圭。即可使终年不进食，而益寿延年，身轻清爽。

《抱朴子》记载：

汉成帝时，打猎的人在终南山里见到一人，不穿衣服，混身都长着黑毛，跳坑越涧如飞。于是秘密观察其住地，包围擒获。结果是一妇女，经询问她说，我是秦朝的宫中人，关东贼人到了的时候，秦王出去投降了，于是惊吓中走入深山。当饥饿时找不到食物，及近饿死。有一老公教我吃松、柏叶、实，刚开始时觉得又苦又涩，以后饿了便吃，逐渐不再饥饿了。冬天不感觉冷，夏季也不觉得热。这个女人是秦朝人，到成帝时已有三百多年了。

卷　　五

治痈疽妒乳诸毒肿方第三十六

【原文】

隐居效方治羊疽疮有虫痒。

附子八分，藜芦二分，末，傅之，虫自然出。

葛氏疗奶发，诸痈疽发背及乳方：

比灸其上百壮。

又方：熬粢粉令黑，鸡子白和之，涂练上，以贴痈，小穿练上，作小口泄毒气，燥易之，神秘。

又方：釜底土捣，以鸡子中黄和涂之，加少豉，弥良。

又方：捣黄檗末，筛，鸡子白和，厚涂之，干复易，差。

又方：烧鹿角，捣末，以苦酒和涂之，佳。

又方：于石上水磨鹿角，取浊汁涂痈上，干复易，随手消。

又方：末半夏，鸡子白和涂之，水磨傅，并良。

又方：神效，水磨，出《小品》。

又方：醋和茱萸，若捣姜，或小蒜，傅之，并良。

一切恶毒肿：

蔓菁根一大握，无，以龙葵根代之，乳头香一两，光明者，黄连一两，宣州者，杏仁四十九枚，去尖用，柳木取三、四钱，白色者，各细锉，捣三、二百杵，团作饼子，厚三、四分，可肿处大小贴之，干复易，立散。别贴膏药治疮处，佳。

葛氏疗痈发数十处方：

取牛矢烧，捣末，以鸡子白和涂之，干

复易，神效。

又方：用鹿角、桂、鸡屎，别捣，烧，合和，鸡子白和涂，干复上。

又痈已有脓，当使坏方：

取白鸡两翅羽肢各一枚，烧，服之，即穿。姚同。

又方：吞薏苡子一枚，勿多。

又方：以苦酒和雀矢，涂痈头上如小豆。

葛氏若已结痈，使聚不更长方：

小豆末涂，若鸡子白和尤佳，即差。

又方：芫花末，胶汁和，贴上，燥复易，化为水。

若溃后脓血不止，急痛：

取生白楸叶十重贴上，布帛宽缚之。

乳肿：

桂心、甘草各二分，乌头一分，炮，捣为末，和苦酒涂纸覆之，脓化为水，则神效。

葛氏妇女乳痈妒肿：

削柳根皮，熟捣，火温，帛囊贮，熨之，冷更易，大良。

又方：取研米，槌，煮令沸，絮中覆乳，以熨上。当用二枚，互熨之，数十回止。姚云神效。

乳痈方：

大黄、罔草、伏龙肝、灶下黄土也，生姜各二分，先以三物捣筛，又合生姜捣，以醋和涂乳，痛则止，极验。刘涓子不用生姜，用生鱼，四味等分。余比见用鲫鱼，立验。此方《小品》佳。

姚氏乳痈：

大黄、鼠粪湿者、黄连各一分，二物为末，鼠矢更捣，以黍米粥清和，傅乳四边，痛即止，愈。无黍米，用粳米并得。

又方：牛马矢傅，并佳。此并消去。

《小品》妒方：

黄芩、白蔹、芍药分等，末，筛，浆服一钱七，日五服。若右乳结者，将左乳汁服；左乳结者，将右乳汁服，散消根。姚同。此方必愈。

姚方：捣生地黄傅之，热则易。小豆亦佳。

又云：二、三百众疗不差，但坚紫色者。用前柳根皮法云，熬令温，熨肿一宿，愈。

凡乳汁不得泄，内结名妒乳，乃急于痈。

徐玉疗乳中瘰疬起痛方：

大黄、黄连各三两，水五升煮取一升二合，分三服，得下即愈。

葛氏卒毒肿起急痛方：

芜菁根大者，削去上皮，熟捣，苦酒和如泥，煮三沸，急搅之，出傅肿，帛裹上，日再，三易。用子亦良。

又方：烧牛矢，末，苦酒和傅上，干复易。

又方：水和石灰封上。又苦酒磨升麻，若青木香，或紫檀，以磨傅上，良。

又方：取水中萍子草，熟捣，以傅上。

又已入腹者：

麝香、薰陆香、青木香、鸡舌香各一两，以水四升煮取二升，分为再服。

若恶核肿结不肯散者：

吴茱萸、小蒜分等，合捣，傅之。丹蒜亦得。

又方：捣鲫鱼，以傅之。

若风肿多痒，按之随手起，或隐疹方：

但令痛以手摩捋抑按，日数度，自消。

又方：以苦酒磨桂，若独活，数傅之，良。

身体头面忽有暴肿处如吹方：

巴豆三十枚，连皮碎，水五升，煮取三升，去滓，绵沾以拭肿上，趁手消，勿近口。

皮肉卒肿起，狭长赤痛名膈。

鹿角五两，白蔹一两，牡蛎四两，附子一两，捣筛，和苦酒涂帛上，燥复易。

《小品》痈结肿坚如石，或如大核色不变，或作石痈不消。

鹿角八两，烧作灰，白蔹二两，粗理黄色磨石[1]一斤，烧令赤，三物捣作末，以苦酒和泥厚涂痈上，燥更涂，取消止。内服连翘汤下之。姚方云：烧石令极赤，内五升苦酒中，复烧，又内苦酒中，令减半止，捣石和药，先用所余苦酒，不足添上用。

姚方：若发肿至坚而有根者，名曰石痈。

当上灸百壮，石子当碎出；不出者，可益壮。痈疽瘤石痈结筋瘰疬，皆不可就针角。针角者，少有不及祸者也。

又痈未溃方：

闾草末，和鸡子白，涂纸令厚贴上，燥复易，得痛自差。

痈肿振焮不可忍方：

大黄捣筛，以苦酒和贴肿上，燥易，不过三，即差减，不复作，脓自消除。甚神验也。

痈肿未成脓：

取牛耳垢，封之，即愈。

若恶肉不尽者，食肉药食去，以膏涂之则愈。食肉方：取白炭灰、荻灰等分，煎令如膏，此不宜预作，十日则歇。并可与去黑子。此大毒，若用效验。本方用法，凡痈肿用：

栝蒌根、赤小豆，皆当内苦酒中，五宿出，熬之毕，捣为散，以苦酒和，涂纸上贴肿，验。

《隐居效方》消痈肿：

白蔹二分，藜芦一分，为末，酒和如泥贴上，日三，大良。

疽疮骨出：

黄连、牡蛎各二分，为末，先盐酒洗，后傅。

葛氏忽得瘭疽[2]著手足肩，累累如米豆，刮汁出，急疗之。

熬芜菁，熟捣，裹以展转其上，日夜勿止。

若发疽于十指端，及色赤黑，甚难疗，宜按大方，非单方所及。

若骨疽积年，一捏一汁出，不差。

熬末胶饴勃疮上，乃破生鲤鱼以搵之，如炊顷，刮视有小虫出，更洗傅药，虫尽则便止，差。

姚方云：瘭疽者，肉中忽生一黡子如豆粟，剧者如梅李大，或赤或黑或白或青，其黡有核，核有深根，痛疹应心，小久四面悉肿，疮黯黕紫黑色，能烂坏筋骨，毒入脏腑煞人，南方人名为搵著毒。

著厚肉处，皆割之；亦烧铁令赤，烙赤三上，令焦如炭；亦灸黯炮上百壮，为佳。早春酸蓁叶，薄其四面，防其长也。饮葵根汁、犀角汁、升麻汁，折其热内，外疗依丹毒法也。

刘涓子疗痈疽发坏出脓血，生肉黄耆膏：

黄耆、芍药、大黄、当归、芎䓖、独活、白芷、薤白各一两，生地黄三两，九物切，猪膏二升半，煎三上三下，膏成，绞去滓，傅充疮中，摩左右，日三。

又丹痈疽始发浸淫进长，并少小丹搵方：

升麻、黄连、大黄、芎䓖各二两，黄芩、芒硝各三两，当归、甘草炙、羚羊角各一两，九物㕮咀，水一斗三升煮取五升，去滓，还内铛中芒硝上杖搅，令成膏，适冷热，贴帛拓肿上，数度，便随手消散。王练甘林所秘方。慎不可近阴。

又瘭疮浸淫多汁，日就浸大胡粉散：

胡粉熬、甘草炙、闾茹、黄连各二分，四物捣散，筛，以粉疮，日三，极验。

诸疽疮膏方：

蜡、乱发、矾石、松脂各一两，猪膏四两，五物先下发，发消下矾石，矾石消下松脂，松脂消下蜡，蜡消下猪膏，涂疮上。

赤龙皮汤洗诸败烂疮方：

槲树皮，切三升，以水一斗煮取五升，春夏冷用，秋冬温用，洗乳疮及诸败疮，洗了则傅膏。

发背上[3]初欲疹便服此大黄汤：

大黄、甘草炙、黄芩各二两，升麻二两，栀子一百枚，五物以水九升煮取三升半，服得快下数行，便止。不下，则更服。

疗发背及妇人发乳及肠痈，木占斯散：

木占斯、厚朴炙、甘草炙、细辛、栝楼、防风、干姜、人参、桔梗、败酱各一两，十物捣为散，酒服方寸匕，昼七夜四，以多为善。病在上常吐，在下脓血，此谓肠痈之属。其痈肿即不痛，长服疗诸疽痔。若疮已溃，便早愈。发背无有不疗。不觉肿去时长服，去败酱。多疗妇人发乳诸产癥痕，益良。并刘涓子方。

刘涓子疗痈消脓，木占斯散方：

木占斯、桂心、人参、细辛、败酱、干姜、厚朴炙、甘草炙、防风、桔梗各一两，十物为散，服方寸匕，入咽觉流入疮中。若痈疽灸不发坏者，可服之。疮未坏，去败酱，此药或时有痈令成水者。

痈肿瘰疬核不消，白蔹薄方：

白蔹、黄连、大黄、黄芩、闾草、赤石脂、吴茱萸、芍药各四分，八物捣筛，以鸡子白和如泥，涂故帛上薄之，开小口，干即易之，差。

发背欲死者：

取冬瓜截去头，合疮上，瓜当烂，截去更合之，瓜未尽，疮已敛小矣。即用膏养之。

又方：伏龙肝末之，以酒调，厚傅其疮口，干即易，不日平复。

又方：取梧桐子叶，镢上煿成灰，绢罗，蜜调傅之，干即易之。

痈肿杂效方：疗热肿。

以家芥子并柏叶捣，傅之，无不愈，大验。得山芥更妙。又捣小芥子末，醋和作饼子，贴肿及瘰疬，数看消即止，恐损肉。此疗马附骨良。

又方：烧人粪作灰，头醋和如泥，涂肿处，干数易，大验。

又方：取黄色雄黄、雌黄色石，烧热令赤，以大醋沃之，更烧醋沃，其石即软如泥，刮取涂肿，若干醋和。此大秘要耳。

灸肿令消法：

取独颗蒜横截厚一分，安肿头上，炷如梧桐子大，灸蒜上百壮。不觉消，数数灸，唯多为善。勿令大热，但觉痛即擎起蒜，蒜焦更换用新者，不用灸损皮肉。如有体干，不须灸。余尝小腹下患大肿，灸即差，每用之，则可大效也。

又方：生参，涂，头上挟，又磁石末，和醋傅之。

又方：甘草，涂，此蕉子不中食。

又方：鸡肠草傅。

又方：白蔹末傅，并良。

又热肿疖：

烊胶数涂，一日十数度，即差。疗小儿疖子尤良。每用神效。

一切毒肿疼痛不可忍者：

搜面团肿头如钱大，满中安椒，以面饼子盖头上，灸令彻痛，即立止。

又方：捣蓖麻仁傅之，立差。

手脚心风毒肿：

生椒末、盐末等分，以醋和傅，立差。

痈疽生臭恶肉者：

以白蔺茹散傅之，看肉尽便停，但傅诸膏药。若不生肉，傅黄耆散。蔺茹、黄耆，止一切恶肉。仍不尽者，可以七头赤皮蔺茹为散，用半钱匕，和白蔺茹散三钱匕，以傅之。此姚方，差。

恶脉病，身中忽有赤络脉起如蚓状。

此由春冬恶风入络脉之中，其血瘀所作，宜服之五香连翘，镵去血，傅丹参膏，积日乃差。余度山岭即患，常服五香汤，傅小豆得消。以下并姚方。

恶核病者，肉中忽有核，如梅李，小者如豆粒，皮中惨痛，左右走，身中壮热，瘆恶寒是也。此病卒然如起，有毒，入腹杀人，南方多有此患。

宜服五香连翘汤，以小豆傅之，立消。若余核，亦得傅丹参膏。

恶肉病者，身中忽有肉如赤小豆粒，突出便长如牛马乳，亦如鸡冠状，亦宜服漏芦汤，外可以烧铁烙之，日三烙，令稍焦。

以升麻膏傅之。

气痛之病，身中忽有一处如打扑之状，不可堪耐，而左右走身中，发作有时，痛静时便觉其处冷如霜雪所加。

此皆由冬温至春暴寒伤之，宜先服五香连翘数剂，又以白酒煮杨柳皮暖熨之，有赤点点处，宜镵去血也。

五香连翘汤：疗恶肉恶脉、恶核瘰疬、风结肿气痛。

木香、沉香、鸡舌香各二两，麝香半两，薰陆一两，夜干、紫葛、升麻、独活、寄生、甘草炙、连翘各二两，大黄三两，淡竹沥三升，十三物以水九升，煮减半，内竹沥，取三升，分三服，大良。

漏芦汤：疗痈疽丹疹，毒肿恶肉。

漏芦、白敛、黄芩、白薇、枳实炙、升麻、甘草炙、芍药、麻黄去节各二两，大黄三两，十物以水一斗煮取三升。若无药，用大黄下之，佳。其丹毒，须针镵去血。

丹参膏：疗恶肉恶核，瘰疬风结，诸脉肿。

丹参、蒴藋各二两，秦胶、独活、乌头、白及、牛膝、菊花、防风各一两，茵草叶、踯躅花、蜀椒各半两，十二物切，以苦酒二升渍之一宿，猪膏四斤，俱煎之，令酒竭，勿过焦，去滓，以涂诸疾上，日五度，涂故布上贴之。此膏亦可服，得大行即须少少服。《小品》同。

升麻膏：疗丹毒肿热疮。

升麻、白敛、漏芦、芒消各二两，黄芩、枳实、连翘、蛇衔各三两，栀子二十枚，蒴藋根四两，十物切，舂令细，纳器中，以水三升渍半日，以猪脂五升，煎令水竭，去滓，傅之，日五度。若急合，即水煎，极验方。

葛氏疗卒毒肿起急痛：

柳白皮，酒煮令热，熨上痛止。

附方

《胜金方》治发脑发背，及痈疽热疖恶

疮等。

腊月兔头，细锉，入瓶内密封，惟久愈佳。涂帛上，厚封之，热痛傅之如冰，频换，差。

《千金方》治发背痈肿已溃未溃方：

香豉三升，少与水和，熟捣成泥，可肿处作饼子厚三分，已上有孔，勿覆孔上，布豉饼，以艾烈其上灸之，使温温而热，勿令破肉。如热痛，即急易之。患当减快得分稳，一日二度灸之。如先有疮孔中汁出，即差。

《外台秘要》疗恶寒啬啬，似欲发背，或已生疮肿瘾疹起方：

消石三两，以暖水一升和令消，待冷，取故青布揲三重，可似赤处方圆，湿布拓之，热即换，频易，立差。

《集验方》治发背：

以蜗牛一百个活者，以一升净瓶入蜗牛，用新汲水一盏浸瓶中，封系，自晚至明，取出蜗牛放之，其水如涎，将真蛤粉不以多少，旋调傅，以鸡翎扫之疮上，日可十余度，其热痛止，疮便愈。

《崔元亮海上方》治发背秘法。李北海云：此方神授，极奇秘。

以甘草三大两，生捣，别筛末，大麦面九两，于大盘中相和，搅令匀，取上等好酥少许，别捻入药令匀，百沸水搜如饼子，剂方圆大于疮一分，热傅肿上，以油片及故纸隔令通风，冷则换之。已成脓，水自出；未成肿便内消。当患肿著药时，常须吃黄耆粥，甚妙。

又一法：甘草一大两，微炙，捣碎，水一大升浸之，器上横一小刀子，置露中经宿，平明以物搅令沫出，吹沫服之。但是疮肿发背，皆可服，甚效。

《梅师方》治诸痈疽发背，或发乳房初起微赤，不急治之，即死速。

消方：

捣苎根，傅之，数易。

《圣惠方》治附骨疽[4]及鱼眼疮：

用狗头骨烧烟薰之。

《张文仲方》治石痈坚如石，不作脓者：

生章陆根捣，擦之，燥即易，取软为度。

《子母秘录》治痈疽痔瘘疮及小儿丹：

水煮棘根汁，洗之。

又方：末蛴螬，傅之。

《小品方》治疽初作：

以赤小豆末，醋和傅之，亦消。

《博济方》治一切痈肿未破，疼痛，令内消。

以生地黄杵如泥，随肿大小摊於布上，掺木香末于中，又再摊地黄一重，贴於肿上，不过三、五度。

《日华子》云消肿毒：

水调决明子末，涂。

《食疗》治痈肿：

栝楼根，苦酒中熬燥，捣筛之，苦酒和，涂纸上摊贴，服金石人宜用。

《杨文蔚方》治痈未溃：

栝楼根、赤小豆等分，为末，醋调涂。

《千金方》治诸恶肿失治有脓：

烧棘针作灰，水服之，经宿头出。

又方：治痈疮中冷，疮口不合。

用鼠皮一枚，烧为灰，细研，封疮口上。

孙真人云：主痈发数处。

取牛粪烧作灰，以鸡子白和，傅之，干即易。

《孙真人食忌》主一切热毒肿：

章陆根，和盐少许，傅之，日再易。

《集验方》治肿：

柳枝如脚指大，长三尺，二十枚，水煮令极热，以故布裹肿处，取汤热洗之，即差。

又方：治痈一切肿未成脓，拔毒。

牡蛎白者，为细末，水调涂，干更涂。

又方：治毒热足肿疼欲脱。

酒煮苦参以渍之。

《外台秘要》治痈肿：

伏龙肝，以蒜和作泥，涂用布上贴之，如干，则再易。

又方：凡肿已溃未溃者。

以白胶一片，水渍令软纳纳然，肿之大小贴当头，上开孔。若已溃还合者，脓当被胶急撮之，脓皆出尽；未有脓者，肿当自消矣。

又方：烧鲤鱼作灰，酢和涂之一切肿上，以差为度。

又疗热毒病攻手足肿，疼痛欲脱方：

取苍耳汁，以渍之。

又方：水煮马粪汁，以渍之。

《肘后方》治毒攻手足肿，疼痛欲断。

猪蹄一具，合葱煮，去滓，内少许盐，以渍之。

《经验后方》治一切痈肿无头。

以葵菜子一粒，新汲水吞下，须臾即破。如要两处破，服两粒；要破处，逐粒加之，验。

又方：治诸痈不消已成脓，惧针不得破，令速决。

取白鸡翅下第一毛，两边各一茎，烧灰，研，水调服之。

又《梅师方》：取雀屎涂头上，即易破。雄雀屎佳。坚者为雄。

谨按，雄黄治疮疡尚矣。

《周礼》疡医，凡疗疡以五毒攻之。郑康成注云：今医方有五毒之药，作之合黄堥，置石胆、丹砂、雄黄、矾石、磁石其中，烧之三日三夜，其烟上著，以鸡羽扫取之。以注创，恶肉破骨则尽出。故翰林学士杨亿尝笔记，直史馆杨嵎，年少时有疡，生於颊，连齿辅车，外肿若覆瓯，内溃出脓血，不辍吐之，痛楚难忍，疗之百方，弥年不差。人语之依郑法，合烧药成，注之创中，少顷朽骨连两牙溃出，遂愈。后更安宁。信古方攻病之速也。黄堥若今市中所货，有盖瓦合也。近世合丹药，犹用黄瓦瓯，亦名黄堥，事出于古也。堥，音武。

《梅师方》治产后不自乳儿，蓄积乳汁结作痈。取蒲公草捣，傅肿上，日三、四度易

之。俗呼为蒲公英，语讹为仆公罂是也。水煮汁服，亦得。

又方：治妒乳乳痈。

取丁香，捣末，水调方寸匕服。

又方：治乳头裂破。

捣丁香末，傅之。

《千金方》治妒乳：

梁上尘，醋和涂之。亦治阴肿。

《灵苑方》治乳痈痈初发，肿痛结硬欲破脓，令一服差。

以北来真桦皮，无灰酒服方寸匕，就之卧，及觉已差。

《圣惠方》主妇人乳痈不消。

右用白面半斤，炒令黄色，用醋煮为糊，涂于乳上，即消。

《产宝》治乳及痈肿：

鸡屎末，服方寸匕，须臾三服，愈。《梅师方》亦治乳头破裂，方同。

《简要济众》治妇人乳痈汁不出，内结成脓肿，名妒乳方：

露蜂房，烧灰，研，每服二钱，水一中盏，煎至六分，去滓，温服。

又方：治吹奶，独胜散。

白丁香半两，捣罗为散，每服一钱匕，温酒调下，无时服。

《子母秘录》疗吹奶，恶寒壮热。猪肪脂，以冷水浸，榻之，热即易，立效。

《杨炎南行方》治吹奶，疼痛不可忍。

用穿山甲炙黄、木通各一两，自然铜半两，生用，三味捣罗为散，每服二钱，温酒调下，不计时候。

《食医心镜》云：治吹奶，不痒不痛，肿硬如石。

以青橘皮二两，汤浸去穰，焙为末，非时温酒下二钱匕。

【注释】

〔1〕即麦饭石。

〔2〕此疽多见于手指或足趾端处，系由外伤感染，毒入肌肤、筋脉所致，或由脏腑火毒凝结而成。据

《外科大成》记载：瘰疬……初如红点，次变黑色，小者如黍如豆，大者如梅如李，肿痛应心，腐筋烂骨，脓如小豆汁。

〔3〕是指有头疽生于脊背者。因脏腑俞穴皆在背部，脏腑气血不调，或火毒内郁，或阴虚火盛，凝滞经脉，使气血壅塞不通而发病。又因发病部位不同而有上发背、中发背、下发背、上搭手、中搭手、下搭手之分；因形态不同而又有莲子发、蜂窝发之别。

〔4〕又名多骨疽、朽骨疽、股骨疽、咬骨疽、疵疽等。症状为：初起时多见寒热往来，病处多漫肿无头，皮色不变。继而筋骨疼痛如锥刺，甚至肢体难以屈伸转动。久则郁而化热，肉腐成脓，溃后稀脓淋漓不尽，色白腥秽，不易收口，形成窦道或有死骨脱出。包括西医所说的骨髓炎、慢性骨髓炎、骨结核等。

【译文】

陶隐居有效药方：治羊疽疮有虫痒：

附子八分，藜芦二分，共捣为末，敷患处，虫自然消除。

葛氏治疗奶发、各种痈疽发背延及乳部方：

于患处灸百余壮。

又方：取小米粉，炒至黑，以鸡蛋清和匀，涂于熟布帛上，用以贴敷痈肿处。也可以涂药后的布帛包裹患处，留一小口以泄毒气。干燥后即更换。效果神奇。

又方：锅底灰，捣，以鸡蛋黄和涂，加少许豆豉，效果极好。

又方：捣黄檗为末，过筛，以鸡蛋清和匀，于患处涂一厚层，干后更换，即愈。

又方：烧鹿角，捣为细末，以苦酒和匀，涂患处。效果佳。

又方：于石头上用水磨鹿角，取浊汁涂痈肿处，干后再换。随手即可消肿。

又方：取半夏捣为细末，以鸡蛋清和匀，涂患处，同时以水磨敷。有良效。

一切恶毒肿：

蔓青根一大把，若没有可用龙葵根代替，乳头香（有光亮者）一两，黄连（宣州产者）一两，杏仁四十九枚（去尖用），柳木（白色者）取三四钱，各药均锉细，捣二三百杵，揉作饼子，厚三四分，可于肿处贴敷，干后更换。痈肿很快消散。另贴膏药治疮，效果良好。

葛氏治疗痈发数十处方：

取牛粪，烧，捣为细末，以鸡蛋清和匀，涂患处，干后更换。有神效。

又方：用鹿角、桂枝、鸡屎（烧），同捣为末，以鸡蛋清和匀，涂患处，干后更换。

又痈已成脓，应使破方：

取白鸡两翅羽肢各一枚，火上烧，服后痈肿处即可穿破。姚氏方与本方相同。

又方：吞服薏苡仁一枚，切勿多服。

又方：用苦酒和雀屎，涂于痈头上如小豆。

葛氏如已结痈，促使愈合不再生痈方：

小豆末涂患处，如以鸡蛋清和涂，效果更佳，很快痊愈。

又方：芫花末，以胶汁和，贴敷患处，干后即换，可使脓化为水。

如果痈溃后脓血不止，急痛：

取生白楸树叶，以十层贴敷患处，再用布帛松松地固定于患处。

乳房痈肿：

桂心、甘草各二分，乌头一分（炮），捣为细末，以苦酒和匀，涂于纸上覆患处，脓可化为水，即有神效。

葛氏治妇女乳痈乳肿：

削柳根皮，炙熟，捣碎，装入热布袋中，熨患处，冷后更换。非常有效。

又方：取米研过，槌捣，以水煎煮至沸，以棉絮浸吸，覆乳房以热熨。应使用二枚，相互交替热熨数十次，痈肿即可消散。姚氏说有神效。

乳痈方：

大黄、莔草、伏龙肝（即灶下黄土）、生姜各二分，先以前三味捣细过筛，再合生姜捣，用醋调和，涂于乳房周围，可立即止痛，非常有效。刘涓子不用生姜，用生鱼，四味等分。我曾经见过用鲫鱼，有速效。此方《小品方》记载亦有很好疗效。

姚氏治乳痈：

大黄、湿鼠粪、黄连各一分，先将二味药捣为细末，再入鼠粪捣，以黍米稀粥汤调和，敷乳房周围，可立即止痛，痊愈。无黍米，用粳米亦有效。

又方：用牛马粪，外敷，都有效。都可消退痈肿。

《小品方》治乳痈方：

黄芩、白蔹、芍药，等分，捣细末过筛，以浆水冲服一钱匕，每日五服。若右乳结痈，取左乳汁服；左乳结痈时，取右乳汁服。消散痈肿，去根。姚氏方与此相同。服用此方必定痊愈。

姚氏方：取生地黄，捣碎，外敷。如发热即更换，小豆也有良效。

又记载：经多方治疗而不愈，乳房坚硬而发紫：

用前面提到的柳根皮法，炒至温，熨肿处一宿，即痊愈。

凡是乳汁不通、内结，称之为"妒乳"，此病比痈更紧急。

徐玉治疗乳中瘰疬肿痛方：

大黄、黄连各三两，以水五升，煎煮得一升二合，分为三次服。乳汁通下即愈。

葛氏治突然毒肿急痛方：

大芫青根，削去上皮，炙熟，捣烂，以苦酒和如泥，煎煮三沸，快速搅拌。取出敷于肿处，并以布帛包裹，每日更换二三次。用芫青子也有良效。

又方：烧牛粪末，以苦酒和，外敷肿处，干后即换。

又方：用水和石灰，封涂肿处。还可以用苦酒磨升麻，或青木香，或紫檀，以磨汁敷肿处。

又方：取水中萍子草，炙熟，捣烂，外敷肿处。

对毒肿已经入腹的病人：

麝香、熏陆香、青木香、鸡舌香各一两，以水四升煎煮得二升，分为二次服。

如果恶核肿结不散：

吴茱萸、小蒜等分，共同捣烂，外敷肿处。紫皮蒜亦有效。

又方：取鲫鱼捣烂，以敷肿处。

若风肿多痒，以手按压则随手而起，或隐疹方：

当疼痛时，以手按摩捋揉，每日数次，肿痒逐渐消退。

又方：以苦酒磨桂枝或独活，每日敷数次，有良效。

身体面目某处突然暴肿如吹方：

巴豆三十枚，连皮捣碎，以水五升，煎煮得三升，去渣。以棉布蘸药汁涂拭肿处。及时洗净手上药汁，切勿进口。

皮肉急肿，肿处狭长赤痛，称之为"腤"：

鹿角五两，白蔹一两，牡蛎四两，附子一两，捣碎过筛，以苦酒和匀，涂布帛上，再敷于肿处，干后更换。

《小品方》痈结坚肿如石，或肿如大核色不变，或作石痈不消：

鹿角八两，烧为灰，白蔹二两，麦饭石一斤，烧至红色。三味共捣为细末，以苦酒掺和为泥，厚厚涂于痈肿处，干后再涂，以肿消为度。可同时内服连翘汤，以消痈结。姚氏方说：将石头烧至通红，然后放入五升苦酒内，取出再烧，烧红后再入苦酒内，直至石头消耗一半为止。将石头捣为细末，先用所剩的苦酒掺和石末作药，若酒不够，可再添加用。

姚氏方：如果发肿处坚硬而有根，称之为"石痈"：

对准肿处灸一百壮，坚硬的肿块当会消散，若不消，可再灸。痈疽、瘤、石痈、结筋、瘰疬，都不可触及针角，若触及针角，很少有不引起祸事的。

又痈肿未溃方：

罔草末，以鸡蛋清掺和，厚厚涂于纸上，敷贴于肿处。干燥后即更换。疼痛会逐渐消退。

治痈肿痛如火烧不可触摸方：

大黄捣碎过筛，以苦酒掺和，敷贴于肿处，干燥后即更换。不过三次即可减轻，不再肿痛，脓亦随之排除。效验如神。

治痈肿未成脓：

取牛耳垢泥，封涂患处，即可痊愈。

如果腐肉不尽，可用食肉药食法，以油脂涂患处可愈。食肉方：取白炭灰、荻灰等分，煎煮至如膏状，不宜提前制作，十日后即停，同时可取出黑子。本方有大毒，使用即有效验。本方用法，凡治痈肿用：

瓜蒌根、赤小豆，均置于苦酒内，浸泡五宿，漉出，炒过，捣细为散，以苦酒掺和，涂于纸上，敷贴肿处，有效验。

《隐居效方》消痈肿：

白蔹二分，藜芦一分，为末，以酒和如泥，敷贴患处，每日三次，大有良效。治疽疮露骨：

黄连、牡蛎各二分，同捣为末。先用盐、酒洗患处，后用药末敷。

葛氏突然患瘭疽，遍布手、足、肩各处，成片如米豆，刮之出汁。应及时治疗：

取芜青炒熟，捣碎，敷于患处并包裹，日夜不停。

如果在十指尖发疽疮，其色赤黑，治疗极难。宜按照大方来治，非单方所能及。

如若患骨疽连续几年不愈，手捏出汗：

炒胶饴末，堆积敷于疮上，取破肚生鲤鱼击打，如做一顿饭的时间，刮疮处可见有小虫爬出，再洗净敷药，待虫完全没有了即痊愈。

姚氏方说：瘭疽，从皮下突然生出一些黯点，和豆或粟差不多大，严重的大如梅、李的果实，或赤或黑或白或青，这种痔斑有核，核下有深根，惨痛连心，不久四面均肿，疮肿处深黑色或紫黑色，能够使筋骨腐

烂坏死，如果毒气进入脏腑，可有生命危险。南方人称此病为"擒著毒"。

于疱肿肉厚处，均割破，用烧红的铁块烙至焦黑，并于黯疱处灸上百壮，疗效佳。早春时，用酸模叶敷于周围，可防止继续增长。饮服葵根汁、犀角汁、升麻汁，可降病人内热，外治可按照丹毒法进行。

刘涓子治疗痈疽发坏出脓血，生肉黄芪膏：

黄芪、芍药、大黄、当归、川芎、独活、白芷、蘼芜各一两，生地黄三两，九味切细，猪油二升半，煎煮三上三下，成膏，去渣，填敷于疮内，并摩敷周围，每日三次。

又治疗丹痈疽引发急性湿疹扩散并小儿丹擒方：

升麻、黄连、大黄、川芎各二两，黄芩、芒硝各三两，当归、甘草（炙）、羚羊角各一两，九味嚼碎，以水一斗三升煎煮得五升，去渣，再入铁锅内，用木棍搅入芒硝，使凝聚成膏状，至温度适宜时，药膏贴于布帛上，敷于肿处。经数次后，湿疹即可消散。本方为王练、甘林所传秘方，切不可使药膏接近阴处。

又治瘰疮、湿疹多汁，每日浸敷大胡粉散：

胡粉（炒），甘草（炙），蔄茹、黄连各二分，四味共捣为散，过筛，以药粉敷于疮上，每日三次。极有效验。

治各种疽疮膏方：

蜡、乱发、矾石、松脂各一两，猪油四两，五味中先下乱发，乱发消解后下矾石，矾石消后下松脂，松脂消后下蜡，蜡消后下猪油。涂敷疮上。

赤龙皮汤洗各种疮肿腐败溃烂方：

槲树皮切细，三升，以水一斗煎煮得五升，春夏季节冷用，秋冬季节温用，外洗乳疮及各种疮肿腐败溃烂处，洗后再敷药膏。

上发背初起如欲诊治，即可服用此大黄汤：

大黄、甘草（炙）、黄芩各二两，升麻二两，栀子一百枚，五味以水九升煎煮得三升半。服后，很快消下数行，即可痊愈。如不见消下，再继续服。

治疗发背、妇女乳痈肠痈，木占斯散：

木占斯、厚朴（炙）、甘草（炙）、细辛、瓜蒌、防风、干姜、人参、桔梗、败酱各一两，十味共捣为散，每次以酒服方寸匕，白天服七次，夜晚服四次，多服效果好。病在上部经常呕吐，病在下部则便脓血，这种病就是属于肠痈。肠痈的痈肿没有疼痛的感觉。经常服用本方可治疗各种疽痔。如果疮已溃烂，便可尽早痊愈。本方对于发背没有治不好的。若不见肿明显消退时，可去败酱常服。本方常用来治疗妇女发乳痈，及各种产后癥瘕，都有良好的效果。同是刘涓子方。

刘涓子治疗痈肿消脓，木占斯散方：

木占斯、桂心、人参、细辛、败酱、干姜、厚朴（炙）、甘草（炙）、防风、桔梗各一两，十味共捣为散，每服方寸匕，入咽后可有流入疮中的感觉。如果痈疽经灸后不发不破，可服本方。疮未破，去败酱。服用本方有时能使痈化为水。

治痈肿瘰疬核不消，白蔹薄方：

白蔹、黄连、大黄、黄芩、闾草、赤石脂、吴茱萸、芍药各四分，八味共捣碎过筛，用鸡蛋清和如泥，薄薄涂于旧布上，包裹于患处，留一小口，干后即换，有效。治发背欲死：

取冬瓜切去头部，敷压在发疮处，待瓜烂时，将烂处切除，再敷压在发疮处。瓜未完全烂尽时，疮已收敛渐小。随即用膏调养。

又方：取伏龙肝捣末，以酒调匀，厚厚敷于疮口，干后更换，过几日疮口即可长平恢复正常。

又方：取梧桐子叶，在一铁器上烧成灰，以绢罗过筛，用蜜调匀，外敷疮处，干后更换。

治痈肿杂效方，疗热肿：

取家种芥菜子，与柏叶共捣碎，敷患处。所治病人没有不能治愈的，特有效验。如用山芥子效果更好。还可取小芥子捣末，用醋和作饼，贴肿处及瘰疬处，几次后即可消肿。可能会损伤皮肉，本方治疗马匹附骨疽有良效。

又方：取人粪烧作灰，用头醋和如泥，涂于肿处，干后即换，更换数次，有特效。

又方：取雄黄、雌黄，烧至通红，置于醋中浸，再将此醋液置火上烧，雄黄、雌黄即可变软如泥。用物刮取泥末涂于肿处，干后可用醋和。本方为大秘方。

灸肿处，使肿消退法：

取独头蒜横切，厚一分，敷于肿头处，成炷如梧桐子大，在蒜上灸上百壮。如未感觉肿消，再继续灸，只有多灸效果好。不要使灸处过热，若感觉热痛即提起蒜，蒜变焦后更换新蒜，不可灸损皮肉。如果皮肤干燥，不能灸。我曾经患小腹下痈肿，灸后即愈，每次使用都有特效。

又方：生参治头上肿核，还可用磁石末，以醋和匀，敷于肿处。

又方：甘草，捣末涂。此方不可食甘蕉。

又方：取鸡肠草外敷。

又方：白蔹末外敷，也有良效。

又治热肿疖：

取胶溶化，一日涂十几次，即可痊愈。治疗小儿疖子尤为有效。每次使用均有神效。

治疗各种毒肿所致剧烈疼痛：

搅面团，沿肿头周围作成铜钱大小，中间填满花椒，再用面饼盖头上，灸至内外均有热痛感，即可痊愈。

又方：取蓖麻仁捣碎，外敷，疼痛即刻消止。

治手心、足心风毒肿：

生花椒末、盐末等分，以醋和匀，外敷。即刻痊愈。

治痈疽生腐臭恶肉：

用白蔄茹散外敷，观察到腐肉消尽后即停本方药，只敷其他各种膏药。如果不生腐肉，外敷黄芪散。蔄茹、黄芪可消各种恶肉。如用上药仍不能使腐肉消尽，可用七头红皮蔄茹捣细为散，用半钱匕，与白蔄茹散三钱匕和匀，外敷，即愈。本方为姚氏方。

治恶脉病，体表突然出现蚯蚓状红色脉络：

这种病是由于春冬季恶风侵入脉络，导致脉中瘀血多引起的。应服用五香连翘，才能去除瘀血，外敷丹参膏数日，就能痊愈。我每次经过山岭即患此病，经常服用五香汤，外敷小豆，即便消退。以下都是姚氏方。

恶核病，其症状为：肉中突然生肿核，大小如梅、李，小的犹如豆粒，皮肤惨痛，并向附近窜痛，体内壮热，恶寒。此病发病迅速，有毒，侵入腹内便有生命危险。南方此种疾病较多。

应服用五香连翘汤，以小豆敷患处，立即消散。如果还有余核不消，还需要敷丹参膏。

恶肉病，体表突然出现赤小豆粒般的凸肿，很快即长大如牛乳，亦有的像鸡冠状。应服漏芦汤，并可用烧烙铁烫烧肿处，每日三次，烧至微焦，并用升麻膏外敷。

气痛病，身上突然有某处像被击打过的样子，疼痛剧烈不可忍耐，并向周围走窜，时痛时停，疼痛停止时，便感觉这块痛处冷如霜雪。

此病都是由于冬季温暖至春季突然被寒所伤而引起的。应先服五香连翘数剂，再以白酒煎煮杨柳树皮，乘热熨患处，如出现红色斑点，应刺去血。

五香连翘汤治疗恶肉、恶脉、恶核、瘰疬、风结肿气痛：

木香、沉香、鸡舌香各二两，麝香半两，熏陆香一两，射干、紫葛、升麻、独活、寄生、甘草（炙）、连翘各二两，大黄三两，淡竹沥三升，十三味以水九升煎煮得一半量，再加入竹沥，煎煮得三升，分三次服。大有良效。

漏芦汤治疗痈疽、红疹、毒肿、恶肉：

漏芦、白蔹、黄芩、白薇、枳实（炙）、升麻、甘草（炙）、芍药、麻黄（去节）各二两，大黄三两，十味以水一斗煎煮得三升。若药味不全，可用大黄通下，有良效。对于丹毒，必须用针刺去血。

丹参膏治疗恶肉、恶核、瘰疬、风结及各种脉肿：

丹参、蒴藋各二两，秦艽、独活、乌头、白及、牛膝、菊花、防风各一两，莽草叶、踯躅花、蜀椒各半两，十二味切细，以苦酒二升浸泡一宿，另取猪油四斤，与药酒共同煎煮，至酒尽，切勿熬焦，去渣，可涂于各种病处，每日五次。涂于旧布上，贴敷于患处。此膏亦可内服，得以明显好转即可少服。《小品方》与此相同。

升麻膏治疗丹毒肿热疮：

升麻、白蔹、漏芦、芒硝各二两，黄芩、枳实、连翘、蛇衔草各三两，栀子二十枚，蒴根四两，十味切碎，于臼中细捣，置于容器内，以水三升浸泡半日，再用猪油煎煮至水蒸发干，去渣，外敷患处，每日五次。如果急用，即只用水煎煮。极有效验。

葛氏治疗突发毒肿、急痛：

柳白皮，以酒煎煮至热，熨患处，疼痛消止。

附方：

《胜金方》治疗发脑、发背及痈疽、热疖、恶疮等：

取腊月兔头，锉细，装入瓶中密封，存放愈久愈佳。涂于棉布上，厚厚封闭，热痛外敷即有冰凉的感觉，频频更换，即愈。

《千金方》治疗发背、痈肿已溃或未溃方：

香豆豉三升，加少量水和匀，煮熟，细捣成泥。按照痈肿处的面积作成厚三分的饼子，如果肿处有孔，不要将孔覆盖住。铺平豆豉饼，用热艾在上面灸，使患处慢慢加热，切勿使皮肉破损。如果有热痛感，及时更换，患肿处逐步减轻。一日二次。如果从疮孔中已有脓液流出，即可痊愈。

《外台秘要》治疗恶寒啬啬，与将要发背的症状相似，或已生疮肿，出现瘭疹方：

硝石三两，用热水一升使硝石溶解，待冷后，取旧青布叠三层，面积与患处相仿，用药液浸湿布外敷，热即更换，频频更换，立即痊愈。

《集验方》治发背：

用活蜗牛一百个，取一升容积的瓶装入蜗牛，用新汲水一盏浸于瓶内，封牢。从前日傍晚至次日天明，取出蜗牛放掉。瓶中的水状如涎水，取真蛤粉不拘多少，慢慢调匀，敷于患处，并用鸡翎在疮上扫匀，每日十几次。待其热痛消失后，疮肿即愈。

《崔元亮海上方》治疗发背秘法。李北海说：此方有神效，极为奇妙。

取甘草三大两，生捣碎，另筛末，大麦面九两，置于大盘内相和，搅拌均匀。取少量上等好酥油，慢慢均匀加入药末内，用百沸水搅和成饼子，每个面积比疮肿处大一分，乘热敷于肿处，用油纸片或旧纸相隔叠放，并使通风，冷后更换。已成脓时，脓液自然流出；未成脓时可从内消散。当肿处外敷药物时，经常吃黄芪粥，有很好的疗效。

又一种疗法：甘草一大两，微炙，捣碎，用一大升水浸泡。容器上横放一把小刀子，置于露天处过夜，天亮时，用一物搅拌至出沫，吹取沫服下。凡是疮肿发背，都可服用，非常有效。

《梅师方》治疗各种痈疽发背，或乳房初肿微红，若不及时治疗即有生命危险。治方：

取苎根，捣碎，外敷，更换数次。

《圣惠方》治疗附骨疽及鱼眼疮：

用狗头骨，烧烟熏患处。

《张文仲方》治疗石痈坚硬如石，不成脓：

生商陆根捣碎，涂擦患处，干后更换。至患处变软为止。

《子母秘录》治疗痈疽痔瘘疮及小儿丹毒：

用水煎煮棘根，取汁，外洗患处。

又方：取蛴螬捣末，外敷患处。

《小品方》治疗疽疮初起：

取赤小豆捣末，用醋和匀，外敷患处，可使疽疮消散。

《博济方》治疗各种未溃痈疽疼痛，可从内消散：

取生地黄置臼中，杵捣如泥，按肿处面积大小，将药摊涂于布上，再在上面匀撒一层木香末，上面再摊一层地黄，贴敷于肿处。不超过三五次即愈。

《日华子本草》载消毒肿：

用水调决明子末，涂患处。

《食疗本草》治痈肿：

取瓜蒌根置于苦酒中，上锅炒至干燥，捣碎过筛，再用苦酒和匀，涂于纸上，贴敷患处。适于服金石的人服用。

《杨文蔚方》治痈肿未溃：

瓜蒌根、赤小豆等分，同捣为末，以醋调匀，外涂患处。

《千金方》治各种恶肿未及时治疗而有脓：

取棘针烧作灰，以水冲服，过夜即可出脓头。

又方：治痈疮中冷，疮口不愈合：

用鼠皮一枚，烧为灰，研细，封于疮口上。

孙真人说：主治身有多处发痈：

取牛粪烧作灰，用鸡蛋清和匀，外敷患处，干后即换。

《孙真人食忌》主治各种热毒肿：

商陆根，与少量盐相和，外敷患处，每日一换。

《集验方》治痈肿：

取如脚指粗的柳枝，长三尺，二十根，以水煎煮至极热，用旧布包裹于肿处，并取热汤洗患处，即愈。

又方：治疗各种痈肿未成脓，拔毒：

取白牡蛎，捣为细末，以水调匀，外涂患处，干后再涂。

又方：治毒热脚肿疼痛欲脱：

用酒煎煮苦参，浸泡患处。

《外台秘要》治痈肿：

伏龙肝，以蒜捣碎相和如泥，涂于布上贴敷患处，干后再更换。

又方：凡肿已溃或未溃：

取白胶一片，用水浸泡至柔软粘湿，按肿处大小贴敷于当中，上面开一孔。若已溃破未愈合时，脓会被胶很快撮合，脓均会被排出。未形成脓时，脓会从内自行消散。

又方：取鲤鱼烧作灰，用醋调和，涂敷各种痈肿，以治愈为度。

又治疗热毒病所致手足肿，疼痛欲脱方：

取苍耳汁，浸泡患处。

又方：用水煮马粪取汁，浸泡患处。

《肘后方》治毒攻手足致肿，疼痛欲断：

取猪蹄一具，与葱共煮，去渣，加入少量盐，浸泡患处。

《经验后方》治各种痈肿不出头：

取葵菜子一粒，用新汲水吞服，服后不久即破。如果要使两处破，服二粒；如要多处溃破，即随之增加药粒数。有效验。

又方：治疗各种痈肿不消已成脓，惧针而未破，应从速治疗：

取白鸡翅下的第一根羽毛，双翅各取一根，烧为灰研末，以水调服。

又《梅师方》：取雀粪涂头上，很容易使脓溃破。雄雀粪效果更好，坚硬的粪便即为雄雀粪。

谨按：雄黄治疮疡有较好效果。

《周礼》疡医，凡是治疗痈疡，均以五毒相攻。郑康成注释说：现在的医方有五毒的药物，制作时用黄堥，再加入石胆、丹砂、雄黄、矾石、磁石，用火烧三日三夜，上面积聚烟尘，用鸡羽毛收取烟尘。用来注疮、恶肉、破骨等，均可使脓出而治愈。原来翰林学士杨亿尝记录，直史馆的杨嵎年少时曾

患痈疡，生在脸颊处，牵连牙床，外面肿得像盖了一个瓦盆，内溃流脓血，不停地吐出，疼痛难忍，用各种方药治疗，多年而不见效。有人告诉他用郑康成的方法，配方烧药制成，填入疮内。不久，烂骨连着两颗牙溃烂而出，很快痊愈，以后未再复发。由此而应相信治病速度之快。如果现在市场中所卖的黄堥，应有盖瓦合的。近世炼和丹药，都使用黄瓦罐，亦叫黄堥，这是从古代传来的。堥，发武的音。

《梅师方》治产后无乳，但乳房内蓄积乳汁结成痈。取蒲公草捣烂，外敷肿处，每日换三四次。俗称为蒲公英，因语音讹传为仆公罂。用水煎煮汁服，亦有效。

又方：治妒乳乳痈：

取丁香，捣末，以水调匀，每服方寸匕。

又方：治乳头破裂：

捣丁香末，外敷患处。

《千金方》治妒乳：

取房梁上尘土，以醋和匀，涂于患处。亦治阴肿。

《灵苑方》乳房痈痛初起，肿痛硬结将破脓，一服即愈。

用北方所产的真正桦树皮，以无灰酒冲服方寸匕，服后即睡。至睡醒时已愈，

《圣惠方》主治妇女乳痈不消：

取白面半斤，炒至黄色，用醋煮为糊状，涂于乳房上，即可消肿。

《产宝》治乳及痈肿：

取鸡粪为末，每服方寸匕。在不长的间隔内连续服三次，即愈。《梅师方》治乳头破裂，与本方相同。

《简要济众》治妇人乳痈，乳汁不出，内结成痈肿，名妒乳。治方：

露蜂房烧灰，研末，每服二钱，取一中盏水，煎煮至六分，去渣，温服。

又方：治吹奶（注：即乳痈），独胜散：

白丁香半两，捣碎过筛为散，每服一钱匕，温酒调服。不拘时服。

《子母秘录》疗吹奶，恶寒壮热：

取猪油，用冷水浸泡，外敷患处，热后即换。立即见效。

《杨炎南行方》治吹奶疼痛不可忍：

取穿山甲（炙黄），木通各一两，自然铜半两（生用），三味捣碎过罗为散，每服二钱，温酒调服，随时服。

《食医心镜》说：治吹奶，不痒不痛，肿硬如石：

取青橘皮二两，热水浸泡去瓤，焙干为末。不拘时以温酒服二钱匕。

治肠痈肺痈方第三十七

（按：此篇仅有标题无正文）

治卒发丹火恶毒疮方第三十八

（按：此篇有文无标题，照目录加）

【原文】

葛氏大人小儿卒得恶疮，不可名识者。

烧竹叶，和鸡子中黄涂，差。

又方：取蛇床子，合黄连二两，末，粉疮上。燥者，猪脂和涂，差。

又方：烧蛇皮，末，以猪膏和涂之。

又方：煮柳叶若皮，洗之。亦可内少盐。此又疗面上疮。

又方：蜡月猪膏一升，乱发如鸡子大，生鲫鱼一头，令煎令消尽，又内雄黄、苦参末二两，大附子一枚，末，绞令凝，以傅诸疮，无不差。胡洽疗癞疽疥，大效。

疮中突出恶肉者：

末乌梅屑，傅之。又末硫黄，傅上。燥者，唾和涂之。

恶疮连痂痒痛：

捣扁豆，封，痂落即差。近方。

【译文】

葛氏治疗成人、小儿急患不可识别的恶疮：

烧竹叶，与鸡蛋黄相和，涂患处，即愈。

又方：取蛇床子，合黄连二两，共捣为细末，撒于疮上。如疮面干燥，以猪脂和匀，涂患处，即愈。

又方：烧蛇皮为末，以猪油和匀，涂于患处。

又方：煎煮柳树叶或柳树皮，以煎汤外洗患处。也可以在汤中加入少量盐。本方还可治疗面疮。

又方：腊月猪油一升，鸡蛋大一团乱发，生鲫鱼一条。煎煮至完全消溶，再加入雄黄末、苦参末各二两，大个附子一枚（捣末）。绞匀至凝结，敷治各种疮肿，没有不能治愈的。胡洽用本方治疗癞疽疥，有特效。

治疮中突生恶肉：

取乌梅捣碎为末，外敷患处。还可以硫磺末敷患处。干燥时，以唾液和匀，涂于患处。

治恶疮结痂痛痒：

取扁豆捣烂，于结痂处封固，痂脱落即愈。为近世方。

治癞癣疥漆疮诸恶疮方第三十九

（按：此篇有文无标题，照目录加）

【原文】

《小品》疗癞癣疥恶疮方：

水银、矾石、蛇床子、黄连各二两，四物捣筛，以腊月猪膏七合，并下水银，搅万度，不见水银，膏成，傅疮，并小儿头疮，良。袁庆宣加菌菇一两，疗诸疮，神验无比。

姚疗癞疥：

雄黄一两，黄连二两，松脂二两，发灰如弹丸，四物熔猪膏与松脂合，热捣，以薄疮上，则大良。

又疗恶疮粉方：

水银、黄连、胡粉，熬令黄，各二两，下筛，粉疮。疮无汁者，唾和之。

小儿身中恶疮：

取笋汁自澡洗，以笋壳作散傅之，效。

人体生恶疮似火自烂：

胡粉熬黑，黄檗、黄连分等，下筛，粉之也。

卒得恶疮：

苍耳、桃皮，作屑，内疮中，佳。

头中恶疮：

胡粉、水银、白松脂各二两，腊月猪膏四两，合松脂煎，以水银、胡粉合研，以涂上，日再。胡洽云：疗小儿头面疮。又一方加黄连二两，亦疗得秃疮。

恶疮雄黄膏方：

雄黄、雌黄并末，水银各一两，松脂二两，猪脂半斤，乱发如鸡子大，以上合煎，去滓，内水银，傅疮，日再。

效方：恶疮食肉，雄黄散：

雄黄六分，蔄茹、矾石各二分，末，疮中，日二。

疗疮方，最去面上粉刺方：

黄连八分，糯米、赤小豆各五分，吴茱萸一分，胡粉、水银各六分，捣黄连等，下筛，先于掌中研水银使极细，和药使相入，以生麻油总稀稠得所，洗疮拭干，傅之。但是疮即疗，神验不传。

甘家松脂膏，疗热疮尤嘯脓不痂无瘢方：

松脂、白胶香、薰陆香各一两，当归、蜡各一两半，甘草一两，并切，猪脂、羊肾脂各半合许，生地黄汁亦半合，以松脂等末内脂膏、地黄汁中，微火煎令黄，下腊，绞去滓，涂布贴疮，极有验。甘家秘不能传。此是半剂。

地黄膏，疗一切疮已溃者，及炙贴之，无痂生肉，去脓神秘方：

地黄汁一升，松脂二两，薰陆香一两，羊肾脂及牛酥各如鸡子大，先于地黄汁煎松脂及香令消，即内羊脂、酥，并更用蜡半鸡子大，一时相和，缓火煎水尽膏成，去滓，涂帛贴疮，日一、二易。加故绯一片，乱发一鸡子许大，疗年深者，十余日即差。生肉秘法。

妇人颊上疮，差后每年又发，甘家秘方，涂之永差。

黄矾石二两，烧令汁尽，胡粉一两，水银一两半，捣筛，矾石、胡粉更筛，先以片许猪脂，于瓷器肉，熟研水银令消尽，更加猪脂并矾石、胡粉，和使粘稠，洗面疮，以涂上。又别熬胡粉令黄，涂膏讫，则薄此粉，数日即差。甘家用大验。

疗瘑疮，但是腰脚已下，名为瘑，此皆有虫食之，虫死即差。此方立验。

醋泔淀一碗，大麻子一盏，白沙盐末各一抄，和掩以傅疮，干更傅。先温泔净洗，拭干，傅一、二度，即差。孔如针穴，皆虫食，大验。

效方：恶疮三十年不愈者。

大黄、黄芩、黄连各一两，为散，洗疮净，以粉之，日三，无不差。又黄檗分等，亦佳。

葛氏疗白秃方：

杀猪即取肚，破去屎，及热以反拓头上，须臾虫出著肚。若不尽，更作，取令无虫即休。

又方：末藜芦，以腊月猪膏和涂之。五月漏芦草烧作灰，膏和使涂之，皆先用盐汤洗，乃傅。

又方：羊蹄草根独根者，勿见风日及妇女、鸡犬，以三年醋研和如泥，生布拭疮令赤，以傅之。

姚方：以羊肉如作脯法，炙令香，及热以榻上，不过三、四日，差。

又方：先以皂荚汤，热洗拭干，以少油麻涂，再三，即差。

附方

《千金方》治遍身风痒，生疮疥。

以蒺藜子苗煮汤，洗之，立差。《千金翼

方》同。

又方：茵陈蒿不计多少，煮浓汁，洗之，立差。

《千金翼方》疮癣初生，或始痛痒。

以姜黄傅之，妙。

又方：嚼盐涂之，妙。

又方：漏瘤疮湿癣痒浸淫，日瘙痒不可忍，搔之黄水出，差后复发。

取羊蹄根，去土细切，捣，以大醋和，净洗，傅上，一时间以冷水洗之，日一傅，差。若为末傅之，妙。

《外台秘要》治癣疮方：

取蟾蜍烧灰，末，以猪脂和，傅之。

又方：治干癣积年生痂，瘙之黄水出，每逢阴雨即痒。用斑猫半两，微炒，为末，蜜调傅之。

又治疥方：

捣羊蹄根，和猪脂涂上，或著盐少许，佳。

《斗门方》治疥癣：

用藜芦，细捣为末，以生油调，傅之。

《王氏博济》治疥癣满身作疮不可治者。

何首乌、艾等分，以水煎令浓，于盆内洗之，甚能解痛生肌肉。

《简要济众》治癣疮久不差：

羊蹄根，捣绞取汁，用调腻粉少许如膏，涂傅癣上，三、五遍即差。如干，即猪脂调和傅之。

《鬼遗方》治疥癣：

松胶香，研细，约酌入少轻粉，衮令匀，凡疥癣上，先用油涂了，擦末，一日便干，顽者三、两度。

《圣惠方》治癣湿痒：

用楮叶半斤，细切，捣烂，傅癣上。

《杨氏产乳》疗疮疥：

烧竹叶为末，以鸡子白和之，涂上，不过三、四次，立差。

《十全方》治疥疮：

巴豆十粒，火炮过黄色，去皮膜，右顺手研如面，入酥少许，腻粉少许，同研匀，瓜

破，以竹篦子点药，不得落眼里及外肾[1]上。如熏炙著外肾，以黄丹涂，甚妙。

《经验方》治五般疮癣：

以韭根炒存性，旋捣末，以猪脂油调，傅之，三度差。

《千金方》疗漆疮：

用汤渍芒硝，令浓，涂之，干即易之。

谭氏治漆疮：

汉椒汤洗之，即愈。

《千金翼》治漆疮：

羊乳傅之。

《集验方》治漆疮：

取莲叶干者一斤，水一斗煮取五升，洗疮上，日再，差。

《斗门方》治漆咬：

用韭叶研，傅之。《食医心镜》同。

《千金方》主大人小儿风瘙瘾疹，心迷闷方：

巴豆二两，捶破，以水七升煮取三升，以帛染拭之。

《外台秘要》涂风疹：

取枳实，以醋渍令湿，火炙令热，适寒温用，熨上，即消。

《斗门方》治瘾疹：

楝皮浓煎，浴之。

《梅师方》治一切疹：

以水煮枳壳为煎，涂之，干即又涂之。

又方：以水煮芒硝，涂之。

又治风瘾疹方：

以水煮蜂房取二升，入芒硝，傅上，日五度，即差。

《圣惠方》治风瘙瘾疹，遍身痒成疮。

用蚕沙一升，水二斗煮取一斗二升，去滓，温热得所以洗之，宜避风。

《千金翼》疗丹瘾疹方：

酪和盐热煮，以摩之，手下消。

又主大人小儿风疹：

茱萸一升，酒五升煮取一升，帛染拭之。

初虞世治皮肤风热，遍身生瘾疹：

牛蒡子、浮萍等分，以薄荷汤调下二钱，日二服。

《经验后方》治肺毒疮如大风疾，绿云散：

以桑叶好者，净洗过，熟蒸一宿后，日干，为末，水调二钱匕，服。

《肘后方》治卒得浸淫疮[2]，转有汁，多起心，早治之，续身周匝则杀人。

以鸡冠血傅之，差。

又方：疗大人小儿卒得月蚀[3]方：

于月望[4]夕取兔屎，及内虾蟆腹中，合烧为灰，末，以傅疮上，差。

《集验方》疗月蚀疮：

虎头骨二两，捣碎，同猪脂一升熬成膏，黄，取涂疮上。

《圣惠方》治反花疮：

用马齿苋一斤，烧作灰，细研，猪脂调，傅之。

又方：治诸疮胬肉如蛇出数寸。

用硫黄一两，细研，胬肉上薄涂之，即便缩。

《鬼遗方》治一切疮肉出：

以乌梅烧为灰，研末，傅上，恶肉立尽，极妙。

《简要济众方》傅疮药：

黄药子四两，为末，以冷水调傅疮上，干即旋傅之。

《兵部手集》治服丹石人有热疮，疼不可忍方：用纸环围肿处，中心填硝石令满，匙抄水淋之，觉其不热疼，即止。

治头疮及诸热疮。

先用醋少许，和水净洗去痂，再用温水洗拭干，百草霜细研，入腻粉少许，生油调涂，立愈。

治恶疮：

唐人记其事云：江左曾有商人，左膊上有疮如人面，亦无它苦。商人戏滴酒口中，其面亦赤色，以物食之，亦能食，食多则宽膊内肉胀起，或不食之，则一臂痹。有善医者，教其历试诸药，金石草木之类，悉试之，

无苦。至贝母，其疮乃聚眉闭口。商人喜曰：此药可治也。因以小笔筒毁其口，灌之，数日成痂，遂愈。然不知何疾也。谨按《本经》主金疮，此岂金疮之类欤！

【注释】

〔1〕指阴囊，或男子的外生殖器。

〔2〕病名，出自《金匮要略》。多由心火脾湿，凝滞不散，复感风邪，郁于肌肤所引起。初时形如粟米，瘙痒不止，搔破流黄水，蔓延迅速，浸淫成片，严重者身热。类似于急性湿疹。

〔3〕即月蚀疮，又名旋耳疮。因胆脾经湿热上蒸，或耳道流脓延及外耳所致。耳后折缝间皮肤潮红，久则滋水淋漓，湿烂所痒，搔破则出水，甚者耳后折缝裂开，状如刀割，缠绵难愈。

〔4〕即望月，农历每月十五日称为"望月"。

【译文】

《小品方》治疗瘑癣疥恶疮方：

水银、矾石、蛇床子、黄连各二两，四味捣细过筛，以腊月猪油七合，同下水银，搅拌一万次，待看不见水银时，膏即制成。敷疮肿及小儿头疮，有良效。龚庆宣用本方加蔄茹一两，治疗各种疮肿，效验如神，胜过其他的方药。

姚氏治疗瘑疥：

雄黄一两，黄连二两，松脂二两，弹丸大发灰一团，四味溶于猪油内，乘热搅匀，包敷于疮肿处。有特效。

又治疗恶疮粉方：

水银、黄连、胡粉，炒至黄色。各取二两，过筛，撒于疮肿处。疮无脓汁时，以唾液和药粉。

治小儿身上恶疮：

取笋汁洗澡，并以笋壳作散外敷患处，有效。

治人体生恶疮，似火烧，自行溃烂：

取胡粉炒黑，黄檗、黄连等分，捣碎过筛，三味相和匀，撒于患处。

治急得恶疮：

苍耳、桃皮，捣碎成屑，填入疮中，有效。

治头上恶疮：

胡粉、水银、白松脂各二两，腊月猪油四两。猪油与松脂共同煎煮，水银与胡粉共研为末，涂于疮肿处，每日二次。胡洽说：本方可治小儿头面疮。还有一方加黄连二两，也可治秃疮。

治恶疮雄黄膏方：

雄黄、雌黄共为细末，水银各一两，松脂二两，猪油半斤，乱发如鸡蛋大一团。以上各味（水银除外）共同煎煮，去渣，加入水银，敷于疮肿处，每日二次。

治恶疮食肉有效方，雄黄散：

雄黄六分，蔄茹、矾石各二分，同捣为末，敷于疮内，每日二次。

治疗疮方，去除脸上粉刺特效方：

黄连八分，糯米、赤小豆各五分，吴茱萸一分，胡粉、水银各六分。将黄连等捣碎过筛，先在手掌中将水银研至极细，将药末倒入和匀，再用生麻油调和稀稠度。将疮面洗净拭干，敷药。只是疮很快治好，神奇的效验不得外传。

甘家松脂膏治疗热疮，吸脓不结痂，不形成斑痕方：

松脂、白胶香、熏陆香各一两，当归、蜡各一两半，甘草一两；共切细研末。猪油、羊肾油各半合左右，生地黄汁亦半合。以松脂等药末及脂膏加入地黄汁内，在微火上煎煮至汤液呈黄色时，放入蜡，绞去渣，涂于布上，贴敷于疮上。极有效验。甘家秘而不外传，本方只是原方的一半。

地黄膏，治疗各种疮肿已溃，及灸贴患处不结痂而生新肉，去脓神秘方：

地黄汁一升，松脂二两，熏陆香一两，羊肾油及牛酥各如鸡蛋大小一块。先在地黄汁中煎煮松脂，至香气漂出完全溶化时，即加入羊油、牛酥，并再用半个鸡蛋大的一块蜡一同搅和，微火煎煮。至水熬尽时，膏即

制成，去渣，涂于布上，贴敷于疮处，每日更换一二次。另加入旧红布一片，鸡蛋大乱发一团，治疗多年不愈的疮肿，十几天就可治愈。本方为生新肉的秘法。

妇女脸上生疮，治愈后每年又发。甘家秘方涂治永不复发。

黄矾石二两（火上烧至水份耗尽），胡粉一两，水银一两半，将矾石、胡粉捣细过筛。先用一片猪油置于一瓷器内，将水银研磨完全消尽，再加入猪油及矾石、胡粉，和匀并熬至粘稠。将面疮洗净，涂上药膏。还可另将胡粉炒至黄色，待涂上药膏后，再薄薄撒一层此药粉。数日后即愈。甘家应用有特效。

治疗癞疮，只在腰腿以下生者名为癞疮，此病都是因虫食所引起，虫死即可痊愈。本方有速效。

醋泔水沉渣一碗，大麻子一盏，白沙糖、盐末各一抄，共研匀，敷疮肿处，干后再敷。先温泔水渣，洗净疮面拭干，敷一二次即可痊愈。有针穴大的孔眼，都是被虫所食，本方对此有特效。

治三十年不能治愈的恶疮有效方：

大黄、黄芩、黄连各一两，为散，先将疮面洗净，以药粉撒疮上，每日三次。没有不能治愈的。还可加黄檗等分，也有很好的效果。

葛氏治白秃方：

杀猪时及时取出肚子，去净粪便，加热后敷头上，一会儿虫就会爬到猪肚上。若一次未能除尽，再敷，直至虫完全消尽为止。

又方：取藜芦末，以腊月猪油和匀，涂于患处。五月取漏芦草烧作灰，以猪脂肪和匀，涂患处。都需用盐水洗净疮面，再敷药。

又方：取独根羊蹄草根，不要使其见风、太阳及妇女、鸡、犬等，用三年的陈醋研和如泥。先用生布将疮擦至红色，再敷药。

姚氏方：取羊肉，用制作果脯的方法，加工至香，乘热敷疮上，不过三四日即愈。

又方：先以皂荚煎汤，用热汤洗疮拭

干，再涂少量麻油，每日三次，即可痊愈。

附方

《千金方》治遍身风痒，生疮疥：

取蒺藜子苗煎煮汤，洗患处，很快痊愈。《千金翼方》与本方相同。

又方：取茵陈蒿不计多少，煎煮取浓汁，洗患处，立即痊愈。

《千金翼方》治疗初生癣或刚刚痛痒：

用姜黄敷患处，有奇妙的效果。

又方：嚼盐敷患处，效果奇妙。

又方：因漏、瘤、疮、湿癣等，搔痒形成的皮疹，白日瘙痒不可忍，搔之出黄水，愈后又复发：取羊蹄根，去土，切细，捣碎，用大醋和。洗净患处，将药敷上，过二小时左右后用冷水洗掉，每日敷一次，即愈。如果捣细为末敷用，效果更好。

《外台秘要》治癣疮方：

取蟾蜍烧为灰末，以猪油和匀，敷于患处。

又方：治多年干癣生痂，搔之出黄水，每逢阴雨天即痒：

用斑蝥半两，微炒，为末，用蜂蜜调匀，敷于患处。

又治疥方：

取羊蹄根捣为细末，以猪油相和，涂于患处。或加少量盐，效果好。

《斗门方》治疥癣：

用藜芦捣细为末，以生油调匀，敷于患处。

《王氏博济方》治疥癣满身作疮，难于治愈：

何首乌、艾等分，以水煎煮浓汁，置于盆内洗患处。具有很好的解痛效果，并能生肌肉。

《简要济众》治癣疮久不愈：

取羊蹄根捣碎，绞取汁，另取少量腻粉，用药汁和如膏，涂敷癣上，三五遍即愈。如果癣疮面较干，可加猪油调和后敷用。

《鬼遗方》治疥癣：

松胶香，研为细末，加入少量轻粉，调匀。先用油涂于疥癣面上，再敷药末，一日即干，顽固的三二次亦可治愈。

《圣惠方》治癣湿痒：

用楮树叶半斤，切细，捣烂，敷于癣上。

《杨氏产乳方》治疗疮疥：

烧竹叶为末，以鸡蛋清相和，涂于患处，不过三四次，即可痊愈。

《十全方》治疥疮：

巴豆十粒，用火炮为黄色，去皮膜，按顺时针方向研如面，加入少量酥油、腻粉，共同研匀。刮破疮面，用竹篦子蘸药末涂疮上，不可落在眼内及外肾上。如熏炙触及外生殖器，用黄丹涂，甚为有效。

《经验方》治五般疮癣：

取韭菜根炒存性，捣末，以猪油调匀，敷于患处，三次即愈。

《千金方》治漆疮：

用热水浸泡芒硝，取浓汁，涂于患处，干后更换。

谭氏治漆疮：用汉椒煎汤，洗患处，很快痊愈。

《千金翼方》治漆疮：

用羊乳汁敷患处。

《集验方》治漆疮：

取干荷叶一斤，水一斗，煎煮得五升，洗疮，每日二次。可以治愈。

《斗门方》治漆咬：

取韭菜研碎，敷于患处。《食医心镜》与本方相同。

《千金方》主治大人小儿风瘙瘾疹，心腹迷闷方：

巴豆二两，捣碎，以水七升煎煮得三升，用棉布蘸药液擦拭患处。

《外台秘要》涂风疹：

取枳实，用醋浸湿，再用火炙热，待温度合适时，熨患处，风疹即消。

《斗门方》治瘾疹：

取楝树皮，煎煮浓汤，洗浴。

《梅师方》治各种疹病：

用水煎煮枳壳成汤，涂于患处，干后再涂。

又方：以水煎煮芒硝，涂于患处。

又治风疹、瘾疹方：

以水煎煮蜂房得二升，加入芒硝，敷于患处，每日五次。即可痊愈。

《圣惠方》治风瘙瘾疹，遍身痒成疮：

取蚕砂一升，水二斗，煎煮得一斗二升，去渣。待温度合适时，洗患处。洗后应避风。

《千金翼方》治丹瘾疹方：

取奶酪和盐共煮热，摩敷患处，有速效。

又主大人小儿风疹：

茱萸一升，酒五升，煎煮得一升，用布蘸擦拭患处。

初虞世治疗皮肤风热遍身生瘾疹：

牛蒡子、浮萍等分，每次以薄荷汤调服二钱，每日二次。

《经验后方》：治类似麻风病的肺毒疮，绿云散：

以好桑叶，洗净蒸熟，过一宿，晒干，捣为细末，水调服二钱匕。

《肘后方》治急得浸淫疮，发展成流水，多因心火所致，必须及早治疗。待蔓延至周身成环，则有生命危险。

用鸡冠血外敷，即愈。

又方：治疗大人小儿急得月蚀方：

于农历十五傍晚，取兔粪，并塞入蛤蟆腹内，合烧为灰，捣末，敷于疮上，可治愈。

《集验方》治疗月蚀疮：

虎头骨二两，捣碎，与猪油一升熬成黄色膏，涂于疮上。

《圣惠方》治疗反花疮：

用马齿苋一斤，烧为灰，研为细末，用猪油调匀，敷患处。

又方：治各种疮肿胬肉，如蚁生出数寸：

用硫磺一两，研为细末，于胬肉上薄薄涂一层，很快就收缩。

《鬼遗方》治各种疮肿生肉：

取乌梅烧为灰，研细末，敷于疮上，恶肉立时消尽，效果极其神妙。

《简要济众方》敷疮药：

黄药子四两，研为细末，以冷水调匀敷疮上，干后再敷。

《兵部手集》治疗服丹石发热疮，痛不可忍方：

用纸环绕疮中周围，于中心处填满硝石，用匙抄水淋湿，感觉没有热痛时，即停止。

治头疮及各种热疮：

先用少量醋和水洗去疮痂，再用温水洗，拭干。取百草霜研细末，加入少量腻粉，用生油调匀，涂于患处，立刻痊愈。

治恶疮：

唐代人记录了这样的故事：江东曾有一商人，左胳膊上生一疮，如人脸面，也未觉得有什么痛苦。商人戏玩将酒滴入疮面的口内，疮面就发红，若用东西喂它，亦能吃进，吃多了就觉得胳膊变宽，肌肉胀起，如果不喂食，则胳膊有痹痛感。有一位擅长治疮肿的医生，教这个商人试服各种药物，金石草木之类都试遍了，疮面都没有痛苦的表现。直到一次试服贝母，疮面皱眉闭口。商人高兴地说：这种药可以治疗我的疮肿。所以就用小笔筒捣烂疮面的嘴，将贝母灌进，几天以后结痂而愈。但不知这是什么病。谨按《本经》，贝母主金疮，这不就是金疮之类的病吗！

治卒得癞皮毛变黑方第四十

【原文】

癞病[1]方：

初觉皮肤不仁，或淫淫苦痒如虫行，或眼前见物如垂丝，或瘾疹赤黑，此即急疗，蛮夷[2]酒，佳善。

疗白癞：

苦参五斤，酒三斗渍，饮勿绝。并取皮、根、末，服，效验。

又方：艾干茎，浓煮，以汁渍曲作酒，

常饮使醺醺。姚同。

姚方：大蝮蛇一枚，切，勿令伤，以酒渍之，大者一斗，小者五升，以糠火温，令取蛇一寸许，以腊月猪膏和，傅疮，差。

亦疗鼠瘘诸恶疮。

苦参二斤，露蜂房二两，曲二斤，水三斗渍药二宿，去滓，黍米二升，酿熟，稍饮，日三。一方加猬皮，更佳。

附方

《圣惠方》治大风癞疾，骨肉疽败，百节疼酸，眉鬓堕落，身体习习痒痛。

以马先蒿细锉，炒，为末，每空心及晚食前温酒调下二钱匕。

又方：治大风疾，令眉鬓再生。

用侧柏叶九蒸九曝，捣罗为末，炼蜜和丸如梧桐子大，日三服，夜一服，熟水下五丸、十丸，百日即生。

又方：治大风头面髭发脱落。

以桑柴灰，热汤淋取汁，洗面。以大豆，水研取浆，解泽灰，味弥佳。次用熟水入绿豆，取净，不过十度，良。三日一沐头，一日一洗面。

又方：治白癞。

用马鞭草不限多少，为末，每服食前，用荆芥薄荷汤调下一钱匕。

《食疗》治癞：

可取白蜜一斤，生姜二斤，捣取汁，先称铜铛令知斤两，即下蜜于铛中，消之，又秤知斤两，下姜汁于蜜中，微火煎令姜汁尽，秤蜜斤两在即休，药已成矣。患三十年癞者，平旦服枣许大一丸，一日三服，酒饮任下。忌生冷醋滑臭物，功用甚多，活人众矣。不能一一具之。

《外台秘要》治恶风疾：

松脂，炼投冷水中二十次，蜜丸，服二两，饥即服之，日三。鼻柱断离者，三百日差。断盐及房室。

《抱朴子》云：

赵瞿病癞历年，医不差，家乃斋粮弃送于山穴中。瞿自怨不幸，悲欢涕泣，经月，有仙人经穴见之，哀之，具问其详。瞿知其异人也，叩头自陈乞命。于是仙人取囊中药赐之，教其服。百余日，疮愈，颜色悦，肌肤润。仙人再过视之，瞿谢活命之恩，乞遗其方。仙人曰：此是松脂，彼中极多，汝可炼服之。长服身转轻，力百倍，登危涉险，终日不困。年百岁，齿不堕，发不白，夜卧常见有光大如镜。

《感应神仙传》云：崔言者，职隶左亲骑军。一旦得疾，双眼昏，咫尺不辨人物，眉发自落，鼻梁崩倒，肌肤有疮如癣，皆谓恶疾，势不可救。因为洋州骆谷子归寨使遇一道流，自谷中出，不言名姓，授其方曰：

皂角刺一二斤，为灰，蒸久晒，研为末，食上浓煎大黄汤调一钱匕，服一旬，鬓发再生，肌肤悦润，愈眼目，倍常明。得此方后，却入山不知所之。

《朝野佥载》云：

商州有人患大风，家人恶之，山中为起茅屋，有乌蛇坠酒缸中，病人不知，饮酒渐差。缸底尚有蛇骨，方知其由也。用道谨按，李肇国史补云：李舟之弟患风，或说蛇酒治风，乃求黑蛇，生置瓮中，醅以曲蘖，数日蛇声不绝。及熟，香气酷烈，引满而饮之，斯须悉化为水，唯毛发存焉。《佥载》之说，恐不可轻用。

【注释】

〔1〕癞病，亦叫疠风、大风、大风恶疾、大麻风、麻风等。因体虚感受暴疠风毒，或接触传染，内侵血脉而成。初时患处麻木不仁，继而成红斑，再发展则脓溃无脓，久之可蔓延全身肌肤，出现落眉、目损、鼻崩、唇裂、足底穿等重症。

〔2〕泛指外国。

【译文】

癞病方：初起时感觉皮肤不仁，或淫淫痛痒，犹如虫走，或眼前视物如垂丝，或出现红黑色瘾疹。有这种症状即应及时治疗。

饮服蛮夷酒，有好的效果。

治疗白癞：

苦参五斤，以三升酒浸泡，长期饮服。病取苦参皮根，捣为细末服，有效验。又方：取艾干茎，煎煮取浓汁，以此汁浸泡麹作酒，经常饮服至微醉。姚氏方与本方相同。

姚氏方：大腹蛇一条，切细，不要使外皮受损伤，以酒浸泡，大蛇浸一斗，小蛇浸五升，用米糠火加温至热，取蛇一寸，用腊月猪油和匀，敷于疮处，可治愈。亦治疗鼠瘘恶疮：

苦参二斤，露蜂房二两，麹二斤，用水三斗浸泡二夜，去渣。另取黍米二升，酿熟，每次少量饮服，每日三次。还有一方，加刺猬皮，效果更好。

附方：

《圣惠方》治大风癞病，骨肉疽烂，关节酸痛，眉发脱落，身体阵阵作痒疼痛：

取马先蒿细锉，为末，每次空腹时及晚饭前用温酒服下二钱匕。

又方：治大风病，促使眉发再生：

用侧柏叶九蒸九晒，捣细过罗为末，炼蜜为丸如梧桐子大，白日服三次，夜间服一次，每服用温开水服五丸、十丸，百日后眉发即生。

又方：治大风，头面须发脱落：

取桑柴烧为灰，用热水淋取汁，洗脸。另取大豆，以水研浆，（再加入）小便池灰垢，气味极浓，然后再用温开水加入绿豆，取净，不过十次，即有良效。三天洗一次头发，每日洗一次脸。

又方：治白癞：

取马鞭草，不拘多少，研为细末，每次用荆芥、薄荷汤调服一钱匕。

《食疗本草》治癞病：

取白蜜一斤，生姜二斤，捣烂取汁。取一铜锅，先称其重量，然后把蜜放入铜锅内，溶化，再称铜锅重量，将姜汁放入蜜内，用微火煎煮至姜汁耗尽，再称白蜜的重量，至此药已制成。三十年的癞病患者，早晨服枣大一丸，一日三次，以酒饮服。服药期间忌食生冷、醋、滑臭食物等。本方功用是多方面的，治好了众多的患者，不能在此一一写明。

《外台秘要》治恶风病：

松脂熬炼溶化，投入冷水中使凝聚，再熬炼溶化投入冷水，如此反复二十次，以蜂蜜和为丸。每服二两，感到饥饿即服，每日三次。鼻梁坍塌的病人，服药三百日可愈。服药期间不食盐并断绝房事。

《抱朴子》记载：

一位叫赵瞿的人得麻风病多年，久治不愈。家人便带着粮食将他送往深山洞穴内。赵瞿只有埋怨自己的不幸，悲痛、叹息、哭泣流泪。经过一个月后，有一仙人从此路过见到赵瞿，对他也深感悲哀，并对他的情况进行了详细询问。赵瞿亦感到这不是一位寻常人，向仙人叩头讲述自己的经过并乞求救命。于是仙人从囊袋中取出药物赐给赵瞿，并教给他服用的方法。一百多天以后，赵瞿的病疮痊愈，面色悦泽，肌肤光润。仙人再次从此路过见到他，赵瞿感谢仙人的救命之恩，并乞求仙人把这个药方留下来。仙人说：这就是松脂，此处周围很多，你可以熬炼后服用。经常服用，身体变轻，力量增加百倍，每日攀登高山险恶的地方也不会感到疲劳。至百岁时，牙齿不落，头发不白，夜里睡觉时可见到大如镜面的明光。

《感应神仙传》记载：一位叫崔言的人，担任左亲骑军的官职。一天早晨患病，双眼昏花，即使人在眼前也辨认不清，眉毛和头发自行脱落，鼻梁崩塌，皮肤上生出癣一样的疮，大家都说是险恶的疾病，病势严重不可救。恰好洋州的骆谷子返回山寨时遇到一位道士样的人，从山谷中走出，不讲自己的名姓，传授治疗此病的药方说：皂角刺一二斤，烧为灰，蒸后再晒，研为细末，煎煮大黄取浓汁，用大黄汁调服皂角末一钱匕。服十天后，鬓发再生，皮肤润泽，眼睛恢复正常，而且比原来更明亮。崔言得此药方后，进入深山不知去向。

《朝野佥载》记载：

商州有一人得了麻风病，家里人厌恶他，在山中为他建起了一座茅屋。恰有一条乌蛇掉进酒瓶里，病人也不知道，每日饮服此酒竟逐渐痊愈了。从瓶底尚存的蛇骨，才知道病愈的原因。杨用道引用《李肇国史补》说：李舟的弟弟患麻风病，听说蛇酒治麻风，于是寻找黑蛇，活着放入瓶中，用酒麹酿酒，数日后蛇叫声不断。待酒熟时香气浓烈，倒了满满一杯饮服而下，服后不大一会儿功夫，此人全部溶化为水，只有毛发尚存。因为有《佥载》这样的记载，以蛇泡酒治麻风的药方恐怕不可轻易服用。

治卒得虫鼠诸瘘方
第四十一（后有瘰疬）

【原文】

姚云：凡有肿，皆有相主，患者宜检本方。多发头两边，累累有核。

姚方，鼠瘘肿核痛未成脓方：

以柏叶傅著肿上，熬盐著叶上，熨令热气下，即消。

葛氏卒得鼠瘘，有瘰疬未发疮而速热者，速疗方：

捣乌鸡足，若车前草，傅之。

若已有核脓血出者：

以热牛屎涂之，日三。

又方：取白鲜皮煮，服一升，当吐鼠子。

又方：取猫狸[1]一物，料理作羹如食法，空心进之，鼠子死出。又当生吞，其功弥效。

又方：取鼠中者一枚，乱发如鸡子大，以三岁腊月猪脂煎之，令鼠骨肉及发消尽，半涂之，半酒服，鼠从疮中出。姚云：秘不传之法。

《刘涓子》鼠瘘方：

以龟壳、甘草炙、桂心、雄黄、干姜、狸骨炙，六物分等，捣，下蜜和，内疮中，无不差。先灸作疮，后与药，良。

又方：柞木皮五升，以酒一斗，合煎熟，出皮煎汁，令得二升，服之尽，有宿肉出，愈。

又瘘疮坐肉膏：

楝树白皮、鼠肉、当归各二两，薤白三两，生地黄五两，腊月猪脂三升，煎膏成，傅之孔上，令生肉。

葛氏若疮多而孔小是蚁瘘方：

烧鳝鲤甲，猪膏和，傅。

又方：烧蜘蛛二七枚，傅，良。

又瘘方：

煎桃叶、枝，作煎，净洗疮了，内孔中，大验方。

葛氏若著口里：

东行楝根，细锉，水煮取清汁，含之，数吐勿咽。

肉瘘方：

槐白皮，捣丸，绵裹内下部中，傅，效。

鼠瘘方：

石南、生地黄、雌黄、茯苓、黄连各二两，为散，傅疮上，日再。

又方：矾石三分，烧，斑猫一分，炙，去头足，捣下，用醋和，服半匕，须臾瘘虫从小便中出。《删繁方》。

附方

《肘后方》治风瘘：

露蜂房一枚，炙令黄赤色，为末，每用一钱，腊月猪脂匀调，傅疮上。

《千金方》治鼠瘘：

以鸡子一枚，米下熬半日，取出黄，熬令黑，先拭疮上汁令干，以药内疮孔中，三度即差。

《千金翼》治蚁瘘：

取鲮鲤甲二七枚，末，猪膏和，傅之。

《圣惠方》治蝼蛄瘘：

用槲叶烧灰，细研，以泔别浸槲叶，取洗疮，拭之，内少许灰于疮中。

又方：治一切瘘。

炼成松脂，末，填疮孔令满，日三、四度用之。

【注释】

〔1〕一种形体似猫的狸。

【译文】

姚氏说：凡是肿病，都有主治的药方，患者应翻检本方。常见于头部两例，形成累累硬核。

姚氏治鼠瘘核痛尚未成脓方：

取柏叶敷于肿处，将盐炒热放于柏叶上，熨至热气透下，肿即消。

葛氏对急患鼠瘘，并有瘰疬，未发疮而发热的病人，有紧急治疗方：

取乌鸡足，或车前草，捣烂，敷于患处。

如果已有核，并流出脓血：

取热牛粪涂于患处，每日三次。

又方：取白鲜皮，用水煎煮，每服一升，应吐出鼠子。

又方：取猫狸一只，以普通食用方法调制作羹，空腹服下，鼠子即死吐出，再将鼠子生吞服下，治疗效果更佳。

又方：取中等大的老鼠一只，乱发如鸡蛋大一团，用腊月宰杀的三岁猪的脂肪煎煮，煎至老鼠的骨肉及乱发完全消溶。一半外涂患处，一半用酒服下。老鼠会从疮里出来。姚氏说，这是秘而不外传的方法。

《刘涓子鬼遗方》治鼠瘘方：

取龟板、甘草（炙）、桂心、雄黄、干姜、狸骨（炙），六味等分，捣为细末，下蜂蜜和匀，置于疮内，没有治不愈者。先于疮上灸，再给药，效果好。

又方：取柞木皮五升，用酒一斗，煎煮至熟，将皮取出，再煎药汁至二升，一次服尽，疮中陈腐烂肉清除，即愈。

又治瘘疮坐肉膏：

楝树白皮、鼠肉、当归各二两，薤白三两，生地五两，腊月猪油三升，煎煮成膏，敷于疮孔上，可使生出新肉。

葛氏治疮多孔小是为蚁瘘方：

烧鳢鲤甲为灰，用猪油和匀，敷于患处。

又方：烧蜘蛛十四枚，敷于患处，有良效。

又瘘方：

取桃树枝、叶，煎汤，先将疮口洗净，药液置于疮孔内。大有效验。

葛氏治口内生疮：

取东向生长的楝树根，锉细，用水煎煮取清汁，口含漱数次，勿咽下。

治肉瘘方：

取槐白皮，捣为细末，和为丸，用绵裹置于疮内敷，有效。

治鼠瘘方：

石南、生地黄、雌黄、茯苓、黄连各二两，捣为散，敷于疮上，每日二次。

又方：矾石三分（烧），斑蝥一分（炙，去头足），捣碎，用醋和匀，每服半匕，片刻后瘘虫从小便中排出。本方出自《删繁方》。

附方

《肘后方》治风瘘：

露蜂房一枚，炙为黄红色，捣为细末，每用一钱，以腊月猪油调匀，敷于疮上。

《千金方》治鼠瘘：

取鸡蛋一只，和米同炒半日，取蛋黄，再炒至黑，先将疮上脓汁擦拭干净，取药放入疮孔内，三次即愈。

《千金翼方》治蚁瘘：

取鲮鲤甲十四枚，捣为细末，用猪油调匀，敷于患处。

《圣惠方》治蚁蛄瘘：

取槲树叶烧为灰，研为细末，另取槲树叶浸泡于泔水中，用此浸水洗疮拭干，取少量叶灰涂于疮内。

又方：治各种瘘疮：

煎炼松脂，捣为末，填入疮孔内至满，每日三四次。

治卒阴肿痛颓卵方第四十二

【原文】

葛氏男子阴卒肿痛方：

灸足大指第二节下横文理正中央五壮，佳。姚云：足大指本三壮。

又方：桃核中仁，熬，末，酒服如弹丸。姚云：不过三。

又方：灶中黄土，末，以鸡子黄和傅之。蛇床子，末，和鸡子黄傅之，亦良。

又方：捣芜菁根，若马鞭草，傅并良。姚同。

又方：鸡翮[1]六枚，烧，并蛇床子末分等，合服。少随卵左右，傅卵，佳。姚方无蛇床子。

小儿阴疝，发时肿痛。

依仙翁前灸法，随左右灸，差。

随痛如刺方：

但服生夜干汁，取下。亦可服丸药下之。云作走马汤，亦在尸注中有。

阴丸卒缩入腹，急痛欲死，名阴疝。

狼毒四两，防风二两，附子三两，烧，蜜丸，服三丸如桐子大，日夜三度。

阴茎中卒痛不可忍：

雄黄、矾石各二两，甘草一尺，水五升煮取二升，渍。姚云：疗大如斗者。

葛氏男子阴疮损烂：

煮黄檗洗之。又白蜜涂之。

又方：黄连、黄檗分等，末之，煮取肥猪肉汁，渍疮讫，粉之。姚方蜜煎甘草，末，涂之。比者见有阴头肿，项下疮欲断者，猪肉汁渍依姚方，即神效。

阴蚀[2]欲尽者：

虾蟆、兔矢分等，末，敷疮上。

阴痒汁出：

嚼生大豆黄涂之，亦疗尿灰疮。

姚疗阴痒生疮：

嚼胡麻涂之。

葛疗阴囊下湿痒皮剥：

乌梅十四枚，钱四十文，三指撮盐，苦酒一升，于铜器内总渍九日，日洗之。又煮槐皮，若黄檗汁及香叶汁，并良。

疗人阴生疮浓出白方：

高昌白矾一小两，捣细，麻人等分，研，炼猪脂一合，于瓷器中和搅如膏，然后取槐白皮切，作汤以洗疮上，拭令干，即取膏涂上，然后以楸叶帖上，不过三。

又阴疮有二种：

一者作白脓出，曰阴蚀疮，二者但亦作疮，名为热疮。若是热，即取黄檗一两，黄芩一两，切，作汤洗之，仍取黄连、黄檗，作末傅之。

女子阴疮：

末硫黄傅上。姚同。又烧杏仁，捣，涂之。

又方：末雄黄、矾石各二分，麝香半分，捣，傅。姚同。

若阴中痛：

矾石二分，熬，大黄一分、甘草半分，末，绵裹如枣，以道之，取差。

若有息肉突出：

以苦酒三升，渍乌喙五枚三日，以洗之，日夜三、四度。

若苦痒搔之痛闷：

取猪肝炙热，内阴中，当有虫著肝。

小儿秃方：

取白头翁根，捣，傅一宿，或作疮，二十日愈。

灸颓：

但灸其上，又灸茎上，又灸白小腹脉[3]上，及灸脚大指三中灸一壮。又灸小指头，随颓左右著灸。

姚氏方：

杨、柳枝如足大指大，长三尺，二十枚，水煮令极热，以故纸及氈掩肿处，取热柳枝，更取拄之，如此取得差止。

又卵颓：

熟捣桃仁，傅之。亦疗妇人阴肿，燥即易之。

《小品》牡丹散，疗癞偏大气胀方：

牡丹、防风、桂心、豉熬、铁精分等，合捣下，服方寸匕，小儿一刀圭，二十日愈，大良。婴儿以乳汁和如大豆，与之。

不用药法，疗癞必差方：

令病人自把糯米饼子一枚，并皂荚刺一百个，就百姓间坐社处，先将皂荚刺分合社人，社官三老已下各付一针，即出饼子示人，从头至尾，皆言从社官已下乞针捶，社人问云：捶何物？病人云：捶人魁。周匝总遍讫针并插尽，即时饼却到家，收掌于一处，饼干，癞不觉自散，永差。极神效。

附方

《千金方》有人阴冷，渐渐冷气入阴囊，肿满恐死，日夜疼闷不得眠。

取生椒，择之令净，以布帛裹，著丸囊，令厚半寸，须臾热气大通，日再易之，取消差。

又《外台秘要方》：

煮大蓟根汁，服之立差。

《梅师方》治卒外肾偏肿疼痛：

大黄，末，和醋涂之，干即易之。

又方：桂心，末，和水调寸匕，涂之。

又方：治卒外肾偏疼。

皂荚和皮为末，水调傅之，良。

初虞世方治水癞[4]偏大，上下不定疼痛。

牡蛎不限多少，盐泥固济，炭三斤，煅令火尽，冷，取二两，干姜一两炮，右为细末，用冷水调稀稠得所，涂病处，小便利，即愈。

《经验方》治丈夫本藏气伤膀胱连小肠等气。金铃子一百个，温汤浸过，去皮，巴豆二百个，槌微破，麸二升，同于铜锅内炒金铃子赤熟为度，放冷取出，去核为末，每服三钱，非时热酒、醋汤调，并得。其麸、巴豆不用也。

《外台秘要》治膀胱气急，宜下气。

芜荑，捣，和食盐末，二物等分，以绵裹如枣大，内下部，或下水恶汁并下气，佳。

又治阴下湿：

吴茱萸一升，水三升煮三沸，去滓，洗痒，差。

又治阴头生疮：

以蜜煎甘草，涂之，差。

《千金方》治丈夫阴头痛，师所不能治。

乌贼鱼骨，末，粉傅之，良。

又《千金翼方》：

鳖甲一枚，烧令末，以鸡子白和，傅之，良。

【注释】

〔1〕即鸡翅羽毛。

〔2〕又名阴疮、阴蜃等。因情志郁火，损伤肝脾，湿热下注，郁蒸生虫，虫蚀阴中所引起。可见外阴部溃烂，形成溃疡，脓血淋漓，或痛或痒，肿胀坠痛，多伴有赤白带下，小便淋漓等症状。

〔3〕似应为任脉。

〔4〕病名。指因小湿下注或感受风寒湿邪所引起的隐睾症。

【译文】

葛氏治男子阴部急肿痛方：

于足大指第二节下横纹理正中央处，灸五壮，效果佳。姚氏说：在足大指根部灸三壮。

又方：取桃仁炒熟，捣为细末，每次以酒冲服弹丸大。姚氏说，不过三次即愈。

又方：取灶中黄土，为末，用鸡蛋黄和匀，敷于患处。用蛇床子末，和鸡蛋黄外敷，亦有良效。

又方：取芜青根或马鞭草，捣烂，敷于患处，均有良效。姚氏方与此相同。

又方：取鸡翅羽毛六枚，烧为灰，另取蛇床子等分，和匀同服。并随隐缩睾丸的左右外敷，效果好。姚氏方不用蛇床子。

治小儿阴疝，发作时肿痛：

按照前面所述葛仙翁灸法，随左右睾丸

而灸，即愈。

治刺痛方：

单服生射干汁，以痛止为度。亦可作成丸药服。据说本方叫"走马汤"，在"尸注"项中亦有。

睾丸急缩入腹内，疼痛难忍，此病名"阴疝"。

狼毒四两，防风二两，附子三两（烧），炼蜜为丸如梧桐子大，每日夜服三次。

治阴茎中突然疼痛难忍：

雄黄、矾石各二两，甘草一尺，以水五升，煎煮得二升，浸泡。姚氏说，治疗阴茎肿大如斗。

葛氏治男子阴部疮损腐烂：

用黄檗煎煮取汤，洗患处。还可用白蜜涂敷。

又方：黄连、黄檗，等分，为末。另煎煮肥肉汤，浸泡疮处，拭干后将药末撒于疮上。姚氏方，以蜂蜜煎甘草，研末，涂于患处。经常见有阴茎龟头疮肿或颈部生断头疮时，用猪肉汤浸泡，再依照姚氏方从治，即见神效。

治阴蚀溃烂：

蛤蟆、兔粪等分，为末，敷于疮上。

姚氏治疗阴痒湿疮：

取胡麻嚼碎，敷于患处。

葛氏治疗阴囊下部湿痒，皮肤脱落：

乌梅十四枚，铜钱四十文，食盐三指撮，苦酒一升，共置于一铜器内浸泡九日，每日洗患处。还可煎煮槐树皮，或黄檗汁及香叶汁，外洗患处，都有良效。

治疗阴部生疮，流脓成凹白方：

高昌白矾一小两，捣为细末，取麻仁等分，研末，煎炼猪油一合，共置于瓷器中，搅和如膏。再取槐白皮切细，煎汤，洗疮处，拭干后，即取药膏涂于疮上。然后取楸树叶敷上。不过三次即愈。

又阴疮有二种：

一种形成凹白，流脓，叫作阴蚀疮；另一种只成疮，名叫热疮。如果只是热疮，即取黄檗一两，黄芩一两，细切，煎煮作汤，洗患处。另取黄连、黄檗捣为细末，敷于患处。

治女子阴疮：

取硫磺研末，敷疮上。姚氏方与此相同。还可烧杏仁，捣为末，涂于疮上。又方：取雄黄末、矾石各二分，麝香半分，捣为细末，敷疮上。姚氏方与本方相同。

如果阴茎中疼痛：

矾石二分（炒），大黄一分，甘草半分，共为末，用棉布裹如枣状，塞入尿道口，取效。

如生出息肉：

用苦酒三升，乌喙五枚浸泡三日，洗患处，每日夜洗三四次。

如果奇痒难忍，搔之痛闷：

取猪肝炙热，置于阴疮中，可见虫附于猪肝上。

治小儿秃疮方：

取白头翁根，捣烂，敷于患处一宿，亦可治痤疮，二十日即愈。

治隐睾：

在隐睾一侧灸，再于阴茎上灸，并灸白小腹脉上，及脚大指三中灸一壮，再灸小指头，随隐睾左右侧灸。

姚氏方：

取足大指粗的杨柳枝三尺长，二十根，用水煎煮至极热，用旧纸及毛毯掩盖于肿处，冷后即更换。交替压敷于肿处。连续应用至愈为止。

又治隐睾：

取桃仁炒熟，捣为末，敷于患处。亦可治疗妇女阴肿，干后更换。

《小品方》牡丹散治疗睾丸偏隐，肿大胀气方：

牡丹、防风、桂心、豆豉（炒）、铁精等分，共捣为细末，每服方寸匕，小儿一刀圭，二十日可愈，大有良效。婴儿，用乳汁和如大豆状，喂服。

不服用药物，治疗隐睾必愈方：

让病人自己手持糯米饼一枚，及皂荚刺一百个，到民间神社的地方，先把皂荚刺分给神社里的人，自社官三老以下每人给一个，随即拿出饼给人看，从头至尾，即从社官以下都乞求让人在饼子上面刺入皂荚刺。如果社人问：针刺什么东西？病人则答：针刺人魁。走遍一周，最后皂荚刺分完插尽，及时把刺满皂荚刺的饼子拿回家中，收藏于一处。饼子干燥后，隐睾不知不觉即散，永不再犯，极有神效。

附方：

《千金方》有人患阴冷，逐渐冷气侵入阴囊，肿胀严重，恐有生命危险，日夜疼痛烦闷不能入睡。

取生椒，择净，以布帛包裹于阴囊周围，厚约半寸，片刻后生热气，通畅，每日更换一次，至肿消即愈。

又《外台秘要》方：

煮大蓟根汁，内服，有速效。

《梅师方》治急患睾丸偏肿疼痛：

大黄，为末，以醋和匀，涂于患处，干后即更换。

又方：桂心，为末，以水调匀，取方寸匕涂于患处。

又方：治疗急患睾丸偏疼：

皂荚连皮，为末，水调匀，敷于患处，有良效。

初虞世方：治疗水癫偏大，睾丸上下不定疼痛。

牡蛎不拘多少，用盐泥包裹固定，取炭三斤，煅烧至炭火燃尽，冷却后取出二两，另取干姜一两（炮），共为细末，用冷水调至浓度适宜，涂于患处，小便通利即愈。

《经验方》治疗男子本脏伤气，膀胱牵连小肠疝气等：

金铃子一百个，用温水浸过，去皮，巴豆二百个，槌至微破裂，麦麸二升。共同置于铜锅内炒，以金铃子红熟为度，放冷后取出，去核为末，每服三钱。随时都可用热酒、醋、开水调服。其余的麦麸、巴豆不用。

《外台秘要》治膀胱气急，宜下气：

芫菁，捣为细末，和食盐末，二味等分，以绵裹如枣大，放入下部。可通下小便或恶水，并能下气，效果佳。

又治阴下湿痒：

吴茱萸一升，水三升，煎煮三沸，去渣，洗痒处，即愈。

又治阴茎龟头生疮：

用蜂蜜煎甘草，涂于患处，愈。

《千金方》治男子阴茎龟头生痛，多方治疗不愈：

取乌贼鱼骨，为末，散敷于患处，有良效。

又《千金翼方》：

鳖甲一枚，烧为末，用鸡蛋清和匀，敷于患处，有良效。

卷　　六

治目赤痛暗昧刺诸病方第四十三

【原文】

华佗禁方：

令病人自用手两柏擘所患眼，垂空咒之曰：㞓㞓，屋舍狭窄，不容宿客。即出也。

《伤寒方》未亦有眼方。姚方目中冷泪出，眦赤痒，乳汁煎方：

黄连三分，蕤仁二分，干姜四分，以乳汁一升渍一宿，微火煎取三合，去滓，取米大傅眦。

睛为所伤损破方：

牛旋，日二点，避风。黑睛破，亦差。

附方

《范注方》主目中泪出，不得开即刺痛方：

以盐如大豆许，内目中，习习去盐，以冷水数洗目，差。

《博济方》治风毒上攻眼，肿痒涩，痛不可忍者，或上下睑皆赤烂浮医瘀，肉侵睛神，效驱风散：五倍子一两，蔓荆子一两半，同杵末，每服二钱，水二盏铜，石器内煎及一盏，澄滓，热淋洗，留滓二服。又依前煎淋洗，大能明眼目，去涩痒。

《简要济众》治肝虚目睛疼，冷泪不止，筋脉痛，及眼羞明怕日，补肝散：

夏枯草半两，香附子一两，共为末，每服一钱，腊茶调下，无时。

《圣惠方》治眼痒急，赤涩，用犬胆汁注目中。

又方：治风赤眼。

以地龙十条，炙干，为末，夜卧以冷茶调下二钱匕。

又方：治伤寒热毒气攻眼，生白翳。

用乌贼鱼骨二两，不用大皮，杵末，入龙脑少许，更研令细，日三、四度，取少许点之。

又方：治久患内障眼[1]。

车前子、干地黄、麦门冬等分，为末，蜜丸如梧桐子大，服、屡效。

治目方用黄连多矣，而羊肝丸尤奇异。

取黄连末一大两，白羊子肝一具，去膜，同于砂盆内研令极细，众手捻为丸，如梧桐子，每食以暖浆水吞二七枚，连作五剂、差。但是诸眼目疾，及障翳青盲，皆主之。禁食猪肉及冷水。刘禹锡云：有崔承元者，因官治一死罪囚出活之，因后数年以病自致死。一旦崔为内障所苦，丧明，逾年后，半夜叹息独坐时，闻阶除间悉窣之声，崔问为谁？曰是昔所蒙活者囚，今故报恩至此。遂以此方告讫而没。崔依此合服，不数月眼复明。因传此方于世。

又方：今医家洗眼汤：

以当归、芍药、黄连等分，停细，以雪水或甜水煎浓汁，乘热洗，冷即再温洗，甚益眼目。但是风毒赤目花翳等，皆可用之。其说云：凡眼目之病，皆以血脉凝滞使然，故以行血药合黄连治之。血得热即行，故乘热洗之。用者无不神效。

又方：治雀目[2]不计时月。

用苍术二两，捣罗为散，每服一钱，不计时候。以好羊子肝一个，用竹刀子枇破，掺药在内，麻绳缠定，以粟米泔一大盏，煮熟为度，患人先薰眼，药气绝即吃之。《简要济众》治小儿雀目。

《梅师方》治目暗，黄昏不见物者：

以青羊肝，切、淡，醋食之，煮亦佳。

又方：治眼睛无故突一、二寸者。

以新汲水灌渍睛中，数易水，睛自入。

《崔元亮海上方》著此三名：一名西国草，一名毕楞伽，一名覆盆子。治眼暗不见物，冷泪浸淫不止，及青盲[3]天行目暗等。取西国草，日暴干，捣令极烂，薄绵裹之，以饮男乳汁中浸如人行八、九里久，用点目中，即仰卧，不过三、四日，视物如少年。禁酒、油、面。

《千金方》点小儿黑花眼臀涩痛。

用贝齿一两，烧作灰，研如面，入少龙脑，点之妙。

又方：常服明目洞视。

胡麻一石，蒸之三十遍，末、酒服，每日一升。

又方：古方明目黑发，槐子于牛胆中渍，阴干百日，食后吞一枚，十日身轻，三十日白发黑，百日内通神。

《孙真人食忌》主眼有臀：

取芒消一大两，置铜器中，急火上炼之，放冷后，以生绢细罗，点眼角中，每夜欲卧时一度点，妙。

《经验方》退臀明目白龙散：

马牙消光净者，用厚纸裹，令按实，安在怀内著肉处，养一百二十日，取出，研如粉，入少龙脑，同研细，不计年岁深远，眼内生臀膜，渐渐昏暗，远视不明，但瞳人不破散，并医得。每点用药末两米许，点目中。

又方：治内外障眼。

苍术四两，米泔浸七日，逐日换水，后刮去黑皮，细切，入青盐一两，同炒黄色为度，去盐不用，木贼二两，以童子小便浸一宿，水淘，焙干，同捣为末。每日不计时候，但饮食疏菜内调下一钱匕，服甚验。

《经验后方》治虚劳眼暗：

采三月蔓菁花，阴干，为末，以井花水，每空心调下二钱匕。久服长生，可读夜书。

《外台秘要》主目臀及努肉：

用矾石最白者，内一黍米大于臀上及努肉上即冷泪出，绵拭之，令恶汁尽，其疾日减，臀自消薄，便差。矾石须真白好者，方可使用。

又补肝散：治三十年失明。

蒺藜子七月七日收，阴干，捣散食，后水服方寸匕。

又疗盲：

猪胆一枚，微火上煎之可丸，如黍米大，内眼中，食顷，良。

又方：治臀如重者。

取猪胆白皮，曝干，合作小绳子如粗钗股大小，烧作灰，待冷，便以灰点臀上，不过三、五度，即差。

又方：轻身益气明目。

芜菁子一升，水九升煮令汁尽，日干，如此三度，捣末，水服方寸匕，日三。

《斗门方》治火眼：

用艾烧令烟起，以碗盖之，候烟上碗成煤，取下，用温水调化，洗火眼，即差。更入黄连，甚妙。

《广利方》治眼目损努肉出：

生杏仁七枚，去皮，细嚼，吐于掌中，及热以绵裹筋头，将点努肉上，不过四、五度，差。

《药性论》云：

空心用盐揩齿，少时吐水中，洗眼，夜见小字，良。

顾含养嫂失明：

含当药视膳，不冠不食。嫂目疾，须用蚺蛇胆，含计尽求不得，有一童子，以一合授含，含开乃蚺蛇胆也。童子出门，化为青鸟而去。嫂目遂差。

【注释】

〔1〕主要是指发生于瞳仁及眼内的疾病。一般以虚证居多，尤以肝肾不足、气血两亏为常见。此外，阴虚火旺，或情志失调，气滞血瘀，风火痰湿上扰清窍，以及外伤等，亦可致病。常常自我感觉眼前如蚊蝇飞舞，黑花飘荡，视灯火如彩虹，视物昏蒙，夜盲，甚至暴盲等。

〔2〕又叫雀目内障、鸡盲，俗称鸡蒙眼，即夜盲

症。此病分先天和后天二种，先天者称高风雀盲，多因肾虚不足，脾失健运所致；后天者多属肝虚雀盲，由脾失健运引起，常出现症状不上目的早期，症见黑夜或暗处视物不清。

〔3〕多因肝肾亏衰，精血虚损，目窍萎用所致。《诸病源候论》："青盲者，谓眼本无异，瞳子黑白分明，直不见物耳"。指眼外观无异常而逐渐失明者。相当于视神经萎缩。

【译文】

华佗禁方：

让病人用自己的手指将患眼的眼睑撑开，目不视物，并作咒语说："疋疋，房屋狭窄，不容宿客。"即可痊愈。

《伤寒方》末尾亦记载有治眼病的药方。姚氏方治目中流出冷泪，眼眶红痒，乳汁煎方：

黄连三分，蕤仁二分，干姜四分，以乳汁一升浸泡一宿，微火煎煮得三合，去渣，取米粒大，敷于眼眶上。

眼目为物所伤、破损方：

取牛尿液，每日点眼二次，避风。黑眼珠破损，亦可治愈。

附方：

《范汪方》主治目中流泪，眼目不得张开，张即刺痛方：

取大豆粒大一小粒盐，塞入目中，慢慢去掉盐，用凉水冲洗眼目数次，即愈。

《博济方》治风毒上攻，眼肿涩痒，痛不可忍，或上下眼眶赤烂浮翳，瘀肉遮目。神效驱风散：

五倍子一两，蔓荆子一两半，同杵为末，每服二钱，水二盏，置于铜器内煎得一盏，过滤取上清液，淋洗眼部，滤得的渣滓分二次服。再按前面的煎法，淋洗患处。具有较好的明眼目、去涩痒的功效。

《简要济众》治肝虚目痛，冷泪不止，筋脉疼痛及眼目羞明怕见日光。补肝散：

夏枯草半两，香附子一两，共为细末，每服一钱，用腊茶调下，随时服。

《圣惠方》治眼睛急痒，红涩：

取狗胆汁注入目内。

又方：治风赤眼：

以地龙十条，炙干，为末。夜晚睡觉时用凉开水调服二钱匕。

又方：治伤寒热毒气攻眼，生白翳：

用乌贼骨二两，不用大皮，杵为细末，加入少量龙脑，再研为极细末，每日三四次，取少量点入眼内。

又方：治久患内障：

车前子、干地黄、麦门冬，等分，共为细末，以蜂蜜和丸如梧桐子大，内服，屡屡见效。

治疗眼病的药方多用黄连，而羊肝丸尤其具有奇异的疗效。

取黄连末一大两，白羊肝一具，去膜，共同置于砂盆内研至极细，以手揉为丸，如梧桐子大。每次以热浆水吞服十四枚，连服五剂，即愈。对于各种眼目疾病，及障翳青盲，都能治疗。服药期间，禁食猪肉及凉水。刘禹锡说：有一位叫崔承元的人，曾救治过一个获死罪的囚徒，但数年之后这个囚徒因病而去逝。一天早上，崔承元患了眼内障，后逐渐失明。一年以后，半夜里独坐叹息时，听到房间里悉悉作响，崔承元问是谁？答说，是昔日蒙您救活过的囚徒，今天特到此来报恩。于是告知此方后而不见。崔承元依照此方配药服用，不过数月，眼睛重见光明。因此，本方才得以传世。

又方：现今医生所用的洗眼药水：

取当归、芍药、黄连等分，捣细，用雪水或甜水煎煮取浓汁，乘热洗眼，冷后再加温，对眼目大有益处。如果患风毒火眼、花翳等，都可用此药水。据说：凡是眼目的疾病，都是血脉凝滞所引起的，因此用行血的药物配合黄连来治疗。血得到温热后即通行，所以要乘热洗眼。使用的人没有不取得神奇效果的。

又方：治雀目不分时间早晚：

用苍术二两，捣细过罗为散，每服一钱，随时可服。取好羊肝一个，用竹刀辟破，将药撒在里面，再用麻绳捆牢，取小米泔水一大盏，将羊肝煮熟。患者先用此药液熏眼，药气消失后，吃羊肝。本方出自《简要济众》治小儿雀目。

《梅师方》治眼目昏暗，黄昏后视不见物：

取青羊肝，切细，用淡醋蘸食。煮熟后食亦好。

又方：治疗眼睛不明原因突出一二寸：

取新汲水灌浸眼中，换水数次，眼睛会自行缩回。

《崔元亮海上方》记录有以下三种药名：一名西国草，一名毕楞伽，一名覆盆子。治疗眼睛昏暗看不见物，冷泪浸淫不止，以及青盲、天行目暗等。取西国草经阳光晒干，捣至极细，用薄绵包裹，浸泡于男婴儿母乳汁中，大约人步行八九里路的时间。然后取乳汁点眼内，点完即仰卧，不过三四日视物如同少年一样。禁服酒及油面。

《千金方》点小儿黑花眼翳涩痛：

用贝齿一两，烧为灰，细研如面状，加入少量龙脑，点眼，有良效。

又方：常服可明目洞视：

胡麻一石，上锅蒸三十遍，捣为细末，以酒冲服，每日一升。

又方：古方明目黑发：

取槐树子置于牛胆汁中浸泡，阴干百日。每于饭后吞服一枚，十日后可觉身体轻健，三十日后白发变黑，百日内可通神明。

《孙真人食忌》主治眼内生翳：

取芒硝一大两，置于铜器内，用急火熬炼，待冷后以生绢细过罗，点眼角内，每夜晚睡前点一次，有良效。

《经验方》退翳明目白龙散：

取光亮洁净的马牙硝，用厚纸包裹，按实，放于怀中接触皮肤处，养一百二十日，取出，细研如粉状，加入少量龙脑，共同研细。不计年龄大小或患病深浅，凡眼内生翳膜，渐觉昏暗，视远不清，但瞳仁未破散，都可医治。每次用药末一两左右，点入眼内。

又方：治内外障眼：

取苍术四两，用米泔水浸泡七日，每日换水，取出后刮去黑皮，切细，加入青盐一两，共同炒至黄色为度，去掉青盐不用。另取木贼二两，以童子小便浸泡一宿，以水淘净，焙干。与苍术同捣为末。每日不计时候，在饮食蔬菜内调下一钱匕，服后甚有效验。

《经验后方》治虚劳眼暗：

采三月蔓青花，阴干，为末。取井花水，每次空腹调服二钱匕。久服可以长生，可以深夜读书。

《外台秘要》主治目翳及胬肉：

用白色光洁的矾石，取一黍米粒大，置于眼翳上及胬肉上，即可见有冷泪流出，用绵拭去泪，使恶汁流尽，病况可日日减轻，眼翳会逐渐消薄，直至痊愈。矾石一定要用白色上等真品，才能使用。

又补肝散，治三十年失明：

于七月七日采收蒺藜子，阴干，细捣为散，每于饭后以水冲服方寸匕。

又疗目盲：

猪胆一枚，用微火煎煮，做丸如黍米大，放入眼内，一顿饭的时间后，效果良好。

又方：治眼翳如重物相隔：

取猪胆白皮，曝干，搓作小细绳状，如粗钗股大小，烧作灰，待冷后，便取灰点翳上，不过三五次。即可痊愈。

又方：轻身益气明目：

芜青子一升，水九升，煎煮至水耗尽，晒干，再加水煎煮至水尽，晒干，如此三遍，捣为细末。每次以水冲服方寸匕，每日三次。

《斗门方》治火眼：

用艾点燃取烟，另用碗盖于上收取烟，使烟在碗上凝集成灰，取下烟灰，用温水调化，洗火眼，即可痊愈。若加入黄连，效果更好。

《广利方》治眼目损伤生胬肉：

生杏仁七枚，去皮，嚼细碎，吐于手掌中，乘热以绵裹于筷子头，点于胬肉上，不过四五次，即可痊愈。

《药性论》记载：

空腹用食盐揩牙齿，片刻后吐于水中，以此水洗眼，夜间可视小字，有良效。

顾含赡养失明的嫂子：

顾含每日为嫂子亲自品尝药物或检视日常的饮食，为嫂子操劳而顾不上自己梳理头发或正常的饮食。嫂子因为生眼疾，必须要用蚺蛇胆，顾含想方设法亦未能寻到。一天，有一童子将一盒东西送给顾含，他打开盒一看是蚺蛇胆，童子出门后化作青鸟而去。嫂子的目疾遂逐渐痊愈。

（按：方第四十四至方第四十六篇无文无标题，目录中亦无）

治卒耳聋诸病方第四十七

【原文】

葛氏耳卒聋：

取鼠胆内耳内，不过三，愈。有人云：侧卧，沥一胆尽，须臾胆汁从下透出，初出益聋，半日顷，乃差。治三十年老聋。

又方：巴豆十四枚，捣，鹅脂半两，火熔，内巴豆，和取如小豆，绵裹内耳中，差。日一易。姚云：差三十年聋。

若卒得风，觉耳中恍恍者：

急取盐七升，甑蒸使热，以耳枕盐上，冷复易。亦疗耳卒疼痛，蒸熨。

又方：栝蒌根，削令可入耳，以腊月猪脂煎三沸，出，塞耳，每日作，三七日即愈。

姚氏耳痛有汁出方：

熬杏仁令赤黑，捣如膏，以绵裹塞耳，日三易，三日即愈。

聤耳，耳中痛，脓血出方：

月下灰吹满耳，令深入无苦，即自出。

耳聋，菖蒲根丸：

菖蒲根一寸，巴豆一粒，去皮心，二物

合捣筛，分作七丸，绵裹，卧即塞，夜易之，十日立愈。黄汁，立差。

耳中脓血出方：

细附子末，以葱涕和，灌耳中，良。单葱涕亦佳。侧耳令入耳。

耳中常鸣方：

生地黄，切以，塞耳，日十数易。

《小品》疗聤耳出脓汁散方：

矾石二两，烧。黄连一两，乌贼鱼骨一两，二物为散，即如枣核大，绵裹塞耳，日再易。

更加龙骨。

耳聋巴豆丸：

巴豆一枚，去心皮，班猫一枚，去翅足，二物合捣筛，绵裹塞耳中，再易，甚验。云此来所用则良。

又方：磁石、菖蒲、通草、薰陆香、杏仁、草麻、松脂，捣筛为末，分等，蜡及鹅脂和，硬和为丸，稍长，用钗子穿心为孔，先去耳塞，然后内于药，日再。初著痒及作声，月余总差。殿中侯盐效。

耳卒痛：

蒸盐熨之。

痛不可忍，求死者：

菖蒲、附子各一分，末，和乌麻油炼，点耳中，则立止。

聤耳脓血出：

车辖脂，塞耳中，脓血出尽愈。

附方

《肘后方》疗耳卒肿出脓水方：

矾石烧末，以笔管吹耳内，日三、四度。或以绵裹塞耳中，立差。

《经验方》治底耳方：

用桑螵蛸一个，慢火炙及八分熟，存性，细研，入麝香一字，为末，掺在耳内，每用半字，如神效。如有脓，先用绵包子捻去，次后掺药末入耳内。

又方：治耳卒聋。

巴豆一粒，蜡裹，针刺令通透，用塞

耳中。

《梅师方》治耳久聋。

松脂三两，炼巴豆一两，相和，熟捣可丸，通过以薄绵裹，内耳孔中塞之，日一度易。

《圣惠方》治肾气虚损耳聋。

用鹿肾一对，去脂膜，切，于豉汁中，入粳米二合，和煮粥，入五味之法调和，空腹令之作羹及酒，并得。

杜壬方：治耳聋，因肾虚所致，十年内一服，愈。蝎至小者四十九枚，生姜如蝎大四十九斤，二物铜器内炒至生姜干为度，为末，都作一服。初夜温酒下，至二更尽，尽量饮酒，至醉不妨。次日耳中如笙簧，即效。

《胜金方》治耳聋，立效。

以干地龙，入盐，贮在葱尾内，为水，点之。

《千金方》治耳聋：

以雄黄、硫黄等分，为末，绵裹塞耳中。

又方：酒三升，渍牡荆子一升，碎之浸，七日，去滓，任性服尽。三十年聋差。

又方：以醇酢，微火煎附子，削令尖，塞耳效。

《外台秘要》治聋：

芥子捣碎，以人乳调和，绵裹塞耳，差。

《杨氏产乳方》疗耳鸣无书夜：

乌头烧作灰，菖蒲等分，为末，绵裹塞耳中，日再用，效。

【译文】

葛氏治疗突然耳聋：

取老鼠胆放入耳内，不过三次即愈。有人说，侧卧，从一侧耳沥尽一胆汁，片刻后胆汁从另一侧耳中流出。刚开始流出时，聋得更厉害，半日后即可痊愈。可治疗三十年的久聋患者。

又方：取巴豆十四枚，捣碎，鹅脂半两，以火溶化，放入巴豆末，和匀，取小豆粒大，用绵裹置于耳内，即愈，一日一换。姚氏说，

可治愈三十年耳聋。

如果是急患风邪，自觉耳内恍忽不清：

急取食盐七升，上锅蒸热，以耳枕盐上，冷后更换。亦可治疗耳急疼痛，蒸盐熨敷。

又方：取瓜蒌根，削成可以入耳粗细，用腊月猪油煎三沸，取出，塞入耳内，每日一次，二十一日后可痊愈。

姚氏治疗耳痛有汁液流出：

取杏仁炒至赤黑，捣细如膏状，以绵裹塞耳内，每日更换三次，三日即可痊愈。

治耳脓、耳中痛、出脓血：

取月下灰，吹入耳内至耳满，使灰深入耳内无痛苦，即可自出痊愈。

耳聋，菖蒲根丸：

取菖蒲根一寸，巴豆一粒（去皮心），二味合捣碎过筛，分为七丸，以绵裹，卧时塞入耳内，至夜间更换一次，十日即可痊愈。流黄汁，立时可愈。

治耳中流脓血：

取细附子，捣为末，用葱膜粘液和匀，灌入耳中，有良效。单用葱膜粘液亦有效。侧耳使药滴入。

治耳中常鸣：

生地黄切碎，塞入耳中，每日更换十数次。

《小品方》治耳浓流出脓汁散方：

矾石二两（烧），黄连一两，乌贼骨一两，三味共捣为散，取如枣核大，用绵裹塞入耳，每日换一次。另可再加入龙骨。

耳聋巴豆丸：

巴豆一枚（去心皮），斑蝥一枚（去翅足），二味合捣过筛，用绵裹塞入耳中，每日更换一次，甚有效验。据说，所有使用本方治疗者，都有良效。

又方：磁石、菖蒲、通草、熏陆香、杏仁、蓖麻、松脂，捣细过筛为末，等分。用蜡及鹅的油脂和为略为长形的硬丸，用钗子从中心穿孔，先去净耳屎，然后将药丸置入耳内，日内换药一次。刚放入药丸时有痒感

并作声，经一个月后便会痊愈。殿中侯监使用有效。

耳内急痛：

取盐蒸热，熨敷。

耳痛不可忍，痛不欲生：

菖蒲、附子各一分，捣为细末，和乌麻油煎炼，点耳中，点后疼痛立止。

治耳脓出脓血：

取车轴油，塞入耳中，使脓血流尽，即愈。

附方：

《肘后方》治疗耳急肿出脓水方：

取矾石烧为末，用笔管吹入耳内，每日三四次。或用绵裹塞入耳中，可立愈。

《经验方》治疗耳底痛方：

取桑螵蛸一个，用慢火炙成八成熟，存性，研至极细，入麝香一字，为末，掺在耳内，每用半字，有如神效。如果有脓，先用棉球蘸去脓，然后再将药末掺入耳内。

又方：治疗耳急聋：

取巴豆一粒，以蜡包裹，用针从中穿透，塞入耳中。

《梅师方》治疗长期耳聋：

松脂三两，炼巴豆一两，相和匀，至熟为丸，用薄绵包裹置于耳道内，每日一换。

《圣惠方》治疗肾气虚损耳聋：

取鹿肾一对，去脂膜，切细，置于豆豉汁内，加入粳米二合，共同煮粥，另加入五味调料，按一般调制法制作，空腹服用，作成羹或酒，都有效。

杜壬方：治疗肾虚所引起的耳聋，十年内服一次，即愈：

取体形较小的蝎子四十九枚，与蝎子大小相仿的姜片四十九片，二味置于铜器内炒至生姜干为度，捣为细末，共作一次服尽。刚入夜时用温酒冲服，至二更末时，尽量饮酒，至醉无妨。次日耳中如有笙簧奏响的感觉，即有疗效。

《胜金方》治耳聋立效：

取干地龙，加入食盐，放入葱根内贮藏，待化为水，点耳内。

《千金方》治耳聋：

取雄黄、硫黄等分，捣为细末，用绵裹塞入耳内。

又方：酒三升，牡荆子一升捣碎，于酒中浸泡七日，去渣，任意服尽。可治三十年耳聋。

又方：以醇醋，用微火煎煮附子，再将附子削尖，塞入耳内，有效。

《外台秘要》治耳聋：

芥菜子捣碎，以人乳汁调和均匀，用绵裹塞入耳内，即愈。

《杨氏产乳方》治疗不分昼夜的耳鸣：

取乌头烧为灰，菖蒲等分，为末，和匀，塞入耳内，日内再换一次，有效。

治耳为百虫杂物所入方第四十八

【原文】

葛氏百虫入耳：

以好酒灌之，起行自出。

又方：闭气，令人以芦吹一耳。

又方：以桃叶塞两耳，立出。

蜈蚣入耳：

以树叶裹盐灰，令热，以掩耳，冷复易，立出。

蚰蜒入耳：

熬胡麻，以葛囊贮，枕之。虫闻香，则自出。

蚁入耳：

炙猪脂香物，安耳孔边，即自出。

《神效方》蚰蜒入耳：

以牛酪灌满耳，蚰蜒即出，出当半销。若入腹中，空腹食好酪一、二升，即化为黄水而出。不尽，更作服。手用神验无比，此方是近得。

又方：小鸡一只，去毛、足，以油煎令黄，筋穿作孔，枕之。

又方：取蚯蚓，内葱叶中，并化为水，滴入耳中，蚰蜒亦化为水矣。

附方

《胜金方》主百虫入耳不出：

以鸡冠血滴入耳内，即出。

又《千金方》：捣韭汁灌耳中，差。

又方：治耳中有物不可出。

以麻绳剪令头散，傅好胶，著耳中物上粘之，令相著，徐徐引之，令出。

又《梅师方》：取车钆脂涂耳孔中，自出。

《续十全方》治虫入耳：

秦椒末一钱，醋半盏，浸良久，少少灌耳，虫自出。

《外台秘要》、《肘后》治蚁入耳：

烧鲮鲤甲，末，以水调灌之，即出。

刘禹锡《传信方》治蚰蜒入耳：

以麻油作煎饼，枕卧，须臾蚰蜒自出而差。李元淳尚书在河阳日，蚰蜒入耳，无计可为，半月后脑中洪洪有声，脑冈不可彻，至以头自击门柱。奏疾状危极，因发御药以疗之，无差者，为受苦不念生存。忽有人献此方，乃愈。

《兵部手集》治蚰蜒入耳。

小蒜汁理一切虫入耳，皆同。

《钱相公箧中方》治百节蚰蜒并蚁入耳：

以苦醋注之，起行即出。

《圣惠方》治飞蛾入耳：

酱汁灌入耳，即出。又击铜器于耳傍。

《经验方》治水入耳：

以薄荷汁点，立效。

【译文】

葛氏治疗百虫入耳：

取好酒灌入耳内，站立行走，耳内之物自出。

又方：憋气，令人取芦苇茎吹耳。

又方：取桃树叶塞入两耳内，进物立刻可出。

治蜈蚣入耳：

取树叶包裹盐灰，并使盐灰加热，敷盖于耳道口，冷后更换，立刻可出。

治蚰蜒入耳：

取胡麻炒香，装入葛囊中，作枕头用。虫闻到胡麻的香气就会自出。

治蚂蚁入耳：

取猪油等香物，炙热，敷于耳道口，蚂蚁自出。

《神效方》治蚰蜒入耳：

取牛乳酪灌满耳道，蚰蜒即出，出来的蚰蜒已消溶近半。如果已进入腹内，空腹食好酪一二升，蚰蜒即可化为黄水而出。若一次未能出尽，可再服。亲手使用，无比灵验，此方是近期得到的。

又方：取小鸡一只，去净毛、爪，在油中煎至黄色，用筷子从中穿孔，作枕用。

又方：取蚯蚓放入葱叶内，蚯蚓及葱叶均化为水，滴入耳内，蚰蜒亦随之化为水。

附方：

《胜金方》主治百虫入耳不出：

取鸡冠血滴入耳内，立即可出。

又《千金方》捣韭菜汁，滴入耳内，即愈。

又方：治耳内进入杂物不出：

取麻绳一段，将一头剪散，蘸上好胶，置入耳内，耳中杂物即可粘上，待其全部相粘，慢慢拉引，使杂物退出耳道。

又《梅师方》：取车轴油涂入耳道内，杂物自出。

《续十全方》治虫入耳：

秦椒末一钱，醋半盏，长时间浸泡，取少量灌入耳内，虫可自出。

《外台秘要》、《肘后方》治蚂蚁入耳：

烧鲮鱼甲，捣为细末，以水调匀，灌入耳内，蚂蚁即出。

刘禹锡《传信方》治蚰蜒入耳：

用麻油作煎饼，枕卧，片刻后蚰蜒自出而愈。李元淳尚书在河阳的时候，蚰蜒进入他的耳内，毫无办法，半月后脑内翁翁作响，脑闷痛不可治，以至于自己用头撞击门柱。将病情危急的状况写明奏折，用宫廷下发御药治疗，亦未能治愈。此时痛苦难忍都不想活了。忽然有人进献此方，遂治愈。

《兵部手集》治蚰蜒入耳：

小蒜汁可治疗各种虫入耳道，治疗方法都相同。

《钱相公箧中方》治百节、蚰蜒及蚂蚁入耳：

用苦醋滴入耳内，站立行走，即可自出。

《圣惠方》治飞蛾入耳：

取酱汁灌入耳内，即可自出。同时在耳旁敲击铜器。

《经验方》治水入耳：

以薄荷汁滴入耳内，立可见效。

治卒食噎不下方第四十九

【原文】

葛氏方：取少蜜含之，即立下。

又方：取老牛涎沫如枣核大，置水中，饮之，终身不复患噎也。

附方

《外台秘要》治噎：

羚羊角屑一物，多少自在，末之，饮服方寸匕。亦可以角摩噎上，良。

《食医心镜》治卒食噎：

以陈皮一两，渴浸去穰，焙为末，以水一大盏煎取半盏，热服。

《圣惠方》治膈气，咽喉噎塞，饮食不下。

用碓觜上细糠，蜜丸弹子大，非时含一丸，咽津。

《广五行记》云：永徽中，绛州僧病噎不下食，告弟子，吾死之后，便可开吾胸喉，视有何物。言终而卒。弟子依言，而开视胸中，得一物，形似鱼而有两头，遍体是肉鳞。弟子置器中，跳跃不止。戏以诸味，皆随化尽。时夏中，蓝多作淀，有一僧以淀置器中，此虫遂遶器中走，须臾化为水。

【译文】

葛氏方：取少量蜂蜜含于口中，立即可下。

又方：取老牛口涎沫如枣核大，置于水中，饮服此水。终生不再患食噎症。

附方：

《外台秘要》治噎：

取羚羊角屑一味，不拘多少，研为细末，以水冲服方寸匕。亦可用羚羊角摩敷噎处，有良效。

《食医心镜》治急得食噎：

取陈皮一两，以热水浸泡，去内瓤，焙干为末，以水一大盏，煎煮得半盏，乘热服。

《圣惠方》治膈气、咽喉噎塞、饮食不下：

取碓口处的细糠，以蜜和丸如弹子大，随时含服一丸，将津液咽下。

《广五行记》记载：永徽中期，绛州一僧人患噎病，饮食不下。告诉弟子们说，我死以后，就可打开我的胸喉部，观察一下到底有什么东西，说完就死去了。弟子们按照他的嘱咐，打开胸部观看，得到一件东西，外形似鱼而有两头，遍体都长满肉鳞。弟子将其放入器皿内，跳跃不止。弟子们觉得好玩，就拿来各种滋味的食物也放入器皿内，这些食物都随之化尽。此时正值盛夏，人们都在取蓝制作蓝淀，有一僧人将蓝淀放入器皿内，此物遂在器皿中绕走，片刻化为水。

治卒诸杂物鲠不下方第五十

【原文】

食诸鱼骨鲠：

以鱼骨于头上，立即愈。下云：声咳即出。

又方：小嚼薤白令柔，以绳击中，持绳端，吞薤到鲠处，引之，鲠当随出。

疗骨鲠：

仍取所余者骨，左右手反覆掷背后，

立出。

杂物鲠方：

解衣带，目窥下部，不下，即出。

又方：好蜜，以匕抄，稍稍咽之，令下。

鱼骨鲠在喉中，众法不能去者方：

取饴糖，丸如鸡子黄大，吞之。不去，又吞，以渐大作丸。用得效。

附方

《斗门方》治骨鲠：

用鹿角为末，含津咽下，妙。

《外台秘要》疗鲠：

取虎骨为末，水服方寸匕。

又方：蝼蛄脑一物，吞，亦治刺不出。傅之，刺即出。

又方：口称鸬鹚，则下。

又《古今录验》疗鱼鲠骨横喉中六、七日不出。取鲤鱼鳞皮，合烧作屑，以水服之，则出。未出更服。

《胜金方》治小儿大人一切骨鲠，或竹木签刺喉中不下方：

于腊月中取鳜鱼胆，悬比檐下令干。每鱼鲠，即取一皂子许，以酒煎化，温温呷。若得逆，便吐，骨即随顽涎出。若未吐，更吃温酒，但以吐为妙。酒即随性量力也。若未出，更煎一块子，无不出者。此药但是鲠物在藏腑中，日久痛，黄瘦甚者，服皆出。若卒求鳜鱼不得，鲎鱼、鲩鱼、鲫鱼俱可。腊月收之，甚佳。

孟诜云：人患卒痓。

取杏仁三分，去皮尖，熬，别杵，桂一分，和如泥，取李核，用绵裹含，细细咽之，日五夜三。

【译文】

食各种鱼骨鲠喉：

取鱼骨置于头上，可立愈。还说，随咳声即出。

又方：取少量薤白，咀嚼至柔软，用一段细绳系牢，手持细绳的另一端，将薤白吞

咽到鲠处，再将绳头牵引上来，鲠物随之而出。

治疗骨鲠咽喉：取未食尽的肉骨，以左右手反复投向背后。鲠在咽喉部的骨刺立刻可排出。

治杂物鲠喉方：

解开衣带，目直视下部，鲠物不下即出。

又方：取好蜂蜜，以匕抄起，慢慢咽服，可使鲠物排下。

鱼骨鲠在咽喉内，用各种方法不能排除时：

取饴糖，作成鸡蛋黄大的丸，吞服；若仍不下，再吞，逐渐加大糖丸。经应用有效。

附方：

《斗门方》治鱼刺鲠喉：

取鹿角研为细末，含服，咽津液，有良效。

《外台秘要》治疗鲠喉：

取虎骨研为细末，以水冲服方寸匕。

又方：取蝼蛄脑一味，吞服。亦治刺皮肤不出，以蝼蛄脑敷于刺处，即出。

又方：口中不断称呼"鸬鹚，鸬鹚"，即可排下。

又《古今录验》治疗鱼刺横鲠喉部，六七日排不出。

取鲤鱼鳞、皮，共同烧为屑，以水冲服，即出。未排除时，可再服。

《胜金方》治小儿、大人一切骨鲠，或竹木签刺入喉中不下方：

于腊月中期，取鳜鱼胆悬挂于北屋檐下阴干。每当发生鱼鲠时，即可取一皂子大，以酒煎煮溶化，乘温慢慢呷下。如果感觉有上逆，便可吐出，鱼刺骨即随痰涎而出。如果未吐，可再服温酒，但以取吐为妙。酒可随个人酒量而饮，如果仍未排出，再煎煮一小块鳜鱼胆，没有排不出的。此药对于鲠物在体内，日久疼痛，明显黄瘦者，服后都能排出。如果是急得鲠喉而找不到鳜鱼时，鲎鱼、鲩鱼、鲫鱼也都可用，腊月收制效果更好。

孟诜说：人急患哑症：

取杏仁三分（去皮、尖），炒，桂枝一分，共捣为细末，和如泥。取李子核，用绵裹药末，含服，慢慢咽津液，日五次，夜三次。

治卒误吞诸物及患方第五十一

【原文】

葛氏误吞钗方：

取薤曝令萎，煮使熟，勿切，食一大束，钗即随出。生麦菜若节缕，皆可用。

误吞钉及箭金针钱铁等物方：

多食肥羊脂，诸般肥肉等，自裹之，必得出。

吞诸珠珰铁而鲠方：

烧弩铜令赤，内水中，饮其汁，立愈。

误吞钱：

烧火炭末，服方寸匕，即出。《小品》同。

又方：服蜜三升，即出。

姚氏食中吞发，绕喉不出方：

取梳头发，烧作灰，服一钱匕。

吞环若指驱：

烧鹅羽数枚，末，饮之。

吞钱：

腊月米饴，顿服半升。

又方：浓煎艾汁，服，效。

附方

《圣惠方》治误吞银环子钗子：

以水银半两，服之，再服，即出。

又方：治小儿误吞针：

用磁石如枣核大，磨令光，钻作窍，丝穿，令含，针自出。

又方：治小儿误吞铜铁物，在咽喉内不下。

用南烛根，烧，细研，热水调一钱，下之。

《钱相公箧中方》疗误吞钱：

以磁石枣许大一块，含之，立出。

又方：取艾蒿一把，细锉，用水五升煎

取一升，顿服，便下。

又《外台秘要》：

取饴糖一斤，渐渐尽食之，环及钗便出。

又《杨氏产乳》：

苍耳头一把，以水一升，浸水中十余度[1]，饮水愈。

《孙用和方》治误吞金银或钱，在腹内不下方：石灰一杏核大，硫黄一皂子大，同研为末，酒调下，不计时候。

《姚氏方》治食中误吞发，绕喉不出。

取己头乱发，烧作灰，服一钱匕，水调。

陈藏器云：

故锯无毒，主误吞竹木入喉咽，出入不得者，烧令赤，渍酒中，及热饮，并得。

【注释】

〔1〕其意似为取苍耳置水中浸泡一段时间后取出晾干，再放入水中浸泡，这样反复十余次。

【译文】

葛氏治误吞钗方：

取薤白，日光下曝晒至萎蔫，再上锅煮熟，不用切，食服下一大把。钗即随之排出。生麦菜或节缕，亦都可用。

治误吞铁钉或箭、金针线、铁等物方：

多服肥羊油，各种肥肉等，吞物与肥油、肉等相裹，一定会排出。

治吞服珠及金属耳饰物鲠喉方：

取弓弩铜器烧至红赤，放入水中，饮服此水，立刻痊愈。

治误吞钱币：

取火炭，烧为末，服方寸匕，即可排出。《小品方》与本方相同。

又方：服蜂蜜三升，即可排出。

姚氏治食入头发，缠绕喉部不出方：

梳取头发，烧为灰，服一钱匕。

治吞入耳环或戒指：

取鹅羽毛数枚，烧为末，饮服。

治吞钱币：

取腊月米饧，一次服尽半升。

又方：取艾，煎煮取浓汁，饮服，有效。

附方：

《圣惠方》治误吞银耳环、钗子：

取水银半两，饮服，服后再服，即可排出。

又方：治小儿误吞针：

取枣核大一块磁石，磨至光洁，中心钻一孔，用丝线穿过，将磁石含入口，针自会引出。

又方：治小儿误吞铜铁物器，鲠在咽喉部不下：

取南烛根，烧为末，研细，用熟开水调服一钱，即可排下。

《钱相公箧中方》治疗误吞钱币：

取枣大一块磁石，口含，立刻可排出。

又方：取艾蒿一把，细锉，用水五升，煎煮得一升，一次服尽，即可排下。

又《外台秘要》：

取饴糖一斤，慢慢食尽，环及钗等物即可排出。

又《杨氏产乳》：

苍耳头一把，取水一升，在水中浸泡十余次，饮服此水，即愈。

《孙用和方》治误吞金银或钱币，在腹中不下方：

石灰一杏核大，硫磺一皂子大，共同研为细末，以酒调服，不拘时候。

《姚氏方》治误食人头发，缠喉不出：

取患者自己头上的乱发，烧为灰，以水服一钱匕。

陈藏器说：

旧锯无毒，主治误将竹木吞入咽喉，排不出。将旧锯条烧至红赤，浸泡于酒中，乘热饮服，有效。

治面皰发秃身臭心昏鄙丑方
第五十二

【原文】

葛氏疗年少气充，面生皰疮。

胡粉、水银，腊月猪脂和，熟研，令水银消散，向暝以粉面，晓拭去，勿水洗。至暝又涂之，三度即差。姚方同。

又方：涂麋脂，即差。

又方：三岁苦酒渍鸡子三宿，软，取白，以涂上。

《隐居效方》皰疮方：

黄连、牡蛎各二两，二物捣节，和水作泥，封疮上，浓汁粉之，神验。

冬葵散：

冬葵子、柏子仁、茯苓、瓜瓣各一两，四物为散，食后服方寸匕，日三，酒下之。

疗面及鼻酒皶方：

真珠、胡粉、水银分等，猪脂和涂。又鸬鹚矢，和腊月猪脂涂，亦大验。神效。

面多𪒡𪒹，或似雀卵色者：

苦酒煮术，常以拭面，稍稍自去。

又方：新生鸡子一枚，穿去其黄，以朱末一两内中，漆固，别方云蜡塞，以鸡伏著例，出取涂面，立去而白。又别方，出西王母枕中。陈朝张贵妃常用膏方：鸡子一枚，丹砂二两，末之，仍云安白鸡腹下伏之，余同。鸡子令面皮急而光滑，丹砂发红色，不过五度傅面，面白如玉，光润照人，大佳。

卒病余面如米粉傅者：

熬矾石，酒和涂之。姚云：不过三度。

又方：白敛二分，杏人半分，鸡矢白一分，捣下，以蜜和之，杂水以拭面，良。

疗人头面患疬疡方：

雄黄、硫黄、矾石，末，猪脂和涂之。

又方：取生树木孔中蚰汁拭之，末桂和，傅上，日再三。

又方：蛇蜕皮，熟以磨之数百度，令热，

乃弃草中，勿顾。

疗人面体黎黑，肤色鹿陋，皮厚状丑。

细捣羖羊胫骨，鸡子白和傅面，干以白梁米泔汁洗之，三日如素，神效。

又方：芜菁子二两，杏仁一两，并捣，破栝蒌去子囊，猪胰五具，淳酒和，夜傅之。寒月以为手面膏。别方云：老者少，黑者白。亦可加土瓜根一两，大枣七枚，自渐白悦。姚方：猪胰五具，神验。

《隐居效验方》面黑令白去黯方：

乌贼鱼骨、细辛、栝蒌、干姜、椒各二两，五物切，以苦酒渍三日，以成炼牛髓二斤煎之，苦酒气尽药成，以粉面，丑人特异鲜好，神妙方。

又令面白如玉色方：

羊脂、狗脂各一升，白芷半升，甘草一尺，半夏半两，乌喙十四枚，合煎，以白器成，涂面，二十日即变，兄弟不相识，何况余人乎？

《传效方》疗化面方：

真珠屑、光明砂，并别熟研，冬瓜陈人各二两，变研，水银四两，以四、五重帛练袋于贮之，铜铛中醋浆微火煮之，一宿一日堪用，取水银和面脂，熟研使消，乃合珠屑，砂并瓜子末，更合调，然后傅面。

又疗人面无光润，黑黯及皱，常傅面脂方：

细辛、萎蕤、黄芪、薯蓣、白附子、辛夷、芎䓖、白芷各一两，栝蒌、木兰皮各一分，成炼猪脂二升，十一物切之，以绵裹，用少酒渍之一宿，内猪脂煎之七上七下，别出一片白芷内煎，候白芷黄色成，去滓，绞用汁，以傅面，千金不传。此膏亦疗金疮并吐血。

疗人黯，令人面皮薄如舜华方：

鹿角尖，取实白处，于平石上以磨之，稍浓，取一大合，干姜一大两，捣，密绢筛，和鹿角汁，搅使调匀，每夜先以暖浆水洗面，软帛拭之，以白蜜涂面，以手拍，使蜜尽，手指

不粘为尽，然后涂药，平旦还以暖浆水洗，二、三七日颜色惊人。涂药不见风日，慎之。

又面上暴生䵟方：

生杏仁，去皮，捣，以鸡子白和，如煎饼面，入夜洗面干涂之，旦以水洗之，立愈。姚方云：经宿拭去。

面上皯㾴子化面并疗，仍得光润皮急方：

土瓜根，捣筛，以浆水和，令调匀，入夜浆水以洗面，涂药，且复洗之，百日光华射人，夫妻不相识。

葛氏服药取白方：

取三树桃花，阴干，末之，食前服方寸匕，日三。姚云：并细腰身。

又方：白瓜子中仁五分，白杨皮二分，桃花四分，捣末，食后服方寸匕，日三。欲白，加瓜子，欲赤，加桃花。三十日面白，五十日手足俱白。又一方有橘皮三分，无杨皮。

又方：女苑三分，铅丹一分，末，以醋浆服一刀圭，日三服。十日大便黑，十八、十九日如漆，二十一日全白，便止，过此太白。其年过三十，难复疗。服药忌五辛。

又方：朱丹五两，桃花三两，末，井朝水服方寸匕，日三服。十日知，二十日太白，小便当出黑汁。

又方：白松脂十分，干地黄九分，干漆五分，熬，附子一分，炮，桂心二分，捣下节，蜜丸，服十九，日三。诸虫悉出，便肥白。

又方：干姜、桂、甘草分等，末之，且以生鸡子一枚，内一升酒中，搅温，以服方寸匕。十日知，一月白光润。

又方，去黑：羊胆、猪胰、细辛等分，煎三沸，涂面咽，旦醋浆洗之。

又方：茯苓、白石脂分等，蜜和涂之，日三度。

服一种药，一月即得肥白方：

大豆黄炒，舂如作酱滓，取纯黄一大升，捣，筛，炼猪脂和令熟丸，酒服二十丸，日再，渐加至三、四十丸，服尽五升。不出一

月，即大能食，肥白，试用之。

疗人须鬓秃落不生长方：

麻子人三升，秦椒二合，置沿汁中一宿，去滓，日一沐，一月长二尺也。

又方：蔓荆子三分，附子二枚，碎，酒七升，合和，器中封二七日，泽沐，十日长一尺。勿近面上，恐有毛生。

又方：桑白皮，锉三、二升，以水淹煮五、六沸，去滓，以洗须鬓，数数为之，即自不落。

又方：麻子人三升，白桐叶一把，米沿煮五、六沸，去滓，以洗之，数之则长。

又方：东行桑根长三尺，中央当甑饭上蒸之，承取两头汁，以涂须鬓，则立愈。

疗须鬓黄方：

烧梧桐灰，乳汁和，以涂肤及须鬓，佳。

染发须，白令黑方：

醋浆煮豆，漆之，黑如漆色。

又方：先洗须发令净，取石灰、胡粉分等，浆和温，夕卧涂讫，用油衣包裹，明日洗去，便黑，大佳。

又拔白毛令黑毛生方：

拔去白毛，以好白蜜任孔中，即生黑毛。眉中无毛，亦针挑伤，傅蜜，亦毛生。比见诸人水取石子，研丁香汁，拔讫，急手傅孔中，亦即生黑毛。此法大神验。

若头风白屑，检风条中方，脂泽等方，在此篇末。

姚方疗野：

白蜜和茯苓，涂上，满七日，即愈。

又疗面胡粉刺方：

捣生菟丝，绞取汁，涂之，不过三、五上。

又黑面方：

牡羊胆、牛胆，淳酒三升，合煮三沸，以涂面良。

面上恶疮方：

黄连、黄蘗、胡粉各五两，下筛，以粉面上疮。疮方并出本条中，患宜检用之。

葛氏疗身体及腋下狐臭方：

正旦以小便洗腋下，即不臭。姚云：大神验。

又方：烧好矾石，作末，绢囊贮，常以粉腋下。又用马齿矾石烧，令汁尽，粉之，即差。

又方：青木香二两，附子一两，石灰一两，细末，著粉腋中，汁出即粉之。姚方有矾石半两烧。

又方：炊饭及热丸，以拭腋下臭，仍与犬食之，七日一如此，即差。

又方：煮两鸡子熟，去壳皮，各内腋下，冷弃三路口，勿反顾，三为之，良。

姚方：取牛脂、胡粉，合椒，以涂腋下，一宿即愈。可三、两度作之，则永差。

又两腋下及手足掌阴下股里常汗湿致臭方：

干枸杞根、干蔷根、甘草半两，干章陆、胡粉、滑石各一两，六物以苦酒和，涂腋下，当汁出，易衣更涂，不过三傅，便愈。或更发，复涂之。不可多傅，伤人。腋余处，亦涂之。

若股内阴下常湿且臭或作疮者方：

但以胡粉一分，粉之，即差。常用验方。

《隐居效方》疗胡臭：

鸡舌、藿香、青木香、胡粉各二两，为散，内腋下，绵裹之，常作差。

令人香方：

白芷、薰草、杜若、杜蘅、藁本分等，蜜丸为丸，但旦服三丸，暮服四丸，二十日足下悉香，云大神验。

又方：瓜子、芎藭、藁本、当归、杜蘅、细辛各二分，白芷、桂各五分，捣下，食后服方寸匕，日三服。五日口香，一十日肉中皆香，神良。

《小品》又方：

甘草、松树根及皮、大枣、甜瓜子，四物分等，末，服方寸匕，日三。二十日觉效，五十日身体并香，百日衣服床帏皆香。姚同。

疗人心孔昏塞，多忘喜误：

七月七日，取蜘蛛网着领中，勿令人知，则永不忘也。姚方同。

又方：丁酉日，密自至市买远志，著巾角中还，末服之，勿令人知。姚同。

又方：丙午日，取鳖甲著衣带上，良。

又方：取牛、马、猪、鸡心干之，末，向日酒服方寸匕，日三，问一知十[1]。

孔子大圣智枕中方，已出在第九卷[2]。姚同。

又方：茯苓、茯神、人参五分，远志七分，菖蒲二分，末，服方寸匕，日三夜一服。

又方：章陆花，阴干一百日，捣末，暮水服方寸匕，暮卧思念所欲知事，即于眠中醒悟。

又方：上党人参半斤，七月七日麻教一升，合捣，蒸使气尽遍，服一刀圭，暮卧逆知未然之事。

疗人嗜眠喜睡方：

马头骨，烧作灰，末，服方寸匕，日三夜一。

又方：父鼠目一枚，烧作屑，鱼膏和，注目外眦，则不肯眠。兼取两目绛囊裹带。

又方：麻黄、术各五分，甘草三分，日中南捣末，服一方寸匕，日三。姚方：人不忘。

菖蒲三分，茯苓五分，伏神、人参各五分，远志七分，末，服方寸匕，日三夜一，五日则知，神良。

传用方，头不光泽，腊泽饰发方：

青木香、白芷、零陵香、甘松香、泽兰各一分，用绵裹，酒渍再宿，内油熏煎再宿，加腊泽斟量硬软，即火急煎，著少许胡粉，烟脂讫，又缓火煎令粘极，去滓，作梃，以饰发，神良。

作香泽涂发方：

依腊泽药，内渍油熏煎，即用涂发。亦绵裹，煎之。

作手脂法：

猪胰一具，白芷、桃人碎各一两，辛夷各二分，冬瓜人二分，细辛半分，黄瓜、栝蒌人各三分，以油一大升，煮白芷等二、三沸，去滓，按猪胰取尽，乃内冬瓜、桃人末，合和之，膏成以涂手掌，即光。

荜豆香藻法：

荜豆一升，白附、芎䓖、白芍药、水栝蒌、当陆、桃人、冬瓜人各二两，捣筛，和合，先用水洗手面，然后傅药粉饰之也。

六味薰衣香方：

沉香一片，麝香一两，苏合香，蜜涂微火炙，少令变色，白胶香一两，捣，沉香令破如大豆粒，丁香一两，亦别捣，令作三两段，捣余香讫，蜜和为饼，烧之。若薰衣，著半两许。又藿香一两，佳。

葛氏既有膏傅面染发等方，故疏脂泽等法，亦粉饰之所要云。

发生方：

蔓荆子三分，附子二枚，生用，并碎之，二物以酒七升和，内磁器中，封闭经二七日，药成。先以灰汁净洗须发，痛拭干，取乌鸡脂揩，一日三遍，凡经七日，然后以药涂，日三、四遍，四十日长一尺。余处则勿涂。

附方

《肘后方》姚氏疗䵟：

茯苓末，白蜜和涂上，满七日，即愈。

又方：疗面多𪒟黯如雀卵色。

以羖羊胆一枚，酒二升合煮三沸，以涂拭之，日三度，差。

《千金方》治血䵟面皱：

取蔓菁子烂研，入常用面脂中，良。

《崔元亮海上方》减瘢膏：

以黄矾石烧令汁出，胡粉炒令黄，各八分，惟须细研，以腊月猪脂和，更研如泥。先取生布揩令痛，则用药涂五度。又取鹰屎白、燕窠中草，烧作灰，等分，和人乳涂之，其瘢自减，肉平如故。

又方：治面䵟黑子。

取李核中人去皮，细研，以鸡子白和如

稀饧涂，至晚每以淡浆洗之，后涂胡粉，不过五、六日，有神。慎风。

《孙真人食忌》去黡子

取石灰，炭上熬令热，插糯米于灰上，候米化，即取米点之。

《外台秘要》救急去黑子方：

夜以暖浆水洗面，以布揩黑子，令赤痛，水研白檀香，取浓汁以涂之。旦又复以浆水洗面，仍以鹰粪粉黑子。

又令面生光方：

以蜜陀僧用乳煎涂面，佳。兼治瘢鼻皰。

《圣惠方》治黯黵斑点方：

用蜜陀僧二两，细研，以人乳汁调，涂面，每夜用之。

又方：治黑痣生于身面上。

用藜芦灰五两，水一大碗，淋灰汁于铜器中贮，以重汤煮令如黑膏，以针微拨破痣处点之，良。不过三遍，神验。

又方：生眉毛。

用七月乌麻花，阴干为末，生乌麻油浸，每夜傅之。

《千金翼》老人令面光泽方：

大猪蹄一具，洗净，理如食法，煮浆如胶，夜以涂面，晓以浆水洗面，皮急矣。

《谭氏小儿方》疗豆疮瘢面靥。

以蜜陀僧细研，水调，夜涂之，明旦洗去，平复矣。

有治瘢疡三方，具风条中。

《千金方》治诸腋臭：

伏龙肝浇作泥，傅之，立差。

《外台秘要》治狐臭，若股内阴下恒湿臭或作疮。

青木香，好醋浸，致腋下夹之，即愈。

又生狐臭：

以三年酽醋和石灰，傅之。

《经验方》善治狐臭。

用生姜涂腋下，绝根本。

又方：乌髭鬓，驻颜色，壮筋骨，明耳目，除风气，润肌肤，久服令人轻健。

苍术不计多少，用米泔水浸三、两日，逐日换水，候满日即出，刮去黑皮，切作片子，暴干，用慢火炒令黄色，细捣末，每一斤末用蒸过茯苓半斤，炼蜜为丸如梧桐子大，空心卧时，温熟水下十五丸。别用术末六两，甘草末一两，拌和匀，作汤点之，下术丸，妙。忌桃李雀蛤及三白。

《千金方》治发落不生令长：

麻子一升，熬黑，压油，以傅头，长发，妙。

又治发不生：

以羊屎灰淋取汁，洗之，三日一洗，不过十度即生。

又治眉发髭落：

石灰三升，以水拌匀，焰火炒令焦，以绢袋贮，使好酒一斗渍之，密封，冬十四日，春秋七日，取服一合，常令酒气相接。严云：百日即新髭发生，不落。

《孙真人食忌》生发方：

取侧柏叶，阴干，作末，和油涂之。

又方：令发鬓乌黑。

醋煮大豆黑者，去豆，煎令稠，傅发。

又方：治头秃。

芜菁子末，酢和傅之，日三。

《梅师方》治年少发白，拔去白发。

又白蜜涂毛孔中，即生黑者。发不生，取梧桐子捣汁涂上，必生黑者。

《千金翼》疗发黄：

熊脂涂发，梳之散头，入床底伏地，一食顷即出，便尽黑。不过一升脂，验。

《杨氏产乳》疗白秃疮及发中生癣：

取熊白傅之。

又疗秃疮：

取虎膏涂之。

《圣惠方》治白秃：

以白鸽粪捣，细罗为散，先以醋米泔洗了，傅之，立差。

又治头赤秃：

用白马蹄烧灰，末，以腊月猪脂和，

傅之。

《简要济众》治头疮：

大笋壳叶烧为灰，量疮大小，用灰调生油，傅入。少腻粉，佳。

【注释】

〔1〕表示记忆力大增。

〔2〕似是指葛洪所撰《玉函方》的卷数。

【译文】

葛氏治疗年少气盛，面生痤疮：

胡粉、水银、腊月猪油，和匀，煮熟，细研，使水银消散于油脂内。夜晚睡前涂于面部，次日清晨擦拭干净，切勿用水洗，至晚再涂。三次即可痊愈。姚氏方与本方相同。

又方：涂麇鹿的油脂，即可痊愈。

又方：取放置三年的苦酒，浸泡鸡蛋三宿，至蛋软，取蛋白，涂于面部。

《陶隐居效方》治疗疱疮方：

黄连、牡蛎各二两，二味捣细过筛，以水和为泥，封涂疮上，再以浓汁涂粉，效验如神。

冬葵散：

冬葵子、柏子仁、茯苓、瓜瓣，各一两，四味捣细为散，每于饭后服方寸匕，每日三次，用酒冲服。

治面及鼻部酒齄方：

珍珠、胡粉、水银等分，以猪油和匀，涂于患处。还可用鸬鹚屎和腊月猪油涂患处，亦极有效，效验如神。

面部多黑色晦暗或色如麻雀卵样：

用苦酒煎煮术，经常擦拭面部，慢慢即会消去。

又方：取新生的鸡蛋一枚，穿破去掉蛋黄，以朱砂末一两放入，再以漆封固，也有的方说用蜡塞堵。再将此蛋放入鸡窝按照通常的时间孵化，待到时日取出，涂于面部，立刻可以消去而面色更加洁白。另有一方，出自西王母的枕中。陈朝的张贵妃经常使用

的面膏方：鸡蛋十枚，丹砂二两研为细末，安放于白母鸡腹下，孵化，其余与前述相同。鸡蛋要取皮紧而光滑者，丹砂要用发红色者。敷面部不超过五次，即可使面白如玉，光洁润泽照人，有特效。

急病后，面部如同敷一层米粉：

炒矾石，以酒和匀，涂于面部，姚氏说，不过三次即愈。

又方：白蔹二分，杏仁半分，鸡屎白一分，捣为末，和匀，以蜂蜜相和，掺水涂敷面部，有良效。

治疗头面部生疬疡方：

雄黄、硫磺、矾石，共为细末，以猪油相和，涂于患处。

又方：取各种树木皮孔中的蚰汁，涂拭于患处，再用桂枝末和匀，敷上，每日三次。

又方：取蛇蜕皮，炙热，用以摩敷患处数百次，使患处发热，然后将蛇蜕皮弃于草中，不要再看它。

治疗面体皮肤黎黑，肤色粗糙，皮厚丑陋：

取羚羊胫骨捣为细末，用鸡蛋清和匀，敷于面部，干后再以白粱米泔水汁洗净。三日后，面部如同白色的生绢，有神效。

又方：芜菁子二两，杏仁一两，共捣，另取瓜蒌捣破去子及瓤，猪胰脏五具，以淳酒相和，至晚间敷于面部。寒冷的季节时，可作为手膏或面膏。另有一方说：可使老者面少，面黑者变白。还可加土瓜根一两，大枣七枚，面部慢慢会白润起来。姚氏方：猪胰五具，效验如神。

《陶隐居效验方》使面黑变白，除面色晦暗方：

乌贼鱼骨、细辛、瓜蒌、干姜、花椒，各二两，为味切细，以苦酒浸泡三日，然后再用牛骨髓二斤煎炼，至苦酒气味消尽，药即制成。用以涂面，对面色丑陋的人有特效，可使面色鲜艳美好，此为神效绝妙的药方。

又方：可使面色如白玉色方：

羊油脂、狗油脂，各一升，白芷半升，甘草一尺，半夏半两，乌喙十四枚，共同煎煮，用白色的器皿盛装，涂于面部。二十日即可见变化，兄弟之间不相认，更何况其他的人呢？

《传效方》治疗化面方：

珍珠屑、光明砂（另炙熟研为细末），陈冬瓜仁（亦研为细末），各二两，水银四两，用四五层绵帛袋子装贮于铜铛内，再以醋浆微火煎煮一日一宿，然后可用，取水银和面脂，研熟使水银消散于面脂内，再和珍珠屑及瓜子末等，并调和均匀，敷于面部。

又治疗面无光润，面色黑而晦暗、皱折，常用敷面脂方：

细辛、萎蕤、黄芪、薯蓣、白附子、辛夷、川芎、白芷各一两，瓜蒌、木兰皮各一分，用猪油二升煎炼，十一味共切细，以绵包裹，用少量酒浸泡一宿，然后再放入猪油内煎煮七上七下，另取一片白芷置于煎内，待白芷变为黄色时，药即煎成，去渣，绞取汁，敷于面部。即使给千两黄金也不外传，此膏亦可治疗金疮及吐血。

治疗面黑晦暗，使人面皮薄如木槿花方：

取白而坚实的鹿角尖，置于平坦的石面上磨，磨取浓汁一大合，干姜一大两，捣为细末，用密绢过筛，和鹿角汁，搅和均匀。每夜先用温浆水洗脸，以柔软绵帛擦拭干，以白蜜涂于面部，用手拍面，使蜜消尽，手拍不粘手即表示蜜消尽，然后再涂药，至次日早晨再用温浆水洗脸。十四至二十一日后，面色即会有惊人的变化。涂药后不可见风或日晒，应谨慎。

又方：治疗面部突生黑色晦暗方：

生杏仁，去皮，捣为细末，以鸡蛋清和匀，稀稠度如煎饼面，至夜晚洗脸擦干后涂于面部，至次日清晨再以清水洗脸，立刻痊愈。姚氏方说：过夜后拭去。

治疗面部生满小疙瘩或凹斑，可使面部恢复光润皮肤无皱方：

取土瓜根，捣细过筛，用浆水和匀，入夜后用浆水洗脸，涂药，早晨洗净。百日后光华照人，夫妻之间不相识。

葛氏服药增白方：

摘取三棵树上的桃花，阴干为末，饭前服方寸匕，每日三次。姚氏说：并能使腰身变得苗条。

又方：白瓜子五分，白杨树皮二分，桃花四分，共同捣为细末，每于饭后服方寸匕，每日三次。欲使面色白晰，可增加白瓜子的用量；欲使面色红润，可增加桃花的用量。三十日后面色变白，五十日后手足也都变白。另有一方中，有橘皮三分，无杨树皮。

又方：女菀三分，铅丹一分（末），以醋浆调服一刀圭，每日三次。十日后面色变得更黑，十八、十九日后面色如漆，二十一日后面色全白，此时即可停药，若继续服药，则面色太白。对于年龄已过三十的病人，很难治疗使其恢复正常。服药过程中，忌服五辛。

又方：丹砂五两，桃花三两，共为细末，用早晨的井水调服方寸匕，每日三次。十日后会有所感觉，二十日后面色变白，小便会排出黑色的尿汁。

又方：白松脂十分，干地黄九分，干漆五分（炒），附子一分（炮），桂心二分，共捣细过筛，以蜂蜜和为丸。服十九日，每日三服，各种虫都排出后，身体便肥胖而色白。

又方：干姜、桂枝、甘草，等分，共捣为细末，另取生鸡蛋一枚，打入一升酒内，搅匀，加温，以此酒冲服药末方寸匕。十日后有所感觉，一月后面色光润白晰。

又方：去面黑：

羊胆、猪胰、细辛等分，以水煎煮三沸，涂于面颈部，清晨用醋浆洗净。

又方：茯苓、白石脂等分，以蜂蜜和匀，涂于面部，每日三次。

服一种药，一月即可肥胖色白方：

大豆，炒黄，捣碎如酱渣，选取纯黄色者一大升，再捣末过筛，以猪油煎炼，至熟为丸，以酒冲服二十丸，每日二服，以后逐渐增加至每服三四十丸，连续服完五升。不过一月，即可食量大增，体肥而色白，可以试试服用。

治疗须鬒脱落不生毛发方：

麻子仁三升，秦椒二合，置于泔水中一宿，去渣，每日以此水洗沐一次，一月内可生毛发二尺。

又方：蔓荆子三分，附子二枚，共捣碎，以酒七合，共同置于一容器内，封存十四日。以此药酒洗沐，十日后毛发生长一尺。不要使此药酒接触面部，以妨面部生毛。

又方：桑白皮，锉，二三升，以水漫过，煎煮五六沸，去渣。洗须鬒处，连洗数次，从此须鬒不再脱落。

又方：麻子仁三升，白桐叶一把，用米泔水煎煮五六沸，去渣。用以洗须鬒处，数次后须鬒自生。

又方：取东向生长的桑根三尺长，中段放入蒸饭锅内蒸煮，从两头接取液汁，以此液汁涂须鬒处，则立刻痊愈。

治疗须鬒发黄方：

取梧桐呆烧为灰，用乳汁和匀，涂于皮肤及须鬒处，有效。

染白须发使黑方：

用醋浆煮豆，如漆状，涂于须发，可使须发色黑如漆。

又方：先将须发洗净，取石灰、胡粉等分，以浆水和匀加温，晚间睡前涂须发，并用油纸包裹，次日洗去，须发便黑，有特效。

又方：拔白毛，使生出黑毛方：

拔去白毛，用好蜂蜜充满于毛孔中，即可生出黑发。如果眉中无毛，亦可用针挑伤眉间，敷蜂蜜，可使毛发生出。经常见到有些人用石子蘸水，研磨丁香汁，拔掉白毛，迅速用手蘸取丁香汁敷入毛孔内，亦可使生黑毛发。此法亦大有灵验。

如果中头风，生白头皮屑，可翻检"风"条目中的药方，脂泽等方在本篇末尾。

姚氏方治疗面黑晦暗：

取茯苓研末，以白蜜相和匀，涂于面部，满七日后，即可痊愈。

又治疗面生粉刺方：

取鲜菟丝，捣烂绞取汁，涂于面部，不过三五次即愈。

又治面黑方：

牯羊胆、牛胆，醇酒三升，共同煎煮三沸，用来涂面，有良效。

治面生恶疮方：

黄连、黄檗、胡粉，各五两，捣碎过筛，涂于面上疮处。治疗疮的药亦在本条内，患者可以翻检应用。

葛氏治疗身体及腋下狐臭方：

每日清早以小便洗腋下，即可止臭。姚氏说：大有神验。

又方：取好矾石，烧为末，贮于绢袋内，经常用来涂抹腋下。另可取马牙矾石，烧至水份耗尽，研粉，涂抹于腋下，即愈。

又方：青木香二两，附子一两，石灰一两，共为细末，取粉涂于腋下，有汗出即涂粉。姚氏方有矾石半两（烧）。

又方：蒸米饭，乘热作成饭团，用以擦拭腋下臭味，然后将此饭团喂狗食，七日一次，即愈。

又方：

取鸡蛋二枚，煮熟，取掉外壳，分别夹于两腋下，冷后将鸡蛋弃之于路口处，切勿回头看，连续使用三次。有良效。

姚氏方：取牛油、胡粉，合花椒，涂于腋下，经一宿即愈。可连续涂二三次，即可永远治愈。

治疗两腋下和手足掌、阴部股内常出汗，致臭方：

干枸杞根、干扁蓄根、甘草各半两，干商陆、胡粉、滑石各一两，六味以苦酒和匀，涂于腋下。每当出汗时，更换衣服，再涂药。不过三次，即可愈。如果复发，可再涂，不可多敷，否则伤人。腋下以外各患处，亦可涂抹。

治疗股内、阴部常湿且臭作疮方：

单以胡粉一分，涂撒于患处，即愈。本方为常用验方。

《陶隐居效方》治疗狐臭：

鸡舌香、藿香、青木香、胡粉各二两，捣细为散，涂撒于腋下，并用绵裹，使用多次即可痊愈。

使人芳香药方：

白芷、熏草、杜若、杜蘅、藁本等分，以蜂蜜和丸。早晨服三丸，傍晚服四丸，二十日后脚下均散发香气。据说，大有神验。

又方：瓜子、川芎、藁本、当归、杜蘅、细辛各二分，白芷、桂枝各五分，捣为细末，每于饭后服方寸匕，每日三服。五日后口内变香，十日后皮肤皆散发香气。有神效。

《小品方》又方：

甘草、松树根及皮、大枣、甜瓜子，四味等分，共为细末，每服方寸匕，每日三服。二十日后感觉出效果，五十日后身体散发香气，百日后衣服床帏等皆香。姚氏方与本方相同。

治疗心神昏塞，多忘误事：

七月七日取蜘蛛网，置于衣领内，不要使病人知觉，则永不忘事。姚氏方与本方相同。

又方：于丁酉日，病人秘密到市场上购买远志，置于围巾角内带回家中，捣末服，不要让别人知觉。姚氏方与本方相同。

又方：丙午日，取鳖甲置于衣带上，有良效。

又方：取牛、马、猪、鸡的心，焙干，研为细末，对着太阳以酒冲服方寸匕，每日三服，记忆力大增。

孔子大圣智枕中方，已列于第九卷中。姚氏方与本方相同。

又方：茯苓、茯神、人参各五分，远志七分，菖蒲二分，共为细末，每服方寸匕，白日服三次，夜晚服一次。

又方：取商陆花阴干一百日，捣为细末，傍晚以水冲服方寸匕。晚间睡时，思念所要想知道的事情，即可在睡眠中觉醒。

又方：上党人参半斤，七月七日所采马勃一升，共同捣碎，上锅蒸，使气耗尽，每服一刀圭，晚间睡卧时，可预知未发生的事物。

治疗人多嗜睡方：

取马头骨，烧为灰，捣为末，每服方寸匕。白日服三次，夜晚服一次。

又方：雄老鼠眼睛一枚，烧为屑末，用鱼油和匀，涂于眼外眦，即不困倦。可同时涂于双目，并用绛囊带包裹。

又方：麻黄、术各五分，甘草三分。中午于向阳处，将药共捣为末，每服方寸匕，每日三服。姚氏方：可治疗人健忘。

菖蒲三分，茯苓五分，茯神、人参各五分，远志七分，共捣为细末，每服方寸匕，白日服三次，夜晚服一次。五日后即有所感觉，疗效如神。

传用方，治头发晦暗无光，腊膏美发方：

青木香、白芷、零陵香、甘松香、泽兰各一分，用绵包裹，在酒中浸泡过夜，置于油中煎煮再过夜，加入适量的石腊，使软硬适中，再以旺火煎煮，再加入少量胡粉、胭脂，然后再以微火煎煮至极粘稠，去渣，作成木棒状，用来疏饰头发，效果如神。

作香膏美发方：

取前方所述的药味，浸于油中煎煮，即可用来涂头发。亦可用绵包裹再煎煮。

制作涂手油：

猪胰一具，白芷、桃仁（碎）各一两，辛夷、冬瓜子各二分，细辛半分，黄瓜子、瓜蒌子各三分，用油一大升，煎煮白芷等二三沸，去渣，将猪胰汁捋尽，再加入冬瓜子、桃仁末，搅和均匀，成膏。用来涂抹手掌，可使皮肤光润。

荜豆香澡法：

荜豆一升，白附子、川芎、白芍药、水

瓜蒌、当陆、桃仁、冬瓜仁各二两，捣细过筛，和匀。先用水将脸、手洗净，然后敷药涂抹药粉。

六味熏衣香方：

沉香一片，麝香一两，苏合香（以蜂蜜涂于表面，在微火上炙至变色），白胶香一两（捣），将沉香破碎成大豆粒状，丁香一两，亦另捣，分为三二段。将各种香料捣完之后，用蜂蜜和匀作成香烛，燃烧。如果用来熏衣服，可取半两左右，置于衣服内。若另加藿香一两，效果更好。

葛氏已有的敷面膏药染发等各种药方，以及过去的疏发油膏等，亦都可用于美容美发之需。

生发方：

蔓荆子三分，附子二枚（生用，捣碎），用酒七升置于一磁容器内，浸泡二味药物，封闭十四日，药即制成。先用石灰汁洗净须发，擦拭干净，取乌鸡油擦拭须发，每日三次。经过七日后，再涂药，每日三四遍。四十日后可长一尺，其他的部位不可涂抹。

附方：

《肘后方》姚氏治疗面黑晦暗：

茯苓末，用白蜜和匀，涂于面部，满七日后即愈。

又方：治疗面多枯焦黝黑，色如麻雀卵：

取黑色公羊胆一枚，酒二升，共同煎煮三沸。涂抹面部，每日三次，即可治愈。

《千金方》治疗面枯黑血色，多皱纹：

取蔓荆子捣烂研细，加入常用的护面膏中使用，有良效。

《崔元亮海上方》消除面部斑痕膏：

取黄矾石，以火烧至水份出尽，胡粉炒至黄色，各取八分，一定要研为极细末，以腊月猪油和匀，再研如泥状。用时，先取粗布擦拭斑痕生疼，再用药涂抹五次。另取鹰屎白、燕窝中草，烧为灰，各等分，用人乳汁和匀，涂抹。斑痕会逐步消除，皮肤恢复正常。

又方：治疗面黑晦暗及黑斑：

取李子仁，去皮，研为细末，压鸡蛋清和如稀饴状，涂于面部，到夜晚用稀浆水洗净，然后再涂胡粉。不过五六日即愈，有神效。涂药期间，慎防风吹。

《孙真人食忌》去黑痣：

取石灰，在炭火上炒热，另取糯米撒插于热石灰上，待米软后，即用热米点痣上。

《外台秘要》急治黑痣方：

夜晚，用温热的浆水洗脸，然后用布擦拭黑痣使发红疼痛。以水研白檀香，取浓汁，涂于患部。次日清晨以浆水洗脸，再用鹰屎涂抹黑痣。

又使面生光泽方：

取蜜陀僧用乳汁煎煮，涂于面部，有效。兼治酒齄鼻疱。

《圣惠方》治疗面黑晦暗、黑色斑点方：

取蜜陀僧二两，研为细末，用人乳汁调匀涂于面部，每夜晚使用。

又方：治疗体表、面部生黑痣：

取藜芦灰五两，水一大碗，将灰调成汁，置于铜器中贮存，水浴煎煮成黑膏状。用针微微挑破生痣处，以药膏点入，有良效。不过三遍即愈，效验如神。

又方：促生眉毛：

取七月乌麻花，阴干为末，再以生乌麻油浸泡，每夜晚敷用。

《千金翼方》使老人面生光泽方：

大猪蹄一具，洗净，如常规食用法制作，将汤熬成胶状。每夜晚用来涂面，次日清晨用浆水洗脸，可治面部皮肤松弛。

《谭氏小儿方》治疗痘疮斑痕黑痣：

取蜜陀僧研为细末，水调匀，涂于患部，次日清晨洗净，即可恢复如常。

还有治疗疬疡的三条药方，都在"风"条目中。

《千金方》治疗各种腋臭：

伏龙肝，以水和作泥状，敷于腋下，立愈。

《外台秘要》治疗狐臭及股内、阴下常湿臭或生疮：

青木香，以好醋浸泡，置于腋下夹裹，即愈。

又治狐臭：

取三年陈酽醋，和石灰，敷用。

《经验方》善于治疗狐臭：

用生姜涂于腋下，可以绝根。

又方：乌黑发须，驻留青春颜色，强壮筋骨，使聪耳目明，去除风湿浊气，滋润肌肉皮肤，久服可使身体轻健。

苍术不拘数量，用米泔水浸泡三二日，每日换水，待满三日后即捞出，刮去黑皮，切成薄片，暴晒干，在微火上炒至黄色，细捣为末，每一斤苍术末，与蒸过的茯苓半斤，炼蜜为丸如梧桐子大，空腹睡卧时，用温水服下十五丸。另取术，研末六两，甘草末一两，拌和均匀，煎煮成汤，以此药汤冲服苍术药丸，疗效神妙。忌食桃、李、麻雀、蛤及三白。

《千金方》治疗头发脱落不长：

麻子一升，炒黑，榨油，敷于头部，可使头发生出，效果神妙。

又治不生头发：

取羊屎，烧作灰，以水搅作汁，洗头，三日洗一次，不超过十次，头发即生。

又治眉毛、头发、胡须脱落：

石灰三升，以水搅拌均匀，在旺火上熬炒至焦，用绢袋贮藏，以好酒一斗浸泡，密封（冬季十四日，春秋季七日）。每次取服一合，经常连续服用，不使酒气断绝。严氏说：百日以后即可生出新胡须，不再脱落。

《孙真人食忌》生发方：

取侧柏叶，阴干，研为细末，用油和匀，涂于患处。

又方：使鬓发乌黑：

取黑大豆，用醋煮，去豆，再浓缩煎煮至稠，敷于鬓发处。

又方：治头秃：

芜菁子研为细末，以醋和匀，敷用，每日三次。

《梅师方》治年少白发：

拔掉白发，以白蜜涂于毛孔内，即生黑发。若黑发不生，再取梧桐子捣烂取汁，涂于毛孔中，必定能生黑发。

《千金翼方》治疗发黄：

取熊脂油涂于发上，用木梳梳头发使油散入发中，再爬入床底伏地，约一顿饭的功夫，爬出，头发即变全黑。熊油脂不过一升，有效验。

《杨氏产乳》治疗白秃疮及头发中生癣：

取熊白油敷用。

又疗秃疮：

取虎油脂膏，涂用。

《圣惠方》治白秃：

取白鸽粪便，捣细过罗为散。先以醋米泔水洗净头部，再敷鸽粪散，立愈。

又治头赤秃：

取白马蹄掌，烧为灰，用腊月猪油和匀，敷于头部。

《简要济众》治头疮：

取大个竹笋的包叶，烧为灰。根据疮部的大小，取适量灰用生油调匀，敷上。加入少量腻粉，效果更佳。

卷　七

治为熊虎爪牙所伤
毒痛方第五十三

【原文】

葛氏方：烧青布以熏疮口，毒即出。仍煮葛根令浓，以洗疮。捣干葛根末，以煮葛根汁，服方寸匕，日五夜一，则佳。

又方：嚼粟涂之。姚同。

又煮生铁令有味，以洗疮上。姚同。

凡猛兽毒虫，皆受人禁气。将入山草，宜先禁之。其经术云：

到山下先闭气三十五息，存神仙将虎来到吾前，乃存吾肺中有白帝出，把虎两目塞吾下部。又乃吐肺气，白通冠一山林之上，于是良久。又闭气三十五息，两手捻都监目作三步，步皆以右足在前，乃止。祝曰：李耳李耳，图汝非李耳耶！汝盗黄帝之犬，黄帝教我问汝，汝答之云何毕。便行，一山之虎不可得见。若逢之者，目向立，大张左手五指，侧之极势，跳手上下三度，于跳中大唤咄：虎，北斗君汝去。虎即走。止宿亦先四向如此。又烧牛、羊角，虎亦不敢近人。又捣雄黄、紫石，缝囊贮而带之。

附方

《梅师方》治虎伤人疮：

但饮酒，常令大醉，当吐毛出。

【译文】

葛氏方：取青布燃烧取烟，以熏疮口处，可使毒排出。另煎煮葛根，取浓汁，以洗疮处。取干葛根，捣为细末，以葛根汁冲服方寸匕，白日服五次，夜晚服一次，疗效佳。

又方：取小米嚼碎，涂于疮处。姚氏方

与本方相同。

又取生铁，煎煮出味，以洗疮上。姚氏方与本方相同。

凡是猛兽毒虫，都受人体气息的控制。进入山中草丛之前，应该先调动气息以控制猛兽毒虫。这种经术说：

到山下先闭住呼吸三十五次，存念神仙，老虎将要来到我的面前，仍要存于我的肺内，将有白帝腾出，把老虎的双目塞于我的下部。接着吐出肺气，白色灌满山林之上，于是沉默一段时间。再闭住呼吸三十五次，双手捻动，目不斜视，向前跨三步，每步都以右脚在前，停步。作祷告说："李耳，李耳，图汝非李耳耶！汝盗黄帝之犬，黄帝教我问汝，汝答之云何。"说完便走，山中的老虎都见不到了。如果遇到了一只，可站直了身体，瞪着双目凝视老虎，张开左手五指，侧作极势，手上下晃动三次，在晃动的过程中，大声训斥呼叫："虎，北斗君汝去。"虎即离去。如果要在山中歇宿，亦要先向四方作此祷告祝语。也可取牛、羊角燃烧，虎亦不敢走近人的身边。还可取雄黄、紫石，捣为细末，贮于缝制的囊袋中，带在身边。

附方：

《梅师方》治人为虎伤，患疮：

单饮酒，常使大醉，会从口中吐出毛虫。

治卒有猘犬凡所
咬毒方第五十四

【原文】

疗猘犬咬人方：

先嗍却恶血，灸疮中十壮，明日以去，日灸一壮，满百乃止。姚云：忌酒。

又云：地榆根，末服，方寸匕，日一、二。亦末，傅疮上。生根，捣傅，佳。

又方：刮虎牙，若虎骨，服一匕。已发如猘犬者，服此药即差。姚同。

又方：仍杀所咬犬，取脑傅之，后不复发。

又方：捣薤汁傅之，又饮一升，日三，疮乃差。

又方：末矾石，内疮中裹之，止疮不坏，速愈，神妙。

又方：头发、猥皮，烧末，水和饮一杯。若或已目赤口噤者，折齿下之。姚云：二物等分。

又方：捣地黄汁饮之，并以涂疮，过百度止。

又方：末干姜，常服，并以内疮中。

凡猘犬咬人，七日一发，过三七日不发，则脱也。要过百日，乃为大免耳。

每到七日，辄当饮薤汁三、二升。又当终身禁食犬肉、蚕蛹。食此，发则不可救矣。疮未差之间，亦忌生物、诸肥腻及冷。但于饭下蒸鱼，及就腻气中食便发，不宜饮酒。能过一年乃佳。

若重发疗方：

生食蟾蜍鲙，绝良，验。姚同。亦可烧炙食之，不必令其人知。初得啮，便为之，则后不发。姚剥作鲙，吞蒜齑下。

又方：捣姜根汁，饮之，即差。

又方：服蔓菁汁，亦佳。

又凡犬咬人：

取灶中热灰以粉疮，傅之。姚同。

又方：火炙蜡，以灌疮中。姚同。

又方：以头垢少少内疮中，以热牛屎涂之，佳。姚同。

又方：捼蓼，以傅疮上。

又方：干姜末，服二匕。姜汁服半升，亦良。

又方：但依制犬法，弥佳。烧蟾蜍，及末矾石傅之，尤佳。

得犬啮者难疗。凡犬食马肉生狂方：

及寻常忽鼻头燥，眼赤不食，避人藏身，皆欲发狂。便宜枸杞汁，煮糜饲之，即不狂。若不肯食糜，以盐伺鼻，便忽涂其鼻，既舐之，则欲食矣。神验。

附方

《梅师方》治狂狗咬人：

取桃白皮一握，水三升煎取一升，服。

《食疗》治犬伤人：

杵生杏人，封之，差。

【译文】

治疗疯犬咬人方：

先将伤口恶血吸允尽，于疮中灸十壮，次日即见好转，每日灸一壮，满百壮后停止。姚氏说，治疗期间忌饮酒。

又方：取地榆根，捣为细末，每服方寸匕，每日服一二次。亦可研末，外敷疮上。或取鲜根，捣烂外敷，亦有良效。

又方：刮取虎牙末或虎骨末，每服一匕。狂犬病已经发作的病人，服用此药即愈。姚氏方与本方相同。

又方：将咬伤人的犬杀掉，取其脑敷于伤处，以后再不复发。

又方：取薤白，捣烂取汁，敷于伤处，另饮服一升，每日三次，疮口即愈。

又方：取矾石，捣为末，置入疮中，包裹，可使疮不腐烂，快速愈合，疗效神妙。

又方：取头发、刺猬皮，烧为末，以水调和匀，饮服一杯。如病人已经眼目发红、口噤，可撬开牙齿灌服。姚氏说：二味药等分。

又方：取地黄捣烂取汁，饮服，并用地黄汁涂疮处。治疗一百次后，可愈。

又方：取干姜，捣为末，经常服用，并将姜末置入疮口内。

凡被狂犬咬伤的人，七日发作一次，若二十一日不发作，即表明脱离病况，但要过一百日才能彻底脱离发病的危险。

每到七日时，就应饮服薤白汁三二升。

并应终生禁食狗肉、蚕蛹，若食这二种食物，则发病不可救治。疮口未痊愈期间，亦应忌食生冷食物、各种肥腻。如果在饭下蒸鱼，或进食肥腻之气的食物，便会引起发作，亦不宜饮酒。能过一年就会好起来。

治疗狂犬病复发方：

生食蟾蜍鲙，绝对有良效。姚氏方与本方相同。亦可以烧炙后食用，不要使其他人知道。刚刚被狗咬伤时，即食此二物，则以后不会复发。姚氏剥作鲙鱼，吞服蒜末。

又方：取姜根，捣烂取汁，饮服即愈。

又方：服蔓菁汁，亦有良效。

又凡犬咬伤人：

取灶中热灰，涂撒于疮处，敷用。姚氏方与本方相同。

又方：用火炙蜡，取蜡汁灌入疮口内。姚氏方与本方相同。

又方：取头皮污垢，少量置入疮中，再用热牛粪涂于伤处，有良效。姚氏方与本方相同。

又方：取鲜蓼茎叶，揉碎敷于疮上。

又方：取干姜末，每服二匕。姜汁服半升。亦有良效。

又方：单用治狂犬法，疗效甚好。取蟾蜍烧为末，并取矾石研为细末，和匀敷伤处，疗效更好。

被狗咬伤难以治疗，凡犬食马肉而发狂方：

象平常一样，狗忽然感觉鼻头燥痒，眼睛发红，不进食，见人躲避藏身，都是要发狂病的特征。此时应宜用枸杞汁煎煮糜粥，喂饲病狗，即可使不发狂病。如果不肯食糜粥，可用食盐放于鼻前，趁其不备，以盐涂于鼻上，狗即以舌相舔，就会进食糜粥。此方大有神验。

附方：

《梅师方》治疗狂犬咬人：

取桃白皮一把，以水三升煎煮得一升，内服。

《食医》治犬咬伤人：

取生杏仁，杵碎，封固于伤口处，即愈。

治卒毒及狐溺棘所毒方第五十五

马嚼人作疮，有毒，种热疼痛方：

刺鸡冠血，沥著疮中三下。若骒马用雌鸡，草马用雄鸡。姚同。

又方：灸疮及肿上，差。

若疮久不差者：

马鞭梢长二寸，鼠矢二七枚，烧末，膏和傅之，效。

又方：以妇人月经傅上，最良。姚云：神效。

人体上先有疮而乘马，马汗若马毛入疮中，或但为马气所蒸，皆致肿痛烦热，入腹则杀人。

烧马鞭皮，末，以膏和，傅上。

又方：多饮淳酒，取醉即愈。

又剥死马，马骨伤人手，毒攻欲死方：

便取死马腹中屎涂之，即差。姚同。

又方：以手内女人阴中，即愈。有胎者不可，令胎堕。

狐尿棘刺刺人，肿痛欲死方：

破鸡拓之，即差。

又方：以热桑灰汁渍，冷复易，取愈。

《小品方》以热蜡著疮中，又烟熏之，令汁出，即便愈。

此狐所尿之木，犹如蛇祇也。此下有鱼骨伤人。

附方

《图经》云：治恶刺及狐尿刺。

捣取蒲公草根茎白汁，涂之，惟多涂，立差止。此方出孙思邈《千金方》。其序云：余以贞观五年七月十五日夜，以左手巾指背触著庭木，至晓遂患痛不可忍，经十日，痛日深，疮日高大，色如熟小豆色。尝闻长者之论有此方，遂依治之。手下则愈，痛亦除，疮亦即差，未十日而平复。杨炎《南行方》亦著其效云。

《效方》治狐尿刺螫痛：

杏人细研，煮一、两沸，承热以浸螫处，数数易之。

《名台秘要》治剥马被骨刺破，中毒欲死，取剥马腹中粪及马尿洗，以粪傅之，大验。绞粪汁饮之，效。

《圣惠方》治马咬人，毒入心：

马齿苋汤食之，差。

《灵苑方》治马汗入疮，肿痛渐甚，宜急疗之，迟则毒深难理。

以生乌头末傅疮口，良久，有黄水出，立愈。

《王氏博济》治驴涎马汗毒所伤，神效。

白矾飞过，黄丹炒令紫色，各等分，相衮合，调贴患处。

【译文】

马咬伤人成疮，有毒，发热疼痛方：

刺破鸡冠取血，淋沥疮内三下。若是被骏马咬伤，用雌鸡；若是被草马咬伤，用雄鸡。姚氏方与本方相同。

又方：在疮口及肿处灸，即愈。

如果疮口长期不愈：

取马鞭稍二寸长，老鼠粪十四粒，烧为末，作成油膏，敷于患处，有效。

又方：取妇女月经敷于疮上，最有效。姚氏说，有神效。

人体原本已生疮，而乘马，马汗或马的须毛进入疮口，或只是被马的体气所熏蒸，都可导致疮口肿痛烦热，入腹则会有生命危险。

取马鞭皮，烧为灰末，作成油膏，敷于疮处。

又方：多多饮服醇酒，致醉，即愈。

又治疗剥取死马时，被马骨伤及人手，中毒致生命垂危方：

立刻取死马腹中的粪便涂于伤处，即可痊愈。姚氏方与本方相同。

又方：将手插入女人阴道内，即可痊愈。已怀孕女人不可用，否则可导致堕胎。

治狐尿棘刺刺人，肿痛难忍方：

杀鸡拓于患处，即愈。

又方：取桑枝烧为灰，以热水调汁，用热灰水浸泡患处，凉后更换，直至痊愈。

《小品方》用热蜡置于疮上，并用烟熏，使汁液排出，即痊愈。

这种狐所尿过的树木，就像蛇蚖，以下还有治疗鱼骨伤人方。

附方：

《图经》说："治恶刺及狐尿刺：

取鲜蒲公英根及茎，捣烂绞取白汁，涂于患处。只有多涂，即能立刻痊愈。本方出自孙思邈《千金方》，书中的序言说："我于贞观五年七月十五日夜，因左手中指背触及院中的树木，到次日早晨即感到疼痛难忍，经十日以后，疼痛日加剧烈，疮肿日益高大，颜色就像煮熟的小豆色。曾听年纪大的人说过有这个方子，于是依法治疗，涂蒲公英白汁后很快即愈，疼痛亦消除，疮口亦愈合，十日后完全恢复正常。"杨炎《南行方》亦记载着蒲公英的疗效。

《效方》治疗狐尿刺螫疼痛：

取杏仁研为细末，以水煎煮一二沸，乘热浸于螫处，更换多次。

《外台秘要》治剥马时，被马骨刺伤，中毒有生命危险：

取所剥马的腹内粪便及马尿，以粪便敷于疮处，特有效验。绞粪汁饮服，亦有效。

《圣惠方》治马咬伤人，毒入心腹：

取马齿苋煮汤，饮服，可治愈。

《灵苑方》治马汗进入疮口，使疼痛加剧，应及时治疗，延误治疗则毒深难治。

取生乌头末敷于疮口，过一段时间即可流出黄水，立刻痊愈。

《王氏博济》治被驴涎马汗毒所伤，有神效：

白矾，水飞过，黄丹，炒至紫色，各等

分。搅合均匀，敷于患处。

治卒青蛙蝮虺众蛇
所螫方第五十六

葛氏竹中青蜂螫人方：

雄黄、麝香、干姜分等，捣筛，以麝囷和之，著小竹管带之行，急便用傅疮，兼众蛇虺毒之，神良。

又方：破乌鸡，热傅之。

蛇绿色，喜缘树及竹上，大者不过四、五尺，皆呼为青条蛇，人中立死。

葛氏毒蛇螫人方：

急掘作坑，以埋疮处，坚筑其上，毒即入土中，须臾，痛缓乃出。

徐王治蛇毒方：

用捣地榆根，绞取汁，饮兼以渍疮。

又方：捣小蒜，饮汁，以滓傅疮上。

又方：猪耳垢著疮中，牛耳中垢亦可用之，良。

又方：嚼盐唾上讫，灸三壮，复嚼盐唾之疮上。

又方：捣薤傅之。

又方：烧蜈蚣末，以傅疮上。

又方：先以无节竹筒著疮上，溶蜡及蜜等分，灌筒中。无蜜，单蜡亦通。

又方：急且尿疮中，乃拔向日闭气三步，以刀掘地作小坎，以热汤沃坎中泥作丸如梧子大，服之。并以少泥泥之疮上，佳。

又方：桂心、栝蒌分等，为末，用小竹筒蜜塞之，以带行。卒为蝮蛇，即傅之，此药疗诸蛇毒。塞不密，则气歇不中用。

一切蛇毒：

急灸疮三、五壮，则众毒不能行。

蛇毒：

捣鬼针草，傅上即定。

又方：荆叶，袋贮，薄疮肿上。

又方：以麝囷涂肿上，血出乃差。

又方：以合口椒并叶，捣，傅之，无

不止。

又方：切叶刀，烧赤烙之。

附方

《梅师方》治蛇虺螫人：

以独头蒜、酸草，捣绞，傅所咬处。

《广利方》治蛇咬方：

取黑豆叶，锉，杵，傅之，日三易，良。

《广济方》治毒蛇啮方：

菰蒋草根灰，取以封之。其草似鸢尾也。

《兵部手集》主蛇蝎蜘蛛毒：

鸡卵轻敲一小孔，合咬处，立差。

《刘禹锡传信方》治蛇咬蝎螫：

烧刀子头令赤，以白矾置刀上，看成汁，便热滴咬处，立差。此极神验，得力者数十人。贞元三十二年，有两僧流向南到邓州，俱为蛇啮，令用此法救之，傅药了便发，更无他苦。

【译文】

葛氏治竹中青蜂螫人方：

雄黄、麝香、干姜等分，捣细过筛，用麝囷调和匀，盛于小竹管内随身携带，随时使用敷于疮上，兼治各种蛇虺毒，有神效。

又方：杀乌鸡，乘热敷于疮上。

蛇多为绿色，喜欢栖于树木或竹枝上，大的不超过四五尺，都称作青条蛇，人若被其咬中，很快中毒而死。

葛氏治毒蛇螫人方：

被蛇咬伤后，赶紧挖一土坑，将疮口埋入坑内，上面压紧土，这样就可使蛇毒进入土内，片刻后疼痛缓解，再从土坑中出来。

徐王治蛇毒方：

取地榆根捣烂绞取汁，饮服，同时也用药汁浸泡疮口。

又方：取小蒜捣烂取汁，饮服，用药渣敷于疮上。

又方：取猪耳垢，置于疮内，牛耳垢也能用，有良效。

又方：取食盐嚼化唾于疮上，然后灸三

壮，再嚼盐唾于疮上。

又方：取薤白捣烂，敷于疮上。

又方：取蜈蚣烧为末，敷于疮上。

又方：先取一段无节的竹筒置于疮上，再取蜡和蜂蜜等分，溶化后灌入竹筒内，如无蜂蜜单用蜡亦可。

又方：及时将尿液尿入疮内，转身向着太阳闭住呼吸走三步，用刀掘地作一小坎，再用热汤灌入坎内成泥作丸，如梧桐子大，服用。同时取少量泥敷于疮口处，有良效。

又方：桂心、瓜蒌，等分，同为细末，装入小竹筒内密封，随身携带。当突然为蝮蛇所伤时，即敷疮上，此药可治疗各种蛇毒。如果密封不严，则药气泄漏，效果不佳。

治各种蛇毒：

咬伤后及时于疮口处灸三五壮，可预防各种毒气进入体内。

治蛇毒：

取鬼针草捣烂，敷于疮上，即愈。

又方：取荆树叶，装入袋中，敷疮肿上。

又方：用麇罔捣烂，涂于疮肿处，出血后即愈。

又方：取尚未开裂的花椒及椒树叶，捣烂敷于疮肿处，均可治愈。

又方：用切树叶的刀，烧红烙疮肿处。

附方：

《梅师方》治蛇虺螫人：

取独头蒜、酸草，捣烂绞取汁，敷于被咬伤处。

《广利方》治蛇咬方：

取黑豆叶，锉碎杵烂，敷于伤处，每日换药三次，有良效。

《广济方》治毒蛇啮伤方：

取菰蒋草根，烧为灰，用此灰封固于伤口处。这种草与鸢尾草相似。

《兵部手集》主治蛇、蝎、蜘蛛毒：

取鸡蛋一枚，轻轻敲破一小孔，将小孔对准咬伤处压合，立即可愈。

《刘禹锡传信方》治蛇咬、蝎螫：

取一刀子，将其头部烧红，另取白矾置于刀上，观察白矾化成汁液后，立即将热汁滴入咬伤处，很快痊愈。此方极有效验，有此方医治好数十人。贞元三十二年，有两位僧人云游到南方的邓州，都被蛇所咬伤，经用此方救治，敷药后蛇毒即排除，更未感到其他痛苦。

治蛇疮败蛇骨刺人入口绕身诸方第五十七

【原文】

葛氏凡蛇疮未愈，禁热食，便发，疗之依初螫人法。

蛇螫人，九窍皆血出方：

取虻虫初食牛、马血腹满者二七枚，烧服之。

此上蛇疮败及洪肿法方。蛇螫人，牙折入肉中，痛不可堪方：

取虾蟆肝，以傅上，立出。

又方：先密取苻叶，当其上穿，勿令人见，以再覆疮口上，一时著叶当上穿，即折牙出也。

蛇骨刺人毒痛方：

以铁精如大豆者，以管吹疮内。姚同。

又方：烧死鼠捣，傅之疮上。

蛇螫人，疮已合而余毒在肉中，淫淫痛痒方：取大、小蒜各一升，合捣，热汤淋取汁，灌疮中。姚同。

蛇卒绕人不解方：

以热汤淋即解。亦可令就尿之。

蛇入人口中不出方：

艾灸蛇尾即出。若无火，以刀周匝割蛇尾，截令皮断，乃将皮倒脱，即出。《小品》同之。

七、八月中，诸蛇毒旺不得泄，皆啮草木，即枯死，名为蛇蚘，此物伤人甚于蛇螫。即依蛇之螫法，疗之。

附方

《广利方》治蛇咬疮：

暖酒，淋洗疮上，日三易。

《圣惠方》治蛇入口并入七孔中：

割母猪尾头，沥血滴口中，即出。

【译文】

葛氏对各种蛇疮未愈的病人，均要禁食热食，进食热食即可引起蛇毒发作。治疗的方法与初被咬伤的治法相同。

治蛇螫伤人，九窍均出血方：

取刚刚在牛、马身上吮食血液，腹部胀满的蛀虫十四枚，烧熟，服用。

治疗蛇疮腐败及疮部红肿方，蛇牙折断刺入肉中，痛不可忍方：

取蛤蟆肝，敷疮上，可使毒液或毒牙立刻排出。

又方：先秘密地取回荇菜叶，于叶当中穿一孔，不要被别人看见，然后覆盖于疮口处，不时在疮口处穿来穿去，即可使蛇牙排出。

治蛇骨刺入中毒疼痛方：

取大豆粒大的铁精一粒，用竹管吹入疮口内。姚氏方与本方相同。

又方：取死老鼠，烧透捣烂，敷于疮上。

治蛇伤人疮已愈合，而余毒未尽留在肉内，隐隐痛痒方：

取大、小蒜各一升，共同捣烂，用热水淋取汁，灌入疮内。姚氏方与本方相同。

治人突然被蛇缠绕不解方：

用热水浇淋蛇身，即解。亦可将尿液尿至蛇身，亦可解。

治蛇进入人口内不出方：

用艾灸蛇尾，即出。如果找不到火源，用刀沿着蛇尾周围切割，切至皮断裂，将皮倒脱，即可排出。《小品方》与本方相同。

每到七、八月时，各种蛇体内的毒液都很旺盛而得不到排泄的地方，即咬食草木，被咬的草木随即枯死，这种被蛇咬而枯死的草木被称作"蛇虺"，若被其所伤，比被蛇

所螫还严重。亦用治蛇螫的方法治疗。

附方

《广利方》治蛇咬成疮：

取酒温热，淋洗疮口处，每日三次。

《圣惠方》治蛇入口及进入七窍内：

将一母猪尾稍割破，取其血滴入口中，即可排出。

治卒入山草禁辟众蛇
药术方第五十八

【原文】

辟众蛇方：

同前姚氏仙人入山草法。

辟蛇之药虽多，唯以武都雄黄为上。带一块右称五两于肘间，则诸蛇毒莫敢犯。

他人中者，便磨以疗之。又带五蛄黄丸，良。丸有蜈蚣，故方在于备急中。此下有禁法云不受而行，则无验。

中蛇毒，勿渡水，渡水则痛甚于初螫。

亦当先存想作大蜈蚣，前，已随后渡。若乘船渡，不作法，杀人。

入山并不得呼作蛇，皆唤为蛇。中之者，弥宜勿误。辟蛇法：

到处烧殺羊角，令有烟出，蛇则去矣。

附方

《广利方》治诸蛇毒螫人欲死，兼辟蛇。

干姜、雄黄等分，同研，用小绢袋贮，系臂上，男左女右，蛇闻药气逆避。人螫毒，傅之。

【译文】

辟除各种蛇虫方：

与前面所提到的姚氏仙人进入山中草丛法相同。

辟除蛇虫的药物虽然很多，而只有武都雄黄效果最好。带上一块五两左右的雄黄置于臂间，则各种毒蛇不敢侵犯。

如遇别人被蛇所伤，便可用雄黄磨敷伤

口处。还可带五蛅丸，很有作用。此药丸内有蜈蚣，所以此方只在紧急的情况下使用，方下还有禁法说，未得传授就使用此药丸，则无效验。

凡被毒蛇咬伤后，切勿从河水中渡过，否则疼痛加剧，比刚刚被螫时还严重。

若想过河，应先在自己的意念中变作一条大蜈蚣，在前面走，自己随后渡水。即使是乘船渡河，不依此法而行，也有生命危险。

凡人进入山中都不得呼作蛇，而要唤为蛇，若被蛇所咬中，切不可错误呼唤。辟除蛇虫法：在所到的地方烧黑色公羊的羊角，使冒出浓烟，则毒蛇即可辟去。

附方：

《广利方》治各种毒蛇螫人将死，兼可辟除蛇虫：

干姜、雄黄等分，共同研为细末，用小绢袋贮藏，将绢袋系于臂上，男左女右。蛇闻到药的气味即向相反的地方逃避，人若被蛇所伤，亦可用此药末敷用。

治卒蜈蚣蜘蛛所螫方第五十九

【原文】

葛氏方：割鸡冠血，涂之。

又方：以盐缄疮上，即愈。云蜈蚣去远者，即不复得。

又方：盐热，渍之。

又方：嚼大蒜，若小蒜，或桑树白汁，涂之。亦以麻履底土，揩之，良。

蜈蚣甚啮人，其毒殊轻于蜂，当时小痛而易歇。蜘蛛毒：

生铁衣，醋研，取浓汁涂之。又乌麻油和胡粉，傅上，干复易，取差。取羊桃叶，傅之，立愈。

附方 蚯蚓、蝼蛄、蚕咬、蠷螋尿及恶虫咬人附。

《梅师方》治蜈蚣咬人，痛不止：

独头蒜，摩螫处，痛止。

又《经验后方》：烧鸡屎，酒和傅之，佳。又取鸡屎，和醋傅之。

《圣惠方》治蜈蚣咬方：

用蜗牛，擦取汁，滴入咬处。

《兵部手集》治蜘蛛咬，遍身成疮：

取上好春酒饮醉，使人翻，不得一向卧，恐酒毒腐人，须臾，虫于肉中小如米自出。

又《谭氏小儿方》：以葱一枝，去尖头，作孔，将蚯蚓入葱叶中，紧捏两头，勿泄气，频摇动，即化为水点，咬处，差。

刘禹锡《传信方》治虫豸伤咬：

取大蓝汁一碗，入雄黄、麝香，二物随意看多少，细研，投蓝中，以点咬处。若是毒者，即并细服其汁，神异之极也。昔张员外在剑南为张延赏判官，忽被斑蜘蛛咬项上，一宿，咬有二道赤色，细如箸，绕项上，从胸前下至心，经两宿，头面肿疼，如数升碗大，肚渐肿，几至不救。张相素重荐，因出家资五百千，并荐家财又数百千，募能疗者。忽一人应召云：可治。张相初甚不信，欲验其方，遂令目前合药。其人云：不惜方，当疗人性命耳。遂取大蓝汁一瓷碗，取蜘蛛投之蓝汁，良久方出，得汁中甚困，不能动。又别捣蓝汁，加麝香末，更取蜘蛛投之，至汁而死。又更取蓝汁、麝香，复加雄黄和之，更取一蜘蛛投汁中，随化为水。张相及诸人甚异之，遂令点于咬处，两日内悉平愈。但咬处作小疮，痂落如旧。

《经验方》治蜘蛛咬，遍身生丝：

羊乳一升，饮之。贞元十年，崔员外从质云，目击有人被蜘蛛咬，腹大如孕妇，其家弃之，乞食于道。有僧遇之，教饮羊乳，未几日而平。

又方：治蚯蚓咬。

浓作盐汤，浸身数遍，差。浙西军将张韶为此虫所咬，其形大如风，眉发皆落，每久蚯蚓鸣于体，有僧教以此方，愈。

又方：治蚯蚓虫咬，其形如大风，眉发皆落。

以石灰水浸身，亦良。

《圣惠方》主蛐蟮咬人方：

以鸡屎傅之。

又方：治蝼蛄咬人。

用石灰，醋和，涂之。

《广利方》治蚕咬人：

麝香，细研，蜜调涂之，差。

《千金方》治蠼螋尿疮：

楝树枝皮，烧灰，和猪膏傅之。

又方：杵豉傅之。

又方：以酢和粉，傅之。

又方：治蠼螋虫尿人影。

著处便令人体病疮，其状如粟粒累累，一聚惨痛，身中忽有处燥痛如芒刺，亦如刺虫所螫，后细疮瘰作丛，如茱萸子状也。四畔赤，中央有白脓如黍粟，亦令人皮急，举身恶寒壮热，极者连起，竟腰胁胸也。治之法：初得，磨犀角，涂之止。

《博物志》治蠼螋虫溺人影，亦随所著作疮。

以鸡肠草汁，傅之，良。

《外台秘要》治蠼螋尿疮绕身匝，即死。

以鸢巢中土，猪脂、苦酒和，傅之。

又方：治蠼螋尿疮。

烧鹿角末，以苦酒调涂之。

《钱相公方》疗蠼螋尿疮黄水出：

嚼梨叶，傅之，干即易。

《胜金方》治蠼螋尿人成疮，初如糁粟，渐大如豆，更大如火烙浆疱，疼痛至甚，宜速用草茶，并蜡茶俱可，以生油调，傅上，其痛药至立止，妙。

《圣济方》治恶虫咬人：

用紫草油涂之。

又方：以酥和盐，傅之。

【译文】

葛氏方：割取鸡冠血，涂于螫伤处。

又方：取食盐涂于疮口处，即可治愈。据说蜈蚣螫伤人后逃离远处时，其毒气即不发作。

又方：用热盐敷盖于疮口处。

又方：咀嚼大蒜或小蒜，或桑树皮白汁，涂于伤处。亦可用麻鞋底土，涂擦伤处，有良效。

蜈蚣极易螫人，但其毒性较蜂螫为轻。螫咬的当时有些疼痛，不久疼痛即消失。

治蜘蛛毒：

取生铁衣，用醋研取浓汁，涂于伤处。还可用乌麻油，和胡粉，敷于疮口处，干后更换，直到治愈时为止。用羊桃叶敷疮处，立刻痊愈。

附方：（并附：蚯蚓、蝼蛄、蚕咬伤，蠼螋尿及恶虫咬伤方）

《梅师方》治蜈蚣咬人，疼痛不止：

用独头蒜摩敷伤处，可止痛。

又《经验后方》取鸡屎，烧为灰，用酒和匀，敷于伤处，效果好。还可取鸡屎，用醋和匀，敷于疮口处。

《圣惠方》治蜈蚣咬伤方：

取蜗牛，捣烂取汁，滴入咬伤处。

《兵部手集》治被蜘蛛咬伤，遍身成疮：

取上等的好春酒，饮服致醉，醉后躺卧不断翻身，避免酒毒伤人。片刻后可见小如米粒大的小虫从肉中爬出。

又《谭氏小儿方》取一根大葱，切去根及梢，并从中通孔，将一蚯蚓装入葱叶内，握紧两头，勿使气泄漏，不断摇动，蚯蚓即可化为水，用此水点咬伤处，即愈。

《刘禹锡传信方》治虫豸咬伤：

取大蓝汁一碗，另取雄黄、麝香，二味量多少不拘，研为细末，投入蓝汁中，用以点咬伤处。如果是被毒虫所咬，即可同时慢慢饮服此药汁。效果如同神异。早年张员外在剑南担任张延赏判官，突然被斑蜘蛛咬伤脖颈，一夜就咬出两条红色的印迹，与筷子般粗细，环绕脖颈，从胸前至心腹部。过了两夜，头面开始肿痛，感觉头如同数升碗大，肚子也渐渐肿起来，几乎到了不可救治的地步。张相公一向看重举荐，于是拿出家资五百钱，同时还聚集家财数百钱，招募能治此病的人。忽然有一人应召说："我可以医治此病。"张相公起初并不太相信，只想试验一下这个人的方子，于是让此人就在当面配药。此人说：我也不对药方保密了，应当救人性命啊。然后就取一瓷碗大蓝汁，取蜘蛛投入蓝汁内，停留相当长一段时间后取出蜘蛛，因中汁毒肢体困钝，不能摇动。又另捣取蓝汁，加入麝香末，再取蜘蛛投入，入汁内而死。再另取兰汁，与麝香、雄黄和匀，再取一蜘蛛投入汁内，随之化为水。张相公及其他人都很奇怪，于是取药汁点于被咬的地方，两日内肿处皆平复，只是所咬处作一小疮，待痂脱落后则恢复如初。

《经验方》治蜘蛛咬伤，遍身生丝：

取羊奶一升，饮服。贞元十年，崔员外从质说，亲眼见到有人被蜘蛛咬伤，腹部肿大如孕妇，他的家里人将其弃于路旁，乞讨饭食。有一僧人遇到他，教他饮服羊奶，未过几日而恢复正常。

又方：治蚯蚓咬伤：

取食盐煎煮浓汤，浸泡洗身数遍，可治愈。浙西军队将领张韶曾被此虫所咬伤，其外貌如同患了麻风病，眉毛胡须都脱落，经常可听到蚯蚓在体内鸣叫。有僧人传授此方，得以治愈。

又方：治蚯蚓虫咬，外貌如患麻风病，眉毛胡须都脱落：

以石灰水浸泡全身，亦有良效。

《圣惠方》主治蛐蟮咬人方：

用鸡屎敷于被咬伤处。

又方：治蝼蛄咬人：

取石灰，以醋和匀，涂于咬伤处。

《广利方》治蚕咬伤人：

取麝香，细研为末，以蜂蜜调和均匀，涂于伤口处，可治愈。

《千金方》治蠼螋尿疮：

取楝树枝皮，烧为灰，以猪油和匀，敷于疮上。

又方：取豆豉，杵烂，敷于疮上。

又方：以醋和面粉，敷于疮上。

又方：治蠼螋虫尿人影：

凡是被蠼螋尿及的部位都能使皮肤生成病疮，疮的形状就像连成一片一片的小米粒状，凝聚惨痛，身内偶尔出现某个部位如同芒刺般燥痛，或像刺虫般螫痛，以后小粒状疮逐渐累积连成丛状，与茱萸子类似。四周发红，中央有黍粟粒大的白脓。亦使人皮肤发紧，全身恶寒壮热，严重的累及至腰胁胸部。治疗的方法：初患时，磨取犀角汁，涂于患部即愈。

《博物志》治蠼螋虫尿人影，并在所尿部位形成疮：

取鸡肠草，捣烂绞汁，敷于伤口处，有良效。

《外台秘要》治蠼螋尿疮环绕缠身，将死：

取燕巢中土，以猪油、苦酒和匀，敷于患处。

又方：治蠼螋尿疮：

取鹿角烧为末，用苦酒调匀，涂于患处。

《钱相公方》治疗蠼螋尿疮，出黄水：

取梨树叶嚼烂，敷于患处，干后即换。

《胜金方》治蠼螋尿人形成疮，初起时如同糁粟米粒，逐渐增大如豆，再大与火烙的浆疱相似，疼痛至极。应尽快用草茶或蜡茶，以生油调匀，敷于疮上。药到痛即止，疗效神妙。

《圣惠方》治恶虫咬人：

用紫草油涂于伤咬处。

又方：取酥油，与食盐和匀，敷于患处。

治卒蛆螫方第六十

【原文】

以玉壶丸及五蛊丸涂其上，并得。

其方在备急丸散方中。

又方：取屋霤下土，水和傅之。

【译文】

用玉壶丸或五蛄丸涂予螫伤处，都能治愈。

治疗本病的药方列于备急丸散方中。

又方：取屋檐下土，以水和匀，敷于伤处。

治卒蜂所螫方第六十一

【原文】

蜂螫人：

取人尿洗之。

又方：谷树、桑树白汁，涂之，并佳。

又方：刮齿垢，涂之。又破蜘蛛，又煮蜂房，涂之。烧牛角灰，苦酒和，涂之。又断葫，揩之。又嚼青蒿，傅之。

附方

《千金方》治蜂螫人：

用露蜂房末，猪膏和，傅之。《杨氏产乳》：蜂房煎汤，洗，亦得。

又《外台秘要》授薄荷，贴之，差。

又《圣惠方》以酥傅之，愈。

《沈存中笔谈》云：处士刘汤隐居王屋山，当于斋中见一大蜂窜，为蛛网丝缚之，为蜂所螫坠地，俄顷蛛鼓腹欲裂，徐徐行入草，啮芋梗微破，以疮就啮处磨之，良久，腹渐消，轻躁如故。自后人有为蜂螫者，授芋梗傅之，则愈。

【译文】

蜂螫人：

取人尿，洗螫伤处。

又方：取谷树或桑树白汁，涂于螫伤处，都有很好的疗效。

又方：刮取牙齿垢，涂于伤处。还可刺破蜘蛛，或煎煮蜂房，涂于伤处。烧牛角灰，以苦酒和匀，涂伤处。还可将蒜瓣切断，以断面涂擦伤处。以及用青蒿嚼烂，敷于伤处。

附方：

《千金方》治蜂螫人：

取露蜂房研为细末，用猪油调和匀，敷于伤处。《杨氏产乳》：取蜂房煎汤，洗伤处，亦有效。

又《外台秘要》取薄荷揉碎，贴敷于伤处，即愈。

又《圣惠方》取酥油敷于伤处，可治愈。

《沈存中笔谈》记载：处士刘汤隐居于王屋山，曾经在书斋中见到一只大蜂飞来飞去，被蜘蛛网缠住，而蜘蛛被大蜂所螫坠到地面，不大一会儿功夫，蜘蛛的腹部膨大得将要裂开，自己慢慢爬入草丛，将芋头的茎梗微微咬破，并将身体的伤处对着茎梗的破口磨来磨去，过了很长的功夫，蜘蛛的腹部逐渐消肿，身体轻轻如初。此后，凡有人被蜂所螫伤，均揉芋头茎梗敷于伤处，即可治愈。

治卒蝎所螫方第六十二

【原文】

蝎螫人：

温汤渍之。

又方：授马苋、大蒜，又嚼干姜，涂之，佳。姚方以冷水渍螫处，即不痛。水微暖便痛，即易水。又以冷渍故布，搨之，数易。

《新效方》：蜀葵花、石榴花、艾心分等，并五月五日午时取，阴干，合捣，和水涂之，螫处，立定。二花未定，又鬼针草授汁，傅之，立差。又黄丹，醋涂之。又生乌头末，唾，傅之。嚼干姜涂之。又射罔封之，温酒渍之，即愈。

附方

《孙真人食忌》主蝎螫：

以矾石一两，醋半升，煎之，投矾末于醋中，浸螫处。

又《胜金方》乌头末少许，头醋调，傅之。

又《钱相公箧中方》：取半夏，以水研，涂之，立止。

又《食医心镜》：以醋磨附子，傅之。

又《经验方》：以驴耳垢傅之，差。崔给事传。

《广利方》：治蝎螫人，痛不止方：

楮树白汁，涂之，立差。

【译文】

蝎螫伤人：

用温热水浸泡伤处。

又方：取马齿苋、大蒜揉烂，另嚼干姜，涂于伤处。有很好的疗效。《姚氏方》以冷水浸泡螫伤处，即止痛，水微热，即疼痛，可随时换水。还可有冷水浸泡旧布，敷于伤处，更换数次。

《新效方》：蜀葵花、石榴花、艾心等分，并于五月五日午时收取阴干，共同捣为细末，以水和匀，涂于螫伤处，立刻止痛。如果用此二花末能止痛，另可取鬼针草，揉烂取汁，敷螫伤处，立即痊愈。还可用黄丹，以醋调匀，涂于伤处。另可用生乌头为末，以唾液和匀，敷于伤处。嚼干姜，涂伤处。还可用射罔封固于伤处，并用温酒浸泡，即可治愈。

附方：

《孙真人食忌》主治蝎螫：

取矾石一两，醋半升，煎煮，将矾石末投入醋中，浸泡螫伤处。

又《胜金方》取少量乌头末，用头醋调匀，敷伤处。

又《钱相公箧中方》：取半夏，以水研磨取汁，涂于伤处，立即止痛。

又《食医心镜》用醋磨附子，敷于伤处。

又《经验方》取驴耳垢泥，敷于伤处，即愈。据崔给事传授。

《广利方》治疗蝎螫人，疼痛不止方：

取楮树白汁，涂于伤处，立刻痊愈。

治中蛊毒方第六十三

【原文】

《葛氏方》疗蛊毒下血方：

羖羊皮方三寸，得败鼓亦好，蘘荷叶、苦参、黄连、当归各二两，水七升煮二升，分三服。一方加犀角、升麻各三两。无蘘荷根，用茜根四两代之，佳。

人有养畜蛊以病人，其诊法：

中蛊令人心腹切痛，如有物啮，或吐下血，不即疗之，食人五藏，则死矣。欲知蛊与非蛊，当令病人唾水中，沉者是，浮者非。《小品》姚并同。

欲知蛊毒主姓名方：

取鼓皮少少，烧末，饮病人，病人须臾自当呼蛊主姓名，可语便去则便愈。亦见蛇蜒合作蛊毒，著饮食中，使人得瘕病。此一种积年乃死，疗之各自有药。又蘘荷叶，密著病人卧席下，其病人即自呼蛊主姓名也。

疗中蛊毒吐血，或下血，皆如烂肝方：

茜草根、蘘荷根各三两，㕮咀，以水四升煮取二升，去滓，适寒温，顿服，即愈。又自当呼蛊主姓名。茜草即染绛草也。《小品》并姚方同也。

又方：巴豆一枚，去心皮，熬，豉三粒，釜底墨方寸匕，合捣为三丸，一丸当下毒。不可者，更服一丸，即下。

又方：盐一升，淳苦酒和，一服立吐，即愈。《小品》同。支方：

苦酒一升，煮令消，服，愈。

又方：取蚯蚓十四枚，以苦酒三升渍之，蚓死，但服其汁。已死者，皆可活。

又方：苦瓠一枚，水二升煮取一升，服，立即吐，愈。《小品》同。又方：用苦酒一升，煮令消，服，神验。

又方：皂荚三梃，炙，去皮子，酒五升渍一宿，去滓，分三服。《小品》同。

疗饮中蛊毒，令人腹内坚痛，面目青黄，淋露骨立，病变无常方：取铁精捣之，细筛，又别捣乌鸡肝，以和之，丸如梧子大，服三丸。甚者，不过十日，微者即愈。另有铁精方。

又方：猪肝一具，蜜一升，共煎之，令

熟，分为二十服，秘方。《小品》同。又方：分作丸，亦得。

又方：取枣木心，锉得一斛，著釜中淹之，令上有三寸木，煮取二斗，澄取清，微火煎得五升，宿勿食，旦服五合，则吐蛊毒出。《小品》姚同之。

又方：雄黄、丹砂、藜芦各一两，捣末，旦以井花水服一刀圭，当下吐益虫出。

又方：隐葱草汁，饮一、二升。此草桔梗苗，人皆食之。

治蛊已食下部，肚尽肠穿者：

取长股虾蟆青背一枚，鸡骨，支方一分，烧为灰，合内下部，令深入。《小品》同。又方：屡用大验。姚方亦同。

又方：以猪胆沥内下部中，以绵深导内塞之。

又方：五蛊黄丸，最为疗蛊之要。其方在备急条中。复有自然飞蛊，状如鬼气者，难。

此诸种，得真犀、麝香、雄黄为良药，人带此于身，亦预防之。

姚氏疗中蛊下血如鸡肝，出石余，四藏悉坏，唯心未毁，或鼻破。

待死方：

末桔梗，酒服一匕，日一、二。葛氏方也。

支太医有十数传用方：

取马兜铃根，捣末，水服方寸匕，随吐则出，极神验。此物苗似葛，蔓绿柴生，子似橘子。

凡畏已中蛊，欲服甘草汁。

宜生煮服之，当吐疾出。若平生预服防蛊毒者，宜熟炙煮服，即内消，不令吐，神验。

又方：甘草炙，每含咽汁。若因食中蛊及毒，即自吐出，极良。常含咽之，永不虑药及蛊毒也。

又有解百毒散，在后药毒条中。亦疗方：桑白汁一合服之，须臾吐利蛊出。

席辩刺史传效二方，云并试用神验。

斑猫虫四枚，去足翅，炙，桃皮五月初五采取，去黑皮，阴干，大戟，凡三物并捣，别筛，取斑猫一分，桃皮、大戟各二分，合和枣核大，以米清饮服之讫，吐出蛊。一服不差，十日更一服，差。此蛊洪州最多，老媪解疗一人，得缣二十疋，秘方不可传。其子孙犯法，黄花公若于则为都督，因以得之流传，老媪不复得缣。席云：已差十余人也。

又方：羖羊皮方寸匕，襄荷根四两，苦参、黄连各二两，当归、犀角、升麻各三两，七物以水九升煮取三升，分三服，蛊即出。席云：曾与一人服，应时吐蜂儿数升，即差。此是姚大夫方。

附方

《千金翼方》疗蛊毒：

以榉木北阴白皮一大握，长五寸，以水三升煮取一升，空腹分服，即吐蛊出也。

又治蛊毒下血：

猥皮烧末，水服方寸匕，当吐蛊毒。

《外台秘要》救急治蛊：

以白鸽毛粪烧灰，饮和服之。

《杨氏产乳》疗中蛊毒：

生玳瑁，以水磨如浓饮，服一盏，自解。

《圣惠方》治小儿中蛊，下血欲死。

捣青蓝汁，频频服半合。

【译文】

《葛氏方》治疗蛊毒下血方：

取黑公羊皮三平方寸，用破败鼓皮亦好，襄荷叶、苦参、黄连、当归各二两，以水七升煎煮得二升，分为三次服。另一方中加犀角、升麻各三两。如无襄荷根，可用茜草根四两代替，疗效好。

人养家畜，中蛊患病，其诊治方法：

中蛊后可使人心腹剧烈疼痛，如同腹中有动物啮咬，或吐血、下血。如不及时治疗可食人的五脏，则生命垂危。要弄清楚是蛊还是非蛊，应当让病人将唾液唾入水中，入水后沉入水底者，是蛊；若漂浮者，则不是蛊。《小品方》、姚氏方均与本方相同。

为弄清蛊毒掌握了谁的姓名方：

取少量鼓皮，烧为末，让中蛊毒的病人饮服，片刻后病人就会自己说出蛊所掌握中蛊毒人的姓名，可让他任意说，说完病就会好。另有蛇、蜒蚰共同作蛊毒气，这种毒气侵入饮食内，可使人患瘕病。若得此病连续几年即死。治疗各有各的药方。还可用襄荷叶，秘密铺于病人卧席的下面，此病人就会自己说出蛊毒所掌握中蛊毒人的姓名。

治疗中蛊毒气吐血，或下血，症状如同肝烂方：

取茜草根、襄荷根，各三两，嚼碎，以水四升煎煮得二升，去渣，待温度合适时，一次服尽，即愈。并可以自己说出蛊毒所掌握的中蛊人的姓名。茜草，即染绛草。《小品方》及姚氏方均与本方相同。

又方：巴豆一枚，去心皮，炒，豆豉三粒，锅底墨方寸匕，共同捣合作三丸，一丸即攻下毒气，未攻时，再服一丸，毒气即可攻下。

又方：食盐一升，用淳苦酒和匀，服一次立即可吐，即愈。《小品方》与本方相同。支太医方：苦酒一升，煎煮食盐至完全溶化，服后即愈。

又方：取蚯蚓十四枚，用苦酒三升浸泡，待蚯蚓死后，服用液汁。中蛊已死的人，服用后都可救活。

又方：苦瓠一枚，用水二升煎煮得一升，服后立刻取吐，痊愈。《小品方》与本方相同。支太医方：用苦酒一升，将苦瓠煎煮溶化，服用，有神奇的效验。

又方：皂荚三根，炙，去皮、子，置于五升酒内浸泡一宿，去渣，分三次服尽。《小品方》与本方相同。

治疗饮水中蛊毒气，使患者腹内坚硬疼痛，面目颜色青黄，淋露瘦弱，反复发病无常方：取铁精捣碎，过细筛，另取乌鸡肝捣为末，二味和匀为丸，如梧桐子大，每服三

丸，病情严重者不超过十日，轻微者服后即愈。另有铁精方。

又方：猪肝一具，蜂蜜一升，共同煎煮至熟，分为二十次服。此为秘方，《小品方》与本方相同。支太医方：用上方二味，作成药丸服用，亦有效。

又方：用枣心木材，锉碎取一斛，置于锅中，以水浸没，使药面上有水三寸高，煎煮得二斗，取上清液，再用微火浓缩至五升，一夜勿进食，至次日清晨，服五合，即可使蛊毒排出。《小品方》、姚氏方均与本方相同。

又方：取雄黄、丹砂、藜芦各一两，捣为细末，清晨以井花水冲服一刀圭，可使蛊毒虫排出。

又方：取隐忍草捣烂绞汁，饮服一二升。此草即是桔梗的幼苗，人们均可食用。

治益虫已将下腹部腐蚀掉，使胃肠穿破：

取长体蛤蟆的青色背皮一枚，鸡骨（支太医方用一分），烧为灰，和匀，从肛门塞入体内，尽量深深塞入。《小品方》与本方相同。又方：多次使用，疗效显著。姚氏方亦与本方相同。

又方：取猪胆汁淋入肛门内，再用棉球深导，塞入体内。

又方：五蛊黄丸，是治疗蛊毒气最重要的药物，其方药组成，列于备急条内。

还有自然飞蛊毒气，中蛊人的症状与中鬼气的症状相似，难以治疗。

对于上述几种蛊毒气，使用真犀、麝香、雄黄，是最为有效的药物。人们随身携带这几种药，可预防蛊毒气。

姚氏治疗中蛊，便血如鸡肝色，排出石余，四脏均已腐坏，只有心脏尚好，或鼻子破损，难治待死方：

取桔梗，捣为细末，每服一匕，每日服一二次。葛氏方也与本方相同。支太医有十余个有效药方流传下来：

取马兜铃根，捣为细末，以水冲服方寸匕，伴随着呕吐蛊毒气即可排出。极有神奇

的效验。马兜铃苗似葛，藤蔓攀杂木而生，种子与橘子相似。

凡是担心自己中毒的人，可饮服甘草汁。最好是取鲜品煎煮饮服，服后应当呕吐，蛊毒气即可排出。如果平时服用过预防蛊毒药物的人，最好是将甘草炙熟后煎煮服，即可使蛊毒在体内消除，不致呕吐。疗效神验。

又方：炙甘草，经常含咽汁。如果是从饮食中蛊毒，即可使蛊毒吐出，疗效显著。经常含咽甘草，永远不必考虑再服用其他药物，也不会中蛊毒气。

又有解百毒散，列于后面的"药毒"条中，还有治疗的药方：

桑白皮汁一合，内服，片刻后蛊毒随呕吐或下利排出。

席辩刺史所传有效二方，据说经试用都有神奇的效验。

斑蝥虫四枚，去足、翅，炙，采集五月初五日的桃树皮，去净黑皮，阴干，大戟，三味分别捣为末，另过筛。取斑蝥一分，桃树皮、大戟各二分，掺合均匀，揉成枣核大，以米清汤饮服，服后即可使蛊毒吐出。如果一服未愈，十日后再服一次，即愈。这种蛊毒气洪州最多，有一老妇人治好一人，得到双丝细绢二十匹，此方秘而不外传。后来老妇人的子孙犯法，黄花公若于担任都督，为解救子孙老妇献出此方，得以流传，而未能再得到双丝细绢。席辩刺史说，用此方已经治愈十多人。

又方：取黑色公羊皮方寸匕，蘘荷根四两，苦参、黄连各二两，当归、犀角、升麻各三两，此七味用九升水煎煮得三升，分为三次服，蛊毒即可排出。席辩刺史说，曾经给一人服用此方，服后立刻吐出幼蜂数升，即愈。这是姚大夫的药方。

附方：

《千金翼方》治疗蛊毒：

取槲树向北阴面的白皮一大把，五寸长，用三升水煎煮得一升，空腹分二次服尽，当即将蛊毒吐出。

又治蛊毒下血：

取刺猬皮，烧为末，以水冲服方寸匕，可将蛊毒吐出。

《外台秘要》救急治疗蛊毒：

取白鸽的毛、粪，烧为灰，和匀，饮服。

《杨氏产乳》治疗中蛊毒气：

用生玳瑁，以水磨取浓汁，饮服一盏，可自行缓解。

《圣惠方》治小儿中蛊毒，下血将死：

取青蓝捣烂绞汁，频频饮服半合。

治卒中溪毒方第六十四

【原文】

姚氏中水毒秘方：

取水萍曝干，以酒服方寸匕，差止。又云：中水病，手足指冷即是，若暖非也。其冷或一寸，极或竟指，未过肘膝一寸线，至于肘膝为剧。

葛氏水毒中人，一名中溪，一名中洒，一名水病，似射工而无物。其诊法：

初得之，恶寒头微痛，目注疼，心中烦懊，四肢振浙，骨节皆强，筋急，但欲睡，旦醒暮剧，手逆冷，三日则复生虫食下疮，不痛不痒不冷，人觉视之乃知。不即疗，过六、七日，下部脓溃，虫食五藏，热极烦毒，注下不禁，八、九日，良医不能疗。觉得急当深视下部，若有疮，正赤如截肉者，为阳毒，最急若疮如鳖鱼齿者，为阴毒，犹小缓。要皆煞人，不过二十日。欲知是中水毒，当作数升汤，以小蒜五寸，咬咀，投汤中，莫令大热，热即无力。挼去滓，适寒温以浴。若身体发赤斑文者，又无异证，当以他病疗之也。

病中水毒方：

取梅若桃叶，捣，绞汁三升许，以少水解为饮之。姚云：小儿不能饮，以汁傅乳头与之。

又方：常思草[1]，捣绞，饮汁一、二升。并以绵染寸中，以导下部，日三过，即差。

又方：捣蓝青汁，以少水和涂之，头面身体令匝。

又方：取梨叶一把，熟捣，以酒一杯和绞，服之，不过三。

又方：取蛇莓草根，捣作末，服之。并以导下部。亦可饮汁一、二升。夏月常行，欲入水浴，先以少末投水中流，更无所畏。又辟射工，家中虽以器贮水浴，亦宜少末投水中，大佳。

今东间诸山县无不病溪毒，春月皆得，亦如伤寒，呼为溪温，未必是射工辈，亦尽患疮痢，但寒热烦疼，不解便致死耳。方家用药，与伤寒温疾相似，令施其单法：

五加根，烧末，酒若浆水饮之。荆叶汁，佳。千金不传，秘之。

又方：密取蓼，捣汁，饮一、二合。又以涂身令周匝。

取牛膝茎一把，水、酒共一杯渍，绞取汁，饮，日三。雄牛膝茎，紫色者是也。

若下部生疮，已决洞者：

秫米一升，盐五升，水一石煮作糜，坐中，即差。

又方：桃皮叶，熟捣，水渍令浓，去滓，著盆中坐渍之，有虫出。

又方：皂荚烧末，绵裹导之，亦佳。又服牡丹方寸匕，日三服。

【注释】

此即菊科植物苍耳 Xanthium sibiricum Patr. ex-Widd. 全草或茎叶。据《名医别录》载：治膝痛，溪毒

【译文】

姚氏治中水毒秘方：

取水萍，日晒干，以酒冲服方寸匕，病情逐渐减缓直至痊愈。又说：凡中水中毒气病，手指头与足趾头均发凉，若不凉则不是这种病。或只凉一寸，或是全指透凉，凉感

臂肘或腿膝以下一寸者为轻症，若冷感已达肘、膝则为重症。

葛氏治疗水毒气袭人，又叫中溪毒，也叫中洒，也叫水病，与中射工毒相似而未见实物，诊治的方法：

初患此病时，恶寒稍有头痛，眼睛注痛，心中烦躁懊恼，四肢振焮，骨节僵硬，筋脉强直，只嗜睡，早晨尚清醒，傍晚睡意加重，手向上发冷，三日后即在下部生似被虫咬样的蚀疮，不痛不痒不冷，被人看到自己才有感觉。若不及时治疗，六七日后，下部疮处生脓溃烂，虫食五脏，身感极热烦躁，毒气缠身，毒注大便不禁，八九日后，手段高明的医生都不能治疗。如果感觉危重，应当仔细观察下部，若已生疮，颜色红赤像刀切肉者，此为阳毒，最为危急。如果疮处像蠹鱼牙齿者，即为阴毒，则病情稍缓和。但对人都有生命危险，二十日内均能致人于死。如要查明是否已中水毒，可以烧取数升热水，取小蒜五寸嚼碎，投入热水中，不要使水太热，太热则无效力。捞去小蒜渣，待温度适宜时，让病人洗浴。如果身体显现红色斑纹，又没有其他特殊的症状，就应按照其他病症来治疗。

中水毒气病方：

取鲜梅叶或鲜桃树叶．捣烂绞取汁液三升左右，用少量水稀释后饮服。姚氏说："小儿不能直接饮，应将此药汁涂于乳头上，使小儿食入。

又方：取常思草捣烂绞取汁液，饮服二、三升，同时用绵浸药汁裹导入下部中，以消导下部毒气，每日三次，即可痊愈。

又方：取大青蓝捣烂绞汁，以少量水调和，涂于患处，头面部及身体各处沿周涂匀。

又方：取鲜梨树叶一把，捣烂，以酒一杯和匀绞汁，饮服。不过三次即愈。

又方：取蛇莓草根，捣为细末，饮服。同时敷于下部以消导毒气。亦可以捣饮液汁

一二升。夏季经常外出，如果要入水中洗浴，可先取少量蛇莓草根末投入水中，即可不必担心中水毒气，还可辟除射工毒。在家中虽然是用容器贮水洗浴，亦应取少量蛇莓草根末投入水中，对预防水毒气大有良效。

现在东间各山区县内有很多溪毒病人，都是在春季患病，症状如同伤寒，亦叫作"溪温"，不一定是射工一类的病，也都患疮肿及泄痢，寒热烦痛，如不解救便致死亡。医生治疗此病所用的药物与治伤寒温热等疾病大体相似，这里只介绍单方治法：

五加根，烧为末，用苦酒或浆水冲饮服。取荆树叶，捣烂绞汁服，亦有良效。这是给千金都不外传的秘方。

又方：秘密地采集蓼的茎叶，捣烂取汁，饮服一二合，并用此药汁涂抹患处一周。

又方：取雄牛膝茎一把，水、酒共一杯，浸泡牛膝后，绞取汁，饮服，每日三服。所说的雄牛膝茎，紫色者即是。

如果下部生疮，已溃烂成洞：

秫米一升，食盐五升，水一石，煎煮成烂米粥，使病人坐其中，即愈。

又方：取桃树皮及叶，捣烂，以水浸泡成浓汁，去渣，置于盆内，使病人浸泡其中，可见有虫爬出。

又方：取皂荚烧为末，用绵裹导入疮洞，亦有良效。还可服牡丹方寸匕，每日三服。

治卒中射工水弩毒方第六十五

【原文】

江南有射工毒虫，一名短狐，一名蜮。常在山间水中，人行及水浴，此虫口中横骨角弩唧以射人形影则病。其诊法：

初得或如伤寒，或似中恶，或口不能语，或恶寒热，四肢拘急，旦可暮剧，困者三日，齿间血出，不疗即死。其中人有四种，初觉则遍身体视之，其一种正黑如墨子，而绕四边，犯之如刺状，其一种作疮，疮久即穿陷，

一种突起如石；其一种如火灼人肉，爆起作疮，此种最急，并皆煞人。居地天大雨，或逐人行潦流，入人家而射人。又当养鹅鸭，食，人行将纯白鹅以辟之，白鸭亦善。带好生犀角，佳也。

若见身中有此四种疮处，便急疗之。

急周绕遍，去此疮边一寸，辄灸一处百壮，疮亦百壮则。

又方：赤苋茎叶，捣绞取汁，饮之，以滓傅之。姚云：服七合，日四、五服。

又方：葫蒜，今傅以揭疮上，灸蒜上千壮，差。

又方：白鸡矢白者二枚，以小饴和调，以涂疮上。

又方：鼠妇虫、豉各七合，巴豆三枚，去心，合猪脂，但以此药涂之。

又方：取水上浮走豉母虫一枚，置口中，便差。云此虫正黑，如大豆浮水上相游者。

又方：取皂荚一梃尺二者，捶碎，苦酒一升，煎如饴，去滓，傅之痛处，差。

又方：马齿苋，捣饮汁一升，滓傅疮上，日四、五偏，则良验。

又方：升麻、乌翣各二两，水三升煮取一升，尽服之，滓傅疮上。不差，更作。姚同。更加犀角二两。

云此虫含沙射人影便病，欲渡水，先以石投之，口边角弩发矢，言口息两角能屈伸。

冬月则蛰。

有一长角横在口前，弩檐临其角端，曲如上弩，以气为矢，用水势以射人，人中之便不能语，余状如葛氏所说。

【译文】

江南有一种射工毒虫，一名短狐，一名蜮，经常栖息于山间水中。人若从此间经过，或洗浴，这种毒虫口内有横骨如角弩，即朝向人的形影射去，即可使人致病。诊治方法：

此病初起时症状与伤寒及中恶类似，有的口不能说话，有的恶寒发热，四肢拘急，

早晨轻晚上重，发病者三日后牙齿间出血，不进行治疗即死。患此病的人可分为四种情况，刚刚发觉时即全身可见明显症状。其中的一种正黑如墨，而环绕四边，有突起的红尖，如用衣被等物触摸，犹如芒刺状；其另一种作疮，日久后疮即形成凹陷；另一种是形成石头样的突起，边缘有棱；还有一种如同火烧过的人肉，嫖起作疮，此一种最为严重，但这四种均可使人致死。居住地天降大雨，或水随行涌流，进入人家里而射人。还应当饲养鹅鸭，鹅鸭见到射工毒虫即食之，人外出可用纯白鹅辟除射工毒虫，白鸭也有辟除的作用。外出携带上好的生金、犀角，亦有预防效果。

如果发现身上生出这四种疮，即应及早治疗。

尽快环绕疮处一周，在距离疮一寸处即灸一百壮，在疮上亦灸一百壮，即愈。

又方：取红苋菜茎叶，捣烂绞取汁，饮服，用渣敷于疮上，姚氏说服七合，每日服四五次。

又方：取胡蒜捣烂，敷疮上并加压，同时在蒜上灸千壮，即愈。

又方：白色的白鸡屎二枚，用少量饴糖调和均匀，涂于疮处。

又方：鼠妇虫、豆豉，各七合，巴豆三枚，去心，共捣为细末，以猪油和匀，涂于疮处。

又方：取在水上游走的豉母虫一枚，置于病人口内，即愈。据说这种虫颜色全黑，如同大豆在水面上浮动。

又方：取皂荚一根一尺二寸长，捶碎，用苦酒一升煎煮至如饴状，去渣，敷于疼痛处，即愈。

又方：取马齿苋捣烂，绞取汁液，饮服一升，以药渣敷于疮上。每日四五遍，即有良效。

又方：升麻、黑色棺材饰物各二两，以水三升煎煮得一升，一次服尽，药渣敷于疮

上。如未愈，再服一次。姚氏方与本方相同，另加犀角二两。

据说这种毒虫含沙射人影，即可致人中病。如要从河水中渡过，先以石头投入水中。嘴角边有弩可发箭矢，口息两角能屈伸，冬季里则蛰居。

有一根长角横在嘴前面，弩檐就搭在长角的两端，弯曲如上弩，以气作为箭矢，利用水势射人，人若被其射中即不能说话。其他的症状如同葛氏所说。

治卒中沙虱毒方第六十六

【原文】

山水间多有沙虱，甚细略不可见。人入水浴，及以水澡浴，此虫在水中著人身，及阴天雨行草中，亦著人：便钻入皮里。其诊法：

初得之，皮上正赤如小豆、黍米、粟粒，以手摩赤上，痛如刺，三日之后，令百节强，疼痛寒热，赤上发疮，此虫渐入至骨，则杀人。自有山涧浴毕，当以布拭身数遍，以故帛拭之一度，乃傅粉之也。

又疗沙虱毒方：

以大蒜十片，著热灰中，温之令热，断蒜及热拄疮上，尽十片，复以艾灸疮上七壮，则良。

又方：斑猫二枚，熬，一枚末，服之；烧一枚，令绝烟，末，以傅疮上，即差。又以射罔傅之，佳。

又方：生麝香、大蒜合捣，以羊脂和，著小筒子中，带之行。今东间水无不有此，浴竟中拭燥燥如芒毛针刺热，看见则以竹叶抄挑去之。

比见岭南人初有此者，即以茅叶茗茗刮去，及小伤皮，则为佳。仍数涂苦苣菜汁，佳。

已深者，针挑取虫子，正如疥虫，著爪上映光方见行动也。若挑得，便就上灸三、四壮，则虫死病除。

若觉犹昏昏，见是其已太深，便应依土俗作方术。拂出，乃用诸汤药以浴，皆一、二升，出都尽乃止。亦依此方，并杂溪毒及射工法急救，七日中，宜差。不尔，则仍有飞虫，啖人心藏，便死。慎不可轻。

【译文】

山中溪水之间经常有沙虱，体极微细而肉眼不可见。人若在水中洗浴或取含沙虱的水洗澡，这种水中的虫子便会附着于人的身体；或者是在阴雨天在草丛中行走，亦能附着于人体，随后钻入皮肤内。这种沙虱的诊疗方法：

初患此病时，皮肤发红并起像小豆、黍米、小米粒样的小疙瘩，如用手摩敷发红处，有如针刺般疼痛。三日以后，使全身各个关节变得强直，出现疼痛寒热，发红处开始生疮，说明此虫已逐渐侵入骨内，即能使人致死。如果人从山间溪水中洗浴后，应当用布擦拭身体数遍，再用旧帛擦一遍，然后以粉涂敷。

又治疗沙虱毒气方：

取大蒜十片，置于热灰内，加温至热。将蒜切断，用蒜的断面拄于疮上，十片拄完后，再以艾于疮上灸七壮，则有良效。

又方：斑蝥二枚，取其中一枚炒，捣为末，内服；取另一枚烧至烟尽，研末，用以敷疮上，即愈。还可用射罔外敷，有良效。

又方：生麝香、大蒜，共同捣烂，用羊油和匀，置于小细筒内，外出时随身携带。现在东间溪水中都有这种虫子，洗浴后用毛巾拭身，会有芒毛针刺般的热感。如见到这种虫子，即用竹叶轻轻挑除。

常见岭南人刚患此病时，即用茅草叶轻轻刮去，或轻微损伤皮肤，则有好的疗效，然后再涂抹几次苦苣汁，效果更好。

对患病时间已久者，用针将虫子挑出，这种虫子就像疥虫，将光线照到虫子的爪上反光才能看见它活动。如果能够挑到，随即

灸三四壮，可使虫死病愈。

如果已经感到头脑昏昏，即说明病况非常沉重且久了，就应该按照当地的风俗施用方术。

先将身体尘土清扫干净，再用各种汤药洗浴，每种药汤都用一二升，将沙洗净，可愈。也可按照这个方法，并结合前面介绍的中溪毒或射工法进行急救，七日内应该痊愈，否则仍会有飞虫在人体内食人的心脏，使人致死，应谨慎对待，不可轻视。

治卒服药过剂烦闷方第六十七

【原文】

服药过剂烦闷，及中毒多烦闷欲死方：

刮东壁土少少，以水一、二升和，饮之，良。

又方：于屋溜下作坎，方二尺，深三尺，以水七升灌坎中，以物扬之令沫出，取一升饮之。未解，更作。

又方：捣蓝取汁，服数升。无蓝，只洗青绢，取汁饮，亦得。服药失度心中苦烦方：

饮生葛根汁，大良。无生者，干葛为末，水服五合。亦可煮服之。

又方：吞鸡子黄数枚，即愈。不差，更作。

服石药过剂者：

白鸭屎末，和水调，服之，差。

又方：大黄三两，芒硝二两，生地黄汁五升，煮取三升，分三服，得下便愈。

若卒服药吐不止者：

饮新汲水一升，即止。

若药中有巴豆，下痢不止方：

末干姜、黄连，服方寸匕，差。

又方：煮豆汁一升，服之差。

附方

《外台秘要》治服药过剂，及中毒烦闷欲死：

烧犀角，末，水服方寸匕。

【译文】

治疗服药超过计量导致烦闷及中毒引起烦闷欲死方：

刮取少量东墙土，以水一二升和匀，饮服，有良效。

又方：在屋檐下，挖一坑，二尺见方，三尺深，取七升水灌入坑中，用一物体扬水，使水起泡沫，取一升饮服。如病况未能解除，再依此法饮服。

又方：取青蓝捣烂绞汁，饮服数升，如果找不到青蓝，漂洗青绢布，取汤汁饮服，也有效。

治疗服药失度，引起心中苦闷烦闷方：

取鲜葛根捣汁，饮服，有特效。如果没有鲜者，取干葛捣为细末，以水冲服五合，或以水煎煮后服。

又方：吞鸡蛋黄数枚，立刻痊愈。如不愈，再吞。

服矿物药超过剂量：

取白鸭屎末，用水调和匀，内服，即愈。

又方：大黄三两，芒硝二两，鲜地黄汁五升，共同煎煮得三升，分为三次服，可使积聚于体内的过量矿物得以消下，即愈。

如果突然服药导致呕吐不止方：

饮服刚刚从井中所汲的新水一升，立刻止呕。

如果药方中有巴豆，引起泄痢不止方：

取干姜、黄连，共同捣为细末，服方寸匕，即愈。

又方：煮豆汁一升，饮服，即愈。

附方：

《外台秘要》治疗服药过量及中毒导致烦闷欲死：

取犀角烧为末，以水冲服方寸匕。

治卒中诸药毒救解方第六十八

【原文】

治食野葛已死方：

以物开口，取鸡子三枚，和以吞之，须臾，吐野葛出。

又方：温猪脂一升，饮之。

又方：取生鸭，就口断鸭头以血沥口中，入咽则活。若口不可开者，取大竹筒洞节，以头注其胁，取冷水竹筒中，数易水，须臾口开，则可得下药。若人多者，两胁及脐中各与筒，甚佳。

又方：多饮甘草汁，佳。

姚方中诸毒药及野葛已死方：

新小便和人屎，绞取汁一升，顿服，入腹即活。解诸毒，无过此汁。

中鸩毒已死者：

粉三合，水三升，和饮之。口噤，以竹管强开灌之。

中射罔毒：

蓝汁、大豆、猪犬血，并解之。

中狼毒[1]毒：以蓝汁解之。

中狼葵毒：以葵根汁解之。

中藜芦毒：以雄黄、葱汁，并可解之。

中踯躅毒：以栀子汁解之。

中巴豆毒：

黄连、小豆藿汁、大豆汁，并可解之。

中雄黄毒：以防己汁解之。

中蜀椒毒、中蜈蚣毒：

二毒，桑汁、煮桑根汁，并解之。

中矾石毒：以大豆汁解之。

中芫花毒：以防风、甘草、桂，并解之。

中半夏毒：以生姜汁、干姜，并解之。

中附子、乌头毒：大豆汁，远志汁，并可解之。

中杏仁毒：以蓝子汁解之。

食金已死者：取鸡屎半升，水淋得一升，饮之，日三服。

又方：吞水银二两，即裹金出。少者一两，亦足。

姚云：一服一两，三度服之。扶坐与之，令入腹，即活。

又方：鸭血及鸡子，亦解之。

今取一种，而兼解众毒。

取甘草㕮咀，浓煮，多饮其汁。并多食葱中涕，并佳。

又方：煮大豆令涌，多饮其汁。无大豆，豉亦佳。

又方：蓝青蓝子，亦通解诸毒，常预畜之。

又方：煮荠苨，令浓饮一、二升，秘方。卒无可煮嚼食之，亦可作散服之。此药在诸药中，诸药则皆验。

又方：凡煮此药汁解毒者，不可热饮之。诸毒得热更甚，宜使小冷为良。

席辩刺史云：岭南俚人，毒皆因食得之。多不即觉，渐不能食，或更心中渐胀，并背急闷，先寒似瘴。

微觉，即急取一片白银含之，一宿银变色，即是药也。银青是蓝药，银黄赤是菌药。久久者入眼，眼或青，或黄赤。青是蓝药，黄赤是菌药。俚人有解疗者，畏人得知，在外预言三百牛药，或云三百雨银药。余久任，以首领亲狎，知其药常用，俚人不识本草，乃妄言之。其方并如后也。

初得俚人毒药且令定方：

生姜四两，甘草三两，炙，切，以水六升煮取二升，且服三服。服讫，然后觅药疗之。

疗方：

常山四两，切，白盐四钱，以水一斗渍一宿，以月尽日渍，月一日五更以土釜煮，勿令奴婢、鸡犬见，煮取二升，旦分再服。服了，少时即吐，以铜器贮取，若青色，以杖举五尺不断者，即药未尽。二日后更一剂。席辩曾饮酒得药，月余始觉，道领梁坟将土常山与为，呼为一百头牛药，服之即差。差后二十日，慎毒食，唯有煮饭食之。前后得差，凡九人。

又方：黄藤十两，岭南皆有，切，以水一斗煮取二升，分三服。服讫，毒药内消。若防己，俚人药。常服此藤，继得，自然不

发。席云：常服之，利小便，亦疗数人。

又方：都淋藤十两，岭南皆有，土人悉知，俚人呼为三百两银。其叶细长，有三尺微，藤生。切，以水一斗，和酒二升，煮取三升，分三服。服讫，毒药并逐小便出，十日慎毒食。不差，更服之，即愈。

又方：干蓝实四两，白花藤四两，出巂州者上，不得取野葛同生者，切，以水七升，酒一升，煮取半，空腹顿服之，少闷勿怪。单干蓝捣末，顿服之，亦差。

又疗腹内诸毒：

都淋藤二两，长三寸，并细锉，酒三升合，安甖中，密封，以糠火烧四边，烧令三沸，待冷出，温服。常令有酒色，亦无所忌，大效。

若不获已，食俚人食者：

先取甘草一寸，炙之后，熟嚼吞之。若食著毒药即吐，便是得药，依前法疗之。席辩云：常囊贮甘草十片以自防。

附方

《胜金方》治一切毒：

以胆子矾为末，用糯米糊丸如鸡头实大，以朱砂衣，常以朱砂养之。冷水化一丸，服，立差。

《经验方》解药毒上攻如圣散：

露蜂房、甘草等分，用麸炒令黄色，去麸，为末，水二碗煎至八分一碗，令温，临卧顿服，明日取下恶物。

《外台秘要》治诸药石后，或热噤多向冷地卧，又不得食诸热面酒等方：

五加皮二两，以水四升煮取二升半，候石发之时便服。未定，更服。

孙思邈论云：有人中乌头、巴豆毒。

甘草入腹即定。方称大豆解百药毒，尝试之，不效。乃加甘草，为甘豆汤，其效更速。

《梅师方》蜀椒闭口者有毒，误食之，便气欲绝，或下白沫，身体冷。急煎桂汁服之，多饮冷水一、二升。忽食饮吐浆，煎浓豉汁，

服之。

《圣惠方》治硫黄忽发气闷，用羊血服一合，效。

又方：治射罔在诸肉中有毒，及漏脯毒。

用贝子，末，水调半钱服，效。或食面臛毒，亦同用。

《初虞世方》治药毒秘效。

巴豆去皮，不出油，马牙硝，等分，合研成膏，冷水化一弹子许，服，差。

【注释】

〔1〕为瑞香科植物红狼毒 Stellera chamaejasmeL. 及大戟科植物月腺大戟 Euphorbia ebracteolataHayata 和狼毒大戟 E. fischeriana Steud. 的根。

【译文】

治食野葛已昏死不醒方：

用一物体撬开病人口，取鸡蛋三枚，一起塞入口内使病人吞咽，片刻后可将野葛吐出。

又方：取猪油一升，加温，饮服。

又方：取活鸭一只，就口边切断鸭头，将鸭血淋入病人口中，血咽入腹内则病人可活。如口已不能张开，可取一中空的大竹筒，以一端对准病人的胁下，取冷水灌入竹筒内，连续更换几次冷水，片刻后病人的口即可张开，此时可再下药。如果人手较多，可于病人的两胁和脐中各对一竹筒，效果更好。

又方：多多饮服甘草汁，有良效。

姚氏方治疗中各种药毒及野葛毒已死方：

取新小便和人屎，绞取液汁一升，一次服尽，进入腹内病人即活。解救各种中毒，没有比此汁效果更好的。

治中毒酒毒已死：

米粉或面粉三合，以水三合和匀饮服。如口闭难张，可用竹管撑开口灌服。

治疗中射罔毒：

蓝汁、大豆、猪狗血，都能解救射罔毒。

误中狼毒，可以用蓝汁解救。

误中狼葵毒，可以用葵根汁解救。

误中藜芦毒，可以用雄黄或葱汁解救。

误中踯躅毒，可以用栀子汁解救。

误中巴豆毒：

黄连、小豆、藿香汁、大豆汁等，都可以解救。

误中雄黄毒，可以用防己汁解救。

误中蜀椒毒或中蜈蚣毒：

对于中此二物者，可用鲜桑汁，或用水煎煮桑根取汁，都可以解救。

误中矾石毒，可以用大豆汁解救。

误中芫花毒，可以用防风、甘草或桂枝，都能解救。

误中半夏毒，生姜汁或干姜都能解救。

误中附子、乌头毒，大豆汁或远志汁都能解救。

误中杏仁毒，可以用蓝子汁解救。

对于吞金后已经昏迷不醒的人，可取鸡屎半升，掺水搅和匀得一升，饮服，每日三服。

又方：即刻吞服水银二两，即可将金裹带而出。如果金吞入不多，吞服水银一两也够。

姚氏说：每服一两，共服三次。将病人扶坐起吞服水银，水银入腹后，即可活。

又方：用鸭血和鸡蛋也可解救。

现只取其中的一种，而能兼解多种毒：

取甘草嚼碎，煎煮取浓汁，尽量多多饮服。也可以多食葱茎中的粘液，都有很好的解毒效果。

又方：取大豆煎煮，使起泡沫，多多饮服大豆汁。如无大豆，使用豆豉，也有很好的效果。

又方：蓝青、蓝子也都可解各种毒物之毒，可以经常储藏一些，以备急用。

又方：取荠苨煎煮浓汁，饮服一二升。本方为秘方。在紧急时，不用煎煮，嚼碎后咽服，或捣为散末内服。此味药用于各种解毒药方中，使各种解毒药方都有灵验的效果。

又方：凡是煎煮荸荠药汁用于解毒时，不可以热饮内服。否则各种毒物遇热则毒力更强，所以应待药汁稍冷后服用为好。

席辩刺史说：岭南的当地俗人，凡是中毒都是从饮食上所得。大多数中毒者不会很快察觉，逐渐不能进食饮食，严重的腹部慢慢肿胀，并牵扯背部急闷，开始时发冷与中瘴气的症状相似。

稍有中毒的感觉时，立即取一片白银含于口内，一宿后银片变色，即是药毒所致。如果银片呈青色，是蓝药毒；银片呈黄红色，是菌药毒。中毒时间一久，毒气即侵入眼部，使眼睛发青或发黄红色。发青是蓝药毒，发黄红色是菌药毒。当地俗人中有能解救治疗的人，他们怕人得知解救的方法，就对外人谎称是三百年的牛药，或说是三百两银药。我在岭南任职已久，与当地俗人的首领关系密切，知道这种解毒药经常使用。俗人不认识《本草》，故胡乱瞎说。这种解毒的药方如后所述。

初被当地俗人毒药所中，能使患者病情稳定方：

生姜四两，甘草三两（炙），共切碎，用水六升煎煮得二升，每日三服。服完后，再用后面的当地俗人药方治疗。

治疗药方：

常山四两（切），白盐四钱，以水一斗浸泡一宿，每月最后一天开始浸泡，次日五更用沙土锅煎煮，不要让奴婢、鸡狗看见，煎煮得二升，早晨分作二次服。服后片刻即吐，将所吐之物贮于一铜器内，如果是青色，以木棍蘸取吐液观察，若粘稠能调起五尺而不断，即说明药力不够。二日后，再服一剂。席辩曾饮酒中药毒，大约一月后才察觉，当地俗人首领梁坟赠与土常山，称之为一百头药，服后即愈。痊愈后二十余天内，特别谨慎饮食中毒，只煮服米饭。前后共治

疗痊愈九个人。

又方：黄藤十两，此物岭南各地均有，切碎，以水一斗，煎煮得二升，分为三次服。药服完后，药毒在体内自然消解。此药与防己相似，是当地俗人所用的药物。经常服用此藤，即使中了药毒，也自然不会发作。席辩说：常服此药，利小便，亦曾用本方治愈过数人。

又方：都淋藤十两，岭南到处都有，当地土人都认识这种药物，俗人称之为三百两银。其叶细长，有三尺多，为攀援茎藤。取回切碎，以水一斗，掺入酒二升，煎煮得三升，分为三次服。服完后，药毒即随小便排出，十日内谨慎小心不要再服食有毒的食物。如未愈，可再重服，即可痊愈。

又方：干蓝子实四两，白花藤四两，崖州出产者质量好，不要取用与野葛混生的。切碎，以水七升，酒一升，煎煮得一半，空腹一次服尽。服后会稍有心闷的感觉，不必惊怪。单取干蓝捣为细末，一次服尽，亦能治愈。

又治疗各种毒物进入腹内：

都淋藤二两，长三寸，细锉碎，以酒三升掺和均匀，置于一瓦器内，密封，用糠作火燃烧瓦器的四周，烧至酒三沸，待冷后倒出，温服。常会使人面生酒色，但不必有所顾忌，有特效。

若仍不见彻底好转，可服用俗人所食之物：

先取甘草一寸，炙后，嚼烂吞服。如果是因食而中药毒会立即引起呕吐，亦表明是中药毒，应依照前面介绍的方法治疗。席辩说：经常用一小口袋储备十片甘草，可以预防中各种药毒。

附方：

《胜金方》治各种毒物：

取胆矾研为细末，用糯米糊为丸，如鸡头实大小，再以朱砂为衣膜，经常用朱砂保护药丸。每次用凉白开水化服一丸，可立即

痊愈。

《经验方》解药毒上攻如圣散：

露蜂房、甘草等分，用麦麸炒至黄色，去麦麸，研为细末，用二碗水煎煮得八成满一碗，乘温与临睡前一次服尽，明日应当排下恶秽之物。

《外台秘要》治服食各种药石后，或发热噤口，喜于冷地而卧，又不能进食热面热酒等方：

五加皮二两，以水四升煎煮得二升半，待药石发作的时候立即服用。若病情未能稳定下来，再继续服。

孙思邈论述说：有人中乌头、巴豆毒：

甘草进入腹内即可使病情稳定。药方都说大豆可解百药毒，曾经试验而不见效。于是加入甘草，成为甘豆汤，解毒的效果很迅速。

《梅师方》未开口的蜀椒有毒，误食后，令人气绝或下白沫，身体发凉。可急速取桂枝煎汤服用，再多饮凉白开水一、二升。如果在进餐时突然呕吐白浆水，可煎煮豆豉汤服用。

《圣惠方》治中硫磺毒，突发气闷：

取羊血服一合，有效。

又方：治射罔在各种肉中有毒及漏脯（注：即腐肉，烂肉）毒：

用贝子研为细末，以水调服半钱匕，有效。如果是中食面肉羹毒，亦可同用。

《初虞世方》：治疗中各种药毒秘方：

取巴豆去皮，不出油，马牙硝，等分，共同研合成膏，用凉白开水化服一弹子左右，即愈。

治食中诸毒方第六十九

【原文】

蜀椒闭口者有毒，戟人咽气便欲绝，又令人吐白沫。多饮桂汁，若冷水一、二升，及多食大蒜，即便愈。慎不可饮热，杀人。

比见在中椒毒，含蒜及荠苨，差。

钩吻叶与芥相似，误食之杀人方：

荠苨八两，水六升煮取三升，服五合，日五服。又云：此非钩吻。

食诸菜中毒，发狂烦闷，吐下欲死方：取鸡屎烧末，服方寸匕。不解，更服。又煮葛根，饮汁。

莨菪毒，煮甘草汁，捣蓝汁饮，并良。

苦瓠毒，煮黍穰令浓，饮汁数升，佳。

食马肝中毒：

取牡鼠屎二七枚，两头尖者是，水和饮之。未解者，更作。

食六畜鸟兽：

幞头垢一钱匕，《小品》云：起死人。又饮豉汁数升，良。

几物肝脏，自不可轻啖，自死者，弥勿食之。生食肝中毒：

捣附子末，服一刀圭，日三服。

肉有箭毒，以蓝汁、大豆解射罔毒。

食郁肉，谓在蜜器中经宿者，及漏脯，茅屋汁霑脯为漏脯，此前并有毒。

烧人屎，末，酒服方寸匕。

又方：捣薤汁，服二、三升，各连取，以少水和之。食黍米中藏脯中毒方：

此是郁脯，煮大豆一沸，饮汁数升，即解。兼解诸肉漏毒。

食自死六畜诸肉中毒方：

黄檗末，服方寸匕。未解者，数服。

六畜自死，皆是遭疫，有毒，食之洞下，亦致坚积，并宜以痢丸下之。

食鱼中毒：

浓煮橘皮，饮汁。《小品》云：冬瓜汁最验。

食猪肉遇冷不消，必成虫癥，下之方：

大黄、朴硝各一两，芒硝亦佳，煮取一升，尽服之。若不消，并皮研杏子汤三升，和，三服，吐出，神验。

食牛肉中毒，煮甘草饮汁一、二升。

食马肉洞下欲死者：

豉二百粒，杏子二十枚，咬咀，蒸之五升饭下熟，合捣之，再朝服令尽。

此牛马皆谓病死者耳。

食鲈鱼肝及鲩鯬鱼中毒：

剉芦根，煮汁，饮一、二升，良。

解毒，浓煮香苏，饮汁一升。

饮食不知是何毒：

依煎甘草、荠苨，通疗此毒，皆可以救之。

食菹菜，蜈吞水蛭，蛭啖脏血，肠痛渐黄瘦者，饮牛、羊热血一二升许，经一宿，便暖猪脂一升，饮之，便下蛭。

食菌遇毒死方：

绞人屎汁，饮一升，即活。服诸吐痢丸，亦佳。又掘地作土浆，服二、三升，则良。

误食野芋欲死，疗同菌法。

凡种芋三年不取，亦成野芋，即杀人也。

附方

《梅师方》治饮食中毒鱼肉菜等。

苦参三两，以苦酒一升，煎三、五沸，去滓，服之，吐出即愈。或取煮犀角汁一升，亦佳。

又方：治食狗肉不消，心下坚，或腹胀口干，发热妄语，煮芦根饮之。

又方：杏仁一升，去皮，水三升，煎沸，去滓取汁，为三服，下肉为度。

《金匮方》治食蟹中毒：

紫苏煮汁，饮之三升，以子汁饮之，亦治。凡蟹未经霜多毒。

又《圣惠方》以生藕汁，或煮干蒜汁，或冬瓜汁，并佳。

又方：治雉肉作臛，食之吐下。

用生犀角末，方寸匕，新汲水调下，即差。

唐崔魏公云：铉夜暴亡，有梁新闻之，乃诊之曰：食毒。仆曰：常好食竹鸡。多食半夏苗，必是半夏毒。命生姜擂汁，折齿而灌之，活。

《金匮方》春秋二时，龙带精入芹菜中，

人遇食之为病。发时手青肚满，痛不可忍，作蛟龙病。服硬糖三、二升，日二度，吐出如蜥蜴三、二个，便差。

《明皇杂录》云：有黄门奉使交广回，周顾谓曰：此人腹中有蛟龙。上惊问黄门曰：卿有疾否？曰：臣驰马大庚岭，时当大热，困且渴，遂饮水，觉腹中坚痞如杯。周遂以硝石及雄黄煮服之，立吐一物，长数寸，大如指。视之鳞甲具，投之水中，俄顷长数尺，复以苦酒沃之，如故。以器覆之，明日已生一龙矣。上甚讶之。

【译文】

不裂口的蜀椒有毒，对人的咽喉有刺激，令人呼吸困难气闷欲死，还可使人吐白沫。可多饮桂枝汤汁或凉水一二升，同时多食大蒜，即可治愈。注意切不可饮服热物，否则有生命危险。曾见过中蜀椒毒者，含服蒜及荠苨后而治愈。

钩吻叶与芥菜叶相似，误食中毒可致人死方：

荠苨八两，水六升，煎煮得三升，每服五合，每日服五次。又说：此叶并不是钩吻。

食各种菜类中毒，发狂烦闷，吐下欲死方：

取鸡屎烧为末，服下方寸匕。如未解，再服。还可煎煮葛根汁，饮服。

如果中莨菪毒，煎煮甘草汁，或捣蓝汁，饮服，都有良效。

如果中苦瓠毒，煎煮黍穰取浓汁，饮服数升，有良效。

如果食马肝中毒：

取牡鼠屎十四枚，其形状两头尖，用水和匀饮服。如未解，可再服。

如果食六畜鸟兽中毒：

包头巾垢泥一钱匕，《小品方》说能救死人。还可饮服豆豉汁数升，有良效。

各种动物的肝脏都不能轻易食用，尤其是自死的动物，切勿食用。如果生食肝脏中毒：

取附子捣为细末，每服一刀圭，每日三服。

如果肉含箭毒，可以用蓝汁、大豆解射罔毒。

食腐臭肉，即放在密闭的容器中过夜者，及漏脯，被茅屋漏雨水污染的干肉即是"漏脯"，前面曾提到过，都有毒。

烧人屎为末，以酒冲服方寸匕。

又方：取薤白汁捣烂绞汁，每服二三升，可取少量的水和匀服。食发霉变质黍米而中毒方：

这与中腐肉毒相似，煎煮大豆一沸，饮服汤汁数升，即可解毒。同时可解各种腐肉毒。

食用自死六畜肉中毒方：

取黄檗捣末，服方寸匕。为能解者，可连服数次。

各种自死的牲畜都是遭疫病传染，其肉有毒，食后即导致腹泄，亦可引起腹内坚积，都可用治痢疾的丸药治疗。

治食鱼中毒：

煎煮橘皮取浓汁，饮服。《小品方》说，冬瓜汁最有效验。

食猪肉后遇冷不消，一定会成虫癥，治疗方药：

大黄、朴硝，各一两（芒硝亦可），以水煎煮得一升，一次服尽。如果仍未消解，可取带皮的杏仁研为细末，用温开水三升，和匀，分为三次服，即可吐出，具有神奇的效验。

食牛肉中毒：煎煮甘草，饮汁一二升。

食马肉引起洞泄欲死：

取豆豉二百粒，杏仁二十枚，嚼碎，上锅与五升饭内同蒸熟，共同捣烂，次日早晨一次服尽。

这种牛马都说是患病后死的。

食鲈鱼肝及鲩鲗鱼中毒：

取芦根锉碎，以水煎煮取汗，饮服一二升，有良效。

解毒：取香苏煎煮浓汁，饮服一升。

饮食中毒但不知是何种毒：

可煎煮甘草、荠苨，均可治疗此毒，亦都能解救中毒的人。

食水生蔬菜而误食水蛭，水蛭入腹吸食脏腑血，导致肠痛身体逐渐黄瘦。可饮服牛、羊热血一二升左右，过一宿，再取猪油一升加温，饮服，即可排下水蛭。

食菌类遇毒致死方：

取人屎搅成汁，饮服一升，即可救活。服用各种治吐痢的丸药，也有良效。还可挖一土坑，加水搅成土浆，饮服二三升，亦有效。

误食野芋将死，治疗与中菌类毒方法相同。

凡是人工种植芋头，三年而不采收，就会变成野芋，对人即会产生致死的中毒反应。

附方：

《梅师方》治饮食中鱼肉菜等毒：

苦参三两，用苦酒一升，煎煮三五沸，去渣，饮服，取吐即愈。或取犀角煎煮汤汁，饮服一升亦有效。

又方：治食狗肉不得消化，导致心下坚硬或腹胀口干，发热谵语。

以水煎煮芦根，饮服。

又方：取杏仁一升，去皮，以水三升，煮开，去渣取汁，分为三服。以排下腹内积肉为度。

《金匮方》治食螃蟹中毒：

取紫苏茎叶用水煎煮汤汁，饮服三升。或以紫苏子煎汁，亦有效。凡各种蟹未经霜者，一般都有毒。

又《圣惠方》用生藕汁，或煎煮干蒜汁，或冬瓜汁，都有良效。

又方：治食用野鸡肉羹引起的呕吐下痢：

用生犀角研为细末，取方寸匕，用新汲水调服，即愈。

唐崔魏公说：铉在夜里突然死亡，有一个叫梁新的人听说后马上进行诊治，认为是食物中毒。仆人说，主人经常喜好吃竹鸡，而竹鸡经常以半夏苗为食，肯定是中了半夏毒。于是命仆人取生姜捣汁，撬开牙齿灌服，将铉救活。

《金匮方》：在春秋二季，龙将精气带入芹菜中，人如果食了这种芹菜即患病。发作时，手发青，肚胀满，疼痛难忍，就像患了蛟龙病。可服用硬糖二三升，每日服二次，可吐出像蜥蜴样的东西三二个，即可痊愈。

《明皇杂录》记载：有一位黄门使者，奉命到交州、广州办事而回。周顾说，此人腹内有蛟龙。皇上很吃惊地问这位黄门道：你有病吗？黄门回答：我骑马在大庾岭上跑，当时正值天气盛热，我又困又渴，立刻饮水，饮后就觉得腹内痞坚不舒服。于是，周顾以水煎煮硝石和雄黄，让黄门饮服，服后即吐出一物，长数寸，粗如手指。细细观察，体表长满鳞甲，投入水中片刻后，长数尺，再以苦酒浸泡，体形缩小如故。把它装入一容器内，至次日而变成一条龙。皇帝极为惊讶。

治防避饮食诸毒方第七十

【原文】

杂鸟兽他物诸忌法：

白羊不可杂雄鸡。羊肝不可合乌梅及椒食。

猪肉不可杂羊肝。牛肠不可合犬肉。雄鸡肉不可合生葱菜。鸡、鸭肉不可合蒜及李子、鳖肉等。生肝投地，尘芥不著者，不可食。暴脯不肯燥，及火炙不动，并见水而动，并勿食。鸟兽自死，口不开者，不可食。

水中鱼物诸忌：

鱼头有正白连诸脊上不可食。鱼无肠胆及头无魤勿食。鱼不合乌鸡肉食。生鱼目赤不可作脍。鱼勿合小豆藿。青鱼鲊不可合生胡荽。鳖目凹者不可食。鳖肉不可合鸡鸭子及赤苋菜食之。妊娠者不可食鲶鱼。

杂果菜诸忌：

李子不可合鸡子及临水食之。五月五日不可食生菜。病人不可食生胡芥菜。妊娠勿食桑椹并鸭子、巴豆藿。羹半夏、菖蒲、羊肉、细辛、桔梗忌菜。甘草忌菘菜。牡丹忌胡荽。常山忌葱。黄连、桔梗忌猪肉。茯苓忌大醋。天门冬忌鲤鱼。

附方

《食医心镜》黄帝云：食甜瓜竟食盐，成霍乱。

《孙真人食忌》：苍耳合猪肉食害人。又云：九月勿食被霜瓜，食之令人成反胃病。

【译文】

各种鸟兽及配食物多种忌法：

白羊不能与雄鸡一同杂食。羊肝不可与乌梅及椒同食。猪肉不能和羊肝同吃。牛肠不能与狗肉同吃。雄鸡肉不能与生葱菜等共同食用。鸡、鸭肉不能与蒜及李子、鳖肉等同食。生肝掉在地上，不沾灰尘及小草者，不能食。暴晒的肉干未彻底干燥，及经火炙不动，但遇水而动者，都不能食。鸟兽自死，嘴不张开者，不可食用。

鱼与食物杂食的各种忌法：

鱼头上若有一条正直的白线连接脊上者，不能食用。鱼如果没有肠、胆及头无魤者不要食。鱼不要和乌鸡肉同食。生鱼眼目若红，不可作脍食。鱼不能和小豆藿同食。腌青鱼或糟青鱼不能与生胡荽同食。凹眼的鳖不可食。鳖肉不能和鸡、鸭蛋及红苋菜同食。妊娠的妇女不能食脍鱼。

杂食果菜的各种忌法：

李子不能与鸡蛋同食，也不能在水边附近食。五月五日不能食生菜。有病的人不能食生胡芥菜。妊娠的妇女勿食桑椹及鸭蛋、巴豆、藿羹。半夏、菖蒲、羊肉、细辛、桔梗，忌食蔬菜。甘草忌食菘菜。牡丹忌食胡荽。常山忌食葱。黄连、桔梗忌食猪肉。茯苓忌食大醋。天门冬忌食鲤鱼。

附方：

《食医心镜》黄帝说：食甜瓜后再食盐，则导致霍乱。

《孙真人食忌》：苍耳和猪肉同食对人有害。又说，九月勿食带霜的瓜，食后可使人得反胃病。

治卒饮酒大醉诸病方第七十一

【原文】

大醉恐腹肠烂

作汤于大器中，以渍之，冷复易。

大醉不可安卧，常令摇动转侧。又当风席地，及水洗、饮水，最忌于交接也。

饮醉头痛方：

刮生竹皮五两，水八升煮取五升，去滓，然后合纳鸡子五枚，搅调，更煮再沸，二、三升服尽。

饮后下痢不止：

煮龙骨饮之。亦可末服。

连月饮酒，喉咽烂，舌上生疮。

捣大麻子一升，末黄檗二两，以蜜为丸，服之。

饮酒积热，遂发黄方：

鸡子七枚，苦酒渍之，封密器中，纳井底二宿，当取各吞二枚，枚渐尽，愈。

大醉酒，连日烦毒不堪方：

蔓青菜并少米熟煮，去滓，冷之便饮，则良。

又方：生葛根汁一、二升，干葛煮饮，亦得。

欲使难醉，醉则不损人方：

捣柏子仁、麻子仁各二合，一服之，乃以饮酒，多二倍。

又方：葛花并小豆花子，末为散，服三、二匕。又时进葛根饮、枇杷叶饮，并以杂者干蒲、麻子等，皆使饮而不病人。胡麻亦煞酒。先食盐一匕，后则饮酒，亦倍。

附方

《外台秘要》治酒醉不醒：

九月九日真菊花，末，饮服方寸匕。

又方：断酒，用驴驹衣烧灰，酒服之。

又方：鸬鹚粪灰，水服方寸匕。

《圣惠方》治酒毒或醉昏闷烦渴。要易醒方：

取柑皮二两，焙干为末，以三钱匕，水一中盏，煎三、五沸，入盐，如茶法服，妙。

又方：治酒醉不醒。

用菘菜子二合，细研，井花水一盏，调为二服。

《千金方》断酒法：

以酒七升著瓶中，朱砂半两，细研，著酒中，紧闭塞瓶口，安猪圈中，任猪摇动，经七日，顿饮之。

又方：正月一日，酒五升，淋碓头杵下，取饮。

又方：治酒病。

豉葱白各半升，水二升煮取一升，顿服。

【译文】

大醉后应防止腹内肠烂：

于大容器内倒入温热水，醉人浸泡于热水内，水凉后即更换。

大醉后不能平静安卧，应使身体经常摇动侧转。同时要避免迎风席地而卧，也不要水洗、饮水等，最忌讳大醉后行房事。

饮酒醉后头痛方：

刮取生竹皮五两，以水八升煎煮得五升，去渣，然后合入鸡蛋五枚，调搅和匀，再煎煮至沸，得二三升，一次服尽。

饮酒后引起下痢不止：

取龙骨煮饮服。亦可捣末服用。

连月饮酒导致咽喉腐烂，舌上生疮：

取大麻子一升捣为细末，黄檗末二两，以蜂蜜和为丸，服用。

饮酒引起体内积热，逐渐发黄方：

鸡蛋七枚，用苦酒浸泡，密封于容器内，沉入井底二宿，取出一次吞服二枚，逐渐痊愈。

连日饮酒大醉，酒毒烦闷不堪方：

蔓青菜及少量米，煮熟去渣，待凉后饮服，则有良效。

又方：生葛根汁饮服一二升，干葛根煎煮汤饮服，亦有效。

要想不容易醉，醉后不损伤人方：

取柏子仁、麻子仁各二合，捣为细末，服用后再饮酒，比平时多饮二倍。

又方：取葛花及小豆花子，捣为细散，每服三二匕。还可随季节，饮服葛根汁、枇杷叶汁，并可掺杂干蒲、麻子等，都可起到饮酒而不致损伤人的作用。胡麻也可减低酒的危害程度。先食盐一匕，然后饮酒，亦能多饮一倍。

附方：

《外台秘要》治酒醉不醒：

于九月九日采真菊花，研为细末，饮服方寸匕。

又方：如欲戒酒。可用驴驹的胞衣烧为灰，以酒冲服。

又方：取鸬鹚粪烧为灰，以水调服方寸匕。

《圣惠方》治酒中毒或醉后昏闷烦渴易醒方：

取柑皮二两，焙干研为细末，取三钱匕，水一中盏，煎煮三五沸，加入少许食盐，作茶饮服。有奇妙的效果。

又方：治酒醉不醒：

用菘菜子二合，研为细末，取井花水一盏，分为二次调服。

《千金方》戒酒法：

以酒七升装入瓶内，朱砂半两研为细末，兑入酒内，塞紧瓶口，安放于猪圈中，任猪摇动，经过七日后，一次服尽。

又方：于正月一日，取五升酒，冲淋石臼头杵，再取出饮服。

又方：治疗酒病：

豆豉、葱白各半升，以水二升煎煮得一升，一次服尽。

卷　　八

治百病备急丸散膏诸要方第七十二

【原文】

裴氏五毒神膏，疗中恶暴百病方：

雄黄、朱砂、当归、椒各二两，乌头一升，以苦酒渍一宿，猪脂五斤，东面陈芦煎五上五下，绞去滓，内雄黄、朱砂末，搅令相得毕，诸卒百病，温酒服如枣核一枚。不差更服，得下即除。四肢有病，可摩，痈肿诸病疮，皆摩傅之，夜行及病冒雾露，皆以涂人身中，佳。

效方，并疗时行温疫、诸毒气、毒恶核、金疮等。

苍梧道士陈元膏，疗百病方：

当归、天雄、乌头各三两，细辛、芎䓖、朱砂各二两，干姜、附子、雄黄各二两半，桂心、白芷各一两，松脂八两，生地黄二斤，捣绞取汁，十三物，别捣雄黄、朱砂为末，余㕮咀，以酽苦酒三升，合地黄渍药一宿，取猪脂八斤，微火煎十五沸，白芷黄为度，绞去滓，内雄黄、朱砂末，搅令稠和，密器贮之。腹内病，皆对火摩病上，日两、三度。从十日乃至二十日，取病出差止。四肢肥肉风瘴，亦可酒温服之如杏子大二枚。

主心腹积聚，四支痹躄，举体风残，百病效方。

华佗虎骨膏，疗百病。

虎骨、野葛各三两，附子十五枚，重九两，椒三升，杏仁、巴豆去心皮，芎䓖切，各一升，甘草、细辛各一两，雄黄二两，十物苦酒渍周时，猪脂六斤，微煎三上三下，完附子一枚，视黄为度，绞去滓，乃内雄黄，搅使稠和，容器贮之。百病皆摩傅上，唯不

得入眼。若服之，可如枣大，内一合热酒中，顷臾后拔白发，以傅处，即生乌。猪疮毒风肿及马鞍疮等，洗即差，牛领亦然。

莽草膏，疗诸贼风肿痹，风入五藏恍惚方：

莽草一斤，乌头、附子、踯躅各三两，四物切，以水苦酒一升，渍一宿，猪脂四斤，煎三上三下，绞去滓，向火以手摩病上三百度，应手即差。耳鼻病可以绵裹塞之。疗诸疥癣杂疮。

《隐居效验方》云：并疗手脚挛，不得举动，及头恶风、背胁卒痛等。

蛇衔膏：疗痈肿，金疮瘀血，产后血积，耳目诸病，牛领马鞍疮。

蛇衔、大黄、附子、当归、芍药、细辛、黄芩、椒、莽草、独活各一两，薤白十四茎，十一物，苦酒淹渍一宿，猪脂三斤，合煎于七星火上，各沸，绞去滓，温酒服如弹丸一枚，日再。病在外摩，傅之。耳，以绵裹塞之。目病，如黍米注眦中。其色缃黄，一名缃膏。人又用龙衔藤一两，合煎，名为龙衔膏。

神黄膏，疗诸恶疮、头疮、百杂疮方：

黄连、黄檗、附子、雄黄、水银、藜芦各一两，胡粉二两，七物细筛，以腊月猪脂一斤，和药调器中，急密塞口，蒸五斗米下，熟出，内水银，又研令调，密藏之。有诸疮，先以盐汤洗，乃傅上，无不差者。

《隐居效验方》云：此膏涂疮，一度即瘥，时人为圣。

青龙五生膏，疗天下杂疮方：

丹砂、雄黄、芎䓖、椒、防己各五分，龙胆、梧桐皮、柏皮、青竹茹、桑白皮、蜂房、猥皮各四两，蛇蜕皮一具，十三物切，

以苦酒浸半月，微火煎少时，乃内腊月猪脂三斤，煎三上三下，去滓，以傅疮上，并服如枣核大，神良。

《隐居效验方》云：主痈疽、痔、恶疮等。

以前备急诸方，故是要验。此来积用效者，亦次于后云。

扁鹊陷冰丸：疗内胀病，并蛊疰、中恶等，及蜂百毒、溪毒、射工。

雄黄、真丹砂，别研，矾石，熬，各一两，将生矾石三两半烧之，鬼白一两半，蜈蚣一枚，赤足者，小炙，斑猫，去翅足，龙胆、附子，炮各七枚，藜芦七分，炙，杏仁四十枚，去尖皮，熬，捣筛，蜜和捣千杵。腹内胀病，中恶邪气，飞尸游走，皆服二丸如小豆。若积聚坚结，服四丸，取痢，泄下虫蛇五色。若虫注病、中恶邪、飞尸游走，皆服二、三丸，以二丸摩痛上。若蛇蜂百病，苦中溪毒、射工，其服者，视强弱大小及病轻重，加减服之。

丹参膏：疗伤寒时行，贼风恶气。

在外，即支节麻痛，喉咽痹寒；入腹，则心急胀满，胸胁痞塞。内则服之，外则摩之。并瘫缓不随，风湿痹，不仁偏枯，拘屈口㖞，耳聋齿痛，头风痹肿，脑中风动且痛，若痈结核漏瘰疬，坚肿未溃，傅之取消。及丹疹诸肿无头，欲状骨疽者，摩之令消。及恶结核走身中者，风水游肿，亦摩之。其服者，如枣核大，小儿以意减之，日五服，数用之，悉效。丹参、蒴藋各三两，莽草叶、踯躅花各一两，秦胶、独活、乌头、川椒、连翘、桑白皮、牛膝各二两，十二物，以苦酒五升，油麻七升，煎令苦酒尽，去滓，用如前法。亦用猪脂同煎之。若是风寒冷毒，可用酒服。若毒热病，但单。牙齿痛，单服之。仍用绵裹嚼之。此常用猪脂煎药，有小儿耳后疬子，其坚如骨，已经数月不尽，以帛涂膏贴之，二十日消尽，神效无比。此方出《小品》。

神明白膏：疗百病，中风恶气，头面诸病，青盲，风烂眦鼻，耳聋，寒齿痛，痈肿疽痔，金疮癣疥，悉主之。

当归、细辛各三两，吴茱萸、芎䓖、蜀椒、术、前胡、白芷各一两，附子三十枚，九物切，煎猪脂十斤，炭火煎一沸即下，三上三下，白芷黄膏成，去滓，密贮。看病在内，酒服如弹丸一枚，日三。在外，皆摩傅之。目病，如黍米内两眦中，以目向天风可扇之。疮虫齿，亦得傅之。耳内底着，亦疗之。缓风冷者，宜用之。

成膏：

清麻油十三两，菜油亦得，黄丹七两，二物铁铛文火煎，粗湿柳批篦搅不停，至色黑，加武火，仍以扇扇之，搅不停，烟断绝尽，看渐稠，膏成。煎须净处，勿令鸡犬见。齿疮贴，痔疮服之。

药子一物方：

婆罗门胡名船疏树子，国人名药。疗病唯须细研，勿令粗，皆取其中人，去皮用之。

疗诸疾病方：

卒得吐泻、霍乱、蛊毒，脐下绞痛，赤痢，心腹胀满，宿食不消，蛇螫毒入腹，被毒箭入腹，并服二枚。取药子中人，暖水二合，研碎，服之。疽疮、附骨疽肿[1]、疗疮、痈肿，此四病，量疮肿大小，用药子中人，暖水碎，和猪胆封上。疖、肿、冷、游肿、癣、疮，此五病，用醋研，封上。蛇螫、恶毛、蝎、蜈蚣等螫、沙虱射工，此六病，用暖水研，赤苋和，封之。妇人难产后，腹中绞痛，及恶露不止，痛中瘀血下，此六病，以一枚一杯，酒研，温服之。带下、暴下，此二病，以栗汁研，温服之。䶗虫食齿，细削，内孔中，立愈。其梼末筛，着疮上，甚主肌肉。此法出支家太医本方。

服盐方，疗暴得热病，头痛目眩，并卒心腹痛，及欲霍乱，痰饮宿食，及气满喘息，久下赤白，及积聚吐逆，乏气少力，颜色痿黄，瘴疟诸风。其服法：

取上好盐，先以大豆许，口中含勿咽，须臾水当满口，水近齿，更用方寸匕抄盐内口中，与水一时咽，不尔，或令消尽。喉若久病，长服者至二、三月，每旦先服，或吐，或安击卒病，可服三方寸匕，取即吐痢，不吐病痢，更加服。新患疟者，即差。心腹痛及满，得吐下，亦佳。久病每上以心中热为善。三、五日亦服佳。加服取吐痢，痢不损人。久服大补，补豚肾气五石，无不差之病。但恨人不服，不能久取。此疗方不一，《小品》云：卒心痛鬼气，宿食不消，霍乱气满，中毒，成作汤，服一、二升，刺便吐之，良。

葛氏常备药：

大黄、桂心、甘草、干姜、黄连、椒、术、吴茱萸、熟艾、雄黄、犀角、麝香、菖蒲、人参、芍药、附子、巴豆、半夏、麻黄、柴胡、杏仁、葛根、黄芩、乌头、秦椒等，此等药并应各少许。

以前诸药，固以大要岭南使用，仍开者，今复疏之。众药并成剂药，自常和合，贮此之备，最先于衣食耳。

常山十四两，蜀漆、石膏一斤，阿胶七两，牡蛎、朱砂、大青各七两，鳖三枚，鲮鲤甲一斤，乌贼鱼骨、马蔺子一大升，蜀升麻十四两，槟榔五十枚，龙骨、赤石脂、羚羊角三枚，橘皮、独活，其不注两数者，各四两，用芒硝一升，良。

成剂药：

金牙散、玉壶黄丸、三物备急药、紫雪、丹参、罔草膏、王黄丸、度瘴散、末散、理中散、痢药、疗肿药，其有侧注者，随得一种，为佳。

老君神明白散：

术、附子炮，各二两，乌头炮，桔梗二两，细辛一两，捣筛，旦服五方寸匕。若一家有药，则一里无病。带行者，所遇病气皆削。若他人得病者，温酒服一方寸匕。若已四、五日者，以散三匕，水三升煮三沸，服一升，取汗，即愈。

云常用辟病散：

真珠、桂肉各一分，贝母三分，杏仁二分，熬，鸡子白熬令黄黑，三分，五物捣筛，岁旦服方寸匕。若岁中多病，可月月朔望服。

单行方：

南向社中柏东向枝，取曝干，末，服方寸。姚云：疾疫流行，预备之，名为柏枝散，服神良。《删烦方》云：旦南行，见社中柏，即便收取之。

断温病令不相染方：

熬豉，新米酒渍，常服之。

《小品》正朝屠苏酒法，令人不病温疫。

大黄五分，川椒五分，冰桂各三分，桔梗四分，乌头一分，菝楔二分，七物细切，以绢囊贮之，十二月晦日正中时，悬置井中至泥，正晓拜庆前出之，正旦取药置酒中，屠苏饮之。于东向药置井中，能迎岁可世无此病。此华佗法，武帝有方验中，从小至大，少随所堪，一人饮，一家无患，饮药三朝。

一方有防风一两。

姚大夫辟温病粉身方：

芎䓖、白芷、藁本，三物等分，下筛，内粉中，以涂粉于身，大良。

附方

张仲景三物备急方：司空裴秀为散，用疗心腹诸疾，卒暴百病。

用大黄、干姜、巴豆各一两，须精新好者，捣筛，蜜和，更捣一千杵，丸如小豆，服三丸，老小斟量之。为散不及丸也。若中恶、客忤，心腹胀满，卒痛如锥刀刺痛，气急口噤，停尸卒死者，以暖水若酒服之。若不下捧头起灌令下喉，须臾差。未知，更与三丸，腹当鸣转，即吐下，便愈。若口已噤，亦须折齿灌之，药入喉即瘥。

《崔氏海上方》云：威灵仙，去众风，通十二经脉。此药朝服暮效，疏宣五脏冷脓，宿水变病，微利不泻。人服此，四肢轻健，手足温暖，并得清凉。时商州有人患重足不履地，经十年不瘥，忽遇新罗僧见云：此疾有药可理。遂入山求之，遣服数日，平复后，留此药名而去。此药治丈夫妇人中风不语，手足不随，口眼㖞斜，筋骨节风，胎风头风，暗风心风，风狂人，伤寒头痛，鼻清涕，服经二度，伤寒即止。头旋目眩，白癜风，极治。大风，皮肤风痒，大毒热毒，风疮，深治。劳疾连腰，骨节风，绕腕风，言语涩滞，痰积，宣通五脏。腹内宿滞，心头痰水，膀胱宿脓，口中涎水，好吃茶渍，手足顽痹，冷热气壅，腰膝疼痛，久立不得，浮气瘴气，憎寒壮热，头痛尤甚，攻耳成脓而聋，又冲眼赤，大小肠秘，服此立通，饮食即住。黄疸黑疸，面无颜色，瘰疬遍项，产后秘涩，暨腰痛，曾经损坠心痛，注气膈气，冷气攻冲，肾脏风壅，腹肚胀满，头面浮肿，住毒脾肺气痰热，咳嗽气急，坐卧不安，疥癣等疮，妇人月水不来，动经多日，血气冲心，阴汗盗汗，鸦臭秒甚，气息不堪，动服威灵仙。更用热汤尽日频洗，朝涂若唾。若治鸦臭，药自涂身上，内外涂之，当得平愈。孩子无辜，令母含药灌之。痔疾秘涩，气痢绞结，并皆治之。威灵仙一味，洗焙为末，以好酒和令微湿，入在竹筒内，牢塞口，九蒸九暴，如干，添酒重洒之，以白蜜和为丸，如桐子大，每服二十至三十丸，汤酒下。

《千金方》当以五月五日午时，附地刈取苍耳叶。

洗曝燥，捣下筛，酒若浆水服方寸匕，日三夜三。散若吐逆，可蜜和为丸，准计一方匕数也。风轻易治者，日再服。若身体有风处皆作粟肌出，或如麻豆粒，此为风毒出也，可以针刺溃去之，皆黄汁出乃吐。五月五日，多取阴干，著大瓮中，稍取用之，此草辟恶，若欲省病省疾者，便服之，令人无所畏。若时气不和，举家服之。若病胃胀满，心闷发热，即服之。并杀三虫，肠痔。能进食，一周年服之，佳。七月七、九月九，可采用。

【注释】

又名多骨疽、朽骨疽、股胫疽、咬骨疽、疵疽等。发病初时，常见有寒热往来，病处多漫肿无头，皮色不变。逐渐感觉筋骨疼痛如锥刺，甚至肢体难以屈伸

转动。经久则郁而化热，肉腐成脓，溃烂后稀脓淋漓不尽，色白而腥秒，不易收口，形成窦道或有死骨胱出。包括现代医学所指的骨髓炎、慢性骨髓炎、骨结核等病症。

【译文】

裴氏五毒神膏，治疗中恶、突发各种疾病方：

雄黄、朱砂、当归、椒各二两，乌头一升，用苦酒浸泡一宿，猪油五斤，用东面生长的陈芦苇煎煮五上五下（煮沸），绞去渣，加入雄黄、朱砂末，搅拌均匀。对突发的各种病症，以温酒冲服枣核大一枚，如未愈可再服，药达病所，病症即可解除。如果四肢患病，可用本方药摩敷。对疮肿等各种病疮，亦可摩敷。夜间行走，或因感雾露秒气而得病，都可以用本方药涂抹周身，有良效。

效方，还可治疗流行瘟疫、各种毒气、恶毒肿核、金疮等病症。

苍梧道士陈元膏，治疗各种常见病方：

当归、天雄、乌头各二两半，细辛、川芎、朱砂各二两，干姜、附子、雄黄各二两半，桂心、白芷各一两，松脂八两，鲜地黄二斤（捣烂绞取汁）。共计十三味，雄黄、朱砂另捣为细末，其余药味捣碎。用酽苦酒三升，与鲜地黄汁掺和匀，浸泡其余药味一宿，再倒入雄黄、朱砂末，搅拌稠和，贮于密闭的容器内。对于腹内的各种病症，都取本药涂于病痛处，对着火摩敷，每日二三次，十日至二十日内，即可达到病除痊愈。对于四肢体肥肉厚，及患风岚瘴气，亦可本药如杏子大二枚，用温酒冲服。

主心腹积聚，四肢风痹，躯体受风致残，各种疾病方。

华佗虎骨膏治疗各种疾病：

虎骨、野葛各三两，附子十五枚（重九两），椒三升，杏仁、巴豆（去心皮）、川芎（细切）各一升，甘草、细辛各一两，雄黄

二两。以上共十味，用苦酒浸泡一昼夜。另取猪油六斤，在微火上煎煮三上三下（煮沸），完整的附子一枚，放入猪油中煎煮，观察以颜色变黄为度，绞去渣，再加入雄黄，搅拌至稠和适度，用密闭的容器贮藏。对各种常见病症，都可以用本药摩敷，但不应进入眼内。如果内服，可取枣核大一枚，溶入一合热酒内服，片刻后即拔取白发，敷药的地方即长出乌发。对家畜猪生各种疮毒风肿及马鞍疮等，用本药洗后即愈，对牛领病也有效。

莽草膏治疗各种贼风肿痹，风入五脏所致恍惚方：

莽草一斤，乌头、附子、踯躅各三两。四味细切，以水苦酒一升，浸泡一宿。另取猪油四斤，煎煮三上三下，绞去渣。取本药涂于患处，对着火用手摩敷三百下，随手即愈。对耳鼻病，可用棉蘸取本药，塞于耳或鼻内。本药方亦可治疗各种疥癣杂疮。

《隐居效验方》记载：治疗手足拘挛不得举动，及头中恶风，背胁急痛等。蛇衔膏：治疗痈肿、金疮瘀血、产后积血、耳目各种常见病，牛领病及马鞍疮。

蛇衔、大黄、附子、当归、芍药、细辛、黄芩、椒、莽草、独活各一两，薤白十四根，以上共十一味，用苦酒浸泡一宿。另取猪油三斤，与上十一味药共同在七星火上煎煮几沸，绞去渣。每次取弹丸大一枚，以温酒冲服，每日二服。对体外的疮肿等病，可取本药涂于病处摩敷。对耳病，可用面裹药塞入。治疗眼病，可取本药如黍米粒大注入眼皮内，其颜色绀黄，所以又叫绀膏。有人还用龙衔藤一两，与本药合煎，称为龙衔膏。

神黄膏治疗各种恶疮、头疮及各种杂病疮方：

黄连、黄檗、附子、雄黄、水银、藜芦各一两，胡粉二两，七味捣细过筛，用腊月猪油一斤，与上药共同置于一容器内调匀，及时将容器口塞紧。另取五斗米入容器内，蒸煮熟后将熟米捞出，再加入水银，并研至

匀，密闭贮存。遇有各种疮病，先用盐汤洗净疮面，再取本药敷上，没有未治愈者。

《隐居效验方》记载：用此药膏涂疮，一次即可治愈，当时的人都称此为圣药。

青龙五生膏治疗天下杂疮方：

丹砂、雄黄、川芎、椒、防己各五分，龙胆、梧桐皮、柏皮、青竹茹、桑白皮、蜂房、刺猬皮各四两，蛇蜕皮一具，十三味共切细，以苦酒浸泡半月，在微火稍煎煮片刻，再加入腊月猪油三斤，煎煮三上三下，去渣，用来敷疮处，同时取枣核大内服，有神效。

《隐居效验方》记载：主治痈疽、痔疮、恶疮等。

以前各种救急的药方，在过去都是有相当灵验的，现在经反复使用有效者，依次编排于后。

扁鹊陷冰丸治疗腹内肿胀，及蛊疰中恶等，以及各种蜂毒、溪毒、射工毒等：

雄黄、真丹砂（另研）、矾石（炒）各一两。另取生矾石三两半，用火烧，再取鬼臼一两半、蜈蚣一枚（赤足者，微炙），斑蝥（去翅、足），龙胆、附子（炮）各七枚，藜芦七分（炙），杏仁四十枚（去皮、尖），共炒，捣细过筛，以蜂蜜和匀，置于臼内捣千杵。对于腹内肿胀、中恶邪气、飞尸游走等病症，都可服用如小豆大的二丸。如果积聚坚硬，可服四丸，当取下痢，可泄下五色虫蛇。如果是蛊疰病、中恶邪、飞尸游走，都可服二三丸，并取二丸摩敷疼痛处。若为各种蛇、蜂毒伤、中溪毒、射工毒等，对于服药的人，可根据体质强弱、年龄大小及病情轻重的具体情况，加减服用。

丹参膏治疗伤寒流行，贼风恶气：

病气在外，表现为肢体关节麻木疼痛，咽喉痹寒；病气入腹则引起心急胀满，胸胁痞塞。病气入内可取本药内服；在外，则用本药在病处摩敷。对于瘫痪不遂、风湿痹痛、不仁偏枯、肢体拘挛屈伸不利、口歪、耳聋、牙齿疼痛、头风痹肿、中风动且痛，

或痈肿结核、漏疮瘰疬、坚肿未溃等病症，都可用本药外敷而愈。对于丹疹引起的各种无头肿疮，将转化为骨疽的病人，用本药摩敷也可使之消退。对恶性结核在体内游走，风水游肿，也可用本药摩敷。如果是内服，每次可服枣核大一丸，小儿根据情况随减，每日服五次，经多次使用，都有效。丹参、蒴藋各三两，莽草叶、踯躅花各一两，秦椒、独活、乌头、川椒、连翘、桑白皮、牛膝各二两，共十二味，以苦酒五升、油麻七升，共同煎煮至苦酒耗尽，去渣。按照前面介绍的方法应用。亦可用猪油煎煮。如果是风寒冷毒病，可用酒服；如是热毒病，只单服本药。对牙齿疼痛，除服药外，还用棉蘸药嚼于口内，经常用猪油煎药，有一小儿耳后生一疬子，坚硬如骨，已经数月不消，用棉帛蘸膏贴于患处，二十日后完全消除，具有神奇无比的效验。此方处自《小品方》。

神明白膏治疗多种疾病，中风恶气、头面诸病症、青盲、风烂眼鼻、耳聋、牙齿冷痛、痈肿疽痔、金疮癣疥等病症都能治疗。

当归、细辛各三两，吴茱萸、川芎、蜀椒、术、前胡、白芷各一两，附子三十枚，共九味细切，以猪油十斤煎煮，用炭火煎一沸即下，三上三下，待白芷色变黄膏即煎成，去渣，密闭贮存。如病在体内，每次用酒冲服弹丸大一枚，每日三服。如病在体外，都可取本药摩敷。对眼病，取本药黍米粒大注入双眼皮内，并以眼目朝天，使风吹眼。对疮虫牙齿，亦可敷用。对耳底病，亦能治疗。对患轻缓风冷的病人，尤其适用本药。

成膏：

清麻油十三两，菜子油也可，黄丹七两，二味置于铁锅内以文火煎煮，另取一根粗湿柳木棍劈成篦子不停搅动，煎至颜色发黑，加大为武火，并用扇子煽火，不停搅动，直至烟冒绝尽，观察逐渐变稠时，药膏即成。一定要选择洁净的地方煎煮药膏，并且不要使鸡犬见到。对齿疮可贴敷，对痔疮可内服。

药了一物方：

婆罗门，胡名称为船疏树子，国人称之为药。治病用时必须研为极细的末，一定不能粗用，都是取其中的仁，去皮后应用。

治疗多种疾病方：

突然患呕吐泄泻、霍乱、蛊毒、脐下绞痛、赤痢、心腹胀满、食积不消、蛇毒入腹、箭毒入腹等病症，均内服二枚。取药子中心的核仁，用温水二合，研至细碎，服下。对疽疮、附骨疽肿疔疮、痈肿这四种疾病，可根据疮肿面积的大小，取用药子中的核仁，以热水研碎，与猪油掺和匀后，涂于患处并封固。对疖、肿、冷游肿、癣、疮这五种疾病，可用醋研药子中仁封固于患处。对蛇螫、恶毛、蝎、蜈蚣等螫、沙虱、射工等六种病，可用热水研碎药子中仁，与红苋菜和匀，封固于患处。对妇女难产、产后腹中绞痛、及恶露不尽、痛中、下瘀血等六种疾病，取药子中仁一枚，用一杯酒研碎，乘温服用。对于带下、暴下这二种病，以板栗汁研药子中仁，乘温内服。对龋齿病，可将药子仁削细，置于牙孔洞中，立即可愈。取药子中仁捣末过筛，撒于疮上，可促进疮口愈合肌肉生长。此药方出自支家太医本方。

服食盐方，治疗暴得热病、头痛目眩，并治急得心腹疼痛、及霍乱将起、痰饮宿食、气满喘息、久下赤白、积聚吐逆、乏气少力、面目颜色痿黄、瘴疟各种邪风，服用方法如下：

取上好的食盐，先以大豆大小一粒，含于口中勿咽，片刻后口水充满口腔，口水接近牙齿，再抄方寸匕食盐加入口内，与口水一同咽下，或者使盐和口水慢慢咽服亦可。对咽喉部患病已久者，经常服用二三个月。每天早晨，先服或先吐。对于刚刚突患者，可服用三方寸匕，即可取呕吐或下痢，若未见吐痢，可再加量服用。新患疟疾的病人，服后即愈。心腹疼痛及胀满者，使其吐下得出，即可好转。患病久者，每次服药以心中发热为好。三五日一服，亦有效。如加量服，可出现吐痢，这种吐痢对人没有损伤。久服可大补豚肾气、五石，没有不能治愈的疾病。但人们都不愿服，或不能坚持久服。本方在不同的书籍中均有记载，《小品方》说：急心痛、鬼气、宿食不消、霍乱气满、中毒，取盐煎汤，服一二升，刺激肠胃即吐，有良效。

葛氏常备药：

大黄、桂心、甘草、干姜、黄连、椒、术、吴茱萸、熟艾、雄黄、犀角、麝香、菖蒲、人参、芍药、附子、巴豆、半夏、麻黄、柴胡、杏仁、葛根、黄芩、乌头、秦椒等，以上这些药味应各备少量。

对以前的各种药方，由于要适合岭南地区使用，所仍需开列者，现在重新加以介绍。众多的药味配合制成一定剂型的药物，自家经常配合制作，贮存备用，比平时的穿衣吃饭更为重要。

常山十四两，蜀漆，石膏一斤，阿胶七两，牡蛎、朱砂、大青各七两，鳖三枚，鲮鲤甲一斤，乌贼鱼骨，马蔺子一大升，蜀升麻十四两，槟榔五十枚，龙骨，赤石脂，羚羊角三枚，橘皮，独活。以上未注明分量者，均为四两，配用芒硝一升，有良效。

制成一定剂型的药物：

金牙散、玉壶黄丸、三物备急药、紫雪、丹参罔草膏、王黄丸、度瘴散、末散、理中散、痢药、疔肿药。对这些带有说明的药物，得其任意一种，都有良效。

老君神明白散：

术、附子（炮）各二两，乌头（炮），桔梗二两，细辛一两，捣为细末过筛。早晨服五方寸匕。如果附近一家备有此药，方圆一里之内都无人得病。随身携带外出，即使遇到疾病邪气，也不致引起很严重的疾病。如果别人患病，用温酒冲服一方寸匕。如果患者已得病四五日，可取药散三匕，水三升，煎煮三沸，服用一升，出汗后即可痊愈。

云常用辟病散：

真珠、桂肉各一分，贝母三分，杏仁二分（炒），鸡蛋清煮熟后炒至黄黑，三分。五味共捣为细末过筛。年初时服方寸匕。如果年中患了各种疾病，可于每月的初一、十五、月月服药。

单行方：

选择神社内朝南方向生长的柏树，取东向伸展的树枝，曝干，捣为细末，每服方寸匕。姚氏说：对于各种流行性瘟疫病，本方具有预防的作用，称之为柏枝散，服用后有神奇的效果。《删烦方》记载：早晨向南行走，见到神社中的柏树立刻采收。

割断温病，使其不得传染方：

炒豆豉，以新酿的米酒浸泡，经常服用。

《小品方》黎明屠苏酒法，使人不得温疫病：

大黄五分，川椒五分，冰片、桂心各三分，桔梗四分，乌头一分，菝葜二分。七味共切细，贮于绢袋内。十二月晦日正午时分，将绢袋悬吊于井中直至井底，至黎明拜庆前取出，早晨将药取出置于酒内，屠苏饮服。在朝东的方向将药置于井内，能迎接新年的到来，一世不生此病。这是华佗流传下来的方法，经武帝试用证明有效，从少儿至成人，一直伴随所用，一人饮服此药酒，全家人都不患病，连续三个朝代都饮用此药酒。另一方中有防风一两。

姚大夫预防温病粉身方：

川芎、白芷、藁本三味等分，捣为细末过筛，掺入粉内，用以涂抹于周身皮肤，对预防温病大有良效。

附方：

张仲景三物备急方，司空裴秀改为散剂，用以治疗心腹各种疾病，突患百病。

用大黄、干姜、巴豆，各一两，必须选用品质上好、新采收者，捣细过筛，与蜂蜜掺和匀，再捣一千杵，作丸如小豆大，每服三丸，对老人、小儿酌情减量。若为散剂，药力不及丸剂。对于中恶、客忤、心腹胀满、急痛如锥刀刺、气急口噤、停尸卒死等，都可用热水或苦酒冲服，若服不下，可将病人头项抬起，直灌入咽喉，片刻后即愈。若未有明显的感觉，可再服三丸，腹内即会鸣叫出声及转动，随后吐下，即可痊愈。如果口已紧闭，亦必须撬开牙齿灌服，只要药入咽喉，即可治愈。

《崔氏海上方》记载：威灵仙可驱除各种风邪，通十二经脉，此药早晨服下，傍晚即可见效。疏通宣泄五脏冷脓、宿水变病、微利而不泻。人若服用此药，可使四肢轻健，手足温暖，也可得清凉。当时商州有一人患足肿病，脚不能着地，经十年而不能治愈。偶然遇到一位新罗（注：指古朝鲜国）僧人见后说：这种疾病有药可以治疗。于是进山寻找这种药，嘱咐病人连服数日，待病人恢复正常后，留下此药名离去。这种药可治疗丈夫、妇女中风不语，手足不遂，口眼歪斜，筋骨关节痛风，胎风、头风、暗风、心风，中风邪使人发狂，伤寒头痛，鼻流清涕等病症，服用二次后，伤寒即可停止发作。对头昏目眩、白癜风，亦极有效验。对大风、皮肤风痒、大毒热毒、风疮等，也可治愈。对劳病连腰、骨结风、绕腕风、言语涩滞、积痰等病症，可宣通五脏。对腹内长期积食、心头痰水、膀胱宿脓、口中涎水、好吃茶渍、手足顽痹、冷热气壅、腰膝疼痛、不能长久站立、浮气瘴气、憎寒壮热、头痛尤甚，攻耳成脓致聋、及火冲眼赤、大小肠秘结等，服用此药，立即通畅，饮食即住。黄疸黑疸、面色秽暗、脖颈长满瘰疬、产后便秘及腰痛、曾经因伤损或坠落所致的心痛、注气膈气、冷气攻冲、肾脏风壅、腹部胀满、头面浮肿、中毒、脾肺气痰热、咳嗽气急、坐卧不安、疥癣诸疮、妇女停经或经期过长血气攻心、阴汗盗汗、有浓厚乌鸦臭秽气、气息不堪，可常服威灵仙，并用热汤整日频洗，早晨以像唾液状的药液涂于身上。如果要治疗乌鸦臭秽气，可将药自己涂

于身上，身体各处都涂匀，即可恢复正常。小儿难于喂服，可令其母以口含药后给儿灌服。痔疮病引起的大便秘涩、气痢绞结，都能治愈。威灵仙一味，洗净焙干，捣为细末，用好酒和匀并微加温，倒入竹筒内，塞紧筒口，经九蒸九曝。如果在蒸曝过程中酒已蒸发干，可再添加酒继续蒸曝，再以白蜜掺和为丸如梧桐子大。每服二十至三十丸，以温水或酒服下。

《千金方》应当在五月五日午时，齐地割取苍耳叶：

洗净暴晒干，捣细过筛，以酒或浆水冲服方寸匕，日夜各服三次。如果服用散剂出现吐逆，可用蜂蜜和为丸，每次也按照一方寸匕计算服量。如感受的风邪较轻，则容易治疗，每日可服二次。如果皮肤感受风邪之处出现小米粒状突起，或如麻豆粒，这种症状即表明风毒已出，可用针刺破使其发溃，使黄水出尽即愈。五月五日当天，可尽量多多割取苍耳叶，阴干，置于大瓮内，每次取少量应用。这种草药可辟除恶气。如果想少得疾病，便可服用苍耳草，可使人预防多种病症。如果时气不和，全家服用。如果患胃腹胀满、心闷发热的病，可立即服用。此药草还可杀三虫，治肠痔。如能经常服此药草，连续一周年者，效果更佳。七月七日、九月九日亦可采用。

治牛马六畜水谷疫疠诸病方第七十三

【原文】

治马热虫中颡颡黑汗，鼻有脓唼有脓，水草不进方：

黄瓜蒌根、贝母、桔梗、小青、栀子仁、吴蓝、款冬花、大黄、白鲜皮、黄芩、郁金各二大两，黄檗、马牙硝各四大两，捣筛，患相当及常要唉，重者，药三大两，地黄半斤，豉二合，蔓菁油四合，合齐前唉，至晚

饲，大效。

马远行到歇处，良久，与空草，熟刷刷，罢饮，饮竟，当饲。困时与料必病，及水谷。

六畜疮焦痂，以面胶封之，即落。

马急黄黑汗：

右割取上断讫，取陈久靴爪头，水渍汁，灌口。如不定，用大黄、当归各一两，盐半升，以水三升煎取半升，分两度灌口。如不定，破尾尖，镵血出，即止，立效。

马起卧胞转[1]及肠结，此方并主之。

细辛、防风、芍药各一两，以盐一升，水五升，煮取二升半，分为二度灌后。灌前，用芒硝、郁金、寒水石、大青各一两，水五升煮取二升半，以酒、油各半升，和搅，分二度灌口中。

马羯骨胀：

取四十九根羊蹄烧之，熨骨上，冷易之。如无羊蹄，杨柳枝指粗者，炙熨之，不论数。

饮马，以寅午二时，晚少饮之。

啖盐法：

盐须干，天须晴，七日，大马一啖一升，小马半升，用长柄杓子深内咽中令下，肥而强水草也。

治马后冷：

豉、葱、姜各一两，水五升煮取半升，和酒灌之，即瘥。

虫颡十年者：

酱清如胆者半合，分两度灌鼻，每灌，一两日将息。不得多，多即损马也。

虫颡重者：

葶苈子一合，熬令紫色，捣如泥，桑根白皮一大握，大枣二十枚，擘，水二升，煮药取一升，去滓，入葶苈，捣令调匀，适寒温灌口中，隔一日又灌，重者不过再，瘥。

虫颡马鼻沫出梁肿起者，不可治也。

驴马胞转欲死：

捣蒜内小便孔中，深五寸，立瘥。又用小儿屎，和水灌口，立瘥。

又方：骑马走上坂，用木腹下来去擦，以手内大孔探却粪，大效。探法：剪却指甲，以油涂手，恐损破马肠。

脊疮，以黄丹傅之，避风，立瘥。

疥，以大豆熬焦，和生油麻捣，傅，醋、泔净洗。

目晕，以霜后楮叶，细末，一日两度，管吹眼中，即瘥。

马蛆蹄：

槽下立处，掘一尺，埋鸡子许大圆石子，令常立上，一两日，永差。

啖大麻子：

净择一升，饲之，治喥及毛焦，大效。

疥：以樗根末，和油麻涂，先以皂荚或米泔净洗之，洗了涂，令中间空少许，放虫出。下得多涂，恐疮大。

秘疗疥：以巴豆、腻粉，研，油麻涂定，洗之，涂数日后，看更验。

【注释】

〔1〕又名转胞。是指以脐下急痛为主症的小便不通。多由强忍小便，或寒热所迫，或惊扰暴怒，水气上逆，气迫膀胱，使膀胱屈戾不舒所致

【译文】

治疗马匹发热、咽喉红肿、额出黑汗、鼻腔内有脓、咳啝带脓、水草不进方：黄瓜蒌根、贝母、桔梗、小青、栀子仁、吴蓝、款冬花、大黄、白鲜皮、黄芩、郁金，各二大两，黄檗、马牙硝，各四大两，捣为细末过筛。此计量适合于病情不十分严重时饲服；若病情较重时，取本药末三大两，地黄半斤，豆豉二合，蔓菁油四合，晚饭前喂药，至晚再饲草料，有明显的疗效。

马走远路至歇息处，不能立即喂料，过一段时间后再给空草，并用刷子刷遍全身后再饮水，饮足水后再饲草料。困倦时给草料定会导致疾病或水谷。

六畜长疮结黑痂，用稠面浆糊封固，即可脱落。

马突然出黄黑汗：

将靴上筒割断后，取陈久的破靴子鞋底头，用水浸泡取汁，灌入病马口内。如汗未止，取大黄、当归备一两，食盐半升，用水三升煎煮得半升，分二次灌口。若仍未能止汗，可刺破马尾尖部，血出即止，有速效。

马匹因起卧引起胞转或肠扭结，本方均可治疗。

细辛、防风、芍药各一两，用食盐一升，水五升，煎煮得二升半，分为二次灌服。灌前，用芒硝、郁金、寒水石、大青各一两，水五升煎煮得二升半，并用酒、油各半升，掺和搅匀，分二次灌于口内。

马羯骨胀：

取四十九根羊蹄用火烧，以烧热的羊蹄熨马羯骨上，冷后更换。如果没有羊蹄，用手指粗的杨柳枝条炙热后熨羯骨上，不计多少根。

给马饮水，以寅、午二个时辰最为适宜，晚上尽量少饮水。

喂食盐法：

所喂的食盐必须干燥，一定要选在晴天。七天，大马一次喂一升，小马喂半升。可用长柄的勺子深深置于咽喉内，使马服下。喂食盐可使马匹肥壮，效果胜过水草。

治疗马后冷：

豆豉、葱、生姜，各一两，水五升，煎煮得半升，用酒和匀，灌服即愈。治咽喉虫肿十年：取色如胆汁的酱上清汁半合，分二次灌入鼻内。每灌一次后停息二日，不可多灌。多灌则有损马的体质。

治咽喉虫肿严重者：

葶苈子一合，炒至紫色，捣烂如泥。另取桑根白皮一大把，大枣二十枚，劈开，水二升，煎煮得一升，去渣。兑入葶苈末，调

和均匀，待温度合适时，灌入口内，隔一日再灌一次，重者不过二次，即可治愈。

马匹咽喉虫肿、鼻孔流出沫、鼻梁肿起，不能治愈。

驴马转胞将死：

取蒜捣为细碎末，塞入小便孔内，深入五寸，立即治愈。还可用小儿尿，与水掺和匀，灌入口内，可即刻治愈。

又方：骑马走上山坡，用一条木板在马腹下来回擦拭，并用手深入肛门内掏出粪便，效果明显。掏粪便的方法，先剪净指甲，用油涂于手臂，可避免损伤马肠壁。

马背疮，可用黄丹敷于患处，避风，立即可治愈。

疥虫疮，可取大豆炒焦，与生麻油共捣，敷于患处，用醋或米泔水洗净。

眼目眩晕，取霜后的楮树叶，细捣为末，一日二次，用细管吹入眼内，即刻痊愈。

马蹄生蛆：

在马槽下挖进一尺深，埋满鸡蛋大小的石子，牵马经常站立于石子上，过一二日后即愈，永不再犯。

吃大麻子：

择取干净的大麻子一升，给病畜饲喂，治咳咄及毛色发焦，有特效。

疥虫疮：取樗树根捣为细末，以麻油调和均匀，涂于患处。涂之前，先用皂荚水或米泔水将患部洗净，洗后涂抹，可使中间留出一小块不涂药，可放疥虫爬出。药不可多涂，以免疮口扩大。

治疗疥虫疮秘方：取巴豆、腻粉，以麻油研匀，涂于患处，干后洗净，洗后再涂，连涂数日后观察，极有效验。

葛洪及其《肘后备急方》、《抱朴子内篇》研究

值得景仰的晋代医药学家、道家、化学家——葛洪

施仲安　华　青

葛洪，字稚川，自号抱朴子，生于江苏省句容县。他从幼年起爱好读书，尤其爱读医药古籍。但因父母早亡，家贫无书可读，常去深山砍柴，挑到市镇上卖钱，把卖得的钱买些纸、笔，再去到有藏书的邻居家借书于夜间抄读，如此十数年以后，遂成当时一个很有学问的青年人。中壮年时代的葛洪，担任过很多官职，如伏波将军、关内侯、司檏、谘议参军、散骑常侍等职。老年时期的葛洪，他醉心于炼丹、导养，企求长生不死、神仙。他据传闻，交耻出丹，于是不当显贵，愿意出任勾漏令而南去广州，入罗浮山隐居炼丹。相传杭州西湖，保叔塔以西名"葛岭"的地方，即为葛洪当年曾在这里炼丹而得名。葛洪老死于广东罗浮山，终年81岁。

葛洪毕生成就是多方面的。首先在医药学方面，由于他长期在民间与平民接触，得到不少民间疗法和许多有实效的单方秘方，他把这些简、便、廉、验的药方，加上自己从书本上学到的医药知识，撰写成一本至今仍有较大影响的《肘后救卒方》(现称《肘后备急方》)，相当于现时所称的实用急症手册。在这一手册中，首先记载有"尸注"病名(相当于现时肺结核病)；疯狗脑子外敷被疯狗咬伤者的伤口，以治疯犬病(即狂犬病)；这本书内还首次记述有"天花"、"姜虫病"等传染病的症状以及治疗方药，这些都比世界上同类报道为早。比如法国巴斯德(公元1822~1895年)发明用患有疯狗病的兔脑以治狂犬病的免疫学方法。对比之下，葛洪要比巴氏早发现1500多年。

葛洪身处西晋与东晋(公元265~420年)道家、方士"炼丹"热之时，以迎合当时封建统治者"长生不死"的梦想。他也不可避免地热衷于此，加上他的从祖葛玄，师傅郑隐，以及岳父鲍玄、妻子鲍姑等都是东晋当时著名炼丹家的社会渊源和熏陶，葛洪的炼丹化学，可算得上他第二大成就。不要说他晚年，就是在他中壮年时，已经尽得"丹灶秘奥"，而且更有创新发明。如在炼丹制药过程中，他还发现了"化学反应的可逆性"。譬如将丹砂(硫化汞)加热，可分解出水银；而将水银和硫磺化合，又炼得丹砂；又如：用四氧化三铅炼得铅，而用铅，也能炼成四氧化三铅。此外，他还提到"金属的置换作用"，如用曾青涂铁，铁呈赤色如铜。曾青即天然的硫酸铜，涂在铁块或铁板上，铁的表面就显露赤的铜色，说明铜被置换出来。《抱朴子内篇》二十卷是葛洪记载道家神仙与化学炼丹的专著。书中还记有用雌黄(三硫化二砷)和雄黄(五硫化二砷)一起加热，就会产生"升华结晶"现象。今天仍为祖国医学外科临床常用药，如"红升丹"、"白降丹"都来源于炼丹法进展而成的。

当时，可供炼丹用的矿物和其他原料药有限，葛洪在书内记载到的仅有：丹砂、雌黄、雄黄、曾青、胆矾、矾石、硝石、磁石、云母、铁、戎盐、卤、锡、铅等十多种原料药而已，但已作出了如上成就，这是了不起的发明创造。当然，他的长时期从事炼丹研究的主要目的，是妄图探求"长生不死的灵丹妙药"，可是客观上却导致了制药化学的开端。早在一千六七百年前的葛洪大科学家，确实为我们后世制药化学事业，作出了不可磨灭的巨大贡献！值得中外化学家永远景仰。

试论《肘后备急方》的药剂学成就

梅全喜

《肘后备急方》系我国东晋著名的医药学家葛洪所撰，是葛洪在进行广泛调查研究搜集的基础上结合自己多年的医药实践经验编撰而成的，在一定程度上反映出我国两晋南北朝时期的医药水平和治疗技术，其医学价值和科学成就已有专文探讨，本文现就《肘后方》的药剂学成就作如下探讨。

一、收载药物剂型的种类齐全

《肘后方》中记载的剂型种类颇多，据初步统计，除最常用的汤剂外，还有丸剂、膏剂、酒剂、栓剂、散剂、洗剂、搽剂、含漱剂、滴耳剂、眼膏剂、灌肠剂、熨剂、熏剂、香囊剂及药枕等10多种剂型，约350个品种（见表1）。

表1　《肘后方》所载药物剂型种类表

丸剂（103个）						散剂（82个）	
蜜丸	苦酒和丸	鸡子白丸	药汁丸	面糊丸	其他丸剂	内服散剂	外用散剂
64	5	4	3	1	26	64	18

膏剂（95个）							
煎膏剂	硬膏剂	猪脂膏	蜜和膏	醋（苦酒）和膏	唾液和膏	鸡子白或黄和膏	其他膏剂
20	8	16	5	22	3	7	14

其他剂型												
药酒	栓剂	洗剂	搽剂	滴耳剂	眼膏剂	舌下含剂	含漱剂	熨剂	熏剂	香囊剂	药枕	灌肠剂
18	12	11	4	2	2	2	1	5	5	3	1	1

如此众多的剂型及品种，这在晋以前历代医药书籍中是罕见的，《肘后方》收载的剂型主要有以下几大类。

1. 丸剂　丸剂作为一种成药，具有使用、携带、贮存方便的特点，因此颇受葛洪重视，丸剂是《肘后方》中记载品种最多的剂型，达103种之多，按其赋形剂分，有蜜丸、苦酒丸、鸡子白丸、药汁丸、面糊丸和其他丸剂，其中以蜜丸最多，达64个，可见在当时蜜丸的使用已是相当普遍了，其制法与今之蜜丸制法基本相同，如卷四，治心腹症坚方第二十六"治心下有物大如杯，不得食者，葶苈二两，熬之，大黄二两、泽漆四

两，捣筛，蜜和丸捣千杵服如梧子大二丸"。

除了表1中所列各种丸剂外，还有其他丸剂如蒸饼丸、醋墨为丸、狗血丸、牛胆丸、猪脂丸以及将几种药物合捣为丸等，品种较多。说明葛洪对丸剂的制备和使用是十分熟悉的，在当时众多的医药学家均普遍采用汤剂时，葛洪能如此重视和推崇丸剂的使用，确实是难能可贵的。

2. 散剂　散剂是古老的传统剂型之一，对其特点古代早有论述："散者散也，去急病用之"，现代研究亦证明散剂比表面积较大，因而具有易分散，奏效快的特点。葛洪对散剂的特点早有深刻认识，故他在编写作为对

急症治疗为其主旨的《肘后方》时，对散剂的应用十分重视，《肘后方》中记载的散剂数量仅次于丸剂、膏剂，达82种之多，其中绝大多数是内服散剂，如卷二，治瘴气疫疠温毒诸方第十五："老君神明白散：术一两，附子三两，乌头四两，桔梗二两半，细辛一两，捣筛，正旦服一钱匕"。还有煮散剂型，此外，亦有少部分外用散剂。葛洪对散剂的大量运用，也充分体现了《肘后方》的"治急症"（散剂奏效快）和"简验便廉"（制备方法简便）的二大特点。

3. 膏剂　膏剂在我国应用甚早，在《黄帝内经》（素问）"痈疽篇"虽已有"疏砭之、涂以豕膏"的记载，但当时对膏剂认识和使用均处在萌芽阶段。晋代葛洪对膏剂的发展起到积极推动作用，他在《肘后方》中收载了各种膏剂95个，是该书收载数量仅次于丸剂的第二大剂型。所使用膏剂的种类也较多，有煎膏剂（水煎去渣浓缩成膏，类似于今天的流浸膏），硬膏剂（将药物制膏后涂于裱背材料上再贴于患部，近似于今天的硬膏剂），调膏剂（将药物粉碎，用不同的基质调成膏剂，类似于今天的软膏剂），这些膏剂大都是今天广泛使用的各种膏剂的原型。

葛洪应用膏剂不仅治外病，而且还用其治内病，如卷二·治寒热诸疟方第十六："临发时捣大附子下筛，以苦酒和之，涂背上"。卷四·治卒心腹症坚方第二十六："葫十斤，去皮，桂一尺二寸，灶中黄土，如鸭子一枚，合捣，以苦酒和涂。"这说明葛洪早在1600年前就掌握了药物可以通过透皮吸收而达到内病外治的作用。

4. 栓剂　栓剂是古老的剂型之一，今天的研究已证实栓剂具有许多其他剂型所不具备的优点：药物可避免肝脏首过作用和胃肠消化液的破坏，减少药物对胃肠道的刺激等，不仅限于局部作用，还可通过直肠吸收起全身治疗作用，故颇受欢迎。而葛洪早在晋代就十分重视和积极使用栓剂了。我国现存医

籍中最早记载栓剂的是张仲景《伤寒论》，载有一个蜜煎导方，就是用于通便的肛门栓，葛洪在此基础上发明了尿道栓剂、阴道栓剂、鼻用栓剂及耳用栓剂。在《肘后方》中载有栓剂12个，是当时记载栓剂最多的医籍之一。如卷二·治伤寒时气温病方第十三："若小腹满不得小便方，细末雌黄，蜜和丸，取如枣核大，内溺孔中，令半寸"（尿道栓）；卷五·治卒阴肿痛颓卵方第四十二："女子阴疮，若阴中痛：矾石二分熬，大黄一分，甘草半分，末，绵裹如枣，以导之，取差"（阴道栓）；卷六·治卒耳聋诸病方第四十七："巴豆十四枚，捣，鹅脂半两火熔，内巴豆，和取如小豆，绵裹内耳中，日一易"（耳栓剂）等，从而增了栓剂的种类，扩大了栓剂的应用范围，为推动栓剂发展作出了积极贡献。

5. 其他剂型　《肘后方》还记载了一些有特色的中药剂型，兹举例介绍如下。

酒剂："常山三两，锉，以酒三升，渍二三日，平旦作三合服，欲呕之，临发又服二合，便断"（卷二·治寒热诸疟方第二十六）。

洗剂："煮柳叶、若皮，洗之，亦可内少盐"（卷五·治卒发丹火恶毒疮方第三十八）。

搽剂："巴豆三十枚，连皮碎，水五升，煮取三升，去渣，绵沾以拭肿上"（卷五·治痈疽妒乳诸毒肿方第三十六）。

滴耳剂："菖蒲、附子各一分，末，和乌麻油炼、点耳中，则立止"（卷六·治卒耳聋诸病方第四十七）。

眼膏剂："父鼠目一枚，烧作屑，鱼膏和，注目外眦，则不肯眠"（卷六·治面疮发秃身臭心昏鄙丑方第五十六）。

舌下含剂："膈中之病，名曰膏肓，汤丸经过，针灸不及，所以作丸含之，令气势得相熏染，有五膈丸方：麦门冬十分去心，甘草十分炙，椒、远志、附子、炮干姜、人参、桂、细辛各六分，捣筛，以上好蜜丸如弹丸，以一丸含，稍咽其汁，日三丸，服之，主短气、心胸满、心下坚、冷气也"（卷四·治胸

膈上痰癖诸方第二十八）。

以上各种剂型均是今天较常用之剂型，不少剂型只是近代才发明和广泛应用的，如将药物制成舌下含丸剂治疗心脏病在历代医籍中均较少见有记载，只是到了近代国外才研制出了硝酸甘油含片治疗心脏病，而葛洪早在 1600 多年前就掌握应用了这种剂型，说明其药剂学知识在当时已是相当丰富的了。

二、使用的药剂赋形剂品种繁多

赋形剂是除主药以外的一切附加物料的总称，亦称辅料，它对药剂的成型和稳定、便于药物的使用、利于药物的吸收以及保证药品的质量都有密切关系。葛洪对药剂辅料的作用有比较深刻的认识，因而他在各种剂型中广泛采用各种辅料，从而使各种剂型的特点完全体现出来，使药物的作用充分发挥出来。葛洪在《肘后方》中介绍使用的辅料有蜜、酒、醋（苦酒）、药汁、面糊、水、麻油、猪脂、羊脂、鸡子白或黄、乳汁、胶汁、枣泥、唾液、米泔水等 10 多种，现分别介绍如下。

蜜：蜜是葛洪使用频率最高的一种辅料，主要用于丸剂的粘合剂，《肘后方》中载有丸剂 103 个，其中 64 个是用蜜作粘合剂的，如卷一·治心腹俱痛方第十："又方吴茱萸一合，干姜四分，附子、细辛、人参各二分，捣筛，蜜丸如梧子大，服五丸，日三服"。说明葛洪已充分认识蜜作为药剂辅料的特点和优越性而把蜜作为药剂、尤其是作为丸剂粘合剂的首选辅料。长期的临床应用和现代研究证明蜂蜜含有丰富的营养成分，具有滋补作用，味甜，能矫味，还有解毒及和百药作用，蜂蜜中含有大量的还原糖，能防止药材有效成分的氧化变质，蜜的粘合力强，与药粉混合后丸块表面不易氧化，有较大的可塑性，制成的丸粒圆整、光洁、滋润、含水量少、崩解缓慢、作用持久，所以蜜确是一种良好的粘合剂，葛洪将其作为丸剂的首选粘合剂是非常恰当的。

此外，蜜在《肘后方》中还被用作膏剂基质，如卷五·治痈疽妒乳诸毒肿方第三十六："发背欲死者：又方取梧桐子叶，熁上，燋成灰，绢罗、蜜调傅之，干即易之。"

醋（苦酒）：醋在《肘后方》中应用较常见，多用于膏剂基质，达 22 个，是膏剂中使用最多的基质，约占整个膏剂总数的五分之一多，如卷五·治痈疽妒乳诸毒肿方第三十六："痈肿振掀不可忍：大黄捣筛，以苦酒和，贴肿上"，此外，醋亦用作丸剂的赋形剂。醋能活血散瘀，消肿止痛，醋还利于药物成分的溶解吸收，如生物碱等。因此，用醋作膏剂基质不仅起到赋形剂作用，还可增强药物活血散瘀，消肿止痛作用，且有助于药物的吸收，实属一种较好的膏剂基质，葛洪早在 1600 多年前就重用醋作为辅料，说明他对醋作为辅料的优越性是有足够认识的。

酒：《肘后方》中酒主要用作用制备酒剂，据初步统计，《肘后方》收载酒剂品种 18 个。酒除了有溶出（提取）有效成分作用外，还起到了活血通络、引药上行等作用。故这 18 个酒剂品种中有不少是用于治疗瘀阻、肿痛、痹满之类病症的。此外，葛洪在制备煎制或洗剂时亦用（或加入一定量）酒，以提高有效成分溶出，达到提高疗效的目的，如卷一·救卒客忤死方第三："桂一两，生姜三两，栀子十四枚，豉五合，捣以酒三升，搅，微煮之，味出去渣顿服"。葛洪对酒作为药剂辅料的应用也是十分科学合理的。

猪脂：在《肘后方》中猪脂主要用作膏剂基质，亦有少数用于丸剂的赋形剂。据初步统计，《肘后方》中共有 16 个膏剂是用猪脂作基质的，是膏剂基质中使用频率仅次于醋（苦酒）而排第二位的基质。可见葛洪是将猪脂作为重要的膏剂基质的，葛洪之后历代医药学家均是将猪脂作为膏剂重要基质。现代认为猪脂具有润滑性好、无刺激性，保护及软化皮肤作用强的特点，与其他脂类基质比较还有来源方便，稠度适宜，释放药物较快等特点，是较为理想的油脂类基质，就是在今天猪脂作为膏剂基质也是比较常用的，而葛洪早在1600多年前就选用猪脂作膏剂的重要基质，足见其药剂学知识之渊博。

其他辅料：《肘后方》中还介绍了下列辅料的使用。

药汁：浓缩丸的辅料，如"生天门冬，捣取汁一斗，酒一斗，饴一升，紫苑四合，铜器于汤上煎，可丸服，如杏子大一丸，日可三服"（卷三·治卒上气咳嗽方第二十三）。

面糊：糊丸的赋形剂，如"筒子干漆二两，捣碎，炒烟出，细研醋煮，面糊和丸，如梧桐子大，每服五丸至七丸，热酒下"（卷一·治卒心痛方第八）。

麻油：用作膏剂基质，如"黄连八分，糯米、赤小豆各五分，吴茱萸一分，胡粉、水银各六分、捣……极细，和药相使入，以生麻油总稠稀得所，洗疮拭干傅之"（卷五·治病癣疥漆疮诸恶疮方第三十九）。

此外，在《肘后方》中介绍的辅料还有鸡子白或黄（丸剂和膏剂辅料）、枣泥、动物血（丸剂赋形剂）、乳汁、羊脂、胶汁、唾汁（膏剂基质）等。《肘后方》所采用的辅料种类之多，不同剂型所选用辅料之科学合理性在当时来说是前所未有的，对后世药剂辅料的使用也有重要的参考指导意义。

三、采用药剂制备工艺先进

《肘后方》收载有10多种药物剂型，这在当时的医药著作中是少有的，《肘后方》不仅仅只是收载剂型多，而且所介绍的一些药剂制备工艺也是十分科学合理的，在今天看来仍不失其科学性和先进性。

1. 酒剂制备工艺 《肘后方》载有酒剂18个，大部分药酒的制备工艺是采用常规的冷浸法，部分药酒制备采取了比较先进的温浸法，如"治卒暴症腹中有物如石，痛如刺，昼夜啼呼不治之、百日死方：牛膝二斤，以酒一斗，渍，以蜜封于熟灰火中，温令味出，服五合至一升，量力服之"（卷四·治

卒心腹症坚方第二十六）。熟灰一般温度可达50℃～70℃，是一个很好的恒温装置，将药物浸在酒中，蜜封后再在熟灰中温浸，既可提高有效成分浸出率，又使酒不致挥发，还能缩短制备时间。葛洪设计出如此绝妙的温浸装置用于制备酒剂在当时来说是当之无愧的"先进工艺"，就是在1600多年后科学如此发达的今天，酒剂的工艺改革也只不过是将冷浸法改为温浸法（重复葛洪设计的方法）而已。

《肘后方》是一个突出"简、便、廉"特点的医书，葛洪在设计酒剂制备工艺时也充分体现了这一特点，如卷三·治寒热诸疟方第十六："又方常山三两，锉以酒三升，渍二三日，平旦作三合服，欲呕之，临发时又服二合，便断，旧酒亦佳，急亦可煮"。药酒的常规制备工艺较长，如遇急症多是来不及的，在此情况下将冷浸法改为煮提法，缩短制备时间，以应付病人急用，实属必要。这种将冷浸改煮提法以缩短制备时间实际上是药物浸提原理中影响浸提效果的二个因素即浸提温度和浸提时间的合理利用，浸提温度和浸提时间与浸提效果成正比，即浸提温度愈高，时间愈长，浸提效果愈好。若浸提温度低就应采取延长浸提时间的办法以提高浸提效果（即冷浸法），若需急用（缩短浸提时间）就必经提高浸提温度以提高浸出效果（即煮提法）。葛洪就是利用了这一浸提基本原理将常山药酒设计出冷浸法和煮提法二种制备工艺的，这一实用合理的设计，既体现了葛洪的高尚医德（只有具有"急病人之所急"思想的人才会费心伤神地设计出急用制备工艺，以方便急症病人应用），又体现了葛洪的高超药学技术（只有药剂学知识丰富、熟悉和掌握煮提和冷浸工艺特点的人才有可能设计出用短时间煮提代替长时间冷浸的方法）。

2. 膏剂的制备工艺 膏剂在我国应用较早，但早期膏剂多是调膏剂，《肘后方》

较早介绍了用猪脂、羊脂等与药料炼成膏剂的制备工艺。其记载的成膏炼制工艺与今天的黑膏药相差无几："清麻油十三两，菜油亦得，黄丹七两，二物铁铛文火煎，粗湿柳批篦搅不停，至色黑，加武火仍以扇扇之，搅不停烟断绝尽，看渐稠，膏成"（卷八·治百病备急丸散膏诸要方第七十二）。在控制膏剂炼制火候与时间方面，《肘后方》也较早介绍了至今仍在使用的"白芷变黄"经验判断法："细辛……白芷……（共 11 味药），成炼猪脂二升，十一物切之，以绵裹，用少酒渍之，一宿，内猪脂煎之，七上七下，别出一片白芷，内煎，候白芷黄色成，去渣"（卷六·治面疱发秃身臭心昏鄙丑方第五十二）。

《肘后方》不仅在膏剂的传统制备工艺上在当时是先进的，而且在膏剂制备工艺改进上也是敢为人先的，其中有些方法在今天看来仍是有很高的科学价值和很强的合理性。如许多药物在用猪脂炼制提取前用酒浸、醋（苦酒）浸、水煎等方法进行预提取处理："（丹参膏）丹参、蒴藋、秦艽、独活、乌头、白及、牛膝、菊花、防风各一两，个草叶、踯躅花、蜀椒各半两，十二物切，以苦酒浸二升，渍之一宿，猪膏四斤，俱煎之，令酒竭，勿过焦，去渣，以涂诸疮上"（卷五·治痈疽妒乳诸毒肿方第三十六）。现代研究证明油脂类系非极性溶媒，对生物碱盐类，某些甙类等极性成分是不溶的，故近年来，有单位将膏剂的熬枯去渣（用油去提取药物成分）工艺进行了改进：先将粗料药用水煎煮提取去渣浓缩成膏，再与膏剂基质混合成黑膏药。上方中的药物大多含生物碱类成分，葛洪用醋将其有效成分提取出来再用猪脂炼成膏剂，这种工艺改进无疑对于保证药剂质量、提高药剂疗效具有重要意义。葛洪在 1600 多年前就采用在猪脂等油脂煎炸之前以酒浸、苦酒浸、水煎等工艺以及根据药物成分特性采用不同浸出溶

媒提取有效成分的方法来制备膏剂，不能不说是个伟大的创新。

3. 其他工艺方法的采用　蒸馏："疗人发须秃落不生长方……又方东行桑根，长三尺，中央当甑饭上蒸之，承取两头汁、以涂须发则立愈"（卷六·治面疱发秃身臭心昏鄙丑方第五十二）。蒸馏是现代制药工艺中最常采用的一种方法，一般认为近代才广泛采用的。而葛洪早在 1600 多年前即采用，足见其采用工艺之先进性。

粉碎（醋沃）："痈肿杂效方，疗热肿……又方取黄色雄黄、雌黄色石、烧热令赤、以醋沃之、更烧醋沃、其石即软如泥，刮取涂肿"（卷五·治痈疽妒乳诸毒肿方第三十六）。醋沃，亦称醋淬，本是一种炮制方法，但确有很好的粉碎作用，不仅能使不易粉碎的矿物变得十分细腻，而且醋沃时还通过溶解作用达到除去药物中部分毒性及刺激性物质的目的。葛洪用醋沃的方法来粉碎雄、雌黄以制备膏剂，既可达到理想的粉碎效果，又可达到消除或减轻毒性及刺激性的作用，真可谓一举二得，是十分科学合理的。

四、小结

综上所述，《肘后方》虽是古代著名的医学方书，但其收载和介绍的药剂学知识却是十分丰富和科学合理的。《肘后方》中所载药物剂型种类之齐全，所用辅料品种之繁多，采用的制剂工艺之先进，是当时医药书籍所无法比拟的，尤其是所介绍舌下含剂、栓剂等新剂型的应用；温浸法制备药酒以及蒸馏等方法的采用等，就是在 1600 多年后的今天也不失其科学性和先进性。因此，笔者认为《肘后方》的药剂学成就是巨大的，《肘后方》对于丰富传统药剂学内容，推动我国药剂学发展作出了重要的贡献，作为《肘后方》的作者，葛洪不愧为我国古代最伟大的药剂学家。

注：本文所作统计，不包括后世增补的"附方"内容。

葛洪在中国性医学方面的贡献

单健民

葛洪一生著述颇多。主要著作有《抱朴子》、《玉函方》、《肘后救卒方》、《神仙传》等。其中《抱朴子内篇》二十篇，全面总结了晋以前的神仙理论，将道教的神仙信仰予以系统化、理论化；并着重论述房中术与养生的关系。兹就《抱朴子》初步探索葛洪在中国性医学方面的贡献。

一、搜罗载录，保存了房中秘典

中国古代房中术，实际上是全世界各民族中研究得最早、最深的性科学。是我们祖先在人类性医学史上的一大探索奇迹。《汉书·艺文志·方技略》中已将"房中"列为四种方技之一。房中术最初乃神仙家所创造的一种方术。它以讲求房中节欲、还精补脑及男女卫生指要为主旨，故葛洪也以此为道教最重要的三方术之一予以重视。他在崇尚道教、研究养生术的同时，十分注意当时流行过的各种房中著作，并力所能及地加以搜罗和载录。这些资料集中反映在《抱朴子内篇·遐览》中。其中搜集较多的是《玄女经》、《子都经》、《容成经》、《彭祖经》、《入内经》、《元阳子经》、《天门经》、《六阴玉女经》、《内室经》、《陈赦经》等。他在载录过程中，对具有特色、讲究实际的房中养生观点均全文记载。如《抱朴子·对俗》中载录《彭祖经》云："古人得仙者，或身生羽翼，变化飞行，失人之本，更受异形，有似雀之为蛤，雉之为蜃，非人道也。人道当食甘脂，服轻暖，通阴阳，处官轶，耳目聪明，骨节坚强，颜色悦泽，老而不衰，延年久视，出处任意，寒温风湿而不能伤，鬼神

众精不能犯，五兵百毒不能中，忧喜毁誉不为累，乃为贵耳。若委弃妻子，独处山泽，邈然断绝人理，决然与木石为令，不足多也"。所以，葛洪《抱朴子内篇》不仅是集晋以前房中术之大成，更为后世保存了中国古代有关性医学的珍贵资料。

二、力排异说，科学评价房中术

葛洪认为，饮食男女乃为人之大欲，道家修炼如果不重视这两个方面，无异于"釜底抽薪"，是断难成功的。至于房中秘术，"此法乃真人口口相传、本不出也"。他说："夫天生万物，惟人最贵。人之所上，莫过房欲。法天象地，规阴矩阳。悟其理者，则养性延龄，慢其真者，则伤神夭寿。至于玄女之法，传之万古，都具梗概，仍未尽其机微。余每览其条，思补其阙，综习旧仪，纂此新经，虽不穿其纯粹，抑得此糟粕。其坐卧舒卷之形，偃伏开张之势，侧背前却之法，出入深浅之规，并会二仪之理，俱合五行之数。其导者，则得寿命，其危者，则陷于危亡，既有利于凡人，岂无传于万叶"。他清楚地阐明了他研究房中术的目的，是在于补古代房中家的缺遗。使人人的寿命得以延长。但他对历代道家无根据地吹嘘房中术的作用，也提出了批评。有说："闻房中之事，能尽其道者，可单行致神仙，并可以移灾解罪，转祸为福，居室高迁，商贾倍利，信乎？"抱朴子曰："此皆巫书妖妄过差之言，由于好事者增加润色，至今失实。或亦奸伪造作，虚妄以欺诳世人，隐藏端绪，以求奉事，招集弟子，以规世利耳。夫阴阳之

术，高可以治小疾，次可以免虚耗而已。其理自有极，安能致神仙而却祸致福乎？葛洪明确地指出：把房中术看成是无所不能，完全是"欺世诳人"的巫术。其房中术的要点，无外乎顺天地阴阳之和，全人身性命之真，或戒澡不漏以固精，或借术还精以补脑，或避忌卫生以益寿。"安能致神仙而却祸致福？"

三、修养形神，提倡节欲养生

神形学说，是中国古代哲学所关注的中心问题之一，也是养生文化的主旨和核心。如《文子·缵义》说："太上养神，其次养形，神清意平，百节皆宁，养生之本也。肥肌肤，充腹肠，开嗜欲，养生之末也"。《淮南子·原道训》也说："夫形者，身之舍也；气者，身之充也；神者，生之制也。一失位则三者伤也"。阐明精气神是构成人体的基本物质，是维持人体生命活动的物质基础。葛洪在神形关系上有深切的理解并作了具体、形象的比喻。他在《抱朴子·养生论》中说："一人之身，一国之象也。胸腹之位，犹宫室也；四肢之列，犹郊境也；骨气之分，犹百官也。神犹君也，血犹臣也，气犹民也，知治身则能治国也。夫爱其民所以安其国，惜其气以全其身。民散则国亡，气竭则身死，死者不可生也，亡者不可存也。是以圣人消未起之患，治未病之疾，医之于无病之前，不追于既逝之后。夫人生难保而易散，气难清而易浊。若能审机权，可以节嗜欲，保全性命"。指出了惜气全身的重要性。并告戒人们千万不要纵欲，"欲而强，元精去，元神离，元气散，戒之"。与此同时，他也辨证地认为节欲不等于绝欲。故在《抱朴子释》中说："人食不可都绝阴阳，不交

则坐致壅阏之病。故幽闭怨旷，多病而不寿也。任精肆意，又损年命，难有得其节宣之和，可以不损"。这种观点与现代医学及心理学的研究是一致的。性生活是健康的心理需要，正常的性生活可以协调体内的各种生理机能，促进性激素的正常分泌，但恣情纵欲又有损于身体健康。故养生者必须节育，节育可以保精、养神，形盛神旺则有益于健康长寿。

四、结语

葛洪对中国性医学的贡献主要反映在《抱朴子内篇》中。它不仅对晋以前有关性医学资料作了保存，同时对晋以前许多房中术观点进行系统阐发。他在"至理"、"微旨"、"释滞"、"极言"等篇中，反复强调服药、行气、房中术是健康长寿的主要条件，这为后世性医学的研究奠定了理论基础。他认为："服药是为长生之本，若能兼行气者，甚益甚速……。然又宜知房中之术。所以尔者，不知阴阳之术，屡为劳损，则行气难得力也"。指出了房中术与人生寿夭的关系。在节制房欲问题上，他讲得很客观："人复不可都绝阴阳"。但也不可过于夸大它的补益作用。那些宣扬房事可以"移灾解罪"、"居室高迁"等纯属荒诞之词。对节育养生方面，他中肯地指出："善求其术者，即能却走马（阻止泄精）以补脑，还阴丹以朱肠，采玉液于金地，引三五于繁梁，令人老有美色，终其所禀之天年"。否则将如"羽苞包火，冰盆盛水"一样危害。现在看来，葛洪的节育养生观点是有其科学内涵的。有待于进一步发掘、整理，取进精华，弃其糟粕，为现代性医学、养生学提供有益资料。

浅探葛洪对美容的贡献

田新村　　胡景宏

《肘后方》是晋代杰出医药学家葛洪撰著的一部集预防医学、症状学、简便治疗学等于一体的方书，其伟大成就已引起国内外许多学者的重视，并从多方面加以论述，但论及美容方面尚少。为了使现代美容界能从祖先留下的宝贵遗产中有所启发，本文特对《肘后方》中有关美容方面作一粗浅探讨，以阐述葛洪对美容的贡献。

一、《肘后方》收录美容方剂的统计

《肘后方》虽无"美容"二字的记载，但确有不少具有美容作用方剂，如令面白如玉色、香泽涂发方、疗须鬓黄方等。为了便于统计，本文收录标准是：

对影响面容的如面生疱（青春痘）、粉刺、酒渣鼻以及令人体香等，本文收录。某些似与美容关联如狐臭等，本文不列入。

《肘后方》经梁·陶弘景增补缺佚，致葛、陶二人之方混淆，本文将二人之方均作葛方计，金·杨用道摘录之附方凡属美容，本文列入。

同一方，如出现加或减去一药，或另有功用的，均作二方计。

经作者统计葛氏的美容有 66 方，其中内服 11 方，外用 55 方；杨氏增补 16 方，其中外用 14 方，内服 2 方，内、外并用 1 方。

二、《肘后方》的美容范围（部位）

《肘后方》中的美容范围比较广泛，可说是覆盖整个人体，现按人体部位分述如后。

头部：染发（白发、发黄等）、头发秃落、脱落、美发（香泽涂发、腊泽饰发等）、生发、面生疱疮、不光润、雀斑、面黎黑、皱纹、黑痣、瘢痕、粉刺、酒渣鼻、眉、髭

秃和脱落、黑斑、疣等。

皮肤：黎黑、肤色粗陋、皮厚、皮急。

其他：肥胖、令手洁白细腻、令人体香、香澡、薰衣等。

三、《肘后方》应用于美容的药物

作者根据《肘后方》的记载统计，应用于美容的药物共有 95 种，具体药物如下：

水银、真珠、丹砂、铅丹、胡粉、白石脂、石灰、矾石、朱丹、石子、猪脂、猪胰、猪肚、牛胆、牛髓、羊肉、羊胆、羊脂、羚羊胫骨、鹿角、麋脂、乌鸡脂、鸡子、鸡矢白、牡蛎、鸬鹚矢、乌贼骨、乳汁、杜若、杜蘅、黄连、川芎、芍药、当归、地黄、白术、白薇、细辛、干姜、白芷、甘草、半夏、乌喙、玉竹、黄芪、山药、白附子、藁本、木香、零陵香、泽兰、商陆、白头翁、女菀、丁香汁、薰草、羊蹄草根、土瓜根、瓜瓣、大枣、冬瓜、黄瓜、瓜子、冬瓜仁、米泔水、麻子仁、大豆黄、华豆、冬葵子、芜菁子、瓜蒌、花椒、皂荚、柏子仁、杏仁、桃仁、桃花、桂、辛夷、蔓荆子、菟丝子、陈皮、木兰皮、白杨皮、白桐叶、桑白皮、梧桐灰、白松脂、甘松香、云苓、苦酒、醋、酒、蜂蜜。

四、《肘后方》对美容的贡献

从历代文献来看，中医药美容并无专著出现，有关美容内容亦只散见于医药方书中，葛氏汇集前人经验，去繁就简，将其收录于《肘后方》中，现根据其资料，分述其贡献如下。

1. 为后世研究美容提供了大量的依据

《肘后方》以论治急性病为主要特色，而方中记载了如此丰富的美容内容，且年代如

此之早，均属罕见。同时，美容范围如此之广，应用药物如此之多，更加说明葛氏对美容的重视。这些内容，不仅为后世美容留下了极其宝贵的遗产，亦为现代研究美容的起源、沿革、发展提供了重要的资料和依据。

2. 倡导了简便实用的美容方法　葛氏将书命名"肘后"有便于携带简便实用的含义，在美容上的确体现了这一特点，例如面部黑或似雀卵色，用苦酒煮术，常以拭面；染发、令白变黑方，醋浆煮豆漆之；生发方，取侧柏叶，阴干作末，和油涂之。这些无论选择的药物还是制作方法，大都简便实用，亦为后世如宋代的《千金翼方》、明代的《本草纲目》等以及现代的《美容·秀发·丽影》、《最新美容化妆》等所采用，可见葛氏对美容的深远影响。

3. 选用的美容方药科学合理，疗效显著　葛氏应用于美容的方药大多被现代研究所证实，如蜂蜜、黄瓜是天然的收敛剂和润滑剂，称之为美容圣品。大豆黄含丰富的蛋白质、碳水化合物、维生素 B、E，后者可防止皮肤色素沉着，有除黑斑之功。研究证实，桃花有预防人体皮肤产生皱纹的作用，久食可悦泽红颜，与《肘后方》"令人面洁光泽，颜色红润"的论述吻合。冬瓜子含有人体必需的锌、镁等微量元素，炒食令人颜色悦泽，现代临床亦证实其疗效显著。大枣增强肌力；云苓除黯灭瘢；甘松除垢润发；

木香乌须黑发；半夏生发软发；真珠润泽好颜色，治皮肤粗造；芜菁子去皱纹，营养皮肤；侧柏叶润鬓发，治头发不生或黄赤之要药；藁本、细辛、辛夷、白附子、商陆等除黯灭瘢痕；鸡、狗、猪脂生发等等，无一不具美容作用。美容方如染发须白令黑方，曾被隋炀帝后宫采用，方中米醋配合大豆起调营祛风、乌须黑发的作用。治黑斑方，方中茯苓有消退黑色斑块及粉刺作用。而白蜂蜜是天然美容佳品。因含多种维生素，具洁白润肤作用，二药伍用疗效显著。这些例子均说明葛氏的美容方药的确科学，配伍亦十分合理，并经得起后世重复验证。

4. 对现代美容的启示　从葛氏的美容方来看，外用方占 83%，应用的药物植物类、动物类占药物总数的 51%，而方中应用次数最多的是蜂蜜、鸡蛋、猪脂等。这些信息提示，美容的给药途径以外用为佳，内服为次。这可能是外用由于是皮肤直接吸收，其疗效亦很迅速的缘故。而挑选美容药物时，亦应从动、植物中寻找，而鸡蛋、猪脂、蜂蜜亦是日常生活的必需品，又具随取随用的优点，在研制美容品时应成为首选药物。

五、结语

综上所述，《肘后方》虽然不是美容专著，但不失为美容的重要参考文献，故有必要对《肘后方》进一步整理、研究、开发，以使她发挥出更大的作用。

《肘后备急方》中的食疗方

俞雪如　　朱新萃

葛洪生于崇尚养生的晋代，历来被认为潜心于炼丹以求长生。他博览群书，参阅当时流传过的仲景、戴霸、华信、崔中书等千百卷方书，"收拾奇异，捃拾遗逸"（《抱朴子》），结合本人临床经验，编成《玉函方》百卷。后又"采其要约"，编成《肘后备急方》三卷。是书所用药物平常易得，且有简、廉、效之优点，故历来颇受重视。晋唐期间成书的众多方书均已亡佚，而本书得以流传至今，当与其之实用性已被当时各代社会所认可有关。本文先将《肘后备急方》书中上卷（治"内病"）所载的食疗方药予以归纳整理，并对葛洪食养思想进行初探，以此对目前普遍认为葛洪是道家，讲炼丹的印象通过史实资料作补充与完善。葛洪在《肘后方》收载的食疗方，按食物品种分为鱼、禽蛋、畜肉与内脏、虫介、豆、菜蔬、水果、乳制品、粥共9类归纳如下。

一、鱼类计4种

鳗鲡鱼，熟服治卒心痛（收录于卷八）。

鲫鱼，治瘴气疫疠及脾胃虚弱不能食（载卷十五、三十四）。

鲤鱼，治面肿大腹水病（载卷二十四、二十五）。

鳢鱼，治大腹水病（载卷二十五）。

二、禽、蛋类

（一）鸡：用雄鸡血治卒中恶（卷一）；乌鸡治风毒脚弱痹满上气（卷二十一）；乌雌鸡治虚损羸瘦不堪劳动（卷三十三）；黄雌鸡治黄疸（卷三十一）；白鸡煮苦酒治上气喘息（卷二十三）。

（二）鸭：青雄鸭、白鸭及青头鸭粥治大腹水病（卷二十五）。

（三）蝙蝠：除头烧令焦治卒上气鸣息（卷二十三）。

（四）雁肪：以雁肪入酒治中风诸急（卷十九）。

（五）鸡蛋：鸡子白治卒中五尸（卷六）；鸡子黄治卒胃反呕哕（卷二十）；鸡子白黄搅匀治卒心痛（卷八）。

（六）雀卵白：配天雄治阳萎。

三、畜肉与内脏

（一）畜肉：熊肉治中风诸急（卷十九）；羊肉汤治卒上（卷二十三）；驴头治发黄疸（卷三十一）；白犬血治卒得鬼击（卷四）。

（二）内脏：獭肝治尸注鬼注（卷七）；猪肝、猪心治卒肿（卷二十四）；猪肾治卒上气（卷二十三）；羊肾治虚损劳（卷三十三）；羊肝治伤寒时气（卷十三）；熊胆治心痛（卷八）。

四、虫、介类计3种

蚯蚓绞汁治时气病（卷十四）；龟治卒上气（卷二十三）；蟾蜍治心腹寒冷饮积聚结癖（卷二十七）。

五、豆类计4种

大豆拌酒与卵白治中恶（卷一）；酒煮大豆治中风（卷十九）；大豆煎浓汁治卒风喑不得语（卷二十）；熟大豆治肿满（卷二十四）。

小豆水浸预防瘴气疫疠（卷十五）；小豆煮白鸡治大腹（卷二十五）。

赤小豆煮烂温渍治大腹水病（卷二十五）。

豆豉：豉杂土酒常服预防瘴气疫疠（卷十五）；煮豉汤治寒热诸症（卷十六）；煮豉又纳美酒治卒风喑不得语（卷二十）；豉汁治卒肿满（卷二十四）；豉汁治卒胃反呕哕（卷三十）。

六、菜蔬类共7种

葱：葱叶剡鼻剡耳治卒中恶（卷一）。

姜：姜汁治卒胃反呕哕（卷三十）。

韭：韭汁治卒上气（卷二十三）；韭根煮乌梅治卒客忤死（卷三）；韭根捣汁治卒患胸痹痛（卷二十九）。

香菜：香菜汁治卒心腹烦满（卷十一）。

襄荷根：捣汁治伤寒时气温病（卷十三）。

萝卜子：治卒上气（卷二十三）。

葛根：绞汁治卒胃反呕哕（卷三十）。

七、果类计6种

乌梅煮汁治心腹痛（卷十）；梅酒合煎治胸膈上痰（卷二十八）。

梨：纳胡椒、纳黑锡、纳酥等治嗽（卷二十三）。

蔗汁：服治卒胃反呕哕（卷三十）。

芦根：煮汁治卒胃反呕哕（卷三十）。

百合：蒸和蜜治发黄疸（卷三十一）。

胡椒：治卒霍乱诸急（卷十二）。

八、乳制品类

羊乳治胃反呕哕（卷三十）；醍醐治风毒脚弱痹满（卷二十一）；酥治卒上气（卷二十三）。

九、粥类计 5 种

青头鸭粥治大腹水病（卷二十五）；猪肾粥治卒腰胁病（卷三十二）；桃仁粥治尸注鬼注（卷七）；杏仁粥治肿满（卷二十四）；白米粥治胸膈上痰（卷二十八）。

综上所述，足证葛洪善于运用各种食物以达到治病的目的。不仅其配方与现代营养学甚为吻合，如对肿满、水病善用动物蛋白质（鱼类、鸭类等）及大豆类，并必须禁盐。治虚损善用乌雌鸡……，而且配制方法多种多样，如鸭煮粥、鸭纳药、梨纳胡椒、梨纳黑锡……。总之葛洪不独以炼丹、调气来养生，亦是开唐宋食养之功臣。

试论葛洪对灸疗的学术贡献

王　剑　范文亚　何彩云

灸疗是我国古代劳动人民长期与疾病作斗争的产物，是我国传统医学中针灸学的重要组成部分，随着中医药学的发展，古代出现了许多的灸疗学家，并留下了极多的宝贵灸疗著述。东晋时代著名的道家、医学家葛洪的《肘后救卒方》，虽然是医药方书，但从书中可以窥视到极多的灸疗方法，特别是对重危病症施以灸疗记载最为详细，首创了隔物灸疗法，奠定了灸疗学科的雏形，对后世灸疗学的发展起到了巨大的促进作用。本文拟就从以下几个方面探讨葛洪对灸疗的学术贡献。

一、对重危症施用灸疗，倡导灸疗急证

葛洪在《肘后方》中共收录了 100 多条针灸处方，而绝大多数是灸方，这些灸方对施以灸疗后的效果、具体操作方法、注意事项等方面都作了较为全面的论述。《肘后方》中所载病证共 73 类，其中有 29 种选用灸法，足见葛氏对灸疗治病的重视，对内、外、伤、妇、五官等科及传染性疾病均用灸法治疗，且大多用于急危证。如对救卒中恶死方，或是"灸其唇下宛宛中，承浆穴十二壮，大效矣"，或是"卒死而张目及舌者，灸手足两爪后十四壮了，饮以五毒诸膏散有巴豆者"。对治卒心腹烦满方"灸乳下一寸，七壮，即愈"。"灸两手大拇指内边爪后第一绞头各一壮，又灸两手中央长指爪下，一壮，愈"。对治卒霍乱诸急方"卒得霍乱，先腹痛者，灸脐上，十四壮，名太仓，在心厌下四寸，更度之"。或"先吐者，灸心下二寸，十四壮，又并治下痢不止，上气灸五十壮，名巨阙，正心厌尖头下一寸是"。治卒发癫狂病方"灸阴茎上宛宛中三壮，得小便通，则愈"。或"灸阴茎上三壮，囊下缝二七壮"。

葛氏用灸疗急证，范围广，且方法简便易行，应用方便，所载穴位只有 20 多个，可谓"少而精"。葛氏的这些灸方及选穴十分科学而独到，现代临床医家用灸治病多有沿用。

二、首创隔物灸疗法，开辟灸疗方法多样化

隔物灸疗法是将药物与灸法结合起来的一种独特的灸疗方式，对某些疾病的治疗能起到更好的效果。这种方法系葛洪首创，其《肘后方》是记载隔物灸法的最早文献。该书

对隔蒜、隔盐、隔椒、隔面、隔黄蜡以及隔瓦甄等物的施灸方法均有记载，其中临床运用中以隔蒜灸疗运用最常见。如灸肿令消方"取独颗蒜，横截厚一分，安肿头上，炷如梧桐子大，灸蒜上百壮，不觉消，数数灸，唯多为善，勿令大热，但觉痛即擎起蒜……"，葛氏还亲自体会这种隔蒜灸法，云："余尝小腹下患大肿，灸即差，每用之，则可大效也"。还如治卒中沙虱毒方"以大蒜十片，著热灰中，温之令热，断蒜及热拄疮上，尽十片，复以艾灸疮上，七壮，则良"。葛氏对隔盐灸法记载有两种方法，一是将盐放于脐上，另是用口嚼盐后，吐到疮口上，后再用灸法治疗。如治疗青蛙蝮虺众蛇所螫方"嚼盐唾上讫，灸三壮，复嚼盐，唾之疮上。急灸疮三五壮，则众毒不能行。"隔瓦甄灸法是葛氏创造的一种熏灸方法，如治卒中风诸急方"若身中有掣痛不仁，不随处者，取干艾叶一斛许，丸之内瓦甄下，塞余孔，唯留一目，以痛处著甄目下，烧艾以熏之，一时间愈矣。"除此之外，葛氏还对隔椒、隔面灸疗法亦作了介绍，如治一切毒肿，疼痛不可忍者"搜面团肿头如钱大，满中安椒，以面饼子盖头上，灸令彻痛，即立止。"

从以上几种隔物灸疗法的创用来看，葛洪即扩大了灸疗痛症的范围，又使灸疗的方法多样化，对促进灸疗进一步发展开辟了广阔的前景。

三、灸疗助阳，主张从阳到阴之重阳思想

葛洪用灸疗治病，其主要目的是借灸疗助阳，从《肘后方》中所载灸疗治病范围看，所治病证多为阴寒偏盛所致之气机壅乱，葛氏的这种借灸疗助阳思想，可以从灸疗的壮数、施灸顺序等方面反映出来。灸疗壮数多用一壮、三壮、五壮、七壮，然后以七的倍数加壮，如十四壮、二十一壮、二十八壮等，或称之为二七壮、三七壮、四七壮等，奇数为阳，古代医家一般多以七为阳，故葛氏在施用灸疗中根据病情及补阳的不同需要，灸以七的倍数。

葛氏对灸疗助阳之方法主要是通过艾灸以助阳驱邪，促阳升而使阴阳平衡，对于施灸之先后顺序，主张从阳到阴，提出"必先从上始"的道家重阳思想，这种治疗寒证应以阳平阴的观点十分科学，对今之医临床用灸仍具有十分重要的指导意义。

综上三方面所述，晋代著名医家葛洪对灸疗的发展，灸疗学科的形成，作出了巨大的贡献，虽然受时代的局限，有些不科学的东西应抛弃，但我们现代中医药学工作者应吸收其精华，使灸疗学这一祖国瑰宝为人类作出贡献。

《肘后备急方》治腹水经验探要

聂 晶

《肘后备急方》为晋代葛洪所撰，以其便于携带取用，以应急需而命名。该书虽对每一病候均略记病因，症状，而直述各种治法。然其方简便验廉，用药极具特色，对习医者有较高的参考价值。今采撷其中治腹水之经验，作一初探，以期抛砖引玉。

一、大腹水病，治标为先

葛洪认为腹水为病"皆从虚损大病或下痢后、妇人产后，饮水不即消，三焦受病，小便不利，乃相结渐渐生聚，遂流诸经络故

也"。其用之药，皆为利尿、峻下之物。故不难看出对于本病的治疗，强调治标为先。

1. 利水消肿，喜用葶苈　《肘后方》计治腹水18方，其中10首方以利尿消肿为法，所用药物有葶苈子、赤小豆、白茅根、马鞭草、鼠尾草、慈弥草等。而以葶苈子为最常用，以其为君药者达5首之多，占利水方的二分之一。葶苈子一药，最早见于《本经》，云："主癥瘕积聚，结气，饮食、寒热，破坚逐邪，通利水道"。仲景则以之上泄肺气以消痰平喘，方如葶苈大枣泻肺汤；下行膀胱之水以利尿消肿，方如己椒苈黄丸。葛氏深得前贤之旨，启用葶苈泄肺气壅塞以开上源，利膀胱之水以通水道。如此则水随小便去，腹水自消矣。正如《本草经疏》所云："葶苈，为手太阴经正药，故仲景泻肺汤用之，亦入阳明、足太阳经。肺属金，主皮毛，膀胱属水，藏津液，肺气壅塞则膀胱与焉，臂之上窍闭则下窍不通，下窍不通，则水湿泛溢为喘满、为肿胀、为积聚，种种之病生矣。辛能散，苦能泄，大寒沉阴能下行逐水，故能疗《本经》所主诸病"。现代研究表明本品有强心利尿作用，临床用于肺心病，心力衰竭，水肿喘满等有良效。

2. 泻下逐水，峻药丸服　葛氏治腹水之法，非利小便一端，尚有峻下之法以逐水消肿。如有方以"雄黄六分，麝香三分，甘遂、芫花、人参各一分，捣蜜和丸，服如豆大一丸，加至四丸，即差"。又"若唯腹大动摇水声，皮肤黑，名曰水蛊。巴豆九十枚去皮心，杏仁六十枚去皮尖，并熬令黄，捣和之，服如小豆大一枚。"前方所用甘遂，泻水之力颇峻，洁古《珍珠囊》云其："直达水气所结之处，乃泄水之圣药。"与芫花相须为用，其力倍增。然恐其耗损真气，亏竭津液，故又以人参扶助正气。雄黄、麝香实为解水蛊之毒所设。全方攻补兼施，以攻为主，组方严谨，用药精良，不失为治腹水之良方。后一方主以巴豆"荡涤五脏六腑，开通闭塞，利水谷

道"，以消大腹水胀，配以杏仁疏利开通，宣降肺气以开水之上源。因巴豆性烈有大毒，故不可过剂，方后强调以"水下为度"。葛氏虽选用峻泻之品以疗腹水，然用法考究，采用峻药丸服，以缓和药物峻烈之性，取"丸者，缓也"，缓缓图功之意。以防欲速而不达，徒伤人体正气，真可谓匠心独运。

二、注重病后，饮食调养

对于腹水病的治疗，葛氏不但用药考究，而且十分重视病后的饮食调养。

1. 饮食所宜　葛氏在其疗腹水首方后即指出："常食小豆饭，饮水豆汁，鲤鱼佳也。"此处小豆为赤小豆，《本经》言其："主下水。"本品药性平和，既能利水消肿，又可健运脾胃，故对水湿为患有标本兼顾之功。正如王好古所云："治水者，唯知治水，而不知补胃，则失之壅滞。赤小豆消水通气而健脾胃，乃其药也。"现代研究表明赤小豆含有丰富的蛋白质及多种维生素如硫胺素、核黄素、尼克酸和微量元素、钙、磷、铁等，实为腹水食疗佳品。古人常以之与鲤鱼同用，如《食疗本草》云："和鲤鱼烂煮食之，甚治脚气及大腹水肿。"而近人有报导以赤小豆配活鲤鱼炖汤服，治疗2例肝硬化腹水，服后尿量增加，腹围减小，精神良好，无不良反应。鲤鱼亦为利水之品，《纲目》云其"煮食，下水气，利小便"故二者合用，疗效更佳。其他如慈弥草方后云："水随小便去，即饮糜粥养之"。胡洽水银丸方后言："差后，食牛羊肉自补，稍稍饮之"。足见葛氏在药疗的同时，还强调食疗，值得今人借鉴。

2. 饮食所忌　葛氏治腹水有三忌。一曰忌盐，如其在首方后言"勿食盐"。对于食盐，时珍曰："咸走血，咸走肾。喘嗽水促消竭者，盐为大忌。或引痰吐，或泣血脉，或助水邪故也。"现代医学认为高盐饮食将导致水钠潴留，从而影响水液的排泄，故而强调低盐饮食。二曰节饮，其在真苏合香水银白粉方后云："节饮，好自养。"腹水

本为水液代谢障碍，停聚所致。故病人应节制饮水，以免加重病情。三曰忌酒，治水蛊巴豆方后强调"勿饮酒，佳。"酒为甘温之品，有助湿热之弊，时珍言其"损胃亡精，生痰动火。"现代医学认为其对肝肾功能有损害作用，故亦为腹水病人之大忌。早在晋代葛洪就意识到腹水病人饮食宜低盐、节饮、忌酒、实属难能可贵，不可不识。

《肘后备急方》 豆豉临床运用的考察

孙启明

豆豉入药，《神农本草经》没有记载，其首载本草为《名医别录》。据《证类本草》："豉，味苦寒无毒，主伤寒，头痛寒热，瘴气恶毒，烦躁满闷，虚劳喘吸，两脚疼冷，又杀六畜胎子诸毒。"东汉张仲景《伤寒论》有栀子豉证及变法禁例：①发汗吐下后，虚烦不得眠，若剧者，必反复颠倒，心中懊侬，栀子豉汤主之；若少气者，栀子甘草豉汤主之；若呕者，栀子生姜豉汤主之。②发汗若下之，而烦热，胸中窒者，栀子豉汤主之。③伤寒五六日，大下之后，身热不去，心中结痛者，未欲解也，栀子豉汤主之。《别录》主治与仲景临床符合。

《伤寒论》与《名医别录》成书先后在公元三世纪初、中期，《肘后方》成书则在公元四世纪中期，在《肘后方》一书中，葛洪在临床上广泛使用了豆豉，各种单、复方共有四十余首，兹试析于下：

救卒客忤死方第三：

又方：桂一两，生姜三两，栀子十四枚，豉五合（捣），以酒三升，搅，微煮之味出去滓，顿服取差。

按：此方即仲景栀子生姜豉汤加桂。

治卒心痛方第八：

又方：吴茱萸二升，生姜四两，豉一升，酒六升，煮三升半，分三服。

按：此方即仲景吴茱萸汤去人参、大枣加豆豉。查今《肘后方》影印本 21 页下与22 页上各载一首，系重出一方。

治卒腹痛方第九：

治寒疝来去每发绞痛方，吴茱萸三两，生姜四两，豉二合，酒四升，煮取二升，分为二服。

按：此方与治卒心痛方用药相同，但剂量有别，前方吴茱萸用升计量，此方用两，豉之用量前者为一升，此方为二合。

治心腹俱痛方第十：

治心腹俱胀痛，短气欲死，或已绝方，取栀子十四枚，豉七合，以水七升，先煮豉取一升二合，绞去滓内栀子更煎取八合，又绞去滓服半升，不愈者尽服之。

按：此即仲景栀子豉汤，仲景方先煮栀子，此方先煮豉。

又方：茱萸一两，生姜四两，豉三合，酒四升，煮取二升，分为三服，即差。

按：此方葛洪既用于治卒心痛，又用于治卒腹痛，则必然能兼治心腹俱痛。

治卒心腹烦满方第十一：

又方：即用前心痛栀子豉汤法，差。

治卒霍乱诸急方第十二：

治霍乱吐下后心腹烦满方，栀子十四枚，水三升，煮取二升，内豉七合，煮取一升，顿服之，呕者加桔皮二两，若烦闷加豉一升，甘草一两，蜜一升，增水二升，分为三服。

按：此方即仲景栀子豉汤的葛洪临床加减法。仲景用栀子豉汤治"发汗吐下后"的病理转归，而此方则用于霍乱所产生的病理症状的治疗，虽病因不同，但"心中懊忱"与"心腹烦满"之病机相同，故可"异病同治"，葛洪深得仲景辨证施治之原旨。加桔皮系遵仲景桔皮汤之旨，加甘草与蜜则仿仲景甘草粉蜜汤以和中养胃。

治伤寒时气温病方第十三：

又，伤寒有数种，人不能别，令一药尽治之者。若初觉头痛、肉热、脉洪，起一二日便作葱豉汤，用葱白一虎口，豉一升，以水三升，煮取一升，顿服取汗，不汗复更作，加葛根二两，升麻三两，五升水煎取二升，分再服，必得汗，若不汗，更加麻黄二两。又用葱汤研米二合，水一升煮之，少时下盐豉，后内葱白四物令火煎取三升，分服取汗也。

按：此即是《肘后方》中所载著名的千古名方葱豉汤，亦称作"葱豉羹"，系仿仲景桂枝汤服后，啜稀热粥法的变通。

又方：乌梅三十枚去核，以豉一升，苦酒三升，煮取一升半，去滓顿服。

又方：豉一升，小男溺三升，煎取一升，分为再服，取汗。

又方：葛根四两，水一斗煎取三升，乃内豉一升，煎取升半，一服，捣生葛汁服一二升，亦为佳也。

若汗出不歇，已三四日，胸中恶欲令吐者：豉三升，水七升，煮取二升半，去滓内蜜一两，又煮三沸顿服，安卧，当得吐，不差，更服取差，秘法传于子孙也。

按：此法即用豉催吐之法，催吐之药不在豉而在蜜，前人历来认为栀子豉汤是引吐之药，可能系因此方引而起。李时珍曾说："豉调中下气最妙。黑豆性平，作豉则温。既经蒸煮，故能升能散。得葱则发汗，得盐则能吐，得酒则治风，得薤则治痢，得蒜则止血，炒熟则又能止汗，亦麻黄根节之义也。"李时珍已明确指出豉之催吐在于盐。

又方：大青四两，甘草、胶各二两，豉八合，以水一斗煮二物取三升半，去滓内豉

煮三沸，去滓乃内胶，分作四服，尽又合，此治得至七八日发汗不解及吐下大热，甚佳。

大青汤方：大青四两，甘草三两，胶二两，豉八合，赤石脂三两，以水一斗煮取三升，分三服，尽更作，日夜两剂愈。

又方：但以水五升，豉一升，栀子十四枚，韭白一把，煮取三升半，分为三服。

按：此方为栀子豉汤与葱豉汤变法的合方，所谓葱豉汤变法，是指以韭白取代葱白。

若生翳者，烧豉二七粒末，内管鼻中以吹之。

又方：生葛根汁二升，好豉一升，栀子三七枚，茵陈切一升，水五升，煮取三升，去滓内葛汁，分为五服。

又方：盐豉及羊尿一升，捣令熟以渍之（渍足）。

治时气病起诸复劳方第十四：

又方：干苏一把，水五升，煮取二升，尽服之，无干者生亦可用，加生姜四两，豉一升。

又方：鼠矢两头尖者二七枚，豉五合，以水三升，煎半，顿服之，可服温复取汗，愈。有麻子仁内一升，加水一升，弥良，亦可内枳实、葱白一虎口也。

又方：大黄、麻黄各二两，栀子仁十四枚，豉一升，水五升，煮取三升，分再服，当小汗及下痢。

又，差复虚烦不得眠，眼中疼疼，懊忱，豉七合，乌梅十四枚，水四升，先煮梅取二升半，内豉取一升半，分再服，无乌梅用栀子十四枚亦得。

治瘴气疫疠温毒诸方第十五：

又方：熬豉杂土酒渍，常将服之。

治寒热诸疟方第十六：

又方：多煮豉汤，饮数升，令得大吐便差。

治瘴疟，常山、黄连、豉（熬）各三两，附子二两（炮），捣筛，蜜丸，空腹服四丸，欲发三丸，饮下之，服药后至过发时，勿

吃食。

若兼诸痢者，黄连、犀角各三两，牡蛎、香豉各二两，并熬，龙骨四两捣筛，蜜丸，服四十丸，日再服饮下。

无时节发者，常山二两，甘草一两半，豉五合，绵裹，以水六升，煮取三升，再服快吐。

按：豆豉可治疟，不见于《别录》、《药性论》，至宋初《日华子本草》始言"治疟疾骨蒸，中毒药蛊气，犬咬"，可见《日华》豆豉治疟疾之说源自《肘后方》。

治中风诸急方第十九：

又方：豉、茱萸各一升，水五升，煮取二升，稍稍服。

又方：豉三升，水九升，煮取三升，分三服。又取豉一升，微熬，囊贮渍三升酒中三宿，温服，微令醉为佳。

若中缓风四肢不收者，豉三升，水九升，煮取三升，分为三服，日二作之，亦可酒渍煮饮之。

治卒风喑不得语方第二十：

又方：煮豉汁稍服之，一日，可美酒半升中搅，分为三服。

治风毒脚弱痹满上气方第二十一：

取好豉一升，三蒸三曝干，以好酒三斗渍之，三宿可饮，随人多少，欲预防不必待时，便与酒煮豉服之，脚弱其得小愈，及更营诸方服之，并及灸之。

又方：白矾石二斤，亦可用钟乳末，附子三两，豉三升，酒三斗，渍四五日，稍饮之。若此有气加苏子二升也。

治服散卒发动困笃方第二十二：

若腹内有结坚热癖使众疾者，急下之。栀子十四枚，豉五合，水二升，煮取一升，顿服之，热甚已发疮者加黄芩二两。

得下后应长将备急：大黄、葶苈、豉各一合，杏仁、巴豆三十枚捣，蜜丸如胡豆大，旦服二枚，利者减之，痞者加之。

治卒上气咳嗽方第二十三：

治卒得咳嗽方，用釜月下土一分，豉七分，捣为丸，梧子大，服十四丸。

又方：饴糖六两，干姜六两，末之，豉二两，先以水一升煮豉三沸，去滓，内饴糖消，内干姜，分为三服。

治卒身面肿满方第二十四：

又方：煮豉汁饮，以滓傅脚。

治心腹寒冷食饮积聚结癖方第二十七：

又方：巴豆一枚，去心皮，熬之，椒目十四枚，豉十六粒，合捣为丸，服二丸，当吐利，吐利不尽，更服二丸。

治卒胃反呕哕方第三十：

又方：好豉二升，煮取汁，服之也。

治人忽恶心不已：薤白半斤，茱萸一两，豉半升，米一合，枣四枚，枳实二枚，盐如弹丸，水三升，煮取一升半，分为三服。

治卒发黄疸诸黄病第三十一：

又方：大黄一两，枳实五枚，栀子七枚，豉六合，水六升，煮取二升，分为三服。

治脾胃虚弱不能饮食方第三十四：

又方：面半斤，麦蘖五升，豉五合，杏仁二升，皆熬，令黄香，捣筛，丸如弹，服一枚，后稍增之。

治食中诸毒方第六十九：

食马肉洞下欲死者，豉二百粒，杏子二十枚，哎咀蒸之五升饭下，熟合捣之，再朝服令尽。

治牛马六畜水谷疫疠诸病方第七十三：

治马后冷，豉、葱、姜各一两，水五升，煮取半升，和酒灌之，即瘥。

以上共 45 方，计人药 44 方，兽药 1 方。在《本草纲目》中，豆豉条附方共 50 方，旧 31，新 19，其中大部分来自《肘后方》或为他书所转引。

葛洪用豆豉治病，涉及《肘后方》的篇数为：第三、八、九、十、十一、十二、十三、十四、十五、十九、二十、二十一、二十二、二十三、二十四、三十、三十一、三十四、六十九、七十三，共二十篇，范围相当广泛，为今本《肘后方》残存 68 篇的 30%。

在上述 45 方中，葛洪用于临床与豆豉配伍的药物有：桂、生姜、栀子、酒、吴茱萸、桔皮、甘草、蜜、葱、葛根、升麻、麻黄、乌梅、苦酒、小男溺、大青、胶、赤石脂、韭白、茵陈、羊尿、干苏、鼠矢、大黄、常山、黄连、附子、犀角、牡蛎、龙骨、白矾石、石钟乳、苏子、黄芩、葶苈、杏仁、巴豆、釜月下土、饴糖、干姜、椒目、薤白、枣、枳实、面、麦糵、杏子，计 47 种。

自李时珍阐述豆豉之药论（见前按语）后，明末之缪仲淳、倪朱谟，清代之邹澍等皆先后有论述。

缪仲淳《本草经疏》说："豉，惟江右淡者治病。经云：'味苦寒无毒'，然详其用，气应微温。盖黑豆性本寒，得蒸晒之气必温，非苦温则不能发汗，开腠理，治伤寒头痛、寒热及瘴气恶毒也。苦以涌吐，故能治烦躁满闷，以热郁胸中，非宣剂无以除之，如伤寒短气烦躁，胸中懊恼，饿不欲食，虚烦不得眠者，用栀子豉汤吐之是也。又能下气调中辟寒，故主虚劳、喘吸，两脚疼冷。"

倪朱谟《本草汇言》："淡豆豉，治天行时疾，疫疠瘟瘴之药也。王绍隆曰：此药乃宣郁之上剂也。凡病一切有形无形，壅胀满闷，停结不化，不能发越致疾者，无不宣之，故统治阴阳互结，寒热迭侵，暑湿交感，食饮不运，以致伤寒寒热头痛，或汗吐下后虚烦不得眠，甚至反复颠倒，心中懊恼，一切时灾瘟瘴，疟痢斑毒，伏痧恶气，及杂病科痰饮、寒热、头痛、呕逆、胸结、腹胀、逆气、喘吸、脚气、黄疸、黄汗，一切沉滞浊气搏聚胸胃者，咸能治之。倘非关气化寒热时瘴，而转属形藏实热，致成痞满燥实坚者，此当却而谢之也。"读倪朱谟所引王绍隆之高论，使人忽然悟出，豆豉对今日之急性传染性肝炎，用之宣化开郁，当有用处。

豆豉的临床药用，在 2000 年的发展长河中，组成三大名方：①汉代张仲景的栀子豉汤。②晋代葛洪的葱豉汤。③清代吴鞠通的银翘散。

我对葱豉汤的印象很深，少年时，跟父亲学医，背诵《汤头歌诀》，牢记"肘后单煎葱白豉，用代麻黄功不惭"之句，40 年代随父侍诊，见父亲常喜用葱豉汤治感冒之轻症，或加午时茶一块，遇有头痛则加蔓荆子三钱（10g），遇风寒感冒之重症，则用葱豉汤与荆防败毒散合方。遇风热感冒，则与银翘或桑菊合方，常应手取效。

历代医家，都非常重视葱豉汤的临床价值，唐代孙思邈《千金方》用葱豉汤治酒病；宋代苏颂《本草图经》全文摘引葛洪《肘后方》葱豉汤。明代李时珍在《本草纲目》大豆豉条，据《颂曰》转引《肘后方》葱豉汤文，而在葱条，附方感冒风寒，引《濒湖集简方》："初起，即用葱白一握，淡豆豉半合，泡汤服之，取汗"。此亦即葱豉汤。

葱豉汤治寻常感冒，符合《内经》"因其轻而扬之"的治则原理，清人费伯雄说："本方解表通阳，最为妥善，勿以其轻而忽之。"葱白通阳发汗，豆豉解表宣邪，且葱白有温而不燥的优点，故对时症初起，邪轻病浅者，最为稳妥，不致有因药重而过病所之弊。

在后世临床上，《类证活人书》有"活人葱豉汤"，本方加麻黄、干葛，治伤寒一二日，头项腰背痛，恶寒脉紧无汗。活人所加之药物，本已在《肘后方》葱豉汤之加药法中。《时病论》有"辛温解表法"，本方加防风、桔梗、杏仁、广皮。治春温初起、风寒、寒疫、及阴暑、秋凉等症。《通俗伤寒论》有"葱豉桔梗汤"，本方加山栀、桔梗、薄荷、连翘、甘草、淡竹叶。治风温、风热初起。

在苏颂引《肘后方》葱豉汤后有一段文字，说："诸名医方皆用此，更有加减法甚多，今江南人凡得时气必先用此汤服之，往往便差。"苏颂的这些记载是对《肘后方》葱豉汤的肯定。

豆豉的化学成分，含蛋白质 19.5%，脂肪 69%，碳水化合物 25%，维生素 B_1 0.07 毫克/100 克，维生素 B_2 0.34 毫克/100 克，菸酸 2.4 毫克/100 克；另含钙、铁、磷盐。尚含有酶。这是 1955 年，中央卫生研究院营养学系，食物成分表中的内容，这是陈旧的分析资料，没有提到氨基酸类的成分情况。

关于豆豉的药理，《全国中草药汇编》、《中草药学》、《中药大辞典》都无记载，但叶桔泉《食物中药与便方》（1973）一书，豆豉条说："本品内服后能刺激胃之知觉神经，间接反射于延髓之呕吐中枢引起呕吐。"根据此说，则豆豉确有催吐作用，不知此说根据何种国内外著作？

豆豉是葛洪《肘后方》中使用频率最高的药物，研究葛洪《肘后方》，就不能忽略对豆豉的深层次的研究。

葛洪是最早使用青蒿抗疟和黄连治心脏病的医药学家

孙启明

葛洪《肘后方》是最早记载青蒿治疗疟疾和黄连治疗心脏病的医药文献，但后人多不知，今特简述如下。

一、青蒿治疗疟疾

在葛洪《肘后备急方》卷三"治寒热诸疟方第十六"有："又方，青蒿一握，以水二升渍绞取汁，尽服。"

青蒿治"疟疾寒热"之主治不见于《神农本草经》，也不见于其后至《证类本草》之古本草中，这是葛洪对青蒿临床药学的发展。明代李时珍将葛洪的这一重大发现作为新增主治，扩大了青蒿的主治内容，同时将《肘后方》这一医方作为"新增附方"载入。

当代我国药物化学家在寻找新的抗疟药物时，就是从李时珍《本草纲目》中得到启发，并开展了一系列对青蒿抗疟化学成分的研究。

学者们从青蒿（黄花蒿）中分离出青蒿素，动物实验证明对鼠疟原虫有较强的杀灭作用。临床试用青蒿素于大量病例，结果不仅对一般疟疾有效，对恶性疟亦有明显疗效，且具有易吸收、分布广、排泄快、毒副作用小等优点，但复燃率高，是其美中不足。其化学结构经研究确定是一个含过氧桥的倍半萜内酯化合物。在有效的抗疟药物中，在此以前还未见过倍半萜化合物，更谈不到含过氧桥的倍半萜，因此这在抗疟药物的化学史上也是一次发现，而且是重大的发现。

其后，在探讨青蒿素的构效关系的基础上，合成了一系列新的化合物，从中得到在猴疟模型上疗效较青蒿素强 14、28、31 倍的衍生物，早已提供临床试用。

蒿甲醚是通过构效研究而找到的一种青蒿素衍生物（即甲基还原青蒿素），为我国独创的高效、速效、低毒的抗疟新药，对恶性疟（包括抗氯喹虫株）有良效，用于抢救凶险型恶性疟疗效确实可靠，副作用小，复燃率低。该药早已于 1982 年通过技术鉴定。

葛洪是青蒿抗疟的发现人，但现代研究者往往疏忽了，把功劳全记在李时珍名下。今在此更正，以还历史本来面目。

二、黄连治疗心脏病

本世纪 80 年代末，上海方面报道："黄连素可治疗心血管病：上海市徐汇区中心医院院长黄伟民等人经研究发现：中药黄连素可以治疗一些心血管疾病。有关专家认为，这项科研成果具有国内外先进水平。他们发现黄连素降低血小板聚集率的有效率高达

95％，一些用其他药物治疗无效的室性心律失常患者改服黄连素后，有效率达62％。临床研究还证明，黄连素治疗冠心病和心力衰竭也有一定疗效。"然而史料表明，最早使用黄连治心脏病的医生是葛洪。这项医疗实践见载于葛洪所著《肘后备急方》（约公元四世纪上半叶前）卷一"治卒心痛方第八"："又方，黄连八两，以水七升煮取一升五合，去滓，温服五合，每日三服。"此方后为唐·王焘《外台秘要》所收载。李时珍《本草纲目》黄连条附方："卒热心痛，黄连八钱，咬咀，《外台秘要》。"即《肘后方》治卒心痛方，按古之一两今用一钱之折算比例，重订剂量为八钱。

在李时珍《本草纲目》黄连"主治"下，有"去心窍恶血，……时珍"之新增主治，这一新增主治，时珍于"发明"下注明："杨士瀛云：黄连能去心窍恶血。"此说出自《仁斋直指方论》一书，则杨氏此说当系渊源于葛洪之《肘后方》。

葛洪所治之"卒心痛"，相当于今日之"心绞痛"，心绞痛系由于暂时性心肌缺血所引起。心肌缺血，血流不畅，则必留瘀，于是又有了"去心窍恶血"的必要。所以，葛洪治"卒心痛"与杨仁斋"去心窍恶血"是相因一体的措施。因此，他们同用了黄连。

葛洪用黄连治心脏病，值得我们继续研究。

葛洪及其《肘后备急方》的成就和贡献

张浩良

葛洪是一位道学家、杰出的医药学家和炼丹术家（化学家）。他在宗教和科学领域里都有精湛造诣和贡献。

葛氏著述颇丰，但多已失传，今仅存《抱朴子内篇》及《肘后备急方》等，兹就葛洪和《肘后备急方》的主要成就与贡献略述如下，

一、重视预防养生

1. 理论方面：葛氏重视预防，提倡治未病，提倡养气，避免过劳。《抱朴子·地真》说："是以至人消未起之患，治未病之病，医之于无事之前，不追于既逝之后"。又云："神犹君也，血犹臣也，气犹民也。故知治身则能治国也。夫爱其民所以安其国，养其气所以全其身"。反之，"身劳则神衰，气竭则命终"（《抱朴子·至理》）。所以养生当注意养神调气，不得过劳。

2. 方剂方面：葛洪《肘后方》有不少预防辟疫的方剂。例如：辟病散（《肘后方》卷八）方用真珠、肉桂各一分，贝母三分，杏仁二分，鸡子白三分。上五物，共捣和。岁旦服方寸匕；若岁中多病，可月月朔望服。浩良按：《肘后方》卷二"常用辟温病散"与本方类同，仅少杏仁一味。又《圣济总录》卷三十三所载与本方相同，后世又名"真珠散"。

柏枝散（《肘后方》卷八）方用东南向柏枝曝干，为细末。每服方寸匕。功能预防疾疫流行。浩良按：《千金要方》卷九载"一物柏枝散"，实即本方改名。据现代研究本品对结核杆菌、肺炎球菌、卡他球菌、京科68－1型病毒等均有抑制作用。在防治疾病方面，有实用价值。

神明白散（《肘后方》卷二）方用术30克，附子90克，乌头120克，桔梗75克，细辛30克。上5味，共为细末。正旦服一钱匕，

功能预防疾病。原书称：随身带行则病气消，一家合药则一里无病。浩良按：宋《太平圣惠方》卷十六所载本方，改名为"白术散"。

此外，还有断温病令不相染方、姚大夫辟温病粉身方、赤散方、太乙流金方、辟天行疫疠方、防避饮食诸毒方等，不必尽录。总之，这些方剂与他的理论相符，且在临床上有一定实用价值。

二、对某些传染病的认识和贡献

1. 对病因的认识 《肘后方》对病因的认识较为深刻，除一般外感寒热邪气、物理因素（如睛为损破、杂物鲠喉、饮酒使醉）、精神因素（如惊忧恐怖、志气错越等）而外，颇有新的见解。葛氏认为某些传染病的病因，不外是"毒疠之气"、"卒中诸毒"。那么这些毒疠之气究竟是什么毒呢？他根据不同症状分别为："阴毒"、"阳毒"、"温毒"、"伤寒毒气"、"丹火恶毒"、"诸药毒"、"饮食诸毒"、以及"狂犬所咬毒"、"蛊毒"、"溪毒"、"水毒"、"射工毒"、"沙虱毒"等等。这表明葛氏观察病因比较精细，分析中肯，归类恰当。

2. 对天花的认识葛氏称天花为："虏疮"，意为此病由国外传入（据考证，天花病例最早在3000多年前的埃及木乃伊身上发现，其后传入印度，约在西晋或晋前传入我国）。这与考古发现是符合的。同时，葛氏对天花的症状、体征、病程等有详细的描述。这在世界医学史上是最早的记载，比欧洲的记录要早二个世纪有余。应该肯定地说这是葛洪的一大贡献。

3. 对恙虫病的认识 世界医学史上一向认为恙虫病是日人桥本伯寿于1810年首先发现的。其实，这是一个误解，或者是偏见，也可能是无知。要比桥本早1500余年的葛洪早就对此病的传播媒介、传染方式、症状、治疗以及高发病区作了较细记述。这不能不认为是一个卓越贡献。如《肘后方》云："山水间多有沙虱，甚细，略不可见……阴雨天行草中，亦著人，便钻入皮里"。书中并记

有疗沙虱毒方：大蒜十片，着热灰中，温之令热，断蒜，及热柱疮上，尽十片，复以艾灸疮上，七壮则良。又方用斑蝥二枚。一熬为细末内服，另一枚煅烧令烟尽为细末，外敷。另一方则用麝香、闷捣敷。但未明用量。

三、治疗学上的贡献及其他

1. 首创青蒿治疟 《肘后方》卷三治寒热诸疟方第十六云："青蒿一握，以水二升，渍，绞取汁，尽服之"。青蒿治疟，近些年的研究证明有着巨大的临床意义，因为药学家们发现青蒿中含有青蒿素是倍半萜内脂化合物，与其他化学抗疟药明显不同，且对脑型恶性疟有良好疗效，就目前而论，优于其他药物。因此认为这是抗疟药的重大发展。若论其历史渊源，这不能不归功于葛洪的记述。

狂犬病免疫疗法的先驱：《肘后方》卷七治猘犬（狂犬）所咬毒方第五十四云："疗猘犬咬人又方，仍杀所咬犬，取脑敷之，后不复发"。这个记载，以含有狂犬病毒及其免疫物质的犬脑予接种，这和法国科学家巴斯德取狂犬脑制成疫苗的接种法在原则上是相同的。但葛氏此说要比巴斯德早1000多年。可惜的是限于历史条件，未能进一步研究发展。另外，葛洪还注意到"凡猘犬咬人，七日一发，过三七不发则脱也，要过百日乃为大免耳"。这和现代医学认为狂犬病潜伏期一般为90天的论证有着相似之处，可见葛氏的观察是精细的。

3. 瘿和腹水的治疗以及骨伤科方面葛洪的贡献颇多，除上述外，还有：不但认识了瘿（甲状腺肿大），还创造了海藻酒治瘿的良法。对腹水一症，葛洪首创运用针刺脐下二寸的放水疗法。再有：首次记载了对下颌关节脱位的复位方法；创造性地运用竹片作为小夹板外固定法治疗骨折；以及应用桑皮线进行肠缝合术。这是《肘后方》的首次记述。具有相当学术价值和意义。

4. 其他：如首载公认名方黄连解毒汤、黑膏方等的组成和应用。这在文献整理方面

也值得称赞。又如对黄疸病症应用白纸验尿，这在中医实验诊断方面是破天荒的，亦可说是"尿三胆"检查的先河。最后，应该特别提出：葛氏炼丹术的实践和总结，开拓了化学实验和化学制药的先河。这在世界化学史、化学制药史上是一大贡献。

《抱朴子内篇·仙药》浅析

胡晓峰

葛洪所著《抱朴子内篇》是一部含有丰富科学技术史料的著作，其中《仙药篇》和《金丹篇》涉及药学内容较多。本文试对《仙药篇》做一浅要分析。

（一）

《抱朴子内篇》许多篇章阐述了神仙道教思想，葛氏认为通过服食某些药物，尤其是特别炼制的金丹，可以成仙，达到长生不老的境界。《仙药篇》重点论述了服食后能够成仙的药物即"仙药"。

所谓仙药，具有三个层次的功用：第一，祛除百病；第二，长生不老；第三，羽化成仙，与鬼神相见。例如，服食云母，"服之一年，则百病除；三年久服，老翁反成童子；五年不阙，可役使鬼神，入火不烧，入水不濡，践棘而不伤肤，与仙人相见"（《抱朴子内篇·仙药》，下同，略）。又如，饵丹砂，"四十日，腹中百病愈，三尸去；服之百日，肌肤坚强；服之千日，司命削死籍，与天地相保，日月相望，改形易容，变化无常，日中无影，乃别有光矣。"

仅有治病功效的药物不可称"仙药"，如百部，"唯中以治咳及杀虫耳，不中服食"。同一药物中质量差者亦不可作"仙药"，如雄黄，"其但纯黄似雄黄色，无赤光者，不任以作仙药，可以合理病药耳。"

《仙药篇》较明确记载的仙药有：丹砂、黄金、白银、玉屑、玉泉、云母、雄黄、雌黄、太一禹余粮、石中黄子、石桂、石英、石脑、石硫黄、石饴、曾青（以上矿物药）。菖蒲、桂、术、五味子、地黄、天门冬、麦门冬、茯苓、松脂（实、叶）、柏脂、胡麻、重楼、黄连、黄柏、石韦、楮实、枸杞、黄精、桃胶、竹沥、柠木实、槐子、菊花、飞廉、泽泻、远志、干漆（以上植物药）。珍珠、龟、蟹、蟾蜍、蝙蝠、燕（以上动物药）。除此之外，篇中出现的其他药物名称有：水银、珊瑚、蛇黄、浮石、滑石、盐、硝石、露水、东流水、菊花水（以上矿物药）。泽漆、百部、白及、地榆、拔葜、薏苡、朱草、椒、姜、葱、梅、麦、黍、麻、桑灰、大豆、乌米、酒、醋（以上植物药）。蜜、蜂窠、猪肪、鸡（鸡子）、犬、牛角、羊血、貂、狸、酪（以上动物药）。

全篇涉及药物约 88 味，其中矿物药 26 味（仙药 16 味），植物药 46 味（仙药 27 味），动物药 16 味（仙药 6 味）。所载仙药如按《神农本草经》三品药分类，则半数以上是上品药，其次是中品药，而下品药则寥若晨星。葛氏于开篇即引《神农四经》（即《神农本草经》）曰："上药令人身安命延，升为天神，……，中药养性，下药除病"。说明葛氏极为赞同《神农本草经》三品分类法及其划分标准，并且以此作为选择仙药的指导思想。

（二）

论述仙药过程中，还提及以下几方面药学内容。

1. 同物异名，同名异物　药物同物异名，即药物别名，如枸杞，"或云仙人杖，或云西王母杖，或名天精，或名却老，或名地骨"。同名异物，则是不同的药物有相同的名字，如黄精"一名白及，而实非中以作糊之白及也。"这两种现象是古今药材品种混乱的重要原因之一，非学识渊博及实践经验丰富者不易鉴别。故葛氏强调"本草药之与他草同名者甚多，唯精博者能分别之，不可不详也。"

2. 道地药材　葛氏重视药物产地及生长环境对药物功效的影响，提倡道地药材。如雄黄，"当得武都山所出者，纯而无杂，其赤如鸡冠，光明晔晔者，乃可用耳。"又如天门冬，"其生高地，根短而味甜，气香者善。其生水侧下地者，叶细似蕴而微黄，根长而味多苦，气臭者下。"

3. 一药多用　葛氏提出一种药物根据病情需要可有多种用法，既可内服又可外用。如木芝（茯苓上生小木），"又可以治病，病其腹内，刮服一刀圭，其肿痛在外者，随其所在刮一刀圭，即其肿痛所在以摩之，皆手下即愈。"

4. 服药先后　服药先后有宜忌，葛氏对"服治病之药，以食前服之；养性之药，以食后服之"的道理加以说明，"欲以药攻病，既宜及未食，内虚，令药力势易行；若以食后服之，则药但攻谷而力尽矣。若欲养性，而以食前服药，则力未行，而被谷驱之下去不得止，无益也。"

（三）

通过对《抱朴子内篇·仙药》的分析，得出以下两点看法：

1. 去伪存真　在科学技术不发达的古代，人们对长寿的追求带有很大的幻想成分，妄想通过服食仙药达到长生不老的目的，这是可以理解的。《仙药篇》看似充斥着怪诞不经的神仙道教内容，但也包含许多古代药学史料及知识，应该正确对待，去粗取精，去伪存真，抛弃其神仙迷信思想，挖掘其有益健康长寿的药物，认真研究。

2. 古为今用　对《仙药篇》的深入研究可为现代保健长寿药物开发提供新思路和新线索，放宽思想，拓宽领域：①所谓仙药中，未见人参、黄芪等大量补药，这一现象是否引起人们对当今服食营养补品狂潮的反思。②仙药中矿物药占很大比重，结合现代科学对微量元素的认识，是否给人们以新的启迪，加快矿物的开发利用。③仙药中有雄黄、石硫黄等毒性药，又有黄连、黄柏等苦味药，是否可以提示人们在新的药物领域里从新的角度探索长寿的奥秘。如此种种，不一而论。

我对《抱朴子内篇》的粗浅见解

古康德

《抱朴子内篇》是东晋葛洪所著，为道家养生学的重要著作。葛洪是哲学思想家、道教理论家、外丹学和道教神学奠基人，并且对我国的医药学和化学都有重要贡献。《抱朴子》一书写了十多年才写完，《外篇》先写，再写《内篇》，重点在于《内篇》，主要为阐述神仙养生之学，他的哲学思想外儒而内道，早年是以儒学为主，后则舍儒而从道，特别着重于神仙修炼。主要在于提倡炼丹服食，主张道教改革，系统地实践论证长生学说，对于各种修炼方法加以归纳总结并且在哲学理论上能够把老庄和秦汉道家的玄道理论加以神秘化解释，同时与道教的守一学说结合运用，融汇贯通，这样就形成了比较完整的"神仙道教体系"。

葛洪运用有无相生、形神相随的道家原理阐述去欲离俗，恬淡虚无和固护精气、养形全神对养生的重要性。同时概括了服气养炼气功的几个要点，主要有三个方面。

1. 形体和元神是既对立又统一的辨证关系，"有无相生"是哲学的一般规律，有和无是道家哲学体系的重要范畴之一，而对人体来说则是形神相依，相辅相成。一方面"有"和"形"是从"无"和"神"化生而来的。但另一方面却是"有"和"形"反过来又是"无"和"神"的依托和基宅，即是说有形是无形的基础，形体是神气的依托。"形"和"神"之间是不可相离的，就有如堤坝一旦坏了就不能挡住水了，再如燃点着的烛火，若蜡烛倒了火也就灭了。因此身形劳倦疲怠，精气耗竭太过，则神无所依附而离散，生命就停止了，又如一棵树，虽然枝叶茂盛生气勃勃，但如果挖去树根，那么不久后绿色的叶就会枯萎，一个人如果精气衰竭，但仍过份嗜欲，不加克制，那么精神就会与形体相离。

2. 光阴似流水一去不复返，作为修身养性之人应去欲离俗，在有生之日必须加紧修炼，以深山密林作为修心养性的乐园，以抛弃世欲偏见而自得其乐，将优越的地位看作累赘，把世间万物作蝉的薄翼，这并非是随意夸大其词，而的确是看破红尘明察世态断然丢弃"快乐世界"的一切，回绝了所有声、色、欲的干扰，刻苦致志，专心修炼。

3. 关于炼功的基本要义，在于"为无为"而"全天理"。在具体功法上，首先必须清心寡欲，排除杂念，神情自然，姿式随和，不过分勉强，呼吸顺畅，虚静柔弱，精神固守，形神相抱，务必做到形神合一，随

着体内精气的运行，心境柔和，呼吸匀称畅舒，似若有若无，此刻身心寂静恬淡虚无，汲取天地之精气以滋养元神，可达到反听内视，敛神入静，顺应自然的变化。

葛洪在服气炼养过程中能体验出其美妙境界，在修炼后得到了美好的效果，即通过呼吸精气，沐浴天地，外珍日月之光辉，内守元精元神，使命门坚固如玉环，两眼通明如北极星，心观日月星辰之景色，元神飞扬使形体得到修炼，叩齿咽津而使白发转黑返老还童，精气凝聚有如澄静的一泓清泉，烧鼎炉以炼长生之丹药，周围美丽的禽兽欢乎齐鸣，形体内外渐渐出现艳丽的奇花异卉含苞待放，天上长寿的鹿口中吐出琼膏，所有外界的光亮刺激影响都隐匿而荡然无存，只有自己对修道的戒律牢记于心，其精气充实如云海，身心虚静有如空谷幽幽与天之道相连相合。当功力能炼至如此程度时就能不饥饿，百病不生，形神合一，骨实体经，可以逍遥自在了。能通八卦阴阳之理，达到与元神相通的境界，可以驾驭风云，飞翔腾空，长生不老，与天永生。以上这些是表达练功后的体会，对于所出现的景象是难以言喻的，只能结合实际去理解，各人的感受有所不同，决不能刻意追求，但也告诫人们修炼不可能是短时间所能成功的，好比梁上之积尘达到一尺厚就不是短时间就会积有的，最怕的是听到修炼成功的事不肯相信，但如相信了又不肯去做，做了不能有始有终，坚持到底，所以真正能得道的人极少。作者还列举了自然界若干物类得以恒久的事例，而人也是这样，因为先天禀赋的强弱和生理寿限各有所不同，主要还在于后天的调养修炼，如何才能做到，葛洪提出两个方面，其一、积极养炼，使精气得以保养身体强坚。其二，是懂得调摄，避开自然环境中有害于人的因素干扰。他指出人之所以死亡，多是因为：①诸欲劳损；②自然衰老；③疾病损害；④毒虫恶兽的侵袭；⑤邪气伤害；⑥异常的气候变化影响所

致。要避免这几种损折寿命的因素影响必须做到：①从事导引行气锻练达到"还精补脑"的效果；②饮食有度，节制欲望，起居有规律；③服食生长药物；④在将取药的同时，要神情专注避免与自然违背；⑤避开一切伤生的毒虫恶兽。

总的说来，从养生学的角度分析，《抱朴子内篇》有两个比较明显的错误：①在主观上宣扬神仙的存在，把养生修炼的长寿效果，过于渲染夸大，说是可以长生不死，这样就为养生学披上了宗教迷信的色彩；②在具体修炼操作方面主张炼丹服药，并且相信这就是通往"神仙"的必由之路，而把行气导引及草木药饵等视为"小术"。虽则如此，本书中仍不乏对道家养生理论和实践方法的精辟论述。就是在今天这些理论对于发掘和继承祖国医学瑰宝，发展我国古老的气功养生学仍然有着积极的现实意义。

葛洪在炼丹术方面的成就与贡献

高毓秋　　梅全喜

葛洪一生主要从事医学和炼丹活动，是我国和世界著名的医学家、炼丹家。他在炼丹方面的卓越成就，不仅承前启后，开一代炼丹学派，而且还通过阿拉伯炼丹家吉博（Geber）的中介，传播到欧洲，葛洪在炼丹方面的作用和影响，是世界性的。

炼丹在我国有久远的历史，它导源于战国时期的神仙说，秦时始皇帝曾派人去海上寻求不死之药。到了汉代由于汉武帝的迷信和扶持炼丹术得以形成。以后又由于同道教相结合，而得到长足的发展。到了晋朝葛洪生活的时代，已经有了半个多世纪的发展。葛洪是炼丹史上最著名的炼丹家，他承前启后，继承了晋以前的炼丹术理论，运用道家和儒家的思想，完成了不朽的炼丹术篇章如《抱朴子》等。他的著作有理论有实践，不象《周易参同契》似的隐晦曲折，有较多的实际操作实验，具有科学价值。

葛洪出身于炼丹世家，他的从祖父葛玄是一个著名的炼丹家，在《晋书·葛洪传》中有记载："从祖玄，吴时学道得仙，曰葛仙公，以其炼丹秘术授弟子郑隐。洪就隐学，悉得其法焉"。葛洪不仅悉得家传而且还师从南海太守鲍玄，以后又成了鲍玄的女婿："后师寻南海太守上党鲍玄。玄亦内学，逆占将来，见洪深重之，以女妻洪。洪传玄业，兼综练医术，凡所著撰，皆精覈是非，而才章富赡。"可见葛洪有一个很好的学习炼丹术的环境。炼丹本是一项秘术，不能轻易授人，如葛洪所述："昔左元放于天柱山中精思，而神人授之金丹仙径，会汉末乱，不遑合作，而避地来渡江东，志欲投名山以修斯道，余从祖仙公（指葛玄）又从元放受之，凡太渭丹经三卷及九鼎丹经一卷，金液丹经一卷。余师郑君者则余从祖仙公之弟子也，又余从祖受之，而家贫无用买药。余亲事之，洒扫积久，及于马迹山中立坛盟受之，并诸口诀诀之不书者。江东先无此书，书出左元放，元放以授余从祖，从祖以授郑君，郑君以授余，故他道士了无知者也。"可见要得丹术之传还真不容易。

葛洪在炼丹术方面的主要成就和贡献有：

他首先记录了水银的制备方法："丹砂烧之成水银，积变又还成丹砂"。就是将红色的丹砂（硫化汞）加热，使它分解出汞即水银。

又将水银中加硫黄，使之生成黑色硫化汞再变成红色的丹砂。这是世界上最早记录的水银制备法，反映了葛洪对化学反应的认识。

他最早应用炼制单质砷的方法："又雄黄……饵服之法，或以蒸煮之，或以酒饵，或先以硝石化为水乃凝之，或以玄胴肠裹蒸之于赤土下，或以松脂和之，或以三物炼之，引之如布，白如冰。"这里说的是从雄黄这种砷化合物中提炼砷的方法有六：用沸水煮或蒸使之分解生成氧化砷；制成雄黄酒；用硝石的水溶液去溶解它；在玄胴肠（猪大肠）和赤土（含铁陶土）存在的条件下，用水蒸气分解它；制成雄黄和松脂的混合剂；用三物（指硝石、玄胴肠、松脂）分别与之煎炼。现代科学方法证明此六种方法均能得到氧化砷，这种方法要比国外马格努斯早 900 年以上。

最早制作黄色铜砷合金的记载："当先取武都雄黄，丹色如鸡冠，而光明无夹石者，多少任意，不可令减五斤也。捣之如粉，以牛胆和之，煮之令燥。以赤土釜容一斗者，先以戎盐石胆末荐釜中，令厚三分，乃内雄黄末，令厚五分，复加戎盐于上。如此，相似至尽。又加碎炭火如枣核者，令厚二寸。以蚓蝼土及戎盐为泥，泥釜外，以一釜覆之，皆泥令厚三寸，勿泄。阴干一月，乃以马粪火煴之，三日三夜，寒，发出，鼓下其铜，铜流如冶钢铁也。乃令铸此铜以为篇，篇成以盛丹砂水。又以马屎火煴之，三十日发炉，鼓之得其金，即以为篇，又以盛丹砂水。又以马通火熨三十日，发取捣治之。取其二分生丹砂，一分并汞，汞者水银也，立凝成黄金矣。光明美色，可中钉也。"

用锡铅炼银："煎铅锡，以少许药如大豆者投鼎中，以铁匙搅之，冷即成银。"

记载了铅的可逆化学变化："铅性白也，而赤之以为丹，丹性赤也，而白之以为铅"。即是生动地记录了四氧化三铅和铅的分解还原的可逆反应。

记载了金属的置换反应："曾青涂铁，铁赤色如铜"，并明确指出："外变而内不化也"。曾青是硫酸铜类矿石，葛洪的这个试验就是描述金属铁从铜盐中置换出铜的反应。

记载了升华反应："取雌黄、雄黄，烧下，其中铜铸以为器覆之。……百日此器皆生赤乳，长数分。"雄黄是 As_2S_2，雌黄是 As_2S_3，它们加热后都能升华，而得到"赤乳"，即是升华后的结晶体。

《周易参同契》虽比葛洪《抱朴子内篇》早百余年，但由于内容简略而单薄，因而葛洪《抱朴子内篇》成了现存研究炼丹及化学史的重要著作。葛洪使用的炼丹原料已较《周易参同契》有了发展，除了汞、硫、铝、雄黄、雌黄、丹砂外，还有石胆、消石、赤石脂、矾石、寒羽涅、云母、铁、铅等，多达 20 多种，大大地扩大了人们应用自然矿物的范围。

葛洪的炼丹术，经印度、波斯、阿拉伯及西班牙传入欧洲，在葛洪数世纪之后，他的炼丹理论和方法，有时甚至他的术语都被这些国家的炼丹家所采用。他在炼丹术上的成就已引起世界化学史家的注意和研究。1927 年英国《自然杂志》（Nature）在讨论中国炼丹术的几篇论文中，都很重视和肯定葛洪所进行的工作。1943 年 Davis 在《化学教育杂志》（Journal of Chemical Education 卷 11）以"葛洪——第四世纪的中国炼丹家"为题，专门介绍了葛洪。在同一杂志以后还刊登过介绍葛洪及《抱朴子》的论文。1935 年，吴鲁强和 Davis 英译了《抱朴子内篇》"金丹"和"黄白"卷；1941 年，陈国符和 Davis 英译了《抱朴子内篇》"释滞"和"仙药"卷，分别载于当时的《美国艺术与科学学院学报》上。

虽然葛洪的炼丹理论"金丹之为物，烧之愈久愈妙，黄金入火百炼消，埋之毕天不朽，服此二物炼人身体，故能令人不老不死"是唯心的，形而上学的，但葛洪在炼丹术方面的成就是巨大的，也是勿庸置疑的。他不仅总结留下了前人的炼丹成果，而且留下了很多符合科学的记录，积累了许多化学、制药化学的知识，促进和推动了化学及制药化学的发展。

葛洪与罗浮山

张景硕　梅全喜

葛洪（公元283～363年），字稚川，号抱朴子，丹阳句容（今江苏句容县）人，系三国方士葛玄重孙。青年时代的葛洪曾任过咨议、参军等职，因厌恶官场，遂产生了崇尚神仙道家思想，在做了几年官后，于公元330年左右携家人来到广东罗浮山修炼，长期从事炼丹术研究，过着"神仙丹鼎"生活。

罗浮山南傍东江干流，绵亘在惠州博罗县西北境内。"南粤名山数二樵"，一为西樵山，另一个即是罗浮山（古称东樵山）。据《罗浮山志》记载："罗浮山广袤五百七十里、山高三千六百丈、大小山峦四百三十二，为岭十五，为溪七十二，瀑布九百八十……"。汉代史学家司马迁称罗浮山为"百粤群山之祖"。罗浮山是由罗山与浮山合抱而成，传说浮山原是蓬莱三仙岛之一，尧时，从东海浮来，傅于原有的罗山，合为一体，成为罗浮山。秦始皇三十三年（公元214年）于境内设置县治，即是据此传说取名为傅罗县，晋武帝太康元年（公元280年）改傅罗为博罗，至今罗浮山仍属博罗县辖范围。

古代的罗浮山充满了原始森林的雄浑旷美，古木参天，巨竹连岭，山水神奇，珍禽异兽昌盛繁衍。但当时罗浮山并不很出名，自东晋咸和初年葛洪辞官上山隐居后，渐渐地有一些人上山追随葛洪学道，葛洪遂分别在罗浮山东、西和北方建三个观，自己往来讲学，最早建起的南观称都虚观，也就是现在的冲虚古观。自此之后，罗浮山名传渐远，

历代不断有人上山建寺修观，而且香火十分旺盛，遂形成九寺十八观的宏大气势，使罗浮山成为古代道教圣地，故在道教上，罗浮山被誉为"第七洞天"，"第三十四福地"，素有"神仙洞府"之称，名闻遐迩。

由于罗浮山是道教圣地，遗迹遍布山中，加之风景优美，犹如仙境，因而吸引了大批的文人墨客。自晋以来，不少著名的文人墨客为访求罗浮仙境，追寻葛仙遗迹，不辞千辛万苦，跋山涉水，远道而来，他们往往如临仙境，留连忘返，于探景访胜之余，发为吟咏，或凿于崖，或题于壁，或散见于书……，所以又形成了罗浮山的一大景观——摩崖石刻，满山皆是。杜甫、李白、苏轼、李贺、刘禹锡、朱熹等历代著名文人均留有名词绝句，其中北宋著名诗人苏轼的《初食荔枝》："罗浮山下四时春，卢桔杨梅次第新，日啖荔枝三百颗，不辞长作岭南人"。更是脍炙人口。清代戊戌变法维新运动首领康有为、梁启超，民国时期要人蒋介石、陈济棠、蔡廷楷等均登临罗浮，醉赏仙境，留有遗迹。可见罗浮山的确是一个"不可不游"的旅游胜地，现已成为我国十大名山之一。

罗浮山之所以成为道教和旅游圣（胜）地，可以说是得助于当初葛洪发现并将其选为炼丹、布道、著述和隐居地。葛洪来到罗浮山上，首先利用罗浮山上的矿石建炉炼丹，他由于厌恶做官，崇尚道家思想，希望能超凡出世，以达到自我解脱的目的，因而从方

士求仙思想出发，炼制仙丹，以求长生不死，这些自然是不可能的，但炼丹实际上是早期的化学实验，葛洪通过考察许多文献资料，进行长期的炼丹实践，认识了很多化学物质的特性，积累了丰富的药物、冶金、化学等方面的知识，其中他著的《抱朴子内篇》系统记载了一些实验操作技术和一些化学反应现象，如"丹砂（硫化汞）烧之成水银，积变还成丹砂"的化学反应以及把铁放在胆矾（硫酸铜）溶液中把铜置换出来的方法等，对促进化学及制药化学的发展具有重要的贡献。

罗浮山草木茂盛，药物资源丰富，葛洪对此进行了充分研究利用工作。他在罗浮山一带采药行医，多"采贱价草石"，"施于贫家野居"。他的主要医学著作《肘后备急方》就是在广泛收集岭南民间医药方法，结合自己研究罗浮山药物的成果及前人的经验基础上撰写而成的。《肘后备急方》在医疗和用药方面都务求简便实用，全书列有七十余篇，以各种传染病、寄生虫病、内科杂病、外科急症等内容最多，尤其是对传染病和寄生虫病的防治方面有许多独到之处。值得一提的是该书对罗浮山一带流行的瘴疠、疟疾、脚气等岭南常见病都提出了一些合理的治疗方法，其医学成就是值得称颂的。

葛洪对罗浮山的药物研究也是富有成效的。《肘后备急方》中所载药物约 350 种，其中植物药 230 种，动物药 70 种、矿物及其他药 50 种，这些药物大多来自罗浮山中。葛洪对开辟罗浮山药物资源作出了重要贡献。"罗浮山中多灵药"，后世在罗浮山冲虚古观形成的"洞天药市"，就是历史上著名的"广东四市"之一。今天，罗浮山的中草药资源依然丰富，已成为我国重要的南药产地，罗浮山下已建起了广东省博罗制药厂、罗浮山制药厂、白鹤中药厂等 5 家中型制药企业，真是葛洪遗风再现。

葛洪开拓了岭南名山罗浮山，葛洪使罗浮山成为历代的道教和旅游胜（圣）地；罗浮山孕育了一代圣贤葛洪，罗浮山使葛洪在医药学、炼丹术、道教理论上取得了巨大成就。岁月流逝，山河迭易，但岭南人民尊敬和怀念葛洪的意念是永远不会改变的。在葛洪逝世 1600 多年后的今天，罗浮山上仍然保留了许多有关葛洪的古迹：

冲虚观：为葛洪在罗浮山上最早建成的四观之一，位于罗山之阳，麻姑峰下，座北向南，主体是一套四合院式庭院的木石建筑结构，包括山门，正殿和两廊，总建筑面积为 4400 平方米。此观几经修建，现观是 1985 年香港圆玄学院等道教团体捐修的。冲虚观因为是葛洪所创的道教圣地，已成为岭南所有道观的"祖庭"，历代香火鼎盛，朝拜及参观者络绎不绝，现已被国务院列为全国重点道教活动基地之一。

葛仙祠：位于冲虚观大殿的左边，祠内供奉着葛洪及其妻鲍姑塑像，还保存着一块清代嘉庆皇帝御笔"惠民佑顺"木牌匾及木刻楹联一副，联云："神仙忠孝有完人抱朴存真功伴雨地参天不尽飞裾成蝶化；道术儒修无二致丸泥济世泽衍药池丹灶可徒遗履认凫踪"。祠内至今香火不断，多是岭南及港澳的香客、游人及医药工作者来此朝拜、参观。

衣冠冢：位于冲虚观左侧半山腰，墓四周全是石块，灰沙夯垒而成的一道墓墙，墓占地 280 平方米。墓碑已断截，碑系红石雕成，碑身正中刻有"衣冠冢"字样，旁无年号及落款。关于葛洪的死与葬，《罗浮山志》有这样的记载："洪坐至日中，兀然若睡，年八十一，视其颜如生体，柔软，举入棺甚轻如空衣，世以为得尸解云"，"衣冠冢在观北，葛仙尸解，葬其衣冠"。现在"衣冠冢"方位与史料记载基本相符，但属何年代所设，有待进一步考证。

稚川丹灶：又称炼丹炉，位于冲虚观右侧。炉高 3.33 米，由炉座、炉身和炉鼎三部分组成，炉座是由 24 条青石砌成八角状，石上分别按方位雕刻有八卦图形及禽兽图案。炉身呈正方形，边角有 4 根八角形青石柱，每柱上端刻有云龙浮雕，炉鼎呈葫芦状，用青石雕成，炉门向西，正中镌有楷书："稚川丹灶"四个大字，右刻"乾隆二十四年六月既望"，左刻落款：一"广东督学使者仁和吴鸿书"。据《罗浮山志》载，原"稚川丹灶"四个字为苏东坡所书，原迹已佚。传说葛洪当年就是用这个自行设计建造的石炉进行炼丹的。

洗药池：位于冲虚观右侧，"稚川丹灶"旁边。为八角形状，由青砖砌成，面积 15 平方米，池畔矗一巨石，呈椭园形，石中刻有"洗药池"三个大字，左刻一首诗："仙人洗药池，时闻药香发，洗药仙人去不还，古池冷浸梅花月"，落款"庚戌秋为冲虚观主题，邱逢甲"。相传葛洪在此池洗药，但据考证，此池非葛洪时期所建，系后人为纪念葛洪而修建的。

此外，还有葛洪炼丹时汲水的"长生井"及"遗履轩"等胜迹，处处引人缅怀罗浮山开山祖师的业绩。改革开放后的罗浮山各处奇观遗迹均修茸一新，作为道教和旅游胜（圣）地的罗浮山正以一种全新面貌迎接国内外广大游客的光临。

最近，罗浮山旅游管理局已正式成立，葛洪纪念馆筹建工作也正在进行，有关部门还在筹划成立葛洪医药开发研究所和葛洪医药学术研究会，而位于罗浮山下的广东省博罗制药厂和罗浮山制药厂等单位正在加紧对葛洪宝贵医药经验进行挖掘整理、继承研究工作，并在此基础上已研制开发出了葛洪腰痛宁保健袋，罗浮山百草油等新产品。这次，中国药学会在惠州主持召开的"纪念葛洪及其药剂学成就学术研讨会"对于深入挖掘、继承整理葛洪宝贵医药经验，推动葛洪医药学术思想的研究工作广泛深入开展，将具有重要的现实意义。我们相信，在不久的将来，葛洪的宝贵医药经验将会为保障人民身体健康发挥出更大的作用。

葛洪与句容

李承春　郑惠珍

葛洪，东晋人，公元 284 年出生于（江苏）句容城北十里处（现句容市大卓乡下荫村），家庭原系江南豪族，祖葛系（字孝瑗），任吴大鸿胪，父葛悌，吴平后入晋，为郡陵太守。葛洪 13 岁时丧父，家道中落。据《抱朴子·自叙》称："贫无僮仆，篱落顿决，披榛出门，排草入室。"可见其穷困潦倒到何等程度，但他贫而好学，白天砍柴卖薪，以换纸笔，夜晚抄书诵读。16 岁时，他即博览经、史、百家典籍，才识过人，书法超群，以儒知名，好神仙之法。初从其祖葛玄（字孝先）弟子郑隐学道炼丹。西晋惠帝太安二年（公元 303 年）19 岁时，张昌、石冰于扬州起义，大都督顾秘任其为兵都尉，因破冰有功，迁伏波将军。事平，弃戈释甲。永兴元年（公元 304 年）20 岁时，赴洛阳搜求异书以求广学。时值"八王之乱"，颠沛流离于豫、荆、襄、江、广诸州，饱经战乱之苦，萌发栖山养性之念。愍帝建兴四年（公元 316 年）32 岁，他重返故里。东晋政权建立，念其旧功，赐爵为关内候，"食邑句容二百"。咸和年初（公元 326 年）42 年，司徒王导召补州主簿，转司徒椽，任咨议参军等职。永和十年（公元354年），70岁时，到临安（今杭州）宝石山西岭结炉修炼以祈遐寿。晚年，闻交趾产丹砂，求为勾漏（今广西北流）令。帝以洪资高，不许。洪曰："非欲为荣，以有丹耳"。帝从之。洪逐将子侄俱行。至广州，为刺史邓岳所留，乃止于罗浮山，修道炼丹，并从事著述，以丹鼎生涯终老。终年80岁。

葛洪生活于动荡的年代，行踪遍及中国南方各大名山，虽然他去世1600多年，现存遗迹尚多，原句容城内旧有青云观（又称葛仙庵），观内有丹井一座，传说葛洪曾用此井水炼丹，井券上刻有"丹井"二字，该

井上之井圈为四角形，白石凿成。1953年，中央卫生部曾派人来句容调查葛洪遗迹时，将此井拍照带走作为资料，后因城市与道路建设，毁于70年代，庵已不在，但这一居民小区，仍以葛仙庵而命名。另外，现城内联盟三村89号，还有一口丹井，井圈六角白石凿成，上有丹井、仙泉、雨灵等文字清楚可见。距句容城东南21公里处，茅山大茅峰北有抱朴峰，峰上有抱朴山庵和丹井遗址，是葛洪当年炼丹修道处。

葛洪在道教改革以及化学、医学的巨大成就，至今仍光照人间，他是句容人民的骄傲，也是博罗人民的骄傲，中国人民的骄傲。

葛洪与北流勾漏洞

梅全喜

据《晋书·葛洪传》载："干宝深相亲友，荐洪才堪国史。选为散骑常侍，领大著作，洪固辞不就。以年老，欲炼丹以祈遐寿。闻交趾出丹，求为勾漏令。帝以洪资高，不许，洪曰：'非欲为荣，以有丹耳。'帝从之"。可见葛洪曾任过勾漏县令一职。

勾漏，即今广西北流市，古勾漏县址即今北流市郊的勾漏洞前。葛洪被授予勾漏县令一职是肯定的，但葛洪是否到过勾漏上任，却未见有明确的史料记载。《晋书·葛洪传》载："（葛洪接受勾漏县令一职后）逐将子侄俱行，至广州，刺史邓岳留不听去，洪乃止罗浮山炼丹"。葛洪在《抱朴子外篇·自叙》中将自己一生中的重要事件都写进去了，但却未见提及赴勾漏担任县令之事。或许是《自叙》是在葛洪求为勾漏令之后所撰。现代发表的研究葛洪历史的文献资料，皆未见提到葛洪曾到勾漏上任。可见一般史料皆认为葛洪虽求为勾漏县令，但并未到任，而是南

下广州后，径直到罗浮山修道炼丹了。

但历代的勾漏（北流）人皆不这样认为，他们都深信葛洪是来到勾漏任职的。笔者在葛洪研究会成立的前几天（1996年4月8日）赴广西容县出差，特地专程到北流勾漏洞进行了参观探访，走访了勾漏洞风景管理处的工作人员和导游小姐，他们皆肯定葛洪到过勾漏任职，并向我介绍了至今仍在北流广泛流传的有关葛洪的传说和故事。北流中医骨伤科医院的韦国荣大夫曾撰文介绍过葛洪到勾漏任职的一些地方志史料及葛洪任职所取得的政绩。据介绍：历代的《北流县志》均有葛洪于东晋成康年间曾南迁出任勾漏县令及在勾漏洞炼丹修书数载的记载，《北流县志》乾隆、嘉庆版本还载有葛洪的传书，《北流县志·官师志》县职栏下，晋代县令便有葛洪的名字。《北流县志》还载有：葛洪到任勾漏县令，即实行薄赋减刑，宽徭息讼，不到两个月"治得一清如水，政

通人和"，正是"民无冻馁，官有余闲"。"在勾漏洞作令，已满三载，因而解了印绶于上司，竟告病谢事而去"。他在任三年，经常在勾漏洞内炼丹修道，还为民察患除疾，深受勾漏民众的信任和受戴。

后人为纪念葛洪葛县令，在勾漏洞前修建了葛仙祠（葛洪寺）、碧虚亭，在洞内至今仍祀奉有葛洪的全身泥塑像。在勾漏洞内的宝圭洞仍保留有葛洪炼丹遗址，灵宝观南有葛洪井，也称圣水井，相传是葛洪洗药处。勾漏洞也因此而被道教誉为"第二十二洞天"。

勾漏洞因葛洪而闻名，历代文人骚客到此拜祭、贤胜、感怀、题诗作赋，赞颂葛洪、赞美勾漏洞者，总计不下数百人，留下诗赋百余首，其中就有唐代名将李靖的名作，南宋抗金名将李纲的题咏。1962年，我国著名的版画家马达同志为葛洪画的画像

也亲刻在洞前；1965年春，当代文豪郭沫若亲到北流县对葛洪作历史考察，挥笔于勾漏洞前题写了"……不为丹砂思作令，期除纸虎愿从征。苕华闻道敷红紫，绿满群山乐藕耕。"的诗句。

今天，勾漏洞及周围地区已被辟为广西著名的风景名胜旅游区，修葺整理后的勾漏洞由宝圭、玉阙、白沙、桃源四洞组成，全长一公里，勾、曲、穿、漏奇景自天成，洞内石柱、石笋及各类造型奇特的钟乳石纵横交错，千姿百态。洞前，亭台楼阁，雕梁画栋，绿树婆娑，曲径通幽。洞前石壁，各类石刻琳琅满目，给勾漏洞仙景倍添艺术魅力。景区内还修建有旅游娱乐度假中心，葛仙大酒店等服务设施，每天来此朝拜、参观、旅游的人络绎不绝。北流人民永远不会忘记他们的好县令葛洪。

葛洪与樟树阁皂山

黄文鸿　汪远明　付细龙

阁皂山系五凝山在赣中的支脉，因其"形阁色皂，土良水清"而得名。又因其"水清"此地得名清江县（又名樟树）。阁皂山便座落在县城东南20公里处。其山峦突兀崴嵬，葱郁秀丽，冬暖夏凉，气候宜人，犹如仙境一般。有道是：山侧一水顺流，山麓竹林茂密，山中松杉葱郁，山水细小澄明，山人稀少显悠，好一幅大自然美景。曾令多少著名的文人墨客慕名而来，留连忘返。

葛洪叔祖，葛玄（公元164~244年），字孝先，世称"葛仙翁"，又称"太极仙翁"，祖籍山东琅琊，后迁居江苏丹阳之句容，为灵宝派道教创始人，早年从左慈学道，受太清、九鼎、金液等丹经，精于丹术。

东汉建安七年（公元202年），38岁道

门苦行多年、周游过许多名山的葛玄扶竹望阁皂山中人间炊烟，侧影凌凌清江大叹"神仙之宅"，于是策杖而登，在阁皂山东峰下的一个石洞内谢绝人事，闭门读书修经，立灶炼丹。将"九转金丹"封存于岩洞，留得"广修阴德者"服用，已走出"我命在我不在天，还丹成金亿万年"的路途。删集《灵宝经浩》，撰成《祭炼大法》、《生天宝录》和《灵符秘决》等道家秘录，奠定了灵宝派的理论基础。葛玄晚年致力于炼丹修身，吴嘉禾二年（233年）回到阁皂山潜心炼丹，又陆续撰成《道德序》、《清静经》、《步虚经》、《入山精思经》、《慈悲道场九凿大忏法》、《断谷食方》等道教典籍，使其成为一代著名的道家。同时葛玄也行医采药为当地

百姓治病，前后达 42 年（中间有 5 年到南城麻姑山）之久，直至吴赤乌七年八月，"飞升"于阁皂山卧云庵，享年 80 岁，由于他在樟树的活动，开创了樟树"医道同源"的先河，为樟树医药事业奠定了基础。从此诸多人士纷纷上山，或游山玩水，沉迷于山水秀色；或修道行医，炼丹制药，香烟袅袅不尽，钟声悠悠不绝，一片笙歌，道教中"丹鼎派"由此发展鼎盛。唐仪凤年间，中宗诏赐阁皂山为"天下第三十三福地"。从此这一道教圣地名闻遐迩。

葛洪拜其叔祖葛玄的弟子郑隐为师，学习《九丹》，《金银液经》，《黄白中经》等炼丹术，并受正一法文，三皇内文，五岳真形图，洞玄五符等秘篆，尽得灵宝道教真传。郑隐将葛玄毕生所得悉传至葛洪。《道藏》载："（玄）得其炼丹秘术，授弟子郑隐，洪就隐学，悉得其缔"。

晋建武（公元 317 年）葛洪回到故乡句容，并以平定石冰旧功被录，封候食邑，辟为椽属，主薄之类佐吏官职，晋咸康（公元 335 年）其时葛洪年过 50，已淡于名利，一心炼丹祈寿："将登名山，服食养性，尽将逐本志，委桑梓，适嵩岳，以寻方平，梁父之轨。"因而固辞不就，辗转于山林之间，追寻叔祖葛玄等神仙遗迹。他在《抱朴子·金丹篇》，有一段自述云："往者上国丧乱，莫不奔播四出，余周旋于徐、豫、荆、襄、江、广数州之间，阅见流秽欲道士数百人矣。"在江西他先后到过洪州西山，萍乡武功山，新淦百丈峰，玉笥山，樟树阁皂山等地，《江西通志》，《武功山志》，《新淦县志》，《新渝县志》中都有明确记载，这些地方几乎都是葛玄炼丹地，其百丈峰，玉笥山，阁皂山都在新淦和樟树境内，明金幼孜《玉笥山赋》云"……西连百霜，百丈之奇，北抱阁皂，宝金之秀……。""延叟起揖先生曰：子亦闻玄者，独不闻清江（樟树）玉笥之山乎？"可见百丈、玉笥、阁皂三山几乎

连在一起，在这段时间里，葛洪自武功山来到阁皂山瞻仰叔祖遗容，葛玄于公元 244 年升天在阁皂山，据萍乡《武功山志》载：宋、赵化可著《葛仙坛记》云："葛仙名洪，晋勾漏令，学仙于此，丹成往阁皂山去，此其遗迹也"。阁皂山旧有葛仙祠，又名仙人庵，即后人为纪念葛洪入山而兴建的，祠内原有葛洪塑像，元末明初，泰和人海桑先生陈谟有《葛仙祠留题》诗：

思忆仙人葛稚川，旧祠冠服尚巍然。
罗浮自受留丹灶，勾漏定闻有洞天。
江右蛟龙青草裹，淮南犬吠白去边。
嬉游得似无为好，冷眼乾坤八十年。

葛洪继承和发展了灵宝派的修身养性、断谷导引、炼丹成仙的思想，而排除了葛玄著作中灵符秘诀之类的道术成份，提倡修炼金丹，白日飞举，药物养生延寿，因而将道教神仙方术理论推向了顶峰，形成了以炼丹成仙为主要内容的"丹鼎派"，葛洪也就成了"神仙道教"的代表人物。葛洪的名著《抱朴子》中的炼丹术、养生术、守贞术多渊源于葛玄的《祭炼大法》、《断谷食方》等，如《抱朴子·辨问》称"此（《祭炼大法》、《断谷食方》等）乃灵宝之方，长生之法"。《抱朴子》的出现，逐渐掩盖了葛玄的灵宝学说，葛玄的名气和影响反退居葛洪之后。但中国道教史却是将两葛并列号称"葛家道"，这说明葛洪的道教学术思想确是源于葛玄。

葛洪一生著述计有《玉函煎方》50 卷，《神仙服食方》10 卷，《肘后备急方》4 卷，《金匮药方》100 卷，《抱朴子》70 篇等。

葛洪的《抱朴子》和《肘后备急方》被樟树药帮奉为药材炮制的典籍，影响樟树药业达千余年之久。特别影响深的是炮制技术，樟树古代炮制药材，习惯上推崇于"火"，有"逢子必炒，药香溢街"之说，而炒制药材又有黄、焦、炭、黑的要求，要达到这个要求，全在"火温"的控制，据说，这一实践即源于《抱朴子》炼丹术中的"文

武"之法："九转之丹者，封涂之于土釜中，塘火，先文后武，其一转至九转，迟速各有日数多少，以此知之耳。"

《肘后备急方》则被樟树药界奉为炮制典范，几乎所有樟树帮药材店号，都有24字的炮制规范："遵《肘后》，辩地道，凡炮制，依古法，调丸散，不省料，制虽繁，不惜工。"并制成匾额，高悬于店堂之中，以昭示世人，开宗明义第一句，就是"遵肘后"可见恭敬之虔。

葛洪晚年乞为勾漏令术丹砂，及广州而止于罗浮山。在此布道修身，行医采药炼丹著书，以毕生精力著成《肘后方》，为岭南的医药事业作出了卓越的贡献。罗浮山这块道教圣地也因此被赐为"天下第三十四福地"，成为我国十大道教名山之一。阁皂山与罗浮山这两朵道教奇葩被葛洪及其叔祖葛玄牵扯出千丝万缕的因缘，同时放射着夺目光芒。

沿这条路途走来的还有唐代医家孙思邈，被誉为'药王"。他本来也是道士，但他在阁皂山采集种植、炮制药物、行医于当地百姓，普救众生精求不倦，认为"人命至重，有贵千金，一方济之，德逾于此"。毕生所著《备急千金要方》、《千金翼方》，为古今医药之经典，其名已远在道士之上了。他因此被誉为"一代药王"。阁皂心也名为药王山，从此的阁皂山被誉为"中国药业圣地"。这条路途上还走过孙智谅，葛长根，杨介如，欧阳明性……结果走出了阁皂山医道合流的人文景观，走出了"丹鼎派"道教的鼎盛，走出了祖国医药的辉煌。

阁皂山奇花异草，不类凡品，是个天然药场，花草根茎药物不乏菊花、佩兰、桔梗、白术。飞禽走兽爬行动物不乏豹骨、蕲蛇、腹蛇。矿类药物亦有丹砂、矾石等等。济世行医的先辈们到阁皂山，如鱼得水，采集、试验、研究，著书立述，这便是巍巍阁皂山母亲般的恩赐。

前辈的丰功伟绩源远流长，造福人类，使得祖国中医药学这颗明珠放射出璀璨的光芒。阁皂山所在地樟树已成为我国四大药都之一，为我国中药材最主要的聚散地。一年一度的全国中药材交流会场景壮观，一片繁荣。樟帮精湛的炮制技术也因得助于先辈而名扬四海，因此有了"药不到樟树不齐，药不到樟树不灵"的美誉。阁皂山誉为"中国药业圣地"名符其实。

只可惜如今的阁皂山已面目皆非。雕梁画栋的亭台楼阁，曲径幽通的长廊，典雅雄伟的殿刹，香烟袅袅钟声悠悠的道场，以及各式各样的景观早已成为过去。殿堂有1500余间，道士多达500余名，尚有3000亩良田的时代也被历史风云湮没在清末时期。至于葛仙祠（又名仙人庵）也不复存在了，葛玄修道炼丹所遗的炼丹炉，演变到本世纪60年代也遭人毁，现在只留一水泥台而已。葛玄塑像已斑斑落落，显得苍凉。大万寿宫前的洗药池池里池外都长满了浮萍与萋萋青草，古迹难觅了。一切都显得苍茫黛色。记得一位伟人说的话："中国医药学是一个伟大的宝库，应当努力发掘加以提高。"尤其是在"我国的中药在世界称雄的时代已过，中药在亚洲已是三足鼎立的形势"下，的确引人深思。

阁皂山，这块尽得大自然恩赐、被誉为"中国药业与道教圣地"的土地，有此林林总总人物，有此浩浩卷帙，有此浃浃功德的阁皂山，在其医道结合的因缘里，肯定有一点是对人间生命不屈不挠的信仰和追求。事实上这远比雕梁画栋的建筑强，远比那些名丽景点更引人探究、思索，山之灵不在其色而在其神，水之灵不在其清而在其性、阁皂山的医道结合的瑰宝怎不令人神往，继承光大。它给后人带来的是永远使不完，用不竭的巨大财富。

阁皂山，依然是人间福地和中国药业圣地。它将不断激励着我们这些医药工作者为我国中药领先世界，称雄世界而努力奋斗。

葛洪腰痛宁保健袋的研制与临床疗效观察

梅全喜

腰痛是指腰部一侧或两侧疼痛，是临床常见病与多发病，尤其好发于中老年人，给人们的正常生活和工作带来了极坏的影响。腰痛是世界医学难题，目前尚无较好的治疗方法，但传统医药对腰痛却有其独到的疗效。东晋著名医药学家葛洪对腰痛病治疗颇有研究，他在《肘后备急方》中专列一章"治卒患腰肋痛诸方"，介绍的治疗腰痛经验方如葛氏治腰痛不得俯仰方等，多达 18 个，其中大多数是葛洪多年积累的宝贵医药经验。我们在此基础上，根据祖国医学"衣冠疗法"理论和清代著名的内病外治专家吴师机的"外治之理，即内治之理，外治之药，亦即内治之药"的理论，选取罗浮山优质道地药材，研制出了"葛洪腰痛宁保健袋"，应用于治疗腰痛，取得了显著疗效，现将研制及临床观察情况介绍如下。

一、产品研制

1. 处方来源　本处方设计是以《葛洪肘后备急方》卷四"治卒患腰肋痛诸方第三十二"中"治肾气虚衰，腰脊疼痛，或当风卧湿，为冷所中，不速治流入腿膝为偏枯冷痹缓弱，宜速治之方"为基本方剂，并结合现代治疗腰痛药物研究进展而加减配方而成。

为了提高疗效，处方中添加了能促进药物透皮吸收、增加药物疗效的药物透皮吸收促进剂，并采用了定向释放之结构。

2. 制备方法　将处方药物置于 60℃ 以下干燥 4～6 小时，粉碎成粗粉，加入透皮吸收促进剂，混合均匀，并进行必要的特殊处理后分装于药囊中，封口，外封塑料袋即成。

3. 作用机理　本品使用时，腰袋中的药物有效成分（大多为挥发性成分）在体温作用下缓缓定向释放出来，在药物透皮吸收促进剂的作用下，直接作用于人体患处皮肤疼痛部位神经、经络、腧穴或经毛孔渗透吸收而发挥治疗作用，同时，腰带扣紧在腰部，对腰痛可以起到一个固定压迫的物理治疗作用。

4. 功能主治　本品有补肾壮阳、强筋壮骨、祛风通络、散寒除湿、活血止痛的作用，主治腰肌劳损、腰椎肥大、腰椎骨质增生，类风湿性脊椎炎、肥大性脊椎炎、慢性前列腺炎、慢性附件炎以及扭、挫、闪、跌、损伤等所致腰痛腰酸（按中医分型为风湿型、寒湿型、肾虚型和外伤血瘀型腰痛腰酸）。对肩周炎、关节炎以及肾虚阳痿也有较好的疗效。

5. 质量标准　本品符合本企业制订的广东省医药企业产品标准《腰痛宁保健袋产品标准》，该标准经广东省医药管理局审核批准（标准号 Q/19BLZY01－94），并经广东省技术监督局备案（备案号 QB/440000C1683－94）。

6. 安全性　本品经广东省医疗器械产品质量监督检验站按 GB7919 中的 5.3 条和 5.5 条进行皮肤刺激性试验和皮肤变态反应试验进行检验，结果表明本品为无刺激性和弱致敏物质，符合规定，对人体是安全可靠的。

二、临床疗效观察

本品在广州市中医院、广州医学院附属医院等单位临床观察治疗腰痛患者 83 例，获得满意疗效。

1. 临床资料　①一般资料：83 例患者中，男性 44 例，女性 39 例，年龄最大的

82 岁，最小的 25 岁，平均年龄 43 岁，按中医辩证分型为寒湿型 22 例，湿热型 18 例，肾虚型 35 例，血瘀型 8 例。西医诊断为腰肌劳损 31 例，腰椎肥大及骨质增生 28 例，风湿及类风湿脊椎炎 10 例，慢性前列腺炎 7 例，其他（包括急性扭挫伤、慢性附件炎、胆结石等）7 例。②诊断标准及病例选择：参照《实用中医内科学》、《实用骨伤科学》的有关内容制订其诊断标准：疼痛部位于腰部，起病慢，多为隐痛、时轻时重，劳累后加重，反复发作，或与气候变化有关，或有固定压痛点，中医辨证为寒湿、湿热、肾虚、瘀血型；或西医诊断为腰肌劳损、腰椎肥大、骨质增生、风湿及类风湿脊椎炎、慢性前列腺炎、扭挫伤、慢性附件炎等腰痛腰酸者皆可纳入本品观察范围，孕妇及严重

肾功能不全者被排除于本研究范围之外。

2. 治疗方法　将本品系于腰部，每天佩戴 6 小时，连续使用 1～3 个月，使用本品期间停用其他治疗腰痛的药物和方法。

3. 疗效判定标准　显效：使用一周内自觉腰痛症状减轻，二周内症状消失，无压痛感，腰部功能活动恢复正常，随访 6～12 个月未复发；有效：使用二周后自觉腰痛症状减轻，1 个月内症状消失，腰部功能活动基本正常，随访 6～12 个月基本未复发或复发次数及程度较治疗前明显减少；无效：使用 1 个月，自觉症状无改善或改善不明显。

4. 治疗结果　83 例腰痛患者使用葛洪腰痛宁保健袋治疗 1～3 个月后其疗效如表 1 所示；按中医分型观察对不同类型腰痛的疗效如表 2 所示。

表 1　葛洪腰痛宁保健袋治疗腰痛的疗效

总例数	显效		有效		无效		总有效率
	例数	占％	例数	占％	例数	占％	
83	55	66.26	25	30.12	3	3.61	96.39％

表 2　葛洪腰痛宁保健袋对不同类型腰痛的疗效

中医分型	例数	显效	有效	无效	总有效率
寒湿型	22	17	5	0	100％
湿热型	18	9	7	2	88.89％
肾虚型	35	24	10	1	97.14％
血瘀型	8	5	3	0	100％

5. 典型病例：王××，女，53 岁，工人，1994 年 1 月就医，诉 20 年前因外伤造成腰椎骨折，经治疗痊愈，近 10 年来，每逢气候变化或劳累，即感腰部疼痛、酸胀、喜按喜温，剧烈时卧床不起，生活无法自理。腰部俯仰转侧困难，局部有凉冷感，每年发作数次至 10 余次，每次持续时间不同，最长达 2～3 个月持续疼痛不减，曾用多种方法治疗，疗效不显，舌淡苔白，脉沉细，X 线检查示：第四腰椎陈旧性骨折，并腰椎

骨质增生，中医辨证属肾虚兼寒湿型。即停用其他治疗，采用葛洪腰痛宁保健袋治疗，连用一周疼痛明显减轻，半月后疼痛消失，其他症状大减，20 天后完全消失，并恢复工作，嘱其续用 2 个月巩固疗效，随访一年未再复发。

三、小结与讨论

1. 本品系以东晋著名医药学家葛洪在《肘后备急方》中介绍的治疗腰痛病经验方的基础上研制成的，经临床观察表明本品对各

种腰痛均有较好疗效，临床治愈率（显效）达66.26%，总有效率96.39%。从中医证型看，本品对寒湿型、血瘀型、肾虚型腰痛均有显著疗效，对湿热型腰痛则效果略次。经药理实验和临床应用表明本品对人体无任何明显毒副作用，本品具有疗效显著，无任何不良反应，使用舒适方便，不影响患者的正常生活和工作，具备治疗和保健的双重作用等特点，已通过广东省医药管理局医疗器械类保健品新产品鉴定，并获准批量生产，批准文号为粤医械准字（94）第 326117 号，并已申请国家专利，专利（申请）号 94223483.9，目前已批量投产上市，深受腰痛患者欢迎。

2. 葛洪为东晋著名的医药学家、炼丹术家和道教理论家，江苏句容县人，晚年来罗浮山隐居、炼丹、行医访药、著述，撰有《肘后备急方》等医药著作，对我国古代医药学的发展作出了重要贡献，他在《肘后备急方》中介绍了许多治疗常见急症的方药，

这些方药大多是葛洪自己多年积累的宝贵医药经验，也有部分是收集罗浮山地区民间的验方，这些宝贵医药经验是值得我们医药人员挖掘、整理、研究、探讨的。青蒿素的发明和葛洪脚气水的问世就是继承葛洪宝贵医药经验所取得的成果。青蒿治疟疾是葛洪最早发现应用并最早记载的一种方法；脚气作为南方常见病也是葛洪最早记述并介绍了一些行之有效的治疗方药。今天，我们在继承挖掘葛洪治疗腰痛病经验的基础上研制成功"葛洪腰痛宁保健袋"，应用于临床取得较好疗效。是继承挖掘葛洪宝贵医药经验取得的又一重要成果。再次证明葛洪的宝贵医药经验值得继承挖掘、深入研究的，但鉴于目前这方面工作尚未得到应有的重视，笔者建议有必要加强和重视这方面工作，将葛洪的宝贵医药经验认真继承、挖掘、整理、研究、开发利用，使其为防病治病，保障人民身体健康作出新的、更大的贡献。

葛洪生卒年代小考

梅全喜

葛洪，是我国东晋著名的医药学家、炼丹术家、道教理论家，在医学、制药化学以及道教改革等方面作出了巨大的成就和重要贡献。但国内的一些文献资料对于葛洪的生卒年代记载颇不一致，现根据手头仅有的资料提出如下考证。

一、葛洪生卒年代的几种不同记述

关于葛洪的生卒年代，各种资料记载颇不一致，归纳起来主要有以下几个方面：

1. 载其生卒年代为公元 281～341 年的有：《辞海》、《新辞海》（试行本）、《辞源》、《中医大辞典》（医史文献分册）、《中国医学简史》、《中医诊断学》、《中国药学史料》，

是目前最流行的一种说法。

2. 以其生卒年代为公元 283～363 年的有：《中国历代名医简介》，《医古文》。

3. 以其生卒年代为公元 284～363 年的有：《中国古今名人大辞典》、《博罗县文物志》。

4. 以其生卒年代为公元 284～364 年的有：《辞海》（医药卫生分册）。

5. 以其生卒年代为公元 261～341 年的有：《中国医学史》。

这些不同的记载使今人对葛洪的生卒年代认识十分模糊，笔者有幸参加这次"纪念葛洪及其药剂学成就学术研讨会"的审稿工作，

发现来稿中对葛洪生卒年代的记述亦是十分混乱，会议录用专门论述葛洪的稿件 24 篇，其中有 16 篇述及葛洪生卒年代，计有载其生卒年代为公元 281～341 年的有 6 篇、284～364 年 4 篇、283～363 年 2 篇、281～361 年 2 篇、261～341 年和 283～341 年各 1 篇，可见现代对葛洪生卒年代之认识是众说纷纭。

葛洪的生卒年代虽有多种记载，但按其年寿归纳起来可分为 2 类：一是以公元 281～341 年为代表的，以此推算葛洪年寿当是 61 岁；一是以公元 283～363 年、284～364 年、261～341 年等为代表的，以此推算葛洪年寿当是 81 岁，由此可见，确定葛洪年寿对于确证葛洪生卒年代具重要参考价值。

二、考证

1. 关于葛洪的年寿　有不同记载，大多数文献资料记载葛洪年寿为八十一，如《晋书》载："卒年八十一"，《晋书·本传》对葛洪之死有这样的记载："忽与（邓）岳疏云：当远行寻师，克期便发，岳得疏，狼狈往别。而洪坐至日中，兀然若睡而卒，岳至，遂不及见，时年八十一"。葛洪的故乡《句容县志》亦有类似记载。唐·王松年《仙苑编珠》亦考称谓八十一。《历代名医蒙求》引《晋中兴书》载"时年八十一，视其貌如婴童，平生体亦软弱，举尸就棺，甚轻如空衣，时有知者，咸以为尸解得仙焉"。《太平御览》中亦引有此内容。明·徐春甫《古今医统》载"八十余，人言尸解仙去"。清·陆以湉《冷庐医话》载："医人每享高龄，约略数之：如葛洪八十一"。清《四库全书提要》载："后终于罗浮山，年八十一，事绩具《晋书·本传》"。在葛洪逝世的罗浮山，各种地方史料均认为葛洪卒年八十一岁，如《罗浮山志》就有这样一段关于葛洪之死的记载："洪坐至日中，兀然若睡，年八十一，视其颜如生体，柔软。举入棺甚轻如空衣，世以为得尸解云"，"葛仙尸解，葬其衣冠"，至今在罗浮山上仍保留有"葛

洪衣冠冢"之遗迹。

也有少数文献载其年寿为六十一岁，如宋《太平环宇记》载："死时六十岁，"侯外庐《中国思想通史·卷三》亦指出"其寿为六十一"，《预防思想史》载："推断为六十岁"。

《晋书》系唐房玄龄等撰于贞观十八年（公元 644 年），是论述晋代史的专著，且《古今医统》和《冷庐医话》分别是明、清期的重要综合性医书，选辑资料丰富，参考价值高。而《太平环宇记》则是宋代乐史编撰于太平兴国四年（公元 978 年），是北宋地理志。由此可以看出以《晋书》为代表记载葛洪年寿八十一的一组文献资料历史早、资料面广，史实性强，可信性高，故葛洪年寿当以八十一的可能性大。

2. 关于葛洪的生、卒年　葛洪生年有三种记载即 281 年（西晋太康二年）、283 年（西晋太康四年）和 284 年（西晋太康五年），《辞源》虽载葛洪生于 281 年，但亦对此持怀疑态度，故在公元 281 年之后加上"？"号，说明葛洪是否生于 281 年还待考证，韦氏曾指出《抱朴子外篇》有佚文云：'昔太安二年（公元 303 年），京邑始乱，余年二十一'，以此上推，葛洪生于晋武帝太康四年（公元 283 年）"此说取证于葛洪自述，当可信，故葛洪应是生于公元 283 年。

葛洪的卒年也有 341 年（东晋咸康 7 年）、363 年（东晋兴宁二年）和 364 年（东晋兴宁三年）几种记载，从前述史料记载葛洪年寿八十一可知，葛洪卒年为 341 年是不对的。葛洪曾在所撰《神仙传》中云：平仲节于晋穆帝永和元年（公元 345 年）五月一日去世。由此也可见葛洪之死当在 345 年之后，其卒年不可能是 341 年，此述也佐证葛洪年寿不是六十一，而是八十一，故按其生年及年寿推算葛洪当卒于公元 363 年。

综上所述，笔者认为葛洪生卒年代为公元 283～363 年，年寿八十一岁。

附　　录

抱朴子外篇自叙

抱朴子者，姓葛，名洪，字稚川，丹阳句容人也。其先葛天氏，盖古之有天下者也，后降为列国，因以为姓焉。

洪曩祖为荆州刺史，王莽之篡，君耻事国贼，弃官而归，与东郡太守翟义共起兵，将以诛莽，为莽所败，遇赦免祸，遂称疾自绝于世。莽以君宗强，虑终有变，乃徙君于琅琊。

君之子浦庐，起兵以佐光武，有大功。光武践祚，以庐为车骑，又迁骠骑大将军，封下邳僮县侯，食邑五千户。开国初，侯之弟文，随侯征讨，屡有大捷。侯比上书为文讼功，而官以文私从兄行，无军名，遂不为论。侯曰：弟与我同冒矢石，疮痍周身，伤失右眼，不得尺寸之报，吾乃重金累紫，何心以安？乃自表乞转封于弟。书至上请报。汉朝欲成君高义，故特听焉。文辞不获已受爵，即第为骠骑营立宅舍于博望里，于今基兆石础存焉。又分割租秩，以供奉吏士，给如二君焉。骠骑殷勤止之而不从。骠骑曰：此更烦役国人，何以为让？乃诡他行，遂南渡江，而家于句容。子弟躬耕，以典籍自娱。文累使奉迎骠骑，骠骑终不还。又令人守护博望宅舍，以冀骠骑之反，至于累世无居之者。

洪祖父学无不涉，究测精微，文艺之高，一时莫伦，有经国之才。仕吴，历宰海盐临安山阴三县，入为吏部侍郎，御史中丞、庐陵太守、吏部尚书、太子少傅、中书、大鸿胪、侍中、光禄勋、辅吴将军，封吴寿县侯。

洪父以孝友闻，行为士表，方册所载，罔不穷览。仕吴五官郎、中正，建城南昌二县令，中书郎、廷尉平、中护军、拜会稽太守未辞，而晋军顺流，西境不守。博简秉文经武之才，朝野之论，佥然推君，于是转为五郡赴警。大都督给亲兵五千，总统征军，戍

遏疆场。天之所坏，人不能支，故主钦若，九有同宾。君以故官赴除郎中，稍迁至大中大夫，历位大中正、肥乡令，县户二万，举州最治，德化尤异，思洽刑清，野有颂声，路无奸迹，不佃公田，越界如市，秋毫之赠，不入于门，纸笔之用，皆出私财，刑厝而禁止，不言而化行。以疾去官，发诏见用为吴王郎中令，正色弼违，进可替不，举善弹枉，军国肃雍。迁邵陵太守，卒于官。

洪者，君之第三子也。生晚，为二亲所娇饶，不早见督以书史。年十有三，而慈父见背，夙失庭训，饥寒困瘁，躬执耕穑，承星履草，密勿畴袭。又累遭兵火，先人典籍荡尽，农隙之暇无所读。乃负笈徒步行借，又卒于一家，少得全部之书。益破功日伐薪卖之，以给纸笔，就营田园处，以柴火写书。坐此之故，不得早涉艺文。常乏纸，每所写，反覆有字，人鲜能读也。年十六，始读《孝经》、《论语》、《诗》、《易》。贫乏无以远寻师友，孤陋寡闻，明浅思短，大义多所不通。但贪广览，于众书乃无不暗诵精持，曾所披涉，自正经诸史百家之言，下至短杂文章，近万卷。既性阘善忘，又少文，章志不专，所识甚薄，亦不免惑。而著述时犹得有所引用，竟不成纯儒，不中为传授之师。其《河》、《洛》图纬，一视便止，不得留意也。不喜星书，及算术、九宫、三棋、太一、飞符之属，了不从焉，由其苦人而少气味也。晚学风角、望气、三元、遁甲、六壬、太一之法，粗知其旨，又不研精。亦计此辈率是为人用之事，同出身情，无急以此自劳役，不如省子书之有益，遂又废焉。案《别录》、《艺文志》，众有万三千二百九十九卷，而魏代以来，群文滋长，倍于往者，乃

自知所术见之多也。江表书籍，通同不具。昔欲诣京师，索奇异，而正值大乱，半道而还，每自叹恨。今齿近不惑，素志衰颓，但念损之又损，为乎无为，偶耕薮泽，苟存性命耳。博涉之业，于是日沮矣。

洪之为人也，而騃野，性钝口讷，形貌丑陋，而终不辩自矜饰也。冠履垢弊，衣或缰缕，而或不耻焉。俗之服用，俄而屡改。或忽广领而大带，或促身而修袖，或长裾曳地，或短不蔽脚。洪期于守常，不随世变，言则率实，杜绝嘲戏，不得其人，终日默然。故邦人咸称之为抱朴之士，是以洪著书，因以自号焉。

洪禀性尪羸，兼之多疾，贫无车马，不堪徒行，行亦性所不好。又患弊俗，舍本逐末，交游过差，故遂抚笔闲居，守静荜门，而无趋从之所。至于权豪之徒，虽在密迹，而莫或相识焉。衣不辟寒，室不免漏，食不充虚，名不出户，不能忧也。贫无僮仆，篱落顿决，荆棘业于庭宇，蓬莠塞乎阶霤，披榛出门，排草入室，论者以为意远忽近，而不恕其乏役也。不晓谒以故初不修见官长，至于弔大丧，省困疾，乃心欲自勉强，令无不必至，而居疾少健，恒复不周，每见讥责于论者，洪引咎而不恤也。意苟无余，而病使心违，顾不媿己而已，亦何理于人之不见亮乎？唯明鉴之士，乃恕其信抱朴，非以养高也。

世人多慕豫亲之好，推闺室之密，洪以为知人甚未易，上圣之所难，浮杂之交，口合神疧，无益有损，虽不能如朱公叔一切绝之，且必须清澄详悉，乃处意焉。又为此见憎者甚众而不改也。驰逐苟达，侧立势门者，又共疾洪之异于己而见疵毁，谓洪为憒物轻俗。而洪之为人，信心而行，毁誉皆置于不闻。至患近人，或恃其所长而轻人所短。洪忝为儒者之末，每与人言，常度其所而论之，不强引之以造彼所不闻也。及与学士有所辩识，每举纲领，若值惜短，难解心义。但粗说意之与向，使足以发寤而已，不致苦

理，使彼率不得自还也。彼静心者存详而思之，则多自觉而得之者焉。度不可与言者，虽或有问，常辞以不知，以免辞费之过也。

洪性深不好干烦官长，自少及长，曾救知己之抑者数人，不得已有言于在位者。然其人皆不知洪之恤也，不忍见其陷于非理，密自营之耳。其余虽亲至者，在事秉势，与洪无惜者，终不以片言半字少累之也。至于粮用穷匮，急合汤药，则唤求朋类，或见济，亦不让也。受人之施，必皆久久渐有以报之，不令觉也。非类则不妄受其馈致焉。洪所食有旬日之储，则分以济人之乏，若殊自不足，亦不割己也。不为皎皎之细行，不治察察之小廉。村里凡人之谓。良守善者，用时或赍酒脯候洪，虽非俦匹，亦不拒也。后有以答之，亦不登时也。洪尝谓史云不食于昆弟，华生治洁于昵客，盖邀名之伪行，非廊庙之远量也。洪尤疾无义之人，不勤农桑之本业，而慕非义之奸利。持乡论者，则卖选举以取谢。有威势者，则解符疏以索财。或有罪人之赂，或枉有理之家，或为逋逃之薮，而缿亡命之人，或挟使民丁以妨公役，或强收钱物以求贵价，或占锢市肆，夺百姓之利，或割人田地，劫孤弱之业，惚恫官府之间，以窥掊克之益，内以诒妻妾，外以钓名位，其如此者，不与交焉。由是俗人憎洪疾己，自然疏绝。故巷无车马之迹，堂无异志之宾，庭可设雀罗，而几筵积尘焉。

洪自有识以逮将老，口不及人之非，不说人之私，乃自然也。虽仆竖有其所短所羞之事，不以戏之也。未尝论评人物之优劣，不喜诃谴人交之好恶。或为尊长所逼问，辞不获已，其论人也，则独举彼体中之胜事而已。其论文也，则撮其所得之佳者，而不指摘其病累。故无毁誉之怨。贵人时或问官吏民甲乙如何。其清高闲能者，洪指说其快事；其贪暴闹塞者，对以偶不识悉。洪由此颇见讥责，以顾护太多，不能明辨臧否，使皂白区分，而洪终不敢改也。每见世人有好

论人物者，比方伦匹未必当允，而褒贬与夺，或失准格。见誉者自谓已分，未必信德也，见侵者则恨之入骨，剧于血仇。洪益以为戒，遂不复言及士人矣。虽门宗子弟，其称两皆以付邦族，不为轻乎其价数也。或以讥洪。洪答曰：我身在我者也，法当易知。设令有人问我，使自比古人，及同时令我自求辈，则我实不能自知可与谁为匹也，况非我安可为取而评定之耶？汉末俗弊，朋党分部，许子将之徒，以口舌取戒，争讼论议，门宗成仇。故汝南人士无复定价，而有月旦之评。魏武帝深亦疾之，欲取其首，尔乃奔波亡走，殆至屠灭。前鉴不远，可以得师矣。且人之未易知也，虽父兄不必尽子弟也。同乎我者遽是乎？异于我者遽非乎？或有始无卒，唐尧、公旦、仲尼、季札，皆有不全得之恨，无以近人信其喽喽管见荧烛之明，而轻评人物，是皆卖彼上圣大贤乎？

昔大安中，石冰作乱，六州之地，柯振叶靡，违正党逆，义军大都督邀洪为将兵都尉，累见敦迫。既桑梓恐虏，祸深忧大，古人有急疾之义。又畏军法，不敢任志。遂募合数百人，与诸军旅进。曾攻贼之别将，破之日，钱帛山积，珍玩蔽地。诸军莫不放兵收拾财物，继毂连担。洪独约令所领，不得妄离行阵。士有擅得众者，洪即斩之以徇。于是无敢委杖。而果有伏贼数百，出伤诸军。诸军悉发，无部队，皆人马负重，无复战心，遂致惊乱，死伤狼藉，殆欲不振。独洪军整齐毂张，无所损伤，以救诸军之大崩，洪有力焉。后别战，斩贼小帅，多获甲首，而献捷幕府。于是大都督加洪伏波将军。例给布百匹，诸将多封闭之，或送还家。而洪分赐将士，及施知故之贫者，余之十匹，又径以市肉酤酒，以飨将吏。于时窃擅一日之美谈焉。

事平，洪投戈释甲，径诣洛阳，欲广寻异书，了不论战功。窃慕鲁连不受聊城之金，包胥不纳存楚之赏，成功不处之义焉。正遇上国大乱，北道不通，而陈敏又反于江东，归途隔塞。会有故人谯国嵇君道，见用为广州刺史，乃表请洪为参军，虽非所乐，然利可避地于南，故黾勉就焉。见遣先行催兵，而君道于后遇害，遂停广州，频为节将见邀用，皆不就。永惟富贵可以渐得，而不可顿合，其间屑屑亦足以劳人。且荣位势利，譬如寄客，既非常物，又其去不可得留也。隆隆者绝，赫赫者灭，有若春华，须臾凋落。得之不喜，失之安悲？悔吝百端，忧惧兢战，不可胜言，不足为也。且自度性笃懒而才至短，以笃懒而御短才，虽翕肩屈膝，趋走风尘，犹必不办，大致名位而免患累，况不能乎？未若修松、乔之道，在我而已，不由于人焉。将登名山，服食养性，非有废也。事不兼济，自非绝弃世务，则曷缘修习玄静哉？且知之诚难，亦不得惜问而与人议也。是以车马之迹，不经贵势之域；片字之书，不交在位之家。又士林之中，虽不可出，而见造之宾，意不能拒，妨人所作，不得专一，乃叹曰，山林之中无道也。而古之修道者，必入山林者，诚欲以违远欢诈，使心不乱也。今将遂本志，委桑梓，适嵩岳，以寻方平、梁公之轨。先所作子书内外篇，幸已用功夫，聊复撰次，以示将来云尔。

洪年十五六时，所作诗赋杂文，当时自谓可行于代。至于弱冠，更详省之，殊多不称意，天才未必为增也，直所览差广，而觉妍媸之别。于是大有所制，弃十不存一。今除所作子书，但杂尚余百所卷，犹未尽损益之理，而多惨愤，不遑复料护之。他人文成，便呼快意。余才钝思迟，实不能尔。作文章每一更字，辄自转胜，但患懒，又所作多，不能数省之耳。

洪年二十余，乃计作细碎小文，妨弃功日，未若立一家之言，乃草创子书。会遇兵乱，流离播越，有所亡失，连在道路，不复投笔十余年，至建武中乃定，凡著《内篇》二十卷，《外篇》五十卷，《碑颂诗赋》百卷，《军书檄移章表笺记》三十卷。又撰俗所不列者为《神仙传》十卷，又撰高尚不仕者为《隐逸传》十卷，又抄五经七史百家之言，《兵事方伎短杂奇要》三百一十卷，别有目录。其《内篇》言神仙方药鬼怪变化养生延年禳邪却祸之事，属道家。其《外篇》言人间得失，世事臧否，属儒家。洪见魏文帝《典论》自叙，末及弹棋击剑之事，有意于略说所知，而实不数少所便能，不可虚自称扬，今将具言，所不闲焉。

洪体钝性驽，寡所玩好，自总发垂髫，又掷瓦手搏，不及儿童之群，未曾斗鸡鹜走狗马。见人博戏，了不目眄，或强牵引观之，殊不入神，有若昼睡。是以至今不知棋局上有几道，樗蒲齿名。亦念此辈末伎，乱意思而妨日月，在位有损政事，儒者则废讲诵，凡民则忘稼穑，商人则失货财，至于胜负未分，交争都市，心热于中，颜愁于外，名之为乐，而实煎悴。丧廉耻之操，兴争竞之端，相取重货，密结怨隙。昔宋闵公吴太子致碎首之祸，生叛乱之变，覆灭七国，几倾天朝，作戒百代，其鉴明矣。每观戏者，惭恚交集，手足相及，丑詈相加，绝交坏友，往往有焉。怨不在大，亦不在小，多召悔吝，不足为也。仲尼虽有昼寝之戒，以洪较之，洪实未许其贤于昼寝。何者，昼寝但无益，而未有怨恨之忧，斗讼之变。圣者犹韦编三绝，以勤经业，凡才近人，安得兼修。惟诸戏尽不如示一尺之书，故因本不喜而不为，盖此俗人所亲焉。

少尝学射，但力少不能挽强，若颜高之弓耳。意为射既在六艺，又可以御寇辟劫，及取鸟兽，是以习之。昔在军旅，曾手射追骑，应弦而倒，杀二贼一马，遂以得免死。又曾受刀楯及单刀双戟，皆有口诀要术，以待取人，乃有秘法，其巧入神。若以此道与不晓者对，便可以当全独胜，所向无前矣。晚又学七尺杖术，可以入白刃，取大戟。然亦是不急之末学，知之譬如麟角凤距，何必用之？过此已往，未之或知。

洪少有定志，决不出身。每览巢、许、子州、北人、石户、二姜、两袁、法真、子龙之传，尝废书前席，慕其为人。念精治五经，著一部子书，令后世知其为文儒而已。后州郡及车骑大将军辟，皆不就。荐名琅邪王丞相府。昔起义兵，贼平之后，了不修名，诣府论功，主者永无赏报之冀。晋王应天顺人，拨乱反正，结皇纲于垂绝，修宗庙之废祀，念先朝之滞赏，立无报以劝来。洪随例就彼。庚寅诏书，赐爵关中候，食句容之邑二百户。窃谓讨贼以救桑梓，劳不足录，金紫之命，非其始愿，本欲远慕鲁连，近引田畴，上书固辞，以遂微志。适有大例，同不见许。昔仲由让应受之赐，而沮为善。丑虏未夷，天下多事，国家方欲明赏必罚，以彰宪典，小子岂敢苟洁区区之懦志，而距弘通之大制，故遂息意而恭承诏命焉。

洪既著自叙之篇。或人难曰："昔王充年在耳顺，道穷望绝，惧身名之偕灭，故《自纪》终篇。先生以始立之盛，值乎有道之运，方将解申公之束帛，登穆生之蒲轮，耀藻九五，绝声昆吾，何憾芬芳之不扬，而务老生之彼务。洪答曰："夫二仪弥邈，而人居若寓，以朝菌之耀秀，不移暑而殄瘁，类春华之暂荣，未改旬而凋坠，虽飞飚之经霄，激电之乍照，未必速也。夫期颐犹奔星之腾烟，黄发如激箭之过隙，况或未萌而殒箨，逆秋而零瘁者哉？故项子有含穗之叹，扬鸟有凤折之哀。历览远古逸伦之士，或以文艺而龙跃，或以武功而虎踞，高勋著于盟府，德音被乎管弦，形器虽沈铄于渊壤，美谈飘飖而日载，故虽千百代，犹穆如也。余以庸陋，沈抑婆娑，用不合时，行舛于世，发音则响与俗乖，抗足则迹与众迕，内无金张之援，外乏弹冠之友，循途虽坦，而足无骐驎，六虚虽旷，而翼非大鹏，上不能鹰扬匡国，下无以显亲垂名，美不寄于良史，声不附乎钟鼎。故因著述之余，而为《自叙》之篇，虽无补于穷达，亦赖将来之有术焉。

晋书葛洪传

葛洪，字稚川，丹阳句容人也。祖系，吴大鸿胪。父悌，吴平后，入晋为邵陵太守。

洪少好学，家贫，躬自伐薪，以贸纸笔，夜辄写书诵习，以儒学知名。性寡欲，无所爱玩，不知棋局几道，樗蒲齿名。为人木讷，不好荣利，闭门却扫，未尝交游。于余杭山见何幼道、郭文举，目击而已，各无所言。时或寻书问义，不远数千里，崎岖冒涉，期于必得。遂究览典籍，尤妇神仙导养之法。从祖玄，吴时学道得仙，号曰葛仙公，以其炼丹秘术授弟子郑隐。洪就隐学，恶得其法焉。后师事南海太守上党鲍玄。玄亦内学，逆占将来，见洪深重之，以女妻洪。洪传玄业，兼综练医术，凡所著撰，皆精核是非，而才章富胆。太安中，石冰作乱。吴兴太守顾秘为义军都督，与周玘等起兵讨之。秘檄洪为将兵都尉，攻冰别率，破之，迁伏波将军。冰平，洪不论功赏，径至洛阳，欲搜求异书，以广其学。洪见天下已乱，欲避地南土，乃参广州刺史嵇含军事，及含遇害，遂停南土多年，征镇檄命，一无所求。后还乡里，礼辟皆不赴。元帝为丞相，辟为掾，以平贼功，赐爵关内侯。成和初，司徒导召补州主簿，转司徒掾，迁谘议参军。干宝深相亲友，荐洪才堪国史。选为散骑常侍，领大著作，洪固辞不就。以年老，欲炼丹以祈遐寿，闻交阯出丹，求为勾漏令。帝以洪资高，不许。洪曰："非欲为荣，以有丹耳。"帝从之。洪遂将子侄俱行，至广州，刺史邓岳留不听去，洪乃止罗浮山炼丹。岳表补东宫太守，又辞不就。岳乃以洪兄子望为记室参军。在山积年，优游闲养，著述不辍。其自序曰："洪体乏进趣之才，偶好无为之业。假令奋翅则能陵厉玄霄，骋足则能追风蹑景，犹欲戢劲翮于鹪鹩之群，藏逸迹于跛驴之伍，岂况大块禀我以寻常之短羽，造化假我以至驽之蹇足？自卜者审，不能者止，又岂敢力苍蝇而慕冲天之举，策跛鳖而追飞兔之轨。饰嫫母之笃陋，求媒阳之美谈，推沙砾之贱质，索千金于和肆哉？夫僬侥之步而企及夸父之踪，近才所以蹶碍也。要离之赢而强赴扛鼎之势，秦人所以断筋也。是以望绝于荣华之途，而志安乎穷圮之域。藜藿有八珍之甘，蓬荜有藻梲之乐也。故权贵之家，虽咫尺弗从也；知道之士，虽艰远必造也。考览奇书既不少矣，率多隐语，难可卒解。自非至精，不能寻究；自非笃勤，不能悉见也。道士弘博洽闻者寡，而意断妄说者众。至于时有好事者欲有所修为，仓卒不知所从，而意之所疑，又无足谘。今为此书，粗举长生之理。其至妙者不得宣之于翰墨。盖粗言较略，以示一隅，冀悱愤之徒省之，可以思过半矣，岂谓暗塞，必能穷微畅远乎？聊论其所先觉者耳。世儒徒知服膺周、孔，莫信神仙之书，不但大而笑之，又将谤毁真正，故予所著子书，言黄白之事，名曰《内篇》；其余驳难通释，名曰《外篇》。大凡内外一百一十六篇。虽不足藏诸名山，且欲缄之金匮，以示识者。"自号抱朴子，因以名书。其余所著《碑诔诗赋》百卷，《移檄章表》三十卷、《神仙》、《良吏》、《隐逸》、《集异》等传各十卷，又《抄五经史汉百家之言方技杂事》三百一十卷，《金匮药方》一百卷，《肘后备急方》四卷。

洪博闻深洽，江左绝伦，著述篇章，富于班马。又精辩玄赜，析理入微。后忽与岳疏云：当远行寻师，克期便发。岳得疏，狼狈往别。而洪坐至日中，兀然若睡而卒。岳至，遂不及见，时年八十一。

葛洪撰述书目表

《抱朴子内篇》二十卷　　　　　　《汉书钞》三十卷

《抱朴子外篇》五十卷　　　　　　《后汉书钞》三十卷

《碑颂诗赋》百卷　　　　　　　　《良吏传》十卷

《军书檄移章表笺记》三十卷　　　《集异传》十卷

《神仙传》十卷　　　　　　　　　《西京杂记》六卷

《隐逸传》十卷　　　　　　　　　《汉武内传》一卷

《兵事方伎短杂奇要》三百一十卷　《老子道德经序决》二卷

《金匮药方》一百卷　　　　　　　《修撰庄子》十七卷

《玉函方》一百卷　　　　　　　　《丧服变除》一卷

《肘后要急方》四卷　　　　　　　《遁甲返覆图》一卷

《神仙服食药方》十卷　　　　　　《遁甲要用》四卷

《太清神仙服食经》五卷　　　　　《遁甲秘要》一卷

《服食方》四卷　　　　　　　　　《遁甲要》一卷

《玉函煎方》五卷　　　　　　　　《三元遁甲图》三卷

《黑发酒方》一卷　　　　　　　　《龟决》二卷

《浑天论》　　　　　　　　　　　《周易杂占》十卷

《幞阜山记》一卷　　　　　　　　《抱朴君书》一卷

《潮说》　　　　　　　　　　　　《序房内秘术》一卷

《兵法孤虚月时秘要法》一卷　　　《太一真君固命歌》一卷

《阴符十德经》一卷　　　　　　　《抱朴子别旨》一篇

《抱朴子军术》　　　　　　　　　《胎息要诀》一卷

《金木万灵决》一卷　　　　　　　《胎息术》一卷

《太清玉碑子》一卷　　　　　　　《郭文传》

《大丹问答》一卷　　　　　　　　《五金龙虎歌》一卷

《还丹肘后诀》三卷　　　　　　　《五岳真形图文》一卷

《四家要诀》一卷　　　　　　　　《老子戒经》一卷

《抱朴子养生论》一卷　　　　　　《关中记》一卷

《稚川真人校证术》一卷　　　　　《马阴二君内传》一卷

《神仙金沟经》三卷　　　　　　　《隐论杂诀》一卷

《要用字苑》一卷　　　　　　　　《元始上真众仙记》一卷

《史记钞》十四卷　　　　　　　　《抱朴子玉策记》

葛洪研究会专业委员会名单

名誉主任委员	马继兴	谢宗万	宋之琪	施仲安
主任委员	张景硕			
副主任委员	郝近大	胡晓峰	冉懋雄	梅全喜
秘书长	刘伟平			
委员	（按姓氏笔划排列）			

王子耀	王 剑	王家葵	元四辉	邓来送
史美瑶	刘正华	刘伟平	刘荣禄	刘晓龙
孙启明	李占永	李承春	李和平	杨文清
杨晓峰	巫炳元	吴文蔚	吴 刚	何国增
邱作居	沈思京	沈烈行	张万福	张民庆
张志敏	张荣基	张浩良	张景硕	张瑞贤
林基丛	赵 力	范立志	范敬涛	罗 凛
周东斌	周厚琼	郑定升	单健民	郝近大
胡 烈	胡晓峰	骆金宏	俞雪如	夏和生
徐建中	徐荣周	袁尚仪	翁其浩	高毓秋
梅全喜	黄文鸿	黄汉强	黄冠恩	黄 斌
黄辉球	赖 华	滕 炯	瞿蓓莉	

后　记

　　葛洪，作为我国东晋著名的医药学家、炼丹术家、道教理论家，在医药学上的成就和贡献是巨大的，为了推动葛洪医药学术研究工作的开展，我们于 1995 年 11 月 26～29 日在广东省惠州筹备召开了"纪念葛洪及其药剂学成就学术研讨会"，会上成立了葛洪研究会筹委会，并就葛洪医药学术研究工作的开展作了初步部署。1996 年 4 月 11 日，又在广东惠州市正式成立了"葛洪研究会"，会上提出的葛洪研究会的工作规划是：①积极开展学术交流：计划 1998 年在葛洪故乡江苏句容召开第二届葛洪医药学术研讨会，2000 年在香港召开"国际道教与医药学术研讨会"；②编撰学术专著：除了抓紧完成《肘后备急方·抱朴子内篇今译》外，还计划编撰《葛洪和他的科学贡献》，该书将全面阐述葛洪在各个学科上的科学成就和伟大贡献；③挖掘整理、继承推广葛洪的宝贵医药经验，研制开发新产品等。勿庸置疑，这些活动对于推动葛洪医药学术研究的广泛深入开展，提高葛洪在国内外的知名度及影响，是发挥了积极作用的。

　　《肘后备急方》和《抱朴子内篇》是葛洪的二部重要的著作，研究探讨葛洪在医药学、炼丹术及制药化学等学科上的成就及贡献，挖掘整理继承葛洪的宝贵医药经验，是离不开这二部重要著作的。但这二书著成年代较早，文字偏繁难认，内容深奥难懂，阅读起来颇为费劲。故在 1994 年底蕴酿召开"纪念葛洪及其药剂学成就学术研讨会"时，我就萌发了将此二书翻译为白话文出版发行的想法，得到了现任葛洪研究会主任委员张景硕先生的肯定和支持。1995 年 4 月赴京落实葛洪学术会征文事宜时与胡晓峰和郝近大谈过这一想法，得到二位的赞成。1995 年 8 月赴京参加葛洪学术会论文审稿会期间又约请了中国中医药出版社李占永编辑，这一想法也得到李编辑的赞成和支持，我当即约请李编辑担任责任编辑，并就该书的编译出版事宜进行了商讨。95 年 11 月在"纪念葛洪及其药剂学成就学术研讨会"上，经过葛洪研究会筹委会的讨论，正式将此项工作确定为葛洪研究会的首项任务。并对编译工作作了具体安排。经过半年多时间的紧张工作，终于如期完成了这二部著作的白话文翻译工作。其中胡晓峰负责《肘后备急方》全书的圈点、序及卷一至卷二的翻译，郝近大负责《肘后备急方》卷三至卷八的翻译，冉懋雄负责《抱朴子内篇》卷一至卷十的翻译，梅全喜负责《抱朴子内篇》序及卷十一至卷二十的翻译，"葛洪及其《肘后备急方》、《抱朴子内篇》研究"及"附录"部分亦由梅全喜负责加工整理，并由梅全喜负责全书的统稿工作。可以说《抱朴子内篇·肘后备急方今译》是葛洪研究会成立以来完成的第一项任务，也可以说是葛洪研究会取得的首项成果。

　　《肘后备急方》的白话翻译是以人民卫生出版社影印的明万历刘自化刊本为底本，参考其他版本进行的。《抱朴子内篇》的白话翻译是以清代孙星衍校刊本为底本并参考王明先生的《抱朴子内篇校释》等版本进行的。翻译时力争简炼并符合原意，不能直接翻译的特殊名词，包括《内篇》中的道教术语，《肘后方》中的部分病症名等，仍直接使用原名词，在词后括号内加以注释。对《内篇》中一些隐晦的药名，能查考到的就译为今名，未能查考明白的仍用原名，以免误译；对《肘后方》中的少常用药名，考虑到临床使用问题，故凡能考证确定的均在药名后括号内注明学名。为了保持该二书的完整性，在翻译时未作任何删减，由于其成书时间较早，故书中有些思想观点、疾病治疗方法是不正确的，特此提醒读者在阅读参考和应用该书时应慎重甄别。

"葛洪及其《肘后备急方》、《抱朴子内篇》研究"中的文章主要是从 1995 年 11 月 26～29 日中国药学会在广东惠州召开的"纪念葛洪及其药剂学成就学术会"上交流的论文中精选加工整理出来的，虽不能全面反映葛洪的伟大成就和科学贡献，但透过这些文章可以看到，葛洪在推动科技发展、尤其是推动医药学及制药化学的发展方面所作出的贡献是巨大的，对后世的影响是深远的。当（读者）您读完这些文章后，您一定会发出这样的感叹：葛洪作为我国东晋著名的医药学家、炼丹术家、道教理论家，的确是当之无愧的！

限于我们水平有限，虽尽全力，但失误和不妥之处仍在所难免，敬请广大读者及专家不吝赐教，批评指正，以便再版时修订。

蕲春·梅全喜

1996 年仲夏于广东惠州罗浮山下

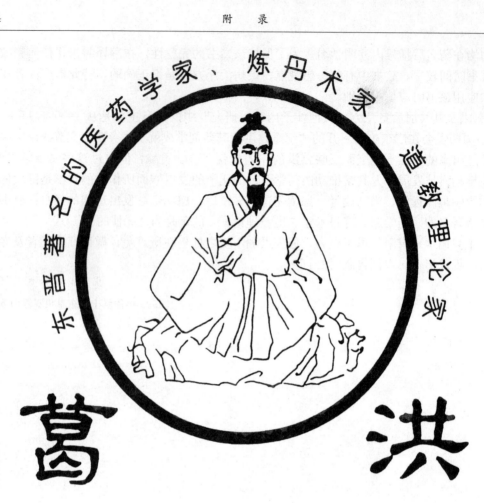

东晋著名的医药学家、炼丹术家、道教理论家

葛洪

（葛洪研究会会徽）